先进制造业职业病危害识别与控制

苏世标　邹剑明　李旭东◎主编

XIANJIN ZHIZAOYE ZHIYEBING WEIHAI SHIBIE YU KONGZHI

中山大學出版社
SUN YAT-SEN UNIVERSITY PRESS
·广州·

图书在版编目（CIP）数据

先进制造业职业病危害识别与控制/苏世标，邹剑明，李旭东主编．—广州：中山大学出版社，2021.10

ISBN 978－7－306－07332－7

Ⅰ.①先…　Ⅱ.①苏…②邹…③李…　Ⅲ.①制造工业—职业病—防治　Ⅳ.①R135

中国版本图书馆CIP数据核字（2021）第180222号

出 版 人：王天琪
策划编辑：曾育林
责任编辑：曾育林
封面设计：曾　斌
责任校对：黄浩佳
责任技编：靳晓虹
出版发行：中山大学出版社
电　　话：编辑部 020－84113349，84110776，84111996，84111997，84110779，84110283
　　　　　发行部 020－84111998，84111981，84111160
地　　址：广州市新港西路135号
邮　　编：510275　　传　　真：020－84036565
网　　址：http://www.zsup.com.cn　E-mail：zdcbs@mail.sysu.edu.cn
印 刷 者：佛山家联印刷有限公司
规　　格：787mm×1092mm　1/16　44.875印张　1190千字
版次印次：2021年10月第1版　2021年10月第1次印刷
定　　价：180.00元

编委会名单

主　编

苏世标（广东省职业病防治院）

邹剑明（广东省职业病防治院）

李旭东（广东省职业病防治院、广东省职业健康工程技术研究中心）

副主编

张美辨（中国疾病预防控制中心职业卫生与中毒控制所）

胡伟江（中国疾病预防控制中心职业卫生与中毒控制所）

徐海娟（广东省职业病防治院）

温翠菊（广东省职业病防治院）

杨　敏（广东省职业病防治院）

秘　书

夏　冰（广东省职业病防治院）

汪天尖（广东省职业病防治院）

其他编写人员（按章节顺序排序）

陈慧峰（广东省职业病防治院）

吴邦华（广东省职业病防治院）

戎伟丰（广东省职业病防治院）

杨爱初（广东省职业病防治院）

张丹英（广东省职业病防治院）

刘玉飞（3M 中国有限公司）

姚　红（3M 中国有限公司）

林瀚生（广东省职业病防治院）

吴　霞（广东省职业病防治院）

林海辉（广东省职业病防治院）
王美霞（广东省职业病防治院）
徐秋凉（浙江省疾病预防控制中心）
周珊宇（广东省职业病防治院）
温贤忠（广东省职业病防治院）
刘　明（广东省职业病防治院）
杨　敏（广东省职业病防治院）
闫雪华（广东省职业病防治院）
黎丽春（广东省职业病防治院）
徐海娟（广东省职业病防治院）
陈惠清（广东省职业病防治院）
温　薇（广东省职业病防治院）
李小亮（广东省职业病防治院）
李荣宗（广东省职业病防治院）
廖　阳（广州市职业病防治院）
陈振龙（武汉市职业病防治院）
王汉永（武汉市职业病防治院）
吴　洁（武汉市职业病防治院）
翁少凡（深圳市职业病防治院）
高向景（浙江省疾病预防控制中心）
李天正（深圳市职业病防治院）
周　伟（深圳市职业病防治院）
耿继武（广东省职业病防治院）
许志强（广东省职业病防治院）
张灶钦（广东省职业病防治院）

序

相对于传统制造业而言，先进制造业具有信息化、自动化、智能化、生态化等特点，是我国从制造业大国向制造业强国迈进的重要支柱。先进制造业中广泛应用的新方法、新技术、新工艺、新材料等带来的新职业健康问题不容忽视。对先进制造业中的职业病危害进行识别并综合施策加以防控，对保障劳动者职业健康和促进经济社会可持续发展具有重要意义。

广东省职业病防治院苏世标、邹剑明、李旭东等联合国内部分长期工作在一线具有丰富实践经验的专家学者，付出了辛勤的劳动，收集了大量的基础资料，编写出这本《先进制造业职业病危害识别与控制》，全书在阐释职业病危害评估、防控一般原则原理等概论性知识的基础上，系统地对汽车制造业、生物制品制造业等十个先进制造业行业的职业病危害识别和防控内容进行了分列。全文理论和实践并重、条理清晰、文字精炼、图文并茂，具有较好的参考价值。

作为国内首个聚焦先进制造业职业健康问题的著作，本书具有系统性、先进性、实用性和指导性。尤其令人振奋的是，作者中有相当数量是年轻、学有所长的硕士、博士，彰显了我国职业健康学科领域的巨大潜力和勃勃生机。

2021 年 10 月

前　言

随着传统制造业技术的不断改造提升、高新技术产业的大力发展和新技术、新材料、新工艺的不断应用，新的职业病危害将不断出现，这将给先进制造业的用人单位、职业卫生技术服务专业技术人员和职业健康监管部门对先进制造业的职业病防治提出新的挑战。为了顺应先进制造业发展过程中职业病防治的新挑战，广东省职业病防治院组织中国疾病预防控制中心职业卫生与中毒控制所、浙江省疾病预防控制中心、广州市职业病防治院、深圳市职业病防治院、武汉市职业病防治院等单位和有关专家，编写了《先进制造业职业病危害识别与控制》一书。

本书共分为15章，第1—4章为总论，依次为概述、职业病危害因素识别与分析、职业病危害控制技术和职业健康风险评估。第5—15章为各论，对先进制造业中的汽车制造业、金属船舶制造业、通用大型设备制造业、冶炼及压延加工业、石油炼制化工业、制药业、生物制品制造业、高新技术制造业、纳米科技行业和电池制造业在生产过程中职业病危害识别与控制以及放射源在重点制造业应用过程中职业病危害识别与控制进行了全面论述。

本书在广州市科技计划项目重点研发计划（项目编号：202103000012）、广东省科技计划项目（职业健康重大科技成果科普化，项目编号：2018A070701008）、广东省职业健康工程技术研究中心（项目编号：D：2019A069）及广东省公共卫生创新平台建设项目的资助和中山大学出版社的大力支持下完成。

本书在编写过程中得到了中国疾病预防控制中心职业卫生与中毒控制所所长孙新、广东省第二人民医院院长瞿鸿鹰、广东省职业病防治院院长胡世杰、书记易学锋等领导、专家的大力帮助和指导，在此，一并表示衷心的感谢。

我们清楚地意识到，由于编写人员水平有限，加上时间紧迫，本书难免存在疏漏或不妥之处，恳请广大读者提出宝贵意见和建议。

苏世标　邹剑明　李旭东

2021年3月

前 言

目　　录

第一部分　总　　论

第二部分　各　论

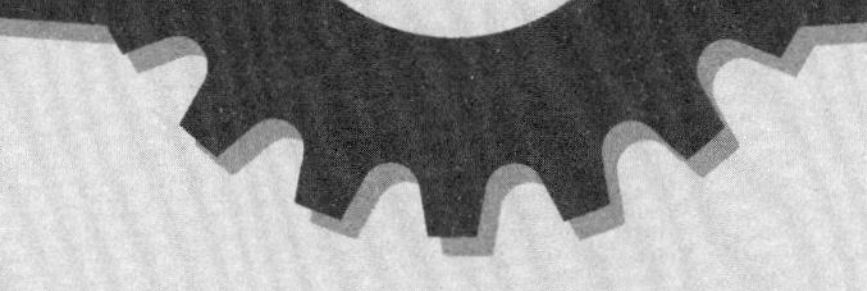

第一部分　总论

DI YI BUFEN　ZONGLUN

第一章　概　　述

第一节　先进制造业的分类和特点

一、先进制造业的概念

1992 年，先进制造业的概念首次被美国政府正式提出。美国政府认为，先进制造业是拥有先进制造技术的行业。在中国，先进制造业是近年才出现于官方文献的新提法，是对主导工业制造业发展方向、掌握先进技术的产业群的概括与总称。事实上，先进制造业在不同时期所蕴含的内涵不同，但都代表着所属时代主流制造业的发展方向。在信息化与全球化席卷世界的背景下，其内涵是指制造业不断吸收电子信息、计算机、机械、材料以及现代管理技术等方面的高新技术成果，并将这些先进制造技术综合应用于制造业产品的研发设计、生产制造、在线检测、营销服务和管理的全过程，实现优质、高效、低耗、清洁、灵活生产，即实现信息化、自动化、智能化、柔性化、绿色化生产，取得很好社会经济和市场效果的制造业总称。

先进制造业是广泛应用先进制造技术、采用先进制造模式、拥有先进市场网络组织和管理的工业生产系统，同时，也是以高新技术产业为先导，具有高附加值、最大限度地节约能源、减少污染、保护环境并与现代服务业互动发展特征的新型产业。目前，在全球新一轮产业转移中，跨国公司已开始向发展中国家转移资本密集型、技术密集型产业以及服务业，这就为我国先进制造业的发展提供了契机。

二、先进制造业的主要特点

先进制造业的“先进”指的是什么？需要从以下三个方面去理解。

（一）产业的先进性

首先，就全球生产体系而言，该产业必须处于高端，具有较高的附加值、关联度、技术含量，且是国民经济基础产业，构成支撑国民经济快速稳定发展的基石；其次，该产业代表更高的投入产出率、资金效率、劳动效率、土地效率和环境效率，这“五高”的效率特征形成了先进制造业的先进性代表和生产力源泉。

（二）生产技术的先进性

先进制造业并不只涉足高科技领域，其与传统制造业具有天然的联系，二者的根本区别在于技术的先进性，前者主要体现为以信息技术为基石，通过融合制造技术，实现制造过程的系统化、集成化和信息化。因此，先进制造业是突破传统技术极限的产业，而传统产业是先进制造业的基础。即便是传统产业，只要运用高新技术或先进适用技术进行提升和改造，在制造技术和研发方面保持先进水平，也可以将其纳入先进制造业。制造业出现自动化、柔性化、数字化、极端化和精密化五种技术趋势，符合这“五化”趋势的制造技术就是当代先进制造技术。

（三）生产组织管理的先进性

企业的先进技术必须辅以先进组织管理才能得以发挥最大功效。先进制造业的制造模式可以使制造企业依据不同的经济环境条件，在生产制造过程中针对不同的生产任务，有效地组织各种生产要素与组织要素，从而实现产品效果与生产方式的彻底革新。

三、先进制造业分类

（一）高新技术产业

微电子、计算机、信息、生物、新材料、航空航天、环保等高新技术产业广泛应用先进制造工艺，包括先进常规工艺与装备、精密与超精密加工技术、纳米加工技术、特种加工技术、成形工艺和材料改性等先进制造技术和工艺。

（二）传统产业技术革新

机械装备工业、汽车工业、造船工业、化工、轻纺等传统产业广泛采用先进制造技术，特别是用信息技术进行改造，给传统制造业带来了重大变革，生产技术不断更新，设计方法、加工工艺、加工装备、测量监控、质量保证和企业经营管理等生产全过程都渗透着高新技术，CAD（computer aided design，计算机辅助设计）和柔性制造技术在制造业中已得到了广泛的应用，产生了一批新的制造技术和制造生产模式。

第二节　先进制造业国内外发展现状和趋势

一、先进制造业国内外发展现状

美、日、德作为世界制造业最发达的国家都在大力发展推进先进制造业。美国政府曾先后于1990 年、1993 年和1997 年分别实施了先进技术计划、先进制造技术计划和下一代制造行动框架。1998 年进一步制定集成制造技术路线图计划。2004 年5 月，美国国会强调要通过财政支持发展新的制造技术。日本政府早在1980 年就颁布了《推进创造性科学技术规划》，1985 年制定了《促进基础技术开发税制》，1995 年颁布了《科学技术基本法》，1998 年通过了《科学技术基本计划》。这一切都使得日本政府和地方机构依靠法律的强制性和激励性来推动先进制造业的发展。德国政府于 2000 年出台名为“生产 2000”的制造业战略计划，以促进先进制造业发展。

目前，国内先进制造业最发达的省市以上海、山东、广东、江苏为代表。上海、广东多次出台发展先进制造业的鼓励政策。“九五”确定电子信息、钢铁、石化、汽车、装备制造和生物医药六大支柱产业。山东、江苏也出台不同政策加快发展先进制造业。未来 5 ～ 10 年，选择发展先进制造业要以现有制造业结构为基础，加入先进技术和管理手段不断提高劳动生产率。

二、先进制造业发展趋势

纵观国内外，先进制造业将向制造技术与高新技术集成、数字化和智能化的制造技术以及轻量化、精密化、绿色化的制造需求的趋势发展。

第三节　先进制造业职业病危害现状和特点

一、制造业职业病发病凸显

在每年的职业病发病报告中，制造业的职业病发病均位居前列，同时发病病例有企业聚集性趋势，17.06% 的出现职业病的企业中有 3 例以上的职业病，值得进一步重点关注。

二、制造业职业病发病模式呈现“三足鼎立”的新态势

在传统制造业技术不断改造提升和先进制造业快速发展的进程中，制造业的职业病已由过去的“职业性尘肺为主”转变为职业性尘肺病、职业性化学中毒和职业性物理因素疾病（噪声聋和手臂振动病）“三足鼎立”的新态势，且这种局面在今后一段时间内将会继续存在。

（一）职业性尘肺病

好发的职业性尘肺病以电焊工尘肺、矽肺和铸工尘肺为主，好发于通用设备制造业、专用设备制造业、汽车制造业和铁路、船舶、航空航天业及其他运输设备制造业中的电焊、铸造、投料、拆卸等岗位中，这与在制造过程中通风不良、防护措施不到位有关。

（二）职业性化学中毒

由于制造车间经常存在通风不良、布局不合理和个体防护不到位的情况，易引起

职业性慢性中毒，也会导致职业性急性中毒的发生。

1. 职业性慢性中毒

好发的职业性慢性中毒以有机溶剂慢性中毒和职业性金属和类金属中毒较为常见。

（1）有机溶剂慢性中毒。职业性有机溶剂慢性中毒以职业性慢性苯中毒、正己烷中毒较为常见，好发于家具制造业，印刷和记录媒介复制业，皮革、毛皮、羽毛及其制品和制鞋业，玩具制造业，石油加工业，汽车制造业，铁路、船舶、航空航天业和其他运输设备制造业，计算机、通信和其他电子设备制造业中，在喷涂、清洗、粘胶及其配料岗位中多发。

（2）职业性金属和类金属中毒。职业性金属和类金属化合物中毒以锰、铅中毒较为多见，其次为汞、镉中毒。

锰中毒好发于生产焊条（丝）制造业和使用焊条（丝）的制造业，如通用设备制造业，专用设备制造业，汽车制造业和铁路、船舶、航空航天及其他运输设备制造业，好发岗位为电焊作业岗位。

慢性铅中毒好发于生产和使用金属铅、铅化合物和合金铅的制造业接触岗位，如接触金属铅的有蓄电池（铅酸）制造业熔铅岗位和有色金属冶炼的铅锌冶炼过程，含铅耐腐蚀化工设备和管道制造业、X 线和原子辐射防护材料制造业也有金属铅接触机会；接触铅化合物更为广泛，如生产含铅的油漆、颜料（铅丹、铅苏、密陀僧、氯化铅等）的化工原料制造业和使用含铅的油漆、颜料的船舶制造业、玩具制造业等，还有橡胶制品业（氧化铅、硫化铅等）、塑料制造业（硫酸铅、磷酸铅等）、玻璃和陶瓷制造业（氧化铅、硅酸铅、磷酸铅等）等；接触合金铅的有印刷业的胶版、铸字岗位，电缆护套制造业以及焊料、保险丝、塑料模型原料制造业有合金铅接触机会。

汞中毒好发于含汞化合物制造业、仪表行业（温度计、血压计等）制造业、化妆品制造和制药业。镉中毒好发于镍－镉或银－镉电池、镉黄颜料、合金或焊条制造业，还有金属制品业、五金加工业的电镀工序。

2. 职业性急性中毒

以有机溶剂、金属及类金属化合物急性中毒较为多见，其次为硫化氢和一氧化碳急性中毒。

（1）有机溶剂急性中毒。职业性有机溶剂急性中毒主要由二氯乙烷、三氯甲烷、三氯乙烯及二甲基甲酰胺引起的较为突出，多集中在制造业、计算机及其他电子设备制造业，清洗、粘胶及其配料岗位中易发。

（2）金属及类金属化合物急性中毒。砷化氢、磷化氢、致死的金属及类金属化合物（有机锡、砷及其化合物、四氯化硅）是主要的金属及类金属职业中毒的危险化合物，发生在制造业和化学工业的中毒较多，清洗和搬运作业易发生中毒。

（3）硫化氢急性中毒。硫化氢急性中毒好发于含硫原油炼制及其化工原料制造过程中的司泵、采样等岗位，煤气制造检修、采样和操作岗位，造纸业的纸浆操作岗位和食品制造业腌制过程。

（4）一氧化碳急性中毒。一氧化碳中毒好发于钢铁炼制、食品酿造、煤气和煤化工等制造业的操作工和检修岗位。

导致急性中毒发生的主要原因如下：没有密闭通风排毒设备或效果不好；没有个人防护设备；缺乏职业病防护知识教育；不遵守职业卫生操作规程。

（三）职业性物理因素疾病

好发的职业性物理因素疾病以职业性噪声聋、手臂振动病为主。职业性噪声聋多发生在制造业，以广东为例，在职业性噪声聋的报告病例中，92.42%来自制造业，可能与制造业多为高强度的噪声作业，且部分车间存在噪声源布局不合理、噪声防护措施不完善等有关。随着新兴制造业和传统制造业的先进化，手臂振动病危害广泛存在于如机械加工制造、运动器材制造、船舶制造以及五金加工等制造业中的打磨作业岗位。

三、先进制造业职业病危害将呈“新型、隐匿式”的变化趋势

（一）高新技术产业

在大力发展高新技术产业中，不能回避的职业卫生问题如下：

高新科教产业的职业－环境特点：其一，高新科技产业厂房（或车间）的“清洁”意味着“无尘埃”，处于“超净”状态，这通常被生产商认为职业病危害较少或无危害，导致其中的有机溶剂和金属烟气危害等常常不在职业病危害控制之列；其二，新材料的应用易以“商业秘密”为由隐藏主要成分，往往得不到安全控制；其三，存在极低频电磁场、射频辐射和电离辐射问题，常被忽视。

有机溶剂使用广泛，问题突出：其一，美国51家半导体制造的高新技术产业中，存在三氯乙烯、四氯乙烯、三氯乙烷、乙烯二醇乙醚等有机溶剂；其二，日本1987年修改的《化学物质审查法》增加了在高新技术产业中存在的三氯乙烯、四氯乙烯、三氯甲烷（氯仿）、四氯甲烷（四氯化碳）、1，2－二氯乙烷、二氯二甲苯、二氯苯等有机溶剂。

特殊或敏感的健康问题：其一，复合作用引起的眼痛、恶心、毒物所致呼吸障碍和皮肤疾患与异常增多；其二，接触的致癌物（苯、三氯乙烯、砷化氢等）种类和机会增加；其三，生殖障碍；其四，免疫障碍（如化学品艾滋病）问题；其五，职业紧张和职业心理学问题。

因此，高新技术产业职业病发病仍不能忽视。以美国硅谷为例：美国硅谷位于美国加利福尼亚州旧金山以南70公里，半径20公里，有2900家高新技术企业。根据加利福尼亚州工人赔偿统计，高新技术产业中，职业病占损失劳动力18.4%，比传统制造业（9.1%）高一倍；职业性中毒占职业病的25.6%，比传统制造业（13.9%）多近一倍。

（二）新材料新技术应用

以纳米材料的应用为例：纳米材料是指在一维空间上小于或等于100纳米的材料。任何一项新的材料或技术都是“双刃剑”，纳米科学技术也不例外。现有研究显示：纳米材料可以引起实验动物的肺、皮肤、大脑、心血管等损伤，还有引起遗传毒性的报道。但迄今为止，在临床或流行病调查中，还没有发现纳米物质中毒或其他损伤的案例，其生物安全性和对人体健康影响有待进一步研究。因此，随着新材料新技术在制造业中的不断应用，会带来新型的职业病危害，不容忽视。

参考文献

[1] 赵云峰. 我国发达地区先进制造业发展现状研究［J］. 产业经济，2015，9：151－153.

[2] 江嘉欣，金佳纯，陈嘉斌，等. 广东省2006—2010年新发急性职业中毒事故特征［J］. 中国职业医学，2012，39（4）：310－311.

[3] 周珊宇，温贤忠，李旭东，等. 广东省2011—2015年新发职业性噪声聋流行病学特征［J］. 中国职业医学，2017，44（6）：737－744.

[4] 欧军荣，江世强，李羡药. 我国硫化氢中毒事故原因分析与防治对策［J］. 广西医学，2005，27（7）：1095－1097.

[5] 王焕强，李涛，张敏，等. 我国一氧化碳重大职业中毒事故统计分析和防治对策［J］. 工业卫生与职业病，2005，31（1）：9－11.

[6] 张敏，李涛，王焕强，等. 1989至2003年全国重大急性职业中毒事故的特征［J］. 中华劳动卫生职业病杂志，2006，24（12）：707－711.

[7] 王鸿飞，张敏，王焕强，等. 1989至2003年全国金属及类金属化合物重大急性职业中毒的特征［J］. 中华劳动卫生职业病杂志，2006，24（12）：723－725.

[8] 周晓蓉. 职业病防治知识讲座（八）金属、类金属中毒－重金属Pb、Hg、Mn［J］. 劳动保护杂志，2002，2：50－52.

[9] 李来玉. 在实施《珠江三角洲地区改革发展规划纲要》中职业卫生面临的几个问题［C］//广东省职业健康协会. 第三届学术交流会论文集. 广州：广东省职业健康协会，2015：1－6.

（苏世标　李旭东）

第二章　职业病危害因素识别与分析

第一节　识别原则及方法

一、职业病危害因素识别原则

职业病危害因素又称职业性有害因素，指在职业活动中产生和（或）存在的、可能对职业人群健康、安全和作业能力造成不良影响的因素或条件，包括化学、物理、生物因素以及在作业过程中产生或存在的其他职业性有害因素。

职业病危害因素识别是指在职业卫生工作中，通过工程分析、现场调查、工作场所监测、职业流行病学调查、文献检索以及实验研究等方法，甄别生产过程中存在的职业病危害因素以及时空分布。

职业病危害因素的识别可以确定职业病危害因素的性质、种类、分布和作用条件，因为一种危害因素在不同条件下的作用是不同的。对危害因素的性质、种类、分布和作用条件的确定有助于改善劳动者的作业方式，减少职业病的发生。职业病危害因素识别是职业病防治工作的主要任务之一，也是职业病危害评价工作的首要环节。关系到评价结论的科学性和准确性，为职业卫生管理工作提供科学依据。

职业病危害因素识别应遵循全面识别、主次分明与重点突出、定性与定量相结合、明确职业病危害因素对环境和健康的影响等原则。

（一）全面识别

首先，针对劳动条件的生产、劳动与环境三个过程中可能存在的各种职业病危害因素进行识别，包括生产中的原料、辅料、杂质、废渣等存在的危害成分，生产工艺和物料流程以及检修维修过程中存在的有害因素。要对职业病危害因素在过去、现在和将来的形态，或是在正常、异常、紧急与事故状态下的量变进行识别或预测。在识别过程中，通过现场调查、工程分析等手段。若不能达到全面定性识别者，应采用相应先进设备进行实测。此外，为了避免遗漏，特别是高毒、剧毒物质的遗漏，必要时还应对原料、辅料、杂质、废渣等进行全面的成分分析。

（二）主次分明与重点突出

各种职业病危害因素的理化性质、毒性、浓度及接触途径等差异对作业人员的健康影响程度都不同。因此，在全面识别的基础上，筛选出主要职业病危害因素，以便在职业卫生工作中抓住重点，解决关键问题，合理利用有限资源，以求获得最佳效果。

（三）定性与定量相结合

在对各种职业病危害因素的识别中，定性与定量可视具体情况而定。因为职业病危害因素在生产过程中可发生量变或质变，并且针对这些危害因素的变化，开展职业卫生工作的方式也可随之而变。既要有从量变到质变的思维方式，又要用监测去验证识别的结果，并不断总结经验。因此，职业病危害因素监测是职业病危害因素识别的一个重要组成部分。

（四）明确职业病危害因素对环境和健康的影响

职业病危害因素的识别是为减少或消除其对环境和健康的影响，同一个职业病危害因素在不同条件下可能存在不同的环境和健康影响，因此需要明确各种职业病危害因素的分布情况及人群接触情况，根据定性和定量分析结果确定其危险度。

二、职业病危害因素识别方法

鉴于工作场所职业病危害因素种类繁多，强度的时空分布会随生产工艺过程、劳动过程和外界环境条件变化。因此，在识别之前，都必须通过文献检索、研读用人单位提供的资料、工艺流程分析、现场调查或类比调查等做出“定性”识别，然后通过危害筛选，确定主要职业病危害因素。因识别的目的不同而有不同的工作程序与方法，如建设项目职业病危害预评价的识别重点是资料调研、工程分析和类比调查；而开展日常监测、控评监测和职业健康检查时，识别工作的重点是现场调查。此外，对于一些传统行业可用经验法与检查表法，但要注意如果工艺条件改变，产生的职业病危害因素也将随之改变。

（一）经验法

经验法是评价人员依据其掌握的相关专业知识和实际工作经验，对照职业卫生的有关法律、法规、标准等，借助经验和判断能力直观地对工作场所存在或产生的职业病危害因素进行辨识分析的方法。

适用范围：该方法主要适用于一些传统行业中采用传统工艺的建设项目的评价，评价人员积累的这类典型行业和工艺的职业卫生基础资料较为丰富，可根据以往的工作经验和原有的资料积累对此类建设项目的职业病因素进行识别和分析。

经验法的优点：简便、易行；缺点：受评价人员拥有的知识、经验和资料的限制，可能会出现遗漏和偏差。可采用专家座谈的方式交流意见、集思广益，使职业病危害因素识别结果更加全面、可靠。

（二）类比法

类比法是利用与拟建项目相同或类似的现有项目的职业卫生调查，工作场所职业病危害因素检测结果，类推本工程职业病危害因素的种类和危害程度，并对职业病危害进行风险评估，预测拟采取的职业病危害防护措施的防护效果。类比法是建设项目职业病危害预评价工作中最常用的识别方法。采用类比法应重点关注识别对象与类比对象之间的相似性，如：工程一般特征的相似性，包括工艺路线、生产方法、原辅材料、产品结构等；职业卫生防护设施的相似性，主要包括气象条件、地理条件等。

适用范围：该方法主要适用于相同或相似企业的建设项目中职业病危害因素的识别。

类比法的优点：通过对类比企业进行现场职业卫生调查、工作场所职业病危害因素浓度（强度）检测，对职业病危害因素进行直观定性和定量描述；缺点：实际工作中，完全相同的类比企业难以找到，因此拟评价项目与类比企业之间因生产规模、工艺流程、生产设备等相似可比性的差异会带来职业病危害因素的种类和危害程度的识别偏差，应根据实际情况综合甄别。

（三）检查表法

根据《中华人民共和国职业病防治法》《工业企业设计卫生标准》（GBZ 1—2010）等法律、法规、规章和标准规范等，通过对拟评价项目的详细分析和研究，列出总平面布局、生产工艺与设备布局、建筑卫生学、职业病防护设施、应急救援措施、职业病防护用品、辅助用室、职业病危害警示标识、职业卫生管理的检查单元、检查部位、检查项目、检查内容、检查要求等，编制成表，逐项检查符合情况，辨识分析各环节可能产生或存在的职业病危害因素，确定拟评价项目存在的问题、缺陷和潜在危害。

适用范围：适用范围较广。可单独应用于一些工艺简单的项目，也可与其他方法联合使用，对一些工艺繁杂的项目进行职业病危害因素识别。

检查表法的优点：通过系统的检查，能比较全面地进行辨识，简明易懂，应用范围广，能弥补技术人员知识经验的不足；缺点：检查表法的通用性较差、同样受经验等因素的影响、大项目实施起来花费时间长。

（四）工程分析

对识别对象的生产流程、生产设备布局、化学反应原理、原辅材料及其杂质种类含量等进行分析，推测生产过程中固有的、潜在的、可能产生的各种职业病危害因素。

适用范围：主要用于新工程、新工艺、新技术、新材料等项目，不易找到类比对象。

（五）职业卫生调查

职业卫生调查主要包括现场职业卫生学调查和工作写实。其中，现场职业卫生学调查内容主要包括：工程概况、运行情况、生产工艺、生产设备及布局、生产过程中的物料、建筑卫生学要求、职业病防护设施、个人使用的职业病防护用品、辅助用室、应急救援、职业卫生管理等。通过系统的现场职业卫生学调查，以确定职业病危害因素的种类和来源。此外，也可通过职业流行病学的方法，调查研究职业病危害因素及其对健康的影响在人群、时间和空间的分布，或通过对健康损害的病因及职业接触浓度和职业性健康损害之间的剂量—反应关系的分析，对职业病危害因素进行识别。工作写实主要利用岗位写实表，记录不同岗位工作内容、接触的职业病危害因素及其接触时间。该方法适用于对传统行业或传统工艺项目的职业病危害因素识别，但对于新的生产工艺项目可能受到知识或工作经验的限制。

（六）工作场所职业病危害因素监测

在对工作场所进行职业卫生调查的基础上，应用采样分析仪器对可能存在的职业病危害因素进行采样分析和监测（定性和定量）的方法。适用范围：存在混合性、不确定因素的项目。该方法的优点：客观直接、真实可靠，可识别其他方法难以发现的职业病危害因素；缺点：受仪器设备限制，耗费人力物力，时间长，测定项目不全或检测结果出现偏差时易导致识别结论的错误。

（七）文献检索

文献检索法是通过查阅国内外预防医学、卫生学、工程学类等期刊中相关工作场所、工种和生产工艺有关职业健康危害因素资料以及对其作业人群健康影响的报道，对职业健康危害因素进行识别。也可查阅已完成评价的建设项目或同类建设项目职业病危害因素资料，进行类比分析，定性或定量识别，该方法的优点：简便快捷；缺点：可靠性和准确性难以控制。

（八）理论推算法

理论推算法是一种职业病危害因素定量识别的方法。利用有害物扩散的物理化学原理或噪声、电磁场等物理因素传播与叠加原理定量推算有害物存在的浓度（强度）。如利用毒物扩散数学模型可预测与毒物散发源一定距离的某工作地点的毒物浓度，可利用噪声叠加原理预测厂房内增加噪声源后噪声强度的变化。

（九）健康监护

健康监护是指通过医学检查以及对职业健康检查档案的分析，了解职业健康危害因素对接触者健康的影响情况，研究职业健康危害因素的接触—反应（效应）关系，其结果是判断与验证职业健康危害因素识别结果的重要指标。

三、职业病危害因素筛选依据

筛选主要的职业病危害因素，作为现场采样监测、进一步定量识别的依据：

第一，有害因素对人体危害性大、毒性高；

第二，现场浓度（强度）较高、出现机会多；

第三，作业人员接触人数多、机会多；

第四，有国家职业接触限值标准，如《工作场所有害因素职业接触限值》所列的化学因素和物理因素；

第五，《职业病危害因素分类目录》国卫疾控发〔2015〕92 号、《高毒物品目录》卫法监发〔2003〕142 号、《危险化学品目录》（2015 版）等规范所列的有害因素。

第六，有采样职业卫生检测国家标准。对于一些通过现场调查、工程分析等还不能全面定性识别的建设项目，应采用气相色谱－质谱分析仪等先进设备进行实测，以免遗漏重要职业病危害因素。

四、职业病危害因素识别中常见问题分析

职业病危害因素识别存在的问题包括识别不全与识别过度。其中，识别不全将使职业卫生技术服务机构既为用人单位承担了法律责任，又让用人单位潜伏着巨大的风险。而识别过度不仅浪费人力、物力与财力，而且不利于有重点、有针对性地开展职业卫生的后续工作，甚至使用人单位产生误会，降低对职业卫生技术服务机构的信任。

（一）识别不全

主要表现为：其一，未注意杂质的成分。由于用人单位往往只提供主反应资料，而不关注副反应，杂质成分经常被忽视。其二，未注意原料、辅料与废渣存放问题。如硅铁中含有磷、砷等杂质，在硅铁遇潮湿环境或水时可能产生磷化氢和砷化氢。其三，未注意地方特色。由于地球化学因素的影响，地壳中各种元素的丰度差别较大，如云南铁矿石含铅量较高，造成炼铁高炉操作工的铅危害较为严重，是其他地区所没有的。其四，认为没有制定标准的化学物就不能监测。如柴油，主要成分是烷烃、烯烃、环烷烃、芳香烃、多环芳烃以及少量硫和氮，而这些物质是有检测标准的。其五，目前一些化学品常打着环保产品、绿色产品的旗号，或出于配方保密的目的，生产企业不提供化学品安全物料清单（material safety data sheet，MSDS），导致职业病危害因素识别不全。其六，忽视特殊环境下的职业病危害因素识别，如未注意密闭空间、工程项目建设期等的职业病危害因素识别。其七，未注意工艺条件改变带来的影响。其八，未注意异常运转和紧急状态下的职业病危害因素。其九，未注意维修时的职业病危害因素。

识别不全的原因主要有：一是技术能力建设方面，机构的专业人员配备不合理以致缺乏多学科参与、职业卫生工作者的知识结构存在缺陷；二是主观意识方面，有关人员法律意识与责任意识不强；三是卫生监督方面，除建设项目职业病危害评价外，其余的职业卫生工作都缺乏有效的技术质量监督。

（二）识别过度

识别过度主要体现在建设项目职业病危害评价中，其原因除害怕承担法律责任外，主要存在综合技术素质方面的缺陷：其一，未树立“接触剂量是毒物毒性大小的决定因素”的观念；其二，未明确生产过程中有毒化学物质“使用”和“产生”概念上的不同以及“量”的不同；其三，未区别监测、职业健康检查与职业病诊断所要求识别职业病危害因素的侧重点，如有的毒物只是在维修（检修）等过程中偶尔接触到，日常监测时不需识别为职业病危害因素，但评价监测、职业健康检查与职业

病诊断时应识别为职业病危害因素。

（陈慧峰）

第二节　职业病危害因素目录

职业卫生技术服务机构应建立评价报告信息网上公开制度，网上公开信息应包括建设项目（用人单位）存在的职业病危害因素及检测结果。根据《关于印发〈职业病危害因素分类目录〉的通知》（国卫疾控发〔2015〕92号），职业病危害因素包含了52项粉尘因素、375项化学因素、15项物理因素、8项放射性因素、6项生物因素以及3项其他因素（表2.2.1）。

表2.2.1　职业病危害因素分类目录

序号	类别	职业病危害因素
1	粉尘类	矽尘（游离 SiO_2 含量 > 10%）、煤尘、石墨粉尘、炭黑粉尘、石棉粉尘、滑石粉尘、水泥粉尘、云母粉尘、陶土粉尘、铝尘、电焊烟尘、铸造粉尘、白炭黑粉尘、白云石粉尘、玻璃钢粉尘、玻璃棉粉尘、茶尘、大理石粉尘、二氧化钛粉尘、沸石粉尘、谷物粉尘（游离 SiO_2 含量 < 10%）、硅灰石粉尘、硅藻土粉尘（游离 SiO_2 含量 < 10%）、活性炭粉尘、聚丙烯粉尘、聚丙烯腈纤维粉尘、聚氯乙烯粉尘、聚乙烯粉尘、矿渣棉粉尘、麻尘（亚麻、黄麻和苎麻）（游离 SiO_2 含量 < 10%）、棉尘、木粉尘、膨润土粉尘、皮毛粉尘、桑蚕丝尘、砂轮磨尘、石膏粉尘（硫酸钙）、石灰石粉尘、碳化硅粉尘、碳纤维粉尘、稀土粉尘（游离 SiO_2 含量 < 10%）、烟草尘、岩棉粉尘、萤石混合性粉尘、珍珠岩粉尘、蛭石粉尘、重晶石粉尘（硫酸钡）、锡及其化合物粉尘、铁及其化合物粉尘、锑及其化合物粉尘、硬质合金粉尘、以上未提及的可导致职业病的其他粉尘
2	化学因素类	铅及其化合物（不包括四乙基铅）、汞及其化合物、锰及其化合物、镉及其化合物、铍及其化合物、铊及其化合物、钡及其化合物、钒及其化合物、磷及其化合物（磷化氢、磷化锌、磷化铝、有机磷除外）、砷及其化合物（砷化氢单列）、铀及其化合物、砷化氢、氯气、二氧化硫、光气（碳酰氯）、氨、偏二甲基肼（1，1－二甲基肼）、氮氧化合物、一氧化碳、二硫化碳、硫化氢、磷化氢、磷化锌、磷化铝、氟及其无机化合物、氰及其腈类化合物、四乙基铅、有机锡、羰基镍、苯、甲苯、二甲苯、正己烷、汽油、一甲胺、有机氟聚合物单体及其热裂解物、二氯乙烷、四氯化碳、氯乙烯、三氯乙烯、氯丙烯、氯丁二烯、苯的氨基及硝基化合物（不含三硝基甲苯）、三硝基甲苯、甲醇、酚、五氯酚及其钠盐、甲醛、硫酸二甲酯、丙烯酰胺、二甲基甲酰胺、有机磷、氨基甲酸酯类、杀

续表

序号	类别	职业病危害因素
2	化学因素类	虫脒、溴甲烷、拟除虫菊酯、铟及其化合物、溴丙烷（1－溴丙烷；2－溴丙烷）、碘甲烷、氯乙酸、环氧乙烷、氨基磺酸铵、氯化铵烟、氯磺酸、氢氧化铵、碳酸铵、α－氯乙酰苯、对特丁基甲苯、二乙烯基苯、过氧化苯甲酰、乙苯、碲化铋、铂化物、1，3－丁二烯、苯乙烯、丁烯、二聚环戊二烯、邻氯苯乙烯（氯乙烯苯）、乙炔、1，1－二甲基－4，4′－联吡啶鎓盐二氯化物（百草枯）、2－N－二丁氨基乙醇、2－二乙氨基乙醇、乙醇胺（氨基乙醇）、异丙醇胺（1－氨基－2－二丙醇）、1，3－二氯－2－丙醇、苯乙醇、丙醇、丙烯醇、丁醇、环己醇、己二醇、糠醇、氯乙醇、乙二醇、异丙醇、正戊醇、重氮甲烷、多氯萘、蒽、六氯萘、氯萘、萘、萘烷、硝基萘、蒽醌及其染料、二苯胍、对苯二胺、对溴苯胺、卤化水杨酰苯胺（N－水杨酰苯胺）、硝基萘胺、对苯二甲酸二甲酯、邻苯二甲酸二丁酯、邻苯二甲酸二甲酯、磷酸二丁基苯酯、磷酸三邻甲苯酯、三甲苯磷酸酯、1，2，3－苯三酚（焦棓酚）、4，6－二硝基邻苯甲酚、N，N－二甲基－3－氨基苯酚、对氨基酚、多氯酚、二甲苯酚、二氯酚、二硝基苯酚、甲酚、甲基氨基酚、间苯二酚、邻仲丁基苯酚、萘酚、氢醌（对苯二酚）、三硝基酚（苦味酸）、氰氨化钙、碳酸钙、氧化钙、锆及其化合物、铬及其化合物、钴及其氧化物、二甲基二氯硅烷、三氯氢硅、四氯化硅、环氧丙烷、环氧氯丙烷、柴油、焦炉逸散物、煤焦油、煤焦油沥青、木馏油（焦油）、石蜡烟、石油沥青、苯肼、甲基肼、肼、聚氯乙烯热解物、锂及其化合物、联苯胺（4，4′－二氨基联苯）、3，3－二甲基联苯胺、多氯联苯、多溴联苯、联苯、氯联苯（54%氯）、甲硫醇、乙硫醇、正丁基硫醇、二甲基亚砜、二氯化砜（磺酰氯）、过硫酸盐（过硫酸钾、过硫酸钠、过硫酸铵等）、硫酸及三氧化硫、六氟化硫、亚硫酸钠、2－溴乙氧基苯、苄基氯、苄基溴（溴甲苯）、多氯苯、二氯苯、氯苯、溴苯、1，1－二氯乙烯、1，2－二氯乙烯（顺式）、1，3－二氯丙烯、二氯乙炔、六氯丁二烯、六氯环戊二烯、四氯乙烯、1，1，1－三氯乙烷、1，2，3－三氯丙烷、1，2－二氯丙烷、1，3－二氯丙烷、二氯二氟甲烷、二氯甲烷、二溴氯丙烷、六氯乙烷、氯仿（三氯甲烷）、氯甲烷、氯乙烷、氯乙酰氯、三氯一氟甲烷、四氯乙烷、四溴化碳、五氟氯乙烷、溴乙烷、铝酸钠、二氧化氯、氯化氢及盐酸、氯酸钾、氯酸钠、三氟化氯、氯甲醚、苯基醚（二苯醚）、二丙二醇甲醚、二氯乙醚、二缩水甘油醚、邻茴香胺、双氯甲醚、乙醚、正丁基缩水甘油醚、钼酸、钼酸铵、钼酸钠、三氧化钼、氢氧化钠、碳酸钠（纯碱）、镍及其化合物（羰基镍单列）、癸硼烷、硼烷、三氟化硼、三氯化硼、乙硼烷、2－氯苯基羟胺、3－氯苯基羟胺、4－氯苯基羟胺、苯基羟胺（苯胲）、巴豆醛（丁烯醛）、丙酮醛（甲基乙二醛）、丙烯醛、丁醛、糠醛、氯乙醛、羟基香茅醛、三氯乙醛、乙醛、氢氧化铯、氯化苄烷胺（洁尔灭）、双－（二甲基硫代氨基甲酰基）二硫化物（秋兰姆、福美双）、α－萘硫脲（安妥）、3－（1－丙酮基苄基）－4－羟基香豆素（杀鼠灵）、酚醛树脂、环

续表

序号	类别	职业病危害因素
2	化学因素类	氧树脂、脲醛树脂、三聚氰胺甲醛树脂、1，2，4－苯三酸酐、邻苯二甲酸酐、马来酸酐、乙酸酐、丙酸、对苯二甲酸、氟乙酸钠、甲基丙烯酸、甲酸、羟基乙酸、巯基乙酸、三甲基己二酸、三氯乙酸、乙酸、正香草酸（高香草酸）、四氯化钛、钽及其化合物、锑及其化合物、五羰基铁、2－己酮、3，5，5－三甲基－2－环己烯－1－酮（异佛尔酮）、丙酮、丁酮、二乙基甲酮、二异丁基甲酮、环己酮、环戊酮、六氟丙酮、氯丙酮、双丙酮醇、乙基另戊基甲酮（5－甲基－3－庚酮）、乙基戊基甲酮、乙烯酮、异亚丙基丙酮、铜及其化合物、丙烷、环己烷、甲烷、壬烷、辛烷、正庚烷、正戊烷、2－乙氧基乙醇、甲氧基乙醇、围涎树碱、二硫化硒、硒化氢、钨及其不溶性化合物、硒及其化合物（六氟化硒、硒化氢除外）、二氧化锡、N，N－二甲基乙酰胺、N－3，4 二氯苯基丙酰胺（敌稗）、氟乙酰胺、己内酰胺、环四次甲基四硝胺（奥克托今）、三次甲基三硝基胺（黑索今）、硝化甘油、氯化锌烟、氧化锌、氢溴酸（溴化氢）、臭氧、过氧化氢、钾盐镁矾、丙烯基芥子油、多次甲基多苯基异氰酸酯、二苯基甲烷二异氰酸酯、甲苯－2，4－二异氰酸酯（TDI）、六亚甲基二异氰酸酯（HDI）（1，6－己二异氰酸酯）、萘二异氰酸酯、异佛尔酮二异氰酸酯、异氰酸甲酯、氧化银、甲氧氯、2－氨基吡啶、N－乙基吗啉、吖啶、苯绕蒽酮、吡啶、二噁烷、呋喃、吗啉、四氢呋喃、茚、四氢化锗、二乙烯二胺（哌嗪）、1，6－己二胺、二甲胺、二乙烯三胺、二异丙胺基氯乙烷、环己胺、氯乙基胺、三乙烯四胺、烯丙胺、乙胺、乙二胺、异丙胺、正丁胺、1，1－二氯－1－硝基乙烷、硝基丙烷、三氯硝基甲烷（氯化苦）、硝基甲烷、硝基乙烷、1，3－二甲基丁基乙酸酯（乙酸仲己酯）、2－甲氧基乙基乙酸酯、2－乙氧基乙基乙酸酯、n－乳酸正丁酯、丙烯酸甲酯、丙烯酸正丁酯、甲基丙烯酸甲酯（异丁烯酸甲酯）、甲基丙烯酸缩水甘油酯、甲酸丁酯、甲酸甲酯、甲酸乙酯、氯甲酸甲酯、氯甲酸三氯甲酯（双光气）、三氟甲基次氟酸酯、亚硝酸乙酯、乙二醇二硝酸酯、乙基硫代磺酸乙酯、乙酸苄酯、乙酸丙酯、乙酸丁酯、乙酸甲酯、乙酸戊酯、乙酸乙烯酯、乙酸乙酯、乙酸异丙酯、以上未提及的可导致职业病的其他化学因素
3	物理因素类	噪声、高温、低气压、高气压、高原低氧、振动、激光、低温、微波、紫外线、红外线、工频电磁场、高频电磁场、超高频电磁场、以上未提及的可导致职业病的其他物理因素
4	放射因素类	密封放射源产生的电离辐射（主要产生 γ、中子等射线）、非密封放射源物质（可产生 α、β、γ 射线或中子）、X 射线装置（含 CT 机）产生的电离辐射（X 射线）、加速器产生的电离辐射（可产生电子射线、X 射线、质子、重离子、中子以及感生放射性等）、中子发生器产生的电离辐射（主要是中子、γ 射线等）、氡及其短寿命子体（限于高氡暴露矿工）、铀及其化合物、以上未提及的可导致职业病的其他放射因素

续表

序号	类别	职业病危害因素
5	生物因素类	艾滋病病毒（限于医疗卫生人员及人民警察）、布鲁氏菌、伯氏疏螺旋体、森林脑炎病毒、炭疽芽孢杆菌、以上未提及的可导致职业病的其他生物因素
6	其他因素类	金属烟、井下不良作业条件（限于井下工人）、刮研作业（限于刮研作业人员）

（夏 冰）

第三节 职业病分类和目录

1981 年《职业安全和卫生公约》（第 155 号）2002 年的议定书将“职业病”定义为“任何由接触职业活动中产生的职业性有害因素所致的疾病”。国际劳工组织 1964 年《工伤津贴建议书》提出的职业病定义为“各成员国应在规定的条件下，把已知在工作过程、从事某行业或职业中因接触有害物质或危险条件所致的疾病认定为职业病”。我国 2018 年第四次修正的《中华人民共和国职业病防治法》中将职业病定义为：企业、事业单位和个体经济组织等用人单位的劳动者在职业活动中，因接触粉尘、放射性物质和其他有毒、有害因素而引起的疾病。职业病的分类和目录由国务院卫生行政部门会同国务院劳动保障行政部门制定、调整并公布。职业病的定义有两个关键因素，即接触特定的工作环境或职业活动与罹患特定的疾病之间有因果关系；接触有害因素的特定人群中该疾病发病率水平高于普通人群的平均发病率。

我国目前对于职业病的关注重点，仍然以职业病危害因素导致的生理性、器质性疾病为主，但随着经济全球化、科学技术的进步，新技术、新物质材料、新化学原料、新工艺得到广泛应用，现代工作方式不断变化，如新职业、工种和劳动方式不断出现，劳动者在职业活动中接触的职业病危害因素更为多样、复杂。众多劳动者将面临工作性质变化带来的挑战，如劳动力市场分化、工作不稳定性增加、工作节奏加快、工作时间超时且不规律、对工作内容和过程的控制程度低、低工资、工作压力增加、与同事交流和社交活动时间减少等，均可导致劳动者产生躯体和情绪反应的工作环境事件或条件，引起职业紧张的发生。此外，常见的由职业活动直接导致或加剧的肌肉、神经、肌腱、关节、软骨和椎间盘损伤等工作相关肌肉骨骼疾患，包括腰痛、肩周炎、肌腱炎、颈肩综合征和腕管综合征等在职业人群中的发生率也逐年增高。目前关于人机工效学如工作相关肌肉骨骼疾患和心理性问题如职业紧张所导致的劳动者健康问题应引起充分重视，尤其是从事职业病防治的学术界的重视。

随着社会经济发展、经济体制改革的深化、劳动用工和社会保障制度的改革，对现行职业病目录提出了新的要求，需要进一步调整和完善，以适应新形势下的职业病防治工作的需要。根据《中华人民共和国职业病防治法》有关规定，国家原卫生计生委、国家原安全监管总局、人力资源社会保障部和全国总工会联合组织于2013年12月对职业病的分类和目录进行了调整并发布了修订版的《职业病分类和目录》(国卫疾控发〔2013〕48号)，该目录旨在帮助我国开展职业病的预防、登记、报告及赔偿，其反映了我国在职业病的鉴别和认定方面的最新进展。我国职业病的分类和目录由国务院卫生行政部门会同国务院劳动保障行政部门制定、调整并公布，涵盖了一系列职业病－从化学因素、物理因素及生物因素所致的疾病，到职业性呼吸系统疾病、皮肤病及职业肿瘤。职业病目录在部分类别职业病栏目下设有一个开放性条目，可使职业病目录中未列的疾病，只要被证明是由于职业原因造成的，也可认定为职业病。

与我国的职业病分类目录相比，国际劳工组织的职业病目录（2010年修订版）涵盖了化学因素、物理因素及生物因素所致的疾病到职业呼吸系统疾病、皮肤病、肌肉骨骼疾病以及职业癌等系列职业病。两者的不同点在于：其一，国际劳工组织的职业病目录首次列入了职业精神和行为障碍，将创伤后应激障碍和未列出的其他精神和行为障碍作为开放条款列入了精神和行为障碍。其二，国际劳工组织的职业病目录对于肌肉骨骼系统，将腕部重复性动作、用力和极端姿势所致的桡骨茎突腱鞘炎、腕部重复性动作、用力和极端姿势所致的手和腕部慢性腱鞘炎、长时间肘部压力所致鹰嘴滑囊炎、长时间跪姿所致髌前滑囊炎、肌肉重复性用力工作所致上髁炎、长时间跪位或者蹲位工作所致半月板损伤、长时间重复性肌肉用力工作、工作中接触振动、腕部极端姿势或者三者相互组合所致的腕管综合征及开放条款列入肌肉－骨骼系统疾病。其三，国际劳工组织的职业病目录中生物因素所致的疾病和传染病或寄生虫病增加了肝炎病毒、破伤风、结核病、钩端螺旋体、细菌或真菌污染物引起的中毒或炎症性综合征。我国的职业病目录中根据我国实际情况增加了莱姆病和森林脑炎。其四，在职业性肿瘤方面，国际劳工组织的职业病目录增加了镍、环氧乙烷、木尘、镉及其化合物、铍及其化合物、乙肝病毒和丙肝病毒、电离辐射、有毒的苯同系物的硝基和氨基衍生物。其五，国际劳工组织的职业病目录的化学因素所致的疾病名称范围较广，如有机溶剂所致的疾病，农药所致的疾病，窒息性物质所致的疾病，药物因素所致的疾病，醇类、乙二醇类或酮类所致的疾病。我国的职业病目录则较为具体，如杀虫脒中毒、有机磷中毒、拟除虫菊酯中毒、氯乙烯中毒、三氯乙烯中毒、氯丙烯中毒、汽油中毒等。

我国的职业病分类和目录（国卫疾控发〔2013〕48号）具体内容如下。

一、《职业病分类和目录》调整的内容

根据《职业病分类和目录》调整的原则和职业病的遴选原则，修订后的《职业病分类和目录》由原来的115种职业病调整为132种（含4项开放性条款)，其中新增18种，对2项开放性条款进行了整合，还对16种职业病的名称进行了调整。调整后仍然将职业病分为10类，为使名称更为规范，对其中3类的分类名称做了调整。

一是将原“尘肺”与“其他职业病”中的呼吸系统疾病合并为“职业性尘肺病及其他呼吸系统疾病”；二是将原“职业中毒”修改为“职业性化学中毒”；三是将“生物因素所致职业病”修改为“职业性传染病”。

（1）在职业性尘肺病分类中，将“尘肺”修改为“尘肺病”；在职业性其他呼吸系统疾病中，一是增加刺激性化学物所致慢性阻塞性肺疾病、金属及其化合物粉尘肺沉着病（锡、铁、锑、钡及其化合物等）和硬金属肺病；二是将“变态反应性肺泡炎”修改为“过敏性肺炎”。

（2）在职业性皮肤病分类中，一是增加 1 种职业病：“白斑”；二是将“光敏性皮炎”修改为“光接触性皮炎”。在职业性耳鼻喉口腔疾病分类中，增加 1 种职业病：“爆震聋”。

（3）在职业性化学中毒分类中，一是增加 5 种职业病：分别是“铟及其化合物中毒、溴丙烷中毒、碘甲烷中毒、氯乙酸中毒和环氧乙烷中毒”；二是将“铀中毒”修改为“铀及其化合物中毒”，将“工业性氟病”修改为“氟及其无机化合物中毒”，将“有机磷农药中毒”修改为“有机磷中毒”，将“氨基甲酸酯类农药中毒”修改为“氨基甲酸酯类中毒”，将“拟除虫菊酯类农药中毒”修改为“拟除虫菊酯类中毒”；三是将“根据《职业性急性化学物中毒诊断标准（总则）》可以诊断的其他职业性急性中毒”和“根据《职业性中毒性肝病诊断标准》可以诊断的职业性中毒性肝病”两个开放性条款进行整合，修改为“上述条目未提及的与职业有害因素接触之间存在直接因果联系的其他化学中毒”。

（4）物理因素所致职业病分类中，增加 2 种职业病：激光所致眼（角膜、晶状体、视网膜）损伤和冻伤；职业性放射性疾病分类中，将矿工高氡暴露所致肺癌列入放射性肿瘤范围，扩大了放射性肿瘤范围。

（5）在职业性传染病分类中，一是增加 2 种职业病：艾滋病（限于医疗卫生人员及人民警察）和莱姆病；二是将“布氏杆菌病”修改为“布鲁氏菌病”。艾滋病（限于医疗卫生人员及人民警察）是指医疗卫生人员及人民警察在职业活动或者执行公务中，被艾滋病病毒感染者或患者的血液、体液，或携带艾滋病病毒的生物样本，或废弃物污染了皮肤或者黏膜，或者被含有艾滋病病毒的血液、体液污染了的医疗器械或其他锐器刺破皮肤感染的艾滋病。莱姆病是一种主要通过蜱叮咬，由伯氏疏螺旋体引起的慢性自然疫源性疾病，多发生在林区，且发病区域很广。长期在林区工作者，受蜱叮咬后感染和发病概率较高。

（6）在职业性肿瘤分类中，一是增加 3 种职业病：毛沸石所致肺癌、胸膜间皮瘤，煤焦油、煤焦油沥青、石油沥青所致皮肤癌，萘胺所致膀胱癌；二是将“氯甲醚所致肺癌”修改为“氯甲醚、双氯甲醚所致肺癌”，将“砷所致肺癌”修改为“砷及其化合物所致肺癌、皮肤癌”，将“焦炉工人肺癌”修改为“焦炉逸散物所致肺癌”，将“铬酸盐制造业工人肺癌”修改为“六价铬化合物所致肺癌”。

（7）在其他职业病分类中，一是将“煤矿井下工人滑囊炎”修改为“滑囊炎（限于井下工人）”；二是增加“股静脉血栓综合征、股动脉闭塞症或淋巴管闭塞症（限于刮研作业人员）”。

本次《职业病分类和目录》调整倾向于生产一线作业人员，除了涵盖煤炭、冶金、有色金属、化工、林业、建材、机械加工等行业作业人员，还涉及低温作业人员、医疗卫生人员和人民警察等。

二、《职业病分类和目录》调整的原则

（1）坚持以人为本，以维护劳动者健康及其相关权益为宗旨。
（2）结合我国职业病防治工作的实际，突出重点职业病种。
（3）与我国现阶段经济社会发展水平和工伤保险承受能力相适应。
（4）保持《目录》的连续性和可操作性。
（5）建立《目录》动态调整的工作机制。
（6）公开、透明，充分听取各方面的意见。

三、《职业病分类和目录》明确提出的职业病遴选原则

（1）有明确的因果关系或剂量—反应关系。
（2）有一定数量的暴露人群。
（3）有可靠的医学认定方法。
（4）通过限定条件可明确界定职业人群和非职业人群。
（5）患者为职业人群，即存在特异性。

四、新的《职业病分类和目录》的特点

（一）时代的适应性与开放性

新《职业病分类和目录》的调整和发布，特别是其中设置调整的四项开放性条款，完全符合我们的时代特征。其中包括：涉及我国职业病发病人数最多的尘肺病，涉及面最广的职业性皮肤病，包括品种众多、接触状态繁杂、机会较多的职业性化学毒物及患病相对严重的放射性疾病。开放性条款为今后职业病防治工作的发展留下了合理的调整空间。《职业病分类和目录》调整前，滑囊炎的职业人群限定为煤矿进行工人，现在修改为井下工人，扩大了职业人群范围。手工刮研作业在机床生产、精密加工和维修中非常普遍，具有一定的暴露人群，刮研作业长期压迫，部分劳动者可出现股静脉血栓、股动脉闭塞或淋巴管闭塞的症状。调整的新分类目录中还增加职业性传染病（艾滋病）等，充分体现了时代的适应性与开放性的鲜明特点。

（二）顺应时代发展规律的科学性

新《职业病分类和目录》解读中明确提出职业病遴选五项原则，充分体现了调整的科学性。围绕这五项遴选原则，如何确保职业病危害因素接触浓度或强度（水

平）和接触时间数值的客观、可信、完整、规范，更深入地认识职业病危害因素的短期和长远累积效应，并用于急慢性职业病和职业性肿瘤成“因”之认定，为原有职业病目录的调整提供坚实有力的科学依据，从而推动职业健康事业向纵深发展，将成为后续工作的重点。

（三）历史的延续和时代的进步

调整后的新《职业病分类和目录》，符合当前经济发展水平和劳动者的需求。其一，目录中新增加的一部分为实际工作中原本存在的“职业病”，由于历史原因未能列入，如金属及其化合物粉尘肺沉着病（锡、铁、锑、钡及其化合物等）、刺激性化学物所致慢性阻塞性肺疾病、白斑、爆震聋、冻伤等。其二，部分新增加的职业病多是由于新材料、新工艺、新技术的广泛应用所致，如铟及其化合物中毒。由于电子工业产品的快速更新换代，液晶显示器和平板屏幕的广泛采用，需要铟锭来生产铟锡氧化物靶材及其电子半导体和精细产品工业中的焊料等，劳动者在通风状况不良的生产条件下劳作，易发生铟及其化合物中毒。其三，职业性传染病名单中艾滋病的列入，维护了特殊职业人群（医疗卫生人员及人民警察）的工作尊严和身体健康及其相关权益，与当今社会现状相适应，是时代进步的象征。此外，新《职业病分类和目录》还将部分职业病名称进行了及时的更新和调整，使名称更符合实际，更为科学，符合现代医学科学进展的态势，满足了保护劳动者健康的需求，有利于社会经济有序、稳定和持续发展。

五、职业病分类和目录（国卫疾控发〔2013〕48 号）

职业病分类和目录共包括十大类 132 种（含 4 项开放性条款），包括职业性尘肺病及其他呼吸系统疾病（19 项）、职业性皮肤病（9 项）、职业性眼病（3 项）、职业性耳鼻喉口腔疾病（4 项）、职业性化学中毒（60 项）、物理因素所致职业病（7 项）、职业性放射性疾病（11 项）、职业性传染病（5 项）、职业性肿瘤（11 项）和其他职业病（3 项）（表 2. 3. 1）。

表 2. 3. 1　职业病分类和目录

序号	职业病分类	职业病目录
1	职业性尘肺病及其他呼吸系统疾病	① 尘肺病：矽肺、煤工尘肺、石墨尘肺、炭黑尘肺、石棉肺、滑石尘肺、水泥尘肺、云母尘肺、陶工尘肺、铝尘肺、电焊工尘肺、铸工尘肺，根据《尘肺病诊断标准》和《尘肺病理诊断标准》可以诊断的其他尘肺病。 ② 其他呼吸系统疾病：过敏性肺炎、棉尘病、哮喘、金属及其化合物粉尘肺沉着病（锡、铁、锑、钡及其化合物等）、刺激性化学物所致慢性阻塞性肺疾病、硬金属肺病

续表

序号	职业病分类	职业病目录
2	职业性皮肤病	接触性皮炎、光接触性皮炎、电光性皮炎、黑变病、痤疮、溃疡、化学性皮肤灼伤、白斑，根据《职业性皮肤病的诊断总则》可以诊断的其他职业性皮肤病
3	职业性眼病	化学性眼部灼伤、电光性眼炎、白内障（含放射性白内障、三硝基甲苯白内障）
4	职业性耳鼻喉口腔疾病	噪声聋、铬鼻病、牙酸蚀病、爆震聋
5	职业性化学中毒	铅及其化合物中毒（不包括四乙基铅）、汞及其化合物中毒、锰及其化合物中毒、镉及其化合物中毒、铍病、铊及其化合物中毒、钡及其化合物中毒、钒及其化合物中毒、磷及其化合物中毒、砷及其化合物中毒、铀及其化合物中毒、砷化氢中毒、氯气中毒、二氧化硫中毒、光气中毒、氨中毒、偏二甲基肼中毒、氮氧化合物中毒、一氧化碳中毒、二硫化碳中毒、硫化氢中毒、磷化氢、磷化锌、磷化铝中毒、氟及其无机化合物中毒、氰及腈类化合物中毒、四乙基铅中毒、有机锡中毒、羰基镍中毒、苯中毒、甲苯中毒、二甲苯中毒、正己烷中毒、汽油中毒、一甲胺中毒、有机氟聚合物单体及其热裂解物中毒、二氯乙烷中毒、四氯化碳中毒、氯乙烯中毒、三氯乙烯中毒、氯丙烯中毒、氯丁二烯中毒、苯的氨基及硝基化合物（不包括三硝基甲苯）中毒、三硝基甲苯中毒、甲醇中毒、酚中毒、五氯酚（钠）中毒、甲醛中毒、硫酸二甲酯中毒、丙烯酰胺中毒、二甲基甲酰胺中毒、有机磷中毒、氨基甲酸酯类中毒、杀虫脒中毒、溴甲烷中毒、拟除虫菊酯类中毒、铟及其化合物中毒、溴丙烷中毒、碘甲烷中毒、氯乙酸中毒、环氧乙烷中毒，上述条目未提及的与职业有害因素接触之间存在直接因果联系的其他化学中毒
6	物理因素所致职业病	中暑、减压病、高原病、航空病、手臂振动病、激光所致眼（角膜、晶状体、视网膜）损伤、冻伤
7	职业性放射性疾病	外照射急性放射病、外照射亚急性放射病、外照射慢性放射病、内照射放射病、放射性皮肤疾病、放射性肿瘤（含矿工高氡暴露所致肺癌）、放射性骨损伤、放射性甲状腺疾病、放射性性腺疾病、放射复合伤，根据《职业性放射性疾病诊断标准（总则）》可以诊断的其他放射性损伤
8	职业性传染病	炭疽、森林脑炎、布鲁氏菌病、艾滋病（限于医疗卫生人员及人民警察）、莱姆病

续表

序号	职业病分类	职业病目录
9	职业性肿瘤	石棉所致肺癌、间皮瘤、联苯胺所致膀胱癌、苯所致白血病、氯甲醚、双氯甲醚所致肺癌、砷及其化合物所致肺癌、皮肤癌、氯乙烯所致肝血管肉瘤、焦炉逸散物所致肺癌、六价铬化合物所致肺癌、毛沸石所致肺癌、胸膜间皮瘤、煤焦油、煤焦油沥青、石油沥青所致皮肤癌、β－萘胺所致膀胱癌
10	其他职业病	金属烟热、滑囊炎（限于井下工人）、股静脉血栓综合征、股动脉闭塞症或淋巴管闭塞症（限于刮研作业人员）

参考文献

[1] 汪永忠，王青，李燕. 关于职业病危害因素识别与危害筛选［J］. 中国职业医学，2011，38（2）：170－171.
[2] 刘宝龙. 职业卫生评价与检测/建设项目职业病危害评价［M］. 北京：煤炭工业出版社，2013.
[3] 邬堂春. 职业卫生与职业医学［M］. 北京：人民卫生出版社，2018.
[4] 金锡鹏，王祖兵，贾晓东. 承前启后与时俱进－评新版《职业病分类和目录》［J］. 职业卫生与应急救援，2014，32（1）：1－3.
[5] 欧文.《最新职业病分类和目录》调整解读［J］. 安全与健康，2014（6）：34－35.
[6] 余善法. 职业紧张评价与控制［M］. 北京：人民卫生出版社，2018.

（陈慧峰）

第四节　职业病危害因素检测技术要求

一、前言

《中华人民共和国职业病防治法》中要求用人单位应当按照国务院卫生行政部门的规定，定期对工作场所进行职业病危害因素检测、评价。检测、评价结果存入用人单位职业卫生档案，定期向所在地卫生行政部门报告并向劳动者公布。职业病危害因素检测一般包括现场调查、现场采样、实验室检测、劳动者接触浓度计算和检测结果评价等流程，本节重点介绍职业病危害因素检测各流程的技术要求。

二、现场调查时的技术要求

在开展职业病危害因素检测时，要对用人单位进行深入的现场调查，了解用人单位的情况，现场调查应在用人单位正常生产时进行，现场调查应当覆盖检测范围内的全部工作场所，现场调查一般应包括以下主要内容：

第一，用人单位基本情况，包括单位名称、所属行业、经济类型、企业规模、产品和年产量、职工人数、生产工艺、平面布局和车间设备布局等情况。

第二，劳动者作业和接触职业病危害情况，调查各岗位劳动者的人数（总人数和每班人数）、工作方式、工作地点、工作内容、工作班制及工作时间，并对各岗位可能存在的职业病危害因素进行识别。根据现场调查得到的劳动者作业和接触职业病危害情况，将工作方式、工作内容、工作地点、工作班制和接触的职业病危害因素均相同的劳动者划分为同一岗位。在划分工作岗位时应注意岗位与工种的区别，工种一般是指从事一大类工作内容的劳动者，一般不考虑劳动者接触的职业病危害因素是否相同，同一工种有时并不是同一岗位，如焊工工种就可能分为熔焊工、压焊工和钎焊工等岗位。此外，在划分工作岗位时还应注意岗位与工艺的区别。工艺一般是指劳动者利用生产工具对原辅材料或半成品进行加工处理，使之成为产品的方法与过程，某种工艺有时并不是一个岗位，如打磨、焊接和抛光工艺，当这些工艺分别由不同的劳动者从事时，每种工艺属于一个岗位，可划分成 3 个岗位，但如果这 3 个工艺由相同的劳动者从事时，则应划分为 1 个岗位，该岗位同时从事打磨、焊接和抛光工作。

第三，原辅材料情况，调查可产生职业病危害因素的主要原辅材料，包括原辅材料的年用量、主要成分、使用工作场所（车间、装置、生产线等）以及使用岗位等，通过原辅材料的主要成分对各岗位可能存在的职业病危害因素进行识别。当通过现场调查无法准确识别原辅材料中存在的职业病危害因素时，应在现场调查时对原辅材料进行预采样，通过实验室检测识别职业病危害因素。常见情况是有机化学品成分不明或粉尘成分不明，当有机化学品成分不明（一般是指不知道有机化学品中会挥发出哪些具体的有机溶剂）时，应对有机化学品进行预采样，用气相色谱－质谱法对有机化学品中可挥发到空气中的有机溶剂进行定性分析。当粉尘成分不明（一般是指不知道是哪种具体物质的粉尘）时，应采集粉尘进行游离 SiO_2 含量检测。如果粉尘中游离 SiO_2 含量 $\geqslant 10\%$，则识别为矽尘；如果粉尘中游离 SiO_2 含量 $< 10\%$，则识别为其他粉尘。

第四，生产设备情况，调查可产生职业病危害因素的主要生产设备，包括生产设备的名称、数量（总数量和运行数量）、型号（如有）、使用工作场所（车间、装置、生产线等）和使用岗位等。通过对生产设备进行调查也可以对职业病危害因素进行识别。

第五，职业病防护设施设置及运行和个人使用的职业病防护用品配置及使用情况，调查岗位是否设置职业病防护设施和设置的类型（防毒、防尘、防噪、减振、防暑降温和防电磁辐射等设施），调查职业病防护设施是否能正常运行。调查用人单位配置的职业病防护用品种类（呼吸、眼部、面部、听觉、皮肤等防护用品）、名称、生产厂家和型号，记录使用的岗位和更换情况。

第六，在现场调查时，对存在职业病危害因素的岗位应进行劳动者工作日写实，通过写实了解劳动者接触有害因素的浓度是否存在波动，同时记录劳动者接触有害因素耗费的工时。劳动者工作日写实时，应对劳动者整个工作班的工作地点、工作内容和接触的职业病危害因素情况进行连续观察，写实记录中劳动者耗费工时相加应等于劳动者整个工作班的工作时间。对于浓度存在波动的岗位，写实记录中应体现出劳动者接触职业病危害因素的波动时段或时机，如果劳动者接触有规律的、可导致浓度明显升高的操作（如取样、投料或清洁等），还应记录劳动者每次从事该操作持续的时长、每个工作班出现的频次以及每次操作间隔的时间。

三、现场采样时的技术要求

职业病危害因素检测应当在现场调查和劳动者工作日写实的基础上，按照采样规范和各职业病危害因素相应的标准检测方法，制订现场采样计划并实施现场采样，现场采样的具体技术要求如下：

第一，采用个体采样方式检测化学有害因素的时间加权平均接触浓度（C_{TWA}）时，应按采样规范中的要求确定各岗位采样对象数量。一般是同一岗位的劳动者人数大于 10 人时选 4 人作为采样对象，6 ～ 10 人时选 3 人作为采样对象，3 ～ 5 人时选 2 人作为采样对象，小于 3 人时全部选为采样对象。采用定点采样方式检测 C_{TWA}时，对于固定地点工作的岗位，一般大于 10 个相同工位的选择 3 个工位进行采样，4 ～ 10 个相同工位的选择 2 个工位进行采样，1 ～ 3 个相同工位的选择 1 个工位进行采样；对于非固定地点工作的岗位，应将劳动者工作班接触有害因素的每个工作地点或移动范围内的工作区域均确定为采样地点。

第二，检测 C_{TWA}时，可进行长时间采样的有害因素，应采用长时间采样方式采样；可进行个体采样的有害因素，应优先采用个体采样方式；当劳动者不固定地点工作时，应采用个体采样方式采样；当劳动者固定地点工作，且空气收集器可以靠近劳动者的呼吸带进行采样时，可采用定点采样方式采样。

第三，检测 C_{TWA}时，采样时间原则上应进行全工作班采样，但如果条件不允许时，应按以下原则确定采样时间：

（1）当劳动者为浓度相对稳定岗位时，采样时间应不低于每日工作时间的 25%。

（2）当劳动者为周期性巡检作业时，采样时间应至少覆盖 2 个典型巡检周期。

（3）当劳动者为非浓度相对稳定岗位时，采样时间应不低于每日工作时间的 50%，且应保证采样时间覆盖所有接触有害因素的工作内容。

个体采样时，当劳动者每日工作时间包含就餐时间和工间休息时间的，可连续采样；当每日工作时间不包含就餐时间或休息时间的，应在劳动者就餐或休息时暂停采样。

当空气收集器无法满足长时间连续采样时，应更换空气收集器进行多次采样，以满足采样时间要求。

第四，检测 C_{TWA}时，对于不能进行长时间采样的有害因素（如用吸收液或气袋采样的有害因素），一般采用短时间定点采样，通过工时法计算 C_{TWA}，一般按以下原则进行采样：

（1）对于浓度相对稳定的岗位，应每接触 2 h 至少进行 1 次短时间采样，全工班一般最多采 4 次，且每次采样间隔时间应大于 1 h。

（2）对于非浓度相对稳定的岗位，应划分出浓度相对稳定时段或工作地点（或移动范围内的工作区域）并分别采样，同一浓度时段或工作地点（或移动范围内的工作区域），每连续接触 2 h 应至少采样 1 次，且每次采样间隔时间应大于 1 h。

第五，检测短时间接触浓度（C_{STE}）或峰接触浓度（C_{PE}）时，一般按以下原则进行采样：

（1）当岗位属于浓度相对稳定岗位时，可不检测 C_{STE}或 C_{PE}。

（2）当岗位属于浓度波动岗位时，应选择劳动者接触有害因素浓度最高的时段采样，当劳动者工作班中接触多个浓度波动时段且不能确定哪个时段浓度最高时，应在每个可能浓度最高的时段分别进行采样。当劳动者在多个存在有害因素的工作地点（或巡检点）工作时，应在每个工作地点（或巡检点）分别进行采样。

检测 C_{STE}或 C_{PE}时，应按劳动者的工作方式和工作内容选择合适的采样方式，可用定点或个体采样，定点采样时应尽量靠近劳动者的呼吸带进行采样，检测 C_{STE}或 C_{PE}的采样时间一般为 15 min。

第六，检测最高浓度（C_{ME}）时，应在每个存在有害因素的工作地点（或巡检点）分别进行采样，一般按以下原则进行采样：

（1）当工作地点（或巡检点）浓度相对稳定时，可随机选择采样时段进行采样。

（2）当工作地点存在浓度波动时，应选择劳动者接触浓度最高的时段采样；当不能确定哪个接触时段浓度最高时，应在每个可能浓度最高的时段分别进行采样。

（3）检测 C_{ME}时，一般用定点采样，采样时间不超过 15 min，应在保证能够进行准确定量的基础上，采集能够代表最高瞬间浓度的空气样品。

第七，劳动者每个工作班接触某种化学有害因素累计时间小于 1 h 时，只需检测 C_{STE}、C_{PE}或 C_{ME}，不需检测 C_{TWA}。

第八，采样前应用检定合格的 1 级流量计对空气采样器设定的采样流量进行测量，测量值与设定值的误差应在 ±5% 以内。短时间采样一般不用测定采样前后流量，但长时间采样时，应测定采样前和采样后的流量。当采样后的流量与采样前的流量的偏差在 ±5% 以内时，用采样前设定的流量计算采样体积；当采样前后流量变化超出 ±5% 但不超过 ±10% 时，用采样前后流量的平均值计算采样体积；当采样前后流量变化超出 ±10% 时，应将样品作废，更换采样仪器重新进行样品采集。

第九，采样时应进行气密性检查，确保连接管路不漏气。采样时应当经常观察仪器设备的运行状态，确保仪器设备正常运行。采样结束后应立即密封样品，防止样品污染。

第十，在实际采样时，可根据检测需要、现场情况和空气收集器的规格，适当调整各标准检测方法中规定的采样流量，但不能超过该空气收集器规定的采样流量范围，以防止采样效率的降低和采样量的过高或过低，见附表1。

第十一，采样时应采集样品空白，样品空白应与样品为同一批次的空气收集器，同一检测项目同一批次样品应至少采集2个样品空白，当不同有害因素所用的空气收集器相同且样品处理方法也相同时，可共用一组样品空白。样品空白应与样品一起放置、运输、储存和测定。当同一空气收集器同时采集多种有害因素时，样品的保存条件和保存时限应按要求最严格的有害因素执行。

四、实验室检测时的技术要求

职业病危害因素的实验检测应当按照资质认定批准的检测方法，在样品保存有效期内进行样品检测，实验室检测的具体技术要求如下：

在现场调查和劳动者工作日写实的基础上，按照采样规范和各职业病危害因素相应的标准检测方法，制订现场采样计划并实施现场采样，现场采样的具体技术要求如下：

第一，检测的仪器设备性能、实验室环境条件、准物质及化学试剂、试验用水等应当满足检测方法的要求。

第二，按照检测方法的要求配制相应的标准贮备液和校准曲线标准系列并测定，除石墨炉原子吸收光谱法的回归方程的相关系数要求大于等于0.99外，其余测定方法回归方程的相关系数应大于等于0.999。配制校准曲线标准系列时，标准系列应包含试剂空白，除试剂空白外，色谱法的标准系列应配制3～6个点，光谱法应配制4～7个点。在配制标准系列时，最低浓度的标样应在接近检测方法最低定量下限的水平，最低浓度的标样不能超过标准检测方法定量测定范围的定量上限，标准系列应在每次使用时现用现配。分光光度法在测定标准系列时，如果标准方法中无特别要求，一般用试剂空白作为参比调零。

第三，在分析样品前应先测定质量控制样品和样品空白。测定购买的质量控制样品时，检测结果应在给定的参考值范围或允许的不确定度范围内；测定自行加标样品时，加标回收率应在90%～110%之间，制备加标样品时，不能用制备校准曲线的同一贮备液制作加标样品。测定样品空白的含量一般应小于待测有害因素的定量下限，如果样品空白的含量大于待测有害因素的定量下限时，应评估样品空白对样品检测结果的相对影响率。

第四，测定样品的含量应在校准曲线的定量测定范围内，当含量超过定量测定范围时，应将样品稀释后再测定，计算时乘以稀释倍数。

第五，因为有害因素在不同厂家的空气收集器中解吸（或洗脱）效率可能不同，在计算样品检测结果时，应用各实验室实际做出的解吸（或洗脱）效率，不能用标准检测方法中给出的解吸（或洗脱）效率。

第六，最低检出浓度是定性指标，主要用于实验室评价检测方法的测定性能；而最低定量浓度是定量指标，主要用于正确评价工作场所空气中待测有害因素的浓度。

职业病有害因素检测时，应报告本实验实际能做到的最低定量浓度，并应注明以采集多少空气样品体积计算。

五、劳动者接触浓度计算时的技术要求

（一）职业接触限值折减的技术要求

由于劳动者长时间工作可能会导致有害物质的吸收增加，而恢复时间减少会导致有害因素代谢不完全，使体内有害物质累积而可能引起不良健康效应。因此，对工作时间超过标准工时制的，应根据工作时间的延长和恢复时间的减少调整时间加权平均容许浓度（*PC-TWA*）。但对于具有刺激性和臭味的物质以及单纯窒息性、安全或健康风险极低、生物半衰期少于4 h或技术上实施困难的有害因素原则上不进行调整，不需调整限值的有害因素见附表2。对于需要进行职业接触限值折减的有害因素，一般按以下技术要求进行职业接触限值折减：

第一，当劳动者每日工作时间≤8 h且每周工作时间≤40 h时，不需调整。

第二，当劳动者每日工作时间>8 h，且每周工作天数≤5 d时，按日调整，按日调整的折减因子（*RF*）计算见公式（2.4.1）。

$$RF = \frac{8}{h} \times \frac{24 - h}{16} \tag{2.4.1}$$

式中：*RF*——折减因子；

h——劳动者每天实际工作时间，单位为小时（h）。

第三，当劳动者每周工作天数>5 d，且每周工作时间>40 h时，按周调整，按周调整的折减因子（*RF*）计算见公式（2.4.2）。

$$RF = \frac{40}{h} \times \frac{168 - h}{128} \tag{2.4.2}$$

式中：*RF*——折减因子；

h——劳动者每周实际工作时间，单位为小时（h）。

第四，调整后的时间加权平均容许浓度（$PC\text{-}TWA_a$）按公式（2.4.3）计算。调整后的时间加权平均容许浓度的小数点后位数一般应比原容许浓度多1位。

$$PC\text{-}TWA_a = PC\text{-}TWA \times RF \tag{2.4.3}$$

式中：$PC\text{-}TWA_a$——调整后的时间加权平均容许浓度，单位为毫克/立方米（mg/m^3）；

PC-TWA——时间加权平均容许浓度，单位为毫克/立方米（mg/m^3）；

RF——折减因子。

（二）C_{TWA}浓度计算的技术要求

职业病危害因素检测时，由于有些有害因素需要进行限值折减，有些有害因素不需要进行限值折减。而需要进行限值折减的有害因素，有些时候劳动者的工作时间达到需要进行限值折减，有些时候没达到需要进行限值折减，因此需按待测有害因素是否需要进行限值调整、劳动者的工作时间是否达到需要折减限值以及劳动者的工作制度是否属

于按周综合计算工时制来确定 C_{TWA} 的计算公式，一般按以下技术要求计算 C_{TWA} 浓度：

第一，对于不需调整限值的有害因素和劳动者工作时间未达到需要折减职业接触限值时（即每日工作时间≤8 h 且每周工作时间≤40 h），计算 8 h 标准工作天时间加权平均接触浓度（$C_{TWA,8\text{ h}}$），见公式（2.4.4）。

$$C_{TWA,8\text{ h}} = \frac{C_1 T_1 + C_2 T_2 + \cdots + C_n T_n}{8} \tag{2.4.4}$$

式中：$C_{TWA,8\text{ h}}$——8 h 标准工作天时间加权平均接触浓度，单位为毫克/立方米（mg/m^3）；

8——每日标准工作时间，单位为小时（h）；每日工作时间大于 1 h 但小于 8 h 者，仍以 8 h 计；

C_1，C_2，…，C_n——测定的每个样品空气中有害因素的浓度，单位为毫克/立方米（mg/m^3）；

T_1，T_2，…，T_n——劳动者在相应浓度下的工作时间或劳动者在相应浓度工作地点的工作时间，单位为小时（h）。

第二，对于需要折减职业接触限值的有害因素，当劳动者的工作时间达到需要折减职业接触限值时（即每日工作时间 >8 h 且每周工作时间≤40 h 或每周工作时间 >5 d），计算每日工作时间加权平均接触浓度（$C_{TWA,T}$），见公式（2.4.5）

$$C_{TWA,T} = \frac{C_1 T_1 + C_2 T_2 + \cdots + C_n T_n}{T} \tag{2.4.5}$$

式中：$C_{TWA,T}$——每日工作时间加权平均接触浓度，单位为毫克/立方米（mg/m^3）；

T——劳动者每日实际工作时间，单位为小时（h）；

C_1，C_2，…，C_n——测定的每个样品空气中有害因素的浓度，单位为毫克/立方米（mg/m^3）；

T_1，T_2，…，T_n——劳动者在相应浓度下的工作时间或劳动者在相应浓度工作地点的工作时间，单位为小时（h）。

第三，对于以周为周期综合计算工作时间的岗位（即只规定每周工作时间，不规定每日具体工作时间的岗位），计算 40 h 标准工作周时间加权平均接触浓度（$C_{TWA,40\text{ h}}$），见公式（2.4.6）。

$$C_{TWA,40\text{ h}} = \frac{C_{TWA,T} \times T_{\text{w}}}{40} \tag{2.4.6}$$

式中：　$C_{TWA,40\text{ h}}$——40 h 标准工作周时间加权平均接触浓度，单位为毫克/立方米（mg/m^3）；

40——周标准工作时间，单位为小时（h）；周工作时间 <40 h 者，仍以 40 h 计；

T_{w}——劳动者每周实际工作时间，单位为小时（h）。

第四，在计算接触浓度时，当测定的某个样品空气中有害因素的浓度小于最低定量浓度时，用最低定量浓度值参与计算；当所有样品的浓度均小于最低定量浓度时，C_{TWA} 直接为小于最低定量浓度。

第五，在计算检测结果时，对于职业接触限值大于等于 1 mg/m^3 的有害因素，当检测结果大于等于 1 mg/m^3 时，检测结果的小数点后位数应比相应的未调整的职业接触限值多 1 位；当检测结果小于 1 mg/m^{3}时，检测结果的小数点后位数应与各机构的最低定量浓度的小数点后位数保持一致。对于职业接触限值小于 1 mg/m^{3}的有害因素，当检测结果大于等于 1 mg/m^{3}时，检测结果应保留一位小数；当检测结果小于 1 mg/m^{3}时，检测结果的小数点位数应比相应的未调整的职业接触限值多 1 位或与最低定量浓度的小数点后位数保持一致。

六、检测结果评价时的技术要求

职业病危害因素检测的目的是评价劳动者接触职业病危害因素的水平是否符合卫生要求，当某岗位选择多个采样对象/工位/工作地点进行检测时，应分别判定各采样对象/工位/工作地点有害因素的检测结果是否符合卫生要求，并按岗位进行汇总。用有害因素数值最大的检测结果来判定该岗位是否符合卫生要求，一般按以下技术要求进行检测结果评价：

第一，劳动者接触同时规定有 *PC-TWA* 和 *PC-STEL* 的化学有害因素时，实际测得当日的 C_{TWA}不得超过该有害因素对应的 *PC-TWA* 值（或 $PC\text{-}TWA_a$），且当日的 C_{STE}不得超过其对应的 *PC-STEL* 值。当 C_{STE}在 *PC-TWA* 值至 *PC-STEL* 值之间时，每次接触不应超过 15 min，每个工作班接触该种浓度水平的次数不应超过 4 次，每次相继接触的间隔时间不应短于 60 min。

第二，劳动者接触仅制定 *PC-TWA* 未制定 *PC-STEL* 的化学有害因素时，实际测得当日的 C_{TWA}不得超过其对应的 *PC-TWA* 值（或 $PC\text{-}TWA_a$），且当日的 C_{PE}不能超过 *PC-TWA* 值的 5 倍；当 C_{PE}在 *PC-TWA* 值的 3～5 倍之间时，每次接触不应超过 15 min，每个工作班接触该种浓度水平的次数不应超过 4 次，每次相继接触的间隔时间不应短于 60 min。

第三，劳动者接触制定 *MAC* 的化学有害因素时，一个工作班内，任何工作时间、任何工作地点的 C_{ME}不得超过其对应的 *MAC* 值。

第四，当劳动者同时接触两种或两种以上有害因素共同作用于同一器官、系统或具有相似的毒性作用，或已知这些物质可产生相加作用时，应计算混合接触比值（*I*）。当 $I \leqslant 1$ 时，表示未超过职业接触限值，符合卫生要求；当 $I > 1$ 时，表示超过职业接触限值，不符合卫生要求。混合接触比值（*I*）按公式（2.4.7）计算：

$$I = \frac{C_1}{OEL_1} + \frac{C_2}{OEL_2} + \cdots + \frac{C_n}{OEL_n} \tag{2.4.7}$$

式中：C_1，C_2，…，C_n——所测得的有害因素的接触浓度，单位为毫克/立方米（mg/m^3）；

OEL_1，OEL_2，…，OEL_n——有害因素对应的容许浓度限值（$PC\text{-}TWA/PC\text{-}TWA_a$、*PC-STEL*、5 倍 *PC-TWA* 或 *MAC*），单位为毫克/立方米（mg/m^3）。

第五，当劳动者工作班中接触多种类型的粉尘时，如果可区分劳动者在不同时段接触不同类型粉尘，应分别检测各时段接触各类粉尘的 C_{TWA}，并参照公式（2.4.7）计算粉尘混合接触比值。当粉尘混合接触比值大于 1 时，表示超过混合粉尘职业接触限值，不符合卫生要求；当无法区分接触时段时，应按照从严原则，以职业接触限值最低的粉尘类型进行检测和评价。

附表 1　空气收集器推荐的采样流量范围

空气收集器	采样流量范围（L/min）	备　　注
活性炭管（100/50 mg）	0.02～1.0	防止超过待测物的穿透容量
硅胶管（200/100 mg）	0.02～1.0	防止超过待测物的穿透容量
微孔滤膜	1.0～5.0	防止过载
测尘滤膜（小口滤膜夹）	1.0～5.0	防止过载，测呼尘时需按呼尘采样头要求的流量
测尘滤膜（大口滤膜夹）	15.0～40.0	防止过载，测呼尘时需按呼尘采样头要求的流量
气泡吸收管（大）	0.5～2.0	防止吸收液损失超过 10%
气泡吸收管（小）	0.1～1.0	防止吸收液损失超过 10%
多孔玻板吸收管	0.1～1.0	防止吸收液损失超过 10%
冲击式吸收管	0.5～2.0（3.0）	防止吸收液损失超过 10%，测气溶胶时采样流量固定为 3.0 L/min
滤膜与液体吸收管串联	0.5～2.0	防止吸收液损失超过 10%
滤膜与固体吸附管串联	0.5～1.0	防止滤膜过载和固体吸附管超过待测物的穿透容量

附表 2　不需调整 PC-TWA 的化学有毒物质

序号	中文名	英文名	CAS 号
1	莠去津	atrazine	1912－24－9
2	氨	ammonia	7664－41－7
3	氨基磺酸铵	ammonium sulfamate	7773－06－0
4	氨基氰	cyanamide	420－04－2
5	乙醇胺	ethanolamine	141－43－5
6	苯胺	aniline	62－53－3
7	苯基醚（二苯醚）	phenyl ether	101－84－8
8	丙酸	propionic acid	79－09－4
9	丙酮	acetone	67－64－1
10	丙烯醇	allyl alcohol	107－18－6
11	丙烯酸	acrylic acid	79－10－7
12	丙烯酸甲酯	methyl acrylate	96－33－3
13	丙烯酸正丁酯	n-Butyl acrylate	141－32－2

续表

序号	中文名	英文名	CAS 号
14	草酸	oxalic acid	144－62－7
15	N－3，4－二氯苯基－N′，N′－二甲基脲（敌草隆）	1，1-dimethyl-3-（3，4-dichlorophen yl）urea（diuron）	330－54－1
16	碲化铋（按 Bi_2Te_3 计）	bismuth telluride，as Bi2Te3	1304－82－1
17	丁烯	butylene	25167－67－3
18	对苯二甲酸	terephthalic acid	100－21－0
19	苯醌	benzoquinone	106－51－4
20	二丙酮醇	diacetone alcohol	123－42－2
21	二氟氯甲烷	chlorodifluoromethane	75－45－6
22	二甲胺	dimethylamine	124－40－3
23	二甲基二氯硅烷	dimethyldichlorosilane	75－78－5
24	1，1－二氯－1－硝基乙烷	1，1-Dichloro-1-nitroethane	594－72－9
25	二氯二氟甲烷	dichlorodifluoromethane	75－71－8
26	氮氧化物（一氧化氮和二氧化氮）	nitrogen oxides（nitric oxide，nitrogen dioxide）	10102－43－9；10102－44－0
27	二氧化硫	sulfur dioxide	7446－9－5
28	二氧化氯	chlorine dioxide	10049－04－4
29	二氧化碳	carbon dioxide	124－38－9
30	2－二乙氨基乙醇	2-diethylaminoethanol	100－37－8
31	二乙烯三胺	diethylenetriamine	111－40－0
32	二乙烯基苯	divinyl benzene	1321－74－0
33	二异丁基甲酮	diisobutyl ketone	108－83－8
34	钒及其化合物（按 V 计）：钒铁合金尘	vanadium and compounds	12604－58－9
35	锆及其化合物（按 Zr 计）	zirconium and compounds，as Zr	7440－67－7（Zr）
36	过氧化苯甲酰	benzoyl peroxide	94－36－0
37	过氧化氢	hydrogen peroxide	7722－84－1
38	环己胺	cyclohexylamine	108－91－8
39	环己烷	cyclohexane	110－82－7
40	黄磷	yellow phosphorus	7723－14－0
41	己内酰胺	caprolactam	105－60－2
42	甲胺	monomethylamine	74－89－5

续表

序号	中文名	英文名	CAS 号
43	甲酚（全部异构体）	cresol（all isomers）	1319－77－3；95－48－7；108－39－4；108－39－4；106－44－5
44	甲基丙烯酸	methacrylic acid	79－41－4
45	甲基丙烯酸甲酯	methyl methacrylate	80－62－6
46	甲乙酮（2－丁酮）	methyl ethyl ketone（2-Butanone）	78－93－3
47	甲硫醇	methylmercaptan	74－93－1
48	二甲氧基甲烷	dimethoxymethane（DMM）	109－87－5
49	甲酸	formic acid	64－18－6
50	糠醇	furfuryl alcohol	98－00－0
51	糠醛	furfural	98－01－1
52	苦味酸（2，4，6－三硝基苯酚）	picric acid（2，4，6-Trinitrophenol）	88－89－1
53	联苯	biphenyl	92－52－4
54	邻苯二甲酸二丁酯	dibutyl phthalate	84－74－2
55	邻仲丁基苯酚	o-sec-butylphenol	89－72－5
56	磷酸	phosphoric acid	7664－38－2
57	硫酸及三氧化硫	sulfuric acid and sulfur trioxide	7664－93－9；7446－11－9
58	六氟化硫	sulfur hexafluoride	2551－62－4
59	氯化铵烟	ammonium chloride fume	12125－02－9
60	氯化锌烟	zinc chloride fume	7646－85－7
61	氯萘	chloronaphthalene	90－13－1
62	α－氯乙酰苯	a-chloroacetophenone	532－27－4
63	氯乙酰氯	chloroacetyl chloride	79－04－9
64	吗啉	morpholine	110－91－8
65	钼及其化合物（按 Mo 计）：钼，不溶性化合物	molybdenum and compounds，as Mo：Molybdenum and insoluble compounds	7439－98－7（Mo）
66	萘	naphthalene	91－20－3
67	2－萘酚	2-naphthol	135－19－3
68	萘烷	decalin	91－17－8

续表

序号	中文名	英文名	CAS 号
69	氢化锂	lithium hydride	7580－67－8
70	氢氧化铯	cesium hydroxide	21351－79－1
71	氰氨化钙	calciumcyanamide	156－62－7
72	乳酸正丁酯	n-butyl lactate	138－22－7
73	三氯化磷	phosphorustrichloride	7719－12－2
74	三氯氧磷	phosphorus oxychloride	10025－87－3
75	石蜡烟	paraffin wax fume	8002－74－2
76	四氢呋喃	tetrahydrofuran	109－99－9
77	四氢化硅	silicon tetrahydride	7803－62－5
78	松节油	turpentine	8006－64－2
79	钽及其氧化物（按 Ta 计）	tantalum and oxide, as Ta	7440－25－7（Ta）
80	碳酸钠	sodium carbonate	497－19－8
81	锑及其化合物（按 Sb 计）	antimony and compounds, as Sb	7440－36－0（Sb）
82	铜尘（按 Cu 计）	copperdust, as Cu	7440－50－8
83	钨及其不溶性化合物（按 W 计）	tungsten and insoluble compounds, as W	7440－33－7（W）
84	五氟一氯乙烷	chloropentafluoroethane	76－15－3
85	五硫化二磷	phosphoruspentasulfide	1314－80－3
86	钒及其化合物（按 V 计）：五氧化二钒烟尘	vanadium and compounds, as V: vanadium pentoxide fume dust	1314－62－1
87	戊醇	amyl alcohol	71－41－0
88	硒及其化合物（按 Se 计）（不包括六氟化硒、硒化氢）	selenium and compounds, as Se (except hexafluoride, hydrogen selenide)	7782－49－2（Se）
89	纤维素	cellulose	9004－34－6
90	硝基甲烷	nitromethane	75－52－5
91	硝基乙烷	nitroethane	79－24－3
92	溴	bromine	7726－95－6
93	溴甲烷	methyl bromide	74－83－9
94	氧化钙	calcium oxide	1305－78－8
95	氧化镁（烟）	magnesium oxide fume	1309－48－4

续表

序号	中文名	英文名	CAS 号
96	氧化锌	zinc oxide	1314－13－2
97	液化石油气	liquified petroleum gas（L. P. G.）	68476－85－7
98	一氧化碳	carbon monoxide	630－08－0
99	乙胺	ethylamine	75－04－7
100	乙二醇	ethylene glycol	107－21－1
101	乙二醇二硝酸酯	ethylene glycol dinitrate	628－96－6
102	乙酐	acetic anhydride	108－24－7
103	乙基戊基甲酮	ethyl amyl ketone	541－85－5
104	乙硫醇	ethylmercaptan	75－08－1
105	乙醚	ethyl ether	60－29－7
106	乙酸	acetic acid	64－19－7
107	乙酸丙酯	propyl acetate	109－60－4
108	乙酸丁酯	butyl acetate	123－86－4
109	乙酸甲酯	methyl acetate	79－20－9
110	乙酸戊酯（全部异构体）	amyl acetate（all isomers）	628－63－7
111	乙酸乙烯酯	vinyl acetate	108－05－4
112	乙酸乙酯	ethyl acetate	141－78－6
113	1，3－二甲基丁基乙酸酯（仲－乙酸己酯）	1，3-dimethyl butyl acetate（sec-hexyl acetate）	108－84－9
114	乙酰水杨酸（阿司匹林）	acetylsalicylic acid（aspirin）	50－78－2
115	异丙胺	isopropylamine	75－31－0
116	异丙醇	isopropyl alcohol（IPA）	67－63－0
117	异氰酸甲酯	methyl isocyanate	624－83－9
118	异亚丙基丙酮	mesityl oxide	141－79－7
119	茚	indene	95－13－6
120	正丙醇	n-propyl alcohol	71－23－8
121	正丁醇	n-butyl alcohol	71－36－3
122	沉淀 SiO_2（白炭黑）	precipitated silica dust	112926－00－8
123	大理石粉尘（碳酸钙）	marble dust	1317－65－3
124	二氧化钛粉尘	titanium dioxide dust	13463－67－7
125	沸石粉尘	zeolite dust	—
126	硅藻土粉尘（游离 SiO_2 含量＜10%）	diatomite dust（free SiO_2 ＜ 10%）	61790－53－2

续表

序号	中文名	英文名	CAS 号
127	聚丙烯粉尘	polypropylene dust	—
128	聚丙烯腈纤维粉尘	polyacrylonitrile fiber dust	—
129	聚氯乙烯粉尘	polyvinyl chloride (PVC) dust	9002 – 86 – 2
130	聚乙烯粉尘	polyethylene dust	9002 – 88 – 4
131	铝尘：铝金属、铝合金粉尘、氧化铝粉尘	aluminum dust：Metal & alloys dust &Aluminium oxide dust	7429 – 90 – 5
132	凝聚 SiO_2 粉尘	Condensed silica dust	—
133	人造矿物纤维绝热棉粉尘（玻璃棉、矿渣棉、岩棉）	Man-made mineral fiber insulation cotton (Fibrous glass，Slag wool，Rock wool) dust	—
134	石膏粉尘	gypsum dust	10101 – 41 – 4
135	石灰石粉尘	Limestone dust	1317 – 65 – 3
136	水泥粉尘（游离 SiO_2 含量 $<10\%$）	cement dust (free SiO_2 $<10\%$)	—
137	碳化硅粉尘	silicon carbide dust	409 – 21 – 2
138	珍珠岩粉尘	perlite dust	93763 – 70 – 3

（吴邦华　戎伟丰）

第五节　职业健康监护要求

职业健康监护（occupational health surveillance，OHS）是职业病防治法赋予的重要法定工作，以预防为目的。根据劳动者的职业接触史，通过定期或不定期的医学健康检查和健康相关资料的收集，连续性地监测劳动者的健康状况，分析劳动者健康变化与所接触的职业病危害因素的关系，并及时地将健康检查和资料分析结果报告给用人单位和劳动者本人，以便及时采取干预措施，保护劳动者健康。职业健康监护是职业卫生的重要工作之一，特别是职业病防治法出台后，我国职业健康监护工作逐步走向法治法、规范化、系统化，与国际上发达国家相比，起步晚，但发展快。

20 世纪 70 年代，欧共体提出 OHS 这一项职业卫生服务的新技术，它将传统的生产环境监测、健康检查、建立健康档案等有机地联系起来，把三级预防串联起来，形成一个科学体系。职业病危害一直是重大公共卫生问题和社会问题，对劳动者健康造成损害，对企业、全国乃至全球的经济有直接的影响。OHS 是“三级预防”中的第二级预防，它在预防职业病的发生、做好第三级预防和评价防护措施的效果、为一级预防提供科学依据方面起着重要作用。1996 年，第 49 届世界卫生大会通过的“WHO 人人享有职业卫生”中强调，职业卫生服务应在所有国家全面发展并最终覆盖所有劳动者。职业卫生服务是达到职业卫生目标的措施和过程。2002 年，由 WHO/EURO（World Health Organization/Regional Office for Europe）职业卫生合作中心在法国南锡提出基本职业卫生服务（basic occupational health service，BOHS）的概念，其战略目标是2015 年世界所有劳动者都享有职业卫生服务，其中一项重要任务就是劳动者的健康监护。

近 30 年来，OHS 在职业卫生领域中的地位日趋凸显，是劳动者健康管理的重要内容，也是职业卫生服务的基本功能和主要活动之一。应该看到，单纯地分析职业病危害或健康监护的其中一种，很难明确分析出目前职业卫生工作的进展程度。虽然医疗检验技术的提高使职业病患者在治疗方案和预防上有了长足进步，但职业病危害的严峻形势在提醒着我们职业病的预防刻不容缓，而健康监护体系科学化也一直是国内外学者研究强调的重点。

职业卫生服务的可及性、公平性不足是一个全球性的问题，世界各国职业卫生服务水平差别很大。在最发达的工业化国家中，职业卫生服务覆盖了 70%～90% 的劳动力人群，且在发达国家中绝大多数严重的职业病危害已经被控制在很低水平，多面临着工作节奏加快、工作变动频繁、对工作表现和工作能力的要求不断增加以及心理压力等问题。而在发展中国家职业卫生服务的覆盖率只有 10%～30%，且仅限于少数的大型工业企业，占劳动人口的 70%～80% 的高风险行业、中小企业、流动人群、非正式作坊的劳动者仍得不到职业卫生服务。所以，有必要借鉴世界发达工业化国家职业卫生服务健康监护体系的优点，以此改进我国的职业健康监护体系。

健康监护是职业病防治法规定的基本制度之一，是做好二级预防，保护劳动者健康的重要措施，也是职业卫生服务的重要内容。《中华人民共和国职业病防治法》规定对从事接触职业病危害的作业的劳动者，用人单位应当按照规定组织上岗前、在岗期间和离岗时的职业健康检查。用人单位应当为劳动者建立职业健康监护档案，并按照规定的期限妥善保存。2002 年的国务院令第 352 号《使用有毒物品作业场所劳动保护条例》的第四章第三十一条至第三十六条专门针对职业健康监护做出规定。

2018 年 12 月 31 日，第十一届全国人民代表大会常务委员会第二十四次会议对《中华人民共和国职业病防治法》进行修订。2019 年 2 月 28 日，国家卫生健康委员会对 2015 年《职业健康检查管理办法》进行修订。2012 年 6 月，国家应急管理部发布的《用人单位职业健康监护监督管理办法》是作为企业职业病防治法的职业健康监护专业规章制度。2017 年 11 月 4 日，《中华人民共和国职业病防治法》修订，第三十五条规定，职业健康检查应当由取得《医疗机构执业许可证》的医疗卫生机构承担。卫生行政部门应当加强对职业健康检查工作的规范管理，具体管理办法由国务院卫生行政部门制定。2019 年 2 月 28 日，国家卫生健康委员会修订了原《职业健康检查管理办法》，根据管理办法规定，广东省卫生健康委员会应制定具体备案细则。

除了职业健康监护管理规定之外，《中华人民共和国尘肺病防治条例》《中华人民共和国劳动法》《中华人民共和国工伤保险条例》《中华人民共和国安全生产法》《中华人民共和国劳动合同法》《职业病诊断与鉴定管理办法》《放射性同位素与射线装置安全和防护条例》等均对接触有害因素人员的职业健康监护有相应的规定。

《职业健康监护技术规范》作为我国强制性的职业卫生标准，自2007年正式实施，并于2014年进行了修订，是《职业健康检查管理办法》的配套标准，是除放射因素外所有的职业病危害因素职业健康检查的技术规范。

有关放射工作人员职业健康检查管理办法，1988年，中华人民共和国卫计委出台了《放射工作人员健康管理规定》，1997年卫计委（现卫健委，下同）再次修订。规定中把管理办法与技术规范合二为一。技术规范作为附件。其中，把放射工作单位定义为开展下列活动的企业、事业单位和个体经济组织：放射性同位素（非密封放射性物质和放射源）的生产、使用、运输、贮存和废弃处理；射线装置的生产、使用和维修；核燃料循环中的铀矿开采、铀矿水冶、铀的浓缩和转化、燃料制造、反应堆运行、燃料后处理和核燃料循环中的研究活动；放射性同位素、射线装置和放射工作场所的辐射监测；卫计委规定的与电离辐射有关的其他活动。而放射工作人员是指在放射工作单位从事放射职业活动中受到电离辐射照射的人员。2011年，GBZ 235—2011《放射工作人员职业健康监护技术规范》（以下简称“GBZ 235—2011”）颁布，作为针对放射有害因素健康监护配套的技术规范。《放射工作人员职业健康管理办法》已于2007年3月23日经中华人民共和国卫计委部务会议讨论通过，自2007年11月1日起施行。放射工作人员的健康管理还包括放射个人剂量的监测与管理。

2007年颁布的《职业健康监护技术规范》（以下简称“GBZ 188—2007”），由中国疾病预防控制中心职业卫生与中毒控制所承担并负责标准的起草编制工作，这是国家规定的职业健康检查的基本技术规范，也是开展职业健康检查的基本要求。

经过几年的使用，存在的问题已出现。一是2011年《中华人民共和国职业病防治法》修订后，职业病防治的职能进行部门调整。二是职业病目录及名单调整，职业病危害及分类目录的调整。三是相关技术要求、诊断标准及部门规定调整。自2007年以来，有大量诊断标准制（修）订后正式颁布实施。如《职业性噪声聋诊断标准》《尘肺病诊断标准》及苯、铅、镉等中毒诊断标准。中华人民共和国人力资源和社会保障部、教育部、卫计委于2010年2月10日联合下发《关于进一步规范入学和就业体检项目　维护乙肝表面抗原携带者入学和就业权利的通知》，对原有标准中病毒性肝炎标志物检查也有明文禁止。

2014年，对GBZ 188—2007主要做了以下修订：其一，删除原总则中“责任与义务”一节。其二，将离岗后医学随访改为离岗后职业健康检查，增加了焦炉逸散物、铬及其无机化合物作业人员离岗后的职业健康检查，删除了三硝基甲苯作业人员离岗后的职业健康检查。其三，取消了原标准中有关化学物乙肝病毒血清标志物作业人员的各项检查，原则上修改为：有慢性肝脏毒性的化学物质作业人员，上岗前实验室检查项目中必检肝功能，选检肝脾B超；在岗期间实验室检查项目中每半年检查肝功能1次，健康体检每年1次。其四，进一步严格职业禁忌证的范围，特别是只有急性中毒的化学物的职业禁忌证。其五，在岗期间职业健康检查为推荐性的物质，健康检查周期由2年改为3年。其六，增加接触焦炉逸散物和有机粉尘作业人员的健康监护。其七，删除了原附录C、原附录D，增加了附录C（规范性附录）粉尘作业人员胸部数字 X 射线摄影（DR 摄片）技术要求。其八，增加了附录 E（资料性附录）职业健康监护评价报告编制指南。

《职业健康监护技术规范》（以下简称“GBZ 188—2014”）包括除放射因素外的所有职业病危害接触的职业健康检查项目、目标疾病、体检周期，化学物的种类繁多，达 3000 万种，常见有害物质已超过 10 万种，但标准单列的有害化学物条款只有 58 种，其他的化学物只能按照总论部分给出的原则采用专家评判法来灵活执行。职业健康监护的意义主要是针对慢性毒性的危害，对单纯急性毒性职业病危害定期监测意义不大。四乙基铅等 22 种中只有急性毒性有害因素在岗期间职业健康检查为推荐性的，健康检查周期为 3 年。有些可能不存在慢性中毒或由于无慢性中毒诊断标准，四乙基铅、氧化锌、砷化氢、磷化氢、钡化合物、钒及其无机化合物等 27 个化学毒物无离岗时职业健康检查项目。职业健康检查中生物监测指标对评价存在接触或生物效应有特异性，GBZ 188—2014 中提供了 16 种化学有害因素的生物监测指标：铅及其无机化合物体检中尿 δ-ALA、血 ZPP 或 FEP 监测；汞及其无机化合物体检中尿汞、尿 β_2 - 微球蛋白监测；镉及其无机化合物接触体检时尿镉、尿 β_2 - 微球蛋白或尿视黄醇结合蛋白检查；氟及其无机化合物 - 尿氟、有机氟 - 尿氟、酚 - 尿酚、有机磷杀虫剂 - 全血或红细胞胆碱酯酶活性、氨基甲酸酯类杀虫剂 - 全血或红细胞胆碱酯酶活性、氰及腈类化合物 - 尿硫氰酸盐。正己烷接触检查尿 2，5 - 己二酮、苯接触检查尿反 - 反粘糖酸、尿酚；其他如尿锰、尿铍、尿铬、尿砷或发砷、尿铊等。

《职业健康监护技术规范》目前正酝酿第三次修订。其一，关于所有职业健康检查的基本项目，目前仅包括血常规、尿常规、心电图、血清丙氨酸氨基转移酶（alanine aminotransferase，ALT），连基本的内科五官体格检查、胸部 DR（direct radiography）检查都不包括，这些对建档来说是不完整的。最基本的体检应包括问诊及内科五官检查等。尘肺病是我国第一大职业病，很多案例就是因为岗前没有要求拍片而遗漏。胸片资料也是建档必需的。肝功能单纯检查 ALT 也是极不全面的，不能真正评价肝功能状态，至少应增加血清 γ - 谷氨酰转肽酶（glutamy ltranspetidase，GGT）、血清总胆红素、总蛋白和白球蛋白指标。其二，关于个体结论，共有 5 种：未见异常、疑似、禁忌证、复查或其他疾病。原标准把复查作为重要结论，但复查只是一个过程，不是结论，道理上应取消。事实上，很多机构每年体检几万人，都没有疑似与禁忌，全部以复查替代。疑似与禁忌对企业都十分敏感，复查结论的存在使得职业健康检查的目的大打折扣，这就是标准带来的极大漏洞。其三，关于苯系物体检。现有标准把苯与甲苯放在一起只是旧观念，认为甲苯纯度不够。总认为甲苯、二甲苯含杂质苯，仍需参照苯进行体检。这样猜测容易引起歧义，而至于多少才算杂质，没法把握。不确定是根据车间浓度判断还是根据原料成分分析判断。甲苯根本不会导致血象异常，苯与甲苯应完全分开开展体检。如果甲苯真含有苯，就按照苯 + 甲苯体检。其四，关于振动病筛查。振动作业在岗体检标准中规定有雷诺病表现者可选择冷水复温试验。冷水复温试验根据我们近几年近千例经验，假阳性高达 90%，已经失去意义。也许应改为：出现白指主诉及检查出现手指紫绀等体征，增加白指诱发试验检查。其五，关于噪声体检。噪声作业职业健康检查必检项目应为纯音听阈测试，而不是纯音气导听阈测试，因为在听力学检查中是否需要骨导测试是根据具体情况来决定的，由测试者根据听力学必要性来判断。职业健康检查项目设计不要有违医学临床检查常规，故意分拆。比如，《职业性噪声聋诊断标准》中按照最好点听阈值来重新组合虚拟第四线问题，这在行内是有争议的。其六，职业病危害接触者的健康检查应该是在企业年度保健体检的基础上增加职业健康检查项目，能否在总论部分作为原则专门指出。这样对接触职业病危害的劳动者是一种心理上也是实质上的鼓励。同时，也能吸引更多的综合医院体检中心参与到职业健康检查队伍中来。

相对于 GBZ 188—2014 存在的问题，GBZ 235—2011 存在的问题似乎少很多。在 GBZ 235—2011 中，焦点问题主要在于：其一，染色体检查与微核检查意义到底何在？微核出现干扰因素太多，有没有必要再检查。其二，甲状腺疾病检查在放射工作人员检查地位如何？其三，眼科检查如眼晶体检查在目前普遍极低个人剂量水平下如何评价？众所周知，目前辐射防护比较到位，绝大部分放射工作人员的年接触剂量与自然本底接近，作为健康监护的慢性危害如何选择评价指标有极大难度。

《职业健康检查管理办法》规定，职业健康检查分类包括：其一，接触粉尘作业人员职业健康检查。其二，接触化学因素人员职业健康检查。其三，接触物理因素人员职业健康检查。其四，接触生物因素人员职业健康检查。其五，接触放射因素人员职业健康检查。其六，接触其他（特殊作业等）人员职业健康检查。承担职业健康检查的医疗卫生机构应当具备以下条件：其一，持有《医疗机构执业许可证》，涉及放射检查项目的还应当持有《放射诊疗许可证》。其二，具有相应的职业健康检查场所、候检场所和检验室，建筑总面积不少于400 m^2，每个独立的检查室使用面积不少于6 m^2。其三，具有与批准开展的职业健康检查类别和项目相适应的执业医师、护士等医疗卫生技术人员。其四，至少具有 1 名取得职业病诊断资格的执业医师。其五，具有与批准开展的职业健康检查类别和项目相适应的仪器、设备；开展外出职业健康检查，应当具有相应的职业健康检查仪器、设备、专用车辆等条件。其六，建立职业健康检查质量管理制度。

职业健康检查实行主检医师负责制。主检医师应当具备以下条件：其一，具有执业医师证书。其二，具有中级以上专业技术职务任职资格。其三，具有职业病诊断资格。其四，从事职业健康检查相关工作 3 年以上，熟悉职业卫生和职业病诊断相关标准。主检医师负责确定职业健康检查项目和周期，对职业健康检查过程进行质量控制，审核职业健康检查报告。

职业健康质量管理细则围绕以下几个方面来进行质量考核。其一，组织机构。其二，人员。其三，工作场所及实验室。其四，仪器设备。其五，实验检测检验能力。其六，职业健康检查工作程序与规范。其七，日常管理与质量管理体系运行情况。

相对于行政许可批准制度，随着国家部分行政职能下放转移，职业健康检查将实现备案制，构建“三位一体”，加强事中事后监管，建立完善的质量控制制度，成立省市各级职业健康监护业务指导中心。职业健康监护工作实现质控中心专家评查、监督机构动态监管、行业协会自律、体检技术服务机构承担主体责任的格局。2017 年 11 月，广东省成立了职业健康检查质量管理中心，负责广东全省职业健康质量管理工作，协助省卫生行政部门制定职业健康检查备案管理细则。

香港特别行政区职业健康监护，香港特别行政区只对个别高危害行业实行法定健康检查制度，包括地底工作（矿场、石矿场及隧道工程）；压缩空气中的工作；涉及致癌物质的工作（如石棉）及辐射工作。而对其他一般职业病危害行业不实行法定健康检查。职业健康检查机构及医师资格没有特别规定，任何医疗机构注册医师均可进行。职业健康检查依据包括 1980 年的《肺尘埃沉着病（补偿）条例》、1997 年的《职业安全卫生法》、1997 年的《职业安全及健康条例》、2004 年的《雇员补偿条例》、2003 年的《职业失聪（补偿）条例》等。

职业健康监护既是一个科学与技术课题，也是法律与健康权、就业权的课题。研究职业健康监护既要遵循“科学性、可操作性、规范性”的原则，又要坚持以国家职业病相关法律法规、卫生标准、规范和法规性文件为导向的原则，同时要结合国情、民情。进一步研究需要以国际上公认的健康监护理论为指导，结合我国《职业病分类和目录》的修订和职业病诊断标准的修订，及现场职业病危害风险监测评估技术的进步，同时要保证政策的延续性，注重可操作性。随着智能化信息化建设的飞速发展，相信我国职业健康监护工作在“十四五”期间也一定会迈上新台阶。

（杨爱初）

第三章　职业病危害预防控制技术

第一节　职业病危害预防控制技术概述

职业病危害预防控制策略与传染病预防控制策略相同，包括阻断职业病危害因素源头、切断职业病危害因素扩散途径和保护易感的劳动者个体。

职业病危害因素源头控制应优先采用有利于保护劳动者健康的新技术、新工艺、新材料、新设备，限制使用或者淘汰职业病危害严重的工艺、技术、材料，从而阻断职业病危害因素源头；对于生产过程中尚不能完全消除的职业病危害因素，应采取综合控制措施，从而切断职业病危害因素的扩散途径，使工作场所职业性有害因素符合国家职业卫生标准要求，防止职业性有害因素对劳动者的健康损害。

一、生产性毒物的预防控制技术

生产性毒物优先预防控制技术如下：

（一）物料替代

原辅材料选择应遵循以无毒代替有毒物质，低毒代替高毒物质的原则进行替代，以控制、消除生产性毒物的源头。物料替代仍有中毒或其他风险发生，替代后仍需做好密闭或通风措施。若无法替代，应注意通风排毒，特别是物料进出口，避免室内排放。

（二）工艺变革

优先采用先进的生产工艺和作业方法，从工艺角度防止职业病危害因素扩散。

（三）工程控制措施

（1）密闭化：通过设备的密闭自动化，防止生产性毒物扩散。但是，任何的密闭都不是密不通风的，常和密闭通风系统配合使用。密闭材料如密封垫圈、转动轴密封、管道连接密封、软连接口密闭材料等容易破损，导致密闭效果下降。

（2）隔离操作：包括近距离和远距离隔离操作，通过隔离操作避免劳动者直接接触职业病危害因素。

（3）通风防毒：通风按照空气流动有无动力分为自然通风和机械通风，按照范围分为全面通风和局部通风。通过通风可以控制工作场所中生产性毒物的浓度，使其满足职业卫生标准要求。导致通风排毒效果不佳的原因主要有：气流组织不合理、送风量远大于排风罩排风量、污染气流先通过呼吸道、排风罩类型选择不合适、排风罩尺寸和面积过大、操作在有效控制距离之外、排风罩无围挡结构、管道与风机软连接破损、排风软管连接口破损或不紧、通风软管堵塞、管型选择不合理、管道设计不合理、通风支管过多导致每个岗位风量小、风机动力不足等。

（四）个体防护

劳动者应准确佩戴生产性毒物的防护用品，避免或减少生产性毒物进入体内。

（五）职业卫生管理

建立职业卫生管理制度和职业卫生操作规程，并有效执行，减少生产性毒物的职业病危害。

二、粉尘的预防控制技术

粉尘的预防控制技术的八字方针，即“革、水、密、风、护、管、教、查”。“革”即工艺改革。以低粉尘、无粉尘物料代替高粉尘物料，以不产尘设备、低产尘设备代替高产尘设备，这是减少或消除粉尘污染的根本措施。“水”即湿式作业。可以有效地防止粉尘飞扬。“密”即密闭尘源。使用密闭的生产设备或者将敞口设备改成密闭设备。这是防止和减少粉尘外逸，是治理作业场所空气污染的重要措施。“风”即通风排尘。受生产条件限制，设备无法密闭或密闭后仍有粉尘外逸时，要采取通风措施，将产尘点的含尘气体直接抽走，确保作业场所空气中的粉尘浓度符合国家卫生标准。“管”即领导要重视防尘工作。防尘设施要改善，维护管理要加强，确保设备的良好、高效运行。“教”即加强防尘工作的宣传教育。普及防尘知识，使接尘者对粉尘危害有充分的了解和认识。“护”即受生产条件限制。在粉尘无法控制或高浓度粉尘条件下作业，必须合理、正确地使用防尘口罩、防尘服等个人防护用品。“查”即定期对接尘人员进行职业健康检查。对从事特殊作业的人员应发放保健津贴。有作业禁忌证的人员，不得从事接尘作业。

三、物理因素的预防控制技术

（一）物理因素优先预防控制技术

采用不产生有害能量或产生较少的机械设备；变更工艺、材料以及作业方法，降低有害能量水平；利用吸收材料遮蔽有害能量发生源；将劳动者与有害能量发生源隔离；个体防护用品配备；缩短作业时间等。

（二）噪声危害预防控制技术

工业企业噪声控制应按 GB/T 50087 设计，对生产工艺、操作维修、降噪效果进行综合分析，采用行之有效的新技术、新材料、新工艺、新方法。对于生产过程和设备产生的噪声，应首先从声源上进行控制，使噪声作业劳动者接触噪声声级符合 GBZ 2.2 的要求。采用工程控制技术措施仍达不到 GBZ 2.2 要求的，应根据实际情况合理设计劳动作息时间，并采取适宜的个人防护措施。

工程降噪技术：各种工程降噪技术见表 3.1.1。

表 3.1.1 工程降噪技术及降噪效果

技术措施	降低噪声原理	适应场所	降噪效果/dB
消声	利用阻性、抗性和小孔喷注、多孔扩散等原理，消减气流噪声	气动设备的空气动力学噪声	15～40
隔声	利用隔声结构，将噪声源和接受点隔开，常用的有隔声罩、室	车间人多，噪声设备少宜用罩，反之用室	10～40
吸声	利用吸声材料或结构，降低工房内反射声，如吸声墙	车间噪声源多，而且分散	4～10
隔振	将振动设备与地板的刚性接触改为弹性接触，隔绝固体声传播	机械振动严重	5～25
阻尼（减振）	利用内摩擦损耗大的材料涂贴在振动件表面上，减少金属薄板的弯曲振动	设备金属外壳、管道等振动与噪声强度较大场合	5～15

合理布局：遵循闹静分区、强弱分开的布局原则，并充分利用天然屏障减少噪声危害。

管理控制：通过合理轮班、减少作业时间、改变作业方式、设置休息区、制定听力保护计划等管理控制措施，减少噪声危害。

个体防护：用人单位应根据劳动者接触的噪声强度和劳动者的需求，为劳动者配备适用的护耳器。护耳器包括耳塞和耳罩。各种护耳器的适用环境见表 3.1.2，各种护耳器的保护水平见表 3.1.3。

表 3.1.2 各种护耳器的适用环境

护耳器	适用环境
耳塞	高温、高湿、低频噪声、狭窄有限空间；长发或耳郭特别大，或头部尺寸过大或过小
耳罩	耳道疾患者；工作中需要进行语言交流或接收外界信号；无法保证佩戴时手部清洁
耳塞 + 耳罩	强噪声环境，可按二者中较高的声衰减值增加 5 dB 估算

表 3.1.3 各种护耳器的保护水平

有效的 A 计权声压级	保护水平
>85	保护不足
80～85	可接受
75～80	好
70～75	可接受
<70	过度保护

各种护耳器的防护效果：将护耳器声衰减量的试验室测试值或者厂家标称值，换算为国际标准《佩戴护耳器时有效 A 计权声级的评价》（ISO 4869－2）所定义的护耳器单值噪声降低数（signal noise ratio，SNR），再经过适合性检验，判断护耳器现场使用实际声衰减值。

（三）防暑降温技术

应优先采用先进的生产工艺、技术和原材料，工艺流程的设计宜使操作人员远离热源，同时根据其具体条件采取必要的隔热、通风、降温等措施，消除高温职业病危害。对于工艺、技术和原材料达不到要求的，应根据生产工艺、技术、原材料特性以及自然条件，通过采取工程控制措施和必要的组织措施，如减少生产过程中的热和水蒸气的释放，建筑物隔热可通过外窗和屋顶隔热、屋顶淋水的方式来实现，设备可通过热绝缘、热屏蔽的方式进行隔热；另外，可通过风扇、喷雾风扇、空气淋浴、冷风机、空调、水帘的方式进行送风降温。减少劳动时间，改善作业方式等，使室内和露天作业地点 WBGT 指数（wet-bulb globe temperature index）符合 GBZ 2.2 的要求。对于劳动者室内和露天作业 WBGT 指数不符合标准要求的，应根据实际接触情况采取有效的个人防护措施。

（四）非电离辐射防护技术

对于在生产过程中有可能产生非电离辐射的设备，应制定非电离辐射防护规划，采取有效的屏蔽、接地、吸收等工程技术措施及自动化或半自动化远距离操作，如预期不能屏蔽的，应设计反射性隔离或吸收性隔离措施，使劳动者非电离辐射作业的接触水平符合 GBZ 2.2 的要求。

非电离辐射防护技术见表 3.1.4。

表 3.1.4 非电离辐射防护原则

种类	防护原则
工频电磁场	场源屏蔽、接地减少二次辐射、距离防护、自动化减少暴露时间
高频电磁场	金属网或板对场源的屏蔽、合理布局减少叠加
微波	屏蔽室、场源屏蔽、吸收或反射材料做挡板或屏蔽帘、安全连锁切断微波源
激光	屏蔽、避免人员直射
紫外辐射	屏蔽、个体防护、避免人员直射

（五）电离辐射防护技术

在先进制造业制造过程中，主要照射方式为外照射，应做好外照射的防护。

电离辐射防护三原则：其一，实践正当化：由实践获得的净利益远超过付出的代价（包括对健康损害的代价）时，称为实践正当化，否则为不正当实践。其二，防护最优化：放射防护最优化是指在考虑了社会因素和经济因素的前提下，一切照射都应当保持在可合理达到的尽可能低的水平。也称之为 ALARA（as low as reasonably achievable）原则，利益－代价分析是为达到放射防护最优化使用的最有效方法。其三，个人剂量限值：对在受控源实践中个人受到的有效剂量或当量剂量不得超过规定的数值，称为个人剂量限值。

外照射防护措施。工作场所的区域划分：在安全管理方面，应当按照 GB 18871 中的规定，将工作场所分区划分为控制区和监督区。其一，控制区：为了下述目的把要求或可能要求采取专门防护措施或安全措施的区域指定为控制区，以便控制在正常工作条件下的正常照射或防止污染扩散，并预防潜在照射或限制潜在照射的范围。在控制区的进出口和控制区内其他适当位置设立醒目的电离辐射危险警示标志。制定在控制区的职业防护与安全操作规则和程序。进入控制区工作应当持有许可证，有实体屏蔽（包括门锁和连锁装置）限制进出控制区；限制的严格程度应当与预计的照射水平和可能性相适应。其二，监督区：可以将未被指定为控制区的区域指定为监督区。监督区内虽然不需要采取专门的防护措施或安全措施，但是该区域的职业照射条件却需要处于经常监督下。在考虑到监督区辐射危害的性质和范围之后，必须做到以下三点：采取适当方法划定监督区边界；在监督区入口处适当位置设立电离辐射危害警示标志；定期审查该区域的工作条件，以确定是否需要采取防护措施和做出安全规定，或更改监督区边界。

减少人体外照射剂量的防护技术：包括时间防护、距离防护、控源防护和屏蔽防护。其一，时间防护：缩短操作时间以减少外照射剂量的防护措施，称为时间防护。人员在辐射场内受到外照射的累积剂量与操作时间成正比，操作时间越长，累积受照剂量越大；其二，距离防护：人员受到的外照射剂量与其离开辐射源的距离的平方成反比。依据这种规律减少外照射剂量的防护措施，称为距离防护；其三，控源防护：是指放射工作人员在不影响照射目的前提下，尽可能控制射线装置的出束面积和出束条件，以减少辐射量，降低工作人员的受照剂量，达到防护的目的；其四，屏蔽防护：在人体与外照射源之间，设置能减弱剂量的实体屏障，称为屏蔽体。利用屏蔽体减少人员受外照射剂量的防护措施，称为屏蔽防护。外照射屏蔽材料见表 3.1.5。

表 3.1.5 电离辐射源屏蔽材料

射线种类	屏蔽材料
X、γ 射线	重金属硬质防护材料：如铅、铁、铜、钨等 建筑用墙体防护材料：如混凝土、黏土砖以及复合材料等 软质防护材料：主要为铅橡胶、铅塑料等 透明防护材料：主要为铅玻璃、有机玻璃和水等

续表

射线种类	屏蔽材料
中子	中子慢化剂：屏蔽材料中的含氢量越多，对中子的慢化作用越强。常用的有水、石蜡、聚乙烯等 中子吸收剂：常用的吸收中子的材料为锂和硼。实际应用中，常用价格较低的有硼酸和硼砂。 重金属（铅板、钢板等）用来屏蔽由于热中子吸收过程中产生的 γ 辐射

参考文献

[1] 国家安全生产监督管理总局职业安全健康监督管理司，中国安全产生科学研究院．职业卫生评价与检测［M］．北京：煤炭工业出版社，2013.

[2] 马骏．实用职业卫生学［M］．北京：煤炭工业出版社，2017.

[3] 邵强，胡伟江，张东普［M］．职业病危害卫生工程控制技术［M］．北京：化学工业出版社，2005.

[4] 姜德智．放射卫生学［M］．苏州：苏州大学出版社，2004.

[5] 中华人民共和国国家质量监督检验检疫总局，中国国家标准化管理委员会．护耳器的选择指南：GB/T 23466［S］．北京：中国标准出版社，2009.

（苏世标　李旭东）

第二节　先进制造业职业病危害工程控制技术

一、除尘设施

（一）通风除尘系统的组成

1. 局部排尘系统

局部排尘系统主要由吸尘罩、风道、除尘器和风机组成。完善的局部排尘系统既能满足劳动保护的要求，也能满足环境保护的要求。局部排尘系统示意见图 3. 2. 1。

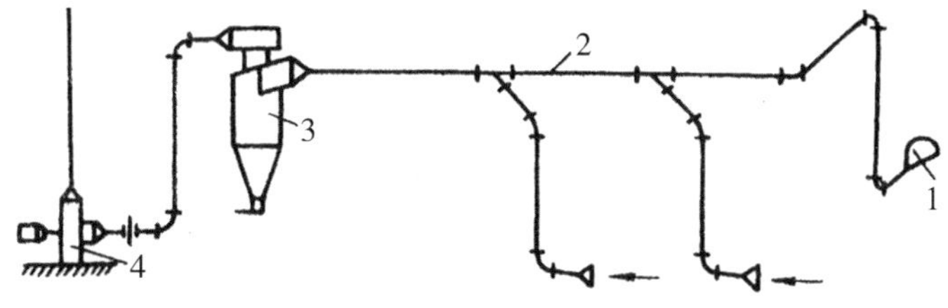

图 3. 2. 1　局部排尘系统示意

1——局部吸尘罩；2——风道；3——除尘器；4——风机

（1）吸尘罩。通过抽风，控制并隔离尘源，不使粉尘外逸。

（2）风道。输送含尘气体，根据粉尘的理化特性并考虑技术、经济等因素，对各类风道有不同的要求。

（3）除尘器。除尘器是从含尘气流中把粉尘分离出来并加以收集的设备。经除尘器处理之后，符合排放标准的尾气排入大气。

（4）风机。使含尘空气从吸尘罩流经风道、除尘器并排入大气所需要的机械，风机由电动机拖动。

局部排尘系统各个组成部分虽功用不同，但都互相联系，必须正确设计每个组成部分，才能使局部排尘系统发挥应有的作用。本节着重介绍风道和风机，吸尘罩及除尘器将在以下各节依次阐述。

2. 除尘机组

工业企业中石英粉、陶瓷、玻璃等材料或制品的生产加工过程以及铸造工艺都有单个或几个分散的尘源点，控制这类产尘源的粉尘可用除尘机组。除尘机组是特殊形式的局部排尘系统，通常是把除尘器和风机组装在一个箱体内，并设有软管接口，以便与吸尘罩相连，处理后的尾气直接排入车间。在某些场合，除尘机组较之局部排尘系统更能经济有效地解决防尘问题。

对除尘机组的原则要求如下：

（1）有足够的额定风量，在额定的连续工作时间内，风量波动小。

（2）在吸尘管道接口处保持足够的资用压力，以便克服由吸尘罩口至机组入口的阻力。

（3）当初始尘含量在常见范围内（1～2 g/m^3）能维持较长的连续工作时间。

（4）除尘效率高，当初始尘含量在常见范围内，出风口处尾气含尘量应符合车间内工作场所空气中粉尘含量的接触限值。

（5）清灰机构简单、耐用，清灰效果好。

（6）噪声小。

如图 3. 2. 2 所示为 LGZ 型高频机振扁袋除尘机组结构简图。机组由风机、滤袋、清灰机构、自动控制和集尘箱五部分组成，装入一立式钢板结构的箱体内。

含尘气体从入口进入箱体，粉尘阻留在滤袋的外表面，净化后的气体经风机和出口排出。随着过滤时间的增加，滤袋外表面的粉尘不断增多，使滤袋阻力增加，风量随之减小。当影响捕尘效果时，应按动停机按钮，在停机 30 s 后，清灰电机自动启动，振打数十秒（可调定时间）后停止清灰。需重新操作时，再启动风机，滤袋表面的粉尘抖落至集灰箱（抽屉）中，定期将粉尘清出。

（二）通风除尘系统风道的设计计算

在通风除尘系统中，风道是用来输送含尘空气的。风道设计得是否合理，直接影响着整个除尘系统的效果。比如，除尘风道布置得不合理，或者风道内风速确定得不适当，会使风道内产生积灰现象；风道断面选择过大或过小，会浪费材料或消耗过多的电能。在吸尘点较多的除尘系统中，调节任一支风道的插板，会引起其他支风道的风量、

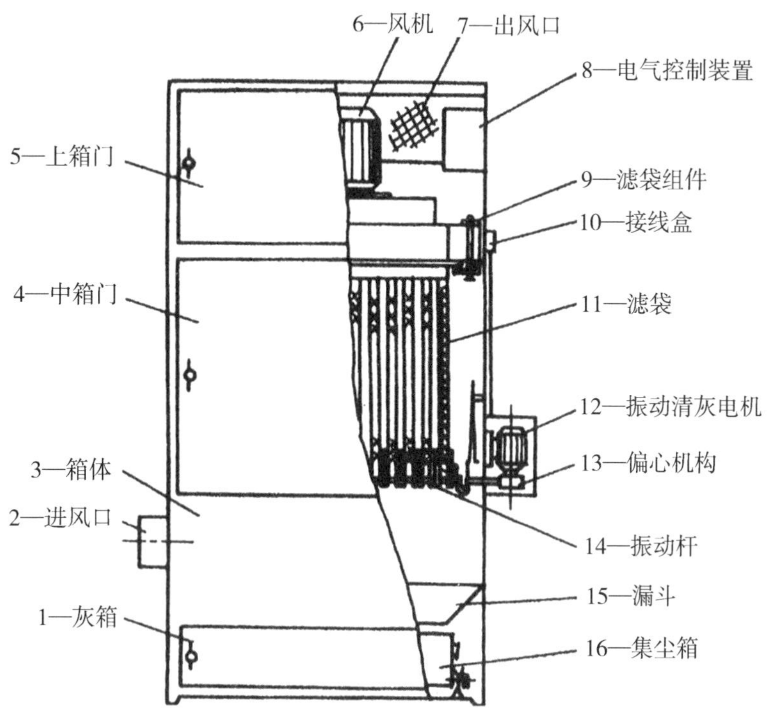

图 3.2.2 LGZ 型高频机振扁袋除尘机组结构

风压的变化等。这些问题都应在设计过程中加以注意。为此，工矿企业技术人员必须掌握除尘风道设计计算的基本原理，弄清风量、风速、静压、动压、摩擦阻力、局部阻力以及阻力平衡等概念和计算方法，以便除尘系统设计合理，发挥应有的效用。

1. 有效截面，风速及风量

风道（或风道的连接部件）中与空气流动方向垂直的截面，称为有效截面，简称风道截面。

风速是指空气在风道中流动的速度。在风道截面上，各点的风速并不相等。一般情况下，均直风道截面中心处风速最大，越靠近风道壁风速越小。风道截面上各点风速的算术平均值称为平均速度。

风量是指在单位时间内流经某一风道截面的空气量。

有效截面、风速与风量之间的关系为：

$$L = 3600F\bar{v} \tag{3.2.1}$$

式中：L——风量，m^3/h；

F——风道有效截面，m^2；

$\bar{v}$——平均风速，m/s。

2. 空气沿风道流动时的压力

空气在风道中流动时具有能量，包括两部分，一部分能量体现在压强的大小上，通称为静压；另一部分体现在流速的大小上，通称为动压。

静压为作用于风道壁的单位面积上的压力。这一压力表明风道的内部压力与大气压力之差。内部压力比大气压力大，静压为正值；内部压力比大气压力小，静压为负值。

由静压的定义可知：

$$H_s = P - P_a \tag{3.2.2}$$

式中：H_s——静压，Pa；

P——风道内空气的绝对压力，Pa；

P_a——大气压力，Pa。

在密闭容器内的静止空气中同样可以看出静压的正负。将空气压入容器即获得正（静）压，将空气从容器中抽出则获得负（静）压。

动压是只有空气流动时才具有的压力，它与风道中空气流速（风速）的平方成正比，其表达式为：

$$H_d = \frac{\rho v^2}{2} \tag{3.2.3}$$

式中：H_d——动压，Pa；

v——空气流速，m/s；

ρ——空气的密度，kg/m^3。

由式（3.2.3）看出，动压恒为正值。静压与动压之和称为全压，也就是空气在风道中流动时具有的总能量。全压表达式为：

$$H = H_s + H_d \tag{3.2.4}$$

全压的单位与静压、动压相同。

全压和静压为相对压力，全压也有正值或负值之分。

3. 空气沿风道流动时的能量转换

如图 3.2.3 所示，假定空气沿变径风道流经截面 1－1 及 2－2，在这两个截面上，空气具有的总能量应恒等，其数学表达式即为伯努利方程式：

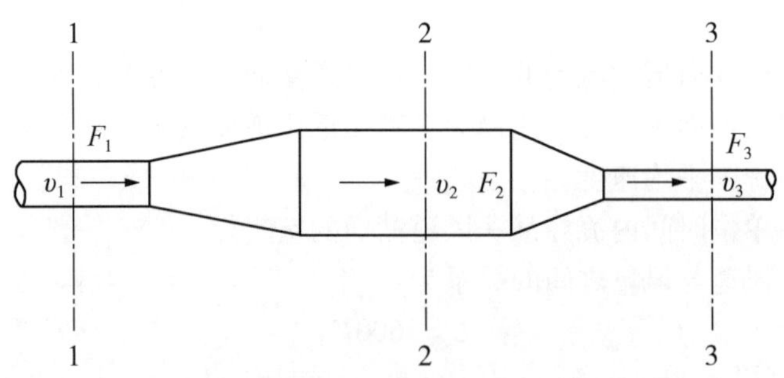

图 3.2.3 空气沿变径风道的流动

$$H_{s1} + H_{d1} = H_{s2} + H_{d2} + \Delta H_{1-2} \tag{3.2.5}$$

或

$$H_1 = H_2 + \Delta H_{1-2} \tag{3.2.6}$$

式中：H_{s1}、H_{s2}——分别为空气在截面 1－1 及截面 2－2 上的静压；

H_{d1}、H_{d2}——分别为空气在上述两截面上的动压；

H_1、H_2——分别为空气在上述两截面上的全压；

ΔH_{1-2}——空气流经 1－1 截面至 2－2 截面时的压力损失。

改写式（3.2.6）可得：

$$\Delta H_{1-2} = H_1 - H_2 \tag{3.2.7}$$

上式表明，空气在风道中，由 1－1 截面的高全压处流向 2－2 截面的低全压处。两截面间的全压损失用以克服空气流经这段风道的阻力。在自然通风系统中，全压损失由冷、热空气柱间产生的热压来补偿。在机械通风系统中，全压损失由连接在风道上的通风机做功来补偿。

在空气沿变径风道流动时，各截面上动压可能减小或增加。在图 3.2.3 中，截面 $F_2 > F_1 > F_3$；相应截面上空气的流速 $v_2 < v_1 < v_3$，则 1－1 截面上的动压大于 2－2 截面上的动压而小于 3－3 截面上的动压，即 $H_{d2} < H_{d1} < H_{d3}$。

动压的增加一般是由于该截面内静压的减小而产生的，而在风道的某一截面上，动压的减少则引起静压的增加。

改写式（3.2.5）可得：

$$\Delta H_{1-2} = (H_{s1} - H_{s2}) + \left(\frac{\rho v_1^2}{2} - \frac{\rho v_2^2}{2}\right) \tag{3.2.8}$$

由上式可以判定，假如克服 1－1 及 2－2 截面间阻力的压力损失小于 1－1 截面与 2－2 截面的动压差，则 2－2 截面内静压将增大。

在实际工程中，将变径风道做成渐扩管，由小截面通过相当平滑的过渡部分转到大截面，则在大截面中静压增大，利用这一静压可有效地克服风道的阻力。

4. 流动阻力

空气在风道内流动时的阻力有两种，一种是沿风道长度上空气与风道内壁间的摩擦力及空气本身的黏滞性所产生的阻力，称为摩擦阻力；另一种是当空气流经系统中某些异形部件（如三通、弯头、变径管和调节阀）时，由于流向和流速的变化而产生涡流、损失能量所造成的阻力，称为局部阻力。

（1）摩擦阻力。根据流体力学原理，空气在截面形状不变的直风道内流动时，所产生的摩擦阻力与风道尺寸、风道壁的粗糙度、空气的容量和黏度以及气流速度等因素有关。这些物理量之间的相互关系，用下式表达：

$$H_m = \frac{\lambda}{4\omega} \times \frac{v^2 \rho}{2} \times l \tag{3.2.9}$$

式中：H_m——摩擦阻力，Pa；

λ——摩擦阻力系数；

v——风道内气流平均速度，m/s；

ρ——空气的密度，kg/m^3；

l——风道总长，m；

ω——风道的水力半径，m。

风道的水力半径 ω 可按下式计算：

$$\omega = \frac{F}{P} \tag{3.2.10}$$

式中：F——风道的截面积，m^2；

P——湿周，对风道而言即截面的周长，m。

对于圆形风道，其水力半径为：

$$\omega = \frac{\frac{\pi}{4}d^2}{\pi d} = \frac{d}{4} \tag{3.2.11}$$

因此，圆形风道的摩擦阻力计算式可写成：

$$H_m = \frac{\lambda}{d} \times \frac{\rho v^2}{2} \times l \tag{3.2.12}$$

风道单位长度的摩擦阻力又称比摩阻，以 R_m 表示。对于圆形风道：

$$R_m = \frac{\lambda}{d} \times \frac{\rho v^2}{2} \tag{3.2.13}$$

摩擦阻力也可写成：

$$H_m = R_m l \tag{3.2.14}$$

在实际应用中，为了使计算简化，已将式（3.2.13）制成各种形式的计算表或线解图，附录 4 为式（3.2.13）的线解图。图中标明了在进行风道计算时所要用到的风量 L、空气在风道中的平均流速 v、风道直径 d、动压 H_d及比摩阻 R_m 5 个数值。按照已知的 2 个自变数，即能在该图中查得其余 3 个数值。

在通风工程中，除了采用薄钢板制作风道外，有时还采用混凝土或砖砌风道。不同材料的粗糙度值列于表 3.2.1 中。

表 3.2.1　各种制作风道材料的绝对粗糙度值

风道材料	绝对粗糙度（mm）	风道材料	绝对粗糙度 K（mm）
薄铜板或镀铸铜板	0.15～0.18	表面光滑的砖	4.0
塑料板	0.01～0.05	铁丝网抹灰	10～15
矿渣石膏板	1.0	混凝土	1～3
矿渣混凝土板	1.5	铸铁管	0.25
胶合板	1.0	木板	0.2～1.0

当实际使用的风道的 K 值有别于线解图中的 K 值时，应将由附录 1 线解图中查得的比摩阻 R_m乘以修正系数 β，$\beta =（Kv）^{0.25}$，即修正后的比摩阻为：

$$R_m' = R_m\beta = R_m（Kv）^{0.25} \tag{3.2.15}$$

式中：R_m'——修正后的风道比摩阻，Pa/m；

K——风道内壁绝对粗糙度，mm；

v——风道中空气平均流速，m/s。

【例 3.2.1】一圆形截面风道直径为 350 mm，用薄钢板制成。风道内流过的空气为 6000 m^3/h，求 15 m 长风道的摩擦阻力及风道中空气的流速。

解　由附录 1 线解图求所需数据。在风道直径 d 标尺上定出 350 mm 的一点，在风量 L 标尺上定出 6000 m^3/h 的一点，以直尺连接这两点，其延续线与风道比摩阻 R_m标尺交于 8.83 Pa/m 的一点，与风速 v 标尺交于 16 m/s 的一点，则风道长 $l = 15$ m 时的摩擦阻力为：

$$H_m = R_m l = 8.83 \times 15 = 132.3 \text{ (Pa)}$$

所求空气流速 $v = 16$ m/s。

【例3.2.2】一圆形钢板风道，输送的空气量为10000 m^3/h时，风道中空气的流速为18 m/s。求风道直径及20 m长风道的摩擦阻力。

解 由附录1线解图求所需数据。在风量 L 标尺上定出10000 m^3/h的一点，在风速 v 标尺上定出18 m/s的一点，以直尺连接这两点，其延续线与风道直径 d 标尺交于440 mm一点，与比摩阻 R_m 标尺交于7.85 Pa/m一点，则风道长 $l = 20$ m时的摩擦阻力为：

$$H_m = lR_m = 20 \times 7.85 = 157.0 \text{ (Pa)}$$

所求风道直径 $d = 440$ mm。

(2) 局部阻力。局部阻力是由于空气通过风道的异形部件（如弯头、渐扩管、渐缩管、三通、闸阀等）及通风系统中的设备（如除尘器、净化器、空气加热器等）时，其流向和流速发生变化而在气流中产生了涡流所造成的。局部阻力是发生在局部地点的能量损失，它在通风系统的总阻力中所占比例很大。

计算风道各部件的局部阻力的公式为：

$$Z = \xi \frac{\rho v^2}{2} \tag{3.2.16}$$

式中：Z——局部阻力，Pa；

ξ——局部阻力系数。

其余符号意义同前。

上式表明，风道异形部件的局部阻力与空气流经它时具有的动压成正比。

局部阻力系数 ξ 的大小与部件的形状有关（对三通、四通，ξ 还与直管、支管的流量分配有关），ξ 值一般通过实验求得。附录2中列出了常见风道部件的局部阻力系数。计算局部阻力时，应用查 ξ 值时的截面风速进行计算，在局部阻力系数 ξ 值表中已注明各有关截面的风速。三通则应分别计算两个支管的局部阻力。

（三）尘源控制及隔离

尘源控制和隔离的目的在于将生产过程散发的粉尘限制在一定的范围，不使其扩散到车间操作地点，以使整套除尘系统发挥最大效益。如玻璃、陶瓷、铸造等行业，粉尘危害严重，防尘的首要问题是解决好尘源控制及隔离。只有产尘源得到有效的控制和隔离，操作地点空气中的粉尘含量才能大幅度降低。从工业卫生角度看，尘源控制及隔离技术的重要性更甚于除尘设备。为此，在除尘系统中必须重视尘源控制及隔离设备的设计。在工厂防尘中，通常是用各种类型的罩实现尘源控制和隔离。

1. 对局部吸尘罩的原则要求

吸尘罩是局部排风系统的关键部件，要使局部吸尘罩发挥最大的效果，应满足以下五点要求。

(1) 形式适宜。吸尘罩的形式要与生产操作过程以及有害性质相适应，既不能妨碍操作，又要有显著的控制粉尘和有害气体的作用。这就要区别操作是冷过程还是热过程，操作过程的特点、规律性，产尘设备能不能密闭，工人经常接触与否等。总之，吸尘罩的形式要适宜。

（2）位置正确。吸尘罩安设的位置要正确，可针对各操作过程或设备的特点，采用最适宜安装的位置。这还与粉尘产生的方向有关，一般来讲在不妨碍操作的情况下，越靠近有害物散发源越好，通常都使吸尘罩的罩口迎着粉尘的方向，各种罩的安装位置要与车间建筑高度相适应，不妨碍吊车和其他起重运输工具的运行，不妨碍工人正常操作，尽可能不影响采光、照明。

（3）风量适中。对机械通风而言，无论是哪种吸尘罩，都是通过抽出一定风量，在罩子的工作口（罩面）造成足够的控制风速，或是在需要控制粉尘的“零点”造成一定的控制风速。抽风量的大小对吸尘罩效果的好坏起决定作用，这要依据粉尘的危害性、产生粉尘设备机件运动的快慢、粉尘散发的初始速度（落差大小）、含量以及外界干扰气流的大小来确定。抽风量过小，开口一定时造成的控制风速小，不足以控制粉尘飞扬和有害气体的外逸，不足以抵抗外界干扰气流的破坏作用。但是，抽风量也不能过大。抽风量过大造成风机、管道、除尘净化设备庞大，还会抽走本来不应抽走的原料，加大除尘器负担，还可能改变材料的配比，影响产品质量。在冬季，抽风量过大会导致车间过冷，要补充大量热量。

（4）强度足够。制作吸尘罩的材料，要根据它的用途来选择。机械设备振动小，在发热量不大的场合，安装的吸尘罩比较小，可用镀锌薄板制作。机械振动大，物料冲击力大，或在高温炉前发热量很大的场合，必须用较厚的（1.5～5 mm）钢板制作；在有酸碱或其他腐蚀性的场合需要用塑料板制作。不论哪种材料制成的罩子都应有足够的强度，避免在经常的检修拆卸情况下或在振动、高温作用下变形。

（5）检修方便。安装了吸尘罩以后，应使生产设备检修方便（如更换刀具、砂轮、布轮，拆装设备零件，设备大修等），这就要求在较大吸尘罩上安装检修门，或把罩盖做成可以掀起的。有时为了检修方便，采用回转式吸尘罩。罩体与管道最好用法兰连接而不用焊接，以便拆卸。

2. 密闭吸尘罩

密闭罩是把产尘设备局部或全部地密闭起来再抽风，依靠在罩内造成一定的负压，保证在一些操作孔、观察孔或缝隙处自外向里进气而粉尘不向外逸。

密闭罩随工艺设备及其配置的不同，其形式也是多种多样的，按其特点基本可归纳为以下三类。

（1）局部密闭罩：将设备产尘处用罩子密闭起来，这种罩子的特点是仅密闭产尘的局部地点，容积较小，观察和操作比较方便。它适用于产尘点固定、气流速度不大的连续产尘地点，如胶带运输机的转运地点等。

（2）整体密闭罩：将产尘地点的全部和产尘设备的大部分用罩子密闭起来，而把设备需要经常观察维护的部位（如设备传动部分）留在罩外。它的特点是罩子容积大，可以通过观察窗和检查门监视设备运行情况，中、小维修可在罩内进行，不必拆罩。它适用于产生气流较分散或局部气流速度较大的产尘设备，如振动筛等。

（3）大容积密闭罩（密闭小室）：将产尘设备或地点用罩子全部密闭起来。它的特点是容积大，可以在罩内对设备进行维修，在罩外通过门窗监视设备运行情况。它适用于分散产尘点、脉冲或阵发式产尘点、产生较大热压和冲击气流的产尘设备。它可利用罩子的容积造成循环气流，消除或减少正压以减少抽风量，但检修不方便，不停车检修时，工人必需进入罩内工作。

3. 旁侧吸尘罩

当生产条件不适宜用密闭吸尘罩时，可采用旁侧吸尘罩。旁侧吸尘罩不同于密闭罩，有害物发生源位于罩外一定距离。为了有效地控制有害物，抽气速度必须大于粉尘的飞扬速度。因此，不仅要考虑罩口吸气速度大小。还要看离罩口一定距离处，粉尘扩散处所形成的吸气速度的大小。如果该处吸气速度比粉尘飞扬速度小，则旁侧吸尘罩将不能有效地控制有害物。所以，在设计旁侧吸尘罩时，着眼点是在罩口之外某距离处造成足够的控制风速，而这一控制风速与罩口吸气速度是有一定关系的。

旁侧吸尘罩是通过罩口抽气，在罩口以外某处有害物飞扬、扩散点上造成适当的气流速度，从而把有害物吸入罩内，如图 3. 2. 4 所示。这里，为说明问题，引入“零点”一词。所谓“零点”是指有害物飞扬、扩散达到的某一位置，在这个位置上，它已耗尽最初的能量，并且飞扬、扩散速度已经降低到车间中无规则气流那样大小。从有害物发生源中心到“零点”的距离，可由观察同类操作确定。图 3. 2. 4 中，d 为有害物发生源中心距罩口距离，s 为“零点”距有害物发生源中心的距离。旁侧吸尘罩应该控制的最远距离不是 d，而是 $d+s$，即“零点”距罩口的距离 x。

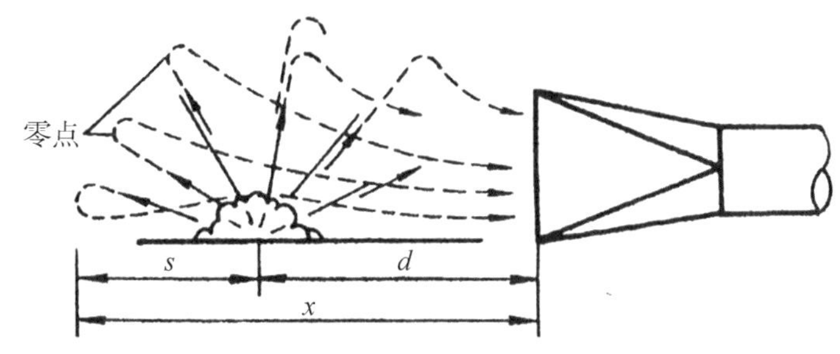

图 3. 2. 4　旁侧吸尘罩与“零点”的距离

旁侧吸尘罩在“零点”所需风速称为“零点”控制风速。这一风速应根据有害物源周围的气流速度，有害物的危险程度来确定。有害物危害程度大，“零点”控制风速应较高。周围气流速度大，则对“零点”处有害物的干扰也较大，因此应维持较高的控制风速来捕集有害物。合适的“零点”控制风速应根据现场实测资料确定，不具备实测条件时可参照表 3. 2. 2 确定。

表 3. 2. 2　“零点”控制风速 v_x

有害物产生的情况	控制风速（m/s）	举　例
以轻微的速度扩散到相当平静的空气中	0. 25 ～ 0. 50	蒸气的蒸发，气体或烟从敞口容器中外逸
以较低的初速扩散到尚属平静的空气中	0. 5 ～ 1. 0	喷漆室的喷漆，断续倾倒有尘屑的干物料到容器中，焊接

续表

有害物产生的情况	控制风速（m/s）	举　例
以相当大的速度扩散出来，或扩散到空气运动速度较高的区域	1.0～2.5	翻砂，脱膜，高速皮带运输（高于1 m/s）的转运点，装桶
以高速扩散出来，或是扩散到空气运动速度很高的区域	2.5～10.0	磨床，滚筒清理，在岩石表面工作

4. 接受式吸尘罩

接受罩的罩口应迎着粉尘的散发方向，并尽量靠近产尘源，同时要防止车间内横向气流的干扰，必要时安装挡板。根据工艺设备和操作的要求可用活动、可调、移位（连接软管）等措施。

（1）砂轮机吸尘罩。砂轮机是最常见的一种产尘源，砂轮机在加工工件时会产生较多的细小粉尘。为了有效地控制粉尘的飞扬，要在砂轮机上安装吸尘罩，吸尘罩的形式要刚好把沿砂轮切线方向飞溅出来的粉尘抽走，不让它扩散开去。

通常，砂轮机局部吸尘罩是将砂轮的主体密闭起来，留出砂轮的工作部分。吸气罩的下部做成斜口的形式，并延伸出砂轮边缘0.25倍轮径的距离，以便接纳由砂轮切向飞溅出来的粉尘，将它排走。对于转速很高的砂轮，吸尘罩下部斜口成平口形式，如图3.2.5中虚线所示。吸尘罩的两侧，罩的顶部与砂轮之间，都应有一定空隙，砂轮两侧留25～35 mm空隙，砂轮至罩顶一般留25 mm。

（2）布轮抛光机吸尘罩。为了除掉金属表面的污垢和加亮镀件，需要抛光。通常细磨采用布轮或毛毡轮。抛光操作时，沿轮子切线方向飞扬出粉尘、金属粉末和纤维。布轮抛光机需采取密闭吸尘罩，其形式与砂轮机相近，因抛光作业要经常更换布轮，密闭吸尘罩做成可调式，即密闭罩外壳及下部舌板可以拉出，以调节开口面积，适应不同尺寸的布轮，见图3.2.5、图3.2.6。

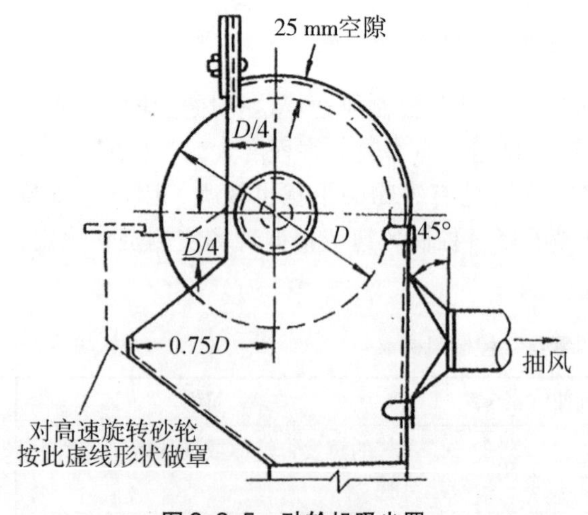

图3.2.5　砂轮机吸尘罩

1——可调罩口；2——可调板；3——抛光布轮

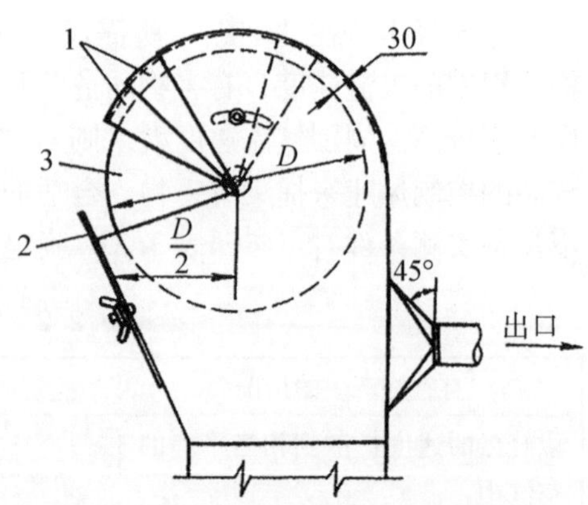

图3.2.6　可调式布轮抛光机吸尘罩

1——可调罩口；2——可调板；3——抛光布轮

（3）磨床磨轮吸尘罩。磨床上的磨轮为硬质砂轮，主要是用钢及金刚砂磨料成型的，其中游离二氧化硅含量为 7.6%～10.0%。研磨作业时，操作地点空气中粉尘浓度虽不甚高，为 11～32 mg/m^3，但产生的粉尘分散度较高，粒径小于 5 μm 的可吸入细尘占 77.3%。因此，在磨床上装设局部防尘罩是预防磨工发生尘肺的一项重要措施。

磨床磨轮有水平、垂直两工位，有时加工的工件做往复水平运动，加工时，粉尘沿磨轮切向飞溅出来，因此，吸尘罩的形状需与磨轮的不同工位和产尘方向相吻合。其安装位置需考虑工件的极限运动位置，如使用侧吸罩，则最远“零点”处的控制风速应比专业设计手册推荐值高一倍左右，这样才能达到较高的捕尘效能。图 3.2.7 分别为立面和平面磨床磨轮局部吸尘罩，其罩口风速为 3.0～5.0 m/s，“零点”控制风速为 1.5～1.6 m/s，具有良好的控制粉尘效果，车间工作地点空气中粉尘浓度可降到 1～6 mg/m^3。

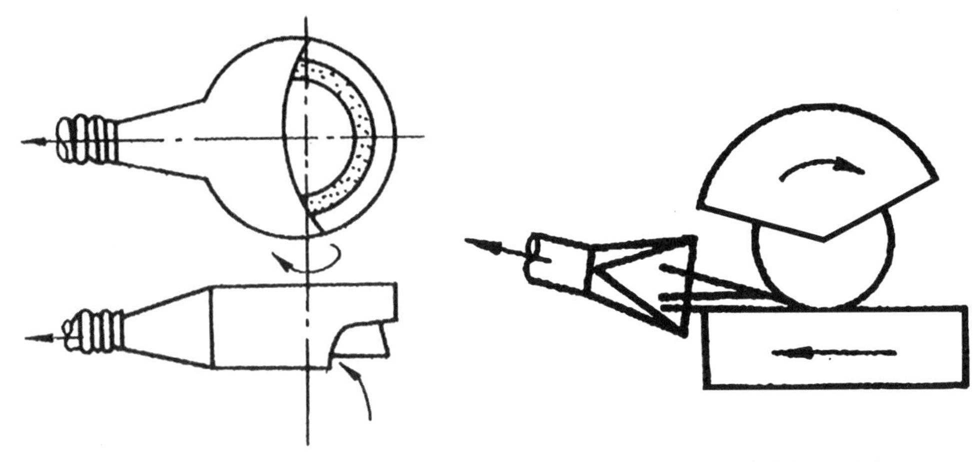

（a）立面磨床磨轮吸尘罩　　（b）平面磨床磨轮吸尘罩

图 3.2.7　磨床磨轮吸尘罩

（4）镗床吸尘罩。镗床是加工机件外壳内表面的专用机床，切削时由卡盘环境处飞散出大量铁屑粉尘。一台 9 号双头镗床加工 100 kW 电机外壳内表面，其产尘量为 2456 g/h，如不设置局部抽风罩，不仅有碍工人健康，还会磨损设备。

镗床的两头卡盘和镗刀杆处是切削时产生粉尘的关键部位，由观察生产情况得知，切削时，粉尘是在该部位围线镗刀杆切线方向产生，在这个部位设置两个圆弧形侧吸罩（图 3.2.8），罩口迎着粉尘产生的切线方向，使得产生的粉尘能流畅地被吸走。为克服粉尘的高速飞溅，罩口风速以控制在 7～10 m/s 为宜，在这种情况下，绝大部分粉尘能被吸收罩捕集，车间工作场所空气中粉尘浓度可降到 6 mg/m^3。

5. 下部吸尘罩

下部吸尘罩，简称下吸罩。在某些场合下，采用下部吸尘罩具有一些优点，如不占据空间、不妨碍操作、工人体位舒适等；但其缺点是需要铺设地下风道，并且为避免因粉尘沉降堵塞风道，必须在合适的位置设清灰孔，有时在设计上存在一定困难。

如图 3.2.9 所示为下吸罩。如产尘源直接处于带格栅的罩面处，工矿企业玉石、滑石雕刻厂操作台即可采用这种形式的下吸罩。工矿企业瓷砖厂成型后修坯、扫坯时可采用这种形式的下吸罩。

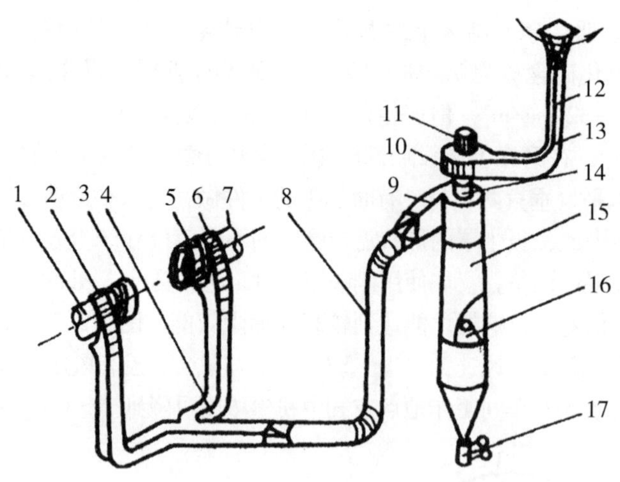

图 3.2.8　双头镗床吸尘装置

1，7——镗刀杆国；2，6——弧形吸尘罩；3，5——卡盘；4——水平风道；8，12——测定孔；9——除尘器入口；10——风机；11——电机；13——排气筒；14——除尘器出口；15——扩散式除尘器；16——反射屏；17——锁气器

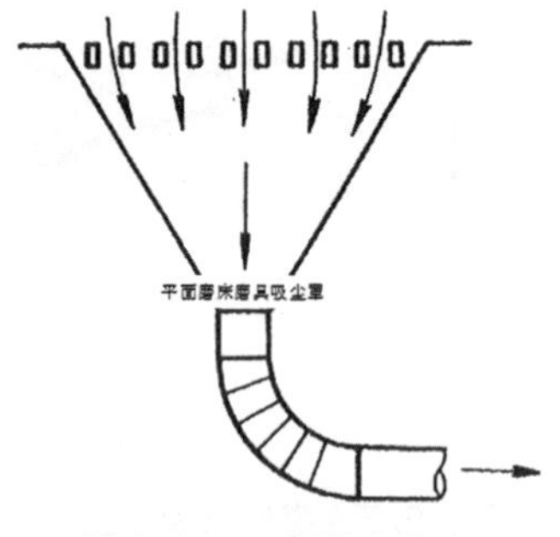

图 3.2.9　下部吸尘罩

（四）常用除尘器

除尘器的形式很多，基本上可以分成干式与湿式两大类。对含尘气体中尘粒不做润湿处理的除尘设备称为干式除尘器，如重力沉降室、旋风除尘器、袋式除尘器、静电除尘器等。用水或其他液体使含尘气体中的尘粒润湿而捕集的除尘设备，称为湿式除尘器，如水浴除尘器、水膜旋风除尘器、自激式水力除尘器、文氏管除尘器等。一般情况下，干式除尘器捕集下来的粉尘便于清理，也容易回收综合利用，故管理方便。湿式除尘器捕集下来的粉尘是污泥和污水状物，处理比较复杂，如果维护管理不善，可能造成排水管堵塞，除尘器效率下降等问题。

无论是干式除尘器或是湿式除尘器，不外乎利用重力、惯性力、离心力、热力、扩散黏附力和电力等作用把尘除下来。除尘器按作用力可分为如下 6 种。

（1）重力除尘器，如沉降室。

（2）惯性力除尘器，如惰性除尘器。

（3）离心力除尘器，如各种旋风除尘器。

（4）洗涤除尘器，如冲击式水浴除尘器。

（5）过滤除尘器，如各种袋式除尘器。

（6）电除尘器，如静电除尘器。

（五）通风机

1. 风机的分类

通风工程中常见的通风机的分类方法很多，下面介绍几种常见的分类方法。

1）按通风机作用原理分类

（1）离心式通风机。离心式通风机由旋转的叶轮和蜗壳式外壳所组成，叶轮上装有一定数量的叶片。气流由轴向吸入，经 90°转弯，由于叶片的作用而获得能量，并由蜗壳出口甩出。根据压力的不同区分为高、中、低压三类：①高压，$P > 3000$ Pa；②中压，1000 Pa $\leqslant P \leqslant$ 3000 Pa；③低压，$P \leqslant 1000$ Pa。

离心式通风机的叶片结构形式有前向式、后向式、径向式 3 种（图 3.2.10）。

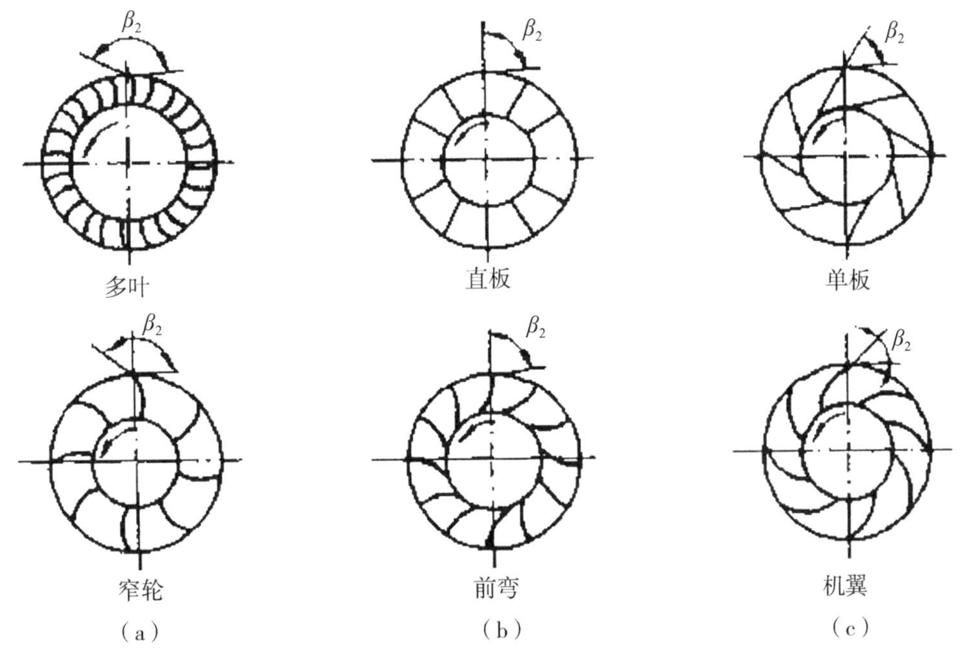

图 3.2.10　离心式通风机叶片的结构形式

（a）前向式；（b）径向式；（c）后向式

前向式叶片朝叶轮旋转方向弯曲，叶片的出口安装角 $\beta_2 > 90°$［图 3.2.10（a）］。在同样风量下，它的风压最高。由于风压中动压比例大，通风机效率低、噪声大，主要用于要求体积小型化的小型机组及高压风机。

径向式叶片是朝径向伸出的，$\beta_2 = 90°$［图 3.2.10（b）］，径向式叶片的离心通风机其性能介于前向式和后向式叶片的通风机之间。这种叶片强度高，结构简单，粉尘不易黏附在叶片上，叶片的更换和修理都较容易，常用于输送含尘气体。

后向式叶片的弯曲方向与叶轮的旋转方向相反，$\beta_2 < 90°$［图 3.2.10（c）］。与前两种叶片的通风机相比，在同样流量下它的风压最低、尺寸较大，这一叶片形式的通风机效率高、噪声小。采用中空机翼型叶片时，效率可达 90% 左右。但这种叶片的通风机不能输送含尘气体，因叶片磨损后，尘粒进入叶片内部，会使叶轮失去平衡而产生振动。

叶片形式不同的离心通风机其性能比较见表 3.2.3。目前，常用离心通风机系列的叶片基本形式见表 3.2.4。

表 3.2.3　不同叶片形式离心通风机性能比较

形式	前向		径向		后向	
出口安装角 β_2	$>90°$		$=90°$		$<90°$	
理论压力	大		中		小	
动压	>静压		=静压		<静压	
特性曲线	$\overline{P}$ $\overline{P}$ $\overline{N}$ O $\overline{L}$		$\overline{P}$ $\overline{P}$ $\overline{N}$ O $\overline{L}$		$\overline{P}$ $\overline{P}$ $\overline{N}$ O $\overline{L}$	
	多叶	窄轮	直板	前弯	单板	机翼
流量系数 L	0.30～0.60	0.05～0.30	0.10～0.30	0.05～0.20	0.05～0.35	0.10～0.35
压力系数 P	0.90～1.20	0.70～0.90	0.55～0.75	0.55～0.75	0.30～0.60	0.30～0.60
效率 η_i	0.60～0.78	0.70～0.88	0.70～0.88	0.70～0.88	0.75～0.90	0.75～0.92
b_2 $D_2$①	0.30～0.60	0.05～0.30	0.10～0.30	0.05～0.20	0.05～0.35	0.10～0.35
比转数 n	50～100	10～50	30～60	25～50	40～80	50～80
特性及适用范围	体积小，转速低，噪声低，适用于空调	转速高，压力高，噪声高，适用于阻力大的系统	叶片简单，转速低，适用于农机和排尘系统	转速高，适用于冶金、排尘和烧结	效率较高，噪声较小，适用于锅炉、空调、矿井、建筑通风等	

注：① b_2 ——叶轮出口宽度；D_2 ——叶轮外径。

表 3.2.4　常用离心通风机系列所用的叶片基本形式

叶片基本形式	常用通风机系列	叶片基本形式	常用通风机系列
前向式叶片	9－19，9－26，10－19 9－27，9－35，8-23Y	机翼型叶片	4－68，G4-68，Y4-68 4－72，G4-73，Y4-73
后向板型叶片	Y5-48，T4-72，4-79 Y5-47，4－62	径向式叶片	C4-68，7－29，7－40 6－30，6－46

（2）轴流式通风机。轴流式通风机的叶片安装于旋转轴的轮毂上，叶片旋转时，将气流吸入并向前方送出。根据其压力的不同区分为高、低压两类：①高压，$P \geqslant 500$ Pa；②低压，$P < 500$ Pa。

轴流式通风机的叶片有板型、机翼型多种，叶片根部到梢常是扭曲的，有些叶片的安装角是可以调整的，调整安装角度能改变通风机的性能。

（3）贯流式通风机。贯流式通风机是将机壳部分地敞开使气流直接进入通风机，气流横穿叶片两次后排出。它的叶轮一般是多叶式前向叶型，两个端面封闭。它的流量随叶轮宽度增大而增加。贯流式通风机的全压系数较大，效率较低，其进口、出口均是矩形的，易与建筑配合。它目前大量应用于大门空气幕等设备产品中。

2）按通风机的用途分类

（1）一般用途通风机。这种通风机只适宜输送温度低于 80 ℃、含尘浓度小于 150 mg/m^{3}的清洁空气，如 4－68 型通风机等。

（2）排尘通风机。它适用于输送含尘气体。为了防止磨损，可在叶片表面渗碳，喷镀三氧化二铝、硬质合金钢等，或焊上一层耐磨焊层如碳化钨等。C4-73 型排尘通风机的叶轮采用 16°锰钢制作。

（3）高温通风机。锅炉引风机输送的烟气温度一般在 200～250 ℃，在该温度下碳素钢材的物理性能与常温下相差不大。所以，一般锅炉引风机的材料与一般用途通风机相同。若输送气体温度在 300 ℃以上时，则应用耐热材料制作，滚动轴承采用空心轴水冷结构。

（4）防爆通风机。该类型通风机选用与砂粒、铁屑等物料碰撞时不发生火花的材料制作。对于防爆等级低的通风机，叶轮用铝板制作，机壳用钢板制作；对于防爆等级高的通风机，叶轮、机壳则均用铝板制作，并在机壳和轴之间增设密封装置。

（5）防腐通风机。防腐通风机输送的气体介质较为复杂，所用材质因气体介质而异。F4-72 型防腐通风机采用不锈钢制作。有些工厂在通风机叶轮、机壳或其他与腐蚀性气体接触的零部件表面喷镀一层塑料，或涂一层橡胶，或刷多遍防腐漆，以达到防腐目的，效果很好，应用广泛。

另外，用过氯乙烯、酚醛树脂、聚氯乙烯和聚乙烯等有机材料制作的通风机（即塑料通风机、玻璃钢通风机），质量轻，强度大，防腐性能好，已有广泛应用。但这类通风机刚度差，易开裂。

（6）消防用排烟通风机。这是一类供建筑物消防排烟的专用通风机，具有耐高温的显著特点。一般在温度大于 300 ℃的情况下可连续运行 40 min 以上。目前，在高层建筑的防排烟通风系统中广泛应用。HTF、GYF、GXF 系列通风机均属这一类型。

（7）屋顶通风机。这类通风机均因直接安装于建筑物的屋顶上而得名。其材料可用钢或玻璃钢。又有离心式和轴流式两种。这类通风机常用于各类建筑物的室内换气，施工安装极为方便。

（8）射流通风机。它与普通轴流通风机相比，在相同通风机重量或相同功率的情况下，能提供较大的通风量和较高的风压。一般认为，通风量可增加 30%～35%，风压增高约2倍。它还具有可逆转的特性，反转后风机特性只降低5%。可用于铁路、公路隧道的通风换气。

2. 通风机的性能参数

（1）风量L。通风机在单位时间内所输送的气体体积流量称为风量或流量（m^3/h），通常指的是在工作状态下输送的气体量。在通风机样本和产品铭牌上通常标出的风量是标准状态下的数值。

（2）风压P。通风机的风压是指全压，它为动压和静压两部分之和。通风机全压等于出口气流全压与进口气流全压之差。

（3）功率。通风机单位时间内传递给空气的能量称为通风机的有效功率，用N_y表示，可按下式计算：

$$N_y = \frac{LP}{3600} \tag{3.2.17}$$

式中：L——通风机的风量，m^3/h；

P——通风机的风压，Pa。

消耗在通风机轴上的功率（通风机的输入功率）N称为轴功率。

（4）效率。由于通风机在运行过程中有能量损失，故轴功率N要大于有效功率N_y，二者之比值称为全压效率。

$$\eta = \frac{N_y}{N} \tag{3.2.18}$$

考虑到通风机的机械效率及电机容量安全系数，所需配用的电机功率为：

$$N = \frac{LP}{\eta\eta\eta\eta \cdot 3600 \cdot \eta_m} \cdot K \tag{3.2.19}$$

式中：η_m——通风机机械效率，按表3.2.5选择；

K——电机容量安全系数，见表3.2.6。

表3.2.5　通风机机械效率

传动方式	机械效率η_m（%）
电动机直联	100
联轴器直联	98
三角皮带传动（滚动轴承）	95

表3.2.6　电机容量安全系数

电机功率（kW）	安全系数K
<0.5	1.50
0.5～1.0	1.40
1.0～2.0	1.30
2.0～5.0	1.20
>5.0	1.15

3. 通风机的命名

通风机的全称包括名称、型号、机号、传动方式、旋转方向和风口位置六个部分。

（1）名称。通风机的名称组成及顺序关系如图 3. 2. 11 所示。

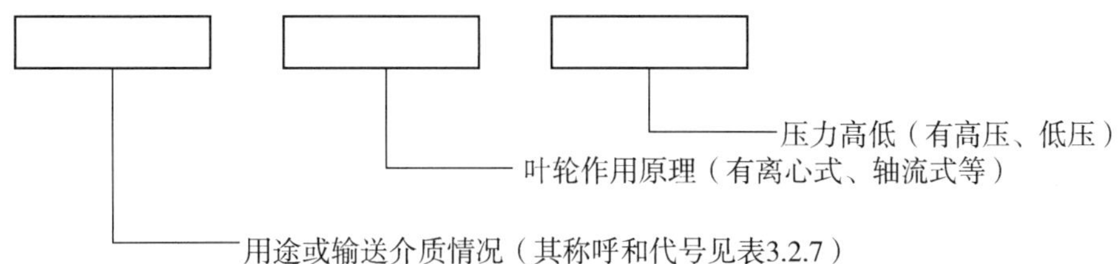

图 3. 2. 11　通风机的名称组成及顺序关系

（2）型号。离心通风机的型号组成及书写顺序如图 3. 2. 12 所示。轴流通风机的型号组成及书写顺序如图 3. 2. 13 所示。

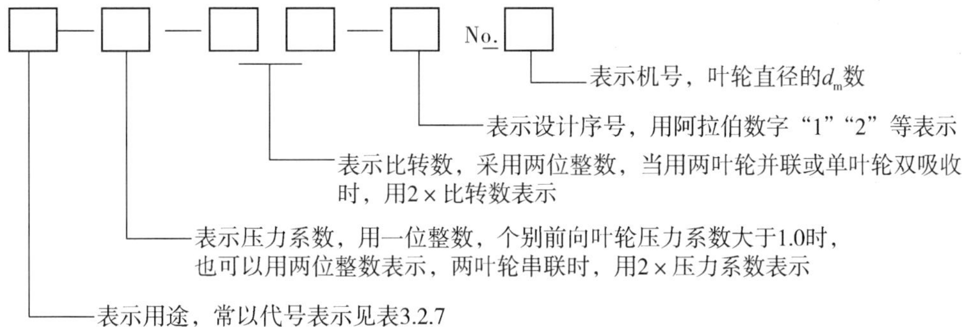

图 3. 2. 12　离心通风机的型号组成及书写顺序

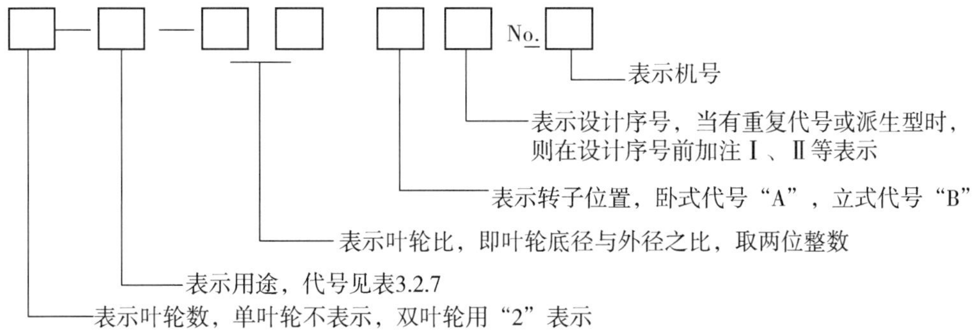

图 3. 2. 13　轴流通风机的型号组成及书写顺序

（3）机号。通风机的机号用通风机叶轮直径的 d_m 值，尾数四舍五入，在前冠以“№. ”。

（4）传动方式。通风机的传动方式见表 3. 2. 7 及图 3. 2. 14。

表 3.2.7 通风机的传动方式代号

代号		A	B	C	D	E	F
传动方式	离心通风机	无轴承电机直联传动	悬臂支撑，皮带轮在轴承中间	悬臂支撑，皮带轮在轴承外侧	悬臂支撑，联轴器传动	双支撑，皮带在外侧	双支撑，联轴器传动
	轴流通风机	同上	同上	同上	悬臂支撑，联轴器传动（有风筒）	悬臂支撑，联轴器传动（无风筒）	齿轮传动

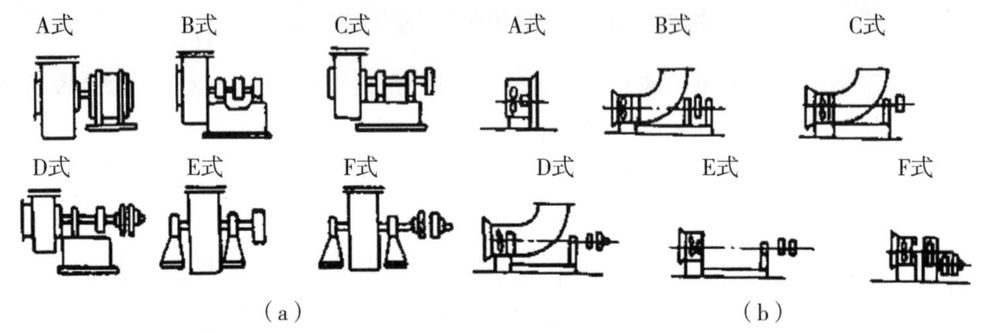

图 3.2.14 通风机的传动方式

（a）离心通风机；（b）轴流通风机

（5）旋转方向。通风机的旋转方向是指叶轮的旋转方向，以“左”“右”表示。从主轴槽轮或电机位置看叶轮，顺时针转者为“右”，逆时针者为“左”。

（6）风口位置。离心通风机的风口位置以叶轮的旋转方向和进风口、出风口方向（角度）表示。写法是：右（左）出风口角度/进风口角度。基本出风口位置为 8 个，特殊用途可补充增加，见图 3.2.15 和表 3.2.8。

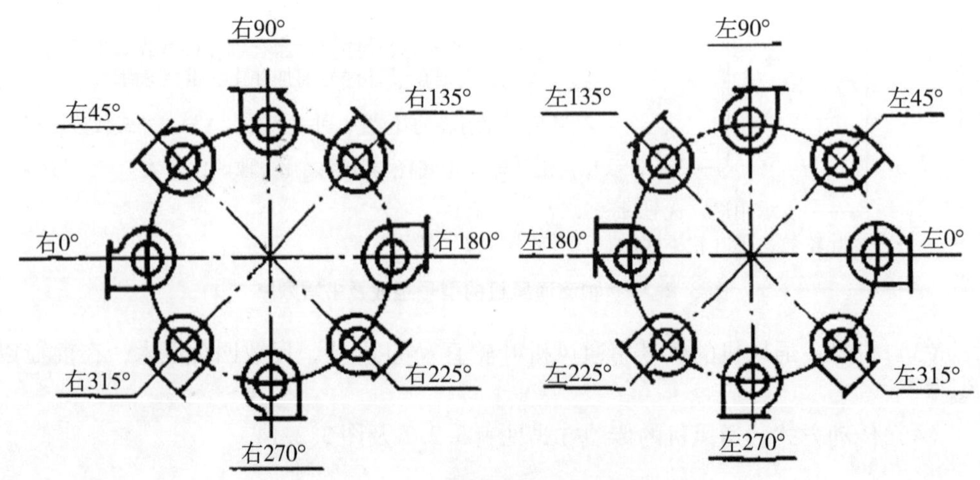

图 3.2.15 离心通风机出风口位置

表 3.2.8　离心通风机出风口位置

基本位置	0°	45°	90°	135°	180°	225°	270°	(315°)
补充位置	15° 30°	60° 75°	105° 120°	150° 165°	195° 210°	(240°) (255°)	(285°) (300°)	(330°) (345°)

轴流通风机的出风口位置，用入（出）若干角度表示，基本出风口位置有 4 个，特殊用途可补充增加，如图 3.2.16 和表 3.2.9 所示。

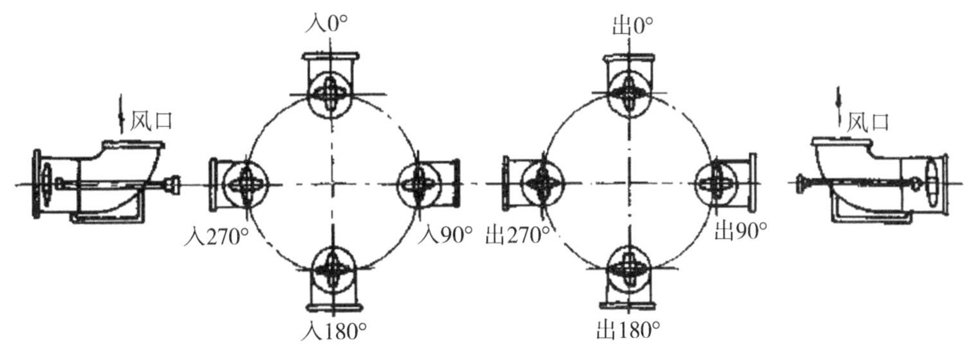

图 3.2.16　轴流通风机出风口位置

表 3.2.9　轴流通风机出风口位置

基本位置	0°	90°	180°	270°
补充位置	45°	135°	225°	315°

离心通风机的完全称呼书写举例如图 3.2.17 所示。

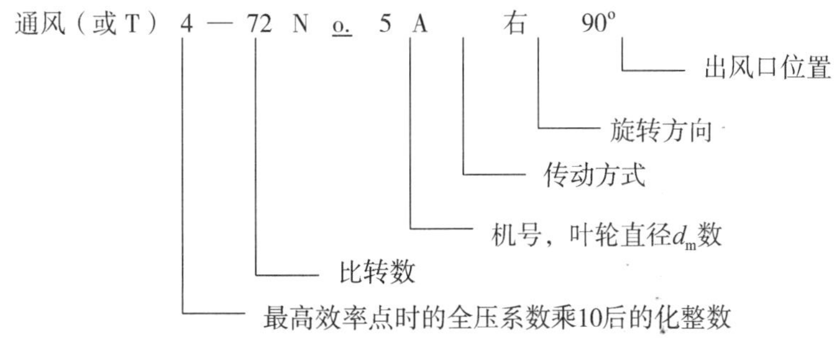

图 3.2.17　离心通风机的完全称呼书写

轴流通风机的完全称呼书写举例如图 3.2.18 所示。

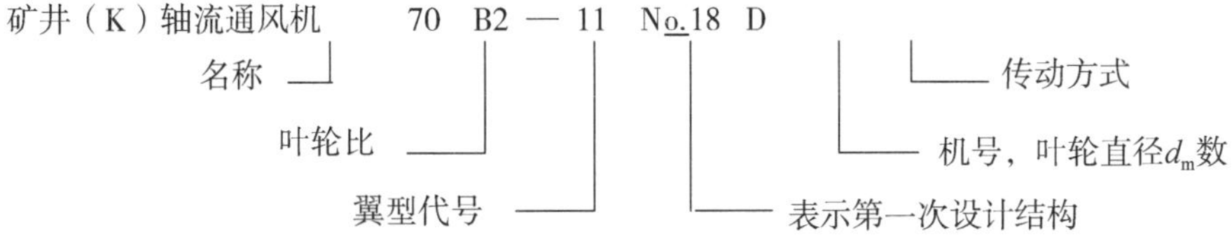

图 3.2.18　轴流通风机的完全称呼书写

二、防毒设施

（一）通风排毒系统的组成和原理

排除有害、有毒气体和蒸气可采用全面通风及局部排风方式进行。全面通风是在工作场所内全面进行通风换气，以维持整个工作场所范围以内空气环境的卫生条件。全面通风用于有害物质的扩散不能控制在工作场所内一定范围的场合，或是有害物质发源地的位置不能固定的场合。这种通风方式的实质就是用新鲜空气来冲淡工作场所内的污浊空气，以使工作场所空气中有害物质的浓度不超过职业卫生标准所规定的短时间接触容许浓度或最高容许浓度。全面通风可以利用自然通风实现，也可以借助于机械通风来实现。

自然通风是以风压和热压作用使空气流动所形成的一种通风方式。即依靠室外风力造成的风压与室内外空气的温差而形成的热压。这种通风完全依靠自然形成的动力来实现生产车间内外空气的交换，特别是当工作场所有害气体浓度相对较低或者温、湿度较高时，可以进行有效的通风。它通常用于有余热的房间，要求进风空气中有害物质浓度不超过工作场所空气中有害物质短时间接触容许浓度或最高容许浓度的30%。已经广泛应用于冶金、轧钢、铸造、锻压、机械制造、金属热处理等生产车间。

机械通风是利用通风机产生的压力，克服沿程的流体阻力，使气流沿风道的主、支网管流动，从而使新鲜空气进入工作场所，污染的空气从工作场所中排出。

局部排风是将工业生产中产生的有害、有毒气体或蒸气在其发生源处控制、收集起来，不使其扩散到工作场所，并把有害气体经净化处理后排至工作场所以外。这是工矿企业中常用的一种排毒方式，主要用于有害物质毒性较高且浓度较高的工作场所，或污染源分布范围较小的场合，或有害物质进入空气速度快且无一定规律的场合，或作业人员呼吸带距离污染源较近的场合。

1. 全面通风

采用全面通风时，应不断向工作场所供应新鲜空气或符合一定要求的空气，同时从工作场所内排除污浊空气，以维持工作场所内良好的工作环境。要使全面通风发挥其应有作用，首先要根据工作场所用途、生产工艺布置、有害物散发源、位置及特点、人员操作岗位和其他有关因素合理地组织气流，然后根据计算和实际调查资料取得有害气体散发量数据，确定合适的全面通风换气量。

1）气流组织方式

（1）气流组织原则。为保证送入工作场所的空气少受污染，尽快到达工作地点，使操作人员能呼吸到较为新鲜的空气，提高全面通风效果，要求供给工作场所的空气直接送到工作地点，然后再与生产过程散发的有害物质混合排出。

在图 3. 2. 19 中列举了正确的与不正确的气流组织方式。“□”表示有害物源，“×”表示操作人员的工作位置。在图 3. 2. 19（a）中，进风直接送到操作人员的工作位置，再经过有害物源排至工作场所外，以此来保证工作地点的操作人员呼吸到新鲜空气，这是正确的气流组织方式。在图 3. 2. 19（b）中，进风先经过有害物质散发源，再送到操作人员的工作位置，这样让已污染的空气通过工作区是不可取的。

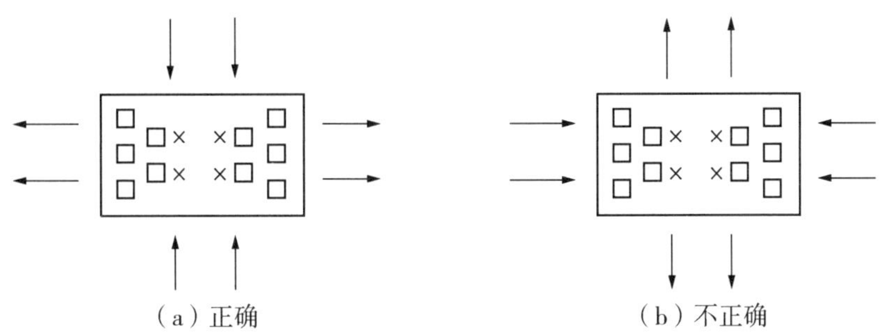

图 3.2.19　两种气流组织方式示意

对只产生粉尘而不散发有害气体或虽散发有害气体但设局部排气装置的工作地点，则要求从工作地点的上部送入空气，这样可避免因送风而引起粉尘二次飞扬和破坏局部排气装置正常工作，加强通风效果，缩小污染范围，起到降低工作场所有害物质的含量的作用。

此外，要充分利用新鲜空气吹过操作人员的工作地点，避免未经过工作地点而经工作场所门窗开口或局部排气罩口短路逸出。在工作场所内布置送风口时，还应从送风参数、送风口位置、形式等来控制，冬季不要给人以吹风感，而在夏季又应保证合适的风速，以排除工人机体产生的热量。

（2）送风口、排风口位置对通风效果的影响。全面通风效果的好坏，在很大程度上取决于工作场所内气流组织是否合理。工作场所内的气流组织，靠设置在一定位置上的送风口和排风口来实现。按全面通风的原则，工作场所内送风口应设在有害物含量较低的区域，排风口则应尽量布置在有害物产生源附近或有害物含量最高区以便最大限度地把有害物从工作场所内排出。在布置进风口时，应尽量使气流在整个工作场所内均匀分布，减少滞流区，避免有害物在死角处不断积聚。

送风口和排风口的相互位置，一般有下送上排、上送下排及上送上排 3 种形式，每种形式中，送风口、排风口又可布置在工作场所同侧或对侧。

下送上排：

从工作场所下部的送风口送入新鲜空气，直接在操作地区散开，然后流向工作场所上部，经排风口排出。这种气流组织方式多用于散发有害气体或余热的工作场所，新鲜空气可依最短路线迅速到达工作地点，途中受污染的概率较小，大部分在工作场所下部工作地点作业的工人直接接触到新鲜空气。下送上排的气流与工作场所内对流气流的流动趋势相符合，也与热致诱导的有害气体自下而上的趋势相一致。因此，涡流区很少。图 3.2.20 为下送上排方式示意图。

上送下排：

新鲜空气从工作场所上部的送风口送入，通过工作地点，从工作场所下部的排风口排出，气流路线较为通畅且以纵向运动为主，涡流区较少。这种气流组织方式可用于无热源存在的工作场所。图 3.2.21 为上送下排方式示意图。

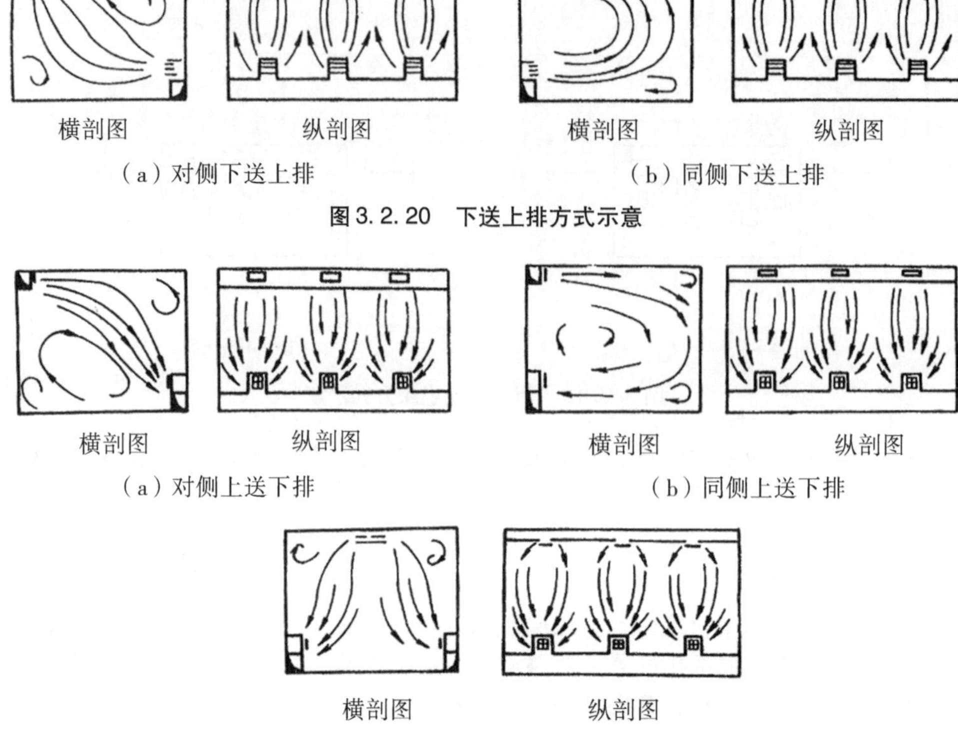

横剖图　　纵剖图　　横剖图　　纵剖图

（a）对侧下送上排　　（b）同侧下送上排

图 3.2.20　下送上排方式示意

横剖图　　纵剖图　　横剖图　　纵剖图

（a）对侧上送下排　　（b）同侧上送下排

横剖图　　纵剖图

（c）中心上送两侧排

图 3.2.21　上送下排方式示意

上送上排：

送风口布置在工作场所上部，自上而下送风，气流通过工作地点后再返至上部，经排风口排出。采用这种方式时，由于送出的新鲜空气先经过工作场所上部然后才到达工作地点，它可能在途中受到污染，且因气流的路线不很通顺，往往有较多的涡流区。鉴于上述缺点，这种气流组织方式用得较少，只有在工作场所下部不便布置排风口时才采用。图 3.2.22 为上送上排方式示意。

横剖图　　纵剖图　　横剖图　　纵剖图

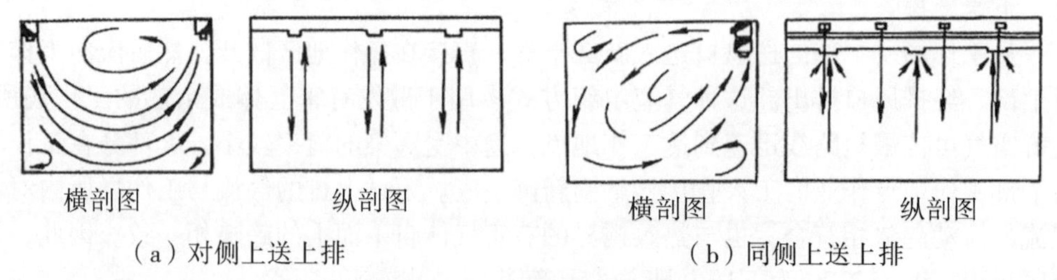

（a）对侧上送上排　　（b）同侧上送上排

图 3.2.22　上送上排方式示意

2）换气量及换气次数

（1）换气量的确定。当已知工作场所内某种有害气体产生量为 Z（mg/h），一定量空气 L（m^3/h）以全面通风方式通过工作场所，由于稀释工作场所内的有害物，空气中有害气体浓度由 y_0 提高到 y_x（mg/m^3），但不能超过国家卫生标准规定的数值。此时，以上各量之关系式：

$$Z = L(y_x - y_0) \quad (3.2.20)$$

所需通风量为：

$$L = \frac{Z}{y_x - y_0} \quad (3.2.21)$$

式中：Z ——工作场所内放散的有害气体量，mg/h；

y_x——工作场所内空气中有害气体浓度，即国家职业卫生标准规定的有害气体职业接触限值（见附录 1），mg/m^3；

y_0——送入工作场所内空气所含有害气体浓度，mg/m^3，如直接采用外界新鲜空气送入工作场所内，则 y_0 为 2。当大气中含有害气体或蒸气时，送入工作场所空气中有害气体或蒸气含量不应超过附录 1 规定的职业接触限值的 30%。

根据国家职业卫生标准的规定，当数种溶剂（苯及其同系物、醇类、醋酸酯类）的蒸气，或数种刺激性气体（三氧化硫及二氧化硫、氟化氢及其盐类等）同时扩散在工作场所空气中时，全面通风换气量应按各种气体分别稀释至最高容许含量所需要的空气量的总和计算。除上述有害物质的气体及蒸气外，其他有害物质同时扩散于工作场所空气中时，通风量仅按需要空气量最大的有害物质计算。

【例 3.2.3】　某工作场所内同时散发苯及甲苯两种有机溶剂蒸气，各自散发量为：

$Z_{苯} = 48$ g/h，$Z_{甲苯} = 180$ g/h。计算该工作场所所需全面通风量。

解　由附录 1 查得上述两种有机溶剂蒸气的 *PC-TWA* 为：$y_{苯} = 6$ mg/m^3，$y_{甲苯} = 50$ mg/m^3。

设进风空气不含有害蒸气，$y_0 = 0$，按式（3.2.21）分别计算出将每种溶剂蒸气稀释到 *PC-TWA* 所需的换气量：

$$L_{苯} = \frac{48 \times 1000}{6 - 0} = 8000 \ (m^3/h)$$

$$L_{甲苯} = \frac{180 \times 1000}{50 - 0} = 3600 \ (m^3/h)$$

因苯、甲苯蒸气具有麻醉性，按规定，全面通风换气量应取两者之和，即

$$L = L_{苯} + L_{甲苯} = 8000 + 3600 = 11600 \ (m^3/h)$$

在确定工作场所所需通风量时，如果在其周围有相邻工作场所，而空气又互相流通，相邻工作场所内含有害气体含量比较低，当送风的主要目的是补充局部排气量时，为防止有害气体含量较高工作场所内的空气污染相邻工作场所，此时送风量应比工作场所内局部排气量总和少 10%～15%，以便使工作场所内呈负压状态。

（2）换气次数。当缺乏确切资料而无法计算工作场所内扩散的有害物量时，全面通风所需换气量，可按同类工作场所的换气次数，用经验方法确定。

换气次数是指换气量 L（m^3/h）与通风工作场所容积 V（m^3）的比值：

$$n = \frac{L}{V} \quad (3.2.22)$$

各类工作场所的换气次数 n 可从专门规范或设计手册中查到，通风换气量为：

$$L = nV \tag{3.2.23}$$

2. 局部排风

1）局部排毒系统的组成

用于排毒的局部通风系统，与通风除尘系统相似，由排风罩（吸气罩）、风道、净化器、风机和排气筒组成。从有害有毒气体的净化回收来说，只有局部排风系统才能实现，而全面通风换气，则因有害、有毒气体被稀释扩散，无法集中，也就无法予以净化回收。同时，采用局部排风系统，也应在达到排毒要求的前提下，尽可能减少排风量，这样有利于净化回收，节省净化回收设备的初投资及运行费。

典型的局部排毒系统如图 3.2.23 所示。

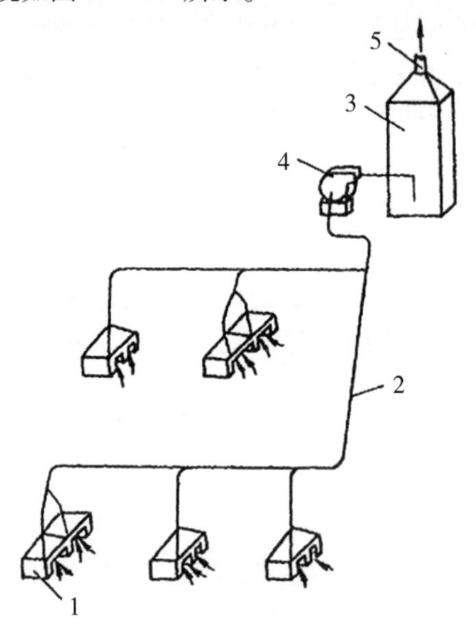

图 3.2.23 局部排毒系统

1——吸气罩；2——风道；3——净化器；4——风机；5——排气筒

（1）吸气罩。吸气罩与吸尘罩的原理并无本质上的区别，目的是把作业地点产生的有害、有毒气体吸至罩内。对吸气罩的原则要求与吸尘罩相类似，仍是形式适宜、位置正确、风量适中、强度足够、检修方便。常用的吸气罩有排毒柜、伞形罩及槽边吸气罩等，它的形状与工艺过程有密切的关系，有时与操作台联成一个整体。在不妨碍操作的前提下，吸气罩口应尽量接近有害、有毒气体发生源，以保证取得良好的吸气效果。当有害物散发有一定方向性时，罩口位置应迎着有害物散发的方向，如将用于小件喷漆的吸气罩的罩口设计成迎着喷枪喷射的方向，陶瓷厂喷釉吸气罩的设计也采取这一形式。

吸气罩的抽风量应适中，对于旁侧罩、伞形罩及槽边吸气罩等外部罩，关键问题是保证在有害物产生处造成足够的控制风速，这一风速远比吸气罩口风速小得多。控制风速因工种、工件和操作方式的不同而异。控制风速过大，在罩口面积一定、控制距离一定的条件下，抽风量过大；控制风速过小，在同样条件下，抽风量过小，不能控制有害物的散发。

此外，设计吸气罩要便于操作，便于维修，用于排毒的吸气罩，还要考虑防腐蚀，为此，可用砖砌、混凝土等材料制成风道，也可选用适当厚度的聚氯乙烯塑料板制成，并要求有足够强度。

（2）风道。局部排毒系统的风道设计原理与除尘系统相同，唯其常采用矩形断面风道，在风道计算中应使用当量直径，用钢板以外的其他材料制作风道时，计算阻力还应进行粗糙度的修正。另外，在排毒系统的风道中空气流速与通风除尘风道有所不同。

（3）净化设备。为了防止大气污染、保护环境，用通风排气的方法从工作场所内排出的各种有害气体需采取适当的净化处理措施。对于一些经济价值较大的物质，应尽量回收，综合利用。经过净化处理后排到大气中的有害气体应符合废气排放标准的要求。

有害气体的净化方法有燃烧法、冷凝法、吸收法和吸附法。

通风排气中有害气体的净化，多采用吸收法和吸附法。

（4）风机。根据所需的风量与风压，以及其他工艺操作条件，按照风机产品样本来选择最佳工况的风机，以便用最小的动力消耗获得最大的效果。如风机的使用工况（温度、大气压、介质密度）为非标准状况时，选择风机所产生的风压、风量和轴功率等均按表 3. 2. 10 中有关公式进行换算。

表 3. 2. 10　通风机性能关系式

改变密度 ρ、转数 n 时的换算公式	改变转数 n_1、大气压力 p、气体温度 t 时的换算公式
$\frac{L_1}{L_2}=\frac{n_1}{n_2}$	$\frac{L_1}{L_2}=\frac{n_1}{n_2}$
$\frac{H_{g1}}{H_{g2}}=\left(\frac{n_1}{n_2}\right)^2\times\frac{\rho_1}{\rho_2}$	$\frac{H_{g1}}{H_{g2}}=\left(\frac{n_1}{n_2}\right)^2\times\left(\frac{p_1}{p_2}\right)\times\left(\frac{273+t_2}{273+t_1}\right)$
$\frac{N_1}{N_2}=\left(\frac{n_1}{n_2}\right)^2\times\frac{\rho_1}{\rho_2}$	$\frac{N_1}{N_2}=\left(\frac{n_1}{n_2}\right)^2\times\left(\frac{p_1}{p_2}\right)\times\left(\frac{273+t_2}{273+t_1}\right)$
$\eta_1=\eta_2$	$\eta_1=\eta_2$

注：L_1——风量，m^3/h；H_g——全压，Pa；N——轴功率，kW；n——转数，r/min；η——全压效率；t——温度，℃；p——大气压力，Pa；ρ——密度，kg/m^3；角标 1、2——表示已知性能数和所求数。

风机性能一般均指在标准状况下的风机性能。此处标准状况是指大气压力 $p=101323.2$ Pa，大气温度 $t=20$ ℃，相对湿度 $\varphi=50\%$ 时的空气状态。

2）几种常见中小型作业的局部排风

（1）铅作业的局部排风：化铅锅。小化铅锅在化铅过程中会产生大量的铅烟尘，如一台直径为 50 cm 的浇铅锭化铅锅，每小时铅的蒸发量为 14 mm 左右。为了不使铅烟尘扩散，就得把铅锅罩起来，将铅烟尘排至室外。通常安装在化铅锅上的是一种柜形吸气罩（图 3. 2. 24），排出口一般设在罩子的顶部，罩子的外形与化铅锅相匹配。

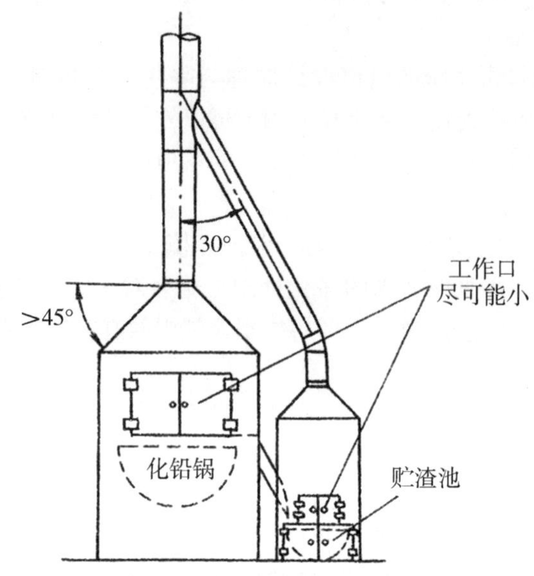

图 3. 2. 24　小化铅锅吸气罩

对于从化铅锅中捞出的铅渣，因是极细微的氧化铅等尘粒，不能任其敞露堆放在工作地点近旁，以防止它随空气飞扬散开。处理这种铅渣的较好办法是，在靠近化铅锅吸气罩的内部安装一斜管，通到贮渣池上，铅渣可直接由化铅锅罩内倒进斜管，落到贮渣池中，贮渣池上方也应安装小型密闭吸气罩，以控制贮渣池中铅尘的扩散，小罩顶部的排气管可接到化铅锅的排风管中。

为了适应化铅操作要求，工作口可安装对开的扇形门。工作口应尽可能小。罩口控制风速通常选为 1 ～1 . 5 m/s。所需的排风量可按下式计算求出：

$$L = 3600vF$$

式中：v——罩口控制风速，m/s；可取 1 ～1. 5 m/s；

F——吸气罩开口面积，m^2。

化铅锅吸气罩除采用机械排风的方法外，还可以采用自然排风的方法，后者是利用化铅锅表面所散发的热量加热吸气罩内的空气，造成排气管内外一定的温差，达到吸气罩排气的目的。但是，化铅锅表面所散发的热量较小，一般约为 17. 4 kW/m^2，它能使排气罩内气温升高 20 ℃左右。因此，在设计施工中应该加以注意。

（2）铅作业的局部排风：铸字机。铸字机工作时铅池中的温度达 300 ～400 ℃，一台铅池面积约为 0. 02 m^2的铸字机，每小时所散发出来的铅蒸气和铅尘量就有 1 mg 左右。它工作不到数十分钟，工作地点空气中的含铅量就可能超过国家职业卫生标准。因此，铸字机上需要安装吸气罩，把铅蒸气和烟尘尽快抽走。

铸字机上通常安装密闭的柜形吸气罩（图 3. 2. 25），这比安装伞形吸气罩好，因为可以节省风量，防止过堂风的干扰和池中铅爆沸烫伤操作工人。在柜形吸气罩的后下方或侧下方要留一加料口，加料口面积应越小越好，一般取 100 mm × 80 mm 左右即可。加料口处还应安装扇形门，以便在加料后或停机时，将铅池密闭。为了便于观察铅池的工作情况，可在罩体的侧壁安装玻璃观察窗孔。

对汤姆生型铸字机，因为它的铅池要经常推转出来，需使用一个能随铅池转动的罩子（图 3. 2. 26）。

为了便于检修铅池和加热电炉，吸气罩与排风支管间可采用承插式活接头连接，检修时吸气罩可上下移动。

铸字机吸气罩所需的排风量可根据加料口和罩子四周空隙处保持 1 m/s 的控制风速计算出来，但每一吸气罩的排风量不应小于 60 ～ 70 m^3/h。

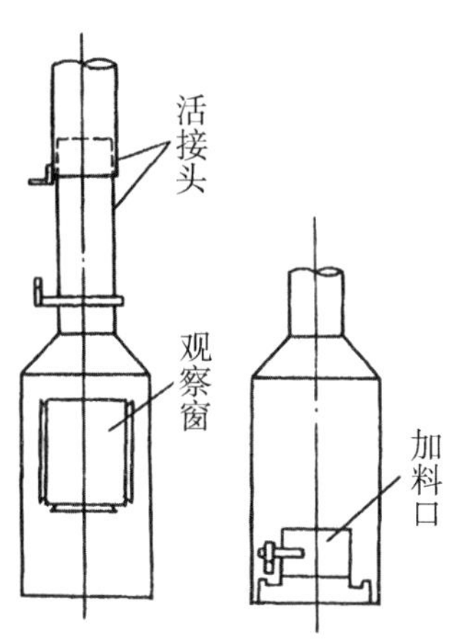

图 3. 2. 25　铸字机柜形吸气罩

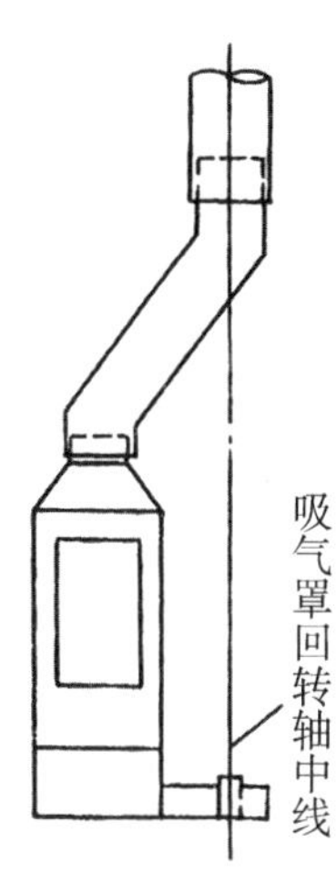

图 3. 2. 26　汤姆生型铸字机吸气罩

铸字机吸气罩通常采用机械排风，但当风管系统中所连接的铸字机不多时（10 台以下），也可考虑采用自然排风，即利用铸字机所产生的热量，造成排气管内外一定的温差，以达到排气的目的。通常每台铸字机所散入吸气罩内的热量为 500 ～ 814 W 或 34. 9 kW/m^2，其所引起罩内空气升温为 30 ～ 50 ℃。因此，采用自然排风时，管道直径不能太小，可先根据铸字机的台数确定各支管、干管的风量，然后按 1. 5 m/s 的风速来计算各支管、干管所需直径大小。排气管的垂直高度可采取 4 ～ 6 m。排气总管应安装在各铸字机的中央位置。为了减少排风管路系统的阻力，应尽量避免拐弯太多和采用直角弯头，还要注意不使罩子和管道漏风，防止刮风时倒风。

（3）铅作业的局部排风：蓄电池极板焊接。在工矿企业中，生产和修理蓄电池行业较为普遍，一般设备比较简陋，在生产过程中，很多工序产生铅烟、铅尘，如不采取适当的防护措施，必然会使工人受到职业病危害，甚至发生中毒。极板焊接及点焊是产生铅烟的主要生产岗位，这些工种的操作工长期吸入较高含量的铅烟，引起了职业病危害。无锡卫生防疫部门为工厂设计了如图 3. 2. 27 所示的小件焊接局部排风工作台，使操作处控制风速维持在 0. 3 ～ 0. 5 m/s，铅烟含量由 4. 0 ～ 6. 42 mg/m^3下降到 0. 065 ～ 0. 073 mg/m^3。

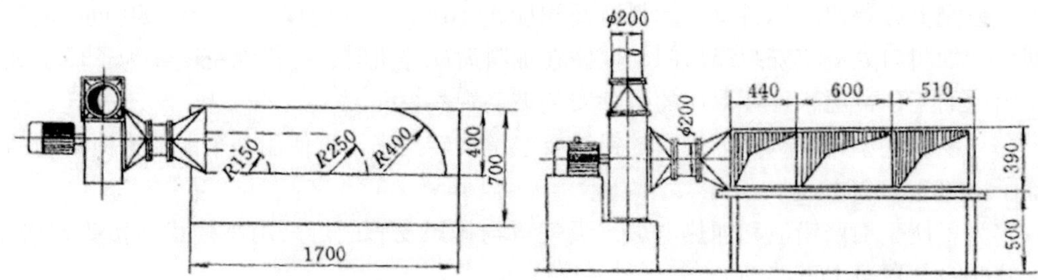

图 3.2.27　小件焊接局部排风工作台

这种工作台采用旁侧吸气罩，抽风量按式（3.2.24）计算。如图 3.2.27 所示，罩口尺寸为 1.2 m × 0.4 m，在离罩口 0.4 m 处风速不小于 0.5 m/s，排风量为：

$$L = 3600\ (5x^2 + A_f)\ v_x \qquad (3.2.24)$$

在给定条件下：$x = 0.4$ m；$A_f = 1.2 \times 0.4 = 0.48\ \text{m}^2$；$v_x = 0.5$ m/s；$L = 3600\ (5 \times 0.42 + 0.48) \times 0.5 = 2300\ \text{m}^3/\text{h}$。

3）苯作业的局部排风

（1）苯作业的局部排风：喷漆。在喷涂各种小件制品时，为了防止苯和其他有机溶剂蒸气对工人健康造成危害，通常采用一种特殊形式的柜形吸气罩。这种柜形吸气罩与普通柜形吸气罩的不同之处，主要在于罩内设有除挡漆雾的装置，其次是罩口形式能够与漆雾射流特性相适应。

在柜形吸气罩内进行喷漆时，未落到漆件表面的大部分漆雾，随着排气气流进入风道，如果不采取相应措施，它就会黏附在风道壁和风机扇叶上。时间久了，风道被堵塞，风机会失灵。因此，在喷漆柜内必须设计除漆装置，通常有干式和湿式两种。

干式除漆装置，使混有漆雾的空气在迂回前进中与某种物质表面相碰而黏留在上面。如图 3.2.28 所示是常用的一种干法除漆的喷漆用柜形罩。它的挡漆器由数块波纹钢板组成，每块钢板上都凿有通气条缝。前后两块钢板的条缝交错排列，使空气多次改变方向增加与板面的碰撞机会，从而提高除漆效果。此外，还可在钢板间适当填

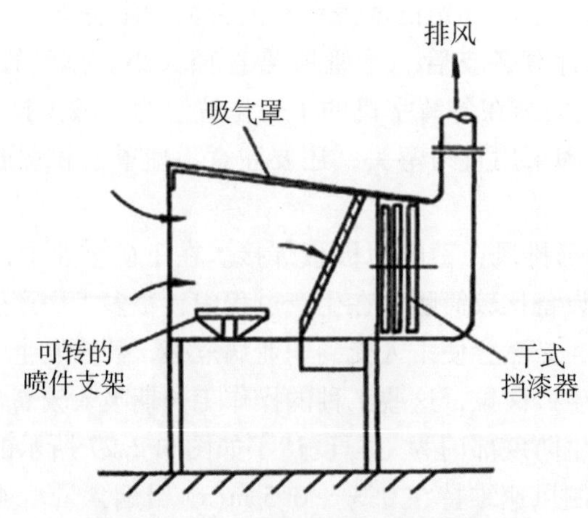

图 3.2.28　干法除漆的喷漆用柜形罩

充刨花。必须定期清除粘在挡漆器上与罩内表面上的漆片。为清除方便，可先在表面上涂一层黏性油。挡漆器的除漆效率与阻力大小随其结构形式而定。

干式除漆装置的优点是制造简单，使用方便；其缺点是不能完全除去漆雾，必须经常清理挡漆器和风道。

湿式除漆装置，将混有漆雾的空气通过靠喷嘴喷水所形成的水幕与细小水滴接触，随之落入水池中。为了防止部分来不及沉降的水滴进入风道，通常在水幕后装设挡水板（或称除雾器）。

随着水滴降落到水池中的漆雾，有部分沉至水池底部，另有部分形成漆皮浮在水面上。而位于水池中层的水，可用水泵送至喷嘴循环使用。如图 3.2.29 所示是一种湿式除漆的喷漆用柜形罩。它后部的挡水板是最常用的折式挡水板。

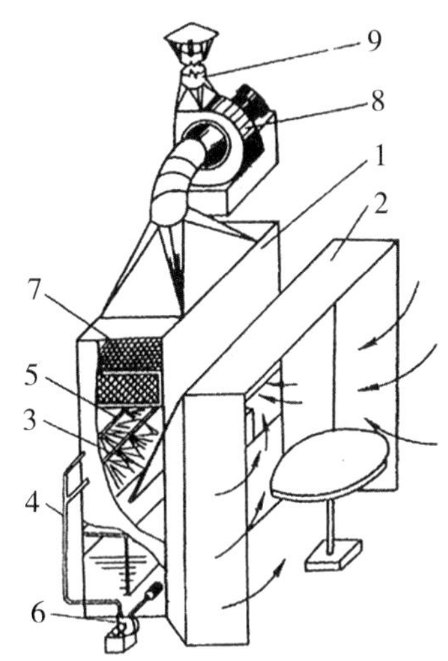

图 3.2.29　湿式除漆的喷漆排气柜

1——柜体；2——吸气罩；3——挡水板；4——进水管；5——喷嘴；6——水泵；7——挡水层；8——风机；9——排气筒

湿式除漆法的优点是消防安全，不需经常清理风道，除漆效率高；其缺点是设备复杂，投资较大，使用费用高。

喷漆时所用压缩空气的压力通常达 300 ～ 400 kPa，因此，自喷枪出来的漆雾射流具有很大的速度（在 2 m 远处可达 3 ～ 4 m/s）。当它与喷件相撞后，仍能以比较大的速度自后侧折回前方，有可能逸出罩外。考虑到这种情况，有时将罩口做成向内卷边形状，使沿四壁折回的气流流入卷边中，然后再从位于上部的风道抽走。

喷漆柜所需的排风量，可按操作口控制风速为 0.7 ～ 1.2 m/s 计算。

（2）苯作业的局部排风：制鞋。制鞋行业在乡镇企业中甚为普遍，皮鞋厂、胶鞋厂、旅游鞋厂多为手工操作，使用氯丁胶黏合剂，其原料有氯丁胶片、氧化锌、氧化镁、工业纯苯、促进剂、芳酊醇，主要成分是纯苯和氯丁胶。有些乡镇制鞋厂在缺少通风排毒设施的情况下，工作场所空气采样表明，工人呼吸空气苯含量为 70 ～ 1390 mg/m^3，平均含量高达720 mg/m^3，超过职业卫生标准 120 倍之多。在这种恶劣的劳动环境中，工人经常发生急、慢性苯中毒，因此，必须采取通风排毒措施。

对制鞋行业的局部排气装置有特殊要求，因鞋类成品经粘接后，需在装有红外线灯的烘箱中烘干，局部排毒工作台既要达到防毒要求，还要满足工艺要求，不能因抽风量过大而影响烘干，某些皮鞋厂采用如图 3.2.30 所示的双层局部排毒工作台，工人坐在工作台前，将工件置于操作口前操作，作业场所空气中苯系物含量可降至职业接触限值。为预防制鞋工人苯中毒，应从工艺改革上着手，用毒性较低的甲苯、二甲苯代替剧毒纯苯配制氯丁胶，或用无苯白乳胶代替氯丁胶，辅之以必要的局部排气措施，可使工作场所空气中苯含量大幅度降低。

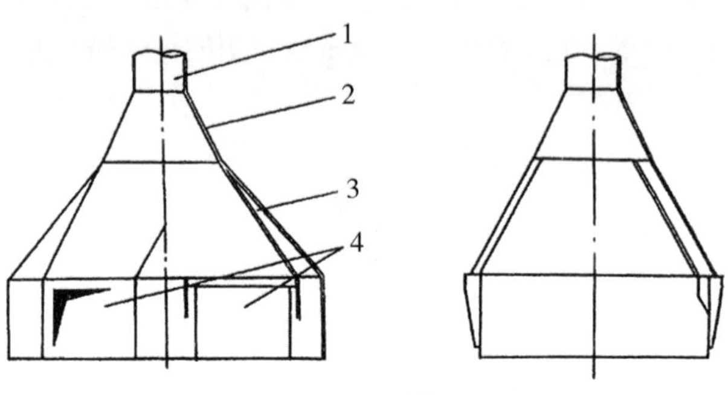

图 3.2.30 制鞋行业用双层排毒罩

1——风道；2——连接管；3——罩子夹层；4——工作口

（二）有害气体产生源的控制和隔离

1. 排毒柜

排毒柜是用于控制有害气体的一种局部排气装置。它属于密闭罩，把有害气体发生源完全隔于柜内，柜上设有开闭自如的操作孔和观察孔。为防止在操作过程中从柜内逸出有害气体，需自柜内抽风，造成负压。这类排毒柜由于密闭程度好，一般用较小的抽风量即可控制有害气体不从柜内逸出。在化学实验室、电子仪表生产厂、医用仪表厂、温度计厂的某些工序以及小件喷漆作业等常使用这种柜形吸气罩。传统的排毒柜采用单纯吸气的方式，造成负压，而气帘式排毒柜，即采用上吹下吸或下吹上吸的方式，在排毒柜开口处形成气帘，阻止有害物质的扩散。

2. 伞形排气罩

伞形排气罩是应用得十分广泛的一种局部排气罩，通常安装在有害物发生源的上方，罩面与发生源之间的距离视有害物的特性和工艺操作条件而定。当发生源只产生有害物而发热量不大时（一般指有害气体温度不高于周围空气的温度），为冷过程，此时伞形排气罩在发生源最不利的有害物散发点处，造成一定的上升风速，将有害气体吸入罩内；当发生源散发有害物且散热量较大时，为热过程，此时伞形排气罩将热致诱导气流量“接受”并全部排走。因此，有冷过程伞形排气罩与热过程伞形排气罩之分。

（1）冷过程伞形排气罩。自由吸气的伞形排气罩罩口气流运动规律与自由吸气的旁侧吸气罩相同。罩口风速的分布与罩体的扩张角有关，扩张角越小，罩口风速分布越均匀。扩张角小于60°时，罩口中心风速 v_c 与罩口平均风速 v_0 接近；当扩张角大于60°时，v_c 与 v_0 之比随扩张角的增大而显著增大，罩口中心部分风速比罩口边缘处大。但扩张角过小，为使罩面适应有害物发生源形状并具有足够面积，伞形罩罩体会过高，既耗费钢材，又为车间建筑高度所不允许。因此，在一般情况下，伞形排气罩扩张角应大于45°、小于60°，以保证其排气效果和实用性。

此外，伞形排气罩的效果还与罩口离发生源的距离、侧面围挡的程度有很大关系。罩口离发生源越近，侧面围挡的程度越高，排气效果就越好。所以，在不影响生产操作的前提下，应尽量使罩口接近有害物发生源，并尽可能在排气罩侧面增设围挡，这样既能节省风量，又提高了排气效果。

（2）热过程伞形排气罩。在工业工作场所内，热源上部有两种形式的热气流，一种是设备本身在操作过程中产生的热气流，如炼铁冲天炉和炼钢电炉炉顶的高温烟气，沥青熔化锅上部的热沥青烟气等；另一种是热设备表面对流散热时形成的对流气流，任何垂直、水平热表面对流散热时，其附近的空气被加热后形成上升的对流气流。在热气流上升过程中，由于热诱导作用，沿途不断有周围空气掺混进去，使热气流体积不断增大，气流截面也随之扩大。

热过程不同于冷过程的主要之点在于有热诱导上升气流的存在，热过程伞形排气罩的作用是把上升过程中体积逐渐增大的污浊空气迅速排走。因此，对热过程伞形排气罩正确设计的关键归结为如何计算诱导上升的气流流量及上升气流在不同高度上的横截面大小，但是，在热气流上升初始阶段体积增加并不显著。根据实验观察，在离热设备约为 $1.5\sqrt{F}$（F 是高温发热设备的水平投影面积）以内，混入的气体量甚微，可以忽略不计。因此，通常把离热设备 $1.5\sqrt{F}$ 以下的称为低悬伞形罩，而离热设备大于 $1.5\sqrt{F}$ 的称为高悬伞形罩。

3. 槽边吸气罩

槽边吸气罩是专门用于各类工业池、槽上（如酸洗槽、电镀槽、盐浴炉池、油垢清洗池等）的一种局部排风装置。它是利用安装在工业池、槽边缘一侧、两侧或整个周边的条缝吸气口，在槽面上造成一定的横向气流，将槽内散发的有害气体或蒸气吸走。

1）吸气特性

槽边吸气罩的特点是不影响工艺操作，有害气体不流进工人的呼吸带。但因吸气罩造成的气流的运动方向与散发的有害气体的运动方向不一致，通常所需的抽风量较大。

图3.2.31是槽边吸气罩工作特性示意图。当槽内溶液温度较高、风机又未启动时，距吸气罩口最远的槽边缘处产生的有害气体会上升，或被工作场所横向干扰气流吹散，逸入工作场所内。风机启动后，在吸气气流的作用下，有害气体将改变运动方向，朝吸气口方向流动。但如果此时抽风量较小，吸气口造成的吸气速度尚不足以将有害气体吸入槽边吸气罩内，则有害气体仍会逸入工作场所内，其流动方向如流线 a 所示。只有当抽风量适当增大后，有害气体才会如流线 b 所示，全部被吸入罩内。如果在此基础上再增大抽风量，有害气体流则贴近液面向吸气罩口流动，如流线 c 所

示。这对操作人员更为安全，但是吸气罩有可能抽出过量的空气。

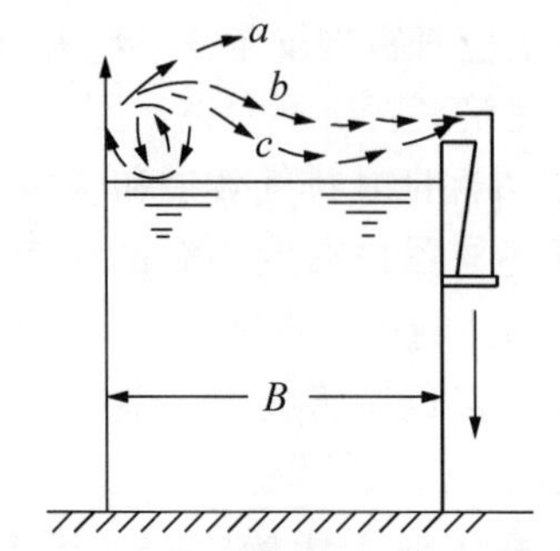

图 3. 2. 31　槽边吸气罩工作特性

2）形式

吸气罩口的布置：按吸气罩口的布置形式，槽边吸气罩可分为单侧、双侧、环形、周边 4 种。单侧适用于槽宽 $B \leqslant 700$ mm 的槽子。槽宽过大时，如仍用单侧槽边吸气罩，吸气罩口至最不利的槽子边缘点的距离增大，会使抽风量大大增加。在槽宽 $B > 700$ mm 时，采用双侧吸气为宜。而在 $B \geqslant 2000$ mm 或圆形工业池、槽的情况下，采用周边或环形吸气罩。上述 4 种槽边吸气罩的布置形式见图 3. 2. 32。

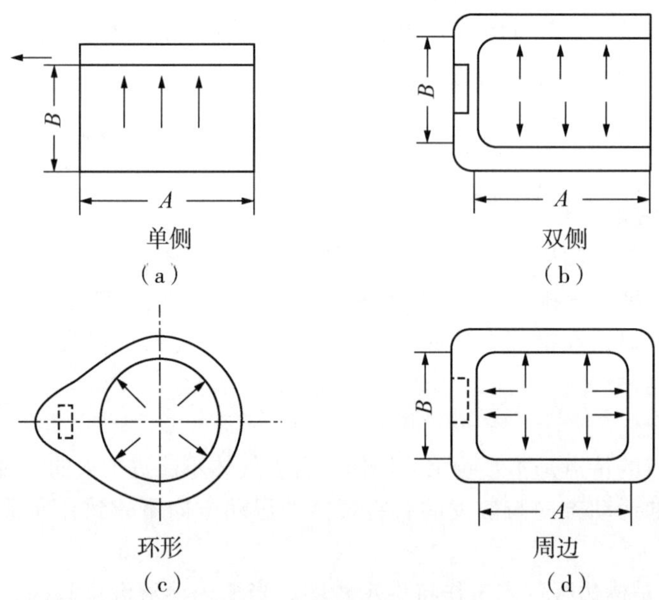

图 3. 2. 32　槽边吸气罩布置形式

吸气罩口结构形式：槽边吸气罩罩口结构有多种形式，如条缝式、平口式、斜口式、倒置式及吹吸式等。槽边吸气罩应不妨碍工艺操作，能有效地排除有害气体，保证有害气体不流经工人呼吸带。为使抽风量不致过大，罩口至槽内液面的距离应尽量减小，一般以不超过 150 mm 为适宜。

（1）条缝式槽边吸气罩。条缝式槽边吸气罩的吸气口形式有等高条缝和楔形条缝两种，如图3.2.33所示。采用等高条缝时，条缝口上的风速不易均匀，末端风速小，距风机近的一端风速大。条缝口的速度分布与条缝口的面积f和罩子的截面积F_1之比（f/F_1）有关，f/F_1值越小速度分布越均匀。当$f/F_1 \leqslant 0.3$时，可近似认为是均匀的。当$f/F_1 > 0.3$时，为了在缝的全长内均匀吸气，条缝口应做成楔形的。吸气罩截面上风速采用5～10 m/s，此时条缝口上的吸入风速较为均匀。在条缝口上应保持较高的吸气风速，一般采用7～10 m/s。当抽风量大时，还可适当提高吸气风速值，条缝口的高度以不超过50 mm为宜。

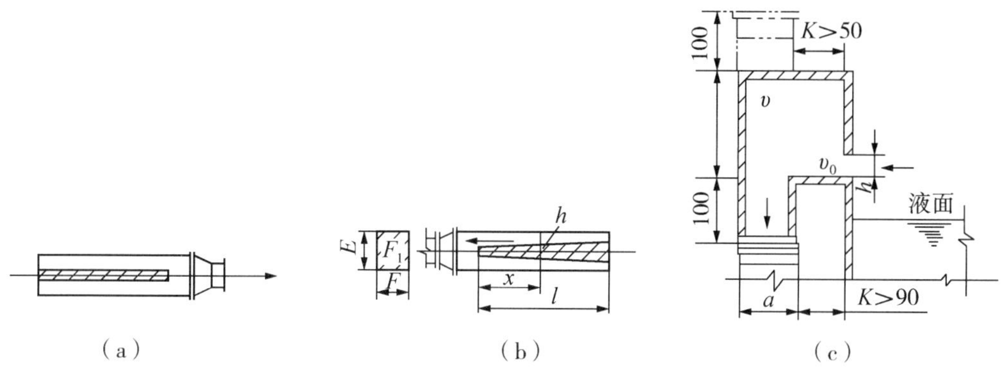

图3.2.33　条缝式槽边吸气罩吸气口

模型条缝口的平均高度：

$$h_0 = \frac{L}{3.6 l v_0} \tag{3.2.25}$$

式中：L——条缝式槽边吸气罩抽风量，m^3/h；

v_0——条缝口的吸气风速，m/s；

l——条缝口的长度，m。

沿罩体的长度上，条缝口的高度h是变化的，h值可根据表3.2.11中的h/h_0计算。表中x如图3.2.33所示，$f = h/h_0$，$F_1 = EF$。

表3.2.11　条缝形吸气口h/h_0值

x/l	f/F_1值下的h/h_0			
	0.50	1.00	1.50	3.00
0	0.70	0.60	0.45	0.35
0.10	0.80	0.64	0.50	0.37
0.20	0.85	0.70	0.55	0.40
0.30	0.90	0.80	0.60	0.45
0.40	0.97	0.90	0.70	0.50
0.50	1.00	1.00	0.85	0.60

续表

x/l	f/F_1 值下的 h/h_0			
	0.50	1.00	1.50	3.00
0.60	1.10	1.20	1.10	0.80
0.70	1.15	1.25	1.35	1.10
0.80	1.20	1.30	1.60	1.60
0.90	1.25	1.40	1.80	2.50
1.00	1.30	1.40	1.90	3.00

吸气罩的安装位置，应离槽子一定距离，$K>50$ mm，向下接时 $K>90$ mm。

（2）平口式槽边吸气罩。平口式槽边吸气罩是最早用于工业槽的一种局部排风装置，如图 3.2.34 所示是这种吸气罩的示意图。平口罩分整体式及分组式两种，因其吸气口距槽内液面的距离较大，有害气体流上升的高度较条缝式吸气口高，因而为控制有害气体的外逸所需的抽风量也较大。平口式槽边吸气罩结构比较简单，易于加工安装，是一种常用的槽边吸气罩。

（3）斜口式槽边吸气罩。斜口式槽边吸气罩如图 3.2.35 所示，它与条缝式吸气口和平口式吸气口相比，由于其吸气口倾斜，延伸向槽中，并迎着有害气体的上升趋势，便于捕集有害气体。

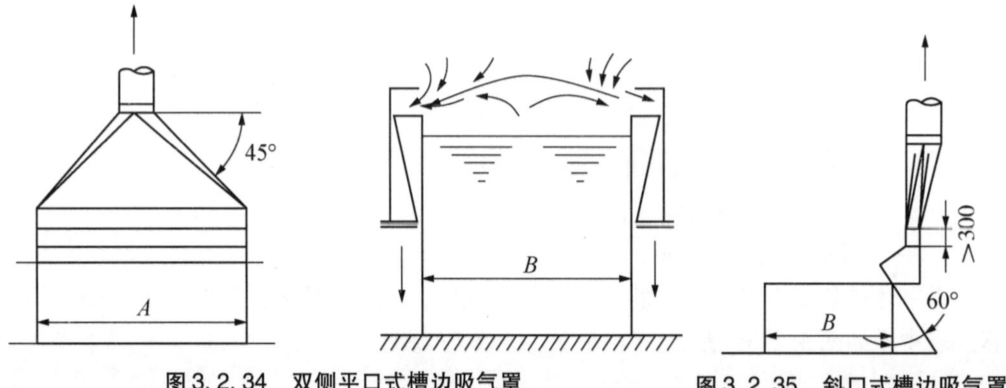

图 3.2.34 双侧平口式槽边吸气罩

图 3.2.35 斜口式槽边吸气罩

（4）倒置式槽边吸气罩。槽边吸气罩至槽内液面的距离直接影响抽风量的大小，吸气口至液面的距离越小，所需抽风量就越小。但是，液面离槽边的高度通常由生产工艺决定，不便改动。为了提高吸气效果，进一步节省抽风量，由斜口式槽边吸气罩改进为倒置式槽边吸气罩，如图 3.2.36 所示。它的特点是吸气口朝下，更便于捕集有害气体，同时缩小了吸气口至液面的距离，使吸气气流紧贴液面。采用倒置式槽边吸气罩，抽风量比平口式罩减少 30% 左右。这种吸气罩构造较其他形式复杂，占去工业槽的一部分有效面积，给工艺操作带来不便，故实际应用较少。

（5）吹吸式槽边排气装置。由于吸气口气流流动特性，吸气作用范围小，吸气口外风速衰减很快。因此，上述几种单靠吸气的槽边罩的抽风量都较大。为要减少抽

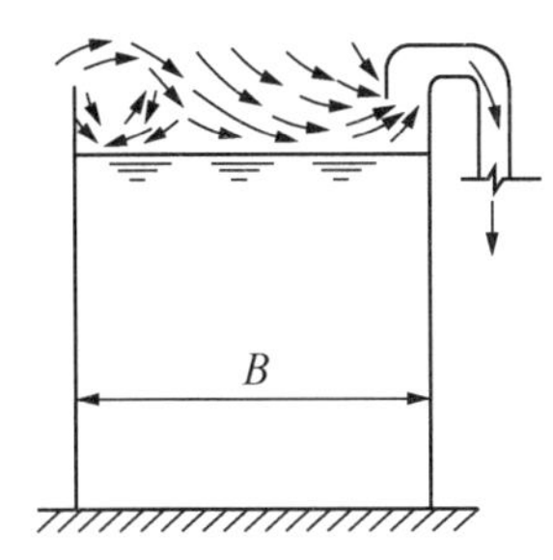

图 3. 2. 36　倒置式槽边吸气罩

1——槽壳；2——吸气罩组；3——排气管道；
4——节流阀；5——吹气管道

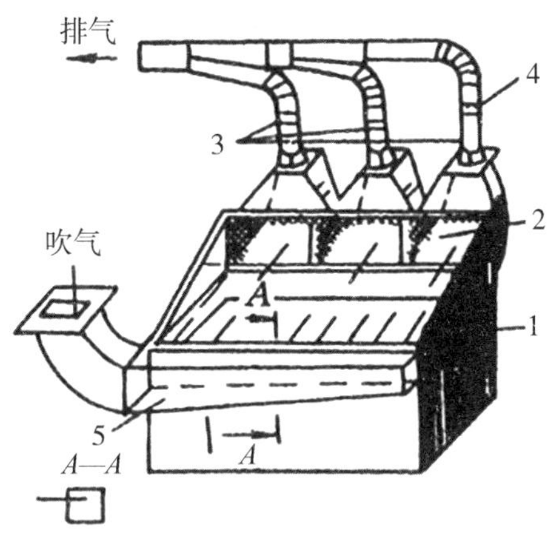

图 3. 2. 37　吹吸式槽边排气装置

1——槽壳；2——吸气罩组；3——排气管道；
4——节流阀；5——吹气管道

风量并扩大局部排风设备的作用范围，可采用如图 3. 2. 37 所示的吹吸式槽边排气装置。这种装置是在沿着工业槽的一侧长边安设条缝式吹风口，沿另一侧长边装条缝或平口式（有时也装旁侧吸气罩）吸气口。在这种装置中，发生源面上形成一层横向气幕，使槽内散发的有害气体被抑制在气幕之下。因吹出口气流作用范围相当大，它能在较大散发面的槽子上控制有害气体，这种吹吸式槽边排气装置比普通的槽边吸气装置所要求的抽风量要小得多，而所用的吹风量却不大。

吹吸式槽边排气装置的不足之处是当自槽内提取加工件时，破坏了吹风口造成的横向气幕，有害气体仍会逸入工作场所空气中。当工业槽中处理的工件需要频繁提放，而槽内产生的有害气体对人体危害程度较大时，不宜采用吹吸式槽边排风装置。

（三）有害气体的净化技术

为了防止大气污染，保护环境，用通风排气的方法从车间内排出的各种有害气体需采取适当的净化处理措施。对于一些经济价值较大的物质，应尽量回收，综合利用。经过净化处理后排到大气中去的有害气体应符合废气排放标准的要求。有害气体的净化方法有燃烧法、冷凝法、吸收法和吸附法。

通风排气中有害气体的净化，多采用吸收法和吸附法。

1. 气体吸收法

气体吸收的基本原理是利用气体混合物中各组分在某种液体吸收剂中的溶解度不同，将其中溶解度最大的组分分离出来。对于通风排气而言，就是将有害气体或蒸气和空气的混合物与适当的液体接触，使有害气体或蒸气溶解于液体中，达到废气净化的目的。其特点是该过程中气、液两相间有物质传递现象发生，因此也称吸收操作为传质操作。

吸收过程分为物理吸收和化学吸收两种。物理吸收一般没有明显的化学反应，可以当作单纯的物理溶解过程，如用水吸收气体混合物中的氨或吸收二氧化碳等。化学吸收过程则伴有明显的化学反应，如用石灰水吸收二氧化硫、用碱液吸收二氧化碳等。化学吸收远比物理吸收复杂。下面仅简单介绍物理吸收。

在吸收操作中，把所有的液体称为吸收剂，被吸收的气体称为吸收质、可溶气体或组分，其余不被吸收的气体称为惰性气体。

常用的吸收装置包括以下五类。

（1）喷雾塔。喷雾塔吸收器是一种常用的有害气体净化装置。喷雾塔的结构如图 3. 2. 38 所示。气体由塔下部进入，吸收剂自上部分几层用喷雾器喷洒，气、液呈逆流方向运行，此时气体与吸收剂的雾滴充分接触，被洗涤后，经液滴分离器除雾，最后从出口排至塔外。

喷雾塔的空塔气流速度一般为 1 ～2 m/s，喷雾器在塔内的布置应使断面上雾滴均匀。一般多采用 Y-1 型离心式喷雾器喷雾，雾滴的大小与其结构及水压力有关（一般选取出水孔径为 3 ～5 mm，水压力为 1.96×10^5～2.94×10^5 Pa）。转盘式离心雾化器具有不易堵塞的优点，但其结构较复杂。

喷雾塔的特点是结构简单、阻力小（包括雾滴分离器在内，一般仅几百帕斯卡），它的吸收率与喷洒的密度（液气比、喷洒级数）有关，并有一定的除尘作用。

（2）填料吸收塔。填料吸收塔的构造如图 3. 2. 39 所示，在塔内填充适当的填料，液体吸收剂自塔顶均匀喷洒，沿填料表面流下，气体沿填料间隙上升，在填料表面成逆流接触，进行吸收。

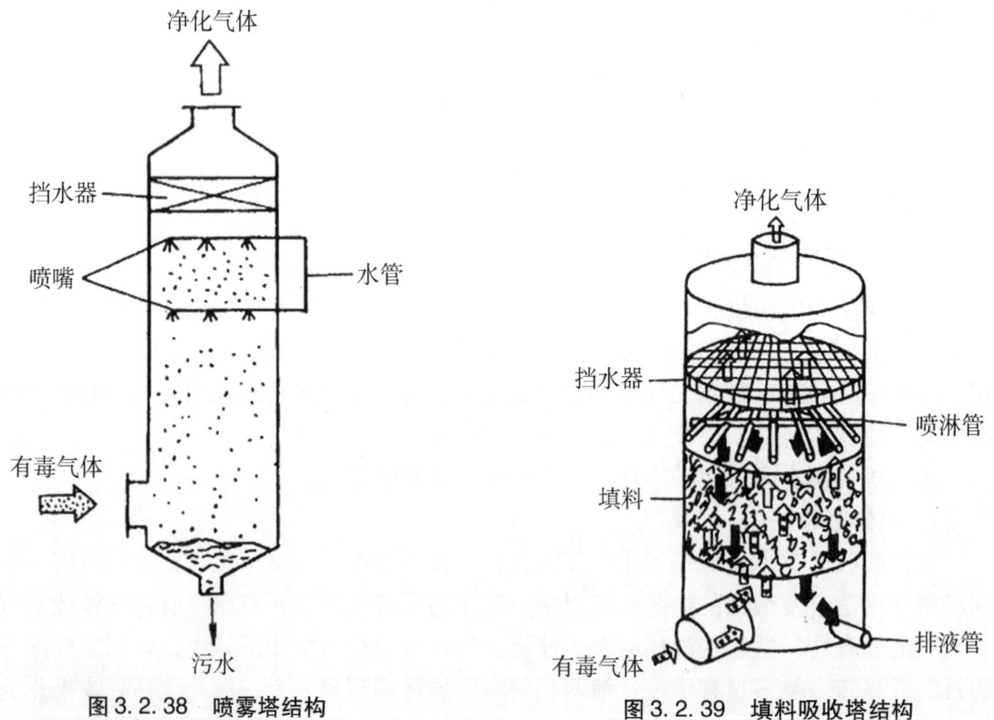

图 3. 2. 38　喷雾塔结构

图 3. 2. 39　填料吸收塔结构

塔的断面多做成圆形。填料的种类很多，常用的有拉西环（瓷环或塑料环）、鲍尔环、鞍形环波纹填料等，也有结合特殊需要使用焦炭或石块做填料的。对填料的基本要求是，单位体积填料具有较大的表面积，气体通过填料时阻力低。

液体通过填料层时，有向塔壁汇集的倾向，使中心填料不能充分湿润。因此，当填料层的高度较大时，常将填料层分成若干层，而每一层都设有多孔隔板，以便使所有的填料都能充分加湿。

填料塔的空塔气流速度一般为0.5～1.5 m/s。流速过大时，液体不沿填料下流，使填料层的阻力骤增，有大量液滴随上升气体吹出塔外，发生所谓液泛现象。液气比一般为2～10，一般情况下，填料层的阻力与空塔气流速度、液气比、填料种类等因素有关，一般为294.2～686.5 Pa/m。

填料塔的优点是构造简单，易于用耐腐蚀性材料制作，在填料塔中气液接触时间较长，故尤其适用于液相控制、气液反应慢的吸收过程。气量变化时填料塔的适应性强。其缺点是塔的体积大，吸收液中含有固体或吸收液反应后生成沉淀时易造成填料堵塞，不宜用以净化含尘量较大的烟气。

（3）湍球吸收塔。湍球塔是填料塔的一种特殊情况，运行时塔内填料处于运动状态，以强化吸收过程。湍球塔的构造如图3.2.40所示，塔内设有开孔率较大的筛板，筛板上放置一定数量的轻质空心小球。需要净化的气体由塔的下部进入，经过筛板以2～6 m/s的空塔气流速度流向塔顶，小球被湍吹起动旋转，互相碰撞，吸收剂自上向下喷淋，加湿小球表面，进行吸收。由于气、固、液三相充分接触，小球表面的液膜能不断更新，增大吸收推动力，提高吸收效率。

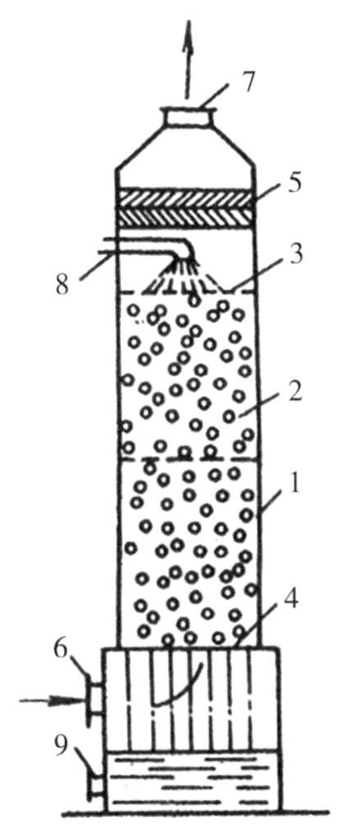

图3.2.40　湍球吸收塔结构

1——塔身；2——球形填料；3——上栅板；4——下栅板；5——雾沫分离器；6——气体入口；7——气体出口；8——液体喷嘴；9——液体出口

小球一般采用聚乙烯或聚丙烯制作，直径为 20 ～38 mm。每段塔的阻力为 392. 4 ～1177. 2 Pa。

湍球塔的特点是空塔气流速度较高，处理能力大，体积小，具有一定的净化及除尘效果。其缺点是塑料小球不能承受高温，需要经常更换，故成本也较高。

（4）筛板塔。筛板塔的结构如图 3. 2. 41 所示。塔内设有几层筛板，吸收剂自塔的上部进入，沿各层筛板流动，气体自塔底进入，经筛孔将液体泡沫化，两者因此充分接触，完成吸收过程。

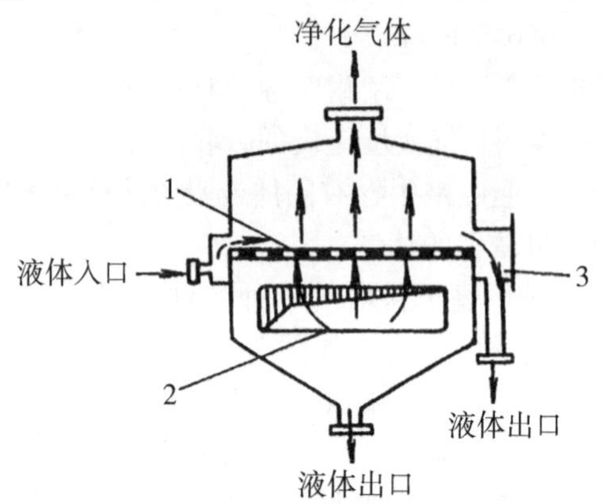

图 3. 2. 41　筛板塔结构

1——筛板；2——气体入口；3——溢流管

气液在筛板上交叉流动，为了使筛板上液层厚度保持均匀，提高吸收效率，筛板上设有溢流堰。筛板上液层厚度一般为 30 mm 左右。筛板塔的空塔气流速度一般取 1 ～3. 5 m/s。筛孔直径一般取 5 ～10 mm。筛孔气流速度过低，液体将从筛孔泄漏，使吸收效率急剧下降。流速过高，气液带液严重。随气体流速的不同，筛板上的液层呈现不同的混合状态，筛板上形成泡沫层时，气流两相接触面积大大增加，气液间进行强烈的质量传递。筛孔气流速度一般为 6 ～13 m/s。每层筛板的阻力为 196. 2 ～981 Pa。筛板安装时应保持水平。

筛板塔的优点是构造简单，有一定的净化及除尘效果，处理气体量大。其缺点是筛孔堵塞后清理较麻烦，只适用于气液负荷波动不大的情况。

（5）斜孔板吸收塔。斜孔板吸收塔的结构如图 3. 2. 42 所示。它是筛板塔的另一种形式。斜孔宽 10 ～20 mm，长 10 ～15 mm，高 6 mm。空塔气流速度一般取 1 ～3. 5 m/s，筛孔气流速度取 10 ～15 m/s。气流从斜孔水平喷出，相邻两孔的孔口方向相反，交错排列，液体经溢流堰供至塔板（堰高 30 mm），与气流方向垂直流动，造成气液的高度湍流，由于相邻两排孔排出的气体是反方向喷出的，相互牵制，这样既具有气流水平喷出的优点，又清除了气流的对冲，并大大削减了液体被加速的现象，这种结构使塔板上保持低而均匀的液层，使气液表面不断更新，气液进行充分接触，并有较长的接触时间，因而有较好的传质效果，获得较高的净化效率。每层筛板的阻力为 392. 4 ～588. 6 Pa。

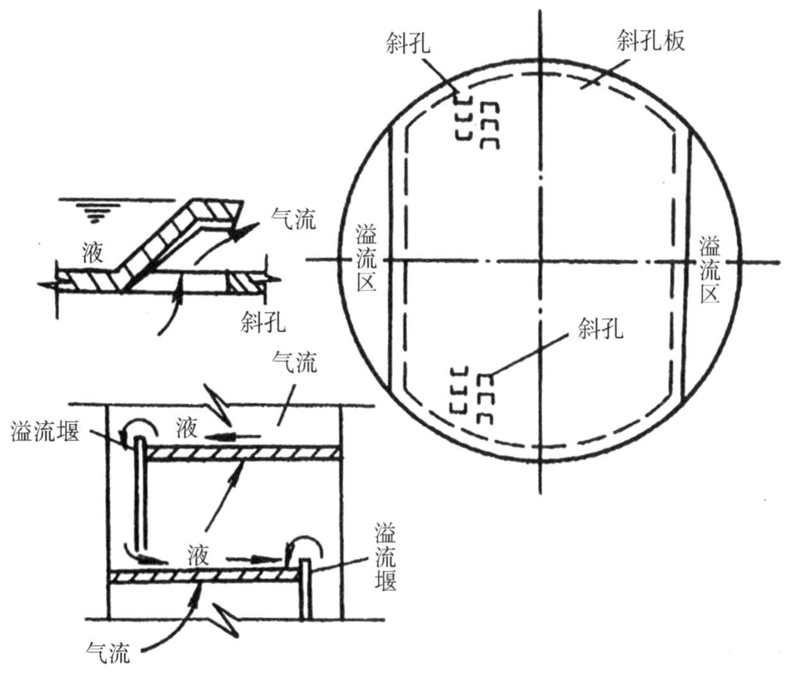

图 3.2.42　斜孔板吸收塔结构

2. 固体吸附法

固体吸附是用多孔性的固体物质处理气体混合物，使其中所含的有害气体或蒸气被吸附于固体表面上，以达到净化的目的。能吸附有害气体或蒸气的固体物质称为吸附剂，被吸附的物质称为吸附质。处在相互作用中的吸附剂或吸附质总称为吸附体系。

吸附作用主要是由于固体的表面力，吸附质可以不同的方式附着在吸附剂表面。吸附有两种方式，一种为物理吸附，另一种为化学吸附。物理吸附时，气体与吸附剂不起化学反应，被吸附的液体很容易从固体表面逐出，而不改变其原来的性质；化学吸附时，气体与吸附剂起化学反应，被吸附的气体需要在很高的温度下才能逐出，由于化学反应而改变了其原来的性质。本节仅对物理吸附做简单介绍。

适合有害气体净化需要的吸附剂均具有多孔的结构，且在每单位质量固体物质上均具有巨大的内表面，而其外表面往往只占总表面积的极小部分。例如，在气体净化中最常用的硅胶及活性炭就具有这种特性。1 kg 硅胶上有 500 km^2的内表面，而 1 kg 活性炭上有效吸附表面积达 1000 km^2。

常用的固体吸附装置包括吸附器和吸附净化系统。

（1）吸附器。吸附器分为固定床、流动床、沸腾床等，工业通风中多采用固定床吸附器。

固定床吸附器有立式、卧式和环形 3 种，如图 3.2.43 所示。在外形大小相同的条件下，环形吸附器的接触面积比其他两种吸附器的接触面积大。在环形吸附器内，气流可自中心朝四周流动，也可与此相反。

（2）吸附净化系统。在固定床吸附器内，沿吸附剂层气体混合物中吸附组分含量的变化情况如图 3.2.44 所示。图 3.2.44（a）为吸附操作开始瞬间的情况，气体

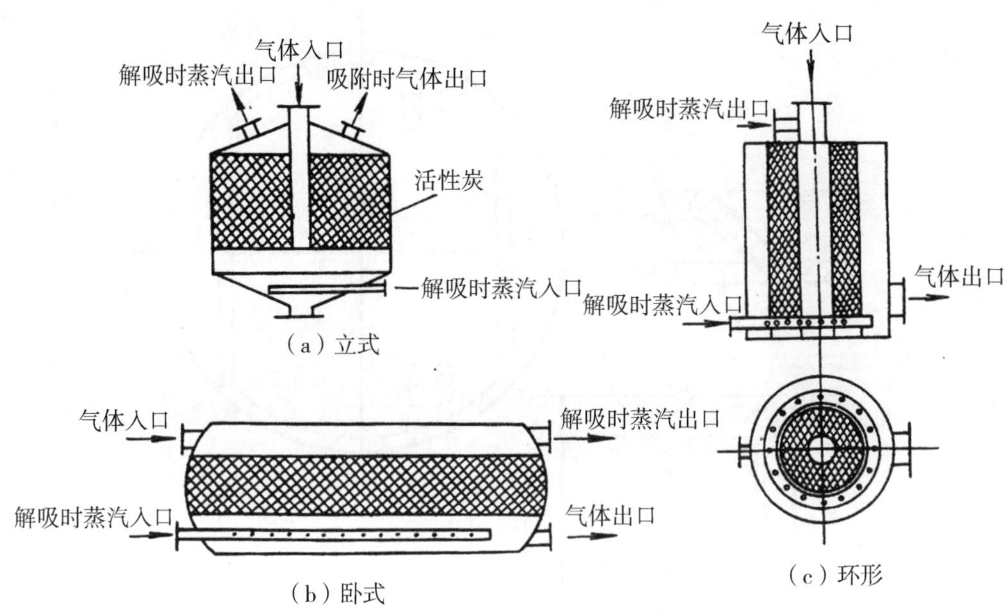

图 3.2.43 吸附器

进口处吸附的气体含量为 C_0，随后逐渐下降，至 l_0处被全部吸附。随着吸附过程的进行，进口处吸附剂渐渐饱和，曲线移向虚线处，直至图 3.2.44（b）时，气体出口处出现被吸附气体，吸附剂层失效，此时称为吸附过程的转效点。吸附过程到达转效点的全部时间称为转效时间。此时，吸附过程即告终止，而转入吸附剂的再生（解吸）过程。

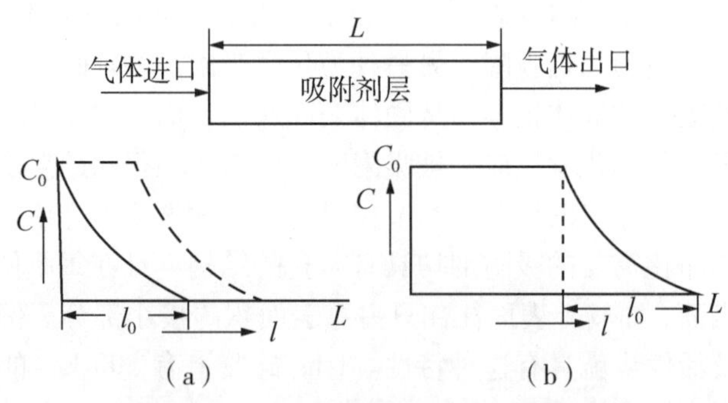

图 3.2.44 吸附质在吸附剂层内含量分布

由图 3.2.44（b）可以看出，到达转效点时，除 l_0一段外，其余吸附剂已被吸附气体所饱和（图中与 C_0 相平衡的一段水平线），而 l_0段是未饱和的。此时，单位质量或体积的吸附剂平均所能吸附的气体量并未达到其可能吸附的最大量，即吸附剂的动活性小于静活性。动活性除与其静活性有关外，还取决于吸附速率、气体流速及吸附剂层的厚度等。在有害气体净化中，如使用活性炭为吸附剂，其动活性为静活性的 85%～95%；使用硅胶时，动活性为静活性的 30%～40%。

三、防噪声设施

（一）噪声控制的一般原则

噪声已成为重要的职业病危害因素，但只有当声源、声音传播的途径和接收者三个因素同时存在时，才对听者形成干扰。因此，控制噪声必须从这三个因素考虑，如图 3. 2. 45 所示。控制噪声的根本途径是治理噪声源，但有时由于一些技术和经济上的原因，从声源上控制噪声有可能难以实现，这时需从传播途径上加以考虑。在声源和传播途径上无法采取措施或采取了声学技术措施仍不能达到预期的效果时，就需要对工人进行个体防护。

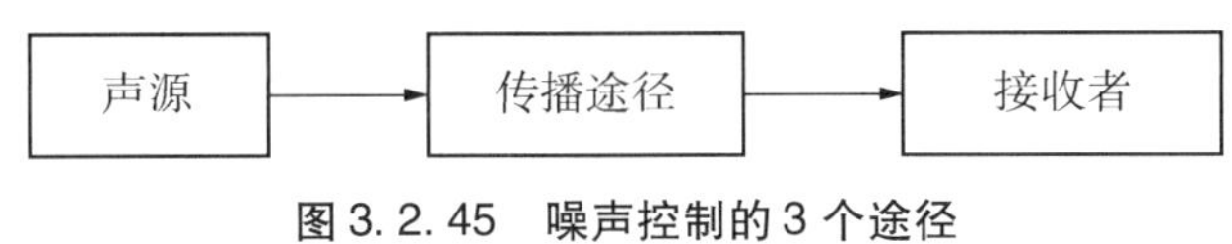

图 3. 2. 45　噪声控制的 3 个途径

（二）噪声控制的基本方法

1. 声源控制

声源就是振动的物体，从广义说它可能是振动的固体，也可能是流体（喷注、湍流、紊流）。通过选择和研制低噪声设备，改进生产工艺，提高机械设备的加工精度和安装技术，使发声体变为不发声体，或者大大降低发声体的声功率，这是控制噪声的有效途径。例如，用无声的液压代替高噪声的机械撞击。又如，提高机器制造的精度，尽量减少机器部件的撞击和摩擦，正确校准中心，使动态平衡等，这都是降低机械噪声源强度的方法。

2. 传播途径控制

传播途径一般是指通过空气或固体传播声音。在传播途径上控制噪声主要是阻断和屏蔽声波的传播或使声波传播的能量随距离衰减，常用以下两种方法。

（1）厂区合理布置。将高噪声工作场所、站、房与一般噪声较低的工作场所生活区分开设置，以免互相干扰；对于特别强烈的声源，可设置在厂区比较边远的位置，使噪声最大限度地衰减。另外，把各工作场所同类型的噪声源（如空压机或风机等）集中在一个机房内，防止声源过于分散，减少污染面，便于采取声学技术措施集中控制。

（2）利用屏障阻止噪声传播。可利用天然地形，如山岗、土坡、树木草丛和已有建筑屏障等有利条件阻断或屏蔽一部分噪声向接收者的传播。例如，在噪声严重的工厂、施工现场或在交通道路的两旁设置有足够高度的围墙或屏障，使与其相邻地方所接收的噪声强度降低。另外，可以建立绿化带，使噪声衰减。如图 3. 2. 46 所示为每 10 m 较密的树木和较长的草地实测声衰减图。

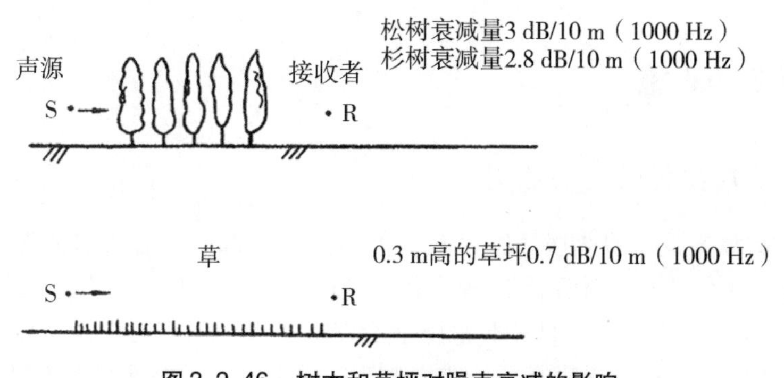

图 3.2.46　树木和草坪对噪声衰减的影响

3. 利用声源的指向

目前，电厂和化工厂的高压锅炉、受压容器的排气放气，会发出强大的噪声。如果把它的出口朝向上空或野外，就比朝向生活区减小噪声 10 dB（A）。有些工作场所内的小口径高速排气管道，如果把出口引出室外，向上排空，一般可改善室内的噪声环境，如图 3.2.47 所示。

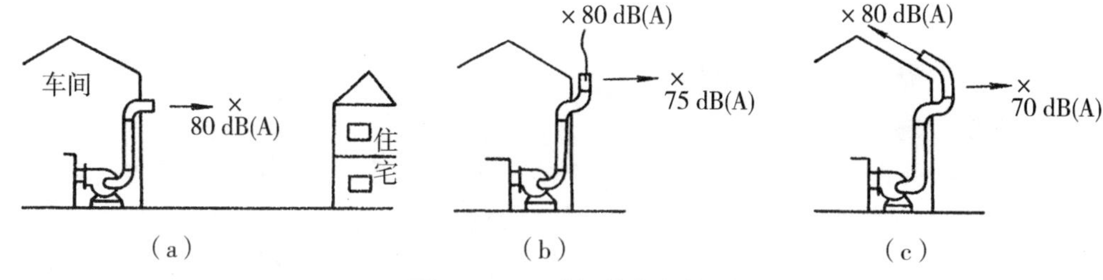

图 3.2.47　声源的指向性

从声源或传播途径上控制噪声仍不能达到要求时，可进一步采取包括消声、隔声、吸声隔振等局部声学技术措施。

4. 个体防护

在上述措施均未达到预期效果时，应对工人进行个体防护。如采用降声棉耳塞、防声耳塞，佩戴耳罩、头盔等防噪声用品。有时也可在噪声强烈的工作场所内建立一个局部安静环境——隔声间，让工人们休息。

（三）传播途径控制措施

1. 吸声措施

同一个声源，如置于未做任何声学处理的工作场所内，这时操作人员感觉到的噪声级比这个声源放在露天户外听起来要强。因为，一般工厂工作场所的内表面多是一些对声音反射强的坚硬材料，如混凝土、砖墙、玻璃等，室内声源发出的声波将从墙面、天花板、地面以及其他物体表面多次地反射，反射声与声源、本身发出的直达声混合作用，使人感觉声音加强了，一般反射声可使噪声提高十几分贝。

为消除反射声，要在工作场所内表面上装饰一些吸声材料，即用吸声技术降低工作场所噪声。如图 3.2.48 所示是吸声减噪示意。

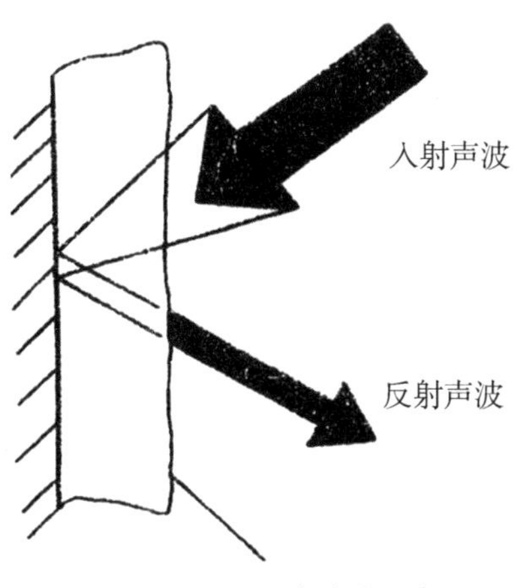

图 3.2.48　吸声减噪示意

1）吸声原理

吸声就是利用具有一定吸收声音性能的材料或结构减少反射声的量，降低工作场所噪声的一种声学技术措施。其原理是：当声源发出的声波入射到吸声材料或吸声结构表面上时，声波进入到材料或结构的孔隙内，引起孔隙中的空气和材料的细小纤维的振动，由于摩擦和黏滞阻力，使相当一部分声能转变为热能被吸收掉。

2）吸声材料

吸声材料就是能够把入射在其上的声能吸收掉的材料。大多数吸声材料是松软或多孔的，表面富有细孔，孔和孔间互相连通，并深入到材料内层，以使声波顺利透入。

材料的吸声性能常用吸声系数 α 来表示，吸声系数是指声波入射到材料表面时，被该材料吸收的声能与入射声能之比，它是个无量纲的数值，即：

$$\alpha = \frac{E_{吸}}{E_{入}} \tag{3.2.26}$$

式中：$E_{吸}$——材料吸收的声能；

$E_{入}$——入射到材料上的声能。

一般材料的吸声系数在 0.01～1.00 之间。吸声系数越大，表面材料的吸声效果越佳。一般地说，多孔吸声材料的吸声性能，对高频声吸声效果好，对低频声吸声性能差。

吸声材料的吸声性能与材料的密度、厚度及使用时的结构、形式（如材料与壁面的间距、护面层材料的类型）有关。

3）吸声结构

吸声材料对低频噪声的吸收效果差，而利用增加材料厚度来提高对低频吸收效果又太不经济，因此可用吸声结构吸收低频噪声。目前，普遍采用的是根据共振原理做成的共振吸声结构，如穿孔板共振吸声结构、薄板共振吸声结构、微孔板共振吸声结构等。

（1）穿孔板共振吸声结构在石棉水泥板、石膏板、硬质板、胶合板及铝板、钢板等板上钻小孔，并在其后设置空腔，这就组成了穿孔板共振吸声结构，如图

3.2.47 所示。其吸声原理是声波入射到孔板上，小孔径中的气体在声波压力作用下运用并抗拒了声波的作用，同时，进入孔径的声波由于与径壁的摩擦和阻尼，使一部分声能转变为热能而消耗掉。当进入声波频率接近系统固有共振频率时，系统内空腔振动很强烈，由于阻尼作用声吸收强烈。这一共振频率可以由下式求出：

$$f_0 = \frac{C}{2\pi} \times \sqrt{\frac{nS}{V\delta_K}} \tag{3.2.27}$$

式中：C——声速，取 340 m/s；

S——单个孔截面积，m^2；

n——穿孔板小孔数；

δ_K——有效径长，对于圆孔，则 $\delta_K = \delta_0 + 0.85d$；

δ_0——实际径长，m；

d——孔径，m；

V——空腔体积，m^3。

穿孔板共振吸声结构缺陷是吸声频带窄，为改善这一缺点，可把孔径设计得小些，提高孔内阻尼；在孔板后面蒙一层薄布、玻璃布等，在孔板后面空腔中填放一层多孔吸声材料，如图 3.2.49 所示。

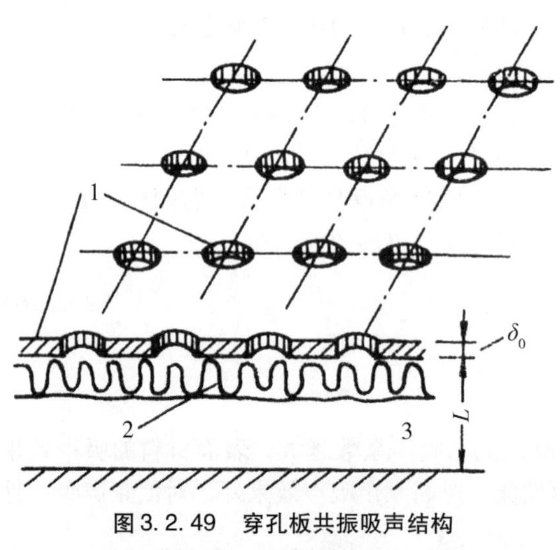

图 3.2.49 穿孔板共振吸声结构

1——孔板；2——吸声材料；3——空腔

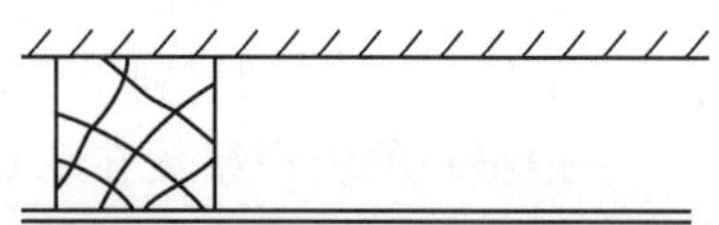

图 3.2.50 薄板共振吸声结构

1——孔板；2——吸声材料；3——空腔

（2）薄板共振吸声结构在板材（胶合板、草纸板、硬质纤维板、聚氯乙烯薄板、木纤维板）的后面设置具有一定厚度的空气层，如图 3.2.50 所示，这就组成板材空气层共振吸声系统。当声波入射到薄板上时，将激起板的振动，使板发生弯曲变形，由于板和固定支点之间的摩擦，以及板本身的内耗损，使声波转化为热能。人民大会堂就是采用了这种结构。该结构共振频率为：

$$f_0 = \frac{1904}{\sqrt{\delta\rho_s}} \tag{3.2.28}$$

式中：δ——薄板后空气层厚度，mm；

ρ_s——板的单位面积质量，kg/m^2。

此种结构吸声频带较窄，为改善吸声特性，在薄板结构的边缘上（即板与龙骨交换处）放置一些增加结构阻尼的软材料，如海绵条、毛毡等，并在空腔中适当挂些吸声材料。

（3）微穿孔板吸声结构吸声材料对中高频噪声吸收效果好，但在高温、高湿和腐蚀性强的空间的吸声问题会因侵蚀很快失效。如果用穿孔板或薄板共振吸声结构，因其对中高频噪声吸收差，不能满足吸声要求，这时可采用微穿孔板吸声结构。它是在 1 mm 厚板上钻 1 mm 以下的孔；穿孔率为 1%～3%（$穿孔率=\frac{穿孔面积}{板全面积}\times 100\%$）的薄金属板和板后空腔组成的复合吸声结构。由于板薄、孔细，阻尼增加，吸声频带宽度和效果得到改善。微穿孔板共振频率可以由图 3.2.51 得出。图 3.2.51 使用方法如下：已知板厚 δ_0，穿孔率 P 和空气层厚度 h，求 f_0。可先把对应的 δ_k，即 $\delta_0 + 0.85d$ 值与 P 用直线相连，交 m 轴于某一点，再将此点与 P 轴上的已知点用直线相连，交 f_0轴上的值即为所求的共振频率 f_0。

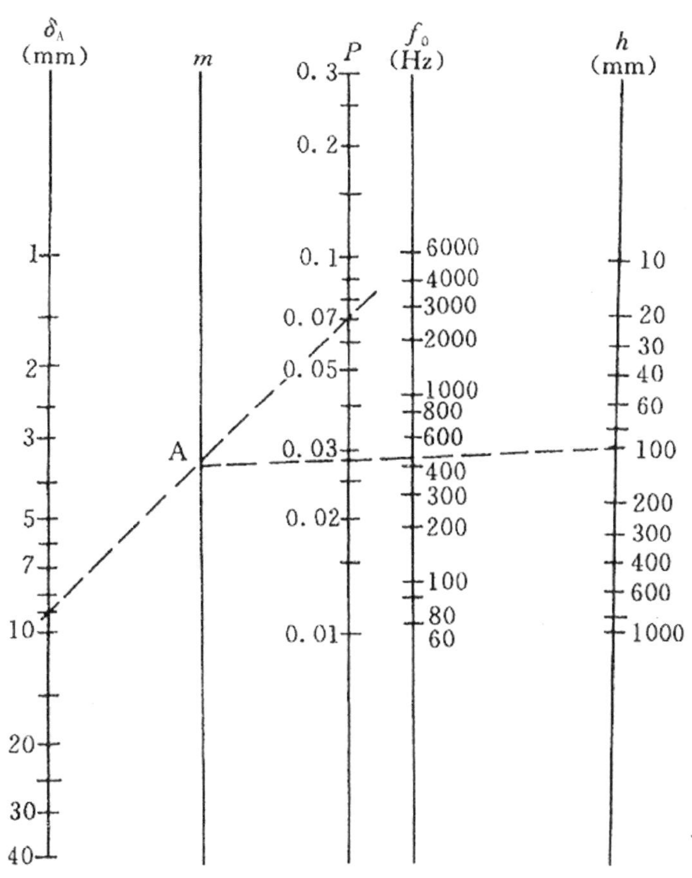

图 3.2.51　穿孔板共振吸声结构的共振频率计算

4）吸声屏

上面所讲的是在工作场所内表面装饰吸声材料或吸声结构，以降低工作场所内的反射声作用。在实际应用中也常同时采用吸声屏进行降噪处理，如图 3. 2. 52 所示。吸声屏能把噪声最大的机组或工段同邻近的工作地点隔离开，或将某些吵闹的工作地点同工作场所的其余部分隔离开。吸声屏设置在噪声源与听点之间，以使吸声屏一侧的噪声级降低。

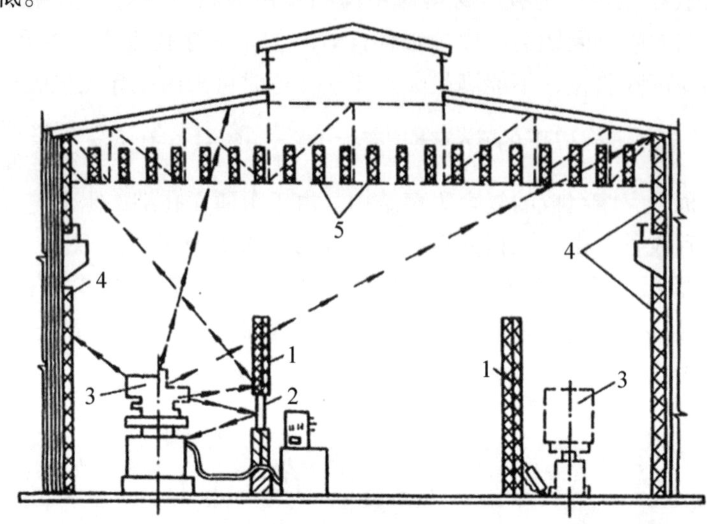

图 3. 2. 52　在工作场所内，结合吸声饰面采用吸声屏和空间吸声板

1——用吸声饰面做成的吸声屏；2——观察面；3——噪声源；4——吸声饰面；5——屋架之间的空间吸声板

吸声屏用薄钢板或木材做骨架，在骨架上铺设有厚 50 mm 左右的吸声材料，表面用穿孔板封闭。吸声屏可以是固定的，也可以是流动的。对于流动式吸声屏，其与地面间的间隙应尽量小。在应用中要把吸声屏和工作场所内的吸声处理相结合，如图 3. 2. 52 所示。吸声屏永远用吸声材料做成饰面。吸声值可用式（5 - 13）计算；另外，设计吸声屏时还应注意吸声屏的隔声能力。

5）空间吸声

在工作场所内悬吊呈一定形状的吸声物体（吸声体）也可达到一定的减噪声效果。如果吸声体布置得合理，则比完全布满吸声饰面于墙壁和顶棚，能大量减少吸声材料的需要量，在能满足减噪效果的基础上，经济上也比较合理。空间吸声体的几何形状一般有立方体、圆锥体、圆柱体、棱柱体、平板体或球体等，如图 3. 2. 53 所示，其中以球体的吸声效果最好。

空间吸声体能靠近噪声源，所以能吸收比混响声能更多的声能；不妨碍工作场所的墙面，不影响采光；安装较易（可用铅丝或绳索悬挂在靠近噪声源的上方或直接固定于顶棚上），日常修理方便；可重复使用；由于声波的绕射，这种吸声体的吸声系数往往大于 1；由于机械共振，低频响应比较高。空间吸声体的缺点是工作场所内不太美观。

空间吸声体对于高频声的吸收，其效果随着空间吸声体尺寸的减小而增加；但对于低频声的吸收，其效果随着空间吸声体尺寸的加大而提高。在布置空间吸声体时，

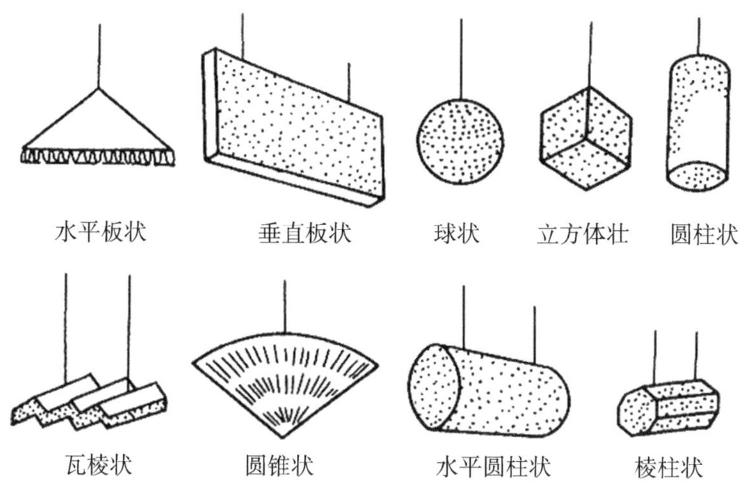

图 3.2.53 空间吸声体的几何形状

需要注意其所在的位置不可妨碍工作场所中的工作、吊车的移动和生产用的物料的调动。

2. 隔声措施

在声学处理中，常利用墙板、门窗、罩体等把各种噪声源与接收者分隔开，使接收者一边的噪声能够降低，这种使噪声在传播到接收者的途径中，受到人为设置的构件的阻碍而得到降低的过程，称为隔声。按噪声传播途径可分为空气传声和固体传声（简称空气声和固体声）。空气声是指声源直接传入人耳的。空气声的隔绝一般采用隔声门、窗、墙和罩的方法。下面仅就空气声的隔绝做一般介绍。

1）隔声原理

声源发出的声波，在传播的过程中遇到诸如墙一类障碍后，一部分声波被反射回去，一部分被墙面所吸收，另一部分透过墙体传到另一面，如图 3.2.54 所示。若假设墙面的吸收可忽略，入射到墙面上的总能量为 $E_{总}$，如透过墙面的声能量为 $E_{透}$，则透声系数为：

$$\tau = E_{透}/E_{总} \tag{3.2.29}$$

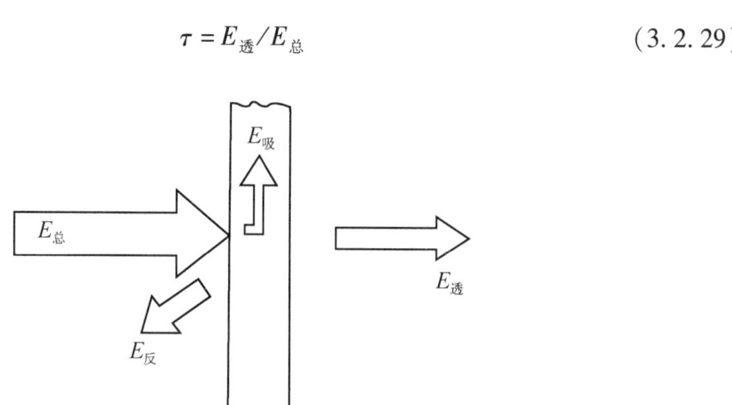

图 3.2.54 隔声原理

工程中采用透声系数 τ 评价隔声构件的隔声性能很不方便，故采用透声系数的倒数，并取其常用对数来表示构件的隔声能力，称为传声损失或隔声量，用 R 表示，单位是 dB。其数学表达式为：

$$R=10\lg\frac{1}{\tau} \tag{3.2.30}$$

2）构件的隔声性能

（1）简单构件的隔声性能。有别于吸声材料，隔声材料要求密实而厚重。一个均匀的实心墙（如砖、混凝土、钢材或木板做的隔墙），其隔声能力大小取决于这些墙体的单位面积质量，kg/m^2（即面密度）。声波入射到墙体上引起其振动，间接地把声能传过去，单位面积质量越大，越不易振动，隔声效果越好。此外，墙体隔声效果还与入射声波的频率有关，高频声效果较好，低频声隔绝效果较差，定量经验关系式为：

$$R=181\lg\rho_s+12\lg f-25 \tag{3.2.31}$$

如果使用单一数值来表示单层墙的平均隔声量，则常取 50～5000 Hz 频率范围内的几何平均值，500 Hz 的隔声量作为 R 的平均值，则可采用下面简化式：

$$R=18\lg\rho_s+8\ (\rho_s>100\ kg/m^2) \tag{3.2.32}$$

$$R=13.5\lg\rho_s+13\ (\rho_s<100\ kg/m^2) \tag{3.2.33}$$

式中：ρ_s——单位面积构件质量，kg/m^2；

f——入射声波的频率，Hz；

R——构件理论隔声量，dB。

对于轻质隔声结构（如机罩、金属壁、玻璃窗等）容易发生共振，隔声效果会大大下降。如果在轻质隔声构件上涂一层阻尼材料，如沥青、橡胶、塑料等，就可改善上述不足。

随着板块建筑构件的迅速发展，新的建筑隔声材料已不断研制成功。其中之一是夹心饼干式的，两面是较薄的金属板（铝板或钢板），中间一层是用纤维材料胶合而成的筋网结构，具有良好的隔声性能和很高的机械强度，远比单层厚板的性能优越。可按照机械设备的各部分外形尺寸，裁剪成片，用胶直接粘到机壳上即可。北京某厂研制成纸面石膏板墙，效果可以达到双层隔声墙的水平。国内有些建筑材料厂从国外引进设备生产各种规格的隔声板材 FC 板（含石棉）和 NAFC 板（不含石棉），这类材料强度高、质轻、防水、易施工，可作为内外墙板、吊顶板、隔声屏障等，穿孔 FC 板（穿孔率 4%～20%）可作为吸声饰面板。

（2）双层密实结构的隔声性能。若用单层墙实现高度隔声，需要非常笨重的结构，而且又不经济。为提高构件的隔声能力，可采用由普通砖、混凝土、空心砖、轻质混凝土制品等做成的带有空气层的双层隔墙，其隔声能力比同样重的单层构件的隔声能力增加很多（5～10 dB）。

双层构件的隔声能力不仅取决于组成构件的质量和空气层的厚度，而且也视围护结构的刚度、固有振动频率、周围的联络状况（刚性或弹性的联结）和空气层中是否存在“声桥”而定。

空气层最佳厚度的选择通常采用的空气层厚度至少为 50 mm，其最佳厚度为

80～120 mm（对中频而言），如图 3. 2. 55 所示。空气层的厚度不能太薄也不宜太厚，否则占地面积太大。

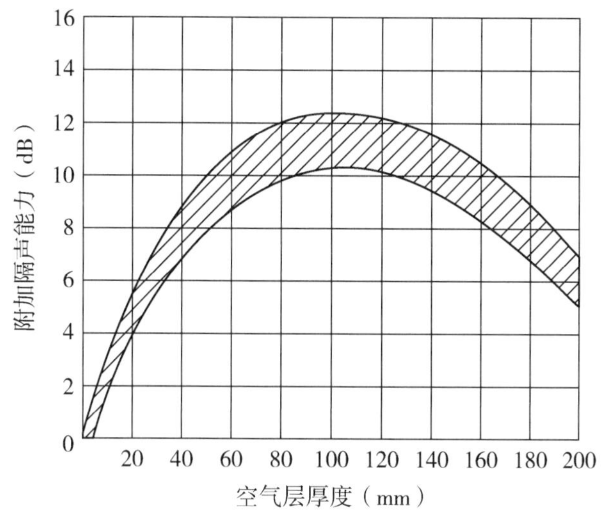

图 3. 2. 55　空气层厚度对于双层隔墙隔声能力的影响

消除共振影响对于轻质双层构件（墙或顶棚），易产生共振。因此，设计夹层结构时，应在其上涂阻尼材料，另外可以在空气层中悬挂或敷设一层吸声材料。最好不要填入松散的吸声材料，以防其日久下沉影响隔声效果。

避免出现声桥采用有空气层的双层结构，在施工中不要把砖头、瓦块丢进夹层中间，以免在两层墙之间形成声桥或刚性连接，使隔声效果大大降低。在实际施工中，一般在先砌筑的第一面墙表面覆盖上纸板（或厚板），防止在砌筑第二面墙时，从砌缝中掉下的砂浆或遗留的碎砖落入夹层中。双层构件间的连接要有充分的弹性，特别是在墙体很重、很硬的情况下，绝不可有诸如墙体间的砖块联结或在两片钢板壁间用扁铁作为刚性的拉杆或撑杆类的刚性联结。另外，可用 30 mm 厚的浸过沥青的毛毡作为构件同楼板或其他构件衔接处的衬垫。

双层构件的隔声量为：

$$R = 18\lg(\rho_{s1} + \rho_{s2}) + 8 + \Delta R \text{ dB} \quad (3.2.34)$$

$$(\rho_{s1} + \rho_{s2} > 100 \text{ kg/m}^2)$$

$$R = 13.5\lg(\rho_{s1} + \rho_{s2}) + 13 + \Delta R \text{ dB} \quad (3.2.35)$$

$$(\rho_{s1} + \rho_{s2} > 100 \text{ kg/m}^2)$$

式中：R——构件理论隔声量（dB）；

ρ_{s1}——第一层构件单位面积质量；

P_{s2}——第二层构件单位面积质量；

ΔR——隔声增值（dB）。

ΔR 可由图 3. 2. 56 查出。

3）隔声间的设计

在吵闹的环境中，常常用隔声构件组成一个可供安静休息、监视仪表的小环境，

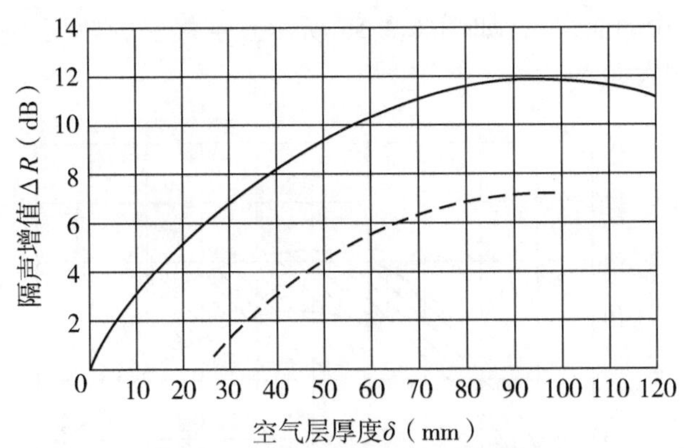

图 3. 2. 56　空气层厚度与隔声增值的关系

即隔声间。隔声间的实际隔声量不仅与组成构件隔声量有关，而且还与隔声间内表面的吸声好坏和内表面积有关。另外，必须着重考虑门窗的隔声，墙体中的孔洞或缝隙对总隔声量的影响。

隔声门的设计门的隔声取决于门的质（重）量与门的构造以及与碰头缝的密封程度。可用 75 ～80 mm×35 mm 的方木为框架，两侧钉上 4 mm 厚的木纤维板，其中填上吸声材料做成层板门，如图 3. 2. 57 所示，其隔声量可达到 30 ～40 dB。

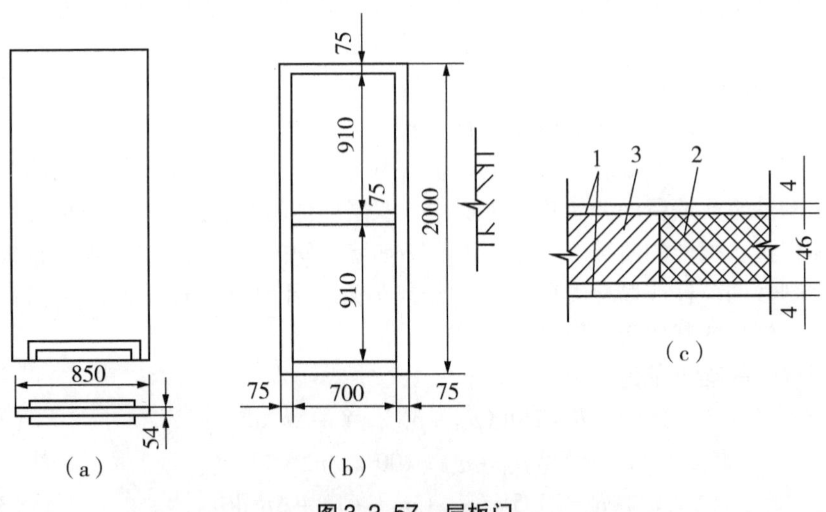

图 3. 2. 57　层板门

1——五合板；2——吸声材料；3——木框架

隔声门可设计成轻型和重型两种。轻型门框架用型材做成，门扇的内腔填充有密度为 100 ～150 kg/m^3、厚度为 50 mm 的矿棉板，内腔厚度可取 200 mm，门框为角铁，纳入墙内的角钢门框的内表面应粘贴软橡胶皮，以便密封良好。重型门的门扇用 2 ～5 mm 厚的钢板制成，门扇内腔填充有密度为 100 ～150 kg/m^{3}的矿棉板，为进一步改善门的隔声性能，可在型材制成的门骨架上包覆 4 ～5 mm 厚的钢或粘贴 10 mm 厚的石棉薄板，其间可填充用玻璃布包起来的玻璃纤维吸声层，厚度为 80 ～100 mm。

门缝密闭的好坏对门的隔声效果影响极大，一般把门框做成斜的或阶梯形状的，在接缝6处嵌上软橡皮、毛毡或泡沫乳胶橡皮管等弹性材料，门的碰头缝处的缝隙应不超过1 mm，门与地板间缝隙不应超过2～3 mm。在门框和墙间的接缝处用沥青麻刀等软材料填充起来，如图3.2.58所示。另外，为使门关闭严密，最好在门上设置锁闸。门锁和拉手的尺寸以小为宜。表3.2.12列出一些门的隔声量。

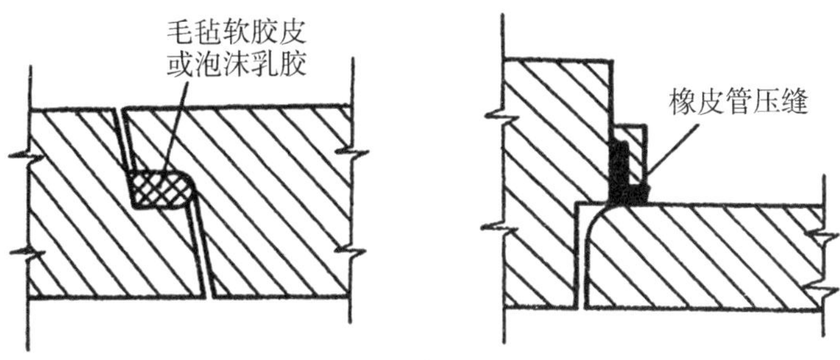

图3.2.58　门缝的密封

表3.2.12　门的隔声量 R (dB)

门的构造		f (Hz)								$\bar{R}$ (dB)
类型	门缝接合条件	63	125	250	500	1000	2000	4000	8000	
普通嵌板门	无压紧垫	7	12	14	16	22	22	20	—	16
	有橡皮压紧垫	12	18	19	23	30	33	32	—	24
光平的夹板门（厚40 mm；门扇的骨架用木板条粘成，门扇的表面用4 mm厚的胶合板或硬质木纤维板）	紧压无垫	17	22	23	24	24	24	23	—	22
	有橡皮压紧垫	22	27	27	32	35	34	35	—	30
层板门（其中填有玻璃棉）	无压紧垫	17	25	26	30	31	28	29	—	26
	有橡皮压紧垫	23	28	30	33	36	32	30	—	30
层板门（其中填有矿棉毡）	无压紧垫	—	24	24	28	27	25	24	—	25
	有橡皮压紧垫	—	28	28	32	34	32	32	—	31
轻型、单层隔声门	14	18	30	39	42	45	42	45	34	—
轻型、双层隔声门（空气层≥200 mm）	16	25	42	55	58	60	60	60	47	—
重型、单层隔声门	22	24	36	45	51	50	49	56	42	—
重型、双层隔声门（空气层≥500 mm）	23	34	46	60	65	65	65	65	53	—
重型、双层隔声门（门斗内有吸声饰面）	30	45	58	65	70	70	70	70	60	—

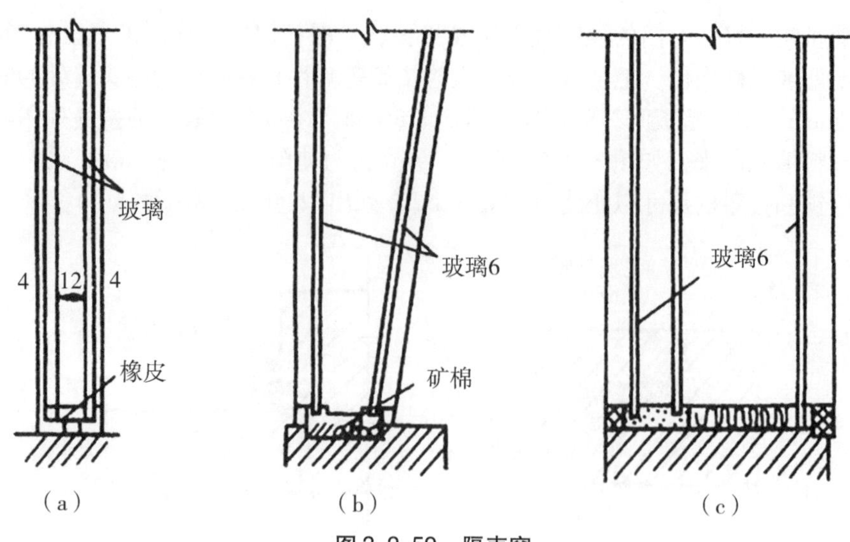

图 3.2.59　隔声窗

隔声窗的设计窗子的隔声能力与玻璃的厚度、窗子结构、窗框间、窗框与墙之间的密封程度有关。据实测，厚 3 mm 玻璃隔声量为 28 dB，6 mm 玻璃的隔声量为 31 dB。隔声窗可采用两层或三层玻璃中间夹空气层的办法，如图 3.2.59 所示。空气层厚度一般取 70 ～ 120 mm。双层或多层玻璃窗应采用不同厚度的玻璃，且两层玻璃不要平行，朝向声源的一面玻璃做成倾角。窗子四周采用压紧的弹性垫密封，压紧垫材料：细毛毡条（横截面 10 mm×4 mm），粗毛呢条（横截面 10 mm×2.5 mm），多孔橡皮垫（横截面 10 mm×5 mm）和 U 形橡皮垫（用条压紧），其中多孔橡皮垫和 U 形橡皮垫效果最佳。用 20 ～ 40 mm 厚有机玻璃做成双层窗，隔声能力较好，其中空气层厚度在 100 mm 以上。厚有机玻璃可由较薄有机玻璃黏合，但胶料应满涂整个板面。有机玻璃和普通玻璃隔声窗的隔声量见表 3.2.13 和表 3.2.14。

表 3.2.13　有机玻璃窗的隔声量 R (dB)

有机玻璃 + 空气层 + 有机玻璃（mm）	窗扇周围的接合条件	f (Hz)								$\bar{R}$ (dB)
		63	125	250	500	1000	2000	4000	8000	
36 + 100 + 10	周围密封	22	31	41	50	60	62	70	70	51
36 + 200 + 10	周围密封	22	32	43	53	61	64	70	70	32

表 3.2.14　普通玻璃窗的隔声量 R (dB)

序号	构　造	f (Hz)						$\bar{R}$ (dB)
		125	250	500	1000	2000	4000	
1	单层固定窗：玻璃厚 3 ～ 6 mm	20.7	20	23.5	26.4	22.9	—	22.7
2	单层固定窗：玻璃厚 6.5 mm，四周用橡皮密封	17	27	30	34	38	32	29.7
3	单层固定窗：玻璃厚 1.5 mm，四周用腻子密封	25	28	32	37	40	50	35.3
4	双层固定窗如图 3.2.59（a）所示	20	17	22	35	41	38	28.8

续表

序号	构　　造	f (Hz)						$\bar{R}$ (dB)
		125	250	500	1000	2000	4000	
5	有一层倾斜玻璃双层窗如图 3. 2. 59（b）所示	28	31	29	41	47	40	35. 5
6	三层固定窗如图 3. 2. 59（c）所示	37	45	42	43	47	56	45

4）隔声罩的设计

隔声罩是将发生噪声的整个机器或机组的某一部分予以封闭，以便使工作场所的噪声下降。其优点是措施简单、用料少、费用低。工厂工作场所中诸如发电机、风机、球磨机、空压机等设备一般都采取此种方法。

隔声罩的材料为：金属板、木板、纤维板等轻质材料。

设计隔声罩时应注意解决以下 8 个问题。

第一，为减少噪声辐射面积，去掉不必要的金属板面或在金属板上加筋。

第二，为克服共振可在薄金属板上粘贴或喷涂一层黏弹黏性材料，常见的是软橡胶、软木、沥青或其他涂料。

第三，将声源与隔声的金属板或地基的刚性连接断开或垫以软的弹性材料，以减弱振动的传递。例如，风机与风管的连接可用帆布或波形胶管连接，管道与隔声罩壳间用橡皮等软材料卡紧。另外，可在罩壳与地面之间用气胎或软材料连接起来。

第四，在设计隔声罩时应慎重决定壁体的形状和尺寸，并正确选择其壁体的单位面积质量和刚度。

第五，隔声罩应拆卸维修方便。应妥善处理罩上观察窗、管道或机器轴孔，如图 3. 2. 60 所示。检修门应卡紧，缝隙处要严密。

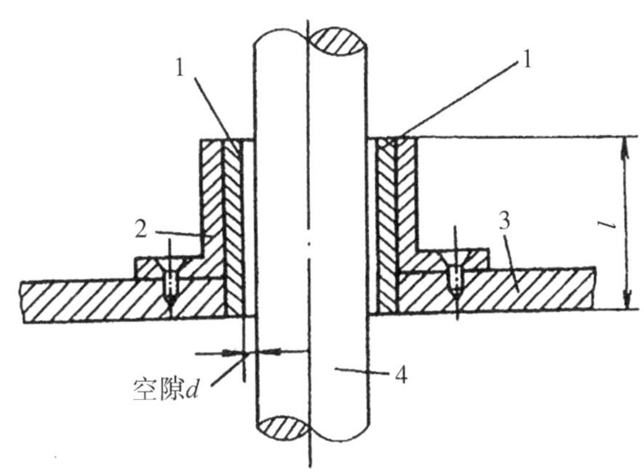

图 3. 2. 60　机械轴穿过隔声罩时的封严装置

1——吸声材；2——支承圈；3——隔声罩；4——轴

第六，对于电动机、通风机或其他在运动中散发热量的设备，还应留有通风换气孔，换气孔也应考虑降噪措施。一般把通风换气道做成开缝式消声器。缝宽 20 ～ 40 mm（缝两侧做吸声饰面）或 10 ～ 20 mm（在开缝一侧做吸声饰面），如图 3. 2. 61 所示。

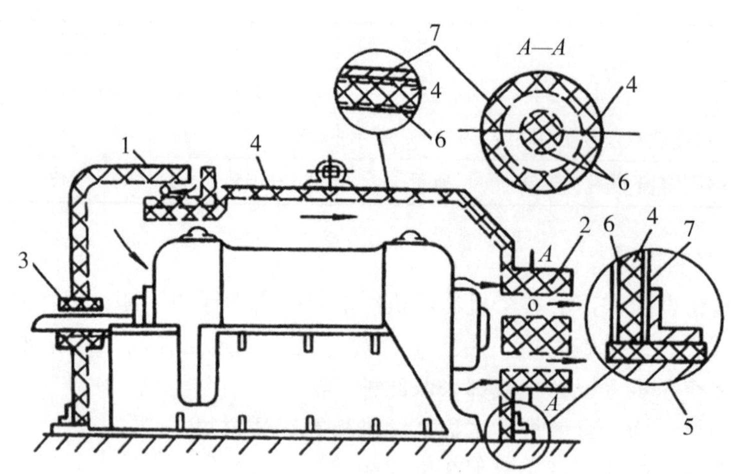

图 3.2.61 隔声罩设计实例

1，2——空气循环用的孔口消声器；3——传动装置用的孔口消声器；4——吸声饰面；
5——橡皮垫；6——穿孔板或钢丝网；7——铜板

吸声材料一般厚为 50 mm。进气口一般为矩形开缝式消声器，设在隔声罩一端，排气孔的孔口应在另一端面，用吸声材料做成狭窄的同心环式消声器。另外，也可用强迫通风来进行罩内外换气。

第七，隔声罩内表面应设置吸声材料，且吸声系数应不低于 0.5，使用纤维状材料应在吸声材料外罩以玻璃布或麻袋布，再用铁丝网或穿孔率为大于 20% 的穿孔钢板加以覆盖，最后用金属压条或铅丝固定在罩壁上。

第八，隔声罩实际隔声量

$$R_{实} = R + 10\lg\bar{\alpha} \tag{3.2.36}$$

式中：$\bar{\alpha}$——隔声罩内表面的平均吸声系数；

R——隔声构件的隔声值，dB。

5）送风管道的隔声措施

通风机、鼓风机等管道送风设备的噪声主要来自气流对管道的冲击、摩擦及机壳振动，一般采用管道外包扎法，即在管壁外表面敷涂一层防振阻尼浆（沥青、毛毡、橡胶等阻尼材料，然后紧附一层吸声材料如玻璃棉、矿渣棉、珍珠岩等），最后再用一层钢丝网水泥保护层做隔声层。如图 3.2.62 所示，其隔声值为 10 ～20 dB。

6）隔声屏

隔声屏就是利用障板等构件放在声源与操作者之间阻挡声音传播到操作工人处。这种措施简单、经济。若在隔声屏朝向声波处饰以吸声材料，效果更佳。

隔声屏适用于屋顶高、声源距墙远、较大的工作场所，在墙壁上吸声处理不适宜，受天车往复移动限制，无法建立隔声间或隔声罩等情况。这时设置隔声屏（或吸声屏）可收到一定减噪效果。应注意的是隔声屏的隔声效果与噪声频率和屏尺寸有关，而且对高频声隔声效果好，对低频声隔声效果差。

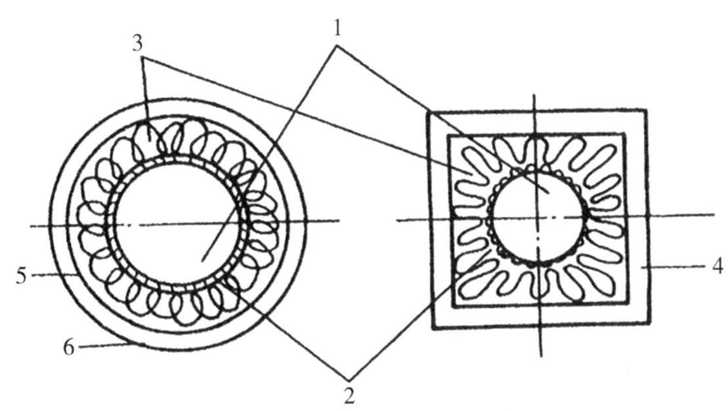

图 3. 2. 62　管道包扎隔声措施

1——风管；2——沥青阻尼浆；3——矿渣棉毡；4——红砖；5——石棉绳；6——水泥砂浆

3. 消声措施

消声器是一种能允许气流通过而同时使噪声减弱的装置，用以装设在空气动力设备的气流通道上控制和降低空气功力性噪声。消声器在通风机、鼓风机、压缩机的进气、排气管上，高压锅炉和各种高压容器排放管道上广泛应用。

1）消声器的分类

根据消声原理，消声器主要分为两种基本类型：阻性消声器和抗性消声器。前者主要吸收中、高频噪声，后者主要吸收低、中频噪声。实际应用中多是两者结合的阻抗复合式消声器。另外，近年又研制出了新型消声器，如微穿孔消声器、多级扩容减压式消声器、小孔喷注消声器、陶瓷消声器、L 形螺旋消声器、油浴式消声器、盘式消声器等。

对于风机一类噪声可采用阻性的或以阻性为主的复合消声器；对于空压机可采用抗性的或以抗性为主的消声器；对于高温、高速条件下的噪声可用微穿孔板、小孔消声、多级扩容减压消声器等。

2）消声原理

阻性消声器消声是借助于装置在管道上的吸声材料的吸声作用，使噪声沿管道传播的距离而衰减。抗性消声器消声是借助于管道截面的突然扩张或设置扩张室或旁接共振腔，使沿管道传播的噪声被吸收和反射而衰减。

3）设计要求

一个性能优良的消声器应当消声量大，对气流阻力小，结构简单，坚固耐用，寿命长，便于安装，加工成本低。消声器中气流通过的速度应合理选择，否则流速过大会增加阻力损失，还会引起二次噪声。空调系统流速宜取 6 ～10 m/s，对于工业鼓风机或其他气动设备配用的消声器可取 10 ～20 m/s，对于高压排气放空消声器可取大于 20 m/s。

四、防暑降温设施

为了保证正常生产和保证工人的健康，实现“工业企业设计卫生标准”中有关

“防暑、防寒、防湿”的要求，预防中暑，可采取包括工程技术措施、卫生保健措施和劳动组织措施等。

工程技术措施包括隔热措施和通风降温措施。

（一）隔热措施

隔热是防暑降温的一项重要措施。隔热的作用在于隔断热源的辐射热作用，同时还能相应减少对流散热，将热源的热作用限制在某一范围内。因为热辐射线就像普通光线一样是沿着直线前进的，只要在中间挡上一层薄物片就能切断它的去路，把一部分辐射线折回去，起到隔热的作用。被折回的辐射热量的大小，取决于遮挡材料的性质。隔热的好处，不仅是因为它所挡走的热量比较大，而且是因为它所挡走的是辐射形式的热，这对减轻人体的热负担具有很大的意义。因为人体对辐射吸热的热感觉是很敏感的。由此可见，隔热在防暑降温中有着特殊和重要的作用，尤其在工矿企业中更为实用。

1. 建筑物隔热

炎热地区的工业厂房或辅助建筑可采取建筑物隔热措施，以减少太阳辐射传入车间的热量。一般是从建筑物外围护结构、屋顶淋水，外窗遮阳等方面采取隔热措施。外窗和屋顶接受太阳辐射的时间长、强度大，在围护结构接受的总辐射热量中占主要地位。

1）外窗遮阳

阳光透过外窗照射到车间内，是造成车间内温度过高的主要原因之一。外窗遮阳是利用不透明材料遮挡太阳光线，使阳光不能直接射入车间内。遮阳的方法很多，在窗扇上刷云青粉、挂竹帘均为简易措施。如安装遮阳板，则由建筑设计者兼顾隔热、挡风、防雨、采光和通风等方面功能综合考虑。

2）屋顶隔热

在炎热地区，太阳辐射强烈，通过屋顶传入车间内的热量很大，屋顶采取必要的隔热措施后，能较大幅度地减小太阳辐射强度，并能降低屋顶内表面温度，从而减小屋顶对人体的热辐射。目前，常采用的屋顶隔热方法有以下 3 种。

（1）通风屋顶。通风屋顶是在普通平屋顶上设置空气间层，其隔热原理是利用通过间层内流动的空气把部分太阳辐射热带走。因此，从建筑设计上考虑应充分利用屋顶内的热压和风压，以加大屋顶内的换气量，提高隔热效果。如图 3. 2. 63 及图 3. 2. 64 所示为两种通风屋顶示例。

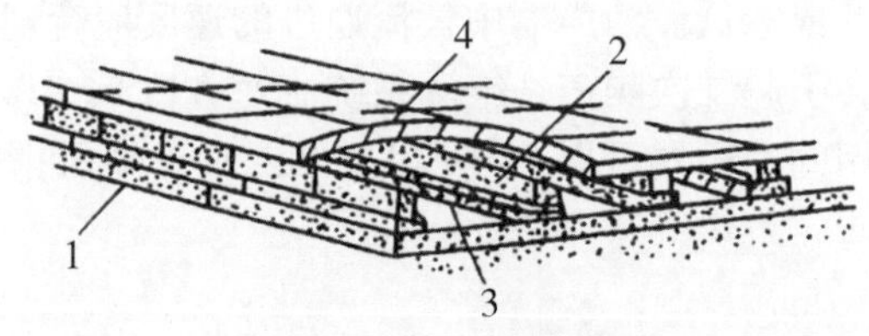

图 3. 2. 63　通风平屋顶

1——屋面板（带防水层）；2——砖龙骨；3——空气间层；4—— 大方砖（厚 25 mm）

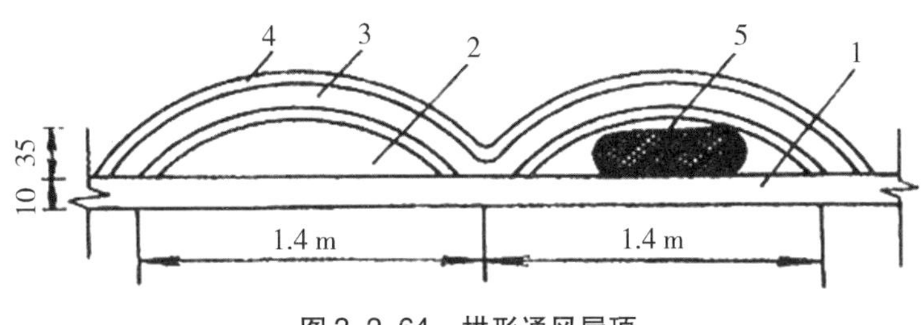

图 3.2.64 拱形通风屋顶

1—— 屋面板；2—— 空气间层；3——砖拱；4——防水层；5——通风孔

实践表明，当通风空气间层高度为 200 ～ 300 mm 时，通风屋顶的内表面温度要比普通平屋顶低 4 ～6 ℃，并可使车间内气温降低 1.6 ～2.5 ℃。

（2）通风屋顶下加保温层。测定结果表明此方案可大幅降低屋顶的总体传热系数，减少传入的辐射热量，用于空调高温车间是可行的。但用于一般热车间的降温，由于成本较高，受到限制。

3）屋顶淋水

在炎热地区，对轻型结构有坡层面的建筑，可采用屋顶淋水隔热降温措施。它通过屋脊上的多孔水管向屋顶淋水，在屋顶面上形成流水层。水在蒸发时要吸收大量的蒸发潜热，而这部分热量是从屋顶所吸收的太阳辐射热中取得的，从而可降低屋顶的太阳辐射强度。同时，也使屋顶内表面温度有所降低。屋顶淋水的隔热效果与淋水量及外界风速有关。通常，淋水强度取 30 ～50 kg/(m^2 · h)。据实测，对于传热系数为 2.9 W/（m · K）的轻型红瓦人字屋面，屋顶淋水可使自屋顶内表面平均温度下降 4 ～6 ℃。采用屋顶淋水隔热时，应在太阳辐射达到高峰前开始淋水，高峰过后停止。

2. 设备隔热

高温车间对热设备采取隔热措施，可以减少散入车间工作地点的热量，防止热辐射对人体的危害。隔热后热设备外表面温度一般不应超过 60 ℃，操作人员所受辐射强度应小于 0.7 kW/m^2。

高温车间所采用的设备隔热方法很多，一般可分为热绝缘和热屏蔽两类。

1）热绝缘

在发热体外直接包覆一层导热性能差的材料后，由于热阻的增加，发热体向外散发的热量就会减少。材料的导热性越差，厚度越大，则发热体向外散热量的减少就越多。

选择热绝缘材料，一般宜按下述项目进行比较选择：导热率、密度、安全使用温度范围、抗压或抗折强度、不燃或阻燃性能、化学性能是否符合要求、单位体积材料价格、安全性、施工性能等。一般来说，有机绝热材料适用于较低的温度，而无机绝热材料的耐温能力一般都极强。表 3.2.15 中列举了一些常用绝热材料的适用温度、导热率和密度，供参考。

铺设热绝缘材料的施工方法有：包裹及捆扎、粘贴、缠绕、填充和喷涂（或手工涂抹）等。近年来，随着各种绝热材料成型制品的出现，大大方便了施工。各种方法在施工中有不同的要求，但以下几个问题应引起注意：采用成型绝热材料包裹散热体，交接缝较多，应防止串缝、空缝或漏填，尽量避免垂直通缝；采用填充法施工，应注意防止填料下沉，并有相应的措施；各种绝热材料都存在着吸湿性和吸水性大的缺点。材料湿度增加后，其传热系数变大，绝热性能降低，有的会因吸水过多而松解。因此，应同时注意绝热材料的防雨水和防潮问题。此外，对热管道和设备采用热绝缘后所引起的原设备的升温问题也应事先有所考虑。

表 3.2.15　常用绝热材料密度、导热率和适用温度

化学成分	形态	名　称	产 品 形 状	适用温度（℃）	传热系数[W/(m·K)]	密 度（kg/m^3）
无机绝缘材料	纤维	岩棉、矿渣棉及其制品	毡、管、带、板	400～600	≤0.054	60～200
		玻璃棉及其制品	毡、管、带、板	300～400	<0.052	20～120
		硅酸铝棉及其制品	毡、板	1000	<0.2	300～1200
		石棉	毡、	<600	0.12	200
	多孔	硅酸钙及其制品	板、管	650	<0.064	130～220
		膨胀珍珠岩及其制品	板、管	-200～800	<0.087	200～350
		膨胀蛭石及其制品	板、管、砖	-30～900	<0.142	100～550
		泡沫石棉	板、管	500	<0.059	30～50
		泡沫玻璃	板、管	-200～400	<0.066	150～180
		复合硅酸盐涂料	板、管	-25～600	<0.12	180～280
有机绝缘材料	多孔	硬质聚氨酯泡沫塑料	板、管	-100～100	<0.035	40～60
		聚苯乙烯泡沫塑料	板、管	-150～70	<0.04	20～50
		酚醛泡沫塑料	板、管	-150～130	<0.051	35～100
		泡沫橡塑	板、管	-40～110	<0.04	60～120
	纤维	稻草绳		110	<0.12	300

2）热屏蔽

热屏蔽在高温作业的工作中应用十分广泛。按照其主要用途可分为透明、半透明和不透明三类。

透明热屏蔽主要用来把工作地点和需要经常清楚观察的发热体两者隔离开来，如玻璃板、玻璃板淌水、瀑布或水幕等；不透明热屏蔽则用来屏蔽无须观察的发热体，如各种遮热板（石棉板、铁板等）、铁板淌水、麻布水幕、流动水箱、砖墙等。半透明热屏蔽的用途介于两者之间，如铁纱屏、铁纱水幕等。

（二）通风降温措施

为了更好地降低车间内的空气温度，必须在采取各种隔热措施的同时，对整个车间进行全面换气，即设法把车间内被加热的空气排出去，而把车间外的冷空气换进来。实现全面换气的方法一般有自然通风和机械通风两种。自然通风是依靠自然的热压或风压的作用，机械通风则是依靠风机等机械设备的作用。对高温车间来说，由于车间内散热量很大，车间余热加热了空气构成自然通风的动力，自然通风就显得特别经济有效。

1. 自然通风

自然通风按作用原理可分为热压自然通风和风压自然通风两类，而实际情况下多为热压和风压同时作用的自然通风。

1）自然通风的原理

（1）热压自然通风。由于高温车间的气温较室外空气温度高，车间内热空气的密度小于室外空气的密度，造成室内外空气的压力差。在压差的作用下，热空气上升，自厂房上部的天窗口排出，而车间外的冷空气从厂房外墙的窗孔进入车间。这就形成了全面换气的热压自然通风，如图3.2.65所示为热压作用的自然通风时空气的流动情况。

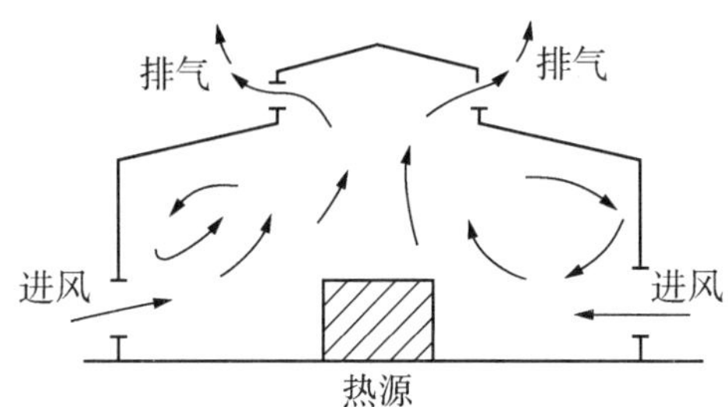

图3.2.65　热压作用的自然通风时空气的流动情况

热压的大小与室内外温差及进风口和排风口之间的垂直距离成正比。热压越大，每小时换气次数越多，自然通风的效果就越好。

（2）风压自然通风原理。处在水平气流中的建筑物，对气流起了阻碍作用，致使其四周外界气流的压力分布不同，作用于建筑物的迎风面上的风压高于大气压，为正压；作用于背风面上的风压低于大气压力，为负压。作用于建筑物侧面的风压，在绝大多数情况下也是负压。如果在位于正压区内的建筑物外墙上开设窗孔，则室外空气将通过这些窗孔进入车间内。如果在位于负压区的建筑物外墙上开设窗孔，则空气将通过窗孔自车间内排出。以上情况如图3.2.66所示。

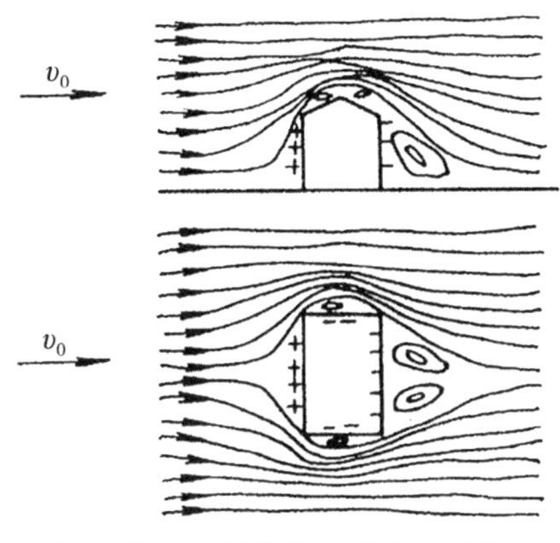

图3.2.66　建筑物四周的风压分布

建筑物周围的风压分布与该建筑的外形和外界的风向有关。风向一定时，不论是正压值还是负压值，建筑物外墙上某一点的风压值均以下式表示：

$$p = K\frac{v_0^2\gamma_0}{2} \tag{3.2.37}$$

式中：p——风压，Pa；

v_0——室外风速，m/s；

γ_0——室外空气密度，kg/m^3；

K——空气动力系数。

空气动力系数 K 之值由试验方法求得，对于迎风面，K 为正值；对于背风面，K 为负值。

(3) 热压和风压同时作用的自然通风(图 3.2.67)。在热压和风压同时作用下，迎风面外墙下部开口处，热压和风压的作用方向是一致的，所以迎风面下部开口处的进风量要比热压单独作用时大。而此时，在迎风面外墙上部开口处热压和风压作用方向相反，因此自上部开口处的排风量要比热压单独作用时小。如果上部开口处的风压大于热压，就不能再自上部开口排气，相反将变为进气，形成风倒灌现象。

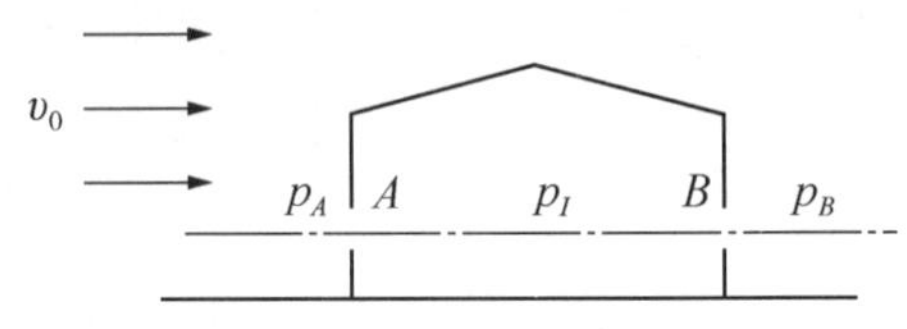

图 3.2.67 风压作用下的自然通风示意

对背风面外墙来说，当热压和风压同时作用时，在上部开口处两者的作用方向是一致的，而在下部开口处两者的作用方向是相反的，因此，上部开口的排风量比热压单独作用时大，而下部开口的进风量将减少，有时甚至反而从下部开口排气。

实践指出，当迎风面外墙上的开口面积占该外墙总面积的 25% 以上时，如果室内阻力小，在较大的风速作用下，车间内会产生穿堂风，即车间外的空气以较大的流速自迎风面开口进入、横贯车间，自背风面开口排出。在穿堂风的作用下，车间的换气量将显著增大。

由于室外风的风速和风向是经常变化的，不是一个可靠的稳定因素，为了保证自然通风的设计效果，根据现行的《工业企业采暖、通风和空气调节设计规范》的规定，在实际计算时仅考虑热压的作用，风压一般不予考虑。但是，必须定性地考虑风压对自然通风的影响。

2) 自然通风的主要类型

(1) 普通天窗。利用普通天窗进行自然通风时，以侧窗为进风口，以天窗为排风口。天窗应与车间的长轴平行。由于排风口受风向的影响，需要适当调节天窗，才能发挥应有的作用。如有风时，应关闭迎风面的天窗，只开背风面的天窗，否则，天窗之间会造成穿堂风或形成冷风倒灌的现象。

(2) 挡风天窗。为了不受风向变化的影响，不发生倒灌现象，可在天窗外安装挡风板，使天窗具有良好的排风性能。挡风板如图 3.2.68 所示，挡风板的高低、大小及其与天窗的距离随建筑物的形式不同而有所不同。安装挡风板的要求如下：①挡风板上沿应与屋檐高度相同；②挡风板与天窗口之间距离一般为天窗高度的 1.2 ～

1.5 倍，即 $L=1.2\sim1.5\ h$；③挡风板下沿与屋顶之间应留出 50～100 mm 的空隙（q），以便排泄雨水，在北方地区增加距离，以便排出雪水；④挡风板的长度应与天窗口的全长相同，两端应封闭。如果挡风板很长，应当每隔 50 m 用隔板隔开，以防气流倒灌；⑤挡风板可选用任何适宜的材料（如木板、石棉水泥板、薄铁板等），要求经久耐用，能起挡风作用即可。常用的挡风天窗有矩形天窗和下沉式天窗等形式。

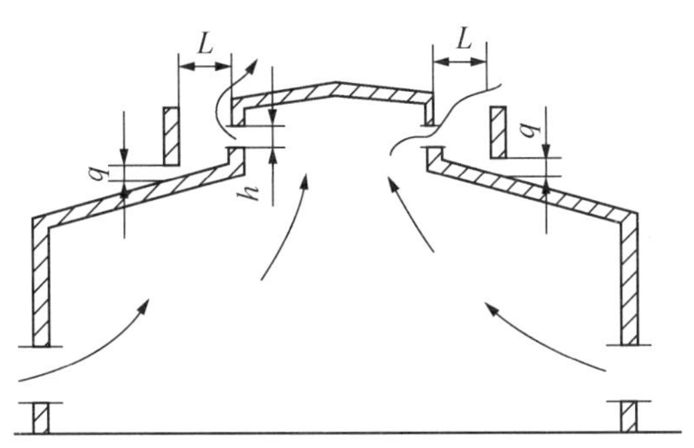

图 3.2.68　天窗挡风板示意

（3）开敞式厂房。开敞式厂房主要特点是进风、出风口面积大、阻力小，通风量大，这是以利用穿堂风为主的自然通风。换气次数可达每小时 50～150 次，南方炎热地区的高温车间适宜采用。排气口可安装挡风板或井式天窗作为排风口；进风口应设置可装卸的窗扇，为防止冬季冷空气流入车间，冬季可关闭，夏季敞开。

开敞式厂房可分为全开敞、上开敞，下开敞和侧窗 4 种形式。开敞厂房与相邻的厂房间距要大。当厂房跨度为 9～12 m 时，穿堂风效果良好；当厂房跨度大于 20 m 时，则效果不够好。

2. 局部机械送风

高温车间的自然通风虽然是一种经济有效的全面通风的降温措施，但是它在车间内所造成的风速一般很小，气流方向也较难控制。因此，在热辐射较强和温度较高的工作地点，还必须采用局部机械送风措施，提高局部工作地点的风速或将冷空气直接送到工作地点，改善局部工作地点的气象条件。

常用的局部送风降温设备有送风风扇、喷雾风扇、空气淋浴和冷风机等。

（1）送风风扇。运用送风风扇在工作地点造成较大的气流流动速度以促进人体的汗液蒸发，使人感到凉快。在高温车间里人体散热主要依靠汗液蒸发这一途径，汗液蒸发量越大散热量越大。而汗液的蒸发快慢与周围空气流动的速度大小成正比，即风速大汗液蒸发就快，而风扇就能制造快速流动的空气，从而促进汗液的蒸发。其风速大小应视劳动强度和热辐射强度而定。通常应将送风风扇的风速控制在 4～6 m/s。送风风扇多采用风量大、风压低、效率高的轴流式风机，可根据工作地点不同，安装在各种适宜的位置上。也可制成吊扇、摇头风扇等。另外，用于某些工作地点专门设计的拉风扇，更有其特殊的效果。

有粉尘作业的车间不宜采用普通送风风扇，以免吹起粉尘，污染车间的空气环境。

（2）喷雾风扇。喷雾风扇是在风扇上安装喷雾器的一种局部通风设备，送出的气流中混有雾状小水滴，它能起到蒸发降温的作用。因为雾滴蒸发吸热能使送风气流的温度有所降低，同时雾滴落在人体表面上后，逐渐蒸发吸收人体一部分热量。此时雾滴的作用还有：使热的地面和机器设备表面温度降低，可减少人体受二次辐射热源的热辐射作用；悬浮在空气中的雾滴能吸收一些辐射热，从而减少人体受到的辐射热作用；雾滴落在工人的衣服表面上后，蒸发时吸收热量降低工作服的温度，有利于人体散热；在高温低湿车间里，能润湿车间的空气，预防工人的上呼吸道黏膜的干燥、破损和感染；而且雾滴还能起到降尘的作用。

喷雾送风应力求雾滴细小，雾滴越小与空气的接触面积越大，雾滴越易蒸发。雾滴的蒸发量大，气温就降得低，人体对细小雾滴的感觉也较舒适。一般要求喷雾送风时的雾滴直径不大于 100 μm。

（3）空气淋浴。在空气温度和辐射强度较高的工作地点，生产工艺不允许有雾滴或因车间内产生有害气体或粉尘不允许采用再循环空气以及要求保持一定温度和湿度的车间等，需要采用空气淋浴设备。空气淋浴系统由风机、空气处理室、通风管道和送风口等部分组成。室外空气经风机送至空气处理室，先经粗过滤器除尘后，进行喷雾冷却及加湿或减湿，再经除雾器除雾后送至风道。冷源可用天然深井水或人工冷源（冷冻机），冷却后的空气经管道分别送至不同工作地点的送风口——喷头，吹向人体。应用较普遍的是旋转式“巴图林”形喷头。它是一个 45°斜切矩形出风口，出口处装有多片导流叶片，拉动叶片一边的连杆可以改变叶片的开启角度，改变气流出口方向。喷头上部为圆形可转动的接口，与通风系统的垂直送风管相连。

每个喷头的送风量和送风温度与所要求的送到人体处空气的温度和风速、工作地点的气温、辐射热强度以及喷头和人的距离等有关。一般送到人体处的风速为 2 ～ 3 m/s，送风量为 2000 ～4000 m^3/h。

空气淋浴系统的成本较高，在选用时应特别注意和其他方案综合比较。设置空气淋浴系统时应特别注意送风管道的隔热保温问题，因为在高温车间到处布满热源。送风管道保温不好或经强辐射热源时布置不当会使经空气处理室送来的冷却空气在输送过程中大幅度地升温，以致送到工人人体处的空气气温比周围环境的气温也低不了几度。在这种情况下，由于空气淋浴送到操作工人处的风量及风速远低于送干风的轴流风扇。工人反映花了大量投资的空气淋浴的降温效果反而不如简易的送干风的轴流风扇。不少地方都曾有这种失败的教训，应引以为戒。

（4）冷风机。冷风机是局部空调机组的一种，它由风机、制冷和热交换器、压缩机、散热器、控制器等部分组成，是较先进的通风降温设备。多用于各种隔离操作室的通风降温。有条件的工厂，在热车间的工人休息室也可以装设。可根据室内温、湿度的要求和机组的制冷量来选用。如将空调机组与节能换气机结合使用，是更为理想的方案。后者由送风机、排风机和热交换器组成，换气过程的冷（或热）能回收效率达 70%。这样可大幅度地降低换气时吸入室外空气将其降温所消耗的电力。换气机的初投资不高，电力消耗也不大。

（胡伟江　徐海娟　汪天尖）

五、振动防护设施

流行病学和动物实验研究均表明，机体接触手传振动早期主要出现外周微循环小血管和神经损伤，随着累积暴露剂量的逐步增加，可能会发展为手臂振动病，典型症状是振动性白指，严重者可出现手臂功能完全丧失。手传振动是生产过程中使用振动工具或接触受振动工件时，直接作用或传递到人手臂的机械振动或冲击，手传振动作业主要分为使用振动工具作业和接触受振工件作业两种类型，其广泛存在于职业活动中，如林业、机械、铁路、矿山、航空、水电、冶金、建筑、造船以及金属制品等多个行业。因此，对于工作场所手传振动危害进行科学有效防控，避免或降低作业工人接触手传振动危害显得尤为重要。以下是编者总结的几种常见工程防控方法。

（一）优化产品设计

企业可从总体上评估产品的不同设计方案，并通过优化产品设计减少生产过程中产生的手传振动危害，同时符合人体工效学的要求，保障生产工人职业健康与安全。通过优化产品设计减少振动危害，部分应用实例如下：

（1）使用粘接和螺栓连接或焊接代替铆接制造产品可以避免铆钉机的使用。

（2）建筑设计师可选择磨光面层作为建筑表面，从而避免使用粗琢工具进行装饰加工作业。

（3）建筑设计师可最大限度使用工地外的预制构件，采用机械化方法生产高质量的构，可减少在现场安装时的切割及修补。

（4）精心设计金属铸造件（包括最合适的材料的选择），可减少对手工修磨或清理的程度。

（二）改进生产工艺

企业对存在手传振动高危害的生产工艺进行改进，可考虑采用低振动工艺代替原来高振动生产工艺。在现有条件取消或代替原有工艺不可行时，可考虑重新设计生产工艺，以实现最大限度的机械化或自动化工艺，消除有振动危害的人工作业，同时应注意在消除一种危害时不要引入另一种更为严重的危害。

生产工艺替代的案例如下：

（1）采用无振动工艺代替手持砂轮机和气铲类手持式工具进行磨削或切削金属加工工艺。

（2）采用电弧及其他火焰切割或挖槽取代气铲或手持砂轮机进行铸件清理及类似加工。

（3）采用液压拉铆或压铆代替气动、冲击式铆接工艺。

重新设计生产工艺的案例如下：

（1）在进行电缆、输水管道铺设、管线维修及类似工作中采用移动式道路切割机或挖沟机可避免使用手持式道路破碎机。

（2）在一些钢筋混凝土结构的拆除中，通过使用液压破碎机或切割技术可消除或减少手持式道路破碎机的使用。

（3）采用包括管道内侧刮除和更换衬里在内的修复技术可代替挖开、更换修复的传统方法中的手持式气动工具的作业。

（4）通过铸件生产工艺改进，提高铸件精度可减少手工清砂及修整作业工作量。

（5）钢板焊接中采用气铲和手持式砂轮机加工坡口及修磨焊缝，可通过提高钢板切割精度，减少焊接工艺过程中气铲及砂轮机的使用。

（6）在抛光机、磨光机及类似机器上进行的电镀件的抛光，可通过预先的化学抛光来减少手握持工件的打磨抛光作业。

（7）采用机械手或遥控悬挂机械使操作者的手不直接接触振源进行工件的加工（如采用机械臂代替人体手臂手持高尔夫球头进行抛光打磨）。

（三）选用低振动设备（或工具）

企业在选用低振动设备（或工具）需考虑一下基本条件：一是振动参数及可达到的最低振动参数是否可以得到；二是生产厂提供的使用说明书是否已包含了关于振动的信息或保证；三是采用后在其运行的工作场所造成的振动影响。以下是通过正确选择设备（或工具）减少振动危害的实例：

（1）同一类型和规格的机械如气动砂轮机、磨光机及气钻间振动水平差别较大，同一规格的链锯、气锤、破碎机的振动值相差很大，有的甚至可达数倍以上。企业根据生产需要正确选择低振动机械（或工具）可从振动源方面减少振动危害。正确选择砂轮机和磨光机的砂轮，可将砂轮不平衡带来的振动减至最小。

（2）在装配作业中选择机动螺丝刀、扳手和扭矩扳手时，首先选用回转式并尽可能避免使用冲击式工具可减少冲击振动。

（3）手持高尔夫球头打磨作业时，通过增大磨光机台的质量、调整胶轮的不平衡度以及控制合理转速，有效降低磨光机台振动水平。

（四）使用减振装置

采用配备减振器的台架或类似的辅助装置避免手与振动表面直接接触，可防止振动传向操作者的手臂系统。对于产生低频振动的设备（或工具），在采用悬浮隔振装置时，其共振频率应比振源的最低振动频率至少低约70%，以防止产生共振。

1. 防振手柄的使用

手持式设备（或工具）上已装有的防振手柄或使用者另行安装的防振手柄，要保证在人体手臂系统的敏感频率范围内不使振动放大。应保证操作者在使用时对机械的有效控制，还要防止手柄故障对操作者造成伤害，因此选择防振手柄时，应兼顾隔振效果及对机械的控制能力和安全性。

2. 弹性材料的使用

采用橡胶或专门开发的弹性材料包覆在振动的手柄或其他振动表面可降低传向手的振动（一般在200 Hz以上有较好的减振效果）。同样，也要保证在人体手臂系统的敏感频率范围内不使振动放大。

3. 减振工装的使用

减振工装的使用常见于手持工件打磨抛光作业，如手持高尔夫球头打磨作业、手持纽扣抛光作业等。主要将工件固定在相匹配的工装上，作业工人握持工装，避免直接接触工件传导的手传振动。具有支承工具或工件的重量、方便控制及引导工具/工件以及保持较高的工作效率的优点。

参考文献

[1] 中华人民共和国卫计委. 职业卫生名词术语：GBZ/T 224—2010［S］. 北京：人民卫生出版社，2010.

[2] 国家质量技术监督局. 手持式机械作业防振要求：GB/T 17958—2000［S］. 北京：中国标准出版社，2000.

[3] HEAVER C，GOONETILLEKE K S，FERGUSON H，et al. Hand-arm vibration syndrome：a common occupational hazard in industrialized countries［J］. J Hand Surg Eur Vol，2011，36（5）：354－363.

[4] BOVENZI M. Health risks from occupational exposures to mechanical vibration［J］. Med Lav，2006，97（3）：535－541.

[5] GOVINDARAJU S R，BAIN J L，EDDINGER T J，et al. Vibration causes acute vascular injury in a two-step process：vasoconstriction and vacuole disruption［J］. Anat Rec（Hoboken），2008，291（8）：999－1006.

[6] KRAJNAK K，WAUGH S，JOHNSON C，et al. Vibration disrupts vascular function in a model of metabolic syndrome［J］. Ind health，2009，47（5）：533－542.

六、电磁辐射防护设施

电磁辐射场区一般分为远区场和近区场，近区场是以场源为中心，在一个波长范围内的区域，也可称为感应场。近区场内，电场强度 E 与磁场强度 H 的大小没有确定的比例关系。一般情况下，对于电压高、电流小的场源（如发射天线、馈线等），电场要比磁场强得多；对于电压低、电流大的场源（如某些感应加热设备的模具），磁场要比电场大得多。近区场的电磁场强度比远区场大得多。从这个角度上说，电磁防护的重点应该在近区场。近区场的电磁场强度比远区场大得多，在此空间内的不均匀度较大。远区场则是在以场源为中心、半径为一个波长之外的空间范围，也可称为辐射场。在远区场中，所有的电磁能量基本上均以电磁波形式辐射传播，这种场辐射强度的衰减要比感应场慢得多。

防控电磁辐射的根本出发点是消除或减弱人体所在位置的电磁场强度，主要措施包括电磁屏蔽和电磁吸收。目前，世界各国都着力于研究有实用价值的电磁屏蔽材料和电磁吸收材料。吸波材料的物理机制是材料将入射的电磁波能量转换成热能或其他形式的能量消耗掉或使电磁波因干涉而消失，实现对入射电磁波的有效吸收、衰减。

好的吸波材料应具有两个条件，即好的磁阻抗匹配效应和良好的电磁波衰减效果。

电磁屏蔽的作用是控制由某些辐射源所产生的某个区（不包含这些源）内的电磁场效应，有效地降低电磁波从某一区域向另一区域辐射而产生的危害。其作用原理是采用对电磁能流具有反射和引导作用的低电阻导体材料，在导体材料内部产生与源电磁场相反的电流和磁极化，从而减弱源电磁场的辐射效果，通常用屏蔽效能来表示。

（一）屏蔽分类

屏蔽是利用屏蔽体（具有特定性能的材料）阻止或衰减电磁骚扰能量的传输，是抑制电磁干扰的重要手段之一。屏蔽有两个目的：限制内部辐射的电磁能量泄漏；防止外来的辐射干扰进入。根据屏蔽的工作原理可将屏蔽分为以下三大类。

1. 电场屏蔽

电场屏蔽主要是为了防止电子元器件或设备间的电容耦合，它采用金属屏蔽层包封电子元器件或设备，其屏蔽体采用良导体制作并有良好的接地，这样就把电场终止于导体表面，并通过地线中和导体表面上的感应电荷，从而防止由静电耦合产生的相互干扰。电场屏蔽使金属导体内的仪器不受外部影响，也不会对外部电场产生影响，主要是为了消除回路之间由于分布电容耦合而产生的干扰，静电屏蔽只能消除电容耦合，防止静电感应，屏蔽必须合理地接地。在实际应用中，屏蔽措施经常科学地与接地相互结合才能更好地发挥作用。

2. 磁场屏蔽

磁场屏蔽是抑制噪声源和敏感设备之间由于磁场耦合所产生的干扰。磁场屏蔽是把磁力线封闭在屏蔽体内，从而阻挡内部磁场向外扩散或外界磁场干扰进入，为屏蔽体内外的磁场提供低磁阻的通路来分流磁场。

屏蔽体是用高导磁率材料有效防止低频磁场的干扰。其屏蔽效能主要取决于屏蔽材料的导磁率系数，材料的磁导率越高磁阻越小，屏蔽效果越显著。磁场屏蔽又分为低频屏蔽和射频磁屏蔽。

低频磁屏蔽技术适用于从恒定磁场到 30 kHz 的整个频段，它是利用铁磁性物质的磁导率高、磁阻小、对干扰磁场进行分路来实现的。屏蔽材料的屏蔽效能主要由吸收损耗和反射损耗两部分组成。为了提高屏蔽效能，可以在高导磁率材料的表面增加一层高导电率的材料。通常采用铁磁性材料如铁、硅钢片等进行磁场屏蔽。射频磁屏蔽则是利用良导体在入射高频磁场作用下产生涡流，并由涡流产生反向磁通，抑制入射磁场，主要屏蔽材料有铝、铜及铜镀银等。

3. 电磁屏蔽

电磁屏蔽主要用于防止在高频下的电磁感应，利用电磁波在导体表面上的反射和在导体中传播的急剧衰减来隔离时变电磁场的相互耦合，从而防止高频电磁场的干扰。

（二）电磁波屏蔽材料组成及分类

使用电磁屏蔽材料，可通过如外壳屏蔽、电缆屏蔽、窗口屏蔽等形式。目前，电磁波屏蔽材料主要包括高分子导电涂料、表面敷层屏蔽材料、本征型导电高分子材料和填充复合型屏蔽材料及其他屏蔽材料。

1. 高分子导电涂料

高分子导电涂料由合成树脂、导电填料和溶剂组成，将其涂覆于材料表明形成一层固化膜从而产生导电及电磁波屏蔽效果。导电涂料的成本低、生产工艺简单、施工方便且具有长效性，使用过程中无小分子渗出污染物，不含金属粉体且易于回收，因此得到广泛应用。在国外已有许多品种商品化，其中绝大多数是镍粉、铜粉、银粉以及炭黑等填充性的导电涂料。

2. 表面覆层性屏蔽材料

这类材料是使塑料等绝缘体的表面附着一层导电层，从而达到屏蔽的目的，属于以反射损耗为主的屏蔽材料，通过贴金属箔、化学镀金、喷涂、真空镀金等方法，对绝缘体表面进行导电化处理，达到电磁屏蔽的效果。这类表层导电薄膜屏蔽材料普遍具有导电性能好、屏蔽效果明显等优点，其缺点是表层导电薄膜附着力不高，材料黏结牢度较差，容易产生剥离，二次加工性能较差，不易制成形状复杂的壳体状屏蔽材料。

3. 本征型导电高分子材料

高分子材料本身具有导电能力的被称为本征型导电高分子材料，其内部不含其他导电性物质，完全由导电性高分子材料组成。这种材料是由具有共轭 π 键的枀合物，经化学或电化学“掺杂”后使其由绝缘体转变为导体的一类高分子材料。这类材料具有优异的物理化学性能，导电性显示强烈的各向异性，通过大分子 π 键电子云交叠形成导带，共轭分子键的方向就是导电方向。这种磁性屏蔽材料成本高、合成加工困难、掺杂剂多，是毒性大、腐蚀性强烈的物质，其应用范围受到很大限制。

4. 填充复合型屏蔽材料

填充复合型屏蔽材料是由电绝缘性能较好的合成树脂和具有优良导电性能的填料及其他添加剂组成，经注射、注塑或挤出成型等方法加工成各种电磁波屏蔽材料。电磁屏蔽效能良好，综合性能优良。其中，常用的合成树脂有聚苯醚、聚碳酸酯、ABS尼龙和热塑性聚酯等。导电填料一般选用大尺寸的纤维状与片状材料，目前常用的有金属纤维金属片等，还有碳纤维、超导炭黑、金属合金填料等。

5. 其他屏蔽材料

除上述几类电磁屏蔽材料以外，其他一些屏蔽材料也在研究之中，包括新机理的屏蔽材料，如发泡金属屏蔽材料、纳米屏蔽材料等。

（三）电磁波屏蔽建筑材料

目前，国内外开发并推广了很多具有电磁屏蔽功能的建筑材料，如电磁屏蔽混凝土、电磁屏蔽玻璃、电磁屏蔽涂料、电磁屏蔽木基复合材料等。

（1）电磁屏蔽混凝土：普通混凝土对高频电磁波具有一定的屏蔽功能，但是屏蔽效果不佳，只有给其添加电磁损耗物质后才具有较高的屏蔽功能，如添加纳米金属粉末。

（2）电磁屏蔽玻璃：有 3 种形式，一是有两片（或多片）玻璃或导电膜玻璃、PVB 胶片和经特殊处理的金属丝网在高温高压下采用夹层工艺制造的一种特种玻璃；二是在玻璃或有机玻璃表面上镀制金属薄膜，制成起到电磁屏蔽作用的玻璃；三是夹金属丝网和镀金属相结合的玻璃。

（3）电磁屏蔽涂料：是一种在化学溶剂中渗入导电颗粒，并能喷涂于 ABS 等工程塑料、玻璃钢、木材、水泥墙面等非金属材料上，对电磁波进行屏蔽的功能性涂料，具有室温固化、附着力强的特点。目前所使用的电磁屏蔽材料主要是以复合法制得的，是由合成树脂、导电填料、溶剂配制而成，可将其涂覆于基材表面形成一层固化膜，从而产生电磁屏蔽效果。在各种电磁屏蔽材料中，涂料作为一种流体材料，可以方便地喷涂或涂刷在其他基材上面，并因其使用的方便性、轻量、占空间小、屏蔽效能高和价格低廉等优势而广泛用于各类电子产品、装置和系统的电磁辐射防护，是目前应用最广泛的电磁屏蔽材料。

（4）电磁屏蔽木基复合材料：普通的木材是电的不良导体，对电磁波几乎没有屏蔽作用，但以木制单元为主体，与一些金属或非金属复合而成的电磁屏蔽木基复合材料具有一定的屏蔽效能，能够遮挡或吸收电磁场。目前，研究和应用较多的电磁屏蔽木基复合材料主要有高温碳化型和复合型，这两种类型的材料又包括填充型和表面镀金导电型。

现有建筑材料也存在一些问题：如电磁屏蔽频段窄，材料单一，难以同时满足低、中、高频率范围内电磁屏蔽的要求；屏蔽机理单一，多依靠反射电磁波来实现屏蔽，这种屏蔽模式容易造成电磁波的二次干扰；屏蔽填料颗粒粗且密度大，填充阈值高，影响材料的力学性能和轻量化。

（四）电磁吸波材料的组成及分类

电磁吸波材料是指能吸收、衰减入射的电磁波，并将其电磁能转换成热能耗散掉或使电磁波因干涉而消失的一类材料。理想的吸波材料应当具有吸收带宽、质量轻、厚度薄、物理机械性能好、使用简单等特点。

吸波材料的主要成分是吸收剂，一般还含有胶粘剂及各种助剂。吸收剂提供了吸波材料所需要的电性能，它的数量、性能以及匹配在吸波材料中起关键作用，决定了涂层吸波性能的好坏；胶粘剂是基材，是吸波涂层的成膜物质，决定了吸收剂的加入量、吸收性能的强弱、涂层性能的好坏；各类助剂起辅助作用，虽然用量较小，但必不可少，它决定了涂层的质量，而且对吸收剂的加入量也有影响。常用的微波吸收剂主要有微、超微磁性金属及合金粉末吸收剂、铁氧体吸收剂和导电高聚物吸收剂等，吸收剂也在向高效、轻量化和复合化方向发展。

按材料成型工艺和承载能力，可分为涂覆型吸波材料和结构型吸波材料。涂覆型吸波材料是具有电磁波吸收功能的涂料，是将吸收剂（金属或合金粉末、铁氧体、导电纤维等）与黏合剂混合后，涂覆于目标表面形成吸波涂层；结构型吸波材料通常是将吸收剂分散在层状结构材料中，或是采用强度高、透波性能好的高聚物复合材料（如玻璃钢、芳纶纤维复合材料等）为面板，窝状、波纹体呈角锥体为夹芯的复合结构，因此具有承载和吸波的双重功能，既能减轻结构质量，又能提高有效载荷，已得到广泛应用。

按研究时期，可分为传统吸波材料和新型吸波材料。铁氧体、钛酸钡、金属微粉、石墨、碳化硅、导电纤维等属于传统吸波材料，它们通常都具有吸收频带窄、密度大等缺点。其中，铁氧体吸波材料和金属微粉吸波材料研究较多，性能也较好。新型吸波材料包括纳米材料、手性材料、导电高聚物、多晶铁纤维及电路模拟吸波材料等，它们具有不同于传统吸波材料的吸波机理。其中，纳米材料和多晶铁纤维是众多新型吸波材料中性能最好的两种。

（五）电磁吸波材料研究现状

工程应用上除要求吸波材料在较宽频带内对电磁波具有高的吸收率外，还要求材料具有质量轻、耐温、耐湿和抗腐蚀等性能。目前，国内外使用和开发的吸波材料都是以强吸收为主要目标的传统吸波材料，存在着一些明显的缺点，应用范围受到一定限制，新型的吸波材料包括纳米材料、多晶铁纤维、手性材料等，要求在尽量薄的厚度能够快速吸收入射到材料内部的电磁波，并且在足够宽的频带中，通过合理设计，使材料与空气有良好的匹配，使空气与材料界面间的总反射很小，充分利用材料的性能。此外，还需要高的力学性能及良好的环境适应性和理化性能，即要求材料具有黏结强度高、耐温、适应环境变化的特性。

1. 铁氧体吸波材料

铁氧体是一种具有铁磁性的金属氧化物，价格低廉，制备工艺简单，吸波性能好，是目前研究较成熟的电磁波吸收剂。铁氧体吸收剂具有吸收强、频带较宽、抗蚀能力强及成本低等特点，但也存在密度大、高温特性差等缺点。理论与实践证明，单一的铁氧体制成的吸波材料难以满足吸收带宽、质量轻和厚度薄的要求，通常要与其他吸收剂复合才能满足其性能要求。

2. 纳米吸波材料

纳米材料是指颗粒尺寸在 1 ～100 nm 的粉体材料。纳米微粒具有小尺寸效应、表面与界面效应、量子尺寸效应及宏观量子道效应等。纳米材料的优异特性为吸波材料提供了新的微波损耗机理。纳米技术的迅速发展使得纳米吸收剂成为国内外吸收剂研究的主要方向。由于纳米材料具有高浓度晶界，界面原子比表面积大，悬挂的化学键多，界面极化强等特点，它在电磁场的辐射下容易磁化而使电磁能更加有效地转化为热能，从而产生强烈的吸波效应。量子尺寸效应的存在使得纳米离子的电子能级分裂，分裂的能级间隔正好处于微波的能量范围（10^{-5}～10^{-2}eV）内，这为纳米材料的吸波创造了新的吸波通道。

3. 金属微粉吸波材料

金属超细微粉是指粒度在 10 μm 甚至 1 μm 以下的粉末，具有磁导率较高、温度稳定性好等优点，但在实际应用中，金属超细微粉在低频段磁导率低，抗氧化和耐酸碱能力差，相对来说，密度偏大，并不是理想的吸收剂。金属超细微粉吸波剂主要包括 Co、Ni、Co/Ni、Fe/Ni 等通过蒸发、还原有机醇盐等工艺得到的磁性金属微粉吸波剂以及羰基铁粉、羰基镍粉、羰基钴粉等羰基金属微粉吸波剂。

4. 多晶铁纤维材料

多晶铁纤维吸波材料是一种新型的电磁吸波剂，包括 Fe、Ni、Co 及其合金纤维，属于一磁性材料，用它制备的电磁吸波涂层具有质量轻、频带宽等优点。在实际应用中会遇到诸多问题，如多晶铁纤维的表面电阻率非常低，在涂层中掺杂使用时纤维不仅会搭接在一起，在涂层内部形成导电网络，对电磁波进行反射，还会影响涂层的表面电阻率，这些都会对吸波性能产生影响。

5. 手性吸波材料

手性吸波材料是近年来发展起来具有良好吸波性能的材料。描述手性材料的电磁性质除了磁导率和介电常数以外，还有一个成为手性参数的物理量，与普通吸波材料相比有两个优势：一是手性参数易于调整，并且不影响材料的吸波性能和工作频率；二是手性材料的频率敏感性比介电常数和磁导率小，易于实现宽频吸收。通过对材料手性参数的调整，可以达到预期的吸波效果，使吸波材料的制备更具有针对性。但截至目前，吸波的手性材料应用于实际的例子还比较少，这是由于手性材料加工时需要精细的尺寸以及精确的掺杂。

6. 碳纤维吸波材料

碳纤维结构吸波材料是功能与结构一体化的优良微波吸收材料。与其他吸波材料相比，它不仅具有硬度高、高温强度大、热膨胀系数小、热传导率高、耐蚀、抗氧化等特点，还具有质轻、吸收频带宽的优点。

7. 其他吸波材料

除上所述吸波材料外还有其他一些吸波特性较佳的吸波材料，如电解质陶瓷吸波材料、导电高分子材料、多谱吸波材料、等离子体吸波材料等。

吸波材料的发展趋势为纳米化、多元化和多介质化。随着研究的不断深入，复合吸波材料的研究成为国内外隐身技术领域的一个热点。多元复合吸波材料尤其是无机相与有机聚合物复合轻型吸波材料的研究已有较多的报道。复合吸波材料可以提高单一材料的吸波性能，并能克服单一材料的一些缺点，如纳米铁氧体中掺杂不同的金属元素，可提高其吸波性能，并能克服材料密度大的缺点。

（六）建筑吸波材料

目前，建材开发的热点是建筑用量大的水泥、砂浆和涂料等。

关于水泥基的电磁防护体，一般是将水泥作为基体向其中填充吸波剂制成，复合材料的电磁波吸收主要靠添加的吸波剂实现。目前国内对水泥基吸波材料的研究逐渐成为热点，主要选用研究比较成熟、价格低廉的传统吸波剂，如炭黑、石墨和铁氧体等。为了改变水泥基吸波材料整体的阻抗，使之与空气的阻抗相匹配，可向其中填充一些透波介质材料，如 EPS 等，或者采用透波层、吸波层双层结构。

吸波涂料也是目前研究的热点之一，其中黏结剂的选取和吸波剂的选取同样重要，黏结剂是使涂层牢固黏附于目标物上形成连续模的主要物质，其选取应遵循几个原则：其一，吸波剂的相容性较好，可高比例添加；其二，黏合性、柔韧性和耐冲击性好；其三，耐候性好；其四，和吸收剂复合之后的阻抗与空气阻抗能形成较好的匹配。目前，发现较好的黏结剂有环树脂和聚氨酯等，吸波剂的选取主要还是用传统的。

对于吸波板材，目前国外的研究仅限于对磁性人造板上的改进，如以不锈钢金属微球和铁氧体按一定比例复合均匀分散到木屑中压制成板。

目前，吸波建筑材料存在众多问题，如宽频吸波建筑材料主要应用在微波暗室，不但厚度大，而且成本很高；已有的吸波建筑材料普遍成本很高，难以得到广泛应用。

七、防振手套

防振手套一般是以纱手套和革制手套为基础，在手套掌部设置一定厚度的泡沫塑料、乳胶以及空气夹层合成橡胶或泡沫橡片等减振材料来吸收和隔离振动。依据 *Mechanical vibration and shock-Hand-arm vibration-Measurement and evaluation of the vibration transmissibility of gloves at the palm of the hand*（ISO 10819—2013）标准，防振手套的振动传递率均值应该满足：25～200 Hz 中低频振动传递率≤0.6，200～1600 Hz 中高频振动传递率≤0.9；同时，在防振手套手掌部分的减振材料厚度不应大于 8 mm，手套的手掌部分和手指与拇指部分应放置相同减振材料，减振材料应覆盖手掌的整个手掌部位，即应覆盖每个手指的 3 个指骨（拇指两个指骨），设置在手套手指和拇指部分的减振材料的厚度应等于或大于放置在手套手掌部分的减振材料厚度的 0.55 倍。原因是：使用带有嵌入式减振材料的手套通常会降低与抓住机器手柄相关的手握强度，意味着需要更大的握力来实现对相同设备/工件的裸手操作控制。因此，使用较厚的减振材料通常可以提高减振效果，但同时可能减低作业工人手指灵活性和舒适性，过于僵硬、笨重且不便佩戴和操作（特别是部分对手指灵活性要求较高的作业岗位，如手持高尔夫球头打磨作业）。需要注意的是：选择防振手套时，应结合实际生产需要选择合适的防振手套；使用防振手套时，若手掌部分出现磨断、破损，或漏出防振材料，应及时进行更换。

根据不同的材质，防振手套主要分为以下不同的种类。

（1）橡胶管式：这种方式是在指和掌的每个关节之间，设置固定的天然橡胶制作的橡胶管，使手套有吸收振动和能够弯曲的优势，且具有良好的隔热性和耐热性。

（2）海绵式：这种方式是在手掌部安装海绵，如果海绵较厚，能提高吸收振动的效果。但如果海绵太厚，弯曲部分的抵抗力就会增大，妨碍操作。

（3）气眼式：这种类型的手套，质量很小，工作性能很好，但耐用性较差。若因外力作用使减振面损坏，其吸收振动的性能会降低，因此不适合破坏性大的作业岗位。

（4）气眼与海绵共享式：因为气眼在外力的作用下容易损坏，加上海绵就能有效地防止这种情况，且吸收振动性能较高，且提高了耐用性。

（5）空气式：这种方式是用专业的气泵向手套内装入空气，其性能非常优越。

但如果空气太满，会很容易破裂。但该类手套一般比较笨重，不适用于对灵活性要求比较高的作业岗位。

（6）圆形橡胶式：这种方式是把像章鱼的吸盘一样的橡胶管切短，安装到尼龙手套。与橡胶管式类似。

（7）麻纱手套：使用时，即使两只重叠在一起，被压缩后反弹性也很小，吸收振动的效果也较差（由于价格便宜，被大多数企业购买使用）。

目前，绝大多数防振手套对于中、低频振动的减振效果不理想，对于高频率振动具有较好的减振效果。因此，企业为接振工人选择防振手套前，应将防振手套送去具有相关资质的测试机构进行专业测试，并结合测试结果与实际需要选择合适的防振手套。

参考文献

[1] 张忠伦，辛志军. 室内电磁辐射污染控制与防护技术［M］. 北京：中国建材工业出版社，2016.

[2] 王琦. 防振手套的研究设计［J］. 林业机械，1988（3）：53-55.

[3] 李建庆，杨晓英，于永中. 防振手套等护具减振效果的研究［J］. 中华劳动卫生职业病杂志，2000（3）：67-68.

[4] CHEN Q, LIN H, XIAO B, et al. Vibration characteristics of golf club heads in their handheld grinding process and potential approaches for reducing the vibration exposure [J]. International journal of industrial ergonomics, 2017, 62: 27-41.

[5] DONG R G, MCDOWELL T W, WELCOME D E, et al. Analysis of anti-vibration gloves mechanism and evaluation methods [J]. Journal of sound & vibration, 2009, 321 (1-2): 435-453.

[6] HEWITT S, DONG R G, WELCOME D E, et al. Anti-vibration gloves? [J]. Annals of occupational hygiene, 2015 (2): 127.

[7] ISO 10819-1, Mechanical vibration and shock—hand-arm vibration—measurement and evaluation of the vibration transmissibility of gloves at the palm of the hand [S]. Switzerland: International Organization for Standardization, 2013.

（张丹英　林瀚生）

第三节　个人防护技术

个体防护装备（personal protective equipment，PPE）也称劳动防护用品，是一类由从业人员使用的，为防御物理、化学、生物等外界因素伤害的产品总称。随着各行业技术、工艺、材料和管理模式的不断发展，职业病危害因素也在发生变化，个人防护的需求也会改变。本节介绍个人防护技术，以及选择、使用和维护 PPE 的基本原则和方法，并探讨先进制造业的一些特殊防护需求和解决方法。

一、呼吸防护用品的选择、使用与维护管理

呼吸防护用品也称呼吸器，用于防御缺氧空气和空气污染物通过呼吸道吸入而危及生命和损害健康。呼吸危害种类繁多，不同作业岗位和人员接触暴露的呼吸危害种类和强度各异，要选择适用的呼吸器，应充分了解产品特性和选用要点。

（一）呼吸器基本分类

从原理上讲，呼吸器分过滤式和隔绝式两类（参见表 3.3.1），隔绝式也称供气式。

表 3.3.1　呼吸器的基本分类

<table>
<tr><td colspan="3">过滤式呼吸器</td><td>隔绝式呼吸器</td></tr>
<tr><td rowspan="3">自吸过滤式呼吸器</td><td rowspan="2">半面罩</td><td>随弃式面罩</td><td rowspan="2">长管呼吸器</td></tr>
<tr><td>可更换式半面罩</td></tr>
<tr><td>可更换式全面罩</td><td></td><td rowspan="2">自携气式空气呼吸器（SCBA）</td></tr>
<tr><td colspan="3">动力送风过滤式呼吸器（PAPR）</td></tr>
</table>

1. 过滤式呼吸器

这类产品靠过滤元件将空气污染物滤除后供佩戴者呼吸。空气污染物有颗粒物和气态物质两大类。颗粒物是空气中悬浮的颗粒状污染物的总称，可分为粉尘、烟、雾和微生物。气态污染物包括气体和蒸气：气体指常温、常压下呈气态的物质，如氯、氨、硫化氢等；蒸气是液体或固体的气态挥发物，最常见的是有机蒸气，如汽油的挥发物，有机溶剂或胶水中挥发的苯和甲苯，而汞蒸气就是液态金属汞的挥发物。

过滤元件对气流会产生阻力，如果这个阻力由佩戴者自主呼吸来克服，产品为自吸过滤式，属负压类产品；因为吸气时面罩内的压力会低于环境压力，这样才能迫使气流从过滤元件过滤后再进入面罩，防尘口罩和防毒面具都是这种产品。靠电动风机来驱动气流运动克服过滤元件阻力的称为动力送风过滤式呼吸器（powered air-purifying respirator，PAPR），有助于降低呼吸阻力，改善佩戴舒适性，如果送风量足够高（如符合 GB 30864—2014《呼吸防护　动力送风过滤式呼吸器》的有关要求），当佩戴者在一般体力劳动强度下使用时，面罩内可以始终维持略高于环境气压的水平，这属于正压式呼吸器。

过滤式呼吸器不产生氧气，不适合缺氧环境，而且现有的过滤技术还无法有效过滤所有类型的气态空气污染物，所以过滤式产品应用是有限制的，不存在万能的过滤元件，选用时必须准确全面地识别空气污染物的具体种类。

2. 隔绝式呼吸器

这类产品将佩戴者的呼吸道与污染环境的空气隔离，把可呼吸气体输送给佩戴者

呼吸，有长管呼吸器和自携气式呼吸器两类。长管呼吸器是借助一根长导管输送可呼吸气体到面罩内，使用时间可以比较长。气体输送可以完全依靠佩戴者吸气来实现（自吸式），也可以靠动力设备输送少量气流补偿佩戴者的呼吸。如果吸气时面罩内呈负压，属于负压式产品；如果靠动力设备持续大风量送气，或使用大容量的高压气瓶，呼吸面罩配以正压的供气阀，吸气时面罩内可以保持微正压环境，就属于正压产品。自携气式空气呼吸器（self-contained breathing apparatus，SCBA）在密闭空间作业中常用到，使用带正压供气阀的全面罩，靠佩戴者背负携带的高压空气瓶作为气源，使用时间也因此受到限制。

隔绝式呼吸器适合防护各种类型的空气污染物，某些类型还适合缺氧环境，这是过滤式产品无法企及的。下面分别介绍各类产品的基本特点。

（二）自吸过滤式呼吸器

自吸过滤式呼吸器是一类常用的产品，有单纯防颗粒物（俗称防尘）、单纯防气态污染物（俗称防毒）和尘毒防护兼备的不同设计。作为负压式产品，佩戴面罩时面罩必须能和佩戴者脸部紧密贴合，所以也称密合型面罩，产品标准中按随弃式面罩、可更换式半面罩和可更换式全面罩分类。在国内随弃式以防颗粒物口罩最常见，可更换式半面罩和全面罩要使用可更换的过滤元件，可用来防尘、防毒或尘毒组合防护。

1. 随弃式防颗粒物口罩

随弃的意思是产品没有需要更换的部件，任何部件失效或坏损时要整体废弃。这类产品用颗粒物滤料做面罩本体，所以很轻；透气部分的面积比可更换式面罩的过滤元件接口断面积大许多，所以更加透气；罩体上可以设单向开启的呼气阀，降低一些呼气阻力，可以更舒适些。随弃式口罩是立体的结构，各种杯罩形和折叠形都有；鼻梁位置通常设有鼻夹，可以让佩戴者依照鼻梁把口罩塑形；固定带都是弹性的或长度可调的，上下两根的叫头带式，也有耳带式和颈带式设计，满足不同的偏好。随弃式口罩会有不同号型供选择，提高与不同脸型佩戴者的适配性。这类产品不能清洗后再用，更换频率比较高。

有些随弃式防颗粒物口罩的滤料中夹带少量的活性炭，用于减除某些难闻的气味，即有异味减除功能。异味指某些气味大、令人很不舒服但对人无害的气态物质，如腐臭味，清洁剂或胶水挥发的低浓度气味等。尽管戴防毒面具也能消除异味，却不如有异味减除功能的口罩透气和轻便，但禁止将这类产品用于气态污染物浓度超标的环境。

2. 可更换式半面罩

可更换式半面罩要与可更换的过滤元件配合使用，面罩上的吸气阀、呼气阀、头带等部件也应可更换、可清洗。可更换式面罩本体是由不透气的材料，如橡胶、硅胶或塑料等制成的有弹性的罩体，方便和脸部贴合，通常有不同的号型设计，供不同脸型佩戴者选择。这种产品的设计使佩戴者吸入的气流只能先从过滤元件过滤才能进入面罩，呼气靠呼气阀排出，所接的过滤元件常有单个和双个的设计。双过滤元件比单过滤元件增加吸气通道，可降低吸气阻力。过滤元件数量多，使用时间更长，但重量和体积会增加。

3. 可更换式全面罩

可更换式全面罩在面罩选材上和可更换式半面罩很类似，工作原理也基本相同，结构复杂一些。主要区别是防护区域除了佩戴者的口鼻以外，眼睛也受到保护，面罩与佩戴者脸颊、额头和下巴区域密合。全面罩内常设有口鼻罩，可降低呼气导致的视窗起雾，并减少死腔；全面罩视窗有大眼窗和双眼窗两种设计，对眼面有基本的冲击防护功能，但对视野的影响更明显。全面罩的头带固定方法允许使用较重的过滤元件，数量以单个和双个最常见，也可以设计把大体积的滤罐挂在腰间或戴在身上，靠面罩上的一根呼吸管与之连接，这样做可以增加防护时间，但会明显增加吸气阻力。有些全面罩内设眼镜架，方便戴眼镜者使用；有些全面罩带通话器，帮助提高通话清晰度，方便沟通。

（三）自吸过滤式呼吸器过滤元件的分类和分级

1. 防颗粒物呼吸器过滤元件

强制性国家标准 GB 2626—2019《呼吸防护用品——自吸过滤式防颗粒物呼吸器》（注：2020 年 7 月 1 日生效代替 GB 2626—2006）对防颗粒物过滤元件按表 3.3.2 做了分类和分级。

表 3.3.2 GB 2626 过滤元件的分类和分级

滤料分类	过滤效率 90.0% （不适用于全面罩）	过滤效率 95.0%	过滤效率 99.97%
KN	KN90	KN95	KN100
KP	KP90	KP95	KP100

KN 代表适用于非油性的颗粒物，不适用于油性物质；KP 代表同时适用于防非油性和油性颗粒物。油烟、油雾、沥青烟、焦炉烟、柴油机尾气中的颗粒物和含油切削液产生的雾都是典型的油性颗粒物。除此以外的颗粒物都是非油性的，包括各种粉尘，如煤尘、木粉尘等，还包括酸雾、油漆雾、焊接烟等。

符合 GB 2626 标准的产品应在产品包装和过滤元件上标示类别和过滤效率级别，并加注标准号，如“GB 2626—2019 KN95”（表 3.3.3）。随弃式口罩上的标识应在口罩表面上可见，可更换式呼吸器使用的可更换过滤元件上也必须印有标识。

表 3.3.3 中国和欧美认证标准对防颗粒物呼吸器过滤元件标识信息

认证	适用面罩类型	说 明	防颗粒物过滤元件类别和级别		
中国	随弃式和可更换式	标识	BG2626—2019 KN90 BG2626—2019 KP90①	BG2626—2019 KN95 BG2626—2019 KP95①	BG2626—2019 KN100 BG2626—2019 KP100①
		过滤效率	90.0%	95.0%	99.7%

续表

认证	适用面罩类型	说　明	防颗粒物过滤元件类别和级别		
美国	随弃式和可更换式	标识	NIOSH N95 NIOSH R95② NIOSH P95③	NIOSH N99 NIOSH R99② NIOSH P99③	NIOSH N100 NIOSH R99② NIOSH P999③
		过滤效率	95.0%	99.0%	99.97%
欧盟	随弃式	标识	EN149：2001 FFP1①	EN149：2001 FFP2①	EN149：2001 FFP3①
		过滤效率	80.0%	94.0%	99.0%
	可更换式	标识	EN 143：2000 P1①	EN 143：2000 P2①	EN 143：2000 P3①
		过滤效率	80.0%	94.0%	99.5%

注：①适合防油性和非油性颗粒物，该认证标准未见规定防油性物质的限制使用时间。②适合防油性和非油性颗粒物，该认证标准规定防油性颗粒物限制使用时间 8 小时。③适合防油性和非油性颗粒物，该认标准规定由制造商规定防油性颗粒物的限制使用时间。

2. 防毒呼吸器过滤元件

防毒过滤元件使用吸附性材料能过滤某些气态物质，有专用性。活性炭通过物理吸附可用于许多有机蒸气的过滤。一些经过特殊化学物质处理的活性炭具有化学吸附的作用，可以有效过滤某些无机类物质和特定的有机物。

强制性国家标准 GB 2890—2009《呼吸防护　自吸过滤式防毒面具》对过滤元件有如下基本分类。

A 类：防某些有机蒸气，即常温常压下为液态的有机物所挥发的蒸气，如苯、甲苯、二甲苯、正己烷等；但不适合常温常压下为气态的有机物，如甲烷、丙烷、环氧乙烷或甲醛等。

B 类：防某些无机气体，如氯气、氰化氢、氯化氰等。

E 类：防某些无机酸性气体，如二氧化硫、氯化氢等。

K 类：防某些碱性气体或蒸气，如氨气、甲胺等。

Hg 类：防汞蒸气专用。

CO 类：防一氧化碳气体专用。

H_2S 类：防硫化氢。

SX 类：防某些特殊气体或蒸气（由制造商确定），如甲醛、磷化氢、砷化氢、光气等。

GB 2890 规定用大写拼音字母标识防护类别，标识、标色方法见表 3.3.4。单一类型防护的为普通类，标记 P；防一类以上的为多功能类，标记 D。有 4 个容量级别，1 表示容量最低。在相同浓度下，大容量的过滤元件防毒时间通常更长，但也更大更重。

表 3.3.4　中国和欧盟、美国认证标准要求的防毒过滤元件标识信息

认证	要求	防护对象										
		有机蒸气	低沸点（<65 ℃）有机蒸气	无机气体	酸性气体	硫化氢	碱性气体	汞蒸气	氮氧化物	一氧化碳	特殊气体	颗粒物
中国	标色	棕	未分类	灰	黄	蓝	绿	红	作为特殊气体	白	紫	粉
	标识	A		B	E	H_2S	K	HG		CO	气体名称	P1/P2/P3
欧洲	标色	褐	褐	灰	黄	绿	红白①	蓝白①		紫	白	
	标识	A	AX	B	E	K	HgP3①	NOP3①				P1/P2/P3
美国	标识	黑	未分类	白			绿	橙	作为特殊气体	蓝	橄榄绿	紫②（P100专用）
	标识	用文字（字母大写）说明防护气体或蒸气类别										N95/99/100 R95/99/100 P95/99/100

注：①欧洲认证防汞蒸气和氮氧化物气体过滤元件规定必须为综合防护，防颗粒物过滤效率级别必须是 P3，因此标色必须加白色。②美国认证只对 P100 级别颗粒物过滤元件有标色要求，对其他级别无要求。

俗称“尘毒组合”的防毒过滤元件设有“滤烟层”，有颗粒物过滤功能，与“防毒”部分有固定的或可拆分的组合方式，标记 Z（综合）。现行 GB 2890 规定的滤烟层对颗粒物的防护不区分是否含油性物质，对各级别过滤效率的性能要求、测试方法和标识方法也与 GB 2626 不同，P1 代表效率为 95%，P2 代表效率为 99%，P3 代表效率为 99.99%。符合 GB 2890 的过滤元件标记和标色举例如下。

P-A-1：P 普通（防单一类型）、防 A 类气体（某些有机蒸气）、容量 1 级（低容量）过滤元件，棕色色带。

D-A/B-2：D 多功能的（防一类以上气体），同时防护 A、B 两类气体或蒸气的（防某些有机蒸气和某些无机气体），容量 2 级（中等容量）的过滤元件，棕色和灰色两条色带。

Z-E-P2-1：Z 综合防护的（同时防颗粒物），防 E 类气体的（防某些酸性气体），P2 级防颗粒物过滤效率的（效率 99%），容量 1 级的（低容量）的过滤元件，粉色和黄色色带。

3. 进口产品的分类和标识

首先，进口产品必须有原产地国家的强制性认证，目前市场上以欧盟标准和美国标准认证的为主。了解国外标准的规定也有助于正确选择进口产品，图 3.3.2 和图 3.3.3 对欧盟、美国和我国标准分别做了对比。依据我国法律规定，进口产品也要符合中国强制性标准要求。

（四）隔绝式呼吸器介绍

隔绝式呼吸器，包括自给式空气呼吸器（SCBA）和长管空气呼吸器，其气源的质量应符合 GB/T 31975—2015《呼吸防护用压缩空气质量技术要求》，主要指标见表 3.3.5。

表 3.3.5　呼吸防护用压缩空气质量指标

质量指标	指标要求*
氧气（O_2）	19.5%（体积分数）～23.5%（体积分数）
一氧化碳（CO）	≤ 10 mL/m^3
二氧化碳（CO_2）	≤ 1 000 mL/m^3
露点	≤ -45.6 ℃
油雾与颗粒物	≤ 5.0 mg/m^3
异味	无明显异味

注：*各项指标要求均是在标准状态下（20 ℃，101.3 kPa）的数值。

1. 空气呼吸器（SCBA）

SCBA 是防护等级最高的呼吸防护产品之一，适用于温度为 -30 ～60 ℃的陆上环境，不得用于水下。SCBA 至少由五大基本部件组成，按压力从高到低分别是：气瓶总成、减压器总成、供气阀总成、面罩总成和背托总成。SCBA 的基本工作原理是气瓶内的高压空气经减压器减压后输送至供气阀，经二次减压后供佩戴者呼吸。正常使用时，SCBA 面罩内的压力始终略高于环境大气压，从而有效防止环境中的有毒有害气体或缺氧空气进入面罩。

气瓶总成用于储存供佩戴者呼吸用的清洁压缩空气，由瓶体和瓶阀两部分组成。瓶体的水容积通常为 6.8 L 和 9 L，最高工作压力为 30 MPa。瓶体上有产品的数据标签，包括制造日期（也是首次水压检测日期）、最高工作压力、水容积、水压检测压力、爆破压力和气瓶唯一编号等信息。瓶阀用于控制压缩空气的输出，通过细牙螺纹与瓶体连接，并用 O 形圈加以密封。通过操作瓶阀手轮打开或关闭瓶阀。根据配置的不同，可选带压力表的瓶阀，便于检查备用气瓶内的压力。瓶阀上设有高压安全膜片，当气瓶内的压力因意外升得过高时将爆破泄压，以确保气瓶的安全。气瓶属于高压容器，受国家压力容器相关法规的管控，每 3 年须进行一次水压检测，以确保使用安全。

减压器总成用于将由气瓶输出的高压压缩空气减压至 0.7 MPa 左右的中压，并保证充足的流量供佩戴者呼吸。减压器上连接有压力显示装置，用于实时显示气瓶内的压力；通常报警哨和压力表集成在一起，当气瓶压力降低到 5 ～6 MPa 时向佩戴者发出哨声报警以提醒及时撤离。有些减压器上带有用于救援的他救接管，可与同伴的供气阀进行快速连接，也可以连上救援头罩对他人进行快速的供气救援。减压器上还安装有中压安全阀，万一减压器内部的高压腔和中压腔串通，将自动开启放气泄压，以确保下游气路的安全，避免中压管爆破甚至伤人。减压器目前有单通道和双通道型，后者结合配套的供气阀可实现低压振动（触觉）报警，尤其适用于嘈杂的环境。

供气阀总成用于将减压器输出的中压空气进行二次减压至略高于环境压力可供呼吸的空气。供气阀内部设有正压机构，正常工作时可确保面罩内始终保持正压。供气阀上设有应急冲泄阀，供气不正常的情况下可手动紧急强制供气。通常供气阀自带中压导气管，与安装在减压器中压输出口的中压导气管快速连接，供气阀和减压器也可以通过一根中压管直接相连。目前，供气阀的类型主要有两种，一种是单供气型（供排气通道分离），另一种是供排气二合一型。

面罩总成将有害的环境空气隔绝在外，前部或侧面设有供气阀的接口。良好设计的面罩可确保佩戴后的密合性和舒适性（包括无异味）。对应单供气型供气阀，面罩上须设排气阀。为确保佩戴 SCBA 后的语音交流，面罩上常带有传声器及安装通讯附件的接口。有些产品在加装转换接头后可转换为自吸过滤式全面罩，从而实现一个产品多种用途，减少适合性测试的需要。

背托总成的作用是安装减压器、连接供气阀、固定气瓶等部件，便于佩戴者佩戴和使用。背托总成包括背板、腰垫、腰带、肩垫、肩带、瓶箍组件等。良好的设计包括适合人体生理曲线的背板和宽厚的腰、肩垫，以提高佩戴的舒适性。

2. 长管呼吸器

长管呼吸器适用于工作地点相对固定、工作时间相对较长的场合，或者防护某些过滤式呼吸器无法有效过滤的气态空气污染物，常用的气源一般是工作场所内的固定供气系统或者是可移动的气瓶。根据 GB 6220—2009《呼吸防护 长管呼吸器》标准，使用高压空气瓶作为气源的产品属于高压送风式，产品由气源、呼吸防护组件和供气长管等组成，基本工作原理是气瓶储存高压空气，经减压后通过供气长管输送至面罩内。供气长管是一种气密的、可弯曲的长导管，用于将移动气源上由减压器输出的中压压缩空气输送至面罩，根据需要有不同长度供选择。有些长管呼吸器配有逃生小气瓶，通常为 2 L 或 3 L，可提供 15 分钟左右的逃生时间，在使用过程中遇到危急情况需要撤离时，可以手动或自动将供气源快速切换至逃生气瓶，并快速断开供气导管后逃生。

（五）呼吸防护用品的选择

不同设计原理的呼吸器防护功能各异，有各自的适用范围。要实现有效的呼吸防护，应以呼吸危害环境的特性和危害水平为基础，选择防护能力适当的、满足作业人员和作业场所需求特点的，和最适合佩戴者使用的产品。GB/T 18664—2002《呼吸防护用品的选择、使用与维护》建立了完整的呼吸器选用程序，以识别和判断呼吸危害水平为起点。

1. 第一步——判断环境的呼吸危害及危害水平

呼吸危害有立即威胁生命和健康（immediately dangerous to life or health，IDLH）的环境和一般的危害环境（非 IDLH 环境）两类。IDLH 环境最危险，通常不是正常的生产作业环境，有 4 种情况：其一，呼吸危害未知，包括污染物种类、毒性未知，是否缺氧未知；其二，空气污染物种类已知，但浓度未知；其三，空气污染物浓度已知达到或超过 IDLH 浓度；其四，缺氧，或可能会缺氧。

非 IDLH 环境是空气中存在浓度超过职业卫生标准的污染物的环境，危害水平用危害因数（hazard factor，*HF*）表示，计算方法见式（3.3.1）。*HF* 越大，即危害水平越高，所需要的防护水平也就越高。

$$\text{危害因数}(HF)=\frac{\text{空气污染物浓度}}{\text{国家职业卫生标准规定浓度}} \tag{3.3.1}$$

2. 第二步——认识呼吸防护用品的防护水平

GB/T 18664 用指定防护因数（assigned protection factor，APF）对各类呼吸器的防护水平做了划分，参见表 3.3.6。

表 3.3.6 各类呼吸器的指定防护因数（*APF*）

呼吸器类型	面罩类型	正压式	负压式
自吸过滤式	半面罩	不适用	10
	全面罩	不适用	100
送风过滤式	半面罩	50	不适用
	全面罩	（200，1000）	不适用
	开放型面罩	25	不适用
	送气头罩	（200，1000）	不适用
长管呼吸器	半面罩	50	10
	全面罩	1000	100
	开放型面罩	25	不适用
	送气头罩	1000	不适用
SCBA	半面罩	>1000	10
	全面罩	>1000	100

APF 的含义是指一种或一类适宜功能的呼吸器，在适合佩戴者佩戴，且正确使用的前提下，预期能将空气污染物浓度降低的水平。从表 3.3.6 可以看到，防护水平直接取决于面罩类型及呼吸器的正负压工作模式。例如，自吸过滤式半面罩和自吸式长管呼吸器半面罩的 *APF* 是相同水平的，如果用于防颗粒物，选随弃式防颗粒物口罩、可更换式防颗粒物半面罩或自吸式长管呼吸器半面罩都可以，有相同的防护水平。

3. 第三步——选择防护水平高于危害水平的呼吸器

适合 IDLH 环境使用的呼吸器。GB/T 18664 规定，只有两种呼吸器可用于 IDLH 环境：一种是配全面罩的正压式 SCBA，另一种是配全面罩或送气头罩的正压长管呼吸器外加适合的辅助逃生呼吸器。如果逃生呼吸器和长管呼吸器分别用两个面罩，彼此切换时必须先摘除一个面罩才能再戴另一个，这样佩戴者在 IDLH 环境下将会出现无面罩的状态，这就不是适合的辅助逃生；对缺氧的 IDLH 环境和呼吸危害未知的 IDLH 环境，过滤式辅助逃生也不合适。最常见的“适合的”IDLH 环境辅助逃生设计，是与长管呼吸器共用一个面罩的、配便携式小型高压空气瓶为气源的供气逃生产品。所以，允许用于 IDLH 环境（典型的如抢险救援作业和进入密闭空间的缺氧环境作业等）的呼吸器都要有已知的防护时间、最高的防护水平，并能让佩戴者安全逃生。

适用非 IDLH 环境的呼吸器。选择 *APF* 大于 *HF* 的呼吸器是基本原则。当职业卫生标准对同一毒物设立了 *PC-TWA* 和 *PC-STEL* 两个限值，或对同一种粉尘设立了呼吸性粉尘和总粉尘职业接触限值，应依据各限值分别计算 *HF*，取最大值作为代表；若现场同时存在多种空气污染物，应分别计算每种空气污染物的 *HF*，取最大值作为代表。根据职业卫生标准 GBZ 2.1 要求，当两种或两种以上有毒物质共同作用于同一靶器官或具有相似的毒性作用，或已知这些物质可产生相加作用时，则也应考虑其联合作用。

有些空气污染物的 IDLH 浓度与职业接触限值只有几十倍的关系，如硫化氢的限值 *MAC* 是 10 mg/m^3，IDLH 浓度是 426 mg/m^3，IDLH 浓度是 *MAC* 的 42 倍，防毒全面罩 $APF=100$，是否意味着防毒全面具能用于硫化氢浓度达到 IDLH 浓度的环境呢？答案是否定的，此类情况必须选用隔绝式呼吸器。

4. 第四步——根据空气污染物种类选择适用的过滤元件

只有呼吸器选择的第一步做好了，才可能正确选择过滤元件。区分防护对象是颗粒物还是气体或蒸气，或两者并存，确定可选用的产品范围。

防护粉尘、烟和雾应选择防颗粒物呼吸器。除了解颗粒物是否含油，还应根据污染物毒性等特点选择不同的过滤效率级别。选择建议如下：

（1）一般粉尘，如煤尘、木粉尘、云母尘、滑石粉尘及其他粉尘：至少 KN90。

（2）矽尘、重金属粉尘（如铅尘、镉尘）、砷尘、烟（如焊接烟、铸造烟）：至少 KN95。

（3）石棉：至少 KN95，配可更换式半面罩或全面罩（注：因随弃式口罩无法清洗后再用）。

（4）放射性颗粒物，如氡子体：KN100。

（5）致癌性油性颗粒物（如焦炉烟、沥青烟等）：至少 KP95。

防护有毒、有害气体或蒸气应选择防毒呼吸器。选择防毒过滤元件参见表 3.3.6 的介绍。有一些注意事项：

二氧化氮虽属于酸性气体，但使用 E 类防酸性气体过滤元件时，过滤中可能会产生有害的副产物一氧化氮，建议使用防 NO_x 的专用过滤元件。

磷化氢和砷化氢虽属于无机气体，但普通的 B 类防无机气体的过滤元件通常不适用。

甲醛、氯乙烯、甲烷、环氧乙烷都属于有机气体，A 类过滤元件也不适用。

对这些特殊的物质，可以选用长管呼吸器；或者向制造商咨询，选用适合该特殊物质的特殊类别过滤元件。表 3.3.7 提供了针对常见气态污染物选择呼吸器的一些建议。

表 3.3.7 工作场所空气中常见化学物质呼吸防护过滤元件选择建议

化学物中文名	过滤元件选用建议[①]	化学物中文名	过滤元件选用建议*
氨	(F) K	二硝基苯（全部异构体）	A + KN95
钡及其可溶化合物	KN95	二硝基甲苯	A + KN95
倍硫磷	A + KP95	二氧化氮	SA
苯	A	二氧化硫	E
苯胺	A	二氧化氯	E
苯乙烯	A	二氧化碳	SA
吡啶	A	二氧化锡（按 Sn 计）	KN95
丙酮	A	二异氰酸甲苯酯（TDI）	A + KN100
丙烯醇	A	酚、苯酚	A + KN95
丙烯腈	A	氟化氢（按 F 计）、氢氟酸	(F) E
丙烯醛	(F) A	锆及其化合物（按 Zr 计）	KN95
丙烯酸	(F) A	镉及其化合物（按 Cd 计）	KN95
丙烯酸甲酯	(F) A	汞 - 金属汞（蒸气）	Hg
丙烯酰胺	A + KN95	钴及其氧化物（按 Co 计）	KN95
抽余油（60～220 ℃）	A + KP95	光气、碳酰氯	SA
碘仿、三碘甲烷	(F) A	过氧化氢、双氧水	(F) SA
碘甲烷	(F) SA	环己烷	(F) A
丁醇、正丁醇	(F) A	1，2 - 环氧丙烷	A
丁醛	(F) A	环氧乙烷	(F) SA
丁酮	(F) A	甲拌磷	A + KP95
对二氯苯	(F) A	甲苯	A
对硫磷	A + KP95	N - 甲苯胺	A
对硝基苯胺、4 - 硝基苯胺	A + KN95	甲醇	SA
二氟氯甲烷、一氯二氟甲烷、氟利昂 22	SA	甲酚	A + KN95
二甲胺	K	甲基丙烯腈	SA
二甲苯（全部异构体）	A	甲基丙烯酸	(F) A
二甲基乙酰胺	A	甲基丙烯酸甲酯	A
二硫化碳	A	甲基肼	(F) SA
1，2 - 二氯丙烷	A	甲硫醇	A
二氯二氟甲烷、氟利昂 12	SA	甲醛	(F) FM

续表

化学物中文名	过滤元件选用建议①	化学物中文名	过滤元件选用建议*
二氯甲烷	（F）SA	甲酸	（F）A
1，2－二氯乙烷	A	焦炉逸散物（按苯溶物计）	（F）A＋KP95
肼	（F）SA	偏二甲基肼	（F）SA
糠醛、呋喃甲醛	（F）A	铅及无机化合物（按Pb计）、铅尘	KN95
乐果	A＋KP95	铅及无机化合物（按Pb计）、铅烟	KN95
联苯	A＋KN95	氢氧化钾	KN95
磷化氢、磷烷	SA	氢氧化钠	KN95
磷酸	（F）KN95	氰氨化钙	KN95
硫化氢	HS	氰化氢（按CN计）、氢氰酸	（F）SA/（F）B
氯	（F）B	氰化物（按CN计）	SA/KN100
氯苯	A	溶剂汽油	（F）A
氯丁二烯	（F）A	1，2，3－三氯丙烷	（F）A
氯化铵烟	（F）KN95	三氯甲烷、氯仿	A
氯化氢及盐酸	E	1，1，1－三氯乙烷	A
氯化氰	（F）SA	三氯乙烯	A
氯化锌烟	KN95	三硝基甲苯	A＋KN95
氯甲烷	SA	三氧化铬、铬酸盐、重铬酸盐、（按Cr计）	KN100
氯乙烯	SA	砷化氢（胂）、砷化三氢、砷烷	（F）SA
马拉硫磷	A＋KP95	砷及其无机化合物（除砷化氢）（按As计）	KN95
煤焦油沥青挥发物（按苯溶物及）	KP100	氯化汞	KN95
锰及其无机化合物（按MnO_2计）	KN95	石蜡烟	KN95
内吸磷	A＋KP95	石油沥青烟（按苯溶物计）	A＋KP95
尿素	K＋KN95	四氯化碳	（F）A
镍及其无机化合物，可溶（按镍计）	KN95	四氯乙烯	（F）A

续表

化学物中文名	过滤元件选用建议①	化学物中文名	过滤元件选用建议*
镍及其无机化合物，难溶（按镍计）	KN100	四氢呋喃	A
铍及其化合物（按 Be 计）	KN100	四溴化碳	（F） A
四乙基铅（按 Pb 计）	A	氧化锌	KN95
松节油	（F） A	液化石油气	SA
铊及其可溶化合物（按 Tl 计）	KN95	一甲胺（甲胺）	（F） K
钽及其氧化物（按 Ta 计）	KN95	一氧化氮	SA
碳酸钠（纯碱）	KN95	一氧化碳，非高原	SA/CO
锑及其化合物（按 Sb 计）	KN95	乙胺	（F） K
铜尘	KN95	乙苯	A
铜烟	KN95	乙二胺	（F） A
钨及其不溶性化合物（按 W 计）	KN95	乙二醇	A + KP95
五氧化二钒烟尘	KN95	乙酐、乙酸酐、醋酸酐	（F） A
五氧化二磷	KN95	乙醚	A
硒及其化合物（按 Se 计）（除六氟化硒、硒化氢）	KN95	乙醛	（F） A
硝化甘油	A	乙酸、醋酸、冰醋酸	（F） A
硝基甲苯（全部异构体）	A + KN95	乙酸丁酯	（F） A
溴	（F） A + B + E	乙酸乙酯、醋酸乙酯	（F） A
溴化氢、氢溴酸	E	异丙醇	（F） A
溴甲烷	（F） SA	铟及其化合物（按 In 计）	KN95
溴氰菊酯、敌杀死	（F） A + KP100	正己烷、己烷	A
氧化钙	KN95	重氮甲烷	SA
氧化镁烟	KN95		

注：＊呼吸器过滤元件选择中的符号说明。防毒过滤元件的标识说明如下。

A：防某些有机蒸气。B：防某些无机气体。E：防某些酸性气体。

K：防某些碱性气体。CO：防一氧化碳。HS：防硫化氢。

Hg：防金属汞蒸气。FM：防甲醛。（F）：应选全面罩。

SA：应首选长管呼吸器。

KN90/KN95/KN100/KP95/KP100：参见表 3. 3. 2。

+：综合防护，同时使用。/：或者。

同时存在颗粒物和气态空气污染物时，如喷漆作业同时需要防护漆雾及其挥发的有机蒸气，应选择综合防护的过滤元件。此类防护还包括某些铸造现场同时存在的铸造烟和气态有害物，焊接时同时产生的焊烟和有害气体等。

根据 GBZ 2.1 中对致癌性物质的说明，应减少接触致癌物，尽可能保持对致癌物最低接触水平。如果工作场所存在《高毒物品目录》中确认的人类致癌物质（表 3.3.8）的接触暴露，当浓度达到其 1/2 职业接触限值（*PC-TWA* 或 *MAC*）时（即达到行动水平），建议考虑提前采取呼吸防护措施。

表 3.3.8　《高毒物品目录》中确定的人类致癌物质和可以考虑使用的呼吸器

序号	毒物名称	呼吸危害类型/可选呼吸器	*MAC* (mg/m^3)	*PC-TWA* (mg/m^3)
1	苯	有机蒸气/防毒面具配 A 类过滤元件	—	6
2	甲醛	有机气体/防毒面具配甲醛专用过滤元件，或供气式呼吸器	0.5	—
3	铬及其化合物（三氧化铬、铬酸盐、重铬酸盐）	颗粒物/防颗粒物呼吸器，配 KN95 过滤元件	—	0.05
4	氯乙烯	有机气体/长管呼吸器	—	10
5	焦炉逸散物	油性颗粒物/防颗粒物呼吸器，配 KP95 过滤元件	—	0.1
6	镍与难溶性镍化合物	颗粒物/防颗粒物呼吸器，配 KN95 过滤元件	—	1
7	可溶性镍化合物	颗粒物/防颗粒物呼吸器，配 KN95 过滤元件	—	0.5
8	铍及其化合物	颗粒物/防颗粒物呼吸器，配 KN95 过滤元件	—	0.0005
9	砷及其无机化合物	颗粒物/防颗粒物呼吸器，配 KN95 过滤元件	—	0.01
10	砷化（三）氢、胂	无机气体/防毒面具配砷化氢专用过滤元件，或供气式呼吸器	0.03	—
11	（四）羰基镍	极低沸点有机蒸气/供气式呼吸器	0.002	—
12	氯甲基醚	低沸点有机蒸气/防毒面具配 A 类过滤元件（一次性使用）	0.005	—
13	镉及其化合物	颗粒物/防颗粒物呼吸器配 KN95 过滤元件	—	0.01
14	石棉总尘/纤维	颗粒物/防颗粒物呼吸器可更换式面罩配 KN95 过滤元件	—	0.8 0.8 f/mL

5. 第五步——根据作业现场和使用者特点选择呼吸器

有些情况要首选全面罩。如果空气污染物会刺激眼睛或皮肤（如氨气、矿物棉粉尘），或可经皮肤吸收（如苯、溴甲烷和许多农药），或对皮肤有腐蚀性（如氟化氢）等，应该首选全面罩。

焊接、铸造等作业可能产生火花，如果防护面罩不满足 GB 2626 的基本阻燃要求，不应使用。对生产效率要求很高的高强度焊接作业，选择 PAPR 或长管呼吸器可明显提高工作效率，同时改善作业舒适性；如果作业强度大，劳动者会大量出汗，选择硅胶材质的面罩会比普通橡胶面罩更耐用；选择呼吸阻力较低的产品，如双过滤元件设计的面罩或带呼气阀的防尘口罩，都有助于降低一些呼吸阻力；如果选择带有降温功能的长管呼吸器，可以大大降低作业人员承受的热应激。

若作业对视觉、视野有要求，应选择宽视野的面罩（如选择大眼窗的全面罩）；若佩戴者必须佩戴矫视眼镜，选择的全面罩应提供眼镜架，或选择用松配合型头罩（允许佩戴眼镜）的 PAPR 或长管呼吸器。

在易燃易爆环境中使用的呼吸器要考虑本质安全性，如在选择 PAPR 时必须使用本质安全设计的电机。

选择适合佩戴者脸型的密合型面罩。密合型面罩需要与佩戴者脸面紧密贴合才能发挥有效作用。有不同大小号型的面罩可供佩戴者选择，并考虑开展佩戴者与呼吸器面罩的适合性检验（参照 GB/T 18664），是确保呼吸防护有效的重要管理措施。

下面举例说明呼吸器的选择。

示例 1：某作业现场存在氨气，现场氨气 $TWA = 5\ mg/m^3$；$STEL = 43\ mg/m^3$。已知氨气职业接触限值是 $PC\text{-}TWA = 20\ mg/m^3$，$STEL = 20\ mg/m^3$，接触低浓度氨气会致角膜浑浊，视力障碍；高浓度时导致眼睛角膜、结膜等眼组织腐蚀性损害，也会引起皮肤灼伤。

计算 HF：$HF_{(TWA)} = 5 \div 20 = 0.25$，$HF_{(STEL)} = 45 \div 30 = 1.5 > 1$。

需要保护眼睛。

选择呼吸器：全面罩配 K 类防毒过滤元件。

示例 2：某作业接触铅尘：现场铅尘 $TWA = 0.3\ mg/m^3$。铅尘 $PC\text{-}TWA = 0.05\ mg/m^3$。

计算 $HF = 0.3 \div 0.05 = 6$。

铅尘建议至少使用 KN95 级别呼吸器。

选择呼吸器：随弃式防护口罩或可更换式半面罩，过滤元件至少 KN95 级别。

示例 3：某现场存在氯乙烯，现场氯乙烯 $TWA = 20\ mg/m^3$。$PC\text{-}TWA = 10\ mg/m^3$。

计算 $HF = 20 \div 10 = 2$。

氯乙烯是有机气体，A 类防毒过滤元件不能使用，不能使用过滤式呼吸器。

选择呼吸器：长管呼吸器，配半面罩、全面罩或松配合面罩均可。

（六）呼吸防护用品的使用注意事项

正确佩戴防护用品是实现有效个人防护的最基本要求，是非常重要的一点。表 3.3.9 列出了现场使用呼吸防护用品时的常见问题和分析讨论。使用前阅读产品使用说明书并按照里面的指引正确佩戴产品。还应关注一些特殊人群的呼吸器使用。对心肺系统有某种疾患的人而言，额外的呼吸负荷会加重他们的病情；有些人对狭小空间有本能的恐惧感，易产生焦虑或有被隔离感，这种心理反应会影响作业的准确性和工作效率，甚至带来危险。管理者可以参考 GB/T 18664 附录 F 中的对呼吸防护用品使用能力的医学评价内容，甄别不适合使用呼吸器的人群。

表 3.3.9　呼吸防护用品使用的常见问题和说明

常见问题	说明和正确做法
用 KN 口罩防油性颗粒物会有什么问题？	油雾、油烟、沥青烟、焦炉烟、柴油机尾气中含有的颗粒物和机加工使用的切削液气溶胶等，这些是最常见的油性颗粒物，用 KN 过滤元件来防护，过滤效率肯定会下降，如 KN95 的实际过滤效率将低于 95%，防护效果降低。应使用 KP95 过滤元件防护上述油性颗粒物
能用医用外科口罩替代防尘或防毒面罩吗？	不能。医用外科口罩及类似产品设计用于保护手术中的患者和周围环境免受口罩佩戴者说话带出的飞沫和细菌的污染，对粉尘、烟或气态毒物都没有基本的呼吸防护效果，不满足防颗粒物或防毒呼吸器的基本要求，不应使用
佩戴随弃式面罩时忘记用双手按照鼻梁形状塑造鼻夹；或佩戴面罩后，不进行佩戴气密性检查，会有什么后果？	佩戴随弃式面罩的一个重要步骤是按照自己的鼻梁形状调节鼻夹，减少鼻梁周围的漏气；在进入作业现场之前，使用者还必须做佩戴气密性检查，这是不能省略的一步。检查中若发现漏气，必须重新调节面罩的佩戴，若无法消除漏气，不能使用，必须更换新面罩。佩戴漏气的呼吸器进入污染环境是危险的
为吸收汗液，在面罩与面部之间加垫纱布可以吗？	不可以。纱布虽可以吸汗，但也让面罩大面积地漏气，让防护失效。佩戴者应以安全为重，避免此类错误做法
面罩的部件变形或脱落后仍继续使用会有什么后果？	面罩如果变形，就无法与脸部密合；面罩上的呼气阀如果脱落，或者呼气阀片因变形、脏污而关闭不严，就等于在面罩上开天窗，污染物就能畅通无阻地进入面罩。使用者应勤检查、勤维护面罩，及时更换变形的面罩，更换损坏的部件（如阀片、头带等）和失效的过滤元件，保证呼吸器能正常使用
使用空气呼吸器时，不检查气瓶气压即进入工作场所有什么后果？	使用前检查气瓶压力是为确保气瓶内有充足的可呼吸气体，否则使用中必然导致严重后果，包括受伤甚至死亡
过滤元件都可以用手清洗后再用吗？	不可以。过去人们习惯用纱布口罩防尘，并频繁清洗保持其干净卫生，但这种口罩防尘效果很差，已经被淘汰。目前采用的防颗粒物呼吸器采用无纺滤料过滤颗粒物，清洗过程会导致过滤效率下降。不要随意清洗过滤元件

1. 自吸过滤式面罩的维护

可更换式面罩的使用寿命取决于实际使用的条件和维护、储存的方法。佩戴者在每次使用后应清洗以保持卫生。一般不用有机溶剂清洗沾有油漆的面罩和镜片，否则产品会老化和受污染。发现面罩部件损坏（如呼气阀变形、头带失去弹性等）可以用配件更换，如果面罩与脸部的密封圈部分已经变形、破损，需整体更换。

2. 过滤式呼吸器的过滤元件管理

国家标准规定过滤元件必须提供失效期信息（货架期），超过失效期的过滤元件不应使用。防毒过滤元件一旦从原包装中取出存放，其使用寿命将会受到影响，长时间不用就应废弃。过滤元件通常不能清洗后再用。使用过程中，过滤式呼吸器的过滤元件需要经常更换，下面介绍判断过滤元件失效的方法。

防颗粒物过滤元件随着使用时间延长，颗粒物会逐渐在过滤材料上累积，使过滤效率升高，气流阻力变大。当佩戴者明显感到阻力增大不舒适的时候，就需要更换。此外，由于随弃式口罩的过滤元件就是面罩本体，如果发现面罩本体变形、其他部件丢失、坏损，或口罩变得不卫生，也应整体废弃，更换新口罩。在相同使用条件下，不同产品吸气阻力升高的速度是不同的；同一个呼吸器过滤不同颗粒物的阻力变化也可能不同，再加上佩戴者接触浓度、个人劳动强度（呼吸量）和佩戴时间不同，每个人对阻力的耐受度不同等，一刀切式的统一更换规定难以符合实际需要，由佩戴者根据对产品实际阻力的感受来判断才更合理。

防毒过滤元件的气流阻力通常不会随使用时间明显变化，防护时间会受到现场同时存在的气态物质的成分、各自的浓度、现场温度、湿度和佩戴者呼吸量影响。当防毒过滤元件失效时，不一定总能被佩戴者察觉，如遇到无气味的毒物（如一氧化碳、汞蒸气），嗅阈高于职业接触限值的毒物（如苯），或气味被其他气味遮蔽和发生嗅觉疲劳的情况（如硫化氢），再加上每个人对气味或刺激性感受的差别，单纯依靠佩戴者嗅觉来判断防毒过滤元件失效的方法很不安全。目前，世界上还非常缺少能自动提示佩戴者防毒过滤元件失效的报警技术，GB/T 18664 要求，应在失效前更换，应根据现场影响因素，建立防毒过滤元件定时更换的时间表，具体方法需要向呼吸器的制造商咨询。更换时间表的可靠性还有赖于现场毒物种类的准确识别和浓度的准确测量。例如，预测 A 类过滤元件防有机蒸气的使用寿命时，不同有机物的分子结构、分子量和挥发性（沸点）等因素都会影响活性炭的吸附容量，假如没有正确识别出混合成分和浓度占比，对防护时间的预测就不可靠。当遇到沸点低于 65 ℃的低沸点有机蒸气时（如丙酮），活性炭的物理吸附力降低，在过滤元件中途停止使用期间（如下班存放过程），已经吸附的有机物会自动解吸附，重新使用时可能已经提早穿透，所以遇到这种情况使用 A 类过滤元件应一次性使用，这点在 GB/T 18664 中已有提示。此外，高湿度（湿度大于 65% *RH*）使用环境会降低 A 类过滤元件的防护时间，但这种影响通常不会发生在一些靠化学吸附作用的过滤元件上。

3. PAPR 的使用、维护注意事项

使用 PAPR 除了要解决好过滤元件更换的问题外，保证电池电量充足，确保使用中送风量正常是关键。应注意检查电池的容量，及时对电池充电或更换新电池。不同的 PAPR 产品在设计上可能提供不同的电池电量、送风量的报警和检查方法，应阅读使用说明书了解，并可参阅有关 PAPR 标准解读的专著进一步了解这类产品。PAPR 的头罩或面罩、呼吸管等部件也需要时常清洁检查并及时更换部件。

4. 长管呼吸器的使用注意事项

使用长管呼吸器时需注意保护气源不受污染，并定期或在线监测呼吸空气质量。考虑作业地点的设备布局，以及周围人员或机动车等流动情况，注意气源与作业点之间的距离，供气管的布置不能妨碍其他人员作业和活动，避免供气管被意外切断或损伤。使用前需要检查送风量。如果使用带逃生装置的长管呼吸器，使用前应检查逃生装置是否状态良好并连接正常。长管呼吸器的头罩或面罩、呼吸管、供气阀等部件也需要时常清洁检查并及时更换部件，不能用溶剂清洁呼吸导管，否则溶剂会渗透进入导气管污染气源。

5. 空气呼吸器（SCBA）的使用注意事项

SCBA 的使用时间与器材、佩戴者、工作性质和环境等因素相关。就器材而言，与气瓶的水容积、初始气压、压缩空气的质量和器材气密性等相关。就佩戴者而言，肺活量、熟练程度、心情等都会影响使用时间。工作强度大，需气量大，使用时间就短。工作场所如果处于加压状态，则使用时间会相对缩短。

使用 SCBA 时，应注意常看压力表，报警后及时撤离。如果在接近 0 ℃的低温环境下使用，佩戴前尽量将面罩和供气阀进行保温；佩戴面罩时避免向面罩吹气以免起雾；瓶阀应全开，避免供气故障。在低温环境中储存 SCBA，应确保所有零部件在清洗后和存放前已经彻底干燥。遇到供气异常的情况，应按说明书的指引打开应急冲泄阀或调节瓶阀，同时尽快撤离至安全区域。

每次使用 SCBA 后都应及时进行充气或补气。气瓶作为压力容器，正常使用情况下，按规定应每 3 年进行一次水压检测。长时间不使用的气瓶，内部应始终保留 0.2～0.3 MPa 的压力，以避免外界中的湿气或有害气体进入气瓶。此外，为确保 SCBA 随时可以使用，应按照使用频率和器材的状况，每周对气瓶压力进行检测。

建议至少每 2 年由有资质的维修服务人员对 SCBA 进行一次完整的动态性能测试。在使用频率高或使用条件比较恶劣时，则应缩短定期测试的间隔。测试后如发现供气阀和减压器的功能或性能有问题，应联系制造商解决。

（七）适合性检验

呼吸器的选择应当考虑其个体适合性。所有密合型面罩的佩戴者均应经过适合性检验来确定所使用款式、型号的面罩与自己脸型适配。松配合面罩和头罩都不需要适合性检验。适合性检验分定性和定量两种方法，在 GB/T 18664 中有一些介绍。定性方法适用于 *APF* 为 10 的面罩（如随弃式防颗粒物口罩和可更换式半面罩），*APF* 为 100 的全面罩要使用定量方法，所取得的适合因数（fit factor，FF，定量方法的测量值）应至少为呼吸器面罩 *APF* 的 10 倍（即 *FF* = 1000）。依据国际标准化组织（International Standardization Organization，ISO）出版的技术导则［ISO/TS 16975 - 3 *Respiratory protective devices—Selection*，*use and maintenance—Part* 3：*Fit testing proce-*

dures]，SCBA和其他正压呼吸器使用的全面罩也需要适合性检验，测试中需要将全面罩转为负压使用模式（即配过滤元件的自吸过滤式），通过定性适合性检验即可。适合性检验应由具备相应的专业知识的人员操作，应使用标准的程序和专用的设备（见ISO/TS 16975－3）。适合性检验一直被公认为非常生动的培训过程，佩戴者可以亲身体会并理解呼吸器的防护效果。

二、听力防护用品的选择、使用与维护管理

听力防护用品也称护听器，是预防噪声危害的个人防护用品。常见的护听器有各类耳塞和耳罩。耳塞是指塞入外耳道内，或堵住外耳道入口的护听器；耳罩是由压紧耳郭或围住耳郭四周的隔声罩杯和能使罩杯紧贴头部并固定的支架所组成的护听器。依靠材料、结构等设计降低进入耳内的声音的护听器，也称为被动降噪护听器，是所有护听器应具备的最基本的功能。某些护听器内部增设了电路元件，主要作用是解决噪声环境中的沟通问题，但对噪声的防护还是依靠被动降噪的结构实现。下面介绍适用于工业场所的一些护听器。

（一）耳塞

1．泡棉耳塞

泡棉耳塞通常由聚氯乙烯（polyvinyl chloride，PVC）或聚酯（poly urethane，PU）发泡材料制成，有多种形状设计，如圆柱形、子弹型等。为了避免遗失，有些产品会增加连接绳把两只耳塞连接起来，也便于携带。

泡棉耳塞应用最为广泛，佩戴前需要先把耳塞搓细方可插入耳道内。泡棉耳塞对不同形状、大小的耳道适用性较广，价格比较便宜，声衰减值高，长时间佩戴舒适性最佳。

2．预成形耳塞

预成形耳塞通常由橡胶或硅胶等材料模压成固定形状（如圣诞树形），佩戴前不需要揉搓。可多次重复使用，长期使用成本较低；有些产品提供连接绳或储存盒，便于携带。

一般而言，预成形耳塞声衰减能力不如泡棉耳塞好，长时间佩戴的舒适性也较泡棉耳塞差。

3．免揉搓型泡棉耳塞

免揉搓型泡棉耳塞与耳道接触的部分是泡棉，内置一根硬手柄方便插入耳塞，有些产品提供连接绳。跟预成形耳塞佩戴方法一样，不需要揉搓泡棉，其舒适性相对预成形耳塞较好。免揉搓型泡棉耳塞的泡棉部分通常不可以水洗，使用成本相对较高。

4．环箍式耳塞

环箍式耳塞通过具有一定夹紧力的环箍将两侧耳塞头固定在耳道内。耳塞头可以是泡棉、橡胶或硅胶等材质。环箍可置于下颌或者颈后，佩戴时不需要揉搓耳塞头，适合间歇性使用或者需要频繁佩戴并摘除耳塞的场合。

环箍式耳塞结构相对复杂，成本较高；声衰减能力一般为中等或偏低。

5. 其他降噪耳塞

除了上述耳塞外还有其他类型。例如，在使用者耳甲腔和外耳道印模制成的定制型耳塞，可以根据不同的耳道和需求定制产品。这类产品相当昂贵，在工业场所中应用较少。

（二）耳罩

耳罩的罩杯可以通过环箍（又称头带）或可装配到安全帽上的支撑臂固定，按佩戴方式可分为环箍式耳罩和挂安全帽式耳罩。

1. 环箍式耳罩

环箍式耳罩分为头顶式、颈后式、下颌式和多向环箍式。头顶式指佩戴时环箍经过头顶，颈后式指佩戴时环箍经过颈后，下颌式是指佩戴时环箍经过下颌，多向环箍式指可按头顶式、颈后式及下颌式佩戴。

2. 挂安全帽式耳罩

挂安全帽耳罩需要固定在安全帽上组合使用。两者的适配性跟安全帽和耳罩的设计有关，需要咨询制造商了解适配信息。

（三）带电路的护听器

耳罩和耳塞都有带电路的产品，这些产品首先应具备被动降噪功能，其内置电路可帮助实现不同类型的沟通。例如，有些护听器可以与对讲机连接，适用于噪声环境中使用对讲机的场合。声级关联功能（也称环境声音功能）的护听器可以还原或放大周边的环境声音（如交谈、警报声、叉车等设备的声响），消除隔绝感，并对高噪声提供防护，适用于偶发性噪声的场合。

（四）护听器的声衰减性能

护听器的声衰减能力是依照标准评估后标称在产品的包装上的。评估是在特定实验室条件下，对不同频率的声音测试一组受试者没有佩戴护听器时的听阈和佩戴护听器后的听阈，两者之差即听阈位移，把这些数据代入公式计算得到护听器的声衰减标称值，单位是分贝（dB）。

目前，国内还没有开展对护听器的检测和认证。在欧美等地区有一些应用较广的标准，这些标准在测试条件、操作、计算公式等方面有所不同，使得依据不同标准获得的标称值并不能彼此换算；有些产品会依据不同标准提供不同的标称值，国内一般可以接受符合 ISO 标准（被欧洲标准引用）的标称值。表 3. 3. 10 显示了某耳塞依据欧洲/ISO 标准方法得到的标称值：SNR、H、M、L 和倍频带。SNR（single number rating）是指单值评定量，即用一个数值来标称产品的声衰减性能；H、M、L 是按噪声类型分别标称产品高、中、低频的声衰减；倍频带标称值是分别标出每个测试频率的声衰减（63 Hz 为可选）。这 3 种标称值都是来源于同一组测试数据，展示的细节和应用方法不同，对应使用的噪声接触值也有所不同。国标 GB/T 23466—2009《护听器的选择指南》中介绍了护听器标称值的应用方法建议。

表 3.3.10 某耳塞的声衰减标称数据示例

频率（Hz）	63	125	250	500	1000	2000	4000	8000
平均声衰减（dB）	34.8	37.0	38.2	40.2	39.9	40.1	41.9	41.1
标准偏差（dB）	5.0	5.7	6.0	4.5	5.0	3.3	3.8	3.7
假设防护值（dB）	29.8	31.3	32.2	35.7	34.9	36.8	38.1	37.4

注：SNR = 38 dB；H = 37 dB；M = 36 dB；L = 34 dB。

（五）护听器的选择

在正确使用的情况下，各类护听器都可以降低噪声。可根据噪声水平、使用者的习惯、喜好、个体适合性、作业需求、与其他装备的兼容性等因素，选择性能相宜的护听器。

1. 根据噪声水平选择护听器

目前最常用的是 SNR 方法，应用时需要注意，SNR 应与 C 计权的噪声接触值相减，即 C 计权噪声接触值减去 SNR 后落在（70～80）dB（A）的范围内。

举例如下：

某作业场所 8 小时等效连续噪声接触值为 98 dB（A），100 dB（C），计算方法为：

$$L_C—SNR = 70 —80\ dB\ (A)$$

$$SNR 需求值 = 100 - (70 \sim 80) = 20 \sim 30\ (dB)$$

在 SNR 为 20～30 dB 的范围内选择合适的护听器。

如果噪声接触值很高，单一护听器不能满足要求时，需要采取双重防护，即同时佩戴耳塞和耳罩。此时，耳塞起主要作用，因此应尽量选择高降噪、不带连接绳的耳塞，配合较为轻便舒适的耳罩。组合声衰减的计算是在声衰减较高的护听器的 SNR 上增加 5 dB。若双重防护依然无法满足要求，应考虑其他途径，如缩短噪声接触时间。

护听器的声衰减应与噪声接触值相称。护听器声衰减要足够高，能提供充分的防护。同时还需要注意，如果声衰减太高，人会产生孤立感，觉得难以适应；另外，屏蔽了过多有用的声音，如说话声和报警声，影响必要的沟通。因此，在选择护听器时，不要一味追求高声衰减。需要注意的是，过度防护与使用者自身情况相关，听力正常的使用者对佩戴护听器对沟通的影响可能感觉不明显；而存在听力损失的使用者可能感觉很明显。需要充分听取使用者的反馈，为存在过度防护风险的人员提供较低声衰减的护听器。

2. 佩戴舒适性

护听器的佩戴舒适性与佩戴者是否愿意正确佩戴，并长时间佩戴护听器的关系极其紧密。正确佩戴和足够的佩戴时间，正是影响护听器实际防护性能的最关键因素。图 3.3.1 中显示的例子，在 8 小时接触噪声的情况下，护听器的有效防护值随着噪声暴露期间佩戴时间的缩短急剧下降。选择舒适的、佩戴者乐于接受的护听器，提高使用意愿，对延长佩戴时间的影响结果就是增加防护效果。

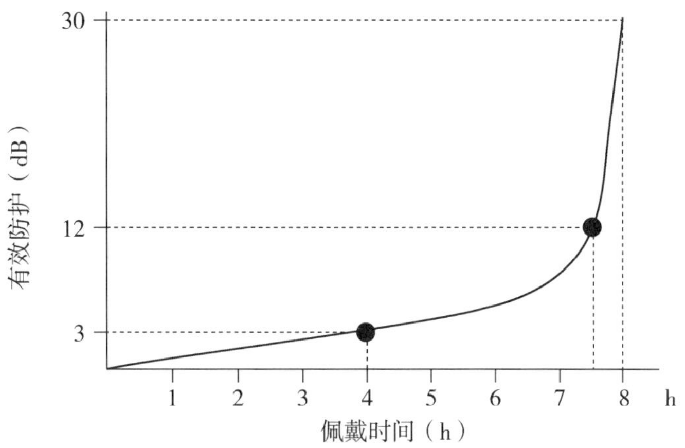

图 3.3.1 护听器佩戴时间与有效防护值的关系

护听器的舒适性既是主观的，也是相对的。和用于没有噪声的环境相比，在高强度噪声环境中使用护听器会给佩戴者带来更明显的舒适感，这是使用护听器的好处。在佩戴感受方面，个体差异是非常明显的，应在适用的护听器中通过试戴和评估选择舒适的产品，对于长时间佩戴护听器的人员，可准备几种护听器备选或轮换佩戴，GB/T 23466 已经提出这个建议。

3. 沟通的需要

就像戴太阳眼镜看景物一样，佩戴声衰减适宜的护听器不会完全屏蔽声音，只是降低了声音的强度。在噪声环境中沟通，信噪比非常重要。例如，面对面的交谈，不管是否佩戴护听器，说话音量必须足够高才能让对方听到。护听器并不会降低信噪比，听力正常的使用者佩戴护听器后依然可以听到高信噪比的信息。使用者需要适应佩戴护听器后进行沟通，说话时有意提高音量。如果对沟通的要求比较高，可以使用带电路的护听器，例如，带声级关联功能的护听器，帮助在间歇性噪声场所进行面对面沟通和保持对周边环境声音的感知。对于信噪比不够高的沟通或远距离沟通，可以借助带有通讯功能或与对讲机连接的护听器提高信噪比。

4. 其他因素

耳塞类护听器需要深入地插入耳道内，并紧贴耳道壁保持密封，不适合耳道感染者使用。使用的便利性和与其他防护产品的匹配性直接影响佩戴者使用护听器的主观能动性和佩戴时间。应根据作业现场的情况选择护听器，如果使用者需要佩戴多种 PPE，可考虑选择耳塞类产品，更轻便，与其他 PPE 之间的干扰也更少。为了方便取用，可以在高噪声区域的入口放置护听器（如设置耳塞分配器）。

（六）护听器的使用注意事项

只有正确使用护听器才能发挥其作用。表 3.3.11 列出了使用护听器的常见问题和分析。以下是使用各类护听器的一些注意事项：

表 3. 3. 11 使用听力防护用品的常见问题和分析说明

常见问题	分析说明
一刀切配备护听器	许多企业为了购买、配发方便，为所有作业人员配发同一款护听器，并规定统一的更换周期。这些做法没有考虑个体差异，有些人可能因为护听器不适合而防护不足；另外，忽视舒适性、便利性和卫生等方面的实际需求，会降低使用者的佩戴意愿，影响佩戴效果和佩戴时间。建议在选择时让使用者参与，提供多种不同类型的护听器，并按需求及时更换护听器
没有全程佩戴护听器，偶尔取下或检查时才戴上	在接触噪声时全程佩戴护听器是有效防护的关键。可通过培训提高使用者的防护意识，积极佩戴、适应使用护听器；同时考虑使用者对舒适性、沟通等的实际需求，提供更适用的护听器等方式消除使用护听器的障碍，达成全程佩戴的目标
用水清洗泡棉耳塞	除非制造商特别声明，大部分泡棉耳塞不能水洗，一般为一次性使用。好的做法是每 1 ～ 3 天更换一次，或当出现脏污、破损时提高更换频次。环箍式耳塞或带电路耳塞使用的泡棉耳塞头破损、脏污后应更换新耳塞头
佩戴耳塞时不拉耳郭	用手拉耳郭再插入耳塞，是基于人体耳道的生理结构特点提出的建议。耳道是弯曲的，拉耳郭能把耳道拉直并让耳道的开口变大，更容易把耳塞插入到足够深的位置。虽然有些耳塞不拉耳郭也能插入耳内，但是深度可能不足够或者每次佩戴的效果存在差异。在条件允许的情况下，应尽量用手拉耳郭再插入耳塞
佩戴耳罩时不注意移开干扰物；耳罩的环箍没有佩戴在正确的位置	干扰物的存在会导致声音泄漏，影响防护效果。把环箍佩戴在正确的位置可以让耳罩更稳定、舒适地固定在头上。良好的佩戴习惯能帮助获得稳定的防护效果
改造或改装护听器	这样会严重影响防护效果。任何情况下，不可改装或改造护听器
存放时耳罩的环箍或支撑臂处于张力大的状态	拉开耳罩的环箍或者把挂安全帽式耳罩的支撑臂放在张力大的位置（如通风位置）存放会降低耳罩的夹紧力，影响防护效果并提前报废耳罩。应让耳罩在放松状态下存放
用水清洗耳罩的罩杯垫和降噪内衬	除非制造商特别声明，一般耳罩的罩杯垫和降噪内衬不能用水和洗涤剂清洗，这样会影响产品的防护性能。应取出内衬和罩杯垫让其自然风干

1. 耳塞的使用注意事项

不同护听器的佩戴、维护方法不同，应阅读使用说明书，并按其指引使用和维护。在每次佩戴后检查佩戴效果。有一些方法可以检查耳塞是否已经正确佩戴。这里介绍两种适用于大多数耳塞的方法。

方法一：听自己的声音。正确佩戴耳塞后使用者听自己说话的声音会发生改变。说话的声音会变得像闷在桶里，有共鸣、低沉。如果听到自己的声音没有共鸣的感觉，说明耳塞密合性不够好，需要重新佩戴。对比两只耳朵听到的声音大小来确定是否平衡，如果感觉一侧声音较小，表示这侧的耳塞佩戴不如另一侧密合，需要重新佩戴；如果感觉声音在头部中央，表明两个耳塞佩戴效果差不多。

方法二：听周围的声音。佩戴好两个耳塞后，听一段稳态噪声。两侧听到的声音大小应该差不多。否则重新佩戴听到较大声音一侧的耳塞。然后，紧紧并拢手指并罩住耳朵听一下再拿开双手，如果前后声音变化不明显，说明耳塞密封良好；如果感觉到双手捂住后噪声明显变小，此时应重新佩戴耳塞。

2. 耳罩的使用注意事项

不同耳罩佩戴方法可能不一样，如有些耳罩可以折叠，有些有方向性（如分左、右耳），应按照使用说明书的指引佩戴。基本要求是耳罩罩杯要紧密、稳定地与使用者头部贴合。

佩戴眼镜、眼罩、呼吸器的头带和安全帽的下颌带等可能会影响耳罩的密封，降低防护性能。为了取得最佳防护效果，应选择较薄、平的镜腿或头带的眼镜或眼罩以尽量减小干扰。佩戴前将耳侧的头发拨到后边，并摘除其他可能影响密封的物品，如铅笔、帽子、首饰或者耳机。对于挂安全帽式耳罩，使用者要学习如何调整安全帽的附件和耳罩罩杯以尽量减小干扰。每次佩戴耳罩后需要检查佩戴效果，可以用上述方法二的做法，正确佩戴后应感觉周围的声音明显变小。

（七）适合性检验

由于使用者的适合性、佩戴技巧和主观能动性的差异，虽然有些人能取得有效的防护，但是也有许多人取得的声衰减比产品的标称值低很多，个体之间差异非常大。因此，不能完全依靠标称值选择产品，对标称值进行统一的扣减或调整也无法有效地反映具体使用者的实际情况。开展护听器个人适合性检验是一种好的做法，能有效解决现场的防护问题。加拿大国家标准 CSA Z94.2—2014 和欧盟标准 EN 458：2016 推荐在选择、使用护听器和培训佩戴护听器时进行个人适合性检验。近年来，国内陆续有多项护听器适合性检验相关的现场调查，结果表明适合性检验对于验证护听器的个体适用性有重要作用，也是一种很好的培训工具，帮助激励教育使用者正确佩戴护听器，值得推广。

三、眼面防护用品的选择、使用与维护管理

眼面防护用品主要用于防护一些高速粒子或飞屑的冲击、物体的击打、有害光或辐射等物理因素及化学物对眼睛与面部构成的伤害，主要分为防护眼镜、防护眼罩和

防护面屏。有些其他用途的 PPE 也具有眼面防护功能，例如呼吸器全面罩等。

（一）眼面防护用品的类型和基本功能

GB/T 29510—2013 对各类眼面防护用品的基本功能和应用作了说明。表 3. 3. 12 对常用的眼面防护用品的防护功能和设计特点做了汇总。从性能上看，所有眼面防护用品都具备防冲击的功能，有些兼备其他功能。防激光护目镜是特殊设计的产品，表 3. 3. 12 中列举的产品都不可以用于激光防护。

表 3. 3. 12　常用的眼面防护用品的防护功能和设计特点

产品类型	防护功能	其他设计特点
防护眼镜	防冲击	有侧翼，防护来自侧面的冲击物；有防雾镜片；有些有低遮光号，可用于户外强日光防护等场合
防护眼罩	防冲击 + 防液体喷溅	具有间接通气孔防雾镜片
焊接面屏	防焊接弧光 + 防冲击 + 防焊渣飞溅	有些可随弧光的变化自动变光
防冲击面屏	防冲击 + 防液体喷溅	有些能防熔融金属飞溅，有些能防热辐射
防红外面屏	防冲击 + 防红外辐射	有些有金属镀层（如铝、金），有带遮光号的镜片，防熔融金属飞溅
全面罩呼吸器	防冲击 + 防液体喷溅 + 防尘 + 防气体和蒸气	有些提供内置矫视眼镜架

（二）眼面防护用品的选择

GB/T 11651—2008《个体防护装备选用规范》对需要使用眼面防护用品的作业做了规定，表 3. 3. 13 汇总了其中的常见作业；GB/T 29510 对各类眼面防护用品的使用规范做了规定。

选择眼面防护用品最基本的做法是根据现场情况确认最适宜的防护，以下是常见的例子：

如果现场有高速运动、转动的工具或机械在使用，如打磨、切削、铣、刨等，在场人员（包括访客）都应佩戴防护眼镜，防止来自正面和侧面的冲击物对眼睛的伤害。防冲击面屏能覆盖眼睛和面部皮肤，但如果面屏可掀起并暴露眼睛，应同时佩戴防护眼镜。

表 3. 3. 13　眼面防护用品的选择

作业类别①	举例	防护需求	防护用品举例
(A02)②：有碎屑飞溅的作业 (A03)：操作转动机械作业	钉、刨、切割、击打、锯、钻、车、铣、打磨、研磨、抛光等	防冲击物	防护眼镜

续表

作业类别[①]	举例	防护需求	防护用品举例
（A11）：高温作业 （A25）：强光作业 （可见光、紫外线或红外线）	焊接、冶炼、铸造、锻造等	防有害光辐射	焊接面屏、防红外线及强光面屏或防护眼罩
（A22）：沾染性毒物作业	喷漆、喷涂、清洗、清理、包装等	防液体或颗粒物进入眼睛，或刺激眼睛及皮肤，或沾染面部皮肤	呼吸器全面罩、防护眼罩、防护面屏
（A23）：生物性毒物作业	防疫、生物安全实验室、去污、消毒等	防病原微生物携带体（颗粒物或液体）通过眼黏膜侵入人体	防护眼罩、防护面屏或呼吸器全面罩
（A26）：激光作业	激光切割	防激光	防激光护目镜
（A30）：腐蚀性作业	使用某些化学品的作业，如酸洗、电镀、清洗、配料、装卸、维修等	防液体飞溅、防有毒有害气体或蒸气刺激眼睛或经皮肤吸收	呼吸器全面罩、防护眼罩、防护面屏
（A35）：野外作业 （A37）：车辆驾驶作业	野外勘探、野外架设、野外维护、驾驶员等	防户外强光日光和日光紫外线，防意外飞溅物	有一定遮光作用的防护眼镜

注：①摘录自 GB/T 11651 中需使用眼面防护用品的部分作业；②对应 GB/T 11651 中的作业类别编号。

在使用液态化学品或其他液体的作业场所，当存在液体喷溅对眼睛构成伤害的潜在风险时，应选择防护眼罩。如果化学品的挥发物可通过皮肤吸收或对眼睛有刺激性，应首选全面罩呼吸器。

对焊接作业，应依据焊接的类型选择防护用品。例如，气体保护焊、电弧焊等作业，应使用焊接面屏；如果是激光焊接，则需要选择专用的激光防护镜。还需要考虑作业的特点，如果使用者需要兼顾焊接和打磨作业，应在焊接面屏内加戴防护眼镜，或者使用自动变光焊接面屏。如果有辅助性工作人员在附近，例如，焊工助手，虽然弧光的危害程度比焊工低，现场仍然存在有害的红外、紫外和强可见光，需要配备有效防护这些有害光的防护眼镜，例如，带低遮光号的防护眼镜。汽车生产线上常见的电阻焊并不产生强弧光，但是会产生火花和飞溅物，可以使用带低遮光号的防护眼镜进行防护。

（三）眼面防护用品的使用和维护注意事项

眼面防护用品通常可以重复使用，具体使用和维护方法应参考产品说明书。表 3. 3. 14 列举了使用眼面防护用品的一些常见问题及其分析说明。下面是一些常用建议：

第一，不要用干布直接擦镜片，这样会刮花镜片，降低透明度。对有金属镀层的防护面屏需要注意不要刮花镀层，影响防护性能。

第二，若化学液体喷溅到眼罩或面罩上，应尽早摘下清理，防止化学液体沾染皮肤。如果眼罩沾染了油漆，可以用矿物油（如柴油）清理，不可使用有机溶剂擦拭镜片，否则会破坏镜片。

第三，发现部件缺失，镜片出现裂纹，或镜片支架开裂、变形或破损时，应立即更换。如果镜片透明度有明显的降低，影响视物时，也应更换。

表 3. 3. 14　眼面防护用品使用的常见问题及分析说明

常见问题	分析说明
不使用	存在眼面伤害风险的场所，配发眼面防护用品后需要加强安全意识培训和监督并要求所有人，包括作业人员、主管和访客，都应佩戴防护眼镜
防护眼镜用于焊接作业	仅有防冲击性能的防护眼镜不能防护焊接弧光中的紫外线、红外线和强可见光。同时，紫外线对面部和颈部皮肤也有伤害。从事焊接作业的人员必须使用焊接面屏
把一般近视眼镜当作防护眼镜	一般的矫视眼镜并不具备防冲击性能，不能作为防护眼镜使用。对佩戴近视镜的人员，可以选择定制矫视安全眼镜；或选择能罩在近视镜外的防护眼镜
防护眼镜不适合使用者的脸型	如果眼镜与脸部的间隙过大或容易脱落，事故发生时，可能无法起到防护作用。建议在选择防护眼镜时要选择适合性好，间隙小，防护面积足够，稳固性好且不影响视野的防护眼镜
镜片朝下放置眼面防护用品	这样放置镜片容易受刮擦，变得模糊，降低使用寿命。放置时，应避免防护眼镜的镜片直接接触物体平面，眼罩、面屏可挂起
用带通风口的防护眼罩防气体	对液体喷溅有防护作用的眼罩常带有通风口。这类眼罩不能防止气体或蒸气进入眼罩对眼睛产生刺激，应选择全面罩呼吸器

（四）适合性检验

每个人视力情况、脸部特征等因素均有所不同，有些人使用不适合的眼镜会头晕，因此，选择眼面防护用品时应该进行试戴并检查适合性。试戴时观察镜片的大小是否足以覆盖眼部软组织，眼镜和面部之间的间隙应尽可能小，防止飞溅物轻易通过间隙造成伤害。还要观察侧面，确认防护眼镜侧翼或镜片的延伸区域能覆盖眼睛的侧面，防护来自侧面的飞溅物伤害。对眼镜腿可调节的眼镜，试戴时应调节长度和角度以便取得稳定的佩戴效果。

四、手部防护用品的选用与维护管理

手部防护用品是防御作业过程中物理性、化学性和生物性等职业病危害因素对作业者手部及臂部伤害的个人防护用品。手部防护用品的种类繁多，按照防护功能分为一般用途手套、机械危害防护手套、电绝缘手套、振动伤害防护手套、化学品及微生物防护手套、防静电手套、防高低温手套等多种类型。

（一）手部防护用品的基本要求

GB/T 12624—2006《劳动防护手套通用技术要求》规定了手套的基本技术要求以及实验方法、标识标注要求及使用说明等，但对具体不同类型的危害因素的防护要求，如防化学品、隔热等，还需要参照对应的产品标准。

机械危害防护手套和化学品防护手套比较常用。GB 24541—2009《手部防护 机械危害防护手套》标准在 GB/T 12624 的基础上，规定了劳动防护手套对机械性危害防护的技术要求、试验方法、标志标识和使用说明，适用于防护由摩擦、刀割、撕裂和刺穿而造成风险的手套，也可用来确定手套的防冲击割伤和抗静电特性。该标准要求，测试结果以符号形式标注在手套上，便于使用者选用。

GB 28881—2012《手部防护　化学品及微生物防护手套》规定了化学品及微生物防护手套的技术要求，针对化学品和微生物的特点，规定了抗渗透性、穿透性的试验方法及标识要求等。穿透性是指化学品和/或微生物通过防护手套材料上的孔隙、接缝、针孔等缺陷透过手套的过程。这一点很容易理解，如果手套材料是漏的，无法用来防化学品和微生物；但是，即便手套材料不漏，化学物质也可能渗透手套材料，进入手套。

渗透是指化学品在分子水平上透过材料的过程，包括化学品分子被手套材料吸附、在材料内的扩散以及从材料另一面析出。任何材料，一旦开始接触化学品渗透过程就开始，并会持续下去。不同化学品对同一种材料的渗透性是不同的；同一种化学品对不同材料的渗透性也是不同的。

化学品在渗透进防护手套材料的同时，还会使材料降解。降解是指材料因接触化学品而出现的物理性能退化的现象，包括硬化、脆化、变色、软化、强度变弱或膨胀等。如果某种化学品会对一种手套材料的物理性能产生严重影响，则手套的抗渗透性也会迅速恶化。因此，当手套材料对某种化学品的降解试验的结论是“差”或者“不推荐使用”的时候，渗透试验也无须再做。可是，材料的渗透性和降解性并不总是互相关联的。

化学品防护手套常由天然橡胶、合成橡胶等材料制成。不同制造商所选用的材料和技术参数（如厚度）不同，即便是同种材料，其成分的细微差异也可能导致对不同化学品抗渗透能力的不同，所以很难简单断定一款化学防护手套对某特定化学品的抗渗透防护性是否足够，更不存在可以适用于所有化学品的全能产品。在选用时，必须向制造商核实其在具体应用条件下的适用性。

使用中，由于化学防护手套不断接触化学品，化学品渗透防护手套就只是一个时间的问题，决定使用寿命的因素是所接触的化学品的特性、手套材料的特性、使用的方式、接触化学品的强度与时间等，所以及时更换手套非常重要。

（二）防护手套的选择

手部的危害因素多种多样，有物理性的（如热、振动和辐射）、化学性的（如处理腐蚀性或刺激性物质）或生物性的（如接触可经血液传染的病原体），还包括这些危害的混合（如处理高温的化学品）。通过对作业者面临的风险进行评估，了解危害的类型极其严重性或程度，在此基础上参照 GB/T 29512—2013《手部防护　防护手套的选择、使用和维护指南》，结合作业要求，选择防护功能和防护面积（手及手臂）足够的、穿戴适合舒适的、不影响操作灵活性的手套类型，事先可以通过佩戴试用，帮助判断产品是否适用（如戴手套后仍可以准确操作设备、抓牢工件等）。对同时受到多种危害因素的影响，单一防护手套难以胜任的情况，可以考虑选择多层组合穿戴。

在选择防护手套时，应仔细阅读产品说明书，并参照相关产品标准，依据防护性能标识来判断防护手套的基本适用性。机械伤害防护手套的性能参数通常以符号形式标注在手套上。化学品防护手套针对某种特定化学品的抗渗透时间通常可以在产品说明书中查到，还可以根据作业中接触到的化学品种类和浓度，作业方式和防护手套特性，向制造商咨询，提前建立化学防护手套更换时间表。

手套适合使用者的手形也很重要。佩戴尺码不合适的手套不仅影响佩戴舒适度，更直接影响操作的灵活性，有时还会带来其他风险。测量手部尺寸的方法是：掌心朝下放在桌面上，测量拇指和食指交叉处向上 20 mm 处的围长；拇指向外尽可能伸长手掌，记录中指指尖位置及手腕与拇指连接处，测出手长。根据测得的手部尺寸，对应表 3. 3. 15 可帮助选择相应的手套号码。

选择防护手套时还要注意，当作业中的危害因素有可能危害到手臂时，应选择能同时防护手和手臂的产品。

表 3. 3. 15　手部尺寸和手套规格

手套尺寸号码	适用的手部尺寸（mm）		手套最短长度（mm）
	手掌围	手长	
6	190	160	300
7	196	170	310
8	201	180	320
9	205	190	330
10	210	200	340
11	213	210	350

（三）防护手套的使用注意事项

应参照使用说明书正确使用防护手套，咨询制造商了解更多的信息。以下是一些常用的建议：

考虑防护手套与防护服袖口的搭接方式。对于化学品防护，当作业只在小臂肘关节以下位置进行时，宜将化学防护服袖口套在手套之外；但如果作业点在高位时（如在头顶位置维修管道），为防止化学液体流入袖口，一定要将化学防护口套住防护服袖口，最可靠的方式是用胶带将化学防护服和手套的接口密封，防止化学品通过接口渗入。

使用者需要接受培训，包括防护手套的应用、防护功能、防护局限性、使用方法、注意事项、检查失效的方法，以及必要的维护和/或储存的方法等。在每次使用之前检查手套是否有损坏，发现任何损坏务必更换新的手套。

注意避免二次污染的风险。脱除已被化学品污染的手套时，应尽量用从里向外翻卷的方式脱除，既要避免皮肤接触污染物，也要避免脱下的手套上的污染物外露，沾染其他表面。脱除手套后应马上清洗双手。废弃的手套应依据所接触的风险类别按要求进行存放和处置。

五、身体防护用品的选择、使用与维护管理

防护服应用非常广，国内主要有以下几个分类方法：化学防护服、耐酸碱工作服、耐火工作服、隔热工作服、通气冷却工作服、通水冷却工作服、防射线工作服、劳动防护雨衣、普通工作服等。

在制造业中化学防护服是常用的身体防护用品。下面介绍化学防护服的特点、选择和维护。

（一）化学防护服的特点

ISO 16602：2007 按功能将化学防护服进行分类，见图 3. 3. 2。另外，还分有限次使用型和可重复使用型，这些都与使用的面料有关。有限次使用化学防护服不可清洗，在被有害化学品污染后不建议再利用。可重复使用化学防护服可以清洗后反复使用。两类防护服各有优缺点，有限次使用化学防护服无须除污、轻便、比较卫生，不过平均使用成本可能较高；可重复使用化学防护服的除污工作相当麻烦，容易出现除污不尽、交叉污染的情况。此外，目前还没有现成的无损方法可以检验除污后的可重复使用化学防护服，判断是否能完全保持原有的防护功能。

防护服的材料是决定化学防护服阻隔有害化学品能力的主要因素之一，与其相关的两个重要概念是穿透和渗透。

穿透是指物质通过材料的空隙处透过的现象。防护服之所以会发生穿透，一方面和面料的构造（纤维之间的缝隙）、亲液性等特性相关，另一方面和服装的设计、接缝方式、辅料的选择也密不可分。穿透有可能凭肉眼可见，所以可以靠观察判断，也可以借助鼓气、透水等方法。

化学防护服类型		符号	示例图片
Type 1	气密型	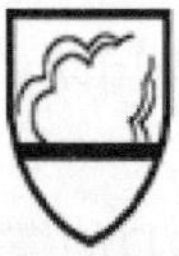	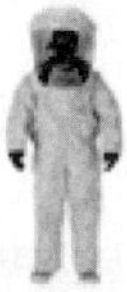
Type 2	非气密型	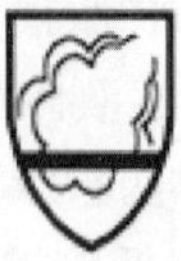	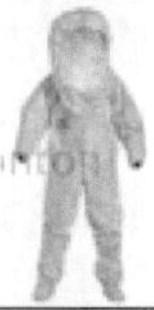
Type 3	液体喷射致密型	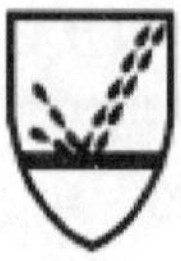	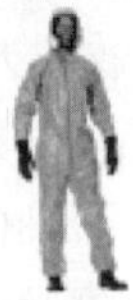
Type 4	液体喷洒致密型	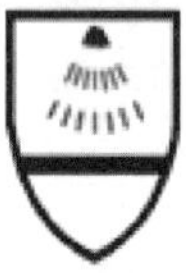	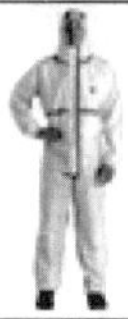
Type 5	颗粒物致密型	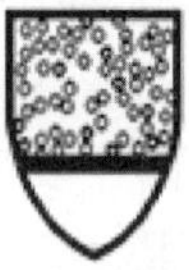	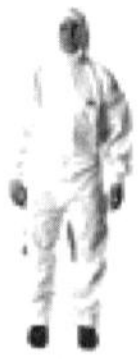
Type 6	液体有限泼溅致密型	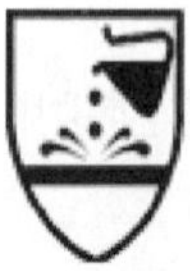	

图 3.3.2 ISO 标准对化学防护服的分类

渗透是指物质在材料中溶解或以分子运动的方式透过材料的过程。它与穿透不同，在很多情况下，化学物质渗透并没有明显的迹象，目前并无有效手段能够绝对阻隔这种因分子扩散而形成的渗透现象。优良的防护材料所能起到的作用是增加扩散运动的壁垒，减慢扩散的速度。

ISO 16602 对 Type 5、Type 6 的有限次使用化学防护服不考量抗化学品渗透的性能，所以此类防护服多采用有空隙、具有一定透气性的面料，较常见的有 SMS、覆微孔膜无纺布、闪蒸法无纺布。这 3 种面料各有特点：SMS 的透气性远超其他两种，但是阻隔性较弱；覆微孔膜无纺布的阻隔性最好，但是抗刮擦性能及透气性较差。Type 1 至 Type 3 的有限次使用化学防护服的面料通常为多层复合化学防护膜，这种面料是不具备透气性的。可重复使用化学防护服的面料为橡胶，如 PVC、氯丁橡胶、丁基橡胶、氟橡胶等，橡胶面料同样不具备透气性，而且克重远高于多层复合化学防护膜。

（二）化学防护服的选择

化学防护服的选择可依照 GB/T 24536—2009《防护服装　化学防护服的选择、使用与维护》的建议：根据化学物质状态、化学防护服等级、作业环境和作业人员生理需求等进行选择。

选择化学防护服首先要辨识和评估皮肤危害，准确识别化学物质种类（尤其是接触混合物）、浓度及其与皮肤接触时的形态（如单纯固态或液态，或液态和蒸气态的混合态等），了解其毒性。结合操作化学品的方式，判断皮肤暴露的范围和皮肤接触化学品的方式［如沾染、溅落、喷溅（考虑喷溅压力）、浸泡等］和接触时间，以及对化学防护服机械强度的要求（如耐磨、耐刺穿）。还要结合作业环境温湿度条件、劳动者的作业强度和时间，考虑对防护服透气性的要求，或关注劳动者穿戴防护服出现热应激的风险，并统一考虑手部和足部、呼吸道及面部皮肤的整体防护和同时要佩戴的防护用品要求。

确定需求后选择防护服的种类和防护服材料。需要指出的是，由于化学物非常复杂，目前尚无任何现成和直观的准则，能对各种有害化学品应选用化学防护服材料种类提出明确指导。因此，企业应向制造商咨询，了解不同防护服的适用性，根据制造商提供的面料抗穿透性能和抗渗透性能，判断是否符合需要。下面举几个例子：

几种浓度的硫酸防护：98% 浓硫酸不具挥发性，对人体腐蚀性强，可以考虑用 Type 3 化学防护服，防护服面料对 98% 浓硫酸的抗渗透等级应满足使用需要；10% 硫酸的腐蚀性会弱很多，很多 Type 6 类化学防护服对这个浓度水平的硫酸有抗穿透性，如果只存在少量泼溅，选用某些通过防 30% 硫酸穿透测试的化学防护服即可（ISO 16602 要求 Type 6 化学防护服面料对 4 种化学品的穿透测试至少通过一种，30% 硫酸是其中之一）；但如果存在一定压强的喷射，或接触剂量较大，应选用 Type 3 以上的化学防护服。

105% 的发烟硫酸可挥发出三氧化硫，三氧化硫是固态颗粒物，遇到空气中的水蒸气后又形成强腐蚀性的酸雾，这就要求化学防护服有足够的气密性，这种情况选用 Type 1 或 Type 2 化学防护服才较为稳妥。

20% 氨水挥发形成的低浓度氨气不会对皮肤形成显著危害，若作业者仅接触这样挥发出的氨气，没有接触氨水的可能，一般并不需要穿化学防护服。然而，在液氨泄漏时，会产生高浓度氨气，腐蚀皮肤，此时应选用抗液氨渗透等级足够的 Type 1 化学防护服。

（三）化学防护服的使用注意事项

不同制造商及不同类型的化学防护服在材料、设计及尺码上均可能存在差异，所以化学防护服的穿着、脱除及储存方法，应遵从产品说明书的指导。

受污染的化学防护服应及时洗消。化学物质接触化学防护服后，非渗透性的物质会附着在表面，形成表面污染，渗透性物质能进入防护服材料内部。应及时清洗防护服表面存留的污染物或更换新的防护服。向制造商了解化学防护服的洗消方法、使用的设备、清洁剂、干燥方法（温度、禁忌等）、洗消对物理性能或其他性能的改变、洗消后的检验和测试方法等信息。

六、综合防护和先进制造业的个人防护的思考与讨论

随着科技的进步，各行业在不断地引入新技术、新工艺、新材料和新型的管理模式，作业人员结构也在变化，对个人防护提出了一些特殊的需求。个人防护领域有许多经过实践检验的技术，可以解决一些特殊的防护问题，也可能需要进行新的验证或研究方能解决。关注技术动向，了解、甄别并信任以证据为基础的资讯是非常必要的。下面就个人防护的一些要点以及先进制造业个人防护的思考进行讨论。

（一）多种防护用品组合使用

许多作业现场需要佩戴多种 PPE。如喷漆，作业人员常需要使用呼吸器、眼罩、手套、防护服等；又如焊接作业，焊工需要使用焊接面屏、呼吸器、手套、头颈部和身体防护等装备。这些 PPE 相互之间不应造成干扰。例如，半面罩与防护眼罩一起使用，使用者鼻梁处是交叉的区域，两者是否均能佩戴在正确的位置，跟半面罩和防护眼罩的设计相关，也跟使用者的头、面部特征相关。类似情况很多，如安全帽的帽箍和下颌带是否影响耳罩的性能；安全眼镜与耳罩同时使用对降噪效果的影响；焊接面屏与呼吸器、防护眼镜的兼容；等等。需要让使用者亲身试戴方能确定其适配性，不同的人可能需要不同设计、号型的产品方能达到良好的兼容性。

还要考虑作业特点和使用者的使用习惯和需求。例如，安全帽与呼吸器一起使用，在没有呼吸危害的区域，使用者需要摘下呼吸器，但是现场存在头部危害风险，安全帽不可摘下。此时需要考虑呼吸器的佩戴方式是否允许在不摘安全帽的情况下摘下呼吸器。

舒适性也是一个重要的因素。同时佩戴的 PPE 越多重量越大，使用者会感觉更不适。不舒适容易造成作业者不愿意佩戴防护用品或者消极佩戴，如佩戴时间不足、改装产品等。选择时应充分听取使用者的反馈，并尽可能选择较为轻便、舒适的 PPE。

另外，需要考虑使用的便利性。包括 PPE 的组合使用是否影响操作、取用时是否方便、佩戴时调整 PPE 使之兼容是否容易、使用中 PPE 之间是否会存在冲突、临时停用是否方便、使用后存放是否方便等。调查 PPE 日常使用情况并及时修正是很有必要的。

（二）综合防护方案

综合防护 PPE 是解决 PPE 之间兼容性的方法之一，有不同的综合方式。下面以头、颈部综合防护举例讨论。

示例 1：喷漆作业。头、颈部防护需求：呼吸（尘毒组合）、眼面（头部包含在防护服中）。

典型的组合防护：可更换式半面罩配尘毒组合过滤元件 + 防护眼罩。

综合防护示例：

方案一：全面罩配尘毒组合过滤元件。

方案二：正压式 PAPR 配尘毒组合过滤元件。

方案三：正压式长管供气呼吸器。

讨论：方案一减少了一个 PPE，解决了半面罩与防护眼罩的适配问题。方案二也减少了防护眼罩，PAPR 能提高舒适性。方案三与方案二类似，区别是长管呼吸器无须使用过滤元件，减少了过滤元件更换的管理，但是现场要有呼吸空气源，长管会限制作业者的活动区域。方案二和方案三在选择合适的头罩的情况下可以覆盖头部并可以佩戴矫视眼镜。

示例 2：焊接作业。头颈部防护需求：呼吸（颗粒物）、眼面、颈部皮肤、听力。

典型的组合防护：随弃式防尘口罩/可更换式半面罩配过滤元件 + 手持式焊接面屏 + 防护眼镜 + 颈部防护的服装或围脖 + 耳塞。

综合防护示例：

方案一：随弃式防尘口罩/可更换式半面罩配过滤元件 + 自动变光焊帽 + 耳塞。

方案二：正压式 PAPR 配过滤元件配自动变光焊帽 + 耳塞。

方案三：正压式长管供气呼吸器配自动变光焊帽 + 耳塞。

讨论：方案一使用自动变光焊帽，这类产品可以在弧光发生时自动从亮态切换到暗态，弧光消失时自动从暗态切换到亮态，使用者无须摘下或移开焊帽即可完成焊接前观察、焊接以及焊接后的检查和打磨等工作，眼、面部始终得到保护。一般这类焊帽可以覆盖到颈部或者可以选择颈部防护配件，同时对颈部皮肤提供防护。方案二和方案三直接把焊工呼吸、眼面、颈部防护综合在一个产品上，并提高舒适性。在这几个方案中，耳塞都不会对其他 PPE 的使用造成干扰。

综合防护能减少使用 PPE 的数量，具有更好的兼容性。许多产品可以帮助提高舒适性，还可能帮助提高工作效率，如自动变光焊帽。随着制造业对质量和效率的要求不断地提高，综合防护是一种很好的解决方案。

（三）先进制造业的特殊防护

随着纳米技术的快速发展，纳米材料大量出现并被广泛应用于生物医学、材料、半导体器件和微机电系统等领域。工程纳米颗粒通常有非常小的空气动力学粒径（如密度很低的蓬松颗粒团，或非常薄的片状颗粒），容易随呼吸气流进入呼吸道，可在呼吸道的各个部分沉积，也因沾染经由皮肤、黏膜等其他途径进入人体。目前，国内尽管还缺少针对工程纳米颗粒物的职业接触限值或职业病危害控制导则，对制造、应用工程纳米材料的企业，在个人防护装备选用上需要采取全身性防护，包括手套（应为一次性使用）、非织布材质的颗粒物防护服和防护眼罩，应选择符合 GB 2626 的防颗粒物的呼吸器，首选全面罩配 KN100 过滤元件，提高对呼吸道和眼睛的保护水平。

先进制造业对工作效率和生产质量的要求也越来越高。推广个性化的 PPE 选择、综合防护、防护新技术等做法，可以更好地应对生产效率和质量的要求。有些新的工艺设计和工作模式使作业者对沟通有很高的要求，如需要向控制中心及时通报情况；为了提高作业效率、可靠性和安全性，有些作业使用远程通信设备取代传统的打手势等方式。对于这些关键的沟通，在噪声环境中使用被动式护听器往往无法满足要求，应用带电路的护听器可以帮助达成高效、清晰沟通的同时保护听力。

（四）人员培训

各类 PPE 的使用者，包括负责选择 PPE 的管理者和 PPE 的佩戴者，都应接受培训。管理人员应了解全面的防护知识、有关的标准法规和技术管理要点，能够建立必要的个人防护管理制度，保障企业所采取的个人防护措施有效发挥作用。

针对佩戴者的培训内容应包括实际作业现场会接触到的职业病危害的特点、危害水平、对人体会产生的伤害、所采取的控制措施及其预期的效果，提高和保持自我保护意识；重点介绍所选用的防护用品的功能特性、适用性、局限性和具体使用方法。佩戴者应练习正确佩戴方法、日常检查方法、清洗和各种维护方法，掌握遇到紧急情况时的处置原则和措施等基本知识。如果有条件，应检查对个体的适合性。例如，所有佩戴呼吸器密合型面罩的人员应接受适合性检验，这将帮助每个佩戴者选择适合自己脸型的面罩型号，这样才能使呼吸器在正确使用的情况下发挥预期的防护水平。例如，护听器的使用者可以进行个人声衰减测试，了解护听器是否适用，是否已经掌握正确的佩戴方法，还可以验证其他 PPE 是否影响耳罩的性能，如安全眼镜与耳罩一起佩戴，可以直接通过测试个人声衰减值找出影响最小的方案。对于一些综合防护和有附加功能的防护用品，使用者能熟练使用才能真正发挥其作用，提高工作效率和满意度。

（五）建立并实施个人防护计划

作为作业者健康的最后一道防线，个人防护需要在产品选择、配发、使用、培训、维护、储存、报废、监督和持续改进等各环节都采取持续有效的措施方能发挥其作用，保障使用者的健康。企业应在内部建立管理制度，依据各类个人防护的特点，规范个人防护的所有环节。对于呼吸防护，GB/T 18664 对建立呼吸保护计划有一些基本的要求，包括人员的培训内容和对呼吸保护计划的检查方法等。此外，国际标准化组织 2016 年发布了有关制定呼吸保护计划的技术导则（ISO/TS 16975 - 1 *Respiratory protective devices—Selection, use and maintenance—Part. 1 Establishing and implementing a respiratory protective device program*, 2016—0615），在实践中可供借鉴。

参考文献

[1] 姚红，欧洲工程纳米材料安全使用导则［J］. 中国职业医学，2013，40（5）：472 - 474.

[2] BERGER E H. “Hearing protection devices,” In E. H. Berger, L. H. Royster, J. D. Royster, D. P. Driscoll, and Layne M (Eds.) [M]. The noise manual, 5th

Ed., Am. Ind. Hyg. Assoc., Fairfax, VA, 2000: 379 – 454.

[3] GIGUÈRE C, LAROCHE C & VAILLANCOURT V. The interaction of hearing loss and level-dependent hearing protection on speech recognition in noise [J]. International journal of audiology, 2015, 54: S9 – S18.

[4] BERGER E H, VOIX J, KIEPER R W. Methods of developing and validating a field-MIRE approach for measuring hearing protector attenuation [J]. Spectrum—National Hearing Conservation Association_ NHCA_ Publications 24, Supplement 1, 2007: 22.

[5] LIU L, YANG M. Evaluating the effect of training along with fit testing on earmuff users in a Chinese textile factory [J]. Journal of occupational and environmental hygiene, vol. 15, issue 6, 2018.

[6] GONG W, LIU L, LIU Y, et al. Evaluating the effect of training along with fit testing on foam earplug users in four factories in China [J]. International journal of audiology, vol. 58, issue 5, 2019.

[7] LIU Y, GONG W, LIU X, et al. Evaluating the effect of training along with fit testing premolded earplug users in a Chinese petrochemical plant [J]. Ear and hearing, Epub ahead of print on Oct. 3, 2019.

[8] ISO/TS 16975-1 Respiratory protective devices—Selection, use and maintenance-Part. 1 Establishing and implementing a respiratory protective device program, 2016 – 0615.

（刘玉飞　姚　红　林瀚生）

第四节　职业卫生管理

一、本书涉及常用相关法律法规及标准规范（职业卫生部分）

（一）常用法律、法规、规章及规范性文件

（1）《中华人民共和国职业病防治法》，中华人民共和国主席令第 60 号，2002 年 5 月 1 日施行，2011 年 12 月 31 日主席令 52 号第一次修订，2016 年 7 月 2 日主席令 48 号第二次修订，2017 年 11 月 4 日主席令 81 号第三次修订。

（2）《中华人民共和国尘肺病防治条例》，1987 年 12 月 3 日施行。

（3）《使用有毒物品作业场所劳动保护条例》，国务院令第 352 号，2002 年 5 月 12 日施行。

（4）《突发公共卫生事件应急条例》，国务院令第 376 号，2003 年 5 月 12 日施行。

（5）《放射性同位素与射线装置安全和防护条例》，国务院令第 449 号，2005 年

12 月 1 日施行。

（6）《危险化学品安全管理条例》，国务院令第 591 号，2011 年 12 月 1 日施行。

（7）《女职工劳动保护特别规定》，国务院令第 619 号，2012 年 4 月 28 日施行。

（8）《广东省高温天气劳动保护办法》，广东省人民政府令第 166 号，2012 年 3 月 1 日起施行。

（9）《工作场所职业卫生管理规定》，中华人民共和国国家卫生健康委员会令第 5 号，2021 年 2 月 1 日施行。

（10）《职业病危害项目申报办法》，安监总局（现应急管理部，下同）令第 48 号，2012 年 6 月 1 日施行。

（11）《用人单位职业健康监护监督管理办法》，安监总局令第 49 号，2012 年 6 月 1 日施行。

（12）《危险化学品登记管理办法》，安监总局令第 53 号，2012 年 8 月 1 日施行。

（13）《工贸企业有限空间作业安全管理与监督暂行规定》，安监总局令第 59 号，2013 年 7 月 1 日施行。

（14）《国家卫生健康委办公厅关于公布建设项目职业病危害风险分类管理目录的通知》，国卫办职健发〔2021〕5 号。

（15）《防暑降温措施管理办法》，安监总安健〔2012〕89 号。

（16）《职业卫生档案管理规范》，安监总厅安健〔2013〕171 号。

（17）《用人单位职业病危害告知与警示标识管理规范》，安监总厅安健〔2014〕111 号。

（18）《用人单位职业病危害因素定期检测管理规范》，安监总厅安健〔2015〕16 号。

（19）《用人单位劳动防护用品管理规范》，安监总厅安健〔2015〕124 号。

（20）《加强用人单位职业卫生培训工作》，安监总厅安健〔2015〕121 号。

（21）《工业企业职工听力保护规范》，卫生部（现卫计委，下同）卫法监发〔1999〕620 号。

（22）《高毒物品目录》，卫生部卫法监发〔2003〕142 号。

（23）《职业病分类和目录》，国卫疾控发〔2013〕48 号。

（24）《职业病危害因素分类目录》，国卫疾控发〔2015〕92 号。

（25）《危险化学品目录（2015 版）》，安全监管总局、工业和信息化部、公安部、环境保护部（现生态环境部，下同）、交通运输部、农业部（现农业农村部，下同）、国家卫生计生委、质检总局、铁路局民航局〔2015〕5 号。

（二）常用技术标准

（1）GBZ 1《工业企业设计卫生标准》。

（2）GBZ 2.1《工作场所有害因素职业接触限值 第 1 部分：化学有害因素》。

（3）GBZ 2.2《工作场所有害因素职业接触限值 第 2 部分：物理因素》。

（4）GBZ 158《工作场所职业病危害警示标识》。

（5）GBZ 159《2004 工作场所空气中有害物质监测的采样规范》。
（6）GBZ/T 160《工作场所空气有毒物质测定》。
（7）GBZ 188《职业健康监护技术规范》。
（8）GBZ/T 189《工作场所物理因素测量》。
（9）GBZ/T 192《工作场所空气中粉尘测定》。
（10）GBZ/T 193《石棉作业职业卫生管理规范》。
（11）GBZ/T 194《工作场所防止职业中毒卫生工程防护措施规范》。
（12）GBZ/T 195《有机溶剂作业场所个人职业病防护用品使用规范》。
（13）GBZ/T 196《建设项目职业病危害预评价技术导则》。
（14）GBZ/T 197《建设项目职业病危害控制效果评价技术导则》。
（15）GBZ/T 198《使用人造矿物纤维绝热棉职业病危害防护规程》。
（16）GBZ/T 199《服装干洗业职业卫生管理规范》。
（17）GBZ/T 203《高毒物品作业岗位职业病危害告知规范》。
（18）GBZ/T 204《高毒物品作业岗位职业病危害信息指南》。
（19）GBZ/T 205《密闭空间作业职业病危害防护规范》。
（20）GBZ/T 223《工作场所有毒气体检测报警装置设置规范》。
（21）GBZ/T 206《密闭空间直读式仪器气体检测规范》
（22）GBZ/T 211《建筑行业职业病危害预防控制规范》
（23）GBZ/T 212《纺织印染业职业病危害预防控制指南》
（24）GBZ/T 213《血源性病原体职业接触防护导则》
（25）GBZ/T 222《密闭空间直读式气体检测仪选用指南》
（26）GBZ/T 223《工作场所有毒气体检测报警装置设置规范》
（27）GBZ/T 224《职业卫生名词术语》。
（28）GBZ/T 225《用人单位职业病防治指南》。
（29）GBZ/T 229. 1《工作场所职业病危害作业分级第 1 部分：生产性粉尘》。
（30）GBZ/T 229. 2《工作场所职业病危害作业分级第 2 部分：化学物》。
（31）GBZ/T 229. 3《工作场所职业病危害作业分级第 3 部分：高温》。
（32）GBZ/T 229. 4《工作场所职业病危害作业分级第 4 部分：噪声》。
（33）GBZ 230《职业性接触毒物危害程度分级》。
（34）GBZ/T 231《黑色金属冶炼及压延加工业职业卫生防护技术规范》。
（35）GBZ 235《放射工作人员职业健康监护技术规范》。
（36）GBZ/T 251《汽车铸造作业职业危害预防控制指南》。
（37）GBZ/T 252《中小箱包加工企业职业危害预防控制指南》。
（38）GBZ/T 253《造纸业职业病危害预防控制指南》。
（39）GBZ/T 254《尿中苯巯基尿酸的高效液相色谱测定方法》。
（40）GBZT 259《硫化氢职业危害防护导则》。
（41）GBZ/T 272《中小制鞋企业职业危害预防控制指南》。
（42）GBZ/T 275《氯气职业危害防护导则》。

（43）GBZ/T 276《自吸过滤式呼吸防护用品适合性检验颜面分栏》。
（44）GBZ/T 277《职业病危害评价通则》。
（45）GBZ/T 280《火力发电企业职业危害预防控制指南》。
（46）GBZ/T 284《正己烷职业危害防护导则》。
（47）GBZ/T 285《珠宝玉石加工行业职业危害预防控制指南》。
（48）GBZ/T 286《血中 1，2－二氯乙烷的气相色谱－质谱测定方法》。
（49）GBZ/T 287《木材加工企业职业危害预防控制指南》。
（50）GBZ/T 295《职业人群生物监测方法 总则》。
（51）GBZ/T 296《职业健康促进名词术语》。
（52）GBZ/T 297《职业健康促进技术导则》。
（53）GBZ/T 298《工作场所化学有害因素职业健康风险评估技术导则》。
（54）GBZ/T 299.2《电池制造业职业危害预防控制指南　第 2 部分：硅太阳能电池》。
（55）GBZ/T 300《工作场所空气有毒物质测定》。
（56）GB 5083《生产设备安全卫生设计总则》。
（57）GB 8958《缺氧危险作业安全规程》。
（58）GB/T 11651《个体防护装备选用规范》。
（59）GB/T 12801《生产过程安全卫生要求总则》。
（60）GB/T 18664《呼吸防护用品的选择使用与维护》。
（61）GB 18871《电离辐射防护与辐射源安全基本标准》。
（62）GB/T 23466《护听器的选择指南》。
（63）GB/T 29510《个体防护装备配备基本要求》。
（64）GB 50019《工业建筑采暖通风与空气调节设计规范》。
（65）GB 50033《建筑采光设计标准》。
（66）GB 50034《建筑照明设计标准》。
（67）GB/T 50087《工业企业噪声控制设计规范》。
（68）GB 50187《工业企业平面设计规范》。
（69）GB 50736《民用建筑供暖通风与空气调节设计规范》。

（三）常用行业标准

（1）WS 701《电子工业防尘防毒技术规范》。
（2）WS 702《城镇污水处理厂防毒技术规范》。
（3）WS 703《革类加工制造业防尘防毒技术规范》。
（4）WS 704《家具制造业防尘防毒技术规范》。
（5）WS 705《煤层气开采防尘防毒技术规范》。
（6）WS 706《焊接工艺防尘防毒技术规范》。
（7）WS 707《制革职业安全卫生规程》。
（8）WS 708《石材加工工艺防尘技术规范》。

（9）WS 709《粮食加工防尘防毒技术规范》。
（10）WS 710《酒类生产企业防尘防毒技术规范》。
（11）WS 711《自来水生产供应企业防尘防毒技术规范》。
（12）WS 712《仓储业防尘防毒技术规范》。
（13）WS 713《印刷企业防尘防毒技术规范》。
（14）WS 714《城镇燃气行业防尘防毒技术规范》。
（15）WS 715《焊接烟尘净化器通用技术条件》。
（16）WS 716《日用化学产品生产企业防尘防毒技术要求》。
（17）WS 717《纺织业防尘防毒技术规范》。
（18）WS 718《石棉生产企业防尘防毒技术规程》。
（19）WS 719《卷烟制造企业防尘防毒技术规范》。
（20）WS 720《建材物流业防尘技术规范》。
（21）WS 721《电镀工艺防尘防毒技术规范》。
（22）WS 722《涂料生产企业职业健康技术规范》。
（23）WS/T 723《作业场所职业危害基础信息数据》。
（24）WS/T 724《作业场所职业危害监管信息系统基础数据结构》。
（25）WS/T 725《氧化铝厂防尘防毒技术规程》。
（26）WS/T 726《铝加工厂防尘防毒技术规程》。
（27）WS/T 727《焦化行业防尘防毒技术规范》。
（28）WS/T 728《汽车制造企业职业危害防护技术规程》。
（29）WS/T 729《作业场所职业卫生检查程序》。
（30）WS/T 730《轧钢企业职业健康管理技术规范》。
（31）WS/T 731《铁矿采选业职业健康管理技术规范》。
（32）WS/T 732《造纸企业防尘防毒技术规范》。
（33）WS/T 733《水泥生产企业防尘防毒技术规范》。
（34）WS/T 734《制鞋企业防毒防尘技术规范》。
（35）WS/T 735《木材加工企业职业病危害防治技术规范》。
（36）WS/T 736《黄金开采企业职业危害防护规范》。
（37）WS/T 737《箱包制造企业职业病危害防治技术规范》。
（38）WS/T 738《制药企业职业危害防护规范》。
（39）WS/T 739《宝石加工企业职业病危害防治技术规范》。
（40）WS/T 740《玻璃生产企业职业病危害防治技术规范》。
（41）WS/T 741《石棉矿山建设项目职业病危害预评价细则》。
（42）WS/T 742《石棉矿山建设项目职业病危害控制效果评价细则》。
（43）WS/T 743《石棉矿山职业病危害现状评价细则》。
（44）WS/T 744《石棉制品业建设项目职业病危害控制效果评价细则》。
（45）WS/T 745《石棉制品业职业病危害现状评价细则》。
（46）WS/T 746《石棉制品业建设项目职业病危害预评价细则》。

(47) WS/T 747《木制家具制造业建设项目职业病危害预评价细则》。

(48) WS/T 748《木制家具制造业职业病危害现状评价细则》。

(49) WS/T 749《木制家具制造业建设项目职业病危害控制效果评价细则》。

(50) WS/T 750《工作场所空气中粉尘浓度快速检测方法－光散射法》。

(51) WS/T 751《用人单位职业病危害现状评价技术导则》。

(52) WS/T 752《通风除尘系统运行监测与评估技术规范》。

(53) WS/T 753《水泥生产企业建设项目职业病防护设施设计专篇编制细则》

(54) WS/T 754《噪声职业病危害风险管理指南》。

(55) WS/T 755《隧道运营场所防尘防毒技术规范》。

(56) WS/T 756《汽车制造业建设项目职业病防护设施设计专篇编制细则》。

(57) WS/T 757《局部排风设施控制风速检测与评估技术规范》。

(58) WS/T 758《家具制造业手动喷漆房通风设施技术规程》。

(59) WS/T 759《火力发电企业建设项目职业病危害控制效果评价细则》。

(60) WS 760《作业场所空气中呼吸性煤尘接触浓度管理标准》。

(61) WS 761《作业场所空气中呼吸性岩尘接触浓度管理标准》。

(62) WS 762《呼吸性粉尘个体采样器》。

(63) WS 763《矿山个体呼吸性粉尘测定方法》。

(64) WS 764《粉尘采样器技术条件》。

(65) WS/T 765《有毒作业场所危害程度分级》。

(66) WS/T 766《钢铁冶炼企业职业健康管理技术规范》。

(67) WS/T 767《职业病危害监察导则》。

(68) WS/T 768《职业卫生监管人员现场检查指南》。

(69) WS/T 769《钢铁企业烧结球团防尘防毒技术规范》。

(70) WS/T 770《建筑施工企业职业病危害防治技术规范》。

(71) WS/T 771《工作场所职业病危害因素检测工作规范》。

(72) SH/T 3004《石油化工采暖通风与空气调节设计规范》。

(73) SH/T 3006《石油化工控制室设计规范》。

(74) SH/T 3027《石油化工企业照度设计标准》。

(75) SH 3047《石油化工企业职业安全卫生设计规范》。

(76) SH/T 3146《石油化工噪声控制设计规范》。

(77) HG 20571《化工企业安全卫生设计规范》。

(78) DL/T 639《六氟化硫电气设备运行、试验及检修人员安全防护细则》。

(79) DL/T 799.7《电力行业劳动环境监测技术规范·第7部分：工频电场、磁场检测》。

(80) DL/T 1200《电力行业缺氧作业监测与防护技术规范》

(81) DL 5000《火力发电厂设计技术规程》。

(82) DL/T 5035《火力发电厂采暖通风与空气调节设计技术规程》。

(83) DL/T 5196《火力发电厂烟气脱硫设计技术规程》。

（84）DL/T 5390《火力发电厂和变电站照明技术设计规定》。

（85）DL 5454《火力发电厂职业卫生设计规程》。

二、本书涉及常用相关法律法规及标准规范（放射部分）

（一）常用法律法规、规章及文件

（1）《放射性同位素与射线装置安全和防护条例》，中华人民共和国国务院令，第449号，2005年12月1日起实施，2019年3月2日（国务院令第709号）修订。

（2）《放射工作人员职业健康管理办法》，中华人民共和国卫生部（现卫计委）令，第55号，2007年11月1日起实施。

（3）《职业病诊断与鉴定管理办法》，中华人民共和国国家卫生健康委员会第6号令，2021年1月4日起实施。

（4）《职业健康检查管理办法》，中华人民共和国原国家卫生和计划生育委员会令第5号，2019年2月28日［中华人民共和国国家卫生健康委员会（现国家卫生健康委员会，下同）第2号令］修订。

（5）《放射性同位素与射线装置安全许可管理办法》，中华人民共和国原环境保护总局令，第31号，2017年12月20日（中华人民共和国环境保护部令第47号）修改。

（6）《放射性同位素与射线装置安全和防护管理办法》，中华人民共和国环境保护令，第18号。

（7）《放射性固体废物贮存和处置许可管理办法》，中华人民共和国环境保护部令，第25号。

（8）《放射源分类办法》，原国家环境保护总局公告2005年，第62号令。

（9）《用人单位职业健康监护监督管理办法》，国家安全生产监督管理总局令，第49号。

（10）《关于建立放射性同位素与射线装置辐射事故分级处理和报告制度的通知》，原国家环境保护总局文件，环发〔2006〕145号。

（11）《射线装置分类》，环境保护部、原国家卫生和计划生育委员会2017第66号公告。

（12）《关于发布放射源编码规则的通知》，原国家环境保护总局文件，环法〔2004〕118号。

（13）《关于印发〈职业病危害因素分类目录〉的通知》，国卫疾控发〔2015〕92号。

（14）《职业病分类与目录》，国卫疾控发〔2013〕48号。

（二）常用标准及技术规范

（1）GB 16353《含放射性物质消费品的放射卫生防护标准》。

（2）GB 18871《电离辐射防护与辐射源安全基本标准》。

（3）GB/T 16148《外照射慢性放射病剂量估算规范》。

（4）GB/T 16149《外照射慢性放射病剂量估算规范》。
（5）GB/T 18199《外照射事故受照人员的医学处理和治疗方案》。
（6）GB/T 18201《放射性疾病名单》。
（7）GB/T 28236《染色体畸变估算生物剂量方法》。
（8）GBZ 98《放射工作人员健康要求》。
（9）GBZ 112《职业性放射性疾病诊断总则》。
（10）GBZ 113《核与放射事故干预及医学处理原则》。
（11）GBZ 114《密封放射源及密封 γ 放射源容器的放射卫生防护标准》。
（12）GBZ 115《X 射线衍射仪和荧光分析仪卫生防护标准》。
（13）GBZ 116《地下建筑氡及其子体控制标准》。
（14）GBZ 117《工业 X 射线探伤放射防护要求》。
（15）GBZ 119《放射性发光涂料卫生防护标准》。
（16）GBZ 125《含密封源仪表的放射卫生防护要求》。
（17）GBZ 128《职业性外照射个人监测规范》。
（18）GBZ 129《职业性内照射个人监测规范》。
（19）GBZ 132《工业 γ 射线探伤放射防护标准》。
（20）GBZ 141《γ 射线和电子束辐照装置防护检测规范》。
（21）GBZ 143《货物车辆辐射检查系统的放射防护要求》。
（22）GBZ 169《职业性放射性疾病诊断程序和要求》。
（23）GBZ 175《γ 射线工业 CT 放射卫生防护标准》。
（24）GBZ 177《便携式 X 射线检查系统放射卫生防护标准》。
（25）GBZ 235《放射工作人员职业健康监护技术规范》。
（26）GBZ/T 146《医疗照射放射防护名词术语》。
（27）GBZ/T 149《医学放射工作人员放射防护培训规范》。
（28）GBZ/T 216《人体体表放射性核素污染处理规范》。
（29）GBZ/T 220.3《建设项目职业病危害放射防护评价规范 第 3 部分：γ 辐照加工装置、中高能加速器》。
（30）GBZ/T 250《工业 X 射线探伤室辐射屏蔽规范》。
（31）GBZ/T 279《核和辐射事故医学应急处理导则》。

（汪天尖 夏 冰）

三、用人单位职业卫生管理评分

用人单位可以根据表 3.4.1 对本单位职业卫生管理进行评分。评分 95 分及以上者确定为“职业卫生管理规范化先进企业”评选对象；评分 85 分及以上者可申请评为“职业卫生管理规范化企业”；评分 60 分及以上者为“专项治理达标企业”；60 分以下者应立即限期整改，存在严重影响职工安全和健康的应立即停产停业整顿，整改达标后的方可复工。

表 3.4.1　用人单位职业卫生管理评分

项目	主要内容	检查方法	分值	备注
1　责任体系（5 分）	建立职业病防治责任制度	1. 建立职业病防治责任制度并存入职业卫生管理档案	2	—
		2. 职业病防治责任制度应包含以下两部分内容： ①人员责任体系：主要负责人、分管负责人、职业卫生管理人员以及劳动者等各类人员的职业病防治职责和义务	1	每缺一类人员或管理部门职责及义务的扣 1 分，扣完为止
		②管理部门责任体系：职业卫生领导机构、职业卫生管理部门以及其他相关管理部门在职业卫生管理方面的职责和要求	1	
2　规章制度（6 分）	建立健全职业卫生管理制度	建立 12 项职业卫生管理制度： ①职业病危害警示与告知制度	0. 5	每缺一项制度或制度缺乏针对性和操作性，扣 0. 5 分
		②职业病危害项目申报制度	0. 5	
		③职业病防治宣传教育培训制度	0. 5	
		④职业病防护设施维护检修制度	0. 5	
		⑤职业病防护用品管理制度	0. 5	
		⑥职业病危害监测及评价管理制度	0. 5	
		⑦建设项目职业卫生“三同时”管理制度	0. 5	
		⑧劳动者职业健康监护及其档案管理制度	0. 5	
		⑨职业病危害事故处置与报告制度	0. 5	
		⑩职业病危害应急救援与管理制度	0. 5	
		⑪岗位职业卫生操作规程	0. 5	
		⑫法律、法规、规章规定的其他职业病防治制度	0. 5	

续表

项目	主要内容	检查方法	分值	备注
3　管理机构（5分）	3.1　设置或指定职业卫生管理机构*	标准：职业危害严重的用人单位，应当设置或指定职业卫生管理机构，配备专职管理人员。其他存在职业危害的用人单位，劳动者超过100人，设置或指定职业卫生管理机构，配备专职职业卫生管理人员；劳动者在100人以下，配备专（兼）职职业卫生管理人员	1	—
	3.2　配备专职或兼职职业卫生管理人员*		1	—
	3.3　建立健全职业卫生档案	建立6本台账： ①建设项目职业卫生“三同时”档案	0.5	每缺1个管理台账扣0.5分
		②职业卫生管理档案	0.5	
		③职业卫生宣传培训档案	0.5	
		④职业病危害因素监测与检测评价档案	0.5	
		⑤用人单位职业健康监护管理档案	0.5	
		⑥劳动者个人职业健康监护档案	0.5	
4　前期预防（14分）	4.1　建设项目应编写职业病危害预评价报告	编写职业病危害预评价报告	2	—
	4.2　职业病危害严重的建设项目，应进行职业病防护设施设计	建设项目单位应当对建设项目职业病防护设施进行设计	2	职业病危害严重的建设项目没有做设计专篇的，不得分。其他一般项目直接得分
	4.3　建设项目竣工时，应进行职业病危害控制效果评价报告	编写职业病危害控制效果评价报告	2	—
	4.4　优先采用有利于职业病防治和保护劳动者健康的新技术、新工艺和新材料	综合评估用人单位的工艺、技术、设备和材料的先进性	1	先进得分

续表

项目	主要内容	检查方法	分值	备注
4　前期预防（14 分）	4.5　不生产、经营、进口和使用国家明令禁止的可能产生职业病危害的设备和材料	查阅最新国家产业政策文件（国家发展和改革委员会公布的《产业结构调整指导目录》和工信部相关行业准入条件），并进行核对	1	发现一起此项不得分
	4.6　对有危害的技术、工艺和材料隐瞒其危害而采用	现场核实	1	发现有隐瞒的不得分
	4.7　可能产生职业病危害设备有中文说明书	查看有无中文说明书	1	缺一项扣 0.5 分，扣完为止
	4.8　在可能产生职业病危害的设备的醒目位置设置警示标识和中文警示说明	依据《工作场所职业病危害警示标识》（GBZ 158）和《高毒物品作业岗位职业病危害告知规范》（GBZ/T203）标准规定进行设置	1	未设置的或不完全的不得分；设置不规范、不醒目的，每处扣 0.5 分
	4.9　使用、生产、经营产生职业病危害的化学品，有中文说明书	查看有无中文说明书	1	缺一项扣 0.5 分，扣完为止
	4.10　使用放射性同位素和含有放射性物质材料的，有中文说明书	现场检查《电力辐射防护和辐射源安全基本标准》（GB1887）豁免的放射性同位素除外	1	缺一项扣 0.5 分，扣完为止
	4.11　不得转嫁职业病危害的作业给不具备职业病防护条件的单位和个人	在承包者具备职业病防护条件的前提下，与承包者签订外包合同，并在合同中明确双方职业卫生管理责任	1	发现违法转嫁的，或未明确职业卫生管理责任的不得分
5　工作场所管理（25 分）	5.1　工作场所职业病危害因素的强度或者浓度符合国家职业卫生标准	查阅职业病危害因素检测评价报告，掌握职业病危害因素的强度或浓度情况，采取措施确保达标	2	未进行检测的不得分，已检测的超标一项扣 0.5 分，扣完为止
	5.2　有害和无害作业分开	重点是矽尘、石棉粉尘等粉尘、高毒作业岗位要与其他岗位隔离；有毒有害岗位要与无害岗位隔开；有毒物品和粉尘的发生源布置在操作岗位下风侧	2	未分开的或发生源未处于下风侧，每处扣 1 分

续表

项目	主要内容	检查方法	分值	备注
5 工作场所管理（25 分）	5.3 工作场所与生活场所分开，工作场所不得住人	现场检查	1	发现一处未分开，此项不得分
	5.4 可能发生急性职业病危害事故的有毒、有害工作场所，设置报警装置	按照《工作场所有毒气体检测报警装置设置规范》（GBZ/T 233）进行设置	1	未设置不得分，每缺一项或不符合要求的扣 0.5 分，扣完为止
	5.5 可能发生急性职业病危害事故的有毒、有害工作场所，配置现场急救用品	参考《工业企业设计卫生标准》（GBZ 1）附录 A.4，急救箱配置药品应与现场易致中毒物质相匹配，劳动者可及时获取药品	1	未配置不得分，配置不完善、不匹配或药品过期的，每缺一种扣 0.5 分，扣完为止
	5.6 可能发生急性职业损伤的有毒、有害工作场所，配置冲洗设备	在酸、碱作业场所必须配备应急喷淋洗眼器，保证一旦发生事故，劳动者及时获得冲洗	1	发现一处未设置或不能正常使用的不得分
	5.7 放射工作场所配置安全连锁与报警装置	现场检查	1	发现一处未配置或不能正常使用，此项不得分
	5.8 一般有毒作业场所设置黄色区域警示线、高毒作业场所设置红色区域警示线	现场检查	1	未设置不得分，每缺少一处扣 0.5 分，扣完为止
	5.9 专人负责职业病危害因素日常监测	查阅用人单位检测记录或报告，重点检测粉尘和高度物品日常检测	1	未进行日常监测的不得分，主要职业病危害因素监测每缺一处、一种扣 0.5 分，扣完为止

续表

项目	主要内容	检查方法	分值	备注
5　工作场所管理（25 分）	5.10　按规定每年至少一次对工作场所职业病危害因素进行检测	委托具有资质的机构按要求进行检测，并保证被检测点满足《工作场所空气中有害物质监测的采样规范》（GBZ 159）选点原则与数量要求	2	本年度未检测的，不得分（本年度已开展控制效果评价或现状评价视为已检测），职业病危害因素监测每缺一处、一种扣 0.5 分，扣完为止
	5.11　职业病危害严重的用人单位每三年至少进行一次职业病危害现状评价	委托具有资质的机构按要求开展	2	已经启动评价工作，但没有出正式报告的，扣 0.5 分；未开展的不得分。一般项目直接得分
	5.12　在醒目位置公布有关职业病防治的规章制度和操作规程	规章制度在厂区醒目位置设置公告栏进行公布，操作规程要在相应的操作岗位上进行公布	2	无公告栏的不得分；规章制度及操作规程公布不全，每缺一种扣 0.5 分，扣完为止
	5.13　产生严重职业病危害作业岗位，在其醒目位置，设置警示标识和中文警示说明	依据《工作场所职业病危害警示标识》（GBZ 158）和《高毒物品作业岗位职业病危害告知规范》（GBZ/T 203）标准规定在醒目位置设置	2	一处未设置扣 0.5 分，设置不规范每处扣 0.5 分，扣完为止
	5.14　签订劳动合同，并在合同中载明可能产生的职业病危害及其后果，并载明职业病防护措施和待遇	以书面形式告知，劳动者本人要签字	2	未签订劳动合同或合同中缺少相关职业危害告知内容的，每人扣 0.5 分，告知不规范每人扣 0.5 分，扣完为止

续表

项目	主要内容	检查方法	分值	备注
5　工作场所管理（25分）	5.15　在醒目位置公布职业病危害事故应急救援措施	在可能产生急性中毒工作场所醒目位置公布	1	发现一处未公布或不在醒目位置公布的不得分
	5.16　作业场所职业病危害因素监测、评价结果告知	通过公告栏、书面通知或其他有效方式告知	1	未告知的，扣1分
	5.17　告知劳动者职业健康检查结果	查阅资料，现场询问核实	1	每发现1人未告知的，扣0.5分，扣完为止
	5.18　对于患职业病或职业禁忌证的劳动者企业应告知本人	对存在职业病或职业禁忌证的，抽查询问	1	发现有未告知现象的，此项不得分
6　防护设施（10分）	6.1　职业病防护设施投资预算落实情况	查阅有关防护设备采购合同等资料，核实职业病防护设施设计专篇中投资预算落实情况	1	没有采购合同的扣0.5分，专篇投资预算未落实或落实不好的扣0.5分，扣完为止
	6.2　职业病防护设施台账齐全	现场查看台账	1	台账不齐全的，缺一项扣0.5分，扣完为止
	6.3　职业病防护设施配备齐全	现场检查	3	重点岗位无防护设施每处扣2分；一般岗位无防护设施每处扣1分，扣完为止
	6.4　职业病防护设施有效	定期对防护设施运行情况进行检查，确保职业病防护设施有效	3	一台防护设施不能有效使用扣1分，扣完为止

续表

项目	主要内容	检查方法	分值	备注
6　防护设施（10 分）	6.5　及时维护、定期检测职业病防护设施	检查维修和检测记录	2	维修不及时或无记录的，不得分；记录不全或不完善的，扣 0.5 分，扣完为止
7　个人防护（9 分）	7.1　有个人职业病防护用品采购计划，并组织实施	查看个人职业病防护用品采购发票	1	没有的扣 1 分
	7.2　按标准配备符合防治职业病要求的个人防护用品	参照配备标准《个体防护装备选用规范》（GB/T11651）针对不同作业岗位制定本单位劳动防护用品配备标准	3	配备的防护用品不合格的，每种扣 1 分，扣完为止
	7.3　有个人职业病防护用品发放登记记录，并及时更换个人职业病防护用品	发放个人职业病防护用品时，要填写《个人防护用品的发放使用记录》，领取人要签字	3	无记录不得分；比对劳动者花名册，缺一人扣 0.5 分，扣完为止
	7.4　劳动者正确佩戴、使用个人防护用品	定期对工人个人防护用品使用情况进行检查，对工人违规现象及时纠正	2	现场发现一人未正确佩戴、使用的扣 0.5 分，扣完为止
8　教育培训（10 分）	8.1　用人单位的主要负责人和职业卫生管理人员接受职业卫生培训	核实主要负责人和职业卫生管理人员是否取得培训合格证书	3	主要或分管负责人未参加培训的扣 2 分；管理人员未参加培训的一人次，扣 1 分，扣完为止
	8.2　对上岗前的劳动者进行职业卫生教育培训	用人单位自行组织，参训人员本人要签字，查阅培训通知、培训教材或资料、培训记录、考试试卷、培训图片等资料	4	未开展培训的，不得分；培训资料收集整理不完善规范的，扣 1 分；培训每缺少一人，扣 0.5 分，扣完为止

续表

<table>
<tr><th>项目</th><th>主要内容</th><th>检查方法</th><th>分值</th><th>备注</th></tr>
<tr><td>8 教育培训（10分）</td><td>8.3 定期对在岗期间的劳动者进行职业卫生教育培训</td><td>用人单位自行组织，并汇总年度培训情况，查阅培训通知、培训教材或资料、培训记录、考试试卷、培训图片等资料</td><td>3</td><td>未培训、无相关记录、培训工作作假的不得分；培训每缺少一人扣0.5分，扣完为止</td></tr>
<tr><td rowspan="3">9 健康监护（11分）</td><td>9.1 按规定组织上岗前的职业健康检查，并为劳动者个人建立职业健康监护分户档案</td><td rowspan="3">①委托有职业健康体检资质的机构对接触职业病危害的劳动者进行体检。
②在岗期间的职业健康检查，按照《职业健康监护技术规范》（GBZ 188）等国家职业卫生标准的规定和要求，确定接触职业病危害的劳动者的检查项目和检查周期。
③离岗体检在劳动者离岗前30日内组织。
④离岗前90日内已进行在岗职业健康体检的可视为离岗体检。
⑤根据职业健康体检机构出具的检查报告，汇总本单位劳动者职业健康检查结果。
⑥要将员工分户档案建立有关情况汇总</td><td>2</td><td>未组织上岗体检的、体检不符合要求的、未建立分户档案的，一人次扣0.5分，扣完为止</td></tr>
<tr><td>9.2 按规定组织在岗期间的职业健康检查，并为劳动者个人建立职业健康监护分户档案</td><td>2</td><td>接触职业病危害人员体检率不足70%的，不得分；未组织在岗期间体检或体检不符合的，缺一人扣0.5分，扣完为止</td></tr>
<tr><td>9.3 按规定组织离岗时的职业健康检查，并为劳动者个人建立职业健康监护分户档案，未进行离岗职业健康检查，不得解除或者终止劳动合同</td><td>1</td><td>未组织离岗体检的，缺一人次扣0.5分。每发现一人离岗未签字或体检，扣0.5分，扣完为止</td></tr>
</table>

续表

项目	主要内容	检查方法	分值	备注
9　健康监护（11 分）	9.4　禁止有职业禁忌证的劳动者从事其所禁忌的作业；调离并妥善安置有职业健康损害的劳动者	按要求落实，人员调动要有相关记录，将记录存至本人《劳动者个人职业健康监护档案》	1	发现一起或无调动记录扣 0.5 分，扣完为止
	9.5　如实、无偿为劳动者提供职业健康监护档案复印件	将此要求列入公司《职业健康监护及其档案管理制度》，在与员工签订劳动合同或《劳动合同职业病危害因素告知书》时明确告知，在领取健康监护档案复印件时要求员工签字	1	制度、合同中无相关规定的不得分，每发现一名劳动者不知情的，扣 0.5 分，扣完为止
	9.6　对遭受急性职业病危害的劳动者进行健康检查和医学观察	将此要求列入《职业健康监护及其档案管理制度》，并按要求落实	1	制度中无相关规定、未安排或未全部安排的，此项不得分
	9.7　禁止安排未成年工从事接触职业病危害的作业	按要求落实	1	发现一起不得分
	9.8　不安排孕期、哺乳期的女职工从事对本人和胎儿、婴儿有危害的作业	按要求落实	1	发现一起不得分
	9.9　对从事接触职业病危害的作业劳动者，给予适当岗位补贴	按要求落实	1	未发放不得分，发现一起扣 0.5 分，扣完为止

续表

项目	主要内容	检查方法	分值	备注
10 应急管理（6分）	10.1 建立健全急性职业病危害事故应急救援预案	针对本单位可能发生的急性职业病危害事故，制定应急救援预案，预案中应明确责任人、组织机构、事故发生后的疏通线路、技术方案、救援设施的维护和启动、救护方案等。另外，无救援条件的单位要与最近有救援条件的医疗单位签订救援协议	2	未制定预案不得分；预案不完善的，每缺一项扣0.5分，扣完为止
	10.2 定期维护应急救援设施，并保证其完好	定期维护，填写职业病防护设施维护和检修记录	1	无记录或维护不及时不得分。记录或维护一项不完善扣0.5分，扣完为止
	10.3 定期演练职业病危害事故应急救援预案	针对应急预案进行定期演练，并记录	2	未进行演练的不得分，未在规定时间内演练的每项扣1分，扣完为止
	10.4 发生急性职业危害事故应及时向所在地监管部门报告	查阅报告情况	1	发现有急性职业病危害事故未报告的不得分

备注：①本标准所指劳动者包括临时聘用人员在内的所有人员。

②每单项扣分不超过分配分值，即扣完为止。

③带“*”号的为否决项，否决项通过考核后。

参考文献

国家安全监管总局职业健康司. 关于印发《用人单位职业卫生基础建设主要内容及检查方法》的通知 [Z]. 2013－03－27.

（吴　霞）

四、工业放射源放射卫生管理

（一）放射防护管理

1. 概述

当放射防护的硬件设施满足要求后，为了进一步预防和控制职业病危害，建立相应的放射防护管理的规章制度，并采取严格的组织措施，使之得到贯彻执行非常必要。

《中华人民共和国职业病防治法》《放射性同位素与射线装置安全和防护条例》《建设项目职业卫生“三同时”监督管理暂行办法》《用人单位职业健康监护监督管理办法》《放射工作人员职业健康管理办法》《工作场所职业卫生监督管理规定》等法规和部门规章对放射性防护管理提出了相关要求，辐射防护管理评价应该包括以下七部分：射防护管理组织机构及职责、放射防护管理制度及操作规程、放射防护监测制度、放射工作人员的职业健康监护、放射工作人员个人剂量检测、放射工作人员放射防护知识培训、职业病防治计划和实施方案等内容。

2. 放射防护管理的内容

1）放射防护管理机构及职责

放射源和射线装置的使用单位应成立放射防护管理机构，负责本单位的辐射安全与防护工作的管理、监督和技术指导及日常事务的管理。放射防护管理机构应建立健全各项规章制度，定期组织召开例会，加强对本单位的放射源和射线装置进行定期检查，查找不足，以保证放射工作人员的身体健康。其主要职责包括但不限于以下内容：①负责核与辐射安全管理法律法规的制定及组织实施和监督检查；②负责对核设施和辐射源进行现场监督检查；③负责组织伴有辐射项目的排污申报登记、放射源登记管理和辐射源废源转移工作；④负责组织伴有辐射项目的排污申报登记、放射源登记管理和辐射源废源转移工作；⑤协助有关主管部门对伴有辐射的项目“三同时”执行情况进行检查验收；⑥负责组织核与辐射事故的调查处理和应急响应工作；⑦负责核与辐射安全管理相关政策法律法规的宣传工作；⑧负责组织核与辐射安全管理专业技术培训工作。

2）放射防护规章制度

放射源和射线装置的使用单位应建立健全辐射防护规章制度。规章制度应根据国家现行有效的法律法规进行修订。主要的规章制度应包括但不限于以下内容：①辐射防护制度；②辐射监测制度；③个人剂量监测及管理制度；④放射工作人员职业健康监护和管理制度；⑤放射防护知识培训制度；⑥辐射源和射线装置操作规程；⑦辐射源和射线装置及其防护设施检、维修制度等；⑧职业病危害警示与告知制度；⑨放射防护用品管理；⑩建设项目职业卫生“三同时”管理制度；⑪放射事故处置与报告制度；⑫职业病防治宣传教育培训制度；⑬职业病危害项目申报制度。

3）个人剂量监测管理

放射源和射线装置的使用单位应委托有资质的职业卫生技术服务机构对本单位从

事放射性作业的工作人员定期进行个人剂量监测。建立个人剂量档案，并妥善保存。个人剂量监测和管理主要包括以下内容：放射工作单位应当按照国家有关法律、法规、标准、规范的要求，安排本单位的放射工作人员接受个人剂量监测，并遵守下列规定：外照射个人剂量监测周期一般为30天，最长不应超过90天；内照射个人剂量监测周期按照有关标准执行；建立并终生保存个人剂量监测档案，允许放射工作人员查阅、复印本人的个人剂量监测档案。

个人剂量监测档案应当包括：常规监测的方法和结果等相关资料；应急或者事故中受到照射的剂量和调查报告等相关资料。放射工作单位应当将个人剂量监测结果及时记录在“放射工作人员证”中。

放射工作人员进入放射工作场所，应当遵守下列规定：正确佩戴个人剂量计；操作结束离开非密封放射性物质工作场所时，按要求进行个人体表、衣物及防护用品的放射性表面污染监测，发现污染要及时处理，做好记录并存档；进入辐照装置、工业探伤、放射治疗等强辐射工作场所时，除佩常规个人剂量计外，还应当携带报警式剂量计。

个人剂量监测工作应当由具备资质的个人剂量监测技术服务机构承担。

4）职业健康管理

放射源和射线装置的使用单位应委托有资质的医疗机构对本单位从事放射性作业的工作人员定期进行职业健康检查。建立个人职业健康档案，并妥善保存。职业健康管理主要包括以下内容：

（1）放射工作人员上岗前，应当进行上岗前的职业健康检查，符合放射工作人员健康标准的，方可参加相应的放射工作。放射工作单位不得安排未经职业健康检查或者不符合放射工作人员职业健康标准的人员从事放射工作。

（2）放射工作单位应当组织上岗后的放射工作人员定期进行职业健康检查，两次检查的时间间隔不应超过2年，必要时可增加临时性检查。

（3）放射工作人员脱离放射工作岗位时，放射工作单位应当对其进行离岗前的职业健康检查。

（4）对参加应急处理或者受到事故照射的放射工作人员，放射工作单位应当及时组织健康检查或者医疗救治，按照国家有关标准进行医学随访观察。

（5）放射工作人员职业健康检查应当由省级卫生行政部门批准的医疗机构承担。

（6）职业健康检查机构发现有可能因放射性因素导致健康损害的，应当通知放射工作单位，并及时告知放射工作人员本人。放射工作单位应当在收到职业健康检查报告7日内，如实告知放射工作人员，并将检查结论记录在《放射工作人员证》中。放射工作单位对职业康检查中发现不宜继续从事放射工作的人员，应当及时调离放射工作岗位，并妥善安置对需要复查和医学随访观察的放射工作人员，应当及时予以安排。

（7）放射工作单位不得安排怀孕的妇女参与应急处理和有可能造成职业性内照射的工作。哺乳期妇女在其哺乳期间应避免接受职业性内照射。

（8）放射工作单位应当为放射工作人员建立并终生保存职业健康监护档案。职业健康监护档案应包括以下内容：职业史、既往病史和职业照射接触史；历次职业健康检查结果及评价处理意见；职业性放射性疾病诊疗、医学随访观察等健康资料。

（9）放射工作人员有权查阅、复印本人的职业健康监护档案。放射工作单位应当如实、无偿提供。

（10）除国家统一规定的休假外，放射工作人员每年可以享受保健休假 2 ～4 周。享受寒、暑假的放射工作人员不再享受保健休假。从事放射工作满 20 年的在岗放射工作人员，可以由所在单位利用休假时间安排健康疗养。

5）放射工作人员培训管理

从事放射性作业的人员上岗前应进行放射防护知识培训，以便工作人员熟悉所从事工作存在的主要职业病危害及其防护措施。放射工作人员培训管理主要包括以下内容：

（1）放射工作人员上岗前，放射工作单位负责向所在地县级以上地方人民政府卫生行政部门为其申请办理"放射工作人员证"。

（2）放射工作人员上岗前应当接受放射防护和有关法律知识培训，考核合格方可参加相应的工作。培训时间不少于 4 天。

（3）放射工作单位应当定期组织本单位的放射工作人员接受放射防护和有关法律知识培训。放射工作人员两次培训的时间间隔不超过 2 年，每次培训时间不少于 2 天。

（4）放射工作单位应当建立并按照规定的期限妥善保存培训档案。培训档案应当包括每次培训的课程名称、培训时间、考试或考核成绩等资料。

（5）放射防护及有关法律知识培训应当由符合省级卫生行政部门规定条件的单位承担，培训单位可会同放射工作单位共同制订培训计划，并按照培训计划和有关规范或标准实施和考核。

（6）放射工作单位应当将每次培训的情况及时记录在"放射工作人员证"中。

（二）辐射应急

1. 概述

为及时有效地应对辐射事故，提高医学应急响应能力，避免或减少放射事故造成的人员伤亡、社会影响和经济损失，将放射事故造成的损失和污染后果降低到最低程度，最大限度地保障放射工作人员与公众的安全，做到对放射事故早发现、速报告、快处理，建立快速反应机制，应依据《中华人民共和国职业病防治法》《中华人民共和国放射性污染防治法》《放射性同位素与射线装置防护和安全条例》及卫计委核事故和放射事故应急预案《核应急管理导则——放射源和辐射技术应用应急准备与响应》等有关法律、法规和规章制度，制定《放射性事故应急处理预案》《放射人员遭受意外射线损伤的医学应急处理程序》《放射性事故应急处理流程》等制度。

2. 应急准备与响应

1）辐射应急组织机构及职责

放射源使用单位应成立相应的辐射应急组织机构，负责组织与核辐射事故的调查处理和应急响应工作。应急组织机构中应明确相关人员的职责，以便保证事故发生时能够及时有效的处理。

2）放射性事故应急处理预案

应急预案应涵盖用源单位所有的放射源和射线装置。明确应急内容，应急流程以及处理程序等内容。

（1）放射性事故。国内外的实践均表明：放射源或放射性污染严重的金属物件的误置、丢失、遗弃或被盗，以及在此之后通过废金属回收、熔炼和加工成金属制品等环节，以毫无戒备和完全失去控制的方式进入社会生活，会造成财物被污染、公众受照射乃至少数公众成员遭受严重辐射损伤。

（2）可能发生的辐射事故。在放射源应用中，可能发生的辐射事故包括放射源、放射性材料、放射性污染严重物件的丢失、被盗、误置、遗弃；密封源的辐照室的进入失控；放射源装置故障或误操作引起屏障丧失；密封放射源或包容放射性物质的设备或容器泄漏；放射性物质从放射源异常释放。

（3）工作人员和公众受到照射的可能途径。若发生以上事故，使工作人员和公众受到照射的可能途径有：其一，直接来自放射源的辐射所产生的外照射；其二，衣服和皮肤上的放射性污染所产生的外照射；其三，事故释放的气载放射性物质的辐射所产生的外照射，或沉降到地面或其他表面上形成的沉积物所产生的外照射；其四，吸入事故释放的气载放射性物质所产生的内照射；其五，食入被放射性物质污染的食物或水所产生的内照射；其六，被误置、丢失、遗弃或被盗放射源或放射性污染严重金属物件进一步通过废金属回收、熔炼和加工成金属制品进入社会生活所产生的照射。实际情况表明，照射途径一和六通常是造成严重后果的主要照射途径。

（4）预防处理规范。必须严格遵守国家有关放射防护的法规和规定，贯彻“安全第一，预防为主”的方针，定期做好放射源装置和射线装置的检查工作，确保门机连锁装置、紧急开关装置等安全装置，射线报警仪等防护安全装置工作状态良好，制定严格的防护管理制度并严格贯彻执行，将发生放射性事故和辐射的可能性降到最低。

建立放射性事故报告制度，一旦发生放射性事故，事故现场负责人应立即向应急响应组织负责人报告，领导和应急响应组织负责人应按照应急计划或程序启动应急响应，指挥控制、缓解事故，按照有关规定向相关部门报告。如有放射性物质污染环境，要及时向环保部门报告。如应急事态特别紧张，事故现场的负责人有义务主动承担指令启动应急响应和指挥控制缓解事故的责任。

发生放射源丢失、被盗、误置、遗弃事故时，所在部门应当迅速根据放射源种类、活度，立即报告应急部门，并保护好现场。积极配合行政部门做好调查、侦破工作，尽快追回丢失的放射源。

在放射源意外丧失屏蔽并且难以恢复其安全贮存位置的情况下，人员必须立即撤离受到该辐射源影响而产生高剂量率的房间和局部区域，应对撤离的房间或局部区域实施出入控制，直到采取了事故缓解措施，使其恢复可以接受的安全状态后，方可解除其出入控制。

对于履行控制缓解行动的设施内应急人员、外来支援人员和急救人员应提供适当的个人辐射防护用品。

（5）放射事故等级划分。《放射性同位素与射线装置安全和防护条例》第四十条和《卫计委核事故和辐射事故卫生应急预案》第5.1节规定，根据事故的性质、严重程度、可控性和影响范围等因素，从重到轻分为特别重大辐射事故、重大辐射事故、较大辐射事故和一般辐射事故4个等级。

特别重大辐射事故是指Ⅰ类、Ⅱ类放射源丢失、被盗、失控造成大范围严重辐射污染后果，或者放射性同位素和射线装置失控导致3人以上（含3人）急性死亡。

重大辐射事故是指Ⅰ类、Ⅱ类放射源丢失、被盗、失控，或者放射性同位素和射线装置失控导致2人以下（含2人）急性死亡或者10人（含10人）以上急性重度放射病，局部器官残疾。

较大辐射事故是指Ⅲ类放射源丢失、被盗、失控，或者放射性同位素和射线装置失控导致9人以下（含9人）急性重度放射病，局部器官残疾。

一般辐射事故是指Ⅳ类、Ⅴ类放射源丢失、被盗、失控，或者放射性同位素和射线装置失控导致人员受到超过年剂量限制的照射。

（6）一般原则。对于受到或怀疑受到急性辐射损伤的人员，应迅速送往专门的辐射损伤医疗单位进行诊断或治疗。应向医疗单位提供就诊人员的个人剂量监测或估计结果以及他们的受照情况。

及时认真地收集与事故有关的物品和资料，仔细分析事故原因，判定事故级别，处理事故措施要考虑社会因素和经济效益，尽可能降低事故的损伤，保护好国家和公众的财产。

单位负责人、工作人员以及参与应急响应的组织成员均应进行与其在应急中所承担的任务和职责相适应的培训和定期再培训。

以模拟辐射事故应急响应的形式进行应急演练，对应急响应中各项具体操作技能进行练习，发现不足及时改进。

保持随时具备的应急响应能力，除了定期进行培训和演练外，还应做到应急响应的人力、物力与日常工作积极兼容，对用于应急响应的设备、器材和用品经常进行检查和维护；定期修改或更新应急计划或程序。

以适当方式向有关人员宣传辐射应用、辐射危害与防护、辐射事故应急等方面的知识，提高工作人员对辐射知识的认识，消除对核辐射的恐惧心理。

3）放射性事故应急处理流程

发生放射事故应首先迅速将受照人员疏散，封锁相关区域，保护事故现场。

同时报告辐射事故应急领导小组或负责人。

立即逐级向相关部门报告，再按照领导指示采取其他措施。

发现辐射伤病人员时应立即送至专门的辐射损伤医疗单位进行救治。

4）放射工作人员与患者遭受意外辐射损伤的医学应急处理程序

放射源装置故障或误操作引起误照射，密封源机房的进入失控等放射事故发生，会使工作人员和患者受到意外照射而引起辐射损伤。意外辐射损伤医学应急处理的主要任务是对受照射人员进行及时正确的医学处理，最大限度地减少人员伤亡和远期危害。有效保护放射工作人员、患者与公众的安全与健康，在发生放射事故后，对受照人员进行妥善的医学救治处理，可以限制或减轻事故造成的后果。

依据《外照射急性放射病诊断标准》和《放射性皮肤病诊断标准》等国家标准，各级医学应急组织在诊断和治疗辐射损伤时，对放射事故中受照人员实行分级救治。我国对放射事故中受照人员的分级救治实行三级医疗救治体系。

（1）一级医疗救治也称现场救护或场内救治。由本单位组织实施，必要时可请求场外支援。主要任务是发现和救出伤员，对伤员进行初步医学处理，抢救需紧急处理的伤员。

首先，将伤员撤离事故现场并进行相应的医学处理，对危重伤员应优先进行紧急处理。初步估计人员受照剂量，进行初步分类处理，必要时及早使用稳定性碘或抗放药物。

填写伤员登记表，根据初步分类诊断，尽快将各种急性放射病、放射性复合伤以及一级医疗救治不能处理的非辐射损伤人员送到二级医疗救治单位；必要时将重度以上急性放射病、放射性复合伤人员直接送到三级医疗救治单位。伤情危重不宜后送者可继续就地抢救，待伤情稳定后及时后送。对怀疑受到照射人员也应及时后送。

在实施现场救护时，应遵循快速有效、边发现边抢救、先重后轻、对危重伤员先抢救后除污染以及保护抢救者的原则。

对一级医疗救治单位的医务人员和管理人员等，需进行技术教育和培训；为保证应急响应的顺利进行，平时应对工作人员和家属进行普及教育。

（2）二级救治又称地区救治或当地救治。由本单位所在省市应急医疗救治机构实施。主要任务是对中度及中度以下辐射损伤和放射复合伤伤员，以及中度以上各种非辐射性损伤伤员进行确定诊断与治疗；对中度以上辐射伤员和放射性复合伤伤员进行二级分类诊断；并及时将重度和重度以上辐射损伤和放射性复合伤伤员以及难以确诊和处理的伤员后送到三级医疗救治单位。

收治轻度、中度急性放射病、放射性复合伤和各种非放射损伤伤员。

详细记录病史、全面系统检查，进一步确定受照剂量和损伤程度，进行二次分类处理将重度和重度以上急性放射病和放射性复合伤人员送到三级医疗救治机构治疗；暂时不宜后送的，可就地观察和治疗：伤情难以判定的，可请有关专家会诊或及时后送。

（3）三级救治又称专科救治。由三级医疗救治单位实施。三级医疗救治单位为国家指定的设有辐射损伤治疗专科的综合医院。主要任务是收治重度和重度以上急性放射病、放射性复合伤人员，进一步明确诊断，并给予良好的专科治疗。必要时对一、二级医疗救治给予支援和指导。

进行比较全面的放射性污染检查，进行血液学检查，进行其他检查。必要时应对伤员进行全面的血液学、血液生化学、细菌学、脑血流图、骨骼 X 射线摄片、眼晶体和眼底以及精液检查，作为临床预后判断和远期效应对比分析的基础。进行确定性诊断和治疗。各类伤员的确定性诊断和治疗原则按有关标准和建议执行。

3. 培训、演练和应急响应能力的保持

1）培训

放射源应用单位的负责人、工作人员以及参与应急响应的公安、消防、医疗环境监测等人员，均应进行与其在应急响应中所承担任务和职责相适应的培训和定期再培训。培训一般包括以下内容：①辐射危害和防护的基本知识；②放射源应用中可能发生的辐射事故及其应急处理措施；③国内外放射源应用中实际发生的典型辐射事故及其应急处理的经验教训；④所涉及的应急计划或程序；⑤急救和消防基本知识和操作技能；⑥人员和场所去污的基本知识和操作技能；⑦有关辐射监测仪表的性能和操作。

2）演练

以模拟辐射事故应急响应的形式进行应急演练，应设计不同情景的假想辐射事故进行演练。还应对应急响应中各项具体操作技能进行练习。应急演练的主要目的和作用是：①检验应用单位（或法人）以及地方政府有关部门的应急计划或程序的可行性和有效性；②使应急指挥和响应人员熟悉应急响应计划或程序，检验应急组织和应急人员的响应能力和技能；③发现应急计划（或程序）和应急准备的不足之处，以便改进。

应急演练应按应急计划所规定的频度定期进行。对每一次演练应认真进行评价和总结。

3）应急响应能力的保持

保持随时具备应有的应急响应能力，除了定期进行培训和演练外，还应做到应急响应的人力、物力与日常工作积极兼容：对用于应急响应的设备、器材和用品经常进行检查和维护；定期修改或更新应急计划或程序，应急计划或程序中应当包括培训、演练和应急响应能力保持等内容，并应明确规定其要求。

（王美霞　林海辉）

附录1 钢板制圆形风道摩擦阻力计算线解图

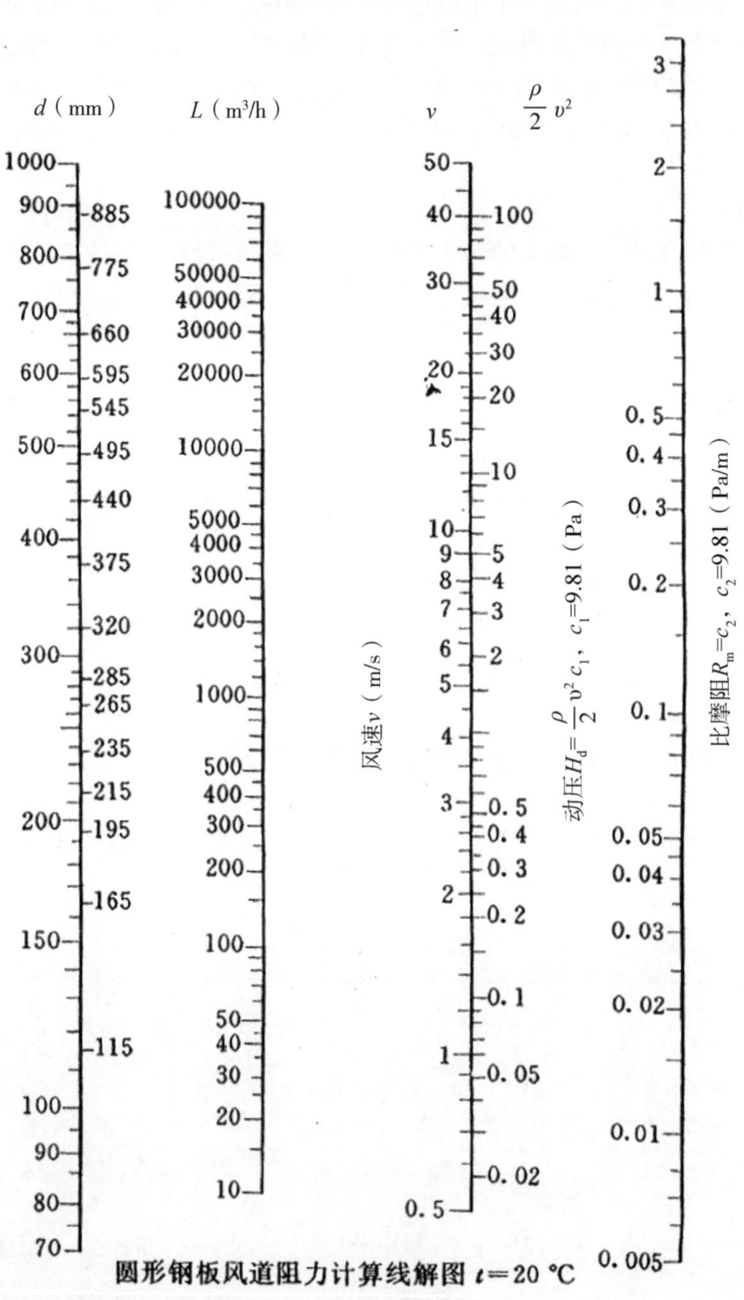

圆形钢板风道阻力计算线解图 $t=20$ ℃

附录2　局部阻力系数（ξ）表

序号	名称	图形和截面	局部阻力系数 ξ（ξ 值以图内所示的速度 v 计算）											
1	伞形风帽（管边尖锐）	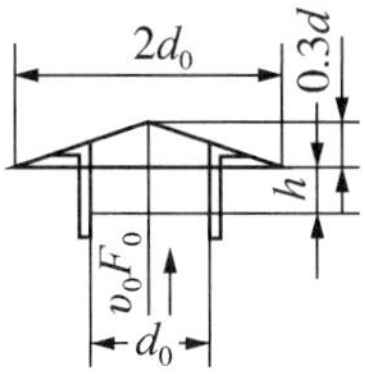	进/排风	h/d_0										
				0.1	0.2	0.3	0.4	0.5	0.6	0.7	0.8	0.9	1.0	∞
			进风	2.63	1.83	1.53	1.39	1.31	1.19	1.15	1.08	1.07	1.06	1.06
			排风	4.00	2.30	1.60	1.30	1.15	1.10	—	1.00	—	1.00	—
2	带扩散管的伞形风帽	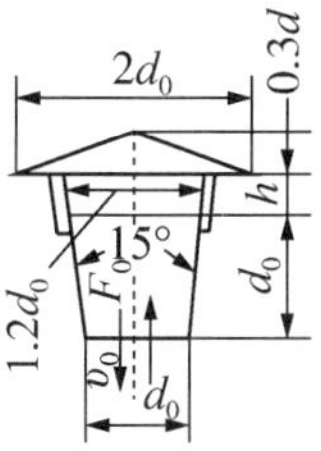	进风	1.32	0.77	0.60	0.48	0.41	0.30	0.29	0.28	0.25	0.25	0.25
			排风	2.60	1.30	0.80	0.70	0.60	0.60	—	0.60	—	0.60	—
3	突然收缩	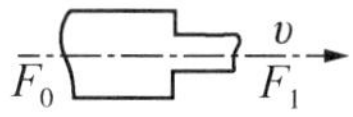	F_1/F_0	0	0.1	0.2	0.3	0.4	0.5	0.6	0.7	0.8	0.9	1.0
			ξ	0.50	0.47	0.42	0.38	0.34	0.30	0.25	0.20	0.15	0.09	0
4	突然扩大	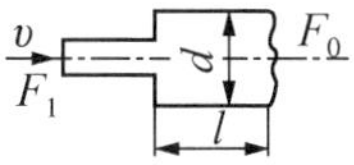	F_1/F_0	0	0.1	0.2	0.3	0.4	0.5	0.6	0.7	0.8	0.9	1.0
			ξ	1.00	0.81	0.64	0.49	0.63	0.25	0.16	0.09	0.04	0.01	0
5	伞形罩	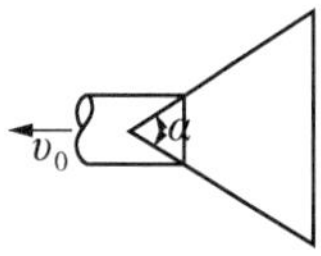	$\alpha(°)$	10	20	30	40	90	120	150				
			圆形	0.14	0.07	0.04	0.05	0.11	0.20	0.30				
			矩形	0.25	0.13	0.10	0.12	0.19	0.27	0.37				
6	渐缩管	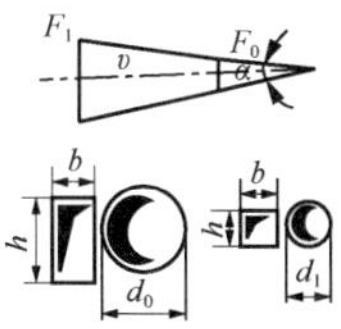	当 $\alpha \leqslant 45°$ 时 $\xi = 0.10$											

续表

序号	名称	图形和截面	局部阻力系数 ξ（ξ 值以图内所示的速度 v 计算）						
7	渐扩管		F_1/F_0	α(°)					
				10	15	20	25	30	
			1.25	0.02	0.03	0.05	0.06	0.07	
			1.50	0.03	0.06	0.10	0.12	0.13	
			1.75	0.05	0.09	0.14	0.17	0.19	
			2.00	0.06	0.13	0.20	0.23	0.26	
			2.25	0.08	0.16	0.26	0.38	0.33	
			2.50	0.09	0.19	0.30	0.36	0.39	
8	渐扩管		F_1/F_0	α(°)					
				10	15	20	25	30	45
			1.25	0.01	0.02	0.03	0.04	0.05	0.06
			1.50	0.02	0.03	0.05	0.08	0.11	0.13
			1.75	0.03	0.05	0.07	0.11	0.15	0.20
			2.00	0.04	0.06	0.10	0.15	0.21	0.27
			2.25	0.05	0.08	0.13	0.19	0.27	0.34
			2.50	0.06	0.10	0.15	0.23	0.32	0.40
9	渐扩和变径管		F_1/F_0	α(°)					
				5	10	15	20	25	28
			1.25	0.03	0.02	0.02	0.02	0.03	0.04
			1.50	0.06	0.03	0.03	0.05	0.07	0.08
			1.75	0.08	0.05	0.05	0.06	0.09	0.11
			2.00	0.11	0.07	0.07	0.09	0.13	0.15
			2.25	0.14	0.09	0.08	0.12	0.17	0.19
			2.50	0.17	0.10	0.10	0.14	0.20	0.23
10	通风机后的渐扩管		当 $\alpha=35°\sim55°$（扩张角），$\beta=7°\sim17°$（斜面角）时，$\xi=0$						
			ξ 值按编号 7—8 采取						

续表

序号	名称	图形和截面	局部阻力系数 ξ（ξ 值以图内所示的速度 v 计算）			
		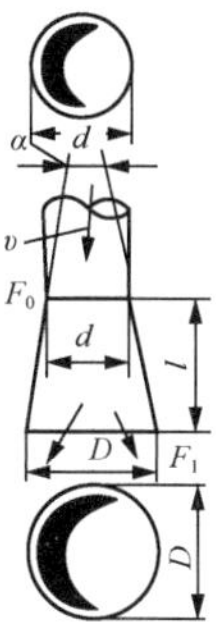	F_1/F_0	α(°)		
11	喷头		1. 5	0. 46	0. 47	0. 49
			2. 2	0. 29	0. 31	0. 35
			2. 5	0. 22	0. 26	0. 31
12	侧孔出口	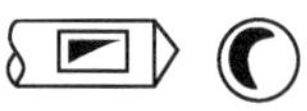	对最后孔口，ξ =2. 5			
13	百叶栅格	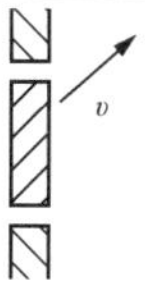	活动栅格 ξ =3. 0，M =0. 6 固定栅格 ξ =2. 0，M =0. 7			
14	箱形空气分布器出口	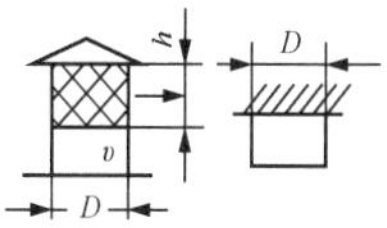	当网格截面为 80% 和 h =1. 25D 时，ξ =1. 0			
15	带有拐弯的送风口	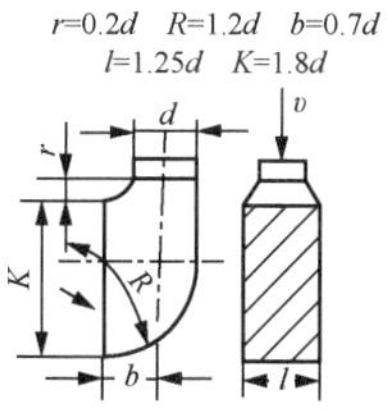 r=0.2d　R=1.2d　b=0.7d l=1.25d　K=1.8d	当网格截面为 80% 时，ξ =1. 0			
16	直管（进风）	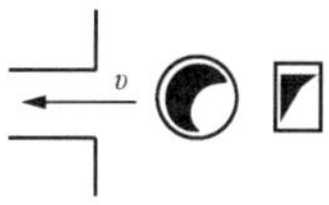	ξ =0. 3			
17	带网格的直管（进风）	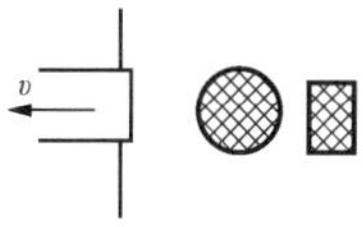	当网格截面为 80% 时，ξ =0. 4			

续表

序号	名称	图形和截面	局部阻力系数 ξ（ξ 值以图内所示的速度 v 计算）						
18	带有曲边的直管进口	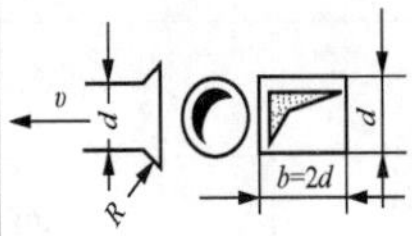 v d R d $b=2d$	当 $R=0.1d$ 时，$\xi=0.1$ 当网格的净截面为 80% 时，$\xi=0.2$						
19	喇叭口	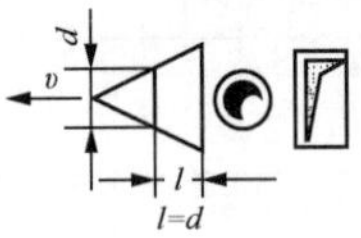 d v l $l=d$	$\xi=0.05$						
20	隔板	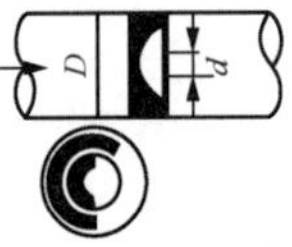 v D d	D/d	1.00	1.25	1.50	1.75	2.00	2.50	3.00
			l	0	2.5	7.0	15.0	30.0	90.0	195.0
21	侧孔进风口	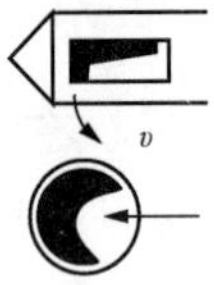 v	对于最后管段取 $\xi=1.0$						
22	遮挡进口	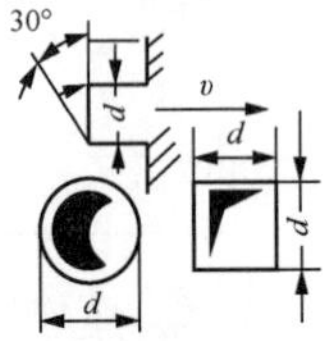 30° d v d d d	$\xi=0.7$						
23	百叶风格	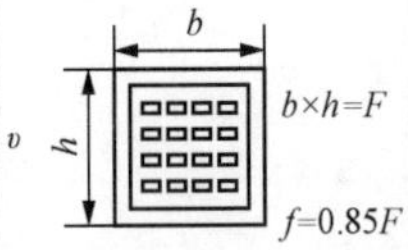 b v h $b\times h=F$ $f=0.85F$	$\xi=0.5$						
24	网格	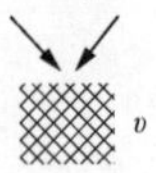 v	当网格的净截面为 80% 时，$\xi=0.1$						
25	带网格的直管道（排风）	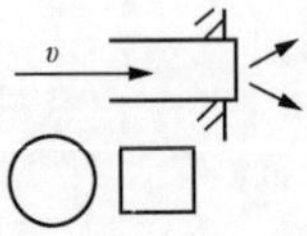 v	当网格的净截面为 80% 时，$\xi=1.6$						

续表

序号	名称	图形和截面	局部阻力系数 ξ（ξ 值以图内所示的速度 v 计算）
26	竖管（排风）		$\xi = 2.1$

序号	名称	图形和截面							
27	矩形截面的弯管		h/b	0.25	0.50	0.75	1.00	1.25	1.50	1.75
			c	1.80	1.50	1.20	1.00	0.80	0.68	0.53
			h/b	2.0	2.5	3.0	—	—	—	—
			c	0.47	0.40	0.40	—	—	—	—

序号	名称	图形和截面	$\alpha = 90°$				
28	90°圆形弯头及非90°弯头		R/D	二中节二端节	三中节二端节	五中节二端节	八中节二端节
			1.00	0.29	0.28	0.24	0.24
			1.50	0.25	0.23	0.21	0.21
			非90°弯头的阻力系数修正值				
			$\xi_\alpha = C_\alpha \xi 90°$	α(°)	60	45	30
				$C_\alpha°$	0.8	0.6	0.4

序号	名称	图形和截面	$\alpha = 90°$（$R/b = 1.0$）										
29	90°矩形弯头		h/b	0.32	0.40	0.50	0.63	0.80	1.00	1.20	1.60	2.00	2.50	3.20
			ξ	0.34	0.32	0.31	0.30	0.29	0.28	0.28	0.27	0.26	0.24	0.20

序号	名称	图形和截面	α(°)	R							
30	圆形弯头			d	1.5d	2.0d	2.5d	3d	6d	10d	$\xi = 0.008\dfrac{\alpha^{0.75}}{n^{0.6}}$ 式中 $n = R/d$
			7.5	0.028	0.021	0.018	0.016	0.014	0.010	0.008	
			15	0.058	0.044	0.037	0.033	0.029	0.021	0.016	
			30	0.110	0.081	0.069	0.061	0.054	0.038	0.030	
			60	0.180	0.140	0.120	0.100	0.091	0.064	0.051	
			90	0.230	0.180	0.150	0.130	0.120	0.083	0.066	
			120	0.270	0.200	0.170	0.150	0.130	0.100	0.076	
			150	0.300	0.220	0.190	0.170	0.150	0.110	0.084	
			180	0.330	0.250	0.210	0.180	0.160	0.120	0.092	

续表

序号	名称	图形和截面	局部阻力系数 ξ（ξ 值以图内所示的速度 v 计算）												
				L_2/L_3											
			$\frac{F_2}{F_3}$	0.00	0.03	0.05	0.10	0.20	0.30	0.40	0.50	0.60	0.70	0.80	1.00
				ξ_2											
31	合流三通	$F_1+F_2=F_3$ $\alpha=30°$	0.06	−1.13	−0.07	−0.30	1.82	10.10	23.30	41.50	65.20	—	—	—	—
			0.10	−1.22	−1.00	−0.76	0.02	2.88	7.34	13.40	21.10	29.40	—	—	—
			0.20	−1.50	−1.35	−1.22	−0.84	0.05	1.40	2.70	4.46	6.48	8.70	11.40	17.30
			0.33	−2.00	−1.80	−1.70	−1.40	−0.72	−0.12	0.52	1.20	1.89	2.56	3.30	4.80
			0.50	−3.00	−2.80	−2.60	−2.24	−1.44	−0.91	−0.36	0.14	0.56	0.84	1.18	1.53
				ξ_1											
			0.01	0.00	0.06	0.04	−0.10	−0.81	−2.10	−4.07	−6.60	—	—	—	—
			0.10	0.01	0.10	0.08	0.04	−0.33	−1.05	−2.14	3.60	−5.40	—	—	—
			0.20	0.06	0.10	0.13	0.16	0.06	−0.24	−0.73	−1.40	−2.30	−3.34	−3.59	−8.64
			0.33	0.42	0.45	0.48	0.51	0.52	0.32	0.07	−0.32	−0.83	−1.47	−2.19	−4.00
			0.50	1.40	1.40	1.40	1.36	1.26	1.09	0.86	0.53	0.15	−0.52	−0.82	−2.07
32	合流三通	$F_1+F_2=F_3$ $\alpha=45°$		ξ_2											
			0.06	−1.12	−0.70	−0.20	1.82	10.30	23.80	42.40	64.30	—	—	—	—
			0.10	−1.22	−1.00	−0.78	0.06	3.00	7.64	13.90	22.00	31.90	—	—	—
			0.20	−1.50	−1.40	−1.25	−0.85	0.12	1.42	3.00	4.86	7.05	9.50	12.40	—
			0.33	−2.00	−1.82	−1.69	−1.38	−0.66	−0.10	0.70	1.48	2.24	3.10	3.95	5.76
			0.50	−3.00	−2.80	−2.60	2.24	−1.50	−0.85	−0.24	−0.30	0.79	1.26	1.60	2.18
				ξ_1											
			0.06	0.00	0.05	0.05	−0.05	−0.59	−1.65	−3.21	−5.13	—	—	—	—
			0.10	0.06	0.10	0.12	0.11	−0.15	−0.71	−1.55	−2.71	−3.73	—	—	—
			0.20	0.20	0.25	0.30	0.30	0.26	0.04	−0.33	−0.86	−1.52	−2.40	−3.42	—
			0.33	0.37	0.42	0.45	0.48	0.50	0.40	0.20	−0.12	−0.50	−1.01	−1.60	−3.10
			0.50	1.30	1.30	1.30	1.27	1.20	1.10	0.90	0.61	0.22	−0.20	−0.68	−1.52

续表

序号	名称	图形和截面	局部阻力系数 ξ（ξ 值以图内所示的速度 v 计算）												
33	合流三通	v_1F_1 v_3F_3 α v_2F_2 $F_1+F_2=F_3$ $\alpha=60°$		ξ_2											
			0.06	-1.12	-0.72	-0.20	2.00	10.60	24.50	43.50	68.00	—	—	—	—
			0.10	-1.22	-1.00	-0.68	0.10	3.18	8.01	14.60	23.00	33.10	—	—	—
			0.20	-1.50	-1.25	-1.19	-0.83	0.20	1.52	3.30	5.40	7.80	10.50	13.70	—
			0.33	-2.00	-1.81	-1.69	-1.37	-0.67	-0.09	0.91	1.80	2.73	3.70	4.70	6.60
			0.50	-3.00	-2.80	-2.60	2.13	-1.38	-0.68	-0.02	0.60	1.18	1.72	2.22	3.10
				ξ_1											
			0.06	0.00	0.05	0.05	-0.03	-0.32	-1.10	-2.03	-3.42	—	—	—	—
			0.10	0.01	0.06	0.09	0.10	-0.03	-0.38	-0.96	-1.75	-2.75	—	—	—
			0.20	0.06	0.10	0.14	0.19	0.20	0.09	-0.14	-0.50	-0.95	-1.50	-2.20	—
			0.33	0.33	0.39	0.41	0.45	0.49	0.45	0.34	0.16	-0.10	-0.47	-0.85	-1.90
			0.50	1.25	1.25	1.25	1.23	1.17	1.07	0.90	0.75	0.48	0.22	-0.05	-0.78

序号	名称	图形和截面	$\frac{L_2}{L_3}$	F_2/F_3						
34	合流三通　分支管	v_1F_1 v_3F_3 α v_2F_2 $F_1+F_2=F_3$　$\alpha=30°$		0.10	0.20	0.30	0.40	0.60	0.80	1.00
				ξ_2						
			0.00	-1.00	-1.00	-1.00	-1.00	-1.00	-1.00	-1.00
			0.10	+0.21	-0.46	-0.57	-0.60	-0.62	-0.63	-0.63
			0.20	3.10	+0.37	-0.06	-0.20	-0.28	-0.30	-0.35
			0.30	7.60	1.50	+0.50	+0.20	+0.05	-0.08	-0.10
			0.40	13.50	2.95	1.15	0.59	0.26	+0.18	+0.16
			0.50	21.20	4.58	1.78	0.97	0.44	0.35	0.27
			0.60	30.40	6.42	2.60	1.37	0.64	0.46	0.31
			0.70	41.30	8.50	3.40	1.77	0.76	0.50	0.40
			0.80	53.80	11.50	4.22	2.14	0.85	0.53	0.45
			0.90	58.00	14.20	5.30	2.58	0.89	0.52	0.40
			1.00	83.70	17.30	6.33	2.92	0.89	0.39	0.27

续表

序号	名称	图形和截面	局部阻力系数 ξ（ξ 值以图内所示的速度 v 计算）							
35	合流三通 直管	v_1F_1 v_3F_3 α v_2F_2 $F_1+F_2>F_3$ $F_1=F_3$ $\alpha=30°$		ξ_1						
			0.00	0.00	0.00	0.00	0.00	0.00	0.00	0.00
			0.10	+0.02	0.11	0.13	0.15	0.16	0.17	0.17
			0.20	−0.33	+0.01	+0.13	0.19	0.24	0.27	0.29
			0.30	−1.10	−0.25	−0.01	+0.10	0.22	0.30	0.35
			0.40	−2.15	−0.75	−0.30	−0.05	0.17	0.26	0.36
			0.50	−3.60	−1.43	−0.70	−0.35	0.00	0.21	0.32
			0.60	−5.40	−2.35	−1.25	−0.70	−0.20	+0.06	0.25
			0.70	−7.60	−3.40	−1.95	−1.20	−0.50	−0.15	+0.10
			0.80	−10.10	−4.61	−2.74	−1.82	−0.90	−0.43	−0.15
			0.90	−13.00	−6.02	−3.70	−2.55	−1.40	−0.80	−0.45
			1.00	−16.30	−7.70	−4.75	−3.35	−1.90	−1.17	−0.75
36	合流三通 分支管	v_1F_1 v_3F_3 α v_2F_2 $F_1+F_2>F_3$ $F_1=F_3$ $\alpha=45°$	$\frac{L_2}{L_3}$	F_2/F_3						
				0.10	0.20	0.30	0.40	0.60	0.80	1.00
				ξ_2						
			0.00	−1.00	−1.00	−1.00	−1.00	−1.00	−1.00	−1.00
			0.10	+0.24	−0.45	−0.56	−0.59	−0.61	−0.62	−0.62
			0.20	3.15	+0.54	−0.02	−0.17	−0.26	−0.28	−0.29
			0.30	8.00	1.64	+0.60	+0.30	+0.08	0.00	−0.03
			0.40	14.00	3.15	1.30	0.72	0.35	+0.25	+0.21
			0.50	21.90	5.00	2.10	1.18	0.60	0.45	0.40
			0.60	31.60	6.90	2.97	1.65	0.85	0.60	0.53
			0.70	42.90	9.20	3.90	2.15	1.02	0.70	0.60
			0.80	55.90	12.40	4.90	2.66	1.20	0.79	0.66
			0.90	70.60	15.40	6.20	3.20	1.30	0.80	0.64
			1.00	86.90	18.90	7.40	3.71	1.42	0.80	0.59

续表

<table>
<tr><th>序号</th><th>名称</th><th>图形和截面</th><th colspan="12">局部阻力系数 ξ（ξ 值以图内所示的速度 v 计算）</th></tr>
<tr><td rowspan="12">37</td><td rowspan="12">合流三通 直管</td><td rowspan="12">v_1F_1　v_3F_3　α　v_2F_2
$F_1+F_2>F_3$
$F_1=F_3$
$\alpha=45°$</td><td>$\frac{L_2}{L_3}$</td><td colspan="11">ξ_1</td></tr>
<tr><td>0.00</td><td>0.00</td><td>0.00</td><td>0.00</td><td>0.00</td><td>0.00</td><td>0.00</td><td colspan="5">0.00</td></tr>
<tr><td>0.10</td><td>+0.05</td><td>0.12</td><td>0.14</td><td>0.16</td><td>0.17</td><td>0.17</td><td colspan="5">0.17</td></tr>
<tr><td>0.20</td><td>−0.20</td><td>+0.17</td><td>0.22</td><td>0.27</td><td>0.27</td><td>0.29</td><td colspan="5">0.31</td></tr>
<tr><td>0.30</td><td>−0.76</td><td>−0.13</td><td>+0.08</td><td>0.20</td><td>0.28</td><td>0.32</td><td colspan="5">0.40</td></tr>
<tr><td>0.40</td><td>−1.65</td><td>−0.50</td><td>−0.12</td><td>+0.08</td><td>0.26</td><td>0.36</td><td colspan="5">0.41</td></tr>
<tr><td>0.50</td><td>−2.77</td><td>−1.00</td><td>−0.49</td><td>−0.13</td><td>+0.16</td><td>0.30</td><td colspan="5">0.40</td></tr>
<tr><td>0.60</td><td>−4.30</td><td>−1.70</td><td>−0.87</td><td>−0.45</td><td>−0.04</td><td>0.20</td><td colspan="5">0.33</td></tr>
<tr><td>0.70</td><td>−6.05</td><td>−2.60</td><td>−1.40</td><td>−0.85</td><td>−0.25</td><td>+0.08</td><td colspan="5">0.25</td></tr>
<tr><td>0.80</td><td>−8.10</td><td>−3.56</td><td>−2.10</td><td>−1.30</td><td>−0.55</td><td>−0.17</td><td colspan="5">+0.06</td></tr>
<tr><td>0.90</td><td>−10.00</td><td>−4.75</td><td>−2.80</td><td>−1.90</td><td>−0.88</td><td>−0.40</td><td colspan="5">−0.18</td></tr>
<tr><td>1.00</td><td>−13.20</td><td>−6.10</td><td>−3.70</td><td>−2.55</td><td>−1.35</td><td>−0.77</td><td colspan="5">−0.42</td></tr>
<tr><td rowspan="6">38</td><td rowspan="6">圆形三通</td><td rowspan="6">v_1F_1　v_2F_2　R_0　α　v_2F_2</td><td colspan="12">合流（$R_0/d_3=2$）</td></tr>
<tr><td>$\frac{L_2}{L_3}$</td><td>0.00</td><td>0.10</td><td>0.20</td><td>0.30</td><td>0.40</td><td>0.50</td><td>0.60</td><td>0.70</td><td>0.80</td><td>0.90</td><td>1.00</td></tr>
<tr><td>ξ_1</td><td>−0.13</td><td>0.10</td><td>0.07</td><td>0.03</td><td>0.03</td><td>0.03</td><td>0.03</td><td>0.03</td><td>0.03</td><td>0.05</td><td>0.08</td></tr>
<tr><td colspan="12">分流（$F_1/F_3=0.5$　$L_1/L_3=0.5$）</td></tr>
<tr><td>R_0/d_3</td><td colspan="2">0.50</td><td colspan="2">0.75</td><td colspan="2">1.00</td><td colspan="2">1.50</td><td colspan="3">2.00</td></tr>
<tr><td>ξ_1</td><td colspan="2">1.10</td><td colspan="2">0.60</td><td colspan="2">0.40</td><td colspan="2">0.25</td><td colspan="3">0.20</td></tr>
</table>

续表

序号	名称	图形和截面	局部阻力系数 ξ（ξ 值以图内所示的速度 v 计算）										
			$\frac{F_2}{F_3}$	L_2/L_3										
				0.10	0.15	0.20	0.30	0.40	0.50	0.60	0.70	0.80	0.90	1.0
				ξ_2										
39	圆截面三通		0.1	1.20	+2.90	—	—	—	—	—	—	—	—	—
			0.2	—	−0.36	+0.60	2.40	—	—	—	—	—	—	—
			0.3	—	—	−0.48	+0.50	1.40	2.22	—	—	—	—	—
			0.4	—	—	—	−0.24	+0.44	1.09	1.68	—	—	—	—
			0.5	—	—	—	—	−0.10	+0.40	0.92	1.40	—	—	—
			0.6	—	—	—	—	−0.44	+0.02	0.40	0.70	—	—	—
			0.7	—	—	—	—	—	−0.37	+0.06	0.40	0.56	—	—
			0.8	—	—	—	—	—	—	−0.28	+0.12	0.40	0.52	—
			0.9	—	—	—	—	—	—	−0.60	−0.20	+0.16	0.39	—
				ξ_1										
			0.1	—	—	—	—	—	—	0.16	0.10	0.06	+0.02	−0.04
			0.2	—	—	—	—	—	—	0.16	0.10	0.06	0.00	—
			0.3	—	—	—	—	—	0.26	0.16	+0.16	−0.02	—	—
			0.4	—	—	—	—	—	0.30	0.16	0.00	−0.24	—	—
			0.5	—	—	—	—	0.40	0.30	0.00	−0.44	—	—	—
			0.6	—	—	—	—	0.60	+0.03	−0.94	—	—	—	—
			0.7	—	—	—	0.90	+0.37	−1.48	—	—	—	—	—
			0.8	—	—	1.60	0.00	—	—	—	—	—	—	—
			0.9	+0.60	−1.20	—	—	—	—	—	—	—	—	—

序号	名称	图形和截面	α(°)	F_1/F_0					
				1.5	2.0	2.5	3.0	3.5	4.0
40	角锥形渐扩管		10	0.10	0.18	0.21	0.23	0.24	0.25
			15	0.23	0.33	0.38	0.40	0.42	0.44
			20	0.31	0.43	0.48	0.53	0.56	0.58
			25	0.36	0.49	0.55	0.58	0.62	0.64
			30	0.42	0.53	0.59	0.40	0.67	0.69

续表

序号	名称	图形和截面	局部阻力系数 ξ（ξ 值以图内所示的速度 v 计算）										
41	90°矩形弯头	v_0F_0, h, F_h, d_0	h/d_0	0.1	0.2	0.3	0.4	0.5	0.6	0.7	0.8	0.9	1.0
			圆形风管 ξ	97.80	35.00	10.00	4.60	2.06	0.98	0.44	0.17	0.06	0.00
			矩形风管 ξ	193.00	44.50	17.80	8.12	4.00	2.10	0.95	0.39	0.09	0.00

第四章　职业健康风险评估

职业健康风险评估是对工作场所危害全面、系统的识别与分析，通过识别和分析工作场所风险因素及防护措施，量化测评职业健康风险水平，从而采取相应控制措施的过程。职业健康风险评估是控制职业性有害因素健康风险的有效依据和手段，可作为我国现有职业病防治综合策略的补充。

近几十年来，国际上部分发达国家或国际组织已陆续颁布了比较成熟的健康风险评估方法或模型，如美国环境保护署风险评估指南人体健康风险评估手册 A 部分及 F 部分的吸入风险评估补充指南、罗马尼亚职业事故和职业病风险评估方法、澳大利职业健康与安全风险评估管理导则、新加坡化学毒物职业暴露半定量风险评估方法等，这些方法为我国的职业健康风险评估方法的发展提供了可借鉴的模式。

我国职业健康风险评估方法学研究和实践还处于起步阶段。近年来，我国部分学者陆续应用国外职业健康风险评估方法，对部分职业病危害严重的行业开展了职业健康风险评估。在初步方法学研究和大量实践的基础上，2017 年我国借鉴国外方法并结合国内职业病防治实际，颁布了《工作场所化学有害因素职业健康风险评估技术导则》（GBZ/T 298—2017）。相比而言，我国职业健康风险评估工作基础尚有待夯实，尚未建立一系列符合我国职业病防治实践的职业健康风险评估模型和方法，相关风险评估方法学及其应用实践的书籍或教材也甚少。基层职业卫生技术人员在评估工作场所职业病危害风险时，由于没有掌握相应的风险评估技术及缺乏风险评估经验，较难开展职业病危害风险评估工作。另外，工作场所化学物质甚多，不是所有的化学毒物都具有相应的职业接触限值从而进行暴露评估，这给传统的暴露风险评估方法带来挑战。一些定性或半定量风险评估模型可以作为一个替代和筛选方法来控制职业病危害，为大型企业的职业病危害风险沟通和管理提供技术手段，也特别适用于中小企业的职业病危害控制，同时也为职业卫生监管部门的监督管理提供依据。

基于以上事实，本章节介绍职业健康风险评估的相关内容，为职业病防治相关工作者提供工作参考，包括国内外职业健康风险评估现状、职业健康风险评估的基本框架和实施步骤，重点介绍目前国际公认的 6 种常用职业健康风险评估方法，并对风险管理及职业健康风险评估发展趋势进行简要分析。

第一节　国内外职业健康风险评估研究现状

风险（risk）指某事件导致特定结局（不幸事件或不良后果）发生的可能性，它包含风险损害后果（consequence）和发生概率（probability）两个核心要素。风险评估是量化测评某一事件或事物带来的影响或损失的可能程度，是客观地认识事物（系统）存在的风险因素，通过辨识和分析这些因素，判断危害发生的可能性极其严重程度，从而采取合适的措施降低风险概率的过程。19 世纪末期，德国首先建立职业接触限值的概念，但是由于职业接触限值有诸多缺陷，具有职业接触限值化学物质少，需要专业技术人员从事采样和检测，而且成本费用较高，并且化学物质数量和种类随着工业化进程越来越多，已经无法用职业接触限值来进行暴露评估和风险管理。风险评估起源于 20 世纪 30 年代，在 50 年代末期得到快速发展，并在电子、航空、铁路、公路、原子能、化工、食品安全、金融等领域进行了研究和应用。20 世纪 80 年代，欧美国家和国家组织意识到一些定性和半定量的风险评估方法可以代替职业接触限值或作为筛选化学物质健康风险的手段之一。1976 年，美国国家环保局颁布的《致癌物风险评估准则》首次对风险评估这个术语进行了定义，即风险评估是一个系统方法。1983 年，美国国家研究委员会（United States National Research Council，NRC）提出了危险性评估和危险度管理理论，该理论分为危害识别、剂量—反应评估、暴露评估和危险性描述 4 个阶段。自此，欧洲的一些国家和美国、澳大利亚、新加坡等国针对工作场所的职业病危害问题，相应建立了有关工作场所的健康风险评估和管理方面的应用指南，形成了工作场所风险评估与管理的系统模式。

一、国外职业健康风险评估研究现状

目前，国际上存在的职业健康风险评估方法多达十几种，包括定性、定量和半定量评估方法，虽然评估原理和方法不尽相同，但是其核心仍是围绕风险损害后果及其发生概率两个要素来进行评估。目前，最常见的主要是以下 6 种：美国环境保护署（United States Environmental Protection Agency，USEPA）风险评估指南人体健康风险评估手册 A 部分及 F 部分的吸入风险评估补充指南（以下简称“美国 EPA 风险评估模型”）、罗马尼亚职业事故和职业病风险评估方法（以下简称“罗马尼亚风险评估模型”）、澳大利职业健康与安全风险评估管理导则（以下简称“澳大利亚风险评估模型”）、新加坡化学毒物职业暴露半定量风险评估方法（以下简称“新加坡风险评估模型”）、国际采矿和金属委员会（International Council on Mining & Metals，ICMM）职业健康风险评估操作指南（以下简称“ICMM 风险评估模型”）以及英国化学品职业病危害分类控制技术简易要素（COSHH Essentials）模型（以下简称“英国 COSHH 风险评估模型”）。

（一）美国EPA风险评估模型

据美国EPA最新发布的人体健康风险评估手册（F部分，吸入风险评价补充指南），风险评估包括两个部分：致癌风险评估和非致癌风险评估。两大核心步骤如下：

1. 估算暴露浓度（*ECs*）

（1）癌症风险评估的暴露浓度估算公式如下：$EC = (CA \times ET \times EF \times ED) / AT$，式中，$EC$（$\mu g/m^3$）：暴露浓度；$CA$（$\mu g/m^3$）：空气中污染物浓度；$ET$（小时/天）：暴露时间；$EF$（天/年）：暴露频率；$ED$（年）：暴露工龄；$AT$（期望寿命×365天/年×24小时/天）：一生平均时间。

（2）非癌症危害评估的暴露浓度估算：在调查暴露期和暴露方式后，按不同公式进行估算。如果污染物暴露特征类似于急性暴露（小于24 h），则暴露浓度（EC）等于空气中污染物浓度；如果污染物暴露特征类似于亚慢性暴露（30天至人期望寿命10%）或慢性暴露（人期望寿命10%以上），则 $EC = (CA \times ET \times EF \times ED) / AT$，式中，$AT$（$ED \times 365$ d/y $\times 24$ h/d）：暴露平均时间，其他与上式相同。

2. 风险评估

（1）超额癌症风险估算：$Risk = IUR \times EC$，式中 $Risk$ 为风险，IUR（$\mu g/m^3$）$^{-1}$为吸入单元风险（又称斜率系数），指连续暴露于空气化学物1 $\mu g/m^3$所引起的超过一生癌症危险度估算值的上限值。

（2）非致癌风险评估主要计算危害系数（HQ），$HQ = EC/RfC$，式中 RfC 为吸入毒性参考值。对于一般普通人群，致癌风险以10^{-6}作为限值，如果大于10^{-6}则致癌风险高，如果小于10^{-6}则致癌风险低。如果针对职业人群，致癌风险也可以10^{-4}作为限值，如果大于10^{-4}则致癌风险高，如果小于10^{-4}则致癌风险低。危害系数（HQ）以1为限值，如果大于等于1则健康风险较大，如果小于1则健康风险较小。*IUR* 和 *RfC* 两个系数可在美国EPA网站查询。该方法能定量和定性评估致癌和非致癌的风险水平。可评估特定暴露周期多个微环境和多个暴露周期的平均暴露浓度，也可评估多种化学物和不同暴露途径累积风险水平。但只适用于化学物质空气吸入风险评估。工作场所存在的职业病危害因素繁多，在美国EPA网站数据库查不到相应的 *IUR* 值和 *RfC* 值，较难进行风险评估。

（二）罗马尼亚风险评估模型

罗马尼亚根据欧洲标准颁发了职业事故和职业病风险评估方法，具有一定的代表性。根据危害的严重性和发生可能性两个要素，提出风险可接受曲线概念（图4.1.1）。在评定风险因子（职业病危害因素）对人体最大作用后果的严重性等级以及后果发生可能性等级后，应用矩阵法评估风险等级（最低、非常低、低、中等、高、非常高），最后按下列公式计算工作场所总体风险水平。

该方法为定性评估方法，适用于化学、物理因素的职业健康风险评估，评估出工作场所每个岗位不同职业病危害因素的风险水平后，可综合计算工作场所总体风险水平。其缺点在于较难判断后果发生的概率，主观性较强。

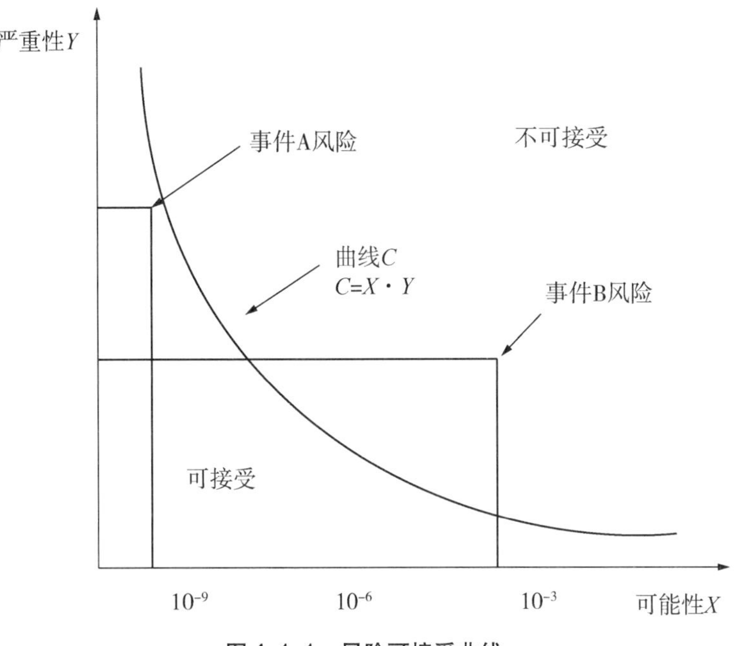

图 4.1.1 风险可接受曲线

（三）澳大利亚风险评估模型

主要根据风险计算手动板或计算器来评估风险水平。风险计算手动板见图4.1.2。风险因子导致的后果根据人体伤害、财产损失、生产影响、环境破坏等因素

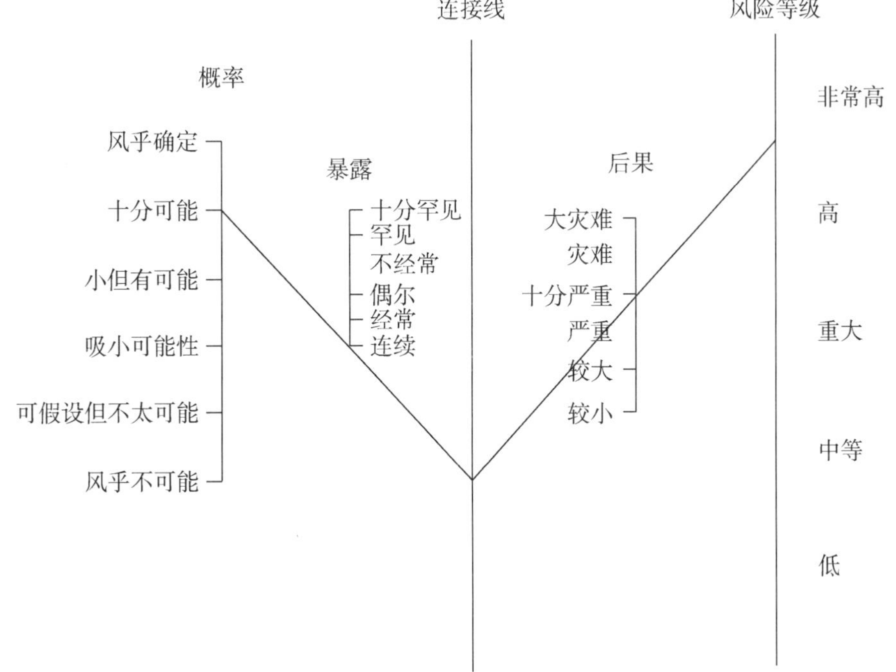

图 4.1.2 澳大利亚风险计算手动板

分为6个等级（大灾难—较小）。个体接触危害因素的暴露频率根据接触时间分为6个等级（十分罕见—连续）。个体接触危害因素后出现后果的概率可分为6等级（几乎确定—几乎不可能）。如图4.1.2所示，后果发生的概率为十分可能、暴露为连续，两点连接后直线延伸到连接线，再与后果分类中十分严重的点连接，延伸到风险等级直线，交叉点为非常高的风险等级。

该方法以手动板形式定性评估风险水平，操作简易。缺点在于后果发生概率较难判定，主观性强。

（四）新加坡风险评估模型

根据新加坡化学毒物职业暴露半定量风险评估方法，风险水平根据危害等级和暴露等级进行计算，公式如下：

$$Risk = (HR \times ER)^{1/2}$$

式中，HR：危害等级，ER：暴露等级。

化学物质的危害等级主要根据美国工业学家协会（American Conference of Government Industrial Hygienist，ACGIH）和国际癌症研究中心（International Agency for Research on Cancer，IARC）致癌作用分类，或根据化学物的急性毒性资料（LD_{50}和LC_{50}）进行分类，划分为5级。暴露等级可根据暴露水平与接触限值的比值划分为5个等级，如果没有暴露浓度监测资料，可应用暴露指数（EI）来确定暴露分级，计算公式如下：

$$ER = [EI_1 \times EI_2 \times \cdots \times EI_n]^{1/n}$$

式中，n为使用暴露因子个数，暴露因子包括蒸汽压、嗅阈值/接触限值的比值、颗粒大小、危害控制措施、每周使用量、每周工作时间等，分别划分5级。该方法为半定量评估方法，危害等级和暴露等级的划分标准较客观，可操作性和实用性较强。缺点为仅限于化学物质，不适用于物理因素。

（五）ICMM风险评估模型

按照下列公式计算风险水平，$RR = C \times PrE \times PeE \times U$，式中，$C$：危害后果；$PrE$：暴露概率；$PeE$：暴露时间；$U$：不确定性。危害后果根据危害因素对人体无危害、可逆或永久性健康影响给予赋值，暴露概率根据暴露浓度与职业暴露限值的比值分为低、中、高，并分别赋值，暴露时间从罕见（每年一次）到每天连续8小时分为5个级别，并分别赋值。危害后果程度和暴露评估的不确定性分为3个级别，并分别赋值。最后根据风险计算值来划分风险等级（可容忍的、潜在的、高、非常高、不可容忍的风险）。也可以通过矩阵法定性评估风险水平，矩阵法包括健康危害与相似暴露组、工序、任务及工作区域的暴露发生可能性的矩阵组合，以及健康危害与已采取控制措施的暴露水平的矩阵组合。该方法虽然是采矿业的职业健康风险评估方法，但可以推广到其他行业。

（六）英国COSHH风险评估模型

英国COSHH风险评估模型的流程框架为：综合考虑化学物质（固体或液体）的

健康危害水平和暴露水平，通过风险评估给出控制等级建议。流程见图 4. 1. 3。

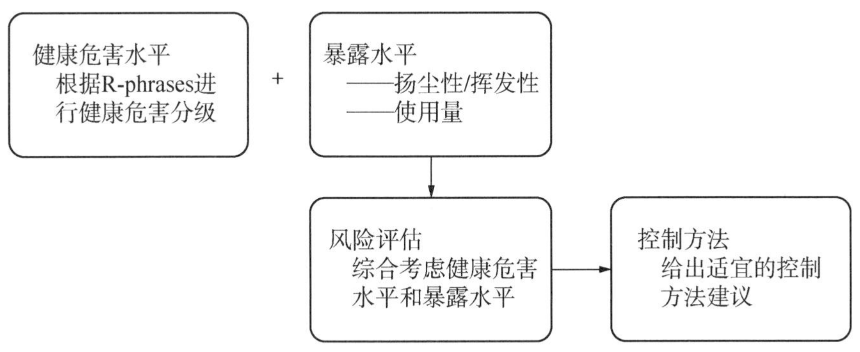

图 4. 1. 3　COSHH essentials 风险评估流程

健康危害水平根据欧盟危害分类系统的危险度术语（R-phrases）进行分级，按照危害水平由小到大分为 5 级（A—E），另有 1 级（S）体现皮肤和眼部危害。暴露水平取决于两个因素：一是物理特性，二是使用量。物理特性即物质扩散到空气中的程度，对固体物质考虑其“扬尘性”，对液体物质考虑其“挥发性”。扬尘性和挥发性都分为 3 类：即低、中、高。使用量根据确定处理一批（或在 1 天内连续操作）固态或液态物质的量，以少量、适量或大量表示。基于健康危害水平和暴露水平的综合判断，按照严格程度从低到高将风险分为 4 级，得出适宜的职业病危害控制方法（control strategy，CS）。

确定需要实施的控制方法后，还应根据工作任务、操作过程、操作环境以及化学品性质、用量等编制相应的控制指南卡（control guidance sheets，CGS）。可按控制指南卡索引清单选择适合的控制指南卡号，查找具体的控制指南卡。控制指南可用于改善用人单位化学品管理水平。

以上 6 种方法具体介绍详见本章“第三节　职业健康风险评估方法”。

除上述国家或组织颁发的标准外，还有许多传统的风险评估方法应用到职业病危害评估中，如格雷厄姆—金尼法、层次分析法 AHP 法、模糊评价法、蒙特卡罗概率法、数学扩散模式、蒙德法等。近些年，新的评估方法正不断出现，如风险评估指数法、归因危险度—后果半定量评估法、总风险概率法等。

二、我国职业健康风险评估发展现状

从 20 世纪 80 年代末期开始，风险评估在我国不同的专业领域相继得到应用。在职业卫生领域，虽然 21 世纪初就有研究人员开始探索性的研究和使用，但直到 2007 年中华人民共和国卫计委颁布实施的《建设项目职业病危害预评价技术导则》（GBZ/T 196—2007）中才首次明确提出了风险评估法。从此，风险评估在职业病危害评价工作中的应用开始得到政府部门和科研机构的高度重视，评估方法研究也得到了迅速的发展。针对职业性接触生产性粉尘、化学毒物、高温和噪声的健康危害，我国制定了《职业接触毒物危害程度分级》（GBZ 230—2010）和《工作场所职业病危害作业分级》（GBZ/T 229—2010）等有害作业分级相关标准。此外，我国研究者还提出了综合指数法、综合指数评价方法、模糊数学法、蒙德法、集合比数法、人工神经网络方法、TOPSIS 法等评价方法，并应用到职业卫生领域中，一定程度上也到达了评估目的。2017 年，我国研究者参考国外方法结合国内职业病防治实际，推出了《工作场所化学有害因素职业健康风险评估技术导则》（GBZ/T 298—2017）。但从总体来看，风险评估应用系统在我国职业卫生领域还没有完全建立，需要进行系统性的方法学研究。

近几年，我国学者应用国外常用的风险评估模型进行了一系列的方法学研究，可分为三个阶段，即应用研究、比较研究以及优化或方法学建立研究。现阶段我国职业健康风险评估研究尚停留在应用研究或适用性研究和常用方法的比较研究阶段。

（一）应用或适用性研究

近年来，各职业健康风险评估方法的应用或适用性研究已有一定的基础。

（1）美国 EPA 风险评估模型实际应用。美国 EPA 风险评估模型可适用于化工、冶金、建筑等急慢性职业中毒高发行业。张美辨等人将该模型应用于某油漆机械制造商的职业健康风险评估，发现 EPA 模型技术原理的核心参数适用于工作场所的职业病危害评估。冷朋波等人认为该模型关注特定的健康结果，能够客观反映化学吸入暴露对人体健康的风险水平。

（2）新加坡风险评估模型的实际应用。黄德寅等人以新加坡模型为基础，改进了风险等级和风险暴露等级的确定，选择优先的风险控制策略。姜彩霞等人发现，该模型适合基层组织的职业卫生专业人员进行职业健康风险评估，因为可以获得风险评估的数据。王志平等人等发现，某铅酸蓄电池公司铅尘、铅烟、硫酸等有毒化学物质的浓度均在职业接触限值范围内，但其相关健康风险达到中高水平。

（3）澳大利亚风险评估模型的实际应用。王莎莎等人在一家电池生产企业中使用澳大利亚模型进行职业健康风险评估的研究发现，工人接触硫酸对职业健康的影响具有“高”风险，而其他危害（如铅烟和粉尘）与“非常高”风险相关。该模型有助于确定工厂职业病危害的关键控制点，但由于对职业病危害发生的概率、暴露程度和可能产生的后果进行了主观评价，其风险可能被低估，也可能被高估。

（4）罗马尼亚风险评估模型的实际应用：为了对造纸、化工、电镀等行业的重点工作场所进行风险评估，周莉芳等人采用了 3 种风险评估模型，并结合罗马尼亚模型进行风险评估，3 种模型的结果基本一致。厉晓燕等人发现罗马尼亚法的风险评估结果与火电厂现场检测和职业健康体检结果基本一致。

（5）ICMM 风险评估模型的实际应用。厉晓燕等人采用定量评级法和矩阵法对火电厂进行风险评估，经现场检测、职业健康体检或文献报道证实，模型结果似乎较为可靠。周桂侠等人发现，在某金融机具工程项目中，定量评级方法比矩阵方法更有可能导致更高的风险结果。

（6）英国 COSHH 风险评估模型的实际应用。陈绍兰等人将 COSHH 模型应用于某建设项目的职业健康预评价，以几个流程为例（即锂电池生产过程中的塑料加工步骤和粉尘产生步骤）。作者认为该模型操作方便，针对控制方法分类不充分的问题，可以将该方法与空气监测程序相结合使用。林文敏等人利用 COSHH 要件对某贮氢合金粉末生产线生产过程中的职业病危害进行了识别，并对现有化学品的分类控制提供了措施。结果表明，该模型可广泛应用于化工领域。

根据文献综述，美国 EPA 风险评估模型的评估结果具有较强的科学性和较高的毒理学数据可靠性，因为该模型可以量评估化学品的风险。然而，这个模型仅限于某些化学毒物。新加坡模型对流行病学和风险评估方法要求不高，具有可操作性和适用性。澳大利亚风险评估模型使用手工图表，提供了广泛的评估物质范围。然而，在确定该模型中的危害和暴露水平时，主观偏见是难以避免的。罗马尼亚风险评估模型和 ICMM 风险评估模型提供了广泛的评估物质范围。然而，在确定危害和暴露水平时，它们仍依赖于主观判断。英国 COSHH 风险评估模型很容易理解。然而，在判断液体挥发性时，很难充分考虑加热、搅拌、喷雾、通风、超声等作用对扩散加速的影响。有时，在使用 ICMM 模型和 COSHH 模型时，还会高估风险。例如，基于英国 COSHH 模型和新加坡模型的国际化学控制工具箱（International Chemical Control Toolbox，ICCT）进行了一项研究。由于两种评估方法的结果相差 1～2 级，ICCT 比新加坡模型更容易高估风险；因此，ICCT 显示了更加严格的控制措施。

根据目前的分析，我们得出以下结论：①职业健康风险评估是一套完整的职业病预防措施，可用于职业病危害的评估和控制；②定性职业健康风险评估也可以作为 OEL 评估的替代或筛选方法；③每种类型职业健康风险评估方法的范围和原则不尽相同，各有其优点和局限性。因此，在进行职业健康风险评估时可以结合定量、半定量和定性的方法。

（二）方法学比较研究

每种方法由于其建立的技术原理不同，各有其自身的优势和局限性。采用不同的方法对同一危害进行评估，导致的结果并不完全一致，这很大程度上取决于各种职业健康风险评估方法之间的差异。目前，对各种职业健康风险评估方法差异的研究报道很少，有必要对现有方法结合我国职业病防治行业危害特点开展方法学比较研究。周莉芳等人应用美国 EPA 模型、新加坡方法和罗马尼亚方法 3 种方法对造纸、化工和电镀行业重点岗位进行风险评估，发现 3 种方法评估的风险水平高度相关；袁伟明等人比较了许多行业中使用 EPA，新加坡和罗马尼亚方法的风险等级评估，如化学工程，电镀和家具制造。作者发现虽然每种方法都有优点和缺点，但新加坡方法在评估锯木粉尘暴露时具有一定的优势。张鹏等人应用新加坡风险评估模型和 ICMM 风险评估模型在转椅家具制造企业进行风险评估比较，发现两种模型均适用于转椅家具制造企业职业病危害因素风险评估，但两种模型的评估结果存在一定差异。

田芳等人在 3 个典型行业（木质家具制造、电镀、起重机制造）运用常见的 6 种职业健康风险评估模型（即 EPA、澳大利亚、罗马尼亚、新加坡、ICMM 和英国 COSHH）进行定性和定量比较。对 6 种方法的定性比较结果见表 4.1.1。

表 4.1.1 同模型之间关键信息的质量差异

模型	属性	范围	评估方法	风险分类	优点	缺点
EPA	定量	化学品	剂量响应评估	2 个等级	1. 致癌性和非致癌性评估 2. 有大量实验室和流行病学资料作为支撑	1. 局限于可查 IUR 和 RfC 的化学毒物 2. 不能细分风险
澳大利亚	定量	化学、物理因素、粉尘	手册图	5 个等级	1. 可操作性强、简单易行 2. 适用范围广 3. 适用于中小型企业	1. 依赖主观判断 2. 评估需要具备专业的知识
罗马尼亚	定量	化学、物理因素、粉尘	模型	7 个等级	1. 适用范围广 2. 计算总风险水平	1. 依赖主观判断 2. 难以准确判断后果发生的概率
新加坡	半定量	粉尘和化学物质	半定量计算	5 个等级	1. 同时使用定量和定性方法 2. 缺乏作业场所空气中有害物质的检测资料时仍可利用暴露指数	暴露指数分类较粗糙
ICMM	定量	化学、物理因素、粉尘	矩阵，定量评级	4 个等级	1. 适用范围广 2. 可在各种行业应用	1. 依赖主观判断 2. 定量评级方法易出现高估风险现象
COSHH	定量	化学和粉尘	联合	4 个等级	1. 操作简便易行 2. 适用于中小型企业	1. 易高估风险水平 2. 在判断液体挥发性时易发生偏差

在 3 个行业应用 6 种风险评估模型的风险比（risk ratio，RRs）进行定量分析，结果见图 4.1.4。从图 4.1.4 可以看出，这 3 种模型的定性可靠性评估得到了定量比较的支持，EPA、COSHH 和新加坡模型得到的风险比与被调查行业目前的风险分类一致，表明在某些行业，这些模型能够比罗马尼亚、澳大利亚和 ICMM 模型更准确地识别高职业风险。定量比较也验证了定性比较的结果。由于 EPA、新加坡和 COSHH 模型分别使用了定量、半定量和定性方法，因此在执行职业健康风险评估时，将这 3 种模型结合起来可能是有利的。在进行职业健康风险评估时，可以结合定量、半定量和定性方法。电镀行业 EPA、COSHH、新加坡模型的风险比显著高于其他两个行业，与行业自身风险分类一致（$*P<0.05$）。

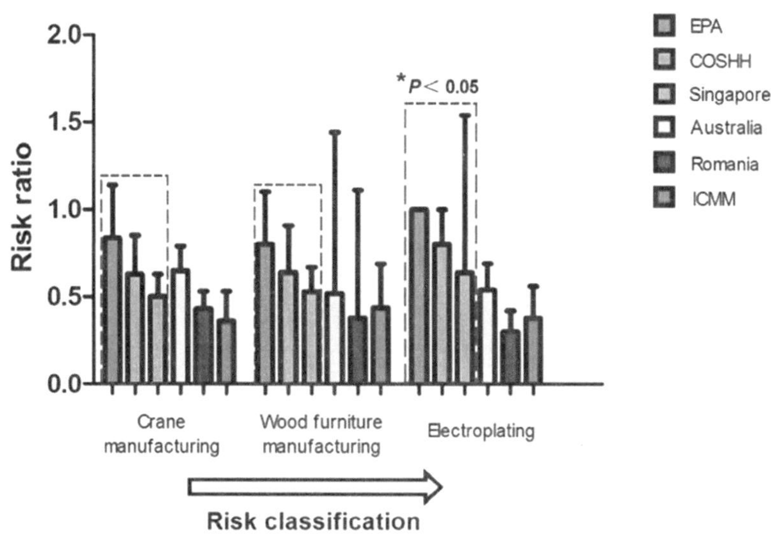

图 4.1.4　3 种行业类型中各模型的风险比

6 种风险评估模型有各自的评估原理和优缺点；有潜力识别各种行业职业健康风险关键点；美国 EPA 和英国 COSHH 模型具有一定独立性和易于获得较高健康风险水平，新加坡模型与其他模型具有较好的关联性。不同模型的联合使用应作为工作场所职业健康风险评估策略之一；不同模型的适用性和比较研究在发展中国家重点行业中应进一步开展；与职业接触限值评价体系有益补充，尤其针对没有接触限值的化学物质的风险评价；亟须完善我国相关政策和标准体系。建立中国职业健康风险评估数据库。

（张美辨　徐秋凉）

第二节　职业健康风险评估步骤

风险评估领域广泛使用并被接受的模型/框架由美国国家科学委员会报告（国家研究委员会）提出。该框架将风险评估推荐为四个步骤（图 4.2.1）：

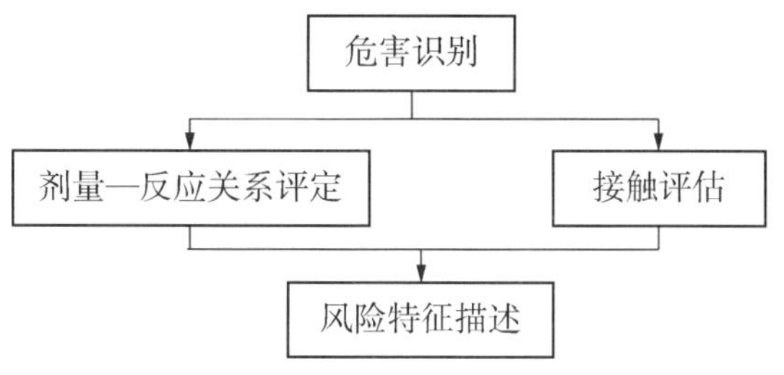

图 4.2.1　职业健康风险评估框架

（1）危害识别（确定危害人类健康污染物的存在和存在量）。
（2）剂量—反应关系评定（污染物浓度和健康损害发生率之间的关系）。
（3）接触评估（确定接触条件和接触者的吸收剂量）。
（4）风险表征描述（估计接触人群健康损害发生率及其不确定性）。

一、危害识别

职业病危害因素识别是识别工作场所职业病危害因素的存在或/和存在状况等，职业病危害因素可能是物理的、化学的、生物的、工效学（包括机械的）和心理学方面的。职业病危害因素识别是对工作场所是否存在这些危害因素及其分布特征的辨识过程。多采用工程分析、现场调查与检验检测法（含检查表法）、类比调查等方法。具体可参照本书“第二章　职业病危害识别和分析”。

二、剂量—反应关系评定

剂量—反应关系评定（危害特性评估）可以确定职业病危害因素接触水平与有害健康效应发生频率之间的关系，有助于发现危害因素健康效应性质，又称危害特性评估。

职业病危害特性评估内容包括危害因素的理化性质、毒理学特征或危害特性（包括危害类型和程度等）、危害来源、存在场景和地点、接触场景或接触人员等。这些相关信息中的理化性质、毒理学特征或危害特征等信息一般来源于专业文献资料、毒理学相关数据库、供应商提供的危害数据信息（如 SDS、使用说明等）、毒理学研究报告、人群流行病学调查报告等。

（一）化学品安全技术说明书

SDS（safety data sheet for chemical products）是化学品生产或销售企业按法律要求向客户提供的有关化学品特征的一份综合性法律文件。它提供化学品的理化参数、燃爆性能、对健康的危害、安全使用贮存、泄漏处置、急救措施以及有关的法律法规等16 项内容。简要说明了一种化学品对人类健康和环境的危害性并提供如何安全搬运、贮存和使用该化学品的信息。作为提供给用户的一项服务，生产企业应随化学商品向用户提供安全说明书，使用户明了化学品的有关危害，使用时能主动进行防护，起到减少职业病危害和预防化学事故的作用。SDS 报告信息可向化学品生产企业索取，也可在互联网专业网站上查询。我国 GB 13690《化学品分类和危险性公示通则》附录B 规范了安全数据表最低限度的信息。

（二）国际化学品安全卡

国际化学品安全卡是联合国环境规划署（United Nations Environment Programme, UNEP）、国际劳工组织（International Labour Organization，ILO）和世界卫生组织（World Health Organization，WHO）的合作机构国际化学品安全程序（International

Programme on Chemical Safety，IPCS）与欧洲联盟委员会（European Commission，EU）合作编辑的一套具有国际权威性和指导性的化学品安全信息卡片。卡片扼要介绍了2000多种常用有毒化学物质的理化性质、接触可能造成的人体危害和中毒症状、如何预防中毒和爆炸、急救/消防、泄漏处置措施、储存、包装与标志及环境数据等数据，提供给工厂、农业、建筑和其他作业场所工作的各类人员和雇主使用。

国际化学品安全卡的主要内容包括：ICSC共设有化学品标识、危害/接触类型、急性危害/症状、预防、急救/消防、泄漏处置、包装与标志、应急响应、储存、重要数据、物理性质、环境数据、注解和附加资料14个项目。

（三）化学物质毒性数据库

化学物质毒性数据库是中国科学院生态环境研究中心利用美国NIOSH（National Institute for Occupational Safety and Health）提供的数据源，在计算机上建成的化学物质毒性数据库。该数据库收载约15万个化合物（包括大量化学药物）的有关毒理方面的数据，如急性毒性、长期毒性、遗传毒性、致癌与生殖毒性及刺激性数据等，并提供数据来源。可在互联网专业网站上以英文通用名、化学名、商品名、CA登记号、RTECS登记号及同义名等为关键字进行检索，并支持模糊检索。

（四）化学品毒性鉴定资料

《中华人民共和国职业病防治法》第二十九条规定：国内首次使用或者首次进口与职业病危害有关的化学材料，使用单位或者进口单位按照国家规定经国务院有关部门批准后，应当向国务院卫生行政部门报送该化学材料的毒性鉴定以及经有关部门登记注册或者批准进口的文件等资料。依照《化学品毒性鉴定技术规范》，化学品毒性鉴定包括以下四个方面的试验，通过毒性鉴定试验可获得较为完整的毒理学资料，为职业病危害特性的识别提供依据。

第一阶段：急性毒性试验、眼刺激试验和皮肤刺激试验。主要是急性毒性参数的测定和了解受试化学品对皮肤、黏膜的刺激性以及致敏性，为毒性分级和标签管理提供依据。同时，可了解受试化学品对机体造成急性损害的可能性和严重程度，并为第二阶段各项试验的剂量设计提供依据。在测定LD_{50}时，一般要求用两种动物，染毒途径应包括所有人体可能的接触途径。

第二阶段：亚急性毒性试验和致突变试验。主要是了解受试化学品的亚急性毒性和遗传毒性，为第三阶段各项试验剂量设计和观察指标的选择提供依据，并对受试样品的致癌性进行预测。

第三阶段：亚慢性毒性试验、致畸试验、繁殖试验。通过亚慢性试验进一步确定多次重复染毒的毒作用性质和靶器官，初步确定*NOAEL*或*LOAEL*，为第四阶段各项试验的剂量设计和观察指标的选择提供依据；通过致畸试验判断受试样品的胚胎毒性及其是否有致畸性。通过繁殖试验，可判断受试化学品对生殖过程的损害作用。通过迟发性神经毒性试验，可判断受试化学品是否具有迟发性神经毒作用。

第四阶段：慢性毒性试验和致癌试验。通过慢性毒性试验可确定受试化学品的

NOAEL 和 *LOAEL*，为推算受试化学品的安全接触限值提供依据。通过致癌试验可以确定受试化学品对受试实验动物的致癌性。通过代谢动力学试验可以了解受试化学品的吸收、分布、代谢和排泄特点，了解蓄积毒性作用及其可能的靶器官和毒作用机理。

（五）人群流行病学调查资料

针对化学有害因素，对于缺乏职业流行病学研究资料的化学有害因素，应开展流行病学调查，收集既往急性中毒和慢性职业中毒病例，并对新近健康检查中发现的职业性疾患病例进行分析。将劳动者根据接触浓度或累积接触剂量进行分组，对不同浓度或不同剂量组、对照组的劳动者健康资料运用统计学方法进行显著性检验；对健康损害的性质、指标的特异性和灵敏性进行分析，对健康损害的程度及其与接触浓度的剂量－反应关系和生物学意义进行评估。

三、接触评估

接触评估是确定劳动者接触职业病危害剂量及接触情况的过程，为准确评估每位劳动者的接触水平，可根据研究对象的职业接触史、结合相关资料，定性或定量地评估其通过各种方式接触一种或多种危害因素的程度或强度。对于较大规模生产企业，可根据工作任务、工艺流程、工作岗位等建立相似接触组，选取各组有代表性的劳动者进行接触评估。

职业接触监测是用于提供职业接触评估的重要工具。许多国家法规强制要求用人单位针对工作场所产生的职业病危害因素及其接触状况进行定期监测。定期监测有利于用人单位了解相关的接触风险，更好地评估和管理健康危害及其风险。依据接触监测的目的，接触评估主要包括以下 3 种监测策略：

（一）合规性监测

合规性监测（compliance monitoring）以一个相似接触人群一天的最大检测数据是否符合职业接触限值进行推断。缺点是难以了解接触水平的日间变异，以及难以建立反映接触和健康风险的准确接触史。但可通过实施有代表性的监测，形成初步的接触评估数据。合规性监测不能对未制定接触限值（occupational exposure limits，OELs）的因素进行接触判定，但可作为综合性策略的第一步。

（二）基础性监测

基础性监测（baseline monitoring）亦为综合性监测，是以相似接触人群的检测结果，对接触状况进行决策，包括：接触程度、接触水平的变异大小和接触是否是可接受水平进行推断。这种监测强调所有接触人员在所有时间内的所有接触状况。

（三）诊断性监测

诊断性监测（diagnosis monitoring）除了基础监测的工作内容外，还对接触来源、工作任务等因素对健康危害状况的影响进行评估的检测。

四、风险表征描述

风险表征描述是通过对危害特征评估和接触评估的结果分析，确定风险等级的过程，并采取相应的风险控制措施。

风险表征分为定性风险评估、定量风险评估和半定量风险评估。

（一）定性风险评估

职业健康定性风险评估是对工作场所已识别的职业病危害因素可能产生的健康危害及其危害特征进行评估的过程，通过对工作场所职业病危害因素及其接触情况进行详细分析和描述，并结合工作场所的具体情况和接触场景，定性评估其可能的健康风险并明确其优先等级。定性风险评估是风险评估在职业健康管理中的应用，为定量风险评估奠定基础。

进行定性风险评估时，将健康危害效应作为危害后果的严重程度，即“严重性”，将人体接触职业病危害因素的接触程度作为健康危害发生的“可能性”，则：风险水平 = （健康危害等级 × 接触水平等级）$^{1/2}$。依据风险水平大小，确定风险控制措施的优先级。

（二）定量风险评估

定量风险评估（quantitative risk assessment，QRA），又称概率风险评估（probabilistic risk assessment，PRA），是新评估方法中常使用的，涵盖了被评估现象、过程、活动和系统不确定性的系统化风险评估方法和关键工具，常用来评定和预测来自车间和设计阶段的重大危害风险。它被用于识别可能的危害及其接触（如毒物泄漏、粉尘接触、噪声接触等），分析这些危害的来源和产生的后果，并描述其风险。

（三）半定量风险评估

结合定性评估和定量评估方法，部分机构和组织制定了半定量风险评估模型。如新加坡化学毒物职业暴露半定量风险评估方法（简称“新加坡风险评估模型”），该方法根据化学物的理化特性、毒理学资料和暴露情况等要素，判定危害等级（HR）和暴露等级（ER），根据 HR 和 ER 计算得到风险水平，其中暴露等级可以通过工作场所空气中化学物浓度计算得来，若无法得到现场检测资料也可以根据暴露指数确定。除此之外，半定量风险评估还有模糊数学风险评估模型、作业条件危险性评价（likelihood exposure consequence，LEC）法（又称格雷厄姆 - 金尼评价法）等。新加坡风险评估模型在我国应用研究最广泛。

职业健康风险评估的常用方法详细操作介绍参见本章“第三节　职业健康风险评估方法”。

（张美辨　徐秋凉）

第三节　职业健康风险评估方法

风险评估方法分为定性、半定量和定量风险评估方法。目前，一些国际组织和部分国家也已陆续发布了职业健康风险评估指南或规范，目前已发布的职业健康风险评估方法见表4.3.1。

表4.3.1　职业健康风险评估常用方法汇总

性质	方法名称	建立国家	应用领域
定性、半定量和定量	GBZ/T 298—2017《工作场所化学有害因素职业健康风险评估技术导则》	中国	产生化学有害物质的场所
定性方法	英国化学品职业病危害分类控制技术简易要素模型	英国	化工等产生化学品皮肤危害的诸多行业
	国际采矿和金属委员会职业健康风险评估方法	国际	矿山、火力发电等
	罗马尼亚职业事故和职业病风险评估方法	罗马尼亚	许多行业得到应用
	澳大利亚职业健康与安全风险评估方法	澳大利亚	许多行业得到应用
	职业性皮肤接触化学物质风险评估	中国	农业、产生化学品皮肤危害的诸多行业
	MES法	中国	冶金、化工、电力、建筑、船舶、煤炭等
定性、定量方法	事件树与故障树分析法	美国	宇航、核能、电力、化工、机械、交通等
	层次分析法	美国	安全科学和环境科学领域
半定量方法	新加坡有害化学物质风险评估方法	新加坡	诸多领域
	LEC法	美国	诸多领域
	我国有害作业分级	中国	诸多领域
	模糊数学法	美国	诸多领域

续表

性质	方法名称		建立国家	应用领域
定量方法	生理药代动力学（PBPK）模型		—	
	美国环境保护署吸入风险评估模型		美国	化学物质致癌和非致癌风险评估
	IC 蒙德毒性指标计算		美国	化学品生产、储存和使用企业
	蒙特卡罗模拟法		美国	诸多领域
	贝叶斯网络		英国	诸多领域
	毒性风险模型法	有毒气体半球扩散模型	—	可能产生气体急性中毒的工作场所
		气体外逸浓度计算公式	—	
工效学评估方法	姿势负荷评估方法（半定量）		英国、芬兰	纺织、汽车制造、电子、制鞋等
	体力与姿势负荷综合评估方法（半定量）		英国、芬兰	纺织、汽车制造、电子、制鞋等
	心理负荷评估方法（半定量）		英国、美国、德国、中国	心理紧张作业
	体力负荷评估方法（定量）		美国	手工搬运作业

目前国际上最常见的主要是以下 6 种：美国环境保护署（United States Environmental Protection Agency，USEPA）风险评估指南人体健康风险评估手册 A 部分及 F 部分的吸入风险评估补充指南（以下简称“美国 EPA 风险评估模型”）、罗马尼亚职业事故和职业病风险评估方法（以下简称“罗马尼亚风险评估模型”）、澳大利职业健康与安全风险评估管理导则（以下简称“澳大利亚风险评估模型”）、新加坡化学毒物职业暴露半定量风险评估方法（以下简称“新加坡风险评估模型”）、国际采矿和金属委员会（International Council on Mining & Metals，ICMM）职业健康风险评估操作指南（以下简称“ICMM 风险评估模型”）以及英国化学品职业病危害分类控制技术简易要素（COSHH Essentials）模型（以下简称“英国 COSHH 风险评估模型”）等。

GBZ/T 298—2017《工作场所化学有害因素职业健康风险评估技术导则》中包含 3 种方法：定性、半定量和定量，分别是参考英国 COSHH 风险评估模型、新加坡风险评估模型和美国 EPA 风险评估模型并结合我国职业病防治实际而建。

本节对目前常见 6 种职业健康风险评估方法，结合 GBZ/T 298—2017《工作场所化学有害因素职业健康风险评估技术导则》中 3 种模型进行简要介绍。

一、美国 EPA 风险评估模型

美国 EPA 风险评估模型（GBZ/T 298—2017 中定量风险评估模型）为定量评估

方法，在美国 EPA 人体健康风险评估手册 F 部分吸入风险评估指南的基础上，针对职业健康风险评估进行适当调整，可对美国 EPA 网站整合风险信息系统（integrated risk information system，IRIS）数据库可查到参考浓度（*RfC*）或吸入单元风险（*IUR*）的化学物进行致癌风险评估和非致癌风险评估。该方法的核心步骤为：首先，根据工作场所空气中化学物浓度，分别计算致癌风险评估的暴露浓度（*EC*）和非致癌风险的暴露浓度，再根据 *EC*、*RfC* 值和 *IUR* 值，计算危害商数（*HQ*）（$HQ = EC/RfC$）和致癌风险 *Risk*（$Risk = IUR \times EC$），并与界限值比较，以判定风险水平。

GBZ/T 298—2017 中定量风险评估模型是在美国 EPA 风险评估模型的基础上适当调整而建立，根据劳动者每天的接触剂量，结合劳动者的期望寿命或接触工龄计算风险指数，包括致癌风险评估和非致癌风险评估，模型的核心步骤与美国风险评估模型相同，只是致癌风险评估 *EC* 的计算稍有区别。

以下对本方法进行简要介绍。

（一）关键术语

1. 暴露浓度（*ECs*）

暴露浓度（*ECs*）是指风险评估中估算每个观察对象暴露于污染物的暴露浓度，为从某场所空气中测量的或污染物浓度计算模式所推导的时间加权平均浓度，然后根据暴露时间特征进行校正的校正值。通常基于空气污染物浓度的估计值或者测量值。

2. 吸入单元风险（*IUR*）

在 EPA 的 IRIS 术语表中 *IUR* 定义为：连续暴露于空气化学物 $1\mu g/m^3$ 所引起的超过一生癌症风险估算值的上限值。EPA 致癌物风险评估指南中所推荐的预测癌症风险评估的缺省方法是一种从动物或人群职业暴露研究中所获得的线性外推法，绘制从 *POD* 到原点的直线，该直线的斜率命名为斜率因子，即吸入单元风险。10% 反应水平下的 *POD*（LEC_{10}）线性外推法见公式 4. 3. 1。

$$IUR = 0.1/LEC_{10}[\mathrm{HEC}] \qquad \text{（公式 4. 3. 1）}$$

式中，*IUR*（$\mu g/m^3$）$^{-1}$为吸入单元风险；LEC_{10}［HEC］（$\mu g/m^3$）为 HEC 剂量校正后 10% 反应水平下的最低有效浓度。

3. 毒性参考值（*RfC*）

毒性参考值又称为参考浓度，在 IRIS 术语表中 *RfC* 定义为：人群（包括易感人群）连续吸入暴露估算（可能增加一个数量级的不确定性），在整个一生中可能不会发生不良效应的风险。先综述化学物的健康效应数据库和识别大多数敏感、原始研究报道的相关健康终点，然后推导出 *RfC*。EPA 化学品管理人员使用 *UFs* 来解释由实验数据外推到人群暴露过程中所带来的不确定性。由 HEC 推导的 *RfC* 的公式如下。

$$RfC = NOAEL[\mathrm{HEC}]/(UF) \qquad \text{（公式 4. 3. 2）}$$

式中，*RfC*（mg/m^3）为参考浓度；*NOAEL*［HEC］（mg/m^3）为未观察到不良效应水平或周围环境中 HEC 剂量校正后等效浓度；*UF* 为解释实验方案特性中外推所引起的不确定系数。

4. 癌症风险值（*risk*）

经吸入化学毒物导致的癌症风险水平，在 *IUR* 和 *ECs* 的基础上计算得来。

5. 危害商数（HQ）

经吸入化学毒物导致的非致癌风险水平，在 RfC 和 ECs 的基础上计算得来。

（二）暴露浓度估算

暴露浓度估算分为癌症风险评估的暴露浓度估算和非致癌风险的暴露浓度估算。美国环境保护署吸入风险评估模型和GBZ/T 298—2017 中定量风险评估模型对非致癌风险的暴露浓度估算方法类似，对癌症风险评估的暴露浓度估算方法稍有区别。

1. 癌症风险评估的暴露浓度估算（美国环境保护署吸入风险评估模型）

以 IUR 为特征的癌症风险评估中 EC 估算包含某场所暴露点 CA 的测量和特定场所参数，如暴露时间和频率，ECs 通常基于空气污染物浓度的估计值或者测量值。CA 为 EC 的主要表现形式，同时是在特定场所或专业判断中对暴露时间加权和活动方式的校正值。使用 IUR 进行计算 EC 的公式如下：

$$EC = (CA \times ET \times EF \times ED)/AT \quad \text{（公式 4.3.3）}$$

式中，EC（μg/m³）为暴露浓度；CA（μg/m³）为空气中污染物浓度；ET（h/d）为暴露时间；EF（d/y）为暴露频率；ED（a）为暴露工龄；AT（期望寿命 ×365 d/y × 24 h/d）为平均时间。

注：①期望寿命采用全国平均期望寿命值；②暴露工龄：如果评价工种或岗位，取过去 3 年该工种的平均工龄；如果评价工人个人，则取该工人的暴露工龄；③CA：为该工种或岗位相应的 TWA 或 STEL 浓度。

2. 癌症风险评估的暴露浓度估算（GBZ/T 298—2017 中定量风险评估模型）

使用 IUR 进行计算 EC 的公式如下：

$$EC = d \times t_E / t_L \quad \text{（公式 4.3.4）}$$

式中：d——接触剂量，单位为微克/立方米（μg/m³），每个劳动者接触于化学有害因素的浓度，是工作场所空气中时间加权平均容许浓度或最高容许浓度，经接触时间特征校正后的校正值；

t_E——接触工龄，单位为年（a）；

t_L——终身期望寿命，单位为年（a）。

3. 非癌症风险评估的暴露浓度估算

风险评估人员在对具有非癌症危害指数（HQ）计算 ECs 时，应根据场所暴露持续时间以与合适的 EC 公式相匹配。图 4.3.1 流程提供了用以估算每种暴露类型的 ECs 推荐公式。通过 ECs 估算来计算 HQ 大致包含三个步骤：①评价暴露场所的持续时间；②评价暴露场所的暴露方式；③估算特征性 EC。

第一步为现场暴露场所持续时间的评价。图 4.3.1 中步骤 1 推荐风险评估人员首先应判定暴露是急性、亚慢性还是慢性。暴露类别的划分取决于选择的毒性值来源。对于 EPA 发布的 IRIS 数据库获得的毒性值，急性暴露为持续 24 小时及以下；亚慢性暴露为经口、皮肤、呼吸重复暴露 30 天以上，且达到人期望寿命的 10%；慢性暴露为达到人期望寿命的 10% 以上的重复暴露。风险评估人员确定了相匹配的暴露持续时间后，开始进入步骤 2，评价暴露方式。但如果选择急性暴露，那么评估者就应直

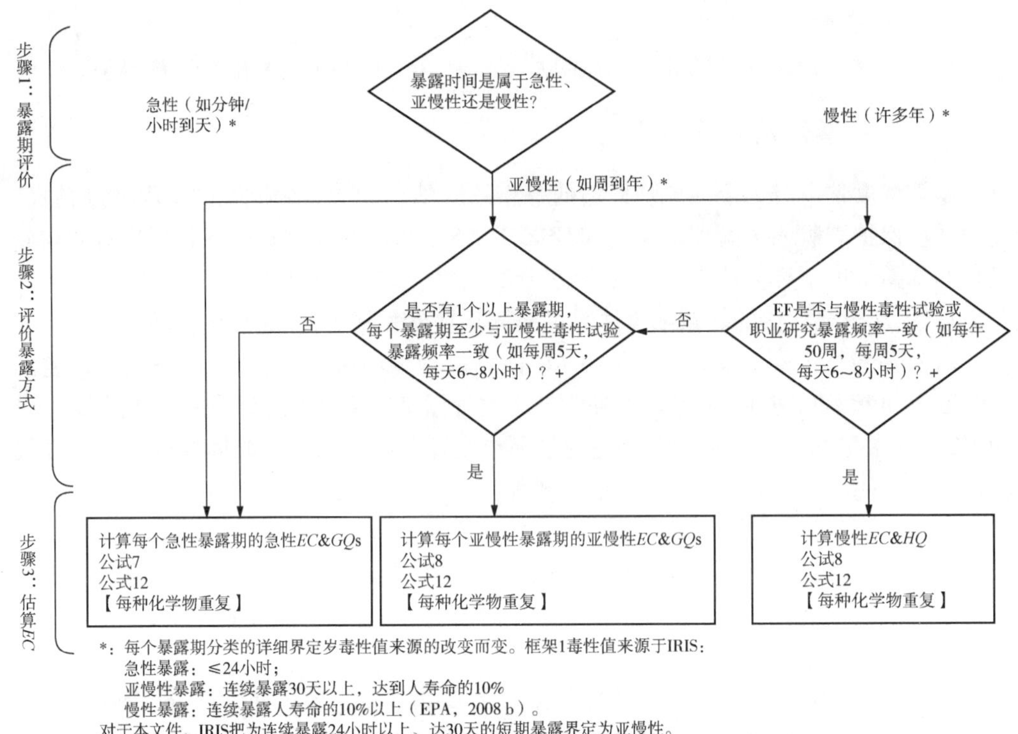

图 4.3.1 吸入暴露场景中暴露浓度和危害商数推导的参考步骤

接进入第三步进行急性 *EC* 估算。

步骤 2 为现场暴露场所中暴露方式的评价，详细比较了某现场和一个典型的亚慢性或慢性毒性试验的暴露时间和频率。对于亚慢性期，风险评估人员应选择流程图中心那条路径进行操作。该路径中步骤 2 需要确定是否有 1 个或多个暴露周期，每个暴露周期是否与亚慢性毒性试验一致（如每周 5 天，每天 6 ～ 8 小时）。如果该暴露与中心路径描述相符合，评估者应进入步骤 3 评估每个亚慢性期的亚慢性 *EC*。但如果暴露模型中每次暴露时间和/或暴露次数低于流程图中所示的周期和频率，评估者应推导出每次暴露的周期急性 *ECs*；由于基线暴露水平所需时间的不确定性，评估者一时难于判定某一特定暴露描述能否作为亚慢性暴露或一系列单独急性暴露，评估者可使用上述两种方法分别推导 *ECs*。对于慢性期，风险评估人员应选择流程图中右边那条路径进行操作。该路径中步骤 2 需要确定暴露频率是否与慢性动物毒性试验或职业人群研究暴露频率一致（如每年 50 周，每周 5 天，每天 6 ～ 8 小时）。如果该暴露与步骤 2 的描述相符合，评估者应进入步骤 3 估算单次慢性 *EC*。但如果暴露描述不同于慢性暴露，评估者应进入亚慢性路径中的第二个问题，然后按上述描述进行操作。

步骤 3 主要依据步骤 1 和步骤 2 进行特定暴露场所中 *EC* 的估算。急性暴露期，$EC = CA$；风险评估人员利用公式 4.3.5 计算某现场每个急性周期中急性 *EC*。对于长期暴露，风险评估人员应考虑暴露时间、频率、每个观察对象的持续时间和平均暴露时间［如计算出时间加权 *EC* 的平均时间（*AT*）］。如果有与亚慢性毒性试验相同持续时间的 1 个或多个暴露周期，风险评估人员应利用公式 4. 3. 6 估算每个暴露周期的亚慢性 *EC*（如暴露持续时间低于亚慢性毒性试验周期，则应按急性暴露进行估算）。如果暴露方式与职业研究中慢性毒性试验暴露持续时间相吻合，则风险评估人员应使用公式 4. 3. 6 估算单个暴露周期的慢性 *EC*。

急性暴露

$$EC = CA \qquad \text{（公式 4. 3. 5）}$$

式中，*EC*（$\mu g/m^3$）为暴露浓度；*CA*（$\mu g/m^3$）为空气中污染物浓度。

慢性或亚慢性暴露

$$EC = (CA \times ET \times EF \times ED)/AT \qquad \text{（公式 4. 3. 6）}$$

式中，*EC*（$\mu g/m^3$）为暴露浓度；*CA*（$\mu g/m^3$）为空气中污染物浓度；*ET*（小时/天）为暴露时间；*EF*（d/y）为暴露频率；*ED*（a）为暴露持续时间；*AT*（工龄 ×365 d/y × 24 h/d 的暴露持续时间）为平均时间。

注：当暴露周期的持续时间低于 1 年，上述等式中单位进行如下转换：*EF*（d/w）；*ED*（周/暴露期）；*AT*（小时/暴露期）。

4. 估算多个微环境的暴露浓度

风险评估人员收集某场所中观察对象相关活动模式的详细信息，同时，利用这些信息估算非致癌或致癌作用的 *EC*。由于每个微环境中可能具有不同的污染物浓度水平，活动方式资料应包含不同微环境中观察对象平均消耗时间。风险评估人员能通过每个微环境中污染物浓度水平资料和活动方式资料计算每个观察对象的时间加权平均 *EC*。由于观察对象在不同阶段活动方式不同，EPA 建议风险评估人员第一步应计算特定活动方式下每个暴露期的时间加权平均 *EC*。然后，通过每个暴露期持续时间加权 *EC* 的计算得到更长时间或一生的平均 *EC*，详细步骤见下文。

（1）多个微环境特定暴露期的平均暴露浓度的估算。每个观察对象都有详细的暴露方式和活动过程中详细的暴露时间，则可使用微环境估算平均 *EC*。在这种情况下，风险评估人员使用公式 4. 3. 7 来估算该观察对象平均 *EC*。

$$ECj = \sum_{i=1}^{n} (CAi * ETi * EFi) * EDj/ATj \qquad \text{（公式 4. 3. 7）}$$

式中，*ECj*（$\mu g/m^3$）：*j* 暴露期平均暴露浓度；*CAi*（$\mu g/m^3$）：*i* 微环境空气中污染物浓度；*ETi*（h/d）：*i* 微环境中暴露时间；*EFi*（d/y）：*i* 微环境中暴露频率；*EDj*（a）：*j* 暴露期暴露持续时间；*ATj*（h）：平均暴露时间 = *EDj* ×24 h/d × 365 d/y。

（2）多个暴露周期的平均暴露浓度的估算。为了推导观察对象多次暴露周期平均 *EC*，需要对每个暴露周期的平均 EC（公式 4. 3. 1—4. 3. 7 中计算得到的）进行总时间加权，详见公式 4. 3. 8。例如，当评估癌症风险时，风险评估人员可通过（*EDj*/年龄）加权计算终生平均 *EC*；而评价 *HQ* 时使用公式 4. 3. 7 计算多次暴露非终生平均 *ECs*。此时，平均时间为整个暴露期 *EDs* 的总和。

$$ECLT = \sum_{i=1}^{n} (ECj * EDj)/ATj \qquad \text{（公式 4. 3. 8）}$$

式中，*ECLT*（$\mu g/m^3$）：长期平均暴露浓度；*ECj*（$\mu g/m^3$）：暴露 *j* 期空气中污染物

平均暴露浓度；*EDj*（a）：暴露 *j* 持续时间；*AT*（y）：平均时间。

当评估癌症风险时，*AT* = 期望寿命；评价非癌症风险时，*AT* = 每个暴露期 *EDs* 的总和。

（三）选择合适的毒作用参考值（危害表征）

风险评估人员描述了现场暴露场景的特点和每个观察对象的 *ECs* 估算后，接下来应选择每种吸入污染物的合适的吸入毒性参考值。对于癌症风险评估，应包括识别和评估已公布的致癌效应估算值；对于非致癌风险评估，应包括识别和评估与图 6 相匹配的暴露特征描述的参考值（如急性、亚慢性或慢性参考值）。*IUR* 和 *RfC* 等相关毒作用参考值查询美国 EPA 官方网站的 IRIS 数据库，或参考 GBZ/T 298—2017《工作场所化学有害因素职业健康风险评估技术导则》中“附录 H（资料性附录）常见化学有害因素的参考接触浓度、附录 I（资料性附录）常见致癌化学有害因素的吸入单位风险”。

（四）风险评估

风险评估包括两个部分，分别为癌症风险（计算癌症风险值 *Risk*）和非致癌风险（计算非致癌风险值 *HQ*）。

1. 以吸入单元风险为特征的癌症风险评估

经吸入引起的癌症风险值 *Risk* 的计算见公式 4. 3. 9。

$$Risk = IUR \times EC \qquad \text{（公式 4.3.9）}$$

式中，*IUR*（$\mu g/m^3$）$^{-1}$：吸入单元风险；*EC*（$\mu g/m^3$）：暴露浓度。

备注：IRIS 数据库中，若有些危害因素的 *IUR* 值为一个范围，非单个数值，则应用这个范围来计算危害因素的风险范围。

2. 危害商数

经吸入引起的非致癌风险危害商数的计算见公式 4. 3. 10。

$$HQ = EC/(\text{毒性参考值} \times 1000\ \mu g/mg) \qquad \text{（公式 4.3.10）}$$

式中，*HQ*：危害商数；*EC*（$\mu g/m^3$）：暴露浓度；毒性参考值（mg/m^3）：适合于急性、亚慢性、慢性暴露的吸入毒性参考值（如 *RfC*）。

（五）多种化学物累积风险和危害指数的估算

1. 癌症风险

当风险评估人员估算多种污染物的癌症风险预测值时，应先估算每种化学物的癌症风险，然后进行求和，从而得到了总的癌症风险估算值，即某场所化学物的可预测的累积癌症风险，见公式 4. 3. 11。

$$Risk_T = \sum Risk_i \qquad \text{（公式 4.3.11）}$$

式中，$Risk_T$：总的致癌风险，用概率来表示；$Risk_i$：第 *i* 种物质估计的致癌风险。

2. 危害指数

当风险评估人员通过 *HQs* 对多种化学物进行评价时，首先应计算每种化学物的危害商数，然后进行求和，从而得到多种化学物危害指数（*HI*）估算值。如果有多个暴露周期，还得分别计算每种暴露期（亚慢性、慢性、急性）各自的危害指数，见公式 4.3.12。

$$危害指数(HI)=EC_1/RfC_1+EC_2/RfC_2+\cdots+EC_i/RfC_i \quad (公式\ 4.3.12)$$

（六）风险等级评定

致癌风险以 10^{-4} 作为限值，如果 *Risk* 大于 10^{-4}，判定为致癌风险高；如果 *Risk* 小于 10^{-4}，则致癌风险低；如果 *HQ* 大于 1，判定为某非致癌健康风险高；如果小于 1，则判定健康风险低。为了便于与其他风险评估方法比较，可根据 *HQ* 大小人为地分 5 个等级，*HQ* 的分级见表 4.3.2。根据风险等级计算风险比值，本章其他模型的风险比值计算方法均同本节。

$$风险比值=风险等级/总等级数$$

例如，某岗位工人接触某一化学物导致某种职业健康风险的 *HQ* 计算结果为 1.5，则风险等级为 4，风险比值为 4/5 = 0.8。

表 4.3.2　*HQ* 风险等级分级标准

HQ	风险等级	分级	风险比值
<0.1	1	可忽略风险	0.2
0.1～0.5	2	低风险	0.4
0.5～1.0	3	中等风险	0.6
1.0～2.0	4	高风险	0.8
≥2.0	5	极高风险	1.0

（七）风险评估记录表

风险评估记录表见表 4.3.3、表 4.3.4。

表 4.3.3　非致癌效应风险评估记录

岗位	工人数	化学毒物名称	防护措施	空气浓度（μg/m³）	暴露时间（h/d）	暴露频率（d/y）	暴露工龄（a）	平均时间（h）	暴露浓度估算（μg/m³）	*RfC*（μg/m³）	危害指数

RfC：吸入参考剂量值；防护措施：有无，若有写明具体措施。

表 4.3.4　致癌效应风险评估记录

车间	岗位	工人数	化学毒物名称	空气浓度 (μg/m³)	暴露时间 (h/d)	暴露频率 (d/y)	暴露工龄 (a)	寿命平均时间 (h)	暴露浓度估算 (μg/m³)	*IUR* (μg/m³)$^{-1}$	致癌风险

IUR：吸入单元风险值。

二、澳大利亚风险评估模型

澳大利亚风险评估模型是定性风险评估方法。本评估方法主要参照澳大利亚昆士兰大学职业健康与安全风险评估和管理导则，以下将对澳大利风险评估模型进行简单介绍。

（一）风险管理基本过程

风险管理过程由 6 个基本步骤组成：①确定环境；②识别危害；③分析风险；④评估风险；⑤治理风险；⑥监测与复查风险。见图 4.3.2。

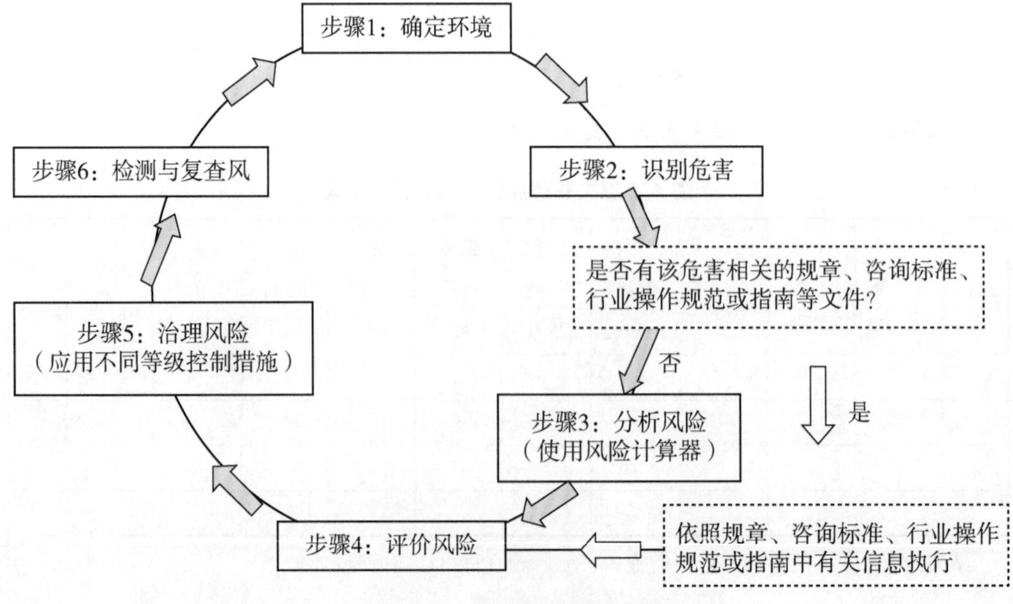

图 4.3.2　风险管理基本过程

（二）风险管理第一步——确定环境

工作流程是什么？对该项工作需要进一步理解；这部分进程是必须描述的。

（三）风险管理第二步——识别危害

什么是危害？

作业场所危害相关知识将有助于判定：

与危害相关的风险是否明显属于较小风险，或该危害是否容易被纠正？

如果回答是，应将其记录为对这个风险的评价，并且（或者）立即纠正该危害。记录好你的发现或行为，然后在预定的时间内监测和重新评估你的发现。

如果不是较小风险，作业场所健康与安全部门是否已经为该危害制定规章、咨询标准或行业操作规范？

如果有相关规章、咨询标准、行业操作规范和（或）指南，则参考这些文件中的建议执行。

（四）风险管理第三步——分析风险

分析风险涉及以下几个定义：

（1）后果——事故的结局。

（2）暴露——与危害相互作用。

（3）概率——一旦个体暴露后出现后果的可能性。

（4）过程——使用风险等级计算器分析和评估风险，其目的在于确定受评估的风险是否可以接受。风险等级计算器是一个定性测量工具，有助于确定风险优先顺序，其原理是通过定义后果、暴露和概率三者来确定风险水平。

（五）风险等级计算器的应用

第一步：识别后果。识别潜在事故最有可能的结局，包括伤害、财产损失和（或）环境破坏，然后从后果条线上选择最合适的结局类别。见表4.3.5。

表4.3.5　后果

类别	人体伤害	财产损失	工作状况	环境
大灾难	几乎100%致命	巨额财产损失（>500万美元）	大面积停产	很大范围破坏
灾难	大多数致命	重大经济损失（100～500万美元）	大面积停产	大范围破坏
十分严重	有一定致命性	重大经济损失（50～100万美元）	生产受到重大影响	重大破坏
严重	严重伤害（永久残疾，截肢）	大量的财产损失（5～50万美元）	生产受到一定影响	严重破坏

续表

类别	人体伤害	财产损失	工作状况	环境
较大	引起伤残，需要医学处理	显著的财产损失（0.5～5万美元）	生产受到轻微影响	轻微破坏
较小	急救处理，较小的切割伤口、擦伤或肿块	忽略不计的财产损失（不足0.5万美元）	没有影响	可忽略不计

第二步：估计暴露。估计个体暴露于危害的频率，然后从暴露条线上选择最合适的暴露类别。见表4.3.6。

表4.3.6　暴露

十分罕见	无暴露于该危害的资料
罕见	很少暴露，但曾暴露过
不经常	暴露频率在每个月一次与每年一次之间
经常	暴露频率约为每天一次
连续	每天大部分时间都暴露于该危害

第三步：估计概率。估计出一旦个体暴露于某危害后出现这些后果的可能性，然后从概率条线上选择最合适的概率类别。见表4.3.7。

表4.3.7　概率

几乎确定	危害事故一旦发生，极大可能出现预期结果
十分可能	十分有可能，很平常，甚至有50%的概率
小但有可能	小但可能有关联或巧合
极小的可能性	极小可能性的巧合
可假设但不太可能	可能暴露多年后一直未发生，但理论上有可能
几乎不可能	几乎不可能，之前从未发生过

第四步：确定风险。在风险等级计算器（图4.3.3）中对应的条线上选择或标记出合适的后果、暴露和概率等值。电子版风险等级计算器能自动画线确定风险水平。如果使用手工版本，则先从概率点值到暴露点值画一条直线并延长至中间连接线，标出两条线的交点，然后从交点到后果点值画线并延长到风险等级线上，以此来确定风险水平。

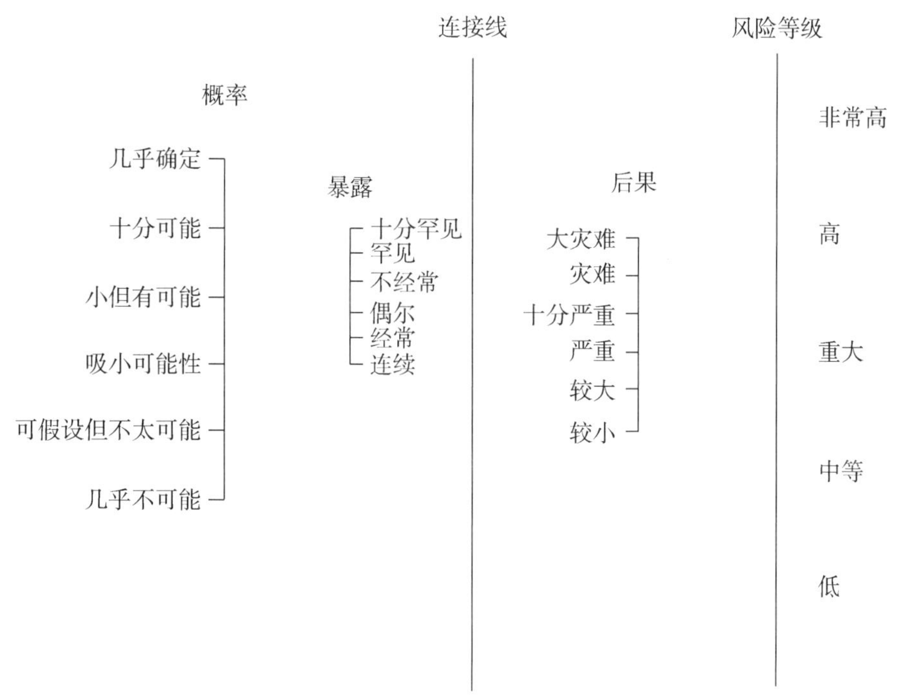

图 4.3.3　风险评估计算器

（六）风险管理第四步——评估风险

根据风险计算器得出的分值等级，按下表（表 4.3.8）来确定优先治理的风险。

表 4.3.8　风险治理分级

等级	行动
高或非常高	立即采取治理措施
重大或中等	尽早采取治理措施
可接受的风险	可能不需要立即关注

（七）风险管理第五步——治理风险

在很多情况下，必须采取多项控制措施来管理风险暴露。例如，为了减少某种化学品相关风险的暴露，采取的控制措施可能有用低毒化学品来替代、执行更安全的作业程序和使用通风柜等。

在问题彻底解决之前，可能需要一直实施一些较低级别的控制措施。譬如，可能已经决定购置保护装置较好的安全型机器，作为管理风险暴露的最佳方法；同时，必须采取加强监管、改变工作程序以及设置临时护栏等措施来减少风险暴露。

不管选择何种控制措施，必须考虑其优先等级。要从最高的消除级别逐渐降低至最基本的个体防护设施来考虑控制措施。

1. 控制措施的不同级别

首选消除危害。理想的解决办法是完全去除危害，这是应该首先考虑的最有效的控制措施。如果危害不能完全消除，则需要设立以下控制选项来预防或减少风险暴露：①用危险性较低的材料、工序或装置来替换；②重新设计装置或工作流程；③利用工程防护隔离危害，做到工人与危害相隔离。

通过应用操作规范或作业指导等行政管制措施以减少风险暴露，包括限制对某种特定危害，如噪声或辐射的暴露时间来降低风险。

个体防护装备（PPE）是风险暴露不能（或不可能）通过其他措施来减少时才采取的最后办法。PPE 是工人与危害之间的最后一道防线。虽然这项措施不能控制危害源，但可以通过行为调整来达到目的。这项控制措施的成功实施取决于正确选择、穿戴、使用以及维护 PPE。

PPE 的管理和使用在控制措施列表中属于最低级别，除非其他更高级别的控制措施均已用尽，才可以将其作为风险控制的主要手段来实施。这些控制措施必须与行为改变同时管理、实施和委任。

2. 执行控制措施

必须制定与新的控制措施有关的操作规范，明确管理方、监督员和工人的职责；必须向所有相关人员告知即将执行的控制措施，尤其是变更的原因；充分监督以核实新控制措施的正确执行与应用。

控制措施相关的维护工作也是风险管理过程的重要部分。操作规范中应细化维护要求，定期维护核查，确保控制措施有效运行。

（八）风险管理第六步——监测与复查风险

这是风险管理过程的最后一步，旨在监测与审查控制措施的有效性。

询问并记录以下内容是否完成：

（1）已按计划执行所选择的控制措施。

（2）已选择的控制措施是否到位？

（3）这些控制措施正在执行吗？

（4）这些控制措施是否正确执行？

（5）所选的控制措施正在运行。

（6）针对控制风险暴露所做的变更是否已达到预期目的？

（7）已评估的风险暴露是否已经消除或充分减少？

（8）有新的问题出现。

（9）执行的控制措施是否导致新的问题？

（10）执行的控制措施是否导致已存在的问题进一步恶化？

（九）风险评估记录表

风险评估记录表见表 4. 3. 9。

表 4.3.9　澳大利亚风险评估记录

岗位	工人数	职业病危害因素	防护措施	后果	暴露频率	后果发生概率	风险水平

防护措施：有无，若有写明具体措施；
后果：大灾难、灾难、十分严重、严重、较大和较小；
暴露频率：十分罕见、罕见、不经常、经常、连续；
后果发生概率：几乎确定、十分可能、小但又可能、极小的可能性、不太可能、几乎不可能；
风险水平：非常高、高、重大、中等、低表。

三、罗马尼亚风险评估模型

罗马尼亚职业事故和职业病风险评估模型为定性评估方法，可对工作场所中存在的化学物和物理因素进行风险评估。该方法的核心步骤为：根据作业场所职业病危害因素的种类、浓度或强度、暴露时间和控制措施等，分析风险因子（职业病危害因素）对人体可能造成的最严重后果和发生概率，评定其严重性等级和后果发生可能性等级，应用矩阵法评估风险等级。

（一）基本原理

方法的实质在于识别受检体系（工作场所）内的所有风险因子，基于事先制定的检查表和对危害程度的定量测定，综合考虑最大可预见后果的严重性和发生频率。工作场所安全水平与风险水平成反比关系。

可接受风险概念：在工作过程中，发生工作相关事故或疾病的可能性，后果带有一定频率和严重性。如果假定一个风险水平，可以根据后果发生的严重性和可能性作图，得到纵向的矩形 F1，也可用横向的正方形 F2 或矩形 F3 来表示，三者面积相等（图 4.3.4）。这 3 种情况风险是一样的。因此，可以选出一些严重性－可能性的组合来表示相同的风险水平。

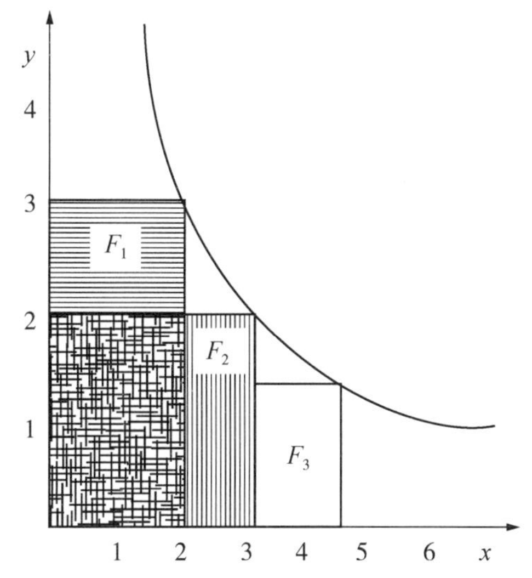

图 4.3.4　不同严重性和可能性组合表示相等风险示意

将 3 个矩形中与坐标轴对立的顶点连接起来得到一条曲线，用来描述严重性和可能性这两个变量之间的联系。依据严重性和可能性做出风险图，这条曲线定义为“风险可接受曲线”（图4.3.5）。

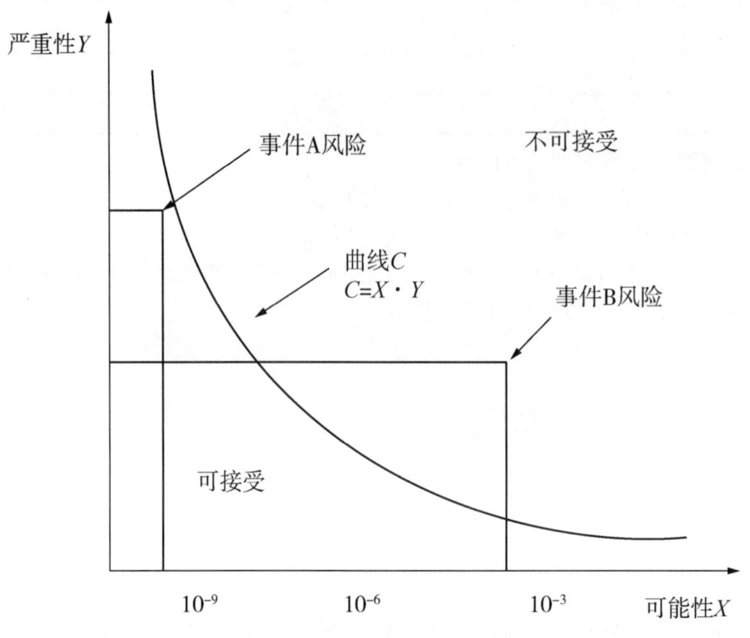

图4.3.5 风险评估曲线

这条曲线可以区分可接受风险和不可接受风险。事件A发生的风险，后果严重但发生频率低，位于可接受曲线下方，被认为是可接受的；相反，事件B危害较轻但频发，位于曲线之上，被认为是不可接受的。比如，原子能发电厂发生原子事件的风险就像事件A，后果极其严重，但发生频率极低；相反，交通事故就像事件B，虽然这类事件后果较原子事件轻微，但却相当高发，故司机的工作场所认为是不安全的，为不可接受风险。

（二）方法步骤

方法步骤如下：

（1）任命评估组成员。

（2）确定评估的体系（工作场所）。

（3）识别体系内的风险因子。

（4）工作相关事故和疾病风险评估。

（5）形成风险等级，确定预防的优先次序。

（6）提出预防措施。

（三）使用的工具

使用的工具包括：①后果严重性和可能性等级表（表4.3.10）；②风险评估表（表4.3.11）；③风险水平/安全水平等级（表4.3.12）；④工作场所评估卡（表4.3.13）；⑤建议措施卡（表4.3.14）。

表 4.3.10　风险因子对人体作用后果的严重性和可能性等级

严重性等级	后果	后果严重性
1	可忽略	后果小且可逆，功能丧失 3 天以内，可自愈
2	轻微	后果可逆，功能丧失 3～45 天，需要医学治疗
3	中等	后果可逆，功能丧失 45～180 天，需要医学治疗包括住院
4	重大	后果不可逆，劳动能力削弱 50%（三级残疾）
5	严重	后果不可逆，劳动能力丧失 50%～100%，但有自理能力（二级残疾）
6	非常严重	后果不可逆，劳动能力完全丧失，无自理能力（一级残疾）
7	最严重	死亡
可能性等级	**发生**	**后果可能性**
1	极罕见	可能性极低：$P<10^{-1}$/年
2	非常罕见	可能性非常低：$10^{-1}<P<5^{-1}$/年
3	罕见	可能性低：$5^{-1}<P<2^{-1}$/年
4	低频率	平均可能性：$2^{-1}<P<1^{-1}$/年
5	频繁	可能性高：$1^{-1}<P<1^{-1}$/月
6	非常频繁	可能性非常高：$P>1^{-1}$/月

注：P 指的是后果发生的频率。

表 4.3.11　风险评估

（后果严重性和发生可能性组合）

			可能性等级					
			1	2	3	4	5	6
严重性等级	后果		极罕见 $P<10^{-1}$/年	非常罕见 $P<10^{-1}$/年 $P<5^{-1}$/年	罕见 $P<5^{-1}$/年 $P<2^{-1}$/年	低频率 $P<2^{-1}$/年 $P<1^{-1}$/年	频繁 $P<1^{-1}$/年 $P<1^{-1}$/月	非常频繁 $P>1^{-1}$/月
7	最严重	死亡	（7，1）	（7，2）	（7，3）	（7，4）	（7，5）	（7，6）
6	非常严重	一级残疾	（6，1）	（6，2）	（6，3）	（6，4）	（6，5）	（6，6）
5	严重	二级残疾	（5，1）	（5，2）	（5，3）	（5，4）	（5，5）	（5，6）
4	重大	三级残疾	（4，1）	（4，2）	（4，3）	（4，4）	（4，5）	（4，6）
3	中等	临时性功能丧失 45～180 天	（3，1）	（3，2）	（3，3）	（3，4）	（3，5）	（3，6）
2	轻微	临时性功能丧失 3～45 天	（2，1）	（2，2）	（2，3）	（2，4）	（2，5）	（2，6）
1	可忽略		（1，1）	（1，2）	（1，3）	（1，4）	（1，5）	（1，6）

表 4.3.12　风险水平/安全水平等级

风险水平	严重性 - 可能性组合	安全水平
1 最低	(1, 1) (1, 2) (1, 3) (1, 4) (1, 5) (1, 6) (2, 1)	7 最高
2 非常低	(2, 2) (2, 3) (2, 4) (3, 1) (3, 2) (4, 1)	6 非常高
3 低	(2, 5) (2, 6) (3, 3) (3, 4) (4, 2) (5, 1) (6, 1) (7, 1)	5 高
4 中等	(3, 5) (3, 6) (4, 3) (4, 4) (5, 2) (5, 3) (6, 2) (7, 2)	4 中等
5 高	(4, 5) (4, 6) (5, 4) (5, 5) (6, 3) (7, 3)	3 低
6 非常高	(5, 6) (6, 4) (6, 5) (7, 4)	2 非常低
7 最高	(6, 6) (7, 5) (7, 6)	1 最低

风险评估表：以表格的形式，横向代表严重性等级，纵向代表可能性等级。

表格以发生频率/严重性的组合形式，有效表示受检体系内存在的风险。

风险/安全水平等级：是根据风险评估图制定的，是评估预期风险水平即安全水平的有用工具。与风险水平有关的严重性 - 可能性组合显示在表格内。

工作场所评估卡（表 4.3.13）是识别和评估工作相关事故和疾病风险的主要工具，该表格包括：①工作场所识别资料——企业、部门（车间）和工作场所；②评估员识别资料：姓名和职务；③工作体系的组成类别；④识别的风险因子特征；⑤识别的风险因子实际形式的详细描述（类型、参数和功能特性）；⑥风险因子作用的最大可预见后果；⑦严重性等级和预期可能性；⑧风险水平。

表 4.3.13　工作场所风险评估卡

作业场所：		工作场所风险评估卡			暴露人数： 暴露时间：	
岗位	风险因子（职业病危害因素）	风险因子发生的实际情况（描述、参数）	最严重可预见后果	严重性等级	可能性等级	风险水平
合计						

建议措施卡（表 4.3.14）是源于工作场所工作相关事故和疾病风险评估，将必须采取的预防措施集合起来而建立的表格。

表 4.3.14　建议措施卡

作业场所/风险因子	风险水平	建议措施		
		措施名称	权限/职责	期限

（四）方法应用

1. 工作程序

（1）分析和评估组的组织。方法应用的第一步是建立分析和评估组，包括职业卫生专家（授权的评估员）、技术专家和有资质的专家。评估开始前，团队成员必须详细了解评估方法、使用的工具和具体的工作程序。同时，还需要对工作场所和生产工艺进行简单的预调查，包括将检查和评估的工作场所和技术过程。

（2）描述分析系统。需要对工作场所进行具体分析，目的在于：①识别和描述系统的组成和运转模式，如体系的目标、加工工艺、操作描述、仪器设备（参数和功能特性）和工具等；②工作场所在岗工人工作任务详细描述（职位说明、书面任务布置和口头交代的任务等）；③现场环境条件的描述；④安全生产规范，其他标准规范。

需要获取企业信息（工艺过程、仪器操作手册、工人的工作状况、技术条件、环境因子检测报告、标准规范和安全生产指南）。同时，与受检工作场所内的工人进行交谈获取补充信息。

（3）系统内风险因子识别。识别的风险因子（职业病危害因素）罗列在工作场所评估卡中，卡中必须规定他们发生的具体形式，同时也要描述和测量各个评估因子的参数。

（4）风险评估。风险因子作用的可能后果的严重性和可能性判定见表 4. 3. 9。可能性等级的判断依据事件发生的时间间隔（日、周、月、年等），通过统计和计算得到。将各自的时间间隔转化为可能性等级，以每年发生可能事件的次数表示。

依据表 4. 3. 11 和表 4. 3. 12 确定风险/安全水平等级。通过风险/安全水平等级测定每个风险因子的水平。从而得到工作场所风险等级，再根据风险因子的最高风险水平，制定优先预防保护措施。

工作场所总体风险水平（N_r）是由识别的风险因子加权平均计算得到的。因为获得的结果必须尽可能准确反映实际情况，因此需要使用风险水平的权重风险因子等级，它与风险等级值相同。总体风险水平计算公式如下：

$$N_r = \frac{\sum_{i=1}^{n} r_i \cdot R_i}{\sum_{i=1}^{n} r_i}$$

式中，N_r = 工作场所总体风险水平；r_i = 风险因子“i”的等级，与风险等级值相同；R_i = 风险因子“i”的风险等级；n = 工作场所识别的风险因子的数量。

根据风险和安全水平的反比例原则，确定工作场所的安全水平（N_s）。

总体风险水平和安全水平记录在工作场所卡中（表 4. 3. 13）。

至于较大系统（系、部门、企业）的评估，为了获得被调查的车间/部门/部门或企业的总体工作安全水平，计算每个工作场所平均安全水平的加权平均（类似的工作场所被认为一个工作场所）。

$$N_g = \frac{\sum_{p=1}^{n} r_p \cdot N_{sp}}{\sum_{p-1}^{n} r_p}$$

式中，r_p = 工作场所“p”的等级（与工作场所的安全水平值相等）；$p = 1$，…，n；n = 已经分析的工作场所的数量；N_{sp} = 工作场所“p”的平均工作安全水平。

（5）制定预防措施。预防措施的分类等级：①源头预防措施；②集体预防措施；③个人保护措施。方法的应用应以分析报告结束，该报告为非正式文书，必须简明扼要地包含以下方面：①分析模式；②涉及的人；③评估结果，即各工作场所的风险水平评估卡；④预防措施卡。

四、新加坡风险评估方模型

新加坡有害化学物质职业暴露半定量风险评估模型（GBZ/T 298—2017）为半定量评估方法，可对工作场所存在的化学毒物进行半定量风险评估。该方法的核心步骤为：首先根据美国工业学家协会（ACGIH）和国际癌症研究中心（IARC）致癌作用分类，或根据化学物的急性毒性资料（LD_{50}和LC_{50}）确定风险因子的危害等级，以暴露水平与接触限值的比值确定暴露等级，通过危害等级和暴露等级确定风险等级。见图 4. 3. 6。

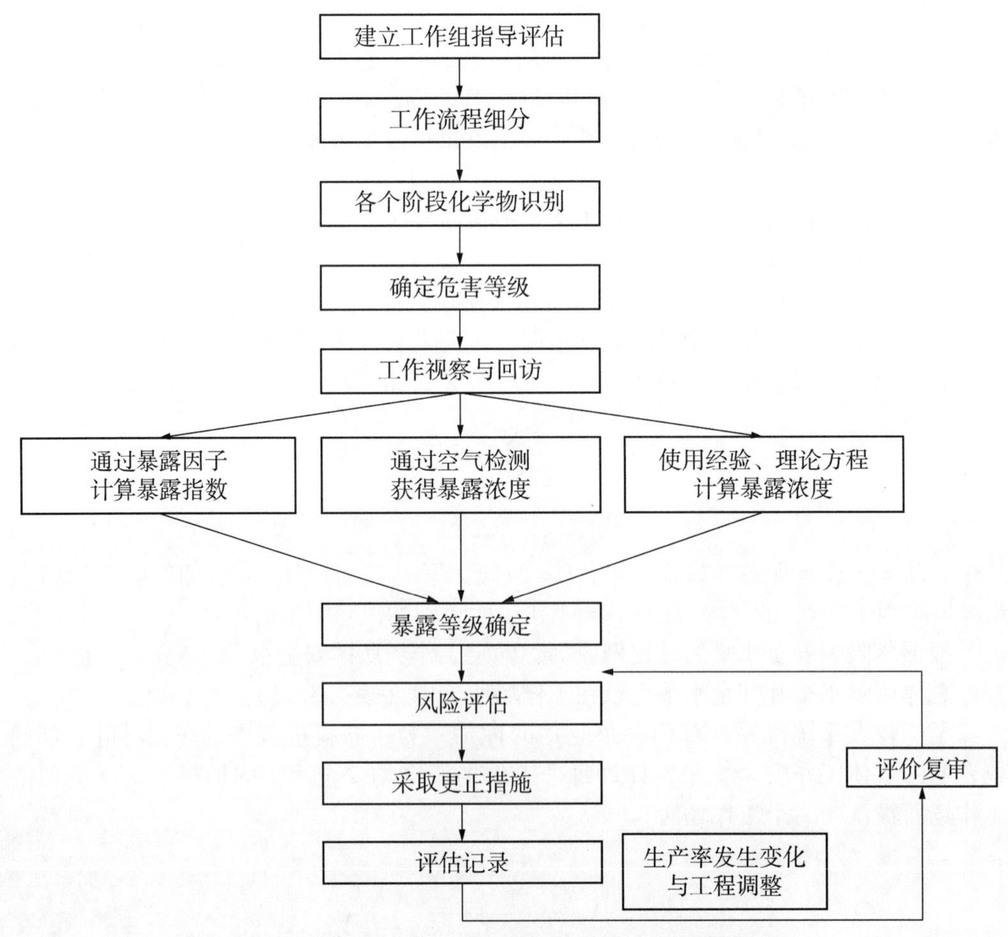

图 4. 3. 6　新加坡化学物质半定量风险评估流程

GBZ/T 298—2017 中半定量风险评估模型是在新加坡有害化学物质职业暴露半定量风险评估模型的基础上适当调整而建立。GBZ/T 298—2017 中半定量风险评估模型增加了综合指数评估法，增加了每日工作时间超过 8 h 职业接触限值的换算，并对部分内容如根据化学有害因素毒性进行危害特性分级表、接触指数分级表有所修改。

本节对新加坡模型的基本评估步骤进行简单介绍。

（一）形成工作小组

管理者和员工代表及能胜任者组成评价小组，并对暴露因素进行危险度评价。或者由安全顾问或企业卫生从业人员执行该项工作。

（二）工作程序的细目分类

工作程序包括生产工艺流程、暴露人群归类、调查。

（三）化学品的识别

识别使用或生产中的所有化学品，包括原材料、中间品、主产品和副产品等。化学品的存在形式可以是固态、液态、气态、蒸汽、尘、雾或烟。

（四）危害分级的确定

化学品的危害大小主要取决于其毒性、暴露途径及其他因素。根据化学品的毒性对其进行危害分级（新加坡有害化学物质职业暴露半定量风险评估方法见表 4. 3. 15，GBZ/T 298—2017 中定量风险评估模型见表 4. 3. 16）。此外，也可根据化学品急性毒性实验的半数致死剂量（LD_{50}）和半数致死浓度（LC_{50}）进行化学品的危害分级（表 4. 3. 17）。化学品的毒效应信息（LD_{50}、LC_{50}）能够通过 SDS 获得。

表 4. 3. 15　危害分级（新加坡有害化学物质职业暴露半定量风险评估方法）

危害等级	危害描述/分类	化学物举例
1	未知有害健康作用	氯化钠、丁烷、醋酸丁酯、碳酸钙
	ACGIH A5 致癌物	
	未被列为有毒或有害物质	
2	对皮肤、眼睛或黏膜可逆作用，不产生严重的健康损伤	丙酮、丁烷、醋酸（10%浓度）、钡盐、铝粉尘
	ACGIH A4 致癌物	
	皮肤致敏与皮肤刺激性	
3	可能的人类或动物致癌物，或诱变物，但资料不足	甲苯、二甲苯、氨、丁醇、乙醛、醋酸酐、苯胺、锑、电焊烟尘等其他粉尘
	ACGIH A3 致癌物	
	IARC 2B 类物质	
	腐蚀性（pH 3～5 或 pH 9～11），呼吸道过敏物，有害化学物	

续表

危害等级	危害描述/分类	化学物举例
4	潜在人类致癌物，诱变物或基于动物研究的致畸物	甲醛、镉、亚甲基、氯化物、环氧乙烷、丙烯腈、1，3-丁二烯
	ACGIH A2 致癌物	
	IARC 2A 类物质	
	高度腐蚀性（pH 0～2 或 pH 11.5～14）	
	有毒化学物	
5	已知的人类致癌物、诱变物或致畸物	苯、联苯胺、铅、砷、铍、溴、乙烯、氯化物、汞、晶体硅、矽尘、石棉、木粉尘
	ACGIH A1 致癌物	
	IARC 1 类物质	
	高度有毒化学物	

表 4.3.16　危害分级（GBZ/T 298—2017 中半定量风险评估模型）

危害分级（*HR*）	作用影响/危害分类的描述
1	不确定的健康危害影响及未归类的有毒或有害物质
	ACGIH[a] A5 级致癌物
	IARC[b] G4
	未按有毒或有害分类
2	对皮肤、眼睛、黏膜的可逆的结果或者并未造成严重的健康损害
	ACGIH A4 级致癌物
	IARC G3
	皮肤过敏和刺激物质
3	可能为人类或动物致癌物或致突变物，但尚无充足证据
	ACGIH A3 级致癌物
	IARC G2B
	腐蚀性物质（pH 3～5，或 pH 9～11），呼吸性敏感物质，有害化学毒物
4	基于动物研究的很可能是人类致癌物，致突变物或致畸物
	ACGIH A2 级致癌物
	IARC G2A
	高腐蚀性物质（pH 0～2 或 pH 11.5～14）
	有毒化学物质
5	已知人类致癌物，致突变物或致畸物
	ACGIH A1 级致癌物
	IARC G1

续表

危害分级（HR）	作用影响/危害分类的描述
[a]A1：确定人类致癌物；A2：可疑人类致癌物；A3：对动物致癌；A4：未分类的人类致癌物；A5：尚不能确定为人类致癌物。 [b]G1：确认人类致癌物；G2A：可能人类致癌物；G2B：可疑人类致癌物；G3：对人及动物致癌性证据不足；G4：未列为人类致癌物	

表 4.3.17　根据急性毒性实验进行危害分级

危害等级	大鼠经口 LD_{50}（mg/kg）	大鼠或兔经皮 LD_{50}（mg/kg）	大鼠吸入气体和蒸气 LC_{50}[mg/(L·4h)]	大鼠吸入气溶胶颗粒 LC_{50}[mg/(L·4h)]
2	>2000	>2000	>20	>5
3	200～2000	400～2000	2.0～20	1～5
4	25～200	50～400	0.5～2.0	0.25～1
5	≤25	≤50	≤0.5	≤0.25

（五）工作视察及调查

根据表 4.3.23 的信息对工作环境“步行视察”并对员工进行调查。调查目的是明确是否所有的任务均纳入表 4.3.23 中。

（六）获得暴露频率及时间的信息

对于那些暴露或有可能暴露于有毒有害化学品的工人，应考虑其暴露的频率、持续时间及不同的暴露途径来估计其暴露程度。当某项作业的空气监测结果可以获得时，可以采用表 4.3.24；当空气监测结果不可获得时，用表 4.3.25 进行替代。

如果暴露于 2 种或 2 种以上的具有相似健康效应的化学物，那么在表格中的“具有相似效应化学物”一栏中填“Y”。化学品健康效应的信息可以通过 SDS 获得。

表 4.3.19 有一些决定暴露分级的因素，如蒸汽压、危害控制措施、化学品使用剂量、每周工作持续时间等。然而，在危险度评价中，并非每个因素都必须使用，这取决于这些参数是否能够被获得。

（七）暴露分级的确定

1. 实际暴露水平计算法

（1）每周暴露浓度计算：在空气监测结果可知的区域，通过下面的等式估计每周暴露的水平：

$$E = \frac{D \times D \times M}{W}$$

式中，E：每周暴露浓度（mg/m^3）；

F：每周暴露的频率；

M：暴露浓度（mg/m^3）；

W：每周平均工作时间（40 h）；

D：每次暴露的平均持续时间（h）。

（2）暴露分级（ER）。将暴露浓度（E）与容许接触限值（PEL，可用 $PC\text{-}TWA$ 代替）相比确定暴露等级（表4.3.18）。

表4.3.18 暴露等级

E/PEL	暴露等级（ER）
< 0.1	1
0.1～0.5	2
0.5～1.0	3
1.0～2.0	4
≥2.0	5

（3）联合暴露。当暴露于2种或2种以上的具有相似健康效应的化学物，那么就需要考虑联合暴露剂量（$E_{combined}$），通过下面的等式估计每周暴露的水平：

$$E_{combined} = \frac{E_1}{PEL_1} + \frac{E_2}{PEL_2} + \cdots + \frac{E_n}{PEL_n}$$

式中，E 为暴露浓度，PEL 为容许接触限值（GBZ/T 298—2017 中定量风险评估模型中为 OEL，为职业接触限值，单位为 mg/m^3）。

（4）暴露时间超过 8 h/d（GBZ/T 298—2017 中定量风险评估模型中有规定）。如果每日工作时间超过8 h，则职业接触限值（OEL）为降低因子 f（使用以下公式计算）乘以 OEL 值（TWA）。

$$f = \frac{8}{H} \times \frac{(24 - H)}{16}$$

H = 每日接触的时间（h）

（5）暴露时间超过40 h/w。当每周工作时间超过40 h时，PEL 值应当乘上一个权重因子 f（使用以下公式计算）。

$$f = \frac{40}{H} \times \frac{(168 - H)}{128}$$

H = 每周暴露的时间（h）

（6）短时间暴露：对于短时间的暴露，暴露浓度应与 PEL（短时程，可用 $PC\text{-}STEL$ 代替）值相比。

2. 暴露指数法（新加坡有害化学物质职业暴露半定量风险评估方法）

当空气监测结果不能获得时，可以根据暴露指数（EI）进行暴露分级：

$$ER = [EI_1 \times EI_2 \times \cdots \times EI_n]^{\frac{1}{n}}$$

n 为暴露因素的个数。

暴露指数分为五级，由 1 级到 5 级暴露剂量逐渐增加，1 代表极低暴露水平，5 代表极高暴露水平，3 代表中等暴露水平。暴露指数（*EI*）见表 4. 3. 19。

表 4. 3. 19　暴露因子及暴露指数（*EI*）

暴露因素	暴露指数				
	1	2	3	4	5
蒸气压（mmHg）	<0. 1	0. 1～1	1～10	10～100	>100
颗粒大小（空气动力学直径）	粗，块状或潮湿物质	粗，干燥物质	干燥，小颗粒直径 >100 μm	干燥，细颗粒直径 10～100 μm	干燥，细粉末状物质直径 <10 μm
*OT/PEL 比率	<0. 1	0. 1～0. 5	0. 5～1	1～2	≥2
危害控制措施	控制措施充分且定期维护	控制措施充分且不定期维护	控制措施充分但无维护，有适量粉尘	控制不充分，有粉尘	完全无控制措施，很多粉尘
每周使用量	几乎可忽略不计（<1 kg 或 1 L）	较少使用量（1～10 kg 或 10 L）	中等使用，工人受过化学物处理培训（10～100 kg 或 100 L）	大量使用，工人受过化学物处理培训（100～1000 kg 或 1000 L）	大量使用，工人未经化学物处理培训大于 1000 kg 或 1000 L
每周工作时间	<8 h	8～16 h	16～24 h	24～32 h	32～40 h

* 气味阈值（*OT*）除以容许暴露水平（*PEL*）。

当化学物为固体时，其吸入危害取决于固体颗粒的大小，颗粒的大小与空气动力学直径有关，可由下式换算：

$$Da = Dp\ \sqrt{s.g}$$

式中，*Da* 为空气动力学粒径；

Dp 为颗粒直径；

s. g 为块状化学物的特殊重力。

3. 暴露指数法（GBZ/T 298—2017 中半定量风险评估模型）

当无法获得工作场所空气中化学有害因素检测结果或某些化学有害因素未制定相应的职业接触限值时，可根据接触指数（*EI*）进行分级，接触指数主要取决于化学有害因素的蒸汽压力或空气动力学直径、职业病危害控制措施、使用量和接触时间，具体见表 4. 3. 20。

根据下式进行接触等级计算：

$$ER = [EI_1 \times EI_2 \times \cdots \times EI_n]^{\frac{1}{n}}$$

式中，*n*—接触因素的个数。

ER—接触等级；

EI—接触指数，根据接触剂量的增加分为 5 级，1 级为极低接触水平，2 级为

低接触水平，3 级为中等接触水平，4 级为高接触水平，5 级为极高接触水平。

表 4. 3. 20　接触指数分级

接触因素		接触指数（*EI*）				
		1	2	3	4	5
蒸汽压力（Pa）		＜13. 3	13. 3～133	133～1330	1330～13300	＞13300
空气动力学直径		粗糙的块状或湿材料	粗糙和干燥的粒状材料	干燥和小颗粒大于 100 μm	干燥的和 10～100 μm 的材料	干燥的和小于 10 μm 的材料
危害控制措施	工程防护措施	防护措施充分且定期维护	防护措施充分但不定期维护	防护措施充分但无维护	防护措施不充分	完全无防护措施
	应急救援设施	设施充分且定期维护	设施充分但不定期维护	设施充分但无维护	设施不充分	完全无设施
	职业病防护用品[a]	6 分	5 分	4 分	3 分	≤2 分
	应急救援措施[b]	4 分	3 分	2 分	1 分	0 分
职业卫生管理[c]		10～12 分	7～9 分	4～6 分	1～3 分	0 分
日使用量		几乎可以忽略的使用量（小于 0. 2 kg 或 0. 2 L）	小用量（0. 2 kg 或 0. 2 L～2 kg 或 2 L）	中等用量（2 kg 或 2 L～20 kg 或 20 L），使用者接受过培训	大用量（20 kg 或 20 L～200 kg 或 200 L），使用者接受过培训	大用量（大于 200 kg 或 200 L），使用者未接受过培训
日接触时间		＜1 h	≥1 h，＜2 h	≥2 h，＜4 h	≥4 h，＜6 h	≥6 h
周使用量		几乎可以忽略的使用量（＜1 kg 或 1 L）	小用量（1 kg 或 1 L～10 kg 或 10 L）	中等用量（10 kg 或 10 L～100 kg 或 100 L），使用者接受过培训	大用量（100 kg 或 100 L～1000 kg 或 1000 L），使用者接受过培训	大用量（大于 1000 kg 或 1000 L），使用者未接受过培训
周接触时间		＜8 h	≥8 h，＜16 h	≥16 h，＜24 h	≥24 h，＜32 h	≥32 h

续表

<table>
<tr><td rowspan="2">接触因素</td><td colspan="5">接触指数（EI）</td></tr>
<tr><td>1</td><td>2</td><td>3</td><td>4</td><td>5</td></tr>
<tr><td colspan="6">[a]职业病防护用品包括质量保证、符合性、有效性、按时佩戴、领用记录、培训记录等 6 项，每项 1 分，总分为 6 分。
[b]应急救援措施包括应急救援预案、机构和人员培训、演练、维护保养 4 项内容，每项 1 分，总分为 4 分。
[c]职业卫生管理共包括职业病危害防治责任制度、职业病危害警示与告知制度、职业病危害项目申报制度、职业病防治宣传教育培训制度、职业病防护设施维护检修制度、职业病防护用品管理制度、职业病危害监测及评价管理制度、建设项目职业病防护设施“三同时”管理制度、劳动者职业健康监护及其档案管理制度、职业病危害事故处置与报告制度、职业病危害应急救援与管理制度、岗位职业卫生操作规程 12 项，每项制度建立 0.5 分，制度执行良好 0.5 分，某项制度未建立则为 0 分，总分 12 分</td></tr>
</table>

相比新加坡有害化学物质职业暴露半定量风险评估方法中的暴露指数法，GBZ/T 298—2017 中半定量风险评估模型中的暴露指数法考虑了更多的接触因素，如职业病防护用品、应急救援措施、职业卫生管理等因素，至于两者得出的结果是否有差异，还需进一步进行验证，读者朋友们可以进行相关的尝试。

4. 综合指数法（GBZ/T 298—2017 中半定量风险评估模型）

当可获得工作场所空气中化学有害因素检测结果且已制定相应的职业接触限值时，综合考虑职业防护及管理措施情况，按照前文中“（1）实际暴露水平计算法”计算 *E/OEL*，根据前文中“（2）暴露指数法”接触指数 *EI* 进行分级，具体见表 4.3.21。

表 4.3.21　综合指数法接触指数分级

<table>
<tr><td colspan="2" rowspan="2">接触因素</td><td colspan="5">接触指数（EI）</td></tr>
<tr><td>1</td><td>2</td><td>3</td><td>4</td><td>5</td></tr>
<tr><td colspan="2">蒸汽压力（Pa）</td><td><13.3</td><td>13.3～133</td><td>133～1330</td><td>1330～13300</td><td>>13300</td></tr>
<tr><td colspan="2">空气动力学直径</td><td>粗糙的块状或湿材料</td><td>粗糙和干燥的粒状材料</td><td>干燥和小颗粒大于 100 μm</td><td>干燥的和 10～100 μm 的材料</td><td>干燥的和小于 10 μm 的材料</td></tr>
<tr><td colspan="2">E/OEL</td><td><0.1</td><td>0.1～0.5</td><td>0.5～1</td><td>1～2</td><td>≥2</td></tr>
<tr><td rowspan="2">危害控制措施</td><td>工程防护措施</td><td>防护措施充分且定期维护</td><td>防护措施充分但不定期维护</td><td>防护措施充分但无维护</td><td>防护措施不充分</td><td>完全无防护措施</td></tr>
<tr><td>应急救援设施</td><td>设施充分且定期维护</td><td>设施充分但不定期维护</td><td>设施充分但无维护</td><td>设施不充分</td><td>完全无设施</td></tr>
</table>

续表

接触因素		接触指数（*EI*）				
		1	2	3	4	5
危害控制措施	职业病防护用品[a]	6 分	5 分	4 分	3 分	≤2 分
	应急救援措施[b]	4 分	3 分	2 分	1 分	0 分
职业卫生管理[c]		10～12 分	7～9 分	4～6 分	1～3 分	0 分
日使用量		几乎可以忽略的使用量（小于 0.2 kg 或 0.2 L）	小用量（0.2 kg 或 0.2 L～2 kg 或 2 L）	中等用量（2 kg 或 2 L～20 kg 或 20 L），使用者接受过培训	大用量（20 kg 或 20 L～200 kg 或 200 L），使用者接受过培训	大用量（大于 200 kg 或 200 L），使用者未接受过培训
日接触时间		＜1 h	≥1 h，＜2 h	≥2 h，＜4 h	≥4 h，＜6 h	≥6 h
周使用量		几乎可以忽略的使用（小于 1 kg 或 1 L）	小用量（1 kg 或 1 L～10 kg 或 10 L）	中等用量（10 kg 或 10 L～100 kg 或 100 L），使用者接受过培训	大用量（100 kg 或 100 L～1000 kg 或 1000 L），使用者接受过培训	大用量（大于 1000 kg 或 1000 L），使用者未接受过培训
周接触时间		＜8 h	≥8 h，＜16 h	≥16 h，＜24 h	≥24 h，＜32 h	≥32 h

[a]职业病防护用品包括质量保证、符合性、有效性、按时佩戴、领用记录、培训记录 6 项，每项 1 分，总分为 6 分。

[b]应急救援措施包括应急救援预案、机构和人员培训、演练、维护保养 4 项内容，每项 1 分，总分为 4 分。

[c]职业卫生管理共包括职业病危害防治责任制度、职业病危害警示与告知制度、职业病危害项目申报制度、职业病防治宣传教育培训制度、职业病防护设施维护检修制度、职业病防护用品管理制度、职业病危害监测及评价管理制度、建设项目职业病防护设施“三同时”管理制度、劳动者职业健康监护及其档案管理制度、职业病危害事故处置与报告制度、职业病危害应急救援与管理制度、岗位职业卫生操作规程 12 项，每项制度建立 0.5 分，制度执行良好 0.5 分，某项制度未建立则为 0 分，总分 12 分

（八）风险水平评定

风险水平可以用公式表示如下：

$$Risk=\sqrt{(HR\times ER)}$$

HR＝危害等级（1～5 级，见表 4.3.22）

$$ER = \text{暴露等级（1～5 级）}$$

该公式中的平方根将危险度值限制为 1～5 个等级。当危险度分级为非整数时，四舍五入。

风险的重要性：根据表 4.3.22 判断每项任务的风险并对进行分级。

表 4.3.22　风险分级

风险等级	分级
1	可忽略风险
2	低风险
3	中等风险
4	高风险
5	极高风险

或者，也可采用下面的矩阵（图 4.3.7）来确定风险水平。

风险等级矩阵

HR / ER	1	1	1	1	1
1	1	1.4	1.7	2	2.2
2	1.4	2	2.4	2.8	3.2
3	1.7	2.4	3	3.5	3.9
4	2	2.8	3.5	4	4.5
5	2.2	3.2	3.9	4.5	5

图例

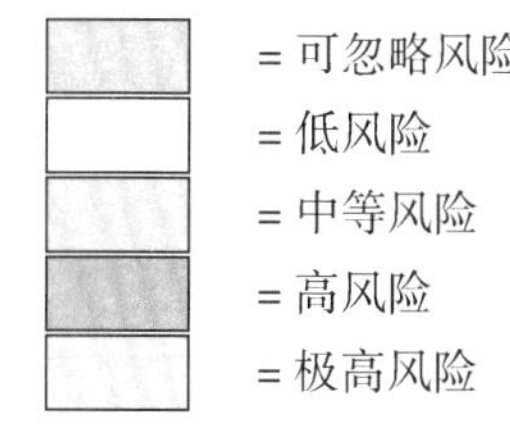

图 4.3.7　风险等级矩阵

危险度随着等级的增加而增加（1～5 级），1 级表示该风险可以忽略不计，5 级表示风险很高。根据风险分级，可以指导行为计划的优先次序以便更好地减少暴露的风险。

（九）采取纠正措施

应该采取适当的措施减少作业的风险。这些措施包括：选择有效的措施消除或降低危险度，如有毒化学物的替代、局部排气通风设施（或稀释通风设施）的安装、个人防护设施的使用和管理等；职业卫生培训；健康体检；空气监测；按需要建立急救和应急预案等。

（十）记录评估

所有的评定都应正确、详尽地记录在永久性表格或计算机中，记录内容应该包括：评价团队的名称，作业单元的描述，参与的人员，工作区域及时间，在作业时使用或产生的危害物质的列表，并用符号标记出能否在 SDS 中找到相关信息，危害信息，危害识别，风险结论，建议，评估团队的签名、日期及职务，接受评估的管理者的签名、日期及职务等。

（十一）评估的复审

一旦以下情况中的任何一项发生，风险评估需要复审：生产量、原材料、生产过程或控制措施（管理的改变）发生明显变化，工作相关疾病被报道，近期由于控制措施不恰当而导致事故的发生，监测或健康监护显示控制措施失效，由于获得某些物质危害性的新证据，可能造成对该化学物的评价标准或其相关指标值发生改变，新的或改进的控制手段。

（十二）风险评估记录表

风险评估记录表见表 4. 3. 23 至表 4. 3. 26。

表 4. 3. 23　工作过程分解

车间	岗位	任务描述	工人数量	化学物	危害等级

表 4. 3. 24　暴露等级的确定（有空气监测结果）

车间	岗位	化学物质名称	暴露时间（h/d）	暴露频率（次/周）	化学物质是否有相似效应（是/否）	暴露水平	暴露等级

表 4. 3. 25　暴露等级的确定（无空气监测结果）

车间	岗位	化学物质名称	蒸汽压力或颗粒大小	危害控制措施	每周使用量	每周工作持续时间（h）	暴露指标（*EI*）	暴露等级（*ER*）

表 4. 3. 26　风险评估报告结果

车间	岗位	危害等级	暴露等级	风险水平	后续措施

五、ICMM 风险评估模型

国际采矿和金属委员会（ICMM）职业健康风险评估方法是一个定性风险评估模型，涉及四个关键的因素：危害的识别、潜在健康影响的调查、暴露的测量和风险特征的说明。本节对该模型进行简单介绍。

（一）健康风险评估步骤

健康风险评估是一个不断重复的循环过程，见图 4. 3. 8，由以下步骤组成。

（1）识别健康危害因素及其对健康的不良影响。

（2）识别暴露的个体和人群（如相似接触组）。

（3）识别可能产生危害暴露的工艺、工种和区域。

（4）估计、测量或核实暴露。

（5）分析现有控制措施的效果。

（6）分析危害暴露的潜在健康风险（如与职业接触限值相比较）。

（7）健康风险分级（高、中、低）。

（8）预测新的潜在健康风险。

（9）建立风险登记表。

（10）确定优先行动。

（11）建立、执行并监测风险控制行动计划，或检查现有风险控制行动计划。

（12）保持正确、系统的健康风险评估记录，或修改现有的风险控制行动计划，并使用替代和/或附加控制措施。

（13）定期检查或修订风险控制行动计划，如果工艺改变或准备开发新产品，则要提早进行检查和修订。

图 4. 3. 8 提供了以上健康风险评估流程，该流程适用于新的和已有的作业场所。

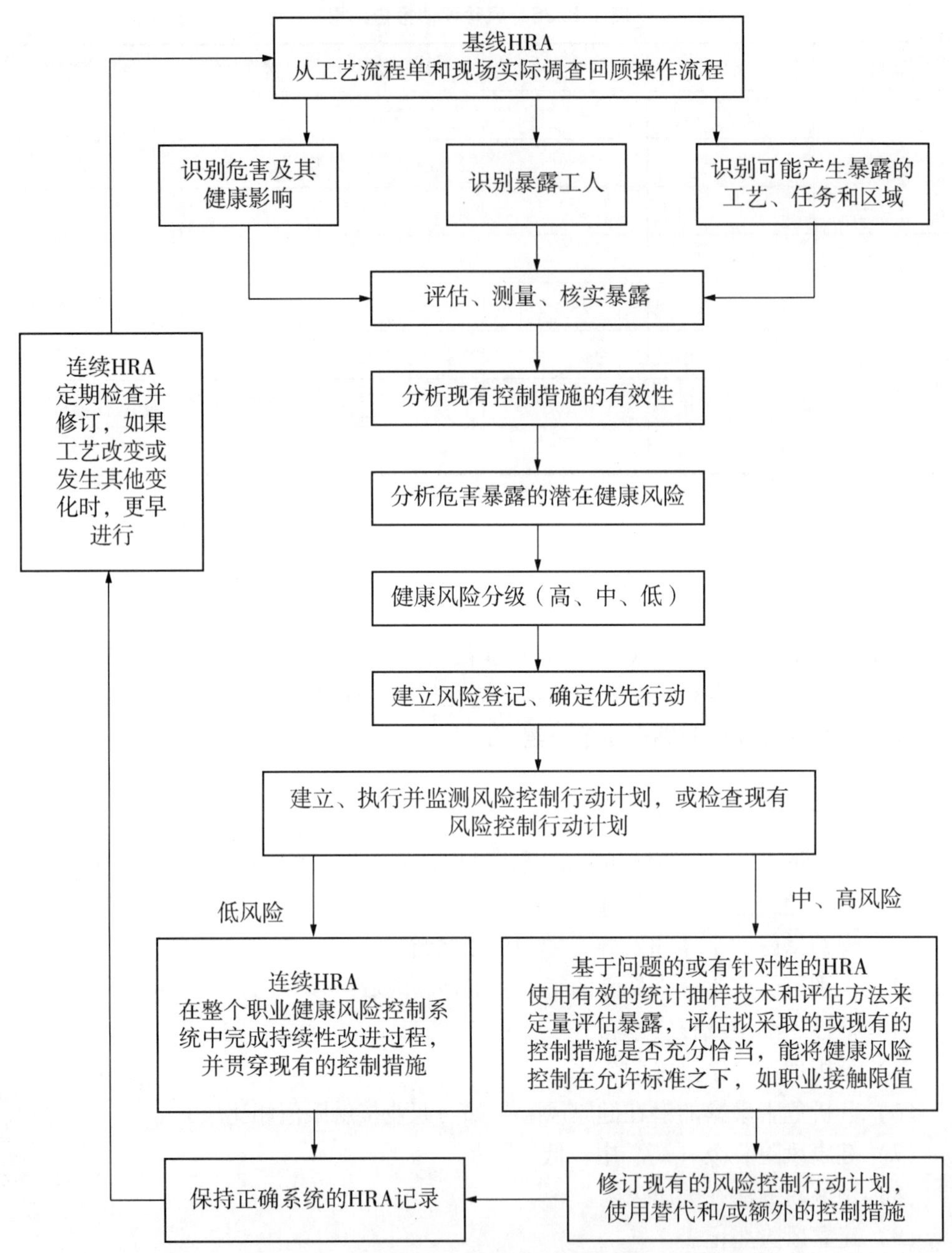

图 4.3.8　国际采矿与金属委员会风险评估步骤

（二）问题识别

1. 识别健康危害

（1）初步分析。分析档案资料，如事件报告、健康危害预评价、职业伤害和疾病的报告、卫生监督记录、材料安全数据表（safety data sheet，SDS）等。

（2）现场视察。现场视察调查的区域，通过亲身感受判断是否存在潜在的健康危害。

（3）危害等级。危害系数可以根据对健康的影响划分。准确地评估风险的优先次序，才能突出那些可能造成人员重大损害的危害，危害等级见表4.3.27。

表4.3.27　危害等级

危害定级	定义
1. 轻微健康影响	该级别的暴露较少导致伤害
2. 可逆的健康影响	非危及生命的可逆健康影响
3. 不良健康影响	对健康的不利影响是永久性的，但并不显著影响生活质量或寿命，表现为较轻微活动受限或能力缺失，可能导致职业和生活方式的变化
4. 明显和严重的健康影响	对健康的不利影响是永久性的，可能会显著降低生活质量和/或寿命，持续暴露可能导致永久性的身体或精神残疾或长期性疾病

2. 确定暴露工人

实际上，不是每个工人都存在接触的风险。在这种情况下，对相似暴露水平的工人群体进行分类将更为有效。这种分类可定义为相似暴露组（similar exposure groups，SEGS）。可按工种或工作区域划分类似暴露组别。

3. 识别工作和区域具有潜在危险的过程

系统地识别和评估生产中的流程、工作和区域是否存在暴露于危险物质，并按相似暴露组归类。

（三）评估

1. 评定暴露水平

评估暴露水平的目的是描述SEGS、流程、工作和区域接触风险的强度和持续时间。暴露可间接估计和定性或直接测量量化。所有暴露测量都应遵循有效的统计抽样和评估方法以及质量控制程序。

（1）间接定性暴露评估。间接定性暴露评估可以通过走访调查识别潜在的健康危害，或者根据以往的定量测量结果判断，也可以两种方法结合应用。可以通过已确定的危害、已定义的相似接触组、根据资料考虑的工序、工作任务和区域以及与管理人员和工人讨论来进行暴露等级的评定。

（2）直接暴露定量评估。直接测量健康危害因素的暴露水平时应考虑多个因素：是否符合公认的接触限值、过度暴露可能引起严重的健康损害、需采取有效的控制措施、控制措施的选择取决于暴露水平、需对控制措施的有效性进行评估等。

2. 风险分级

风险分级或描述是评估由于实际或预测暴露于工作场所健康危害而可能发生的不良健康影响的发生率和严重程度的过程。它是健康风险评估（HRA）的最终产物，可用于开发优先控制措施以及显示风险。

风险分级可用定性、定量或半定量来定义评估。

（1）定性风险分级。运用并使用低、中或高的简单排序机制。这在进行基线型风险评估时尤其有用，其目标是简单地识别重大健康风险，然后更全面地测量和/或分析这些风险。用这种方法很难确定干预措施的优先次序。

表4.3.28使用了定性/简单的暴露分级系统进行说明。在实践中，暴露等级可以从可忽略、低、中等/适度、高到非常高/严重。

表4.3.28 定性/简单暴露评级系统

暴露分级	暴露水平	定义	风险分类	处理措施
低	低于接触限值的50%（<0.5×OEL）	频繁接触低浓度的有害因素，或者偶尔接触中等浓度的有害因素； 频繁接触低于10% OEL，或者偶尔接触超过10% OEL但低于50% OEL的有害因素； 暴露水平控制在OEL值以下，超限可能性较低，这种暴露水平很少或不会对健康造成不良影响	C	监督：不需要主动控制；定期验证；采样策略主要旨在常规检查
中等/适度	50%～100% OEL［>(0.5～1)×OEL］	频繁接触中等浓度的有害因素或者偶尔接触高浓度的有害因素； 经常接触超过10% OEL但低于50% OEL的有害因素，或者偶尔接触超过50% OEL但低于100% OEL的有害因素； 暴露水平控制在职业接触限值以下，但偶尔有超过接触限值的可能性，有可能对部分易感工人造成健康损害	B	控制：需要主动监控以确保暴露低于OEL；工作场所采样策略旨在质量控制和检查控制；对接触超过50% OEL的工人进行医学监护
高	≥OEL	频繁接触高浓度的有害因素或者偶尔接触极高浓度的有害因素； 频繁接触超过100% OEL的有害因素； 暴露水平高于或不在OEL范围内，很可能导致绝大多数工人的健康受到短暂或长期影响	A	干预：采取主动的控制措施，将暴露水平降至OEL以下；控制可能被认为是关键的

（2）定量风险分级。使用延伸了低、中、高情景的数学方程，并将风险描述为发生伤害或损害的严重后果和暴露于危害中的时间。

风险等级＝后果＊暴露概率＊暴露时间

分配给各个元素的值见表4.3.29。然后，根据表列风险分类数值计算风险等级，并采取适当措施（表4.3.30）。应当指出的是，方程式得到的数值可能会导致大量问题被认定为“不可容忍”，这可能会妨碍优先控制关键风险。

表4.3.29　定量方法中使用的风险因素值示例

危害因素		数值
暴露概率（超过 *OEL* 的可能性）	连续超过	10
	间歇性地	6
	不常见的，但可能	3
	只有极小可能（发生在某个地方）	1
	可以想到，但不可能发生	0.5
暴露时间	每个工作班8 h连续暴露	10
	每个工作班连续暴露2～4 h	6
	每个工作班连续暴露1～2 h	3
	短时间暴露（每月几次）	2
	较少（每年几次）	1
	极少（每年一次）	0.5
后果	一人或多人死亡	100
	重大残疾	50
	严重疾病－缺勤超过14 d	15
	重大疾病－缺勤超过7 d但少于14 d	7
	小病－缺席7 d或更少	1

表4.3.30　根据计算的风险采取的适当措施示例

风险分级	风险类型	行动内容
400或以上	不可容忍风险（MUE）	考虑停止
200～399	极高风险（MUE）	需要立即采取行动
70～199	高风险	需要更正
20～69	潜在风险	需要注意
低于20	可容忍风险（低风险）	监测

（3）半定量。使用基于暴露后果和暴露可能性的矩阵。基于职业接触限值（*OEL*）或其他健康标准对暴露进行分级。

表4.3.31提供了一个改编自ICMM公司成员的示例矩阵，以说明如何得出风险等级。

3. 确定健康风险可接受性

职业健康危害的控制遵循职业接触限值和标准，已知每个限值和标准代表工作场所中特定刺激物的浓度，该浓度几乎对所有工人不会造成不良健康影响或过度不适。如果超过标准，则风险被视为不可接受。

表 4.3.31　半定量 5 * 5 风险矩阵

风险矩阵		后果(如果一个事件有多个“后果类型”,请选择评级最高的后果类型				
后果类型		1—轻微	2—小	3—中度	4—高	5—严重
		接触健康危害导致暂时不适	暴露于健康危害中导致需要医疗干预和完全康复(无时间损失)	暴露于健康危害/因素(超过 *OEL*)导致对健康的可逆影响(损失时间)或永久性改变,但不会残疾或生活质量下降	暴露于健康危害/因素(显著超过 *OEL*)对健康造成不可逆的影响,生活质量下降或一人死亡	暴露于健康危害/因素(显著超过 *OEL*)对健康造成不可逆的影响,大多数人生活质量下降或多人死亡
可能性		风险分级				
5—几乎确定 1 年	意外事件频繁发生,每年发生一次或多次,可能在一年内再次发生	11(中)	16(严重)	20(严重)	23(高)	25(高)
4—可能 3 年	意外事件很少发生,每年不到一次,可能在 3 年内再次发生	7(中)	12(中)	17(严重)	21(高)	24(高)
3—可能 10 年	意外事件在 10 年内会发生	4(低)	8(中)	13(严重)	18(严重)	22(高)
2—不可能 30 年	意外事件在 30 年内会发生	2(低)	5(低)	9(中)	14(严重)	19(严重)
1—很少 超过 30 年	从未发生过意外事件,或在 30 年内不太可能发生	1(低)	3(低)	6(中)	10(中)	15(严重)

暴露限值可分为三类：①时间加权平均值（*TWA*）；②职业接触限值 - 短时间接触限值（*OEL-STEL*）；③职业接触限值 - 最高限值（*OEL-C*）。

职业接触限值是职业卫生专业人员进行职业病危害控制的准则。不应将其视为区分安全与危险浓度或刺激物水平的精确界限。它们不是相对风险的衡量标准，也不应应用于控制社区空气污染。需要理解的是，暴露标准不是划分安全和不安全暴露的界限，应视为目标浓度。暴露标准确实是控制潜在健康问题的指南，因此真正的目标应该是零。最终目的是消除或控制所有可能对健康产生不利影响的职业健康应激物。应用于规范之外的情况，如 12 小时工作班可能会导致疾病、残疾或死亡。

4. 评估控制措施的有效性

控制措施等级：为了提高可靠性，有效性以及降低有害接触的可能性，把接触风险的控制措施分为多种层次，包括消除、更替、工程（包括隔离）、管理（包括教育和培训）、个人防护设备。

控制措施有效性分级：控制措施定级的方法可以参照暴露水平定级。

六、英国 COSHH 风险评估模型

英国 COSHH 模型（GBZ/T 298—2017 中定性风险评估模型）为定性风险评估模型。英国 COSHH 模型的流程框架为：综合考虑化学物质（固体或液体）的健康危害水平和暴露水平，通过风险评估给出控制等级建议。流程见图 4. 3. 9。

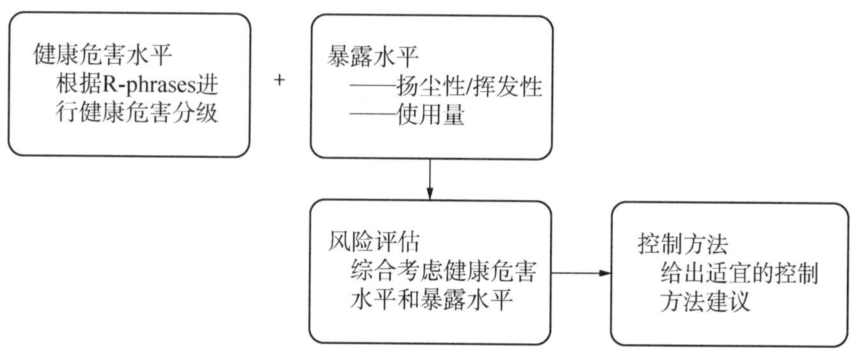

图 4. 3. 9　COSHH Essentials 风险评估流程

GBZ/T 298—2017 中定性风险评估模型是在英国 COSHH 模型为定性风险评估模型的基础上建立而建立。模型的核心步骤和评估方法与英国 COSHH 模型为定性风险评估模型相同。

以下对本方法进行简要介绍。

（一）健康危害水平（危害表征）

健康危害水平根据欧盟危害分类系统的危险度术语（R-phrases）进行分级，按照危害水平由小到大分为 5 级（A - E），另有 1 级（S）体现皮肤和眼部危害，见表 4. 3. 32。C 类物质较 A 类和 B 类物质更危险，E 类物质最危险。S 类表示该物质如果沾到皮肤上或眼

睛里是危险的。与危害较小的化学品相比，对可能造成较严重危害化学品的控制要求应更为严格，以避免人或环境受到更严重损害。危险度术语及其含义见表 4. 3. 33。

表 4. 3. 32 健康危害分级

健康危害分级	接触浓度范围	危险度术语
A	粉尘：1～10 mg/m^3； 蒸气：0. 005～0. 05%	R36，R38，所有粉尘和蒸气未分入另一级
B	粉尘：0. 1～1 mg/m^3； 蒸气：0. 0005～0. 005%	R20/21/22，R40/20/21/22
C	粉尘：0. 01～0. 1 mg/m^3； 蒸气：0. 00005～0. 0005%	R48/20/21/22，R23/24/25，R34，R35，R37，R39/23/24/25，R41，R43
D	粉尘：<0. 01 mg/m^3； 蒸气：<0. 00005%	R48/23/24/25，R26/27/28，R39/26/27/28，R40 Carc. Cat. 3，R60，R61，R62，R63
E	寻求专家建议	R40 Muta. Cat. 3，R42，R45，R46，R49
S：皮肤和眼部接触	避免或减少皮肤和/或眼部暴露	R34，R35，R36，R38，R41，R43

[a]根据物质的职业接触限值范围或者危险度术语，可以将化学有害因素的健康危害水平由小到大分为 5 级（A－E），即 C 类物质较 A 类和 B 类物质更危险，E 类物质最危险。另有 S 级体现皮肤和眼部危害，表示该物质如果沾到皮肤上或眼睛里是危险的。

[b]% 与 mg/m^3 在气温为 20 ℃，大气压为 101. 3 kPa（760 mm Hg）的条件下的换算公式为 0. 0001% ＝24. 04/Mr（mg/m^3），其中 Mr 为该气体的分子量。

表 4. 3. 33 部分危险度术语、危险度组合术语及含义

危险度术语	解释	危害分组
R20/21/22	吸入、与皮肤接触和吞食是有害的	B
R21	与皮肤接触是有害的	S
R23/24/25	吸入、与皮肤接触和吞食是有毒的	C
R24	与皮肤接触有毒	S
R26/27/28	吸入、与皮肤接触和吞食有极高毒性	D
R27	与皮肤接触有极高毒性	S
R33	有累积作用危险	B
R34	引起灼伤	C，S
R35	引起严重灼伤	C，S
R36	刺激眼睛	A，S
R37	刺激呼吸系统	C
R38	刺激皮肤	A，S
R39/23/24/25	有毒的：经吸入、与皮肤接触和吞食有极严重不可逆作用危险	C

续表

危险度术语	解释	危害分组
R39/24	有毒的：与皮肤接触有极严重不可逆作用危险	S
R39/27	极高毒性：与皮肤接触有极严重不可逆作用危险	S
R40	可能有不可逆作用的风险	S
R40/20/21/22	有害的：经吸入、与皮肤接触和吞食可能有不可逆作用的风险	B
R40/21	有害的：与皮肤接触可能有不可逆作用的风险	S
R41	对眼睛有严重损害的风险	C，S
R42	吸入可能引起过敏	E
R43	皮肤接触可能引起过敏	C，S
R45	可能致癌	E
R46	可能造成不可逆的遗传损害	E
R48/20/21/22	有害的：经吸入、皮肤和吞食长期接触有严重损害健康的危险	C
R48/21	有害的：经皮肤长期接触有严重损害健康的危险	S
R48/23/24/25	有毒的：经吸入、皮肤和吞食长期接触有严重损害健康的危险	D
R48/24	有毒的：经皮肤长期接触有严重损害健康的危险	S
R49	吸入可能致癌	E
R60	可能损伤生育力	D
R61	可能对未出生婴儿造成危害	D
R62	可能有损伤生育力的危险	D
R63	可能有损害未出生婴儿的危险	D
R64	可能对哺乳婴儿造成危害	D
R65	有害的：吞食可能造成肺部损害	A
R66	反复接触可能造成皮肤发干或裂口	A，S
R67	蒸气可能造成嗜睡和头晕	B
R68	可能有不可逆后果的危险	E
Carc cat 3	原分类列入第三类的致癌物，即人类致癌作用证据有限的物质现为ⅡB 组物质，可疑人类致癌物	D
Muta cat 3	分类列入第三类的生殖细胞致突变性物质，即生殖细胞致突变作用证据有限的物质，可疑人类生殖细胞致突变性物质	E

（二）暴露水平评估

暴露水平取决于两个因素：一是物理特性，二是使用量。

1. 物理特性

物理特性即物质扩散到空气中的程度，对固体物质考虑其“扬尘性”，对液体物质考虑其“挥发性”。扬尘性和挥发性都分为 3 类：低、中、高。扬尘性分类：低——不会破碎的固体小球，使用时几乎不产生粉尘，如 PVC 颗粒、蜡片；中——晶体、粒状固体，使用时能见到粉尘但很快落下，使用后粉尘留在表面，如肥皂粉；高——细微而轻的粉末，使用时可见尘雾形成，并在空气中停留几分钟，如水泥、炭黑、粉笔灰。挥发性分类：操作温度为 20 ℃时，低——沸点 >150 ℃；中——沸点为 50～150 ℃；高——沸点 <50 ℃。随着操作温度升高挥发性一般会增加。如果使用两种或两种以上不同沸点物质组成的制品，按沸点最低的来确定其挥发性。综合化学品沸点和操作温度判断挥发性见图 4. 3. 10。纵坐标为液体沸点，横坐标为操作温度，横纵坐标在图上的交汇点即为挥发性，如果两者相交点落在高挥发性区与中挥发性区的分界线，或中挥发性区与低挥发性区的分界线上，则选择较高的挥发性。

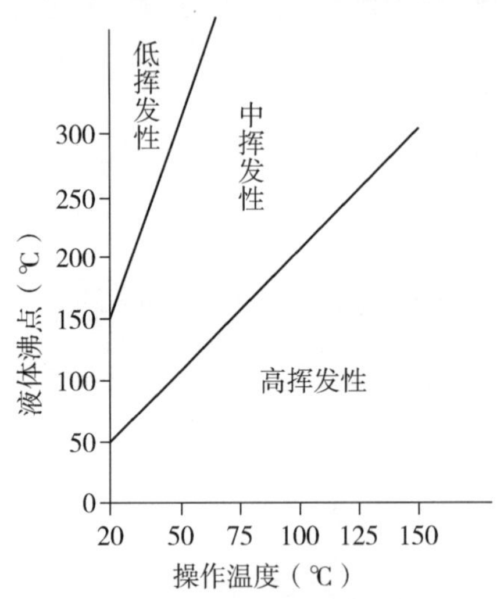

图 4. 3. 10　挥发性的判断

注：操作温度为 20 ℃时，低——沸点 >150 ℃；中——沸点为 50～150 ℃；高——沸点 <50 ℃。

随着操作温度的升高挥发性一般会增加。

2. 使用量

要确定处理一批（或在 1 天内连续操作）固态或液态物质的量，以少量、适量或大量表示，按供应商提供的物质的重量/体积和类型来确定使用量的分类，见表 4. 3. 34。

表 4. 3. 34　确定使用量及分类

使用量	单位	供应商的包装	体积
少量	g	袋或瓶	mL
适量	kg	桶	L
大量	t	散装	m^3

注：①如果不能确定数量，选择较大的量。

②使用量指处理一批（或在 1 天内连续操作）固体或液态物质的量，以少量、适量或大量表示，按供应商提供的物质的重量/体积和类型来确定使用量的分类。

（三）风险评估

综合考虑物理特性和使用量，可以分别对固体和液体形成暴露分级，均分为4级，固体物质暴露分级（exposure predictor band solid，EPS）见表4.3.35，液体物质暴露分级（exposure predictor band liquid，EPL）见表4.3.36。

表4.3.35　固体物质的暴露分级

暴露分级	使用量	扬尘性
EPS1	少量	中/低
EPS2	少量	高
EPS3	适量/大量	低
	适量	中/高
EPS4	大量	中/高

注：根据固体物质的使用量和扬尘性，将暴露水平由低到高分为4级（EPS1～EPS4）。

表4.3.36　液体物质的暴露分级

暴露分级	使用量	挥发性
EPL1	少量	低
EPL2	少量	中
	适量/大量	低
EPL3	适量	中/高
	大量	中
EPL4	大量	高

注：根据液体物质的使用量和挥发性，将暴露水平由低到高分为4级（EPL1～EPL4）。

（四）风险控制

基于健康危害水平和暴露水平的综合判断，可以得出适宜的职业病危害控制方法（control strategy，CS），按照严格程度从低到高分为4级，见表4.3.37。

表4.3.37　控制方法分类

CS1——全面通风。使用良好操作规程和全面通风
CS2——工程控制。采用接近危害源的半密闭式的局部通风，也包括冷却等其他工程控制手段
CS3——密闭控制。封闭或密闭危害源、危害物，只允许微量泄漏
CS4——寻求专家建议

COSHH Essential 模式通过大量研究，在暴露水平和健康危害水平评估与控制方法之间建立起了联系，见表 4. 3. 38、表 4. 3. 39。即通过暴露水平和健康危害水平的评估，可以推导出适宜的控制方法，以便更好地保护劳动者的职业健康。当短时接触有害物质时，可酌情将控制方法降低一个级别。

表 4. 3. 38　基于健康危害水平和暴露水平的控制方法（固体）

健康危害分级	EPS4	EPS3	EPS2	EPS1
A	CS2	CS1	CS1	CS1
B	CS3	CS2	CS1	CS1
C	CS4	CS3	CS2	CS1
D	CS4	CS4	CS3	CS2
E	CS4	CS4	CS4	CS4

注：根据固体类职业病危害因素的健康危害水平和暴露水平的分级，形成矩阵，判定适宜的职业病危害控制方法。

表 4. 3. 39　基于健康危害水平和暴露水平的控制方法（液体）

健康危害分级	EPL4	EPL3	EPL2	EPL1
A	CS2	CS1	CS1	CS1
B	CS2	CS2	CS1	CS1
C	CS3	CS3	CS2	CS1
D	CS4	CS4	CS3	CS2
E	CS4	CS4	CS4	CS4

注：根据液体类职业病危害因素的健康危害水平和暴露水平的分级，形成矩阵，判定适宜的职业病危害控制方法。

确定需要实施的控制方法后，还应根据工作任务、操作过程、操作环境以及化学品性质、用量等编制相应的控制指南卡（control guidance sheets，CGS）。可按控制指南卡索引清单选择适合的控制指南卡号，查找具体的控制指南卡。控制指南可用于改善用人单位化学品管理水平。

（张美辨　徐秋凉）

第四节　广东省先进制造业职业病发病谱分析

一、概况

根据中华人民共和国国家卫生健康委员会公布的职业病发病数据显示，我国职业病总体发病形势依然严峻。2014—2018 年，我国共确诊职业病（不含职业性放射病）141108 例，其中尘肺病及其他呼吸系统疾病 123487 例，职业性耳、鼻、喉、口腔疾病 6389 例，职业性化学中毒 5778 例，物理因素所致职业病 1290 例，职业性肿瘤 452 例，职业性皮肤病 491 例，职业性眼病 397 例，职业性传染病 2735 例，其他职业病 89 例。根据已公布的数据显示，2014—2016 年我国新发职业病前 3 位为煤炭行业、有色金属行业和开采辅助行业。这 3 个行业职业病发病数量之和超过职业病总发病数量的半数，且始终处于职业病发病行业的前 3 位。其原因可能为尘肺病主要集中于煤炭行业和开采辅助行业。对于以非尘肺病发病为主的省份，制造业是职业病发病的主要行业。下面以广东省为例，阐述重点制造业的职业病发病情况。

根据“作业场所职业病危害申报与备案管理系统”显示，广东省存在职业病危害的企业共约有 16. 54 万家，接触职业病危害因素的劳动者约有 307. 66 万人，其中制造业企业有 13. 08 万家（79. 08%），劳动者有 266. 52 万人（86. 63%）。广东省职业病发病模式呈现职业性尘肺病、职业性噪声聋和职业性化学中毒“三足鼎立”的新态势。根据职业病与职业卫生信息监测系统，广东省 2014—2018 年在重点制造业共报告职业病 541 例，占制造业职业病报告总数（3830 例）的 14. 13%，占职业病报告总数（4523 例）的 11. 96%。每年保持相对稳定的发病趋势，其中 2014 年 121 例，2015 年 99 例，2016 年 103 例，2017 年 102 例，2018 年 116 例。见表 4. 4. 1。

表 4. 4. 1　广东省 2014—2018 年重点制造业职业病报告例数年份分布情况

年份	重点制造业职业病报告例数	制造业		全行业	
		例数	占比*（%）	例数	占比#（%）
2014	121	607	19. 93	693	17. 46
2015	99	691	14. 33	791	12. 52
2016	103	698	14. 76	815	12. 64
2017	102	847	12. 04	959	10. 64
2018	116	987	11. 75	1265	9. 17
合计	541	3830	14. 13	4523	11. 96

*：指重点制造业的职业病报告例数占制造业职业病报告例数的百分比；

#：指重点制造业的职业病报告例数占全行业职业病报告例数的百分比。

病例分布在15个地市，主要在珠三角地区（518例，95.75%）。病种涵盖了七大类23种，以职业性耳鼻喉口腔疾病（273例，50.37%）为主，职业性尘肺病及其他呼吸系统疾病171例（31.61%），职业性化学中毒60例（11.06%），职业性肿瘤14例（2.59%），物理因素所致职业病和职业性皮肤病各11例（2.03%），职业性眼病1例（0.18%）。见图4.4.1。

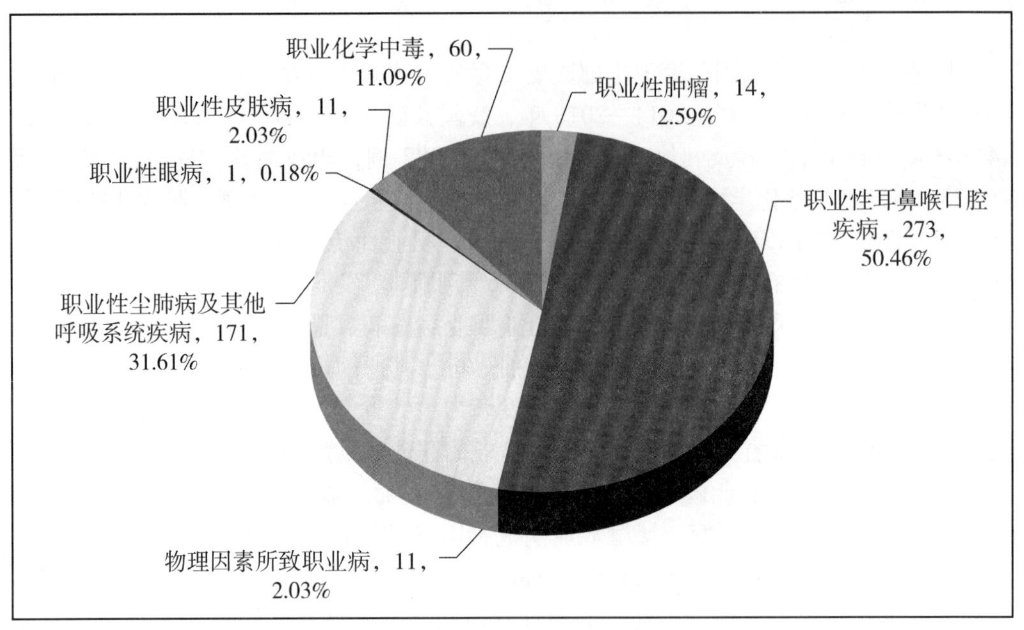

图4.4.1 广东省2014—2018年重点制造业职业病谱分布

在性别分布上，男性为480例（88.72%），女性为61例（11.28%）。发病年龄 M（P_0，P_{100}）为43（20，78），发病工龄 M（P_0，P_{100}）为8.92（0.01，40.00）。其中，汽车制造业的发病年龄和发病工龄均最小，为33（21，59）岁和5.38（0.04，26.58）年，其余重点制造业的发病年龄中位数均为42～44岁之间。见表4.4.2。

表4.4.2 广东省2014—2018年重点制造业职业病病例的年龄和工龄情况

重点制造业	职业病报告例数 n	年龄（岁）M（P_0，P_{100}）	工龄（年）M（P_0，P_{100}）
汽车制造业	98	33（21，59）	5.38（0.04，26.58）
金属船舶制造业	173	44（26，61）	10.58（0.01，37.58）
通用设备制造业	176	42（20，58）	8.67（0.03，39.67）
海洋工程专用设备制造业	3	44（37，54）	14.58（4.92，20.00）
金属冶炼和压延加工业	66	43（29，78）	9.00（0.08，40.00）
石油炼化业	25	44（32，53）	19.42（6.00，28.42）
合计	541	43（20，78）	8.92（0.01，40.00）

在企业规模分布上，均衡分布在大型、中型、小型规模企业中，分别是149例（27.49%）、168例（31.05%）和196例（36.16%）。在企业经济类型分布上，主要分布在私有经济类型（211例，39.00%）；其次是国有经济（157例，28.97%）、外商经济（110例，20.30%）、港澳台经济（60例，11.07%）和集体经济（3例，0.55%）。

二、汽车制造业的职业病谱

汽车制造业是我国第二产业的重要组成部分，作为我国经济发展中的一大支柱产业，在国民经济的增长中发挥重要的作用。汽车制造过程中复杂的生产工艺产生的职业病危害因素十分广泛，常见的为噪声、粉尘（包括矽尘、电焊烟尘等）、高温、苯、甲苯、二甲苯、振动等。广东省2014—2018年在汽车制造业共报告职业病98例，其中职业性耳鼻喉口腔疾病（均为噪声聋）73例，慢性职业性化学中毒（均为苯中毒）14例，职业性皮肤病4例（接触性皮炎和黑变病各2例），物理因素所致职业病3例（2例手臂振动病和1例中暑），职业性尘肺病（职业性其他尘肺）和职业性肿瘤（苯所致白血病）各2例。2014—2017年职业病报告例数逐年上涨（分别为11例、14例、26例、29例），2018年（18例）有所下降。病例主要来源于中型企业（52例，53.06%）和外商经济类型企业（50例，51.02%）。98例病例来源于57家企业，其中9家企业报告病例数大于等于3例。在性别分布上，男性（77例，78.57%）多于女性（21例，21.43%）。年龄主要集中在30～39岁（44例，44.90%），工龄多集中在4～6年（34例，34.69%）、1～3年（27例，27.55%）和7～9年（21例，21.43%），见表4.3.3。

表4.4.3　广东省汽车制造业职业病分布情况

分布		职业性耳、鼻、喉、口腔疾病	慢性职业性化学中毒	职业性皮肤病		职业性物理因素疾病		职业性尘肺病	职业性肿瘤	合计
		噪声聋	苯中毒	接触性皮炎	黑变病	手臂振动病	中暑	其他尘肺	苯所致白血病	
年份	2014	8	1	0	0	0	1	1	0	11
	2015	12	0	1	0	1	0	0	0	14
	2016	20	3	0	2	0	0	1	0	26
	2017	18	8	1	0	1	0	0	1	29
	2018	15	2	0	0	0	0	0	1	18
性别	男	61	7	0	2	2	1	2	2	77
	女	12	7	2	0	0	0	0	0	21

续表

分布		职业性耳、鼻、喉、口腔疾病	慢性职业性化学中毒	职业性皮肤病		职业性物理因素疾病		职业性尘肺病	职业性肿瘤	合计
		噪声聋	苯中毒	接触性皮炎	黑变病	手臂振动病	中暑	其他尘肺	苯所致白血病	
年龄（岁）	20～29	25	2	0	0	1	1	0	0	29
	30～39	30	8	1	2	1	0	1	1	44
	40～49	11	4	0	0	0	0	1	1	17
	50～59	7	0	1	0	0	0	0	0	8
工龄（年）	<1	0	0	0	1	0	1	0	0	2
	1～3	20	5	1	0	1	0	0	0	27
	4～6	29	4	0	1	0	0	0	0	34
	7～9	15	2	1	0	1	0	1	2	21
	10～14	5	2	0	0	0	0	0	0	7
	15～19	4	1	0	0	0	0	0	0	5
	20～24	0	0	0	0	0	0	0	0	1
	25～29	0	0	0	0	0	0	1	0	1
合计		73	14	2	2	2	1	2	2	98

三、金属船舶制造业的职业病谱

金属船舶制造业是国民支柱行业之一，该行业职业病危害因素复杂，超标最严重的为粉尘（电焊烟尘）、锰及其化合物、噪声等。据文献统计，该行业国内报告尘肺病 368 例、电光性眼炎约 2000 例、中暑约 200 例、铅中毒 70 例、苯中毒 19 例。广东省 2014—2018 年在金属船舶制造业共报告职业病 173 例，其中职业性尘肺病（电焊工尘肺 79 例，其他尘肺 22 例，矽肺 4 例，石墨尘肺 3 例，炭黑尘肺 1 例）129 例，职业性耳鼻喉口腔疾病（均为噪声聋）57 例，慢性职业性化学中毒（苯中毒）3 例，物理因素所致职业病（中暑）2 例，职业性眼病（化学性眼部灼伤）1 例和职业性肿瘤（苯所致白血病）各 1 例。2014—2018 年，金属船舶制造业的职业病报告例数保持较稳定的发病例数，2014 年最高峰为 40 例，随后开始下降，在 2017 年下降到最低点后 2018 年上涨至 40 例。病例主要来源于大型企业（82 例，47.40%）、国有经济（86 例，49.71%）和外商经济（71 例，41.04%）类型企业。173 例病例来源于 68 家企业，其中 20 家企业报告病例数大于等于 3 例，有 2 家企业 5 年间职业病报告例数多于 10 例，可见发病有集中性趋势。在性别分布上，基本为男性（169 例，

97.69%)。年龄主要集中在40～49岁(99例,57.23%),工龄多集中在10～14年(53例,30.64%)和7～9年(42例,24.28%)。见表4.4.4。

表4.4.4　广东省金属船舶制造业职业病分布情况

分布		职业性尘肺病					职业性耳、鼻、喉、口腔疾病	慢性职业性化学中毒	职业性物理因素疾病	职业性眼病	职业性肿瘤	合计
		电焊工尘肺	其他尘肺	矽肺	石墨尘肺	炭黑尘肺	噪声聋	苯中毒	中暑	化学性眼部灼伤	苯所致白血病	
年份	2014	28	6	0	1	0	4	1	0	0	1	41
	2015	12	2	3	2	0	11	1	0	0	0	31
	2016	14	3	0	0	1	15	0	0	1	0	34
	2017	10	3	0	0	0	12	1	1	0	0	27
	2018	15	8	1	0	0	15	0	1	0	0	40
性别	男	77	22	4	3	1	55	3	2	1	1	169
	女	2	0	0	0	0	2	0	0	0	0	4
年龄(岁)	20～29	3	0	0	0	0	5	0	0	0	0	8
	30～39	16	1	2	1	0	14	1	0	0	0	35
	40～49	47	18	2	2	1	25	2	1	1	0	99
	50～59	13	3	0	0	0	11	0	1	0	0	28
	60～69	0	0	0	0	0	2	0	0	0	1	3
工龄(年)	<1	0	0	0	0	0	0	0	1	0	0	1
	1～3	1	1	2	0	1	1	0	1	0	0	7
	4～6	7	9	0	0	0	9	2	0	0	0	27
	7～9	20	2	1	3	0	14	1	0	1	0	42
	10～14	37	8	1	0	0	7	0	0	0	0	53
	15～19	9	2	0	0	0	11	0	0	0	0	22
	20～24	4	0	0	0	0	8	0	0	0	0	12
	25～29	0	0	0	0	0	5	0	0	0	0	5
	30～34	1	0	0	0	0	0	0	0	0	1	2
	35～39	0	0	0	0	0	2	0	0	0	0	2
合计		79	22	4	3	1	57	3	2	1	1	173

四、通用设备制造业的职业病谱

广东省 2014—2018 年在通用设备制造业共报告职业病 176 例，其中职业性耳、鼻、喉、口腔疾病（均为噪声聋）101 例，职业性尘肺病（电焊工尘肺 19 例，其他尘肺 4 例，矽肺 3 例）26 例，慢性职业性化学中毒（苯中毒 22 例、正己烷中毒 1 例）23 例，职业性肿瘤（苯所致白血病）9 例，职业性皮肤病（其他职业性皮肤病 6 例，黑变病 1 例）7 例，物理因素所致职业病（手臂振动病 3 例、中暑 1 例）4 例，其他呼吸系统疾病（硬金属肺病 2 例、金属及其化合物粉尘肺沉着病 1 例）和急性职业性化学中毒（二氯乙烷中毒、氰及腈类化合物中毒和其他职业性急性中毒）各 3 例。上海市 54 家通用设备制造业中喷漆操作岗位的二甲苯、涂装器材打磨岗位电焊烟尘、锻打锻压等作业场所的噪声及熔炉岗位的高温是易超标作业岗位，与广东省的发病谱相应一致。2014—2018 年，通用设备制造业的职业病报告例数呈曲折下降的趋势，2014 年最高峰为 46 例，2015 年（34 例）稍有下降后 2016 年上升至 37 例，随后在 2017 年（28 例）下降到最低点后 2018 年上涨至 31 例。病例主要来源于小型企业（97 例，55. 11%）、私有经济（83 例，47. 15%）类型企业。176 例病例来源于 117 家企业，其中 11 家企业报告病例数大于等于 3 例，有 1 家企业 5 年间职业病报告例数多于 10 例。在性别分布上，男性（147 例，83. 52%）多于女性（29 例，16. 48%）。年龄主要集中在 40 ～49 岁（82 例，46. 59%），工龄多集中在 4 ～6 年（42 例，23. 86%）、10 ～14 年（37 例，21. 02%）和 7 ～9 年（36 例，20. 45%），见表 4. 4. 5。

五、海洋工程专用设备制造业的职业病谱

海洋工程装备制造业是战略性新兴产业高端设备制造的发展重点。由于海洋工程装备制造工艺主要包括对钢材切割、打磨、焊接和喷涂等，生产工程中存在的职业病危害较严重，导致噪声聋、尘肺、振动病、中毒等风险较高，其中噪声超标率均达到 50% 以上。广东省 2014—2018 年在海洋工程专用设备制造业共报告职业病 3 例，均为职业性噪声聋，其中 2015 年、2016 年、2017 年各 1 例。3 例病例均来自同一家企业，该企业为港澳台商独资企业，中型企业规模。该 3 例职业性噪声聋病例均为男性，年龄分布在 35 ～54 岁之间，工龄分别是 5 年、14 年和 20 年。

六、金属冶炼和压延加工业的职业病谱

黑色金属冶炼及压延加工业是我国国民经济发展十分重要的支柱行业，该行业生产工艺复杂，从业人员众多，职业危害问题十分严重，每年有大量职业病发生，约占全国职业病发病总数的 10% 左右。广东省 2014—2018 年在金属冶炼和压延加工业共报告职业病 66 例，其中职业性耳鼻喉口腔疾病（均为噪声聋）31 例，职业性尘肺病

表 4.4.5　广东省通用设备制造业职业病分布情况

分布		职业性耳鼻喉口腔疾病	职业性尘肺病			慢性职业性化学中毒		职业性肿瘤	职业性皮肤病		职业性物理因素疾病		急性职业性化学中毒			其他呼吸系统疾病		合计
		噪声聋	电焊工尘肺	其他尘肺	矽肺	苯中毒	正己烷中毒	苯所致白血病	其他职业性皮肤病	黑变病	手臂振动病	中暑	二氯乙烷中毒	其他职业性急性中毒	氰及腈类化合物中毒	金属及其化合物粉尘肺沉着病	硬金属肺病	
年份	2014	13	13	2	1	11	0	4	1	1	0	0	0	0	0	0	0	46
	2015	19	2	0	1	4	1	1	3	0	0	1	0	1	1	0	0	34
	2016	24	4	2	1	1	0	2	0	0	0	0	0	0	0	1	2	37
	2017	21	0	0	0	1	0	2	1	0	3	0	0	0	0	0	0	28
	2018	24	0	0	0	5	0	0	1	0	0	0	1	0	0	0	0	31
性别	男	94	19	4	3	9	1	4	3	1	3	1	0	1	1	1	2	147
	女	7	0	0	0	13	0	5	3	0	0	0	1	0	0	0	0	29
年龄(岁)	20～29	10	0	0	0	4	0	1	5	0	0	1	0	0	0	0	0	21
	30～39	21	6	0	0	8	1	3	0	0	0	0	1	0	1	0	2	43
	40～49	47	12	2	2	9	0	5	1	0	3	0	0	0	0	1	0	82
	50～59	23	1	2	1	1	0	0	0	1	0	0	0	1	0	0	0	30

续表

分布		职业性耳鼻喉口腔疾病	职业性尘肺病			慢性职业性化学中毒		职业性肿瘤	职业性皮肤病		职业性物理因素疾病		急性职业性化学中毒			其他呼吸系统疾病		合计
		噪声聋	电焊工尘肺	其他尘肺	矽肺	苯中毒	正己烷中毒	苯所致白血病	其他职业性皮肤病	黑变病	手臂振动病	中暑	二氯乙烷中毒	其他职业性急性中毒	氰及腈类化合物中毒	金属及其化合物粉尘肺沉着病	硬金属肺病	
工龄(年)	<1	0	0	0	0	3	0	0	6	0	0	1	1	0	0	0	0	11
	1～3	10	0	0	0	4	1	2	0	0	0	0	0	0	1	0	0	18
	4－6	29	2	1	0	5	0	1	0	1	2	0	0	0	0	0	1	42
	7－9	19	8	2	1	5	0	1	0	0	0	0	0	0	0	0	0	36
	10－14	21	8	1	0	2	0	3	0	0	1	0	0	0	0	0	1	37
	15－19	6	0	0	2	3	0	2	0	0	0	0	0	1	0	1	0	15
	20－24	13	1	0	0	0	0	0	0	0	0	0	0	0	0	0	0	14
	25－29	0	0	0	0	0	0	0	0	0	0	0	0	0	0	0	0	0
	30－34	1	0	0	0	0	0	0	0	0	0	0	0	0	0	0	0	1
	35－39	2	0	0	0	0	0	0	0	0	0	0	0	0	0	0	0	2
	合计	101	19	4	3	22	1	9	6	1	3	1	1	1	1	1	2	176

31例（职业性其他尘肺14例、矽肺12例、电焊工尘肺3例、铝尘肺和煤工尘肺各1例），物理因素所致职业病2例（中暑），急性职业性化学中毒（一氧化碳中毒）1例，职业性肿瘤（苯所致白血病）1例。职业病报告例数在2014年（11例）逐年上涨后到2016年突降至4例，随之继续上涨，在2018年（24例）达到最高峰。病例主要来源于小型企业（32例，48.48%）和私有经济类型企业（37例，56.06%）。66例病例来源于47家企业，其中5家企业报告病例数大于等于3例。在性别分布上，基本为男性（65例，98.48%）。年龄主要集中在40～49岁（31例，46.97%），工龄多集中在4～6年（21例，31.82%）、10～14年（15例，22.73%）和7～9年（10例，15.15%）。见表4.4.5、表4.4.6。

表4.4.6　广东省金属冶炼和压延加工业职业病分布情况

分布		职业性耳、鼻、喉、口腔疾病	职业性尘肺病					职业性物理因素疾病	急性职业性化学中毒	职业性肿瘤	合计
		噪声聋	其他尘肺	职业性矽肺	电焊工尘肺	煤工尘肺	铝尘肺	中暑	急性一氧化碳中毒	苯所致白血病	
年份	2014	5	1	4	0	0	0	1	0	0	11
	2015	3	4	4	3	0	0	0	1	0	15
	2016	3	0	1	0	0	0	0	0	0	4
	2017	7	2	2	0	0	0	1	0	0	12
	2018	13	7	1	0	1	1	0	0	1	24
性别	男	30	14	12	3	1	1	2	1	1	65
	女	1	0	0	0	0	0	0	0	0	1
年龄（岁）	20～29	0	0	0	0	0	0	0	1	0	1
	30～39	8	0	1	0	0	0	0	0	0	9
	40～49	13	8	4	2	1	1	2	0	0	31
	50～59	10	5	5	1	0	0	0	0	1	22
	60～69	0	1	1	0	0	0	0	0	0	2
	≥70	0	0	1	0	0	0	0	0	0	1

续表

分布		职业性耳、鼻、喉、口腔疾病	职业性尘肺病					职业性物理因素疾病	急性职业性化学中毒	职业性肿瘤	合计
		噪声聋	其他尘肺	职业性矽肺	电焊工尘肺	煤工尘肺	铝尘肺	中暑	急性一氧化碳中毒	苯所致白血病	
工龄（年）	<1	0	0	0	0	0	0	2	0	0	2
	1～3	2	0	1	0	0	0	0	1	0	4
	4～6	11	7	2	0	1	0	0	0	0	21
	7～9	4	1	3	1	0	1	0	0	0	10
	10～14	9	2	3	1	0	0	0	0	0	15
	15～19	1	2	0	0	0	0	0	0	0	3
	20～24	1	1	0	0	0	0	0	0	1	3
	25～29	3	1	1	1	0	0	0	0	0	6
	30～34	0	0	1	0	0	0	0	0	0	1
	≥40	0	0	1	0	0	0	0	0	0	1
合计		31	14	12	3	1	1	2	1	1	66

七、石油炼化业的职业病谱

石油炼化业企业具有点多、面广、链长、连续作业的特点，是易燃、易爆、易中毒、高温（低温）、高压的高风险企业。石油炼化业职业病危害呈上升趋势且事故频发，职业病危害以化学毒物和噪声为主，化学毒物危害以高毒物品危害较多。朱燕群等报道某石化企业 1991—2001 年的职业中毒共发生 25 例，其中急性硫化氢中毒 17 例，急性一氧化碳中毒 3 例，急性氨中毒 2 例，慢性苯中毒 3 例。

广东省 2014—2018 年在石油炼化业共报告职业病 25 例，其中慢性职业性化学中毒（均为苯中毒）16 例，职业性耳、鼻、喉、口腔疾病（均为噪声聋）8 例，职业性肿瘤（苯所致白血病）1 例。除 2014 年（12 例）有发病高峰外，近 4 年该行业的职业病发病率较低，分别为 2015 年 5 例，2016 年 1 例，2017 年 5 例和 2018 年 2 例。病例来源于 2 家国有大型企业，分别为 13 例和 12 例。在性别分布上，男性（19 例，76.00%）多于女性（6 例，24.00%）。年龄主要集中在 40～49 岁（19 例，76.00%），工龄多集中在 15～19 年（8 例，32.00%）和 20～24 年（7 例，28.00%），见表 4.4.7。

表 4. 4. 7　广东省石油炼化业职业病分布情况

<table>
<tr><td colspan="2" rowspan="2">分布</td><td>慢性职业性化学中毒</td><td>职业性耳、鼻、喉、口腔疾病</td><td>职业性肿瘤</td><td rowspan="2">合计</td></tr>
<tr><td>苯中毒</td><td>噪声聋</td><td>苯所致白血病</td></tr>
<tr><td rowspan="5">年份</td><td>2014</td><td>11</td><td>1</td><td>0</td><td>12</td></tr>
<tr><td>2015</td><td>3</td><td>1</td><td>1</td><td>5</td></tr>
<tr><td>2016</td><td>0</td><td>1</td><td>0</td><td>1</td></tr>
<tr><td>2017</td><td>2</td><td>3</td><td>0</td><td>5</td></tr>
<tr><td>2018</td><td>0</td><td>2</td><td>0</td><td>2</td></tr>
<tr><td rowspan="2">性别</td><td>男</td><td>12</td><td>6</td><td>1</td><td>19</td></tr>
<tr><td>女</td><td>4</td><td>2</td><td>0</td><td>6</td></tr>
<tr><td rowspan="3">年龄（岁）</td><td>30～39</td><td>2</td><td>0</td><td>0</td><td>2</td></tr>
<tr><td>40～49</td><td>13</td><td>6</td><td>0</td><td>19</td></tr>
<tr><td>50～59</td><td>1</td><td>2</td><td>1</td><td>4</td></tr>
<tr><td rowspan="8">工龄（年）</td><td><1</td><td>0</td><td>0</td><td>0</td><td>0</td></tr>
<tr><td>1～3</td><td>0</td><td>0</td><td>0</td><td>0</td></tr>
<tr><td>4～6</td><td>1</td><td>0</td><td>0</td><td>1</td></tr>
<tr><td>7～9</td><td>1</td><td>0</td><td>0</td><td>1</td></tr>
<tr><td>10～14</td><td>2</td><td>2</td><td>0</td><td>4</td></tr>
<tr><td>15～19</td><td>6</td><td>2</td><td>0</td><td>8</td></tr>
<tr><td>20～24</td><td>4</td><td>3</td><td>0</td><td>7</td></tr>
<tr><td>25～29</td><td>2</td><td>1</td><td>1</td><td>4</td></tr>
<tr><td colspan="2">合计</td><td>16</td><td>8</td><td>1</td><td>25</td></tr>
</table>

八、总结

广东省重点制造业的职业病报告情况有以下特征：①发病稳定，病种呈“三足鼎立”态势。广东省重点制造业每年保持相对稳定的发病趋势，并呈职业性尘肺病、职业性噪声聋和职业性化学中毒“三足鼎立”的态势，与全行业的病种态势一致。②职业病种类多，病谱广。重点制造业的职业病谱涉及七大类 23 种，占制造业职业病病种（七大类 53 种）的 43. 40%，占全行业职业病病种（七大类 54 种）的 42. 59%。③发病年龄集中化，以中年为主。广东省重点制造业职业病的发病年龄范围为 20～78 岁，发病年龄 M 为 43 岁。其中，汽车制造业的发病年龄 M 最小，为 33 岁，其余重点制造业的发病年龄中位数均为 42～44 岁之间。④男性（88. 72%）发病多于女性（11. 28%），可能与重点制造业的岗位劳动者男性较多有关。⑤病例主要出现在珠江三角洲地区（518例，95.75%），其中广州市和佛山市的病例数占总病例数的68.58%，原因与重点制造业的地区分布有关，金属船舶制造业主要分布在广州，汽车制造业主要分布在广州和深圳，通用设备制造业主要分布在广州、佛山和深圳。⑥发病病例有企业聚集性趋势，50家企业（17.06%，50/293）出现3例以上职业病，5家企业（1.71%，5/293）出现10例以上职业病，如金属船舶制造业、石油炼化业和通用设备制造业。海洋工程制造业病例均来自在同一家企业。⑦病例分布的企业经济类型与规模与行业特点有关。如金属船舶制造业和石油炼化业多为大型国有企业，则该行业的职业病也多发于大型国有企业。

尽管以上数据和分析已表明广东省重点职业病发病形势较严峻，但这些数据所反映的问题或许只是冰山一角，专家估计广东省每年实际发生的职业病要大于实际报告数。随着社会各界对职业卫生的重视程度和相关部门的监管力度的加强，接触有毒有害作业工人职业健康检查率的不断升高，劳动者维权意识的增强，预测未来几年重点制造业职业病存在继续高发的风险，且存在群体性职业病事件风险。因此，我们应坚持预防为主，防治结合，以重点地区、重点制造业、重点企业、重点职业病危害和重点人群为切入点，加强工艺技术改造和转型升级，改善工作场所条件，提升劳动者个体防护意识，定期进行职业健康监护，积极开展职业健康教育与健康促进，推动政府、用人单位、劳动者各负其责，协同联动，形成职业病防治工作合力。

参考文献

[1] 黄辉，谢爱贤，王致，等. 汽车制造企业作业人员健康效应研究进展［J］. 职业与健康，2019，35（5）：717－720.

[2] 李旭东，苏世标，闫雪华，等. 船舶制造业职业病危害风险和防护措施分析［J］. 中国安全生产科学技术，2013，9（3）：87－93.

[3] 沈青，崔茜，戴云，等. 上海市通用设备制造业2009年职业卫生监督抽检结果分析［J］. 职业卫生与应急救援，2011，29（3）：134－138.

[4] 李旭东，苏世标，陈建雄，等. 深水海洋工程装备制造职业病危害预测与控制措施分析［J］. 中国卫生工程学，2012，11（5）：356－359.

[5] 陈妍珊，陈慧峰，闫雪华，等. 某海洋石油工程装备制造项目职业病危害因素识别与防护措施评价［J］. 中国卫生工程学，2018，17（5）：648－651.

[6] 王忠旭.《黑色金属冶炼及压延加工业职业卫生防护技术规范》解读［J］. 劳动保护，2011（1）：50－51.

[7] 朱燕群，黄永泉. 某石化企业1991—2001年职业中毒分析与对策［J］. 中国职业医学，2006（4）：313－314.

（温贤忠　周珊宇）

第五节 职业健康风险管理及对策

一、风险管理

所有的组织在某种程度上都在管理风险。在过去一段时间，许多行业为满足不同的需求，已经开展了风险管理实践。国际上建立了 ISO 31000：2009《风险管理 原则和指南》用于规范风险管理的相关原则和指南，国内推出了 GB/T 24354—2009《风险管理 原则与实施指南》、GB/T 27921—2011《风险管理 风险评估技术》。

风险管理是一个系统化过程，通过考虑不确定性及其对目标的影响，采取相应的措施，为组织的运营和决策及有效应对各类突发事件提供支持。风险管理是一个重复的循环过程，遵循 PDCA（Plan-Do-Check-Act）方法学。按照 GB/T 24354—2009《风险管理 原则与实施指南》中界定的风险管理过程包括以下要素：明确环境信息、风险评估（包括风险识别、风险分析、风险评价）、风险应对、监督与检查、沟通与交流。

（一）明确环境信息

通过明确环境信息，组织可明确其风险管理的目标，确定与组织相关的内容和外部参数，并设定风险管理的范围和有关风险准则。

（二）风险评估

风险评估包括风险识别、风险分析和风险评价 3 个步骤。风险评估有助于决策者对风险及其原因、后果和发生可能性有更充分的理解。

（三）风险应对

风险应对是在完成风险评估后，选择并执行一种或多种改变风险的措施，包括改变风险事件发生的可能性和/或后果。

风险应对是一个递进的循环过程，实施风险应对措施后，应依据风险准则，重新评估新的风险水平是否可以承受，从而确定是否需要进一步采取应对措施。

（四）监督和检查

作为风险管理过程的组成部分，应定期对风险与控制进行监督和检查，以确认：①有关风险的假定依然有效；②风险评估所依据的假定，包括内外部环境，依然有效；③正在实施预期结果；④风险评估的结果符合实施经验；⑤风险评估技术被正确使用；⑥风险应对是有效的。

（五）沟通与记录

成功的风险评估依赖于与利益相关方的有效沟通与协商。风险管理循环示意见图4.5.1。

利益相关方参与风险管理过程将有助于：①合理的界定内外部环境；②通过利益和相关方的利益得到充分理解和考虑；③汇集不同领域的专业知识以识别和分析风险；④确保风险评价过程中不同的观点得到考虑。

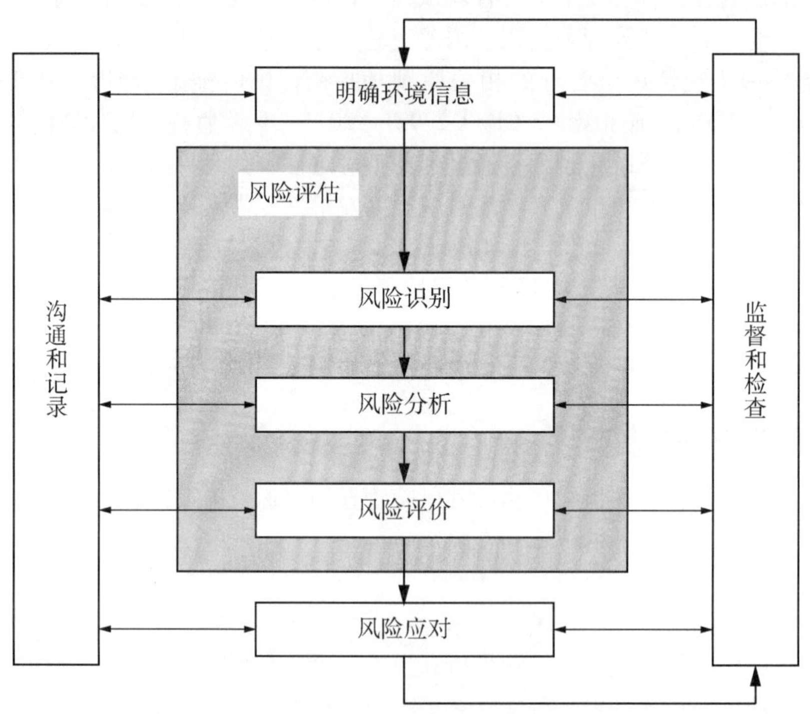

图4.5.1　风险管理循环示意

二、职业健康风险管理

在过去很长一段时间内，人们对职业健康风险控制的研究局限在控制生产过程中职业病危害发生的严重性和可能性这一问题上，或过于集中于职业健康专业性的角度。而风险管理科学将解决人类社会所存在的各种不确定性问题的规律进行了系统的总结，形成了更为全面的解决不确定问题的理论和方法。在职业健康领域，应运而出了职业健康安全风险管理标准体系，适用于企业安全管理和健康管理。

职业健康风险管理是应用风险学理论和风险控制技术，实现职业健康风险管理的一种科学方法，其过程是对职业病危害风险的辨识、分析、评估和控制，以及妥善处理风险所致损失的后果。

国际范围内广泛采纳和应用的职业健康安全管理体系标准 OHSAS 18001：2007

《职业健康安全管理体系要求》，国内建立了相应的标准体系：《职业健康安全管理体系实施指南》（GBT 28002—2011）和《职业健康安全管理体系－要求》（GBT 28001—2011）。

（一）职业健康安全管理体系运行模式

现代职业健康安全管理是一种系统化管理模式，强调用系统思想理论管理职业健康安全及其相关事务，以达到预防和减少生产事故和劳动疾病的目的。

为适应现代职业健康安全管理的需要，职业健康安全管理体系运行模式，采用了系统化的戴明循环。戴明循环“策划—实施—检查—改进（PDCA）”在职业健康安全管理体系运行模式中（图 4.5.2），具有以下特定含义：

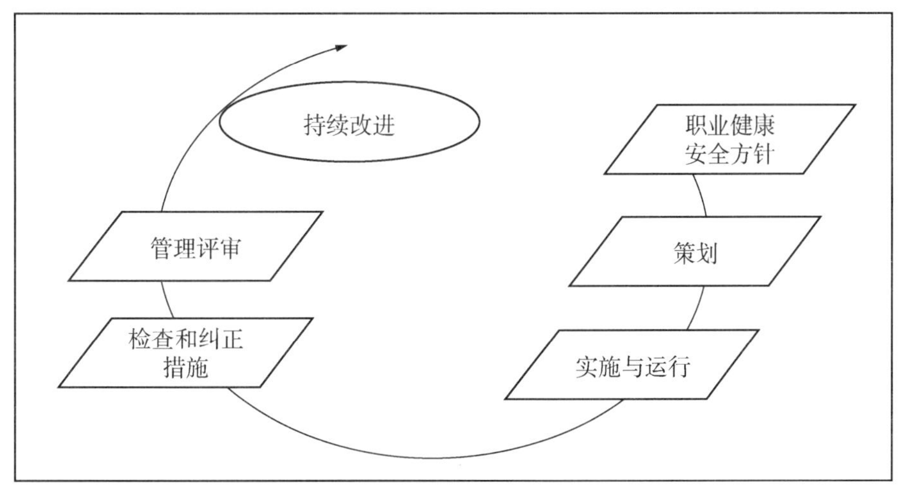

图 4.5.2　风险管理循环示意

（1）策划：建立所需的目标和过程，以实现组织的职业健康安全方针所期望的结果。

（2）实施：对过程予以实施。

（3）检查：依据职业健康安全方针、目标、法律法规和其他要求，对过程进行监视和测量，并报告结果。

（4）改进：采取措施以持续改进职业健康安全绩效。

（二）职业健康安全管理体系构成

在系统理论中，我们通常将体系（系统）的组成部分称为体系的单元、元素或要素。在现有的质量、环境和职业健康安全管理体系标准中，体系被视为相互关联或相互作用的一组要素，因此，我们一般将体系的组成单元称为体系要素。因为质量、环境、职业健康安全管理体系标准均为认证标准，因此，体系要素实质上就是上述管理体系所规定的各项具体要求，管理体系认证就是审核组织的管理体系能否符合这些具体要求。

职业健康安全管理体系标准，将体系的建立和运行过程确定为五大环节：①职业健康安全方针；②策划；③实施和运行；④检查；⑤管理评审。

为了确保每个体系环节更具有可操作性，能够正常运行并有效，职业健康安全管理体系标准对策划、实施和运行、检查这 3 个环节做了进一步的分解，确定了 16 个体系要素，并对每个分解出的要素提出了具体要求。这样，没有做进一步分解的两个体系要素（职业健康方针和管理评审），加上这 16 个体系要素，构成了职业健康安全管理体系的完整要求，通常也被称为 18 个职业健康安全管理体系要素。这 18 个职业健康安全管理体系要素分别是：①职业健康安全方针；②危险源辨识、风险评价和风险控制的确定；③法规和其他要求；④目标和方案；⑤资源、作用、职责、责任和权限；⑥能力、培训和意识；⑦沟通、参与和协商；⑧文件；⑨文件和资料控制；⑩运行控制；⑪应急准备和响应；⑫绩效测量和监视；⑬合规性评价；⑭事件调查；⑮不符合、纠正措施和预防措施；⑯记录控制；⑰内部审核；⑱管理评审。

三、企业职业卫生管理实践

企业可将职业卫生管理作为一个独立的项目进行管理。项目管理是管理学的一个分支学科，指在项目活动中运用专门的知识、技能、工具和方法，使项目能够在有限资源限定的条件下，实现或超过设定的需求和期望的过程。项目管理包括五大过程组、十大知识领域和 47 个项目管理过程，具体见表 4. 5. 1。

表 4. 5. 1　项目管理过程组与知识领域

知识领域	项目管理过程组				
	启动过程组	规划过程组	执行过程组	监控过程组	收尾过程组
1　整合管理	1. 1　制定项目章程	1. 2　制订项目管理计划	1. 3　指导与管理项目工作	1. 4　监控项目工作 1. 5　实施整体变更控制	1. 6　结束项目或阶段
2　范围管理		2. 1　规划范围管理 2. 2　收集需求 2. 3　定义范围 2. 4　创建工作分解结构		2. 5　确认范围 2. 6　控制范围	

续表

知识领域	项目管理过程组				
	启动过程组	规划过程组	执行过程组	监控过程组	收尾过程组
3　时间管理		3.1　规划进度管理 3.2　定义活动 3.3　排列活动顺序 3.4　估算活动资源 3.5　估算活动持续时间 3.6　制订进度计划		3.7　控制进度	
4　成本管理		4.1　规划成本管理 4.2　估算成本 4.3　制定预算		4.4　控制成本	
5　质量管理		5.1　规划质量管理	5.2　实施质量保证	5.3　控制质量	
6　人力资源管理		6.1　规划人力资源管理	6.2　组建项目团队 6.3　建设项目团队 6.4　管理项目团队		
7　沟通管理		7.1　规划沟通管理	7.2　管理沟通	7.3　控制沟通	
8　风险管理		8.1　规划风险管理 8.2　识别风险 8.3　实施定性风险分析 8.4　实施定量风险分析 8.5　规划风险应对		8.6　控制风险	
9　采购管理		9.1　规划采购管理	9.2　实施采购	9.3　管理采购	9.4　结束采购

续表

知识领域	项目管理过程组				
	启动过程组	规划过程组	执行过程组	监控过程组	收尾过程组
10 干系人管理	10.1 识别干系人	10.2 规划干系人管理	10.3 管理干系人参与	10.4 控制干系人参与	

项目管理五大过程组分别为启动过程组、规划过程组、执行过程组、监控过程组和收尾过程组。启动过程组包含定义一个新项目或现有项目的一个新阶段，授权开始该项目或阶段的一组过程，主要目的是保证干系人期望与项目目标的一致性；规划过程组包括明确项目范围、定义和优化目标、为实现目标制订行动方案等内容；执行过程组包括完成项目管理计划中确定的工作，以满足项目规范要求的一组过程；监控过程组包括跟踪、审查和调整项目进展与绩效，识别必要的计划变更并启动相应变更的内容；收尾过程组包括完结所有项目管理过程组的所有活动，正式结束项目或阶段的一组过程，标志着项目或项目阶段正式结束。由于过程组极少是独立的或一次性事件，而是在整个项目期间相互重叠，因此各个项目管理过程都被归入大多数活动所在的那个过程组，如在规划过程组开展的活动，即使在执行过程组因干系人干涉等原因导致需调整规划，也将被划分在规划过程组。

项目管理十大知识领域包括项目整合管理、项目范围管理、项目时间管理、项目成本管理、项目质量管理、项目人力资源管理、项目沟通管理、项目风险管理、项目采购管理和项目干系人管理。项目整合管理是为满足各方需求而进行协调以达到预期目的过程；项目范围管理是为了保证项目能按要求的范围完成所涉及的所有过程；项目时间管理是使项目有效率地按时完成所涉及的所有过程；项目成本管理是为确保项目在批准的预算内更好地完成而进行管理的过程；项目质量管理是保证产品或服务满足项目需求的程度而进行管理的过程；项目人力资源管理包括组织、管理与领导项目团队的各个过程；项目沟通管理包括确保项目信息及时适当地产生、收集、传播、保存和最终配置所必需的过程；项目风险管理指对项目风险进行识别、分析，并采取应对措施的系统过程；项目采购管理指为达成项目目标而从组织外部获取货物或服务所需要的各项过程；项目干系人管理主要是识别能影响项目或受项目影响的全部人员、群体或组织，并通过沟通上的管理来满足其需要、解决其问题的过程。

在主导项目管理的时候，为了实现项目目标，需对整个项目有全面的了解，并整合一系列项目所需资源，进行统一规划管理，这是整合管理内容，它贯穿整个项目管理的各个阶段。为促进项目成功，避免项目失败，需要对各过程进行监控，实施风险管理。范围管理是定义能使项目成功完成而必须进行的工作，是对各项工作进行工作分解的过程，简而言之就是确定在什么时间范围内，以核定成本按什么样的标准完成该项目的各项工作。具体来讲，为了在固定期限内完成项目，必须对项目进行时间管理，明确各时间节点的任务；为了在一定成本前提下完成项目，需要合理估算各项费用，进行成本管理；而质量管理则是衡量该项目是否达到要求的保证，选择什么样的标准就会达成什么样的项目目标。范围管理、时间管理、成本管理以及质量管理将项目中需要开展的工作进行了全面管理。在明确了项目管理要做的事情后，应该确定谁来做项目，涉及四方面的内容：人力资源管理强调内部成员的管理，采购管理侧重在与外部组织的互动交流，干系人管理则会综合考虑组织内外部利益体系，而为保证项目各实施团队协调工作，需要对干系人进行沟通管理。人力资源管理、采购管理、干系人管理以及沟通管理协调了做项目的各方，最终达成共赢目标。

对企业而言，职业卫生管理最主要的目的是为劳动者营造一个安全健康的工作环境。为达成该目标，从建设期初始设计起，到日常运行管理工作的开展，需制定一系列项目管理方案，通过工程改善及管理手段达成职业卫生管控目的。例如，为降低有毒有害物质对劳动者身体的影响，将无毒化学品替代有毒化学品的改善方案作为一个项目进行管理；为避免高温对劳动者身体的影响，将自动化代替方案作为一个项目进行管理等。

四、职业健康风险控制对策措施

职业健康风险应对措施旨在预防和控制企业员工接触危害。对于已知的接触，风险管理者应根据现有的立法和标准要求，采取相应的控制措施，并随着标准和法规的更新，适当调整控制措施。通常对于接触的预防和控制手段包括以下内容：基于风险评估，制定安全的工作系统、标准操作规程、工作许可制度并严格执行，明确在作业中可能存在的风险和防护措施、发生接触时的处理、登记和报告方法。开展制度培训，使工人了解各项规章制度，明确工作中可能发生的接触，极其严重和风险预见性。加强职业接触防护知识培训，强化接触防护知识和技能，提高个体防护能力。提供必需的防护装备和设施，包括工作服、手套、工作鞋、眼部和面部防护用品等，在工作场所安装通风除尘设施、在必要的实验室配备生物安全柜、洗眼装置和冲淋装置等。加强防护技能考核和各级督导和检查，保证培训取得实效，将防护措施和操作规程的执行落到实处。

GBZ/T 298—2017《工作场所化学有害因素职业健康风险评估技术导则》对定性风险评估、半定量风险评估即定量风险评估结果均提出了相应的风险控制对策。

（一）定性风险评估的风险控制对策

基于健康危害水平和接触水平的综合判断，可以得出适宜的职业病危害风险控制对策，按照严格程度从低到高分为 4 级，分别为全面通风、工程控制、密闭控制和特殊方法，具体见表 4. 5. 2。

表4.5.2　定性风险评估职业病危害风险控制对策

风险等级	职业病危害风险控制对策
1	全面通风。通过全面通风和使用良好操作规程进行控制。其主要控制原则如下： 加强工作场所出入口管理，尽量让无关人员远离作业场所，保证无人在下风向附近工作； 完善设计和设备，优先选择室外作业，在室内作业时，通过自然通风和/或机械通风，如在墙上安装风机，并使用天窗、屋顶通风口让新鲜、清洁的空气进入室内，确保气流畅通，每小时换气次数不少于 5 次； 加强现场清洁，每天对生产设备和工作场所进行清洁，对固体物质尽可能使用湿布或吸尘器清除； 配备合格的个体防护用品，并及时维护或更换； 加强培训和监督，使劳动者按操作规程进行作业，并自觉正确地佩戴个体防护用品
2	工程控制。主要采用接近危害源的半密闭式的局部通风手段加以控制危害源。其主要控制原则如下： (1) 加强工作场所出入口管理，使非作业人员远离作业区； (2) 完善设计和设置防护装置，尽可能封闭粉尘或蒸气发生源，阻止其扩散，并在污染源处使用局部通风装置，同时需避免让工人在污染源和局部通风之间的中间地带进行作业； (3) 作业场所只存留当天需要使用的化学品，每天对生产设备和工作场所进行清洁，对泄漏物及时清除，清除固体物质时尽可能使用湿布或吸尘器； (4) 配备合格的个体防护用品，并及时维护或更换； (5) 加强培训和监督，使劳动者按操作规程进行作业，自觉正确地佩戴个体防护用品，并培训其如何安全处置化学品
3	密闭控制。通过封闭或密闭危害源进行控制，其主要控制原则如下： 加强工作场所出入口管理，在产生化学有害因素的工作场所和设备处应设置职业病危害警示标识，只有经过培训、必须进入的工人才能进入该工作场所； 完善设计和设备，处理物料要在密闭系统中进行，尽量保持密闭设备处于负压状态，以减少泄漏； 加强对设备维护，必要时每周检查一次所有设备，看是否有损坏征象，是否需要修理，至少每年对系统进行一次全面的检查和测试； 每天对生产设备和工作场所进行清洁，及时清除泄漏物，清除固体物质时尽可能使用湿布或吸尘器； 配备合格的个体防护用品，日常工作可不佩戴呼吸防护装备，但在清洁、维护和处理泄漏时必须使用；如需涉及进入密闭空间作业，在没有足够纯净的空气供呼吸时可能需要佩戴供气式呼吸防护装备； 加强培训和监督，使劳动者按操作规程进行作业，自觉正确地佩戴个体防护用品，培训其如何安全处置化学品，并建立预防措施实施的检查系统
4	特殊方法。通过专家诊断、专题讨论，寻求更多具体和专业的职业病危害控制建议

（二）半定量风险评估的风险控制对策

（1）根据半定量风险评估结果，不同等级的风险应采取不同的控制措施。风险的优先预防和管理必须从工程技术措施、职业卫生管理措施和操作规程、应急救援预案、健康监护策略、职业卫生培训等方面进行。即使得到的风险等级是可接受的，仍有可能会随时间等情况而发生变化，应对潜在有害接触风险等级进行定期评估，按周期实施监督管理。

（2）对于标注致癌性标识、（敏）标识、（皮）标识的化学有害因素，应重点提示用人单位采取工程控制措施和个体防护措施以有效地减少或消除接触机会，尽可能保持最低接触水平。

（3）处于高风险等级时，用人单位应提供并督促劳动者使用有效的个人防护用品，但个人防护用品应只在其他形式的控制措施不可能取得有效控制的情况下使用，而不能作为风险管理中降低风险的手段。

（4）半定量风险评估职业病危害风险控制对策见表4.5.3。

表4.5.3　定性风险评估职业病危害风险控制对策

风险等级	风险控制对策
可忽略风险	—
低风险	可继续维持现行的预防和控制措施，应定期开展职业病危害因素检测，定期进行培训和职业健康检查，每5年进行一次风险评估，以确保风险等级不会发生变化。如职业病危害因素浓度超标或工艺、材料、设备等发生变化时，应重新进行风险评估
中等风险	可继续维持现行的预防和控制措施，应定期开展职业病危害因素检测，定期进行培训和职业健康检查，每3年进行一次风险评估。如职业病危害因素浓度超标或工艺、材料、设备等发生变化时，应重新进行风险评估
高风险	应首先执行有效的职业病防护措施，严格执行职业卫生管理制度，每年至少委托具有资质的机构开展一次职业病危害因素检测，每年至少进行一次培训和职业健康检查，提供个人使用的合格的职业病防护用品，建立职业病危害事故应急救援预案。每年进行一次风险评估，必要时进行定量风险评价
极高风险	如职业病防护措施不可行，应立即改进或重新设计工艺和设备，重新设计职业病防护措施或使用低毒物质代替高毒物质，必要时采取密闭措施隔离操作或使用机器代替人工操作，改进后需对这类风险重新进行评价，必要时应进行定量风险评价。当极高风险降低一个等级后，方可进行作业

（三）定量风险评估的风险控制

根据我国职业病防治法律法规标准体系的要求，对风险不可接受的岗位应采取替代、工程技术、职业卫生管理、培训、个体防护等化学有害因素危害的综合防控措施，使化学有害因素的职业健康风险控制在可接受水平。

本书“第三章 职业病危害控制技术”分别从先进制造业职业病危害工程控制技术、个人防护技术、职业卫生管理等方面进行了详细的阐述，即为针对企业存在的风险提出的对策措施。

第六节 职业健康风险评估发展趋势

职业病风险评估已经被广泛应用于企业的职业病防治、职业卫生技术服务机构的建设项目职业卫生评价和卫生监督部门的职业卫生监督管理工作。但迄今为止，尚未有被广泛承认的评估方法和标准。

目前，风险评估方法种类繁多，每种模型由于其建立的技术原理不同，各有其自身的优势和局限性，采用不同的模型对同一危害进行评估会导致不同的评估结果。周等人系统地审查了 EPA，新加坡、澳大利亚、罗马尼亚、ICMM 以及英国开发的 COSHH 模型，得出结论：这些评估模型的范围和原则并不完全相同，每一个都有自己的长处和局限性。因此，在进行 OHRA 时可以组合应用定量、半定量和定性方法。能否选择出最合适的职业健康风险评估模型，取决于对各种职业健康风险评估模型之间差异的了解。我国于 2017 年推出了《化学有害因素职业健康风险评估指南》(GBZ/T 298—2017)，该方法包括定性、定量和半定量 3 种模型，在实际应用中如何选择最合适的模型，指南未给出明确答案。

我国职业健康风险评估方法的研究尚处于起步阶段，目前少量文献报道集中在套用国外方法应用在我国职业病危害严重或较重行业验证方法的适用性，我国职业健康风险评估尚需研究发展，根据我国目前职业病防治现状，可从以下几个方面着手开展推进职业健康风险评估工作。

一、政策监管层面

（一）评估能力

将职业健康风险评估工作作为评估职业病防治工作能力建设的一部分，作为核心能力来要求。

（二）政策依据

以重点行业或重点因素为主题，以技术蓝皮书形式出台本辖区内风险评估综合性报告。

（三）信息化建设

建立职业健康风险评估子系统，搭建在区域全民健康信息平台中，并与其他职业卫生子系统衔接，在职业健康风险预测预警中发挥作用。

二、《化学有害因素职业健康风险评估指南》（GBZ/T 298—2017）标准完善与推广

（一）完善标准

根据实际应用情况，进一步细化标准半定量、定性评估方法，如增加皮肤接触评估、细化粉尘及化学毒物危害分类，进一步提高标准的科学准确性。

（二）标准应用

在企业和基层进行推广，推动风险评估结果如何作为监督执法分级分类管理的依据。

三、开展职业健康风险评估学术研究

（1）研究国外成熟的职业健康风险评估方法在我国职业病危害严重或较重行业的适用性，建立各行业不同方法职业健康风险评估数据库，丰富目前单一的职业病危害风险评估策略。

（2）建立方法学比较的理论框架，对目前国外成熟的职业健康风险评估方法进行比较，研究各方法之间的差异，为实际应用中选择合适的方法提供科学依据。

（3）结合我国职业病防治实际，研究职业健康风险评估方法建立的理论基础，探索建立符合我国职业病防治实际的简单、易操作的职业健康风险评估方法。

参考文献

[1] USEPA. Risk assessment guidance for superfund volume I: human health valuation manual (Part F, supplemental guidance for inhalation risk assessment): EPA/540/-R-070-/002 [R]. Washington, DC: U. S. Environmental protection agency, 2009.

[2] Ministry of Manpower Occupational Safety and Health Division. A semi-quantitative method to assess occupational exposure to harmful chemicals. [EB/OL]. (2014) [2020-04-10]. https://www. wshc. sg/files/wshc/upload/cms/file/2014/A% 20Semiquantitative% 20Method% 20to% 20Assess% 20Occupational% 20Exposure% 20to% 20Harmful% 20Che. pdf.

[3] Health and Safety Executive. COSHH Essentials-easy steps to control chemicals. [EB/OL]. (2000) [2020-04-10]. https://www. researchgate. net/lite. publication. PublicationDownloadCitationModal. downloadCitation. html? fileType = RIS&citation = citation&publicationUid = 31283880.

[4] University of Queensland. Occupational health and safety risk assessment and management guideline [M]. Brisbane: Occupational Health and Safety Unit, 2011.

[5] National Research Institute for Labour Protection. Risk assessment method for occupational accidents and diseases. [EB/OL]. (1998) [2020 - 04 - 10]. http://www.protectiamuncii.ro/pdfs/risk_assessment_method.pdf.

[6] International Council on Mining and Metals. Good practice guidance on occupational health risk assessment. Second edition. [EB/OL]. (2009) [2020 - 04 - 10]. https://www.icmm.com/website/publications/pdfs/health - and - safety/161212_health - and - safety_health - risk - assessment_2nd - edition.pdf.

[7] National Health and Family Planning Commission. Guidelines for Occupational Health Risk Assessment of Chemicals in the Workplace: GBZ/T 298—2017. [EB/OL]. (2017 - 09 - 30) [2020 - 04 - 10]. http://www.nhc.gov.cn/ewebeditor/uploadfile/2017/11/20171114161459715.zip.

[8] 中华人民共和国国家卫生和计划生育委员会. 工作场所化学有害因素职业健康风险评估技术导则（GBZ/T 298—2017）[S]. 2017 - 09 - 30.

[9] 丁钢强，张美辨. 国外职业健康风险评估指南 [M]. 上海：复旦大学出版社，2014.

[10] 张美辨，唐仕川. 职业健康风险评估方法学实践应用 [M]. 北京：人民军医出版社，2016.

[11] 王忠旭，李涛. 职业健康风险评估与实践 [M]. 北京：中国环境出版社，2016.

[12] 张美辨，邹华，袁伟明，等. 职业病危害风险评估方法研究进展 [J]. 中华劳动卫生职业病杂志，2012，30（12）：972 - 974.

[13] 冷朋波，李晓海，王群利，等. 低浓度苯暴露工人的职业健康风险评估 [J]. 环境与职业医学，2018，35（11）：985 - 989.

[14] 袁伟明，冷朋波，周莉芳，等. 应用国外两种风险模型评估职业病危害的对比研究 [J]. 环境与职业医学，2015，32（1）：51 - 55.

[15] 周莉芳，张美辨，邹华，等. 两种风险评估模型在多个行业职业健康风险评估的应用 [J]. 预防医学，2017，29（12）：1217 - 1222.

[16] 谢红卫，张美辨，周莉芳，等. 两种风险评估模型在印刷行业中的应用研究 [J]. 环境与职业医学，2016，33（1）：29 - 33.

[17] 陈林，钱秀荣，赵都，等. 三种职业健康风险评估方法在某铅酸蓄电池企业中应用比较 [J]. 中国公共卫生，2018，34（6）：849 - 853.

[18] 邹亚玲，陆利通，汤小鸥，等. 定性与半定量职业健康风险评估法在某胶黏剂生产企业的应用比较 [J]. 中国职业医学，2018，45（6）：770 - 774，778.

[19] 王莎莎，张美辨，蒋国钦，等. 澳大利亚职业风险评估模型在蓄电池生产企业中的应用 [J]. 浙江预防医学，2013，25（12）：8 - 11，48.

[20] ZHOU L F，TIAN F，ZOU H，et al. Research progress in occupational health risk ssessment methods in China [J]. Biomed Environ Sci，2017，30（8）：616 - 622.

[21] TIAN F，ZHANG M，ZHOU L，et al. Qualitative and quantitative differences between common occupational health risk assessment models in typical industries [J]. J Occup

Health, 2018, 60 (5): 337-347.
[22] 中华人民共和国国家质量监督检验检疫总局. 风险管理 风险评估技术（GB/T 27921—2011）[S]. 2012.
[23] 中华人民共和国国家质量监督检验检疫总局. 职业健康安全管理体系-要求（GBT-28 001—2011）[S]. 2012.

（张美辨　徐秋凉）

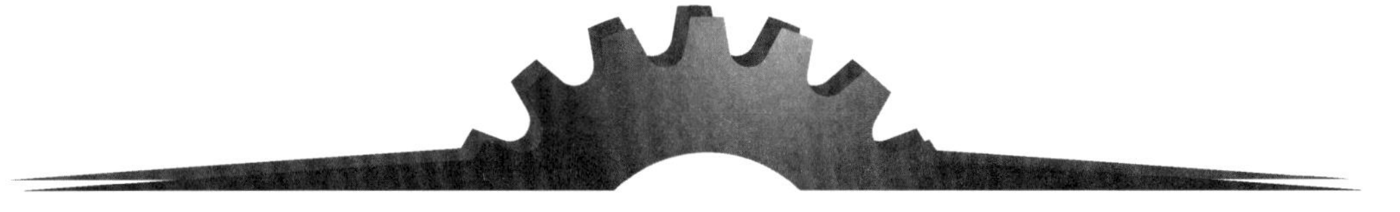

第二部分　各论

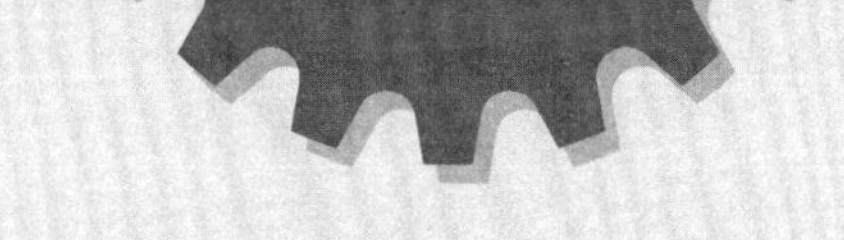

DI ER BUFEN　GELUN

第五章　汽车制造行业职业病危害识别与控制

第一节　整车制造职业病危害识别与控制

一、前言

（一）行业先进性

进入20世纪80年代以来，随着汽车市场逐渐向发展中国家转移，发达国家的汽车企业纷纷采取跨国投资办厂的经营模式，其先进技术与管理模式也融入中国传统整车制造生产线，我国汽车制造业也由过去传统的专机生产、流水线生产、自动线生产，发展到今天的以柔性技术（信息化、智能化、系统化）为特点的生产线生产。相继而来，汽车制造行业也由传统制造业成为我国各地区重点发展的先进制造业。其先进性表现在：其一，汽车制造业是高附加值和技术含量的产业；其二，技术的先进性，如机器人自动焊接和喷涂、YAG激光焊接技术、高吨位压力生产线、高吨位低温快速原型制造技术的注塑成型、自动化整车检测线等先进技术；其三，管理的先进性，通过电子数据处理系统（electronic data processing，EDPS）、管理信息系统（mangement information system，MIS）等对汽车制造过程实现自动化、信息化和智能化。

（二）职业病危害发展趋势分析

汽车制造是在冲压、装焊、涂装、总装等众多工序的有机配合下完成的。过去的专机生产和流水线生产，涉及较多的劳动者和手工作业，如手工焊接、涂装和总装；而先进汽车制造技术的自动化、信息化和智能化，虽然减少了手工作业内容，但对劳动者技术要求更高，同时，较多的控制台操作和监盘作业，势必导致更多的职业紧张和人机工效学问题。与过去汽车制造过程相比，先进汽车制造业的各工序职业病危害发展趋势见表5.1.1。

表5.1.1　职业病危害发展趋势分析

工序	传统技术	先进技术	职业病危害发展趋势（以传统技术相比）
冲压	低吨位生产	高吨位生产	噪声危害增加
装焊	手工焊为主	自动焊为主	电焊烟尘和焊接产物危害降低； 噪声危害增加（机械设备密度加大）； 交叉污染面积增加（空间影响）； 工频磁场危害增加

续表

工序	传统技术	先进技术	职业病危害发展趋势（以传统技术相比）
涂装	半自动涂装和手工补涂；油性涂料	自动涂装和手工补涂；水性涂料	有机溶剂危害降低； 甲醛危害增加
总装	机械和人工装配	机械和自动化	噪声危害增加
整车	手工作业为主，辅以机械作业	自动化、智能化、信息化	职业紧张和人机工效学问题增加； 噪声危害增加； 生物因素危害增加； 交叉污染面积增加； 毒物危害降低； 粉尘危害降低

二、汽车制造总工艺及职业病危害因素识别

汽车生产是一个复杂的过程，见图5.1.1。汽车是由许多零件、部件、总成等装配而成的。将原材料制造成产品的全部过程，主要包括原材料的运输、保管，毛坯制造、机械加工，部件装配和汽车的总装配，产品的品质检验、调试、涂装及包装、储存等。

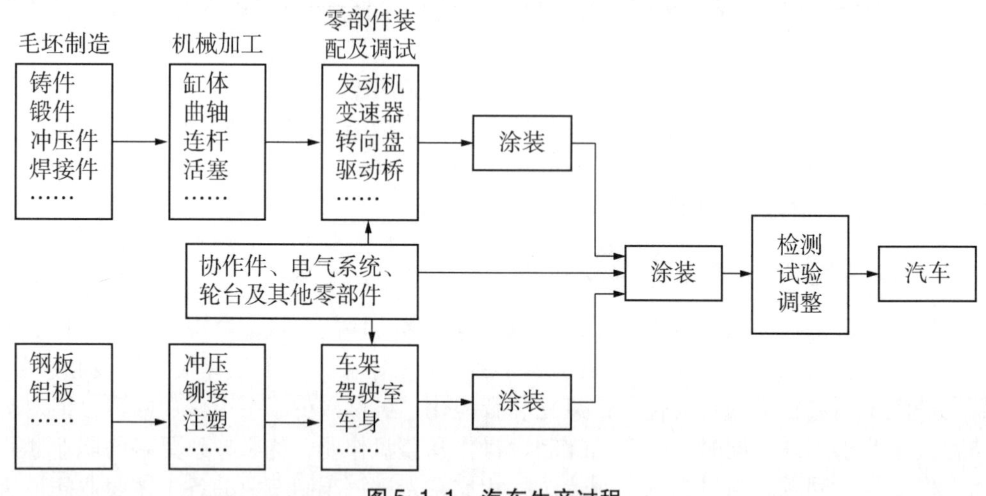

图5.1.1 汽车生产过程

冲压工艺产生的主要职业病危害因素为各种吨位、各种形式的压力机开卷及冲压工序产生的生产性噪声，以脉冲性噪声为主。

车身装焊过程产生的主要的职业病危害因素为各种组焊、总成组焊、总成安装、调整线产生的电焊烟尘、锰、一氧化碳、臭氧、二氧化氮、一氧化氮、噪声、电焊弧光以及砂轮打磨机产生的砂轮磨尘等。

车身涂装过程产生的主要的职业病危害因素为砂轮磨尘、苯、甲苯、二甲苯、乙苯、乙酸乙酯、乙酸丁酯、丁酮、甲醛、生产性噪声等。

汽车总装过程产生的主要的职业病危害因素为汽油加注、着车、尾气检测、玻璃

底涂、补漆等工序产生的一氧化碳、氮氧化物（以二氧化氮为主）、汽油、苯、甲苯、二甲苯、乙苯、乙酸乙酯、乙酸丁酯、丁酮、甲醛，以及气动扳手（包括油压、脉冲）等工序产生的生产性噪声和矿物油雾等。

发动机和汽车零部件危害因素见本章第二节。

三、生产单元职业病危害因素识别

（一）冲压单元职业病危害因素识别

1. 冲压工艺

在现代工业生产中，冲压工艺在机械、汽车、家电、五金、纺织及航空航天等各工业领域得到了广泛的应用。据统计，汽车上60%～70%的零件是用冲压工艺生产出来的。

冲压成形工艺是一种先进的金属加工工艺方法，它是建立在金属塑性变形的基础上，在常温条件下利用模具和冲压设备对板料施加压力，使板料产生塑性变形或分离，从而获得具有一定形状、尺寸和性能的零件（冲压件）。

由于冲压工艺具有生产效率高、尺寸一致性好、原材料消耗低等优点，所以汽车上的许多结构件广泛采用冲压件。由于汽车生产多是大批量生产，因此机械化、自动化的冲压生产线被广泛采用，同时也有部分采用自动或半自动化生产的。对于不同的零件，还有不同的工艺特点，所用的设备、模具、材料都不同。

一般冲压工艺由大中型冲压生产线和开卷线组成，开卷后根据冲压件外形尺寸和工艺要求，分别在各条冲压线进行生产。冲压工艺流程见图5.1.2。

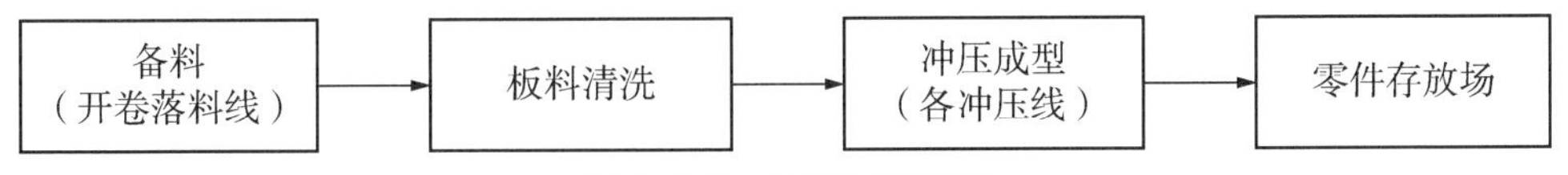

图5.1.2　冲压工艺流程

2. 冲压设备

汽车工业用的冲压设备，具有吨位大、台面尺寸大、性能要求高、生产效率高等特点。压力机吨位为160～40000 kN，主要包括单动压力机、双动压力机、多工位压力机和活动台面压力机等。

3. 冲压材料

冲压材料品种和规格很多，包括黑色金属、有色金属和非金属材料，厚度为0.05～16 mm。

4. 冲压工艺过程职业病危害因素识别

冲压过程产生的主要的职业病危害因素为生产性噪声，职业病危害因素分布见表5.1.2。

表5.1.2　冲压生产过程职业病危害因素分布

工序	工种/岗位	生产设备	职业病危害因素	接触方式
开卷	开卷	开卷压力机	脉冲噪声	直接、连续
冲压	冲压	压力机	脉冲噪声	直接、连续

5. 职业病危害特征分析

冲压生产过程产生的噪声为脉冲性噪声。主要噪声源为各种形式的压力机运转时，接触机会为每天工作时间。

以某汽车生产企业冲压车间工作场所噪声检测结果进行危害程度分析。冲压车间工作场所工人操作位共检测 12 个点，各检测点脉冲峰值在 100 ～ 120 dB（A）之间，按照 GBZ 1 标准规定的工作地点脉冲噪声声级的卫生限值的要求，在工作日接触脉冲次数小于 10000 时，噪声强度均符合《工业企业设计卫生标准》规定的国家噪声卫生限值的要求。

根据以往对汽车制造企业冲压车间操作人员工作日接触脉冲次数调查，一般情况下，操作人员工作日平均接触脉冲次数应小于 10000 次。

（二）车身焊接单元职业病危害因素识别

1. 车身装焊工艺

车身壳体是一个复杂的薄板结构件。一辆汽车由数百个薄板冲压件，经点焊、凸焊、CO_2（MIG）气体保护焊、钎焊、铆接、机械连接以及粘接等工艺连接成一个完整的车体。设计和冲压的车身壳体结构都是按照装焊的要求进行的。装焊工艺的操作对象是车身本体，一般是由底板、前围、后围、左右侧围、顶盖和车门等总成组成，而各总成又由很多合件、组件及零件（大多为冲压件）组成。

汽车车身在装焊过程中最重要的特点是具有明显的程序性，即车身覆盖件装焊存在先后顺序。车身按照位置的不同通常分为上下、左右和前后六大部分，车身壳体为唯一的总成。按照装焊的需要，总成由若干个总成组成，各总成又划分为若干个合件，各合件又由若干个零件组件组成。装焊的一般程序是：零件→组件→合件→总成→总成。装焊工艺流程见图 5. 1. 3。

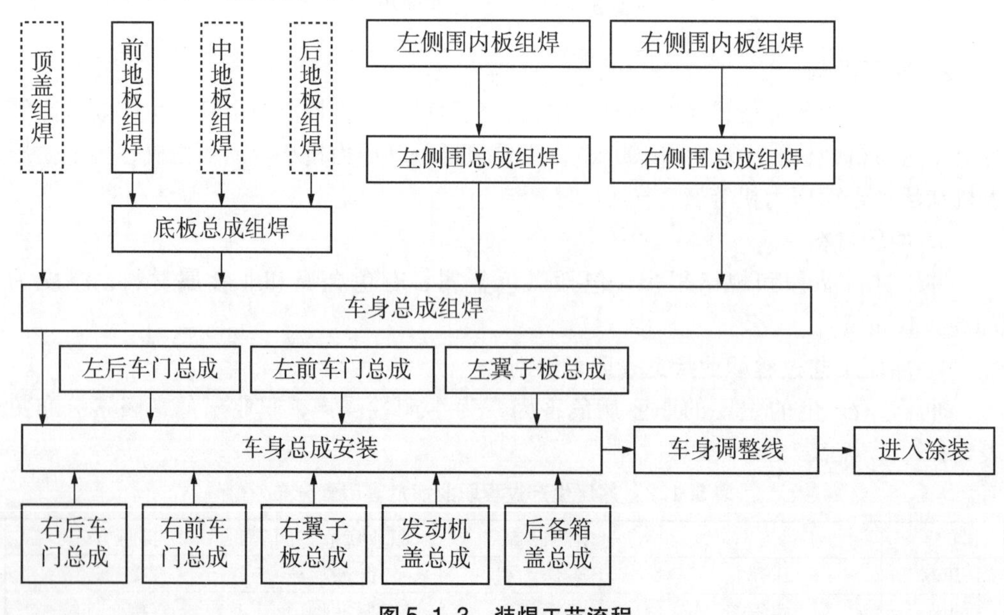

图 5. 1. 3　装焊工艺流程

2. 焊接设备和焊接方法

车身的焊接方法包括电阻焊、电弧焊、气焊、钎焊、激光焊、特种焊等，常用焊接方法、焊接设备见表5.1.3。

表5.1.3　车身制造中常用的焊接方法及典型的应用实例

<table>
<tr><th>焊接种类</th><th colspan="3">焊接方法</th><th>典型应用实例</th></tr>
<tr><td rowspan="6">电阻焊</td><td rowspan="3">点焊</td><td rowspan="3">单点焊
多点焊</td><td>悬挂式点焊机</td><td>车身总成、车身侧围等总成</td></tr>
<tr><td>固定式点焊机
压床式点焊机</td><td>小型板类零件
车身底板总成</td></tr>
<tr><td>C形多点焊机</td><td>车门、发动机盖等总成</td></tr>
<tr><td colspan="2" rowspan="2">缝焊</td><td>悬挂式缝焊机</td><td>车身顶盖流水槽</td></tr>
<tr><td>固定式缝焊机</td><td>油箱总成</td></tr>
<tr><td colspan="2">凸焊</td><td>—</td><td>螺母、小支架</td></tr>
<tr><td rowspan="3">电弧焊</td><td colspan="2">CO_2气体保护焊</td><td>—</td><td>车身总成</td></tr>
<tr><td colspan="2">氩弧焊</td><td>—</td><td>车身顶盖两侧接缝</td></tr>
<tr><td colspan="2">手工电弧焊</td><td>—</td><td>原料零部件</td></tr>
<tr><td>气焊</td><td colspan="2">氧－乙炔焊</td><td>—</td><td>车身总成补焊</td></tr>
<tr><td>钎焊</td><td colspan="2">锡钎焊</td><td>—</td><td>水箱</td></tr>
<tr><td rowspan="2">特种焊</td><td colspan="2">微弧等离子焊</td><td>—</td><td>车身顶盖后角板</td></tr>
<tr><td colspan="2">激光焊</td><td>—</td><td>车身底板</td></tr>
</table>

目前，随着汽车工业的发展，汽车对生产的效率要求越来越高。为了适应这种形式，进一步增加产量，提高质量，降低成本和节省人力，大多数汽车生产企业，大量采用点焊机器人，以此实现焊接自动化生产。

3. 焊接材料

各种焊接方法所使用的材料及其产生的职业病危害因素见表5.1.4。

表5.1.4　各种焊接方法所使用的材料及其产生的职业病危害因素

<table>
<tr><th rowspan="2">焊接方法</th><th rowspan="2">焊接材料</th><th colspan="7">职业病危害因素</th></tr>
<tr><th>紫外辐射</th><th>高频电磁场</th><th>电焊烟尘</th><th>有害气体</th><th>工频电磁场</th><th>X射线</th><th>噪声</th></tr>
<tr><td>电阻焊</td><td>金属</td><td>—</td><td>—</td><td>Ⅰ</td><td>Ⅰ</td><td>Ⅱ</td><td>—</td><td>—</td></tr>
<tr><td rowspan="3">CO_2气体保护焊</td><td>细焊丝</td><td>Ⅰ</td><td>—</td><td>Ⅰ</td><td>Ⅰ</td><td>—</td><td>—</td><td>—</td></tr>
<tr><td>粗焊丝</td><td>Ⅱ</td><td>—</td><td>Ⅱ</td><td>Ⅰ</td><td>—</td><td>—</td><td>—</td></tr>
<tr><td>管状焊丝</td><td>Ⅱ</td><td>—</td><td>Ⅲ</td><td>Ⅰ</td><td>—</td><td>—</td><td>—</td></tr>
<tr><td>钨极氩弧焊</td><td>焊丝</td><td>Ⅱ</td><td>Ⅱ</td><td>Ⅰ</td><td>Ⅰ</td><td>—</td><td>Ⅰ</td><td>—</td></tr>
</table>

续表

焊接方法	焊接材料	职业病危害因素						
		紫外辐射	高频电磁场	电焊烟尘	有害气体	工频电磁场	X射线	噪声
熔化极氩弧焊	焊铝及铝合金	Ⅲ	—	Ⅱ	Ⅲ	—	—	—
	焊不锈钢	Ⅱ	—	Ⅰ	Ⅱ	—	—	—
	焊黄铜	Ⅱ	—	Ⅲ	Ⅱ	—	—	—
手工电弧焊	酸性焊条	Ⅰ	—	Ⅱ	Ⅰ	—	—	—
	低氢型焊条	Ⅰ	—	Ⅲ	Ⅰ	—	—	—
	高效铁粉焊条	Ⅰ	—	Ⅳ	Ⅰ	—	—	—
氧－乙炔焊	黄铜、铝	—	—	Ⅰ	Ⅰ	—	—	—
锡钎焊	火焰钎焊	—	—	—	Ⅰ	—	—	—
	盐浴钎焊	—	—	—	Ⅴ	—	—	—
微弧等离子焊	微束	Ⅰ	Ⅰ	—	Ⅰ	—	Ⅰ	—
	大电流	Ⅱ	Ⅰ	—	Ⅰ	—	Ⅰ	—
激光焊	金属	—	—	—	—	—	—	—
等离子切割	铝材	Ⅲ	Ⅰ	Ⅱ	Ⅲ	—	Ⅰ	Ⅱ
	钢材	Ⅲ	Ⅰ	Ⅲ	Ⅴ	—	—	—
	不锈钢	Ⅲ	Ⅰ	Ⅱ	Ⅱ	—	Ⅰ	Ⅱ

注：Ⅰ. 轻微；Ⅱ. 中等；Ⅲ. 强烈；Ⅳ. 极强烈；Ⅴ. 最强烈。

4. 车身装焊工艺过程职业病危害因素识别

车身装焊过程产生的主要的职业病危害因素为电焊烟尘、砂轮磨尘、锰、一氧化碳、臭氧、二氧化氮、噪声、电焊弧光，职业病危害因素分布见表5.1.5。

表5.1.5　某汽车生产车身装焊过程职业病危害因素分布

工序	工种/岗位	生产设备	职业病危害因素	接触方式
前地板组焊	电焊工	点焊机器人	电焊烟尘、臭氧、工频电磁场	间接、连续
	技术人员、管理人员			间接、不连续
中地板组焊	电焊工、辅助人员	悬点焊机、自动焊钳	电焊烟尘、臭氧、工频电磁场	直接、连续
	技术人员			直接、不连续
	管理人员			间接、不连续
后地板组焊	电焊工	悬点焊机、CO_2保护焊、自动焊钳	电焊烟尘、臭氧、锰及其化合物、一氧化碳、二氧化氮、电焊弧光、工频电磁场	直接、连续
	技术人员			直接、不连续
	管理人员			间接、不连续

续表

工序	工种/岗位	生产设备	职业病危害因素	接触方式
地板总成组焊	电焊工	悬点焊机、点焊机器人	电焊烟尘、臭氧、工频电磁场	直接、连续
	技术人员			直接、不连续
	管理人员			间接、不连续
左侧围内板组焊	电焊工	悬点焊机、点焊机器人、自动焊钳	电焊烟尘、臭氧、工频电磁场	直接、连续
	技术人员			直接、不连续
	管理人员			间接、不连续
左侧围总成组焊	电焊工	悬点焊机、点焊机器人	电焊烟尘、臭氧、工频电磁场	直接、连续
	技术人员			直接、不连续
	管理人员			间接、不连续
右侧围内板组焊	电焊工	悬点焊机、点焊机器人、自动焊钳	电焊烟尘、臭氧、工频电磁场	直接、连续
	技术人员			直接、不连续
	管理人员			间接、不连续
右侧围总成组焊	电焊工	悬点焊机、点焊机器人	电焊烟尘、臭氧、工频电磁场	直接、连续
	技术人员	—	—	直接、不连续
	管理人员	—	—	间接、不连续
车身总成组焊	电焊工	悬点焊机、CO_2保护焊、点焊机器人、CO_2保护焊机器人	电焊烟尘、臭氧、锰及其化合物、一氧化碳、二氧化氮、电焊弧光、工频电磁场	直接、连续
	技术人员			直接、不连续
	管理人员			间接、不连续
左前/左后车门总成	电焊工	点焊机器人、自动焊钳	电焊烟尘、臭氧、工频电磁场	间接、连续
	技术人员、管理人员			间接、不连续
右前/右后车门总成	电焊工	点焊机器人、自动焊钳	电焊烟尘、臭氧、工频电磁场	间接、连续
	技术人员、管理人员			间接、不连续
左/右翼子板总成	电焊工	自动焊钳	电焊烟尘、臭氧	间接、连续
	技术人员、管理人员			间接、不连续
发动机盖总成	电焊工	悬点焊机、点焊机器人	电焊烟尘、臭氧、工频电磁场	直接、连续
	技术人员			直接、不连续
	管理人员			间接、不连续
后备箱盖总成	电焊工	悬点焊机、点焊机器人	电焊烟尘、臭氧、工频电磁场	直接、连续
	技术人员			直接、不连续
	管理人员			间接、不连续
车身总成安装线	装配工	装配	噪声	直接、连续

续表

工序	工种/岗位	生产设备	职业病危害因素	接触方式
车身调整线	打磨工	打磨	噪声、砂轮磨尘	直接、连续
侧围点焊胶	涂胶工	涂胶	汽油	直接、连续
涂 BPR 胶	涂胶工	涂胶	甲苯	直接、连续

5. 职业病危害特征分析

车身装焊过程的主要职业病危害有电焊烟尘、砂轮磨尘、锰、氮氧化物、一氧化碳、臭氧、电焊弧光、生产性噪声等，接触机会为每天工作时间，接触人员包括电焊工、打磨工、辅助工人、技术人员和管理人员等。

焊装车间主要以电弧焊（氩气保护焊、二氧化碳保护焊、手把焊）和点焊两种焊接方式为主。在进行焊接作业时，会产生电焊烟尘。在车调线工作区，工人使用手砂轮对车架进行打磨，打磨过程中会产生砂轮磨尘。

以某汽车生产企业装焊车间工作场所检测结果进行危害程度分析。

生产性粉尘：车间作业环境为全面机械排风与局部排风相结合。生产性粉尘危害程度见表 5. 1. 6。从表中可见，电焊烟尘超标率为 30%，主要是部分点焊、CO_2保护焊岗位，其邻近岗位由于交叉污染也会引起超标风险。

表 5. 1. 6　某汽车生产企业装焊车间工作场所各工种接触的生产性粉尘检测结果汇总

工种	危害因素	检测点数	超标点数	超标率（%）	超标岗位
打磨工	砂轮磨尘	2	0	0	—
焊接工	电焊烟尘	20	6	30	点焊、CO_2保护焊岗位及其控制台

有毒物质：车间作业环境为全面机械排风与局部排风相结合。有毒物质危害程度见表 5. 1. 7。从表中可见，锰及其化合物的超标率为 9%，主要是 CO_2 保护焊岗位，与局部通风排毒系统效果不佳有关。

表 5. 1. 7　某汽车生产企业装焊车间工作场所各工种接触的有毒物质检测结果汇总

工种	危害因素	检测点数	超标点数	超标率（%）	超标岗位
焊接工	锰及其化合物	21	2	10	CO_2保护焊（前） CO_2保护焊（后）
	臭氧	19	0	0	—
	二氧化氮	19	0	0	—
	一氧化碳	19	0	0	—
	二氧化碳	19	0	0	—
打磨工	锰及其化合物	2	0	0	—
	臭氧	2	0	0	—
	二氧化氮	2	0	0	—
	一氧化碳	2	0	0	—
	二氧化碳	2	0	0	—

物理因素：物理因素危害程度见表5.1.8。从表中可见，噪声超标岗位的打磨和点焊，点焊超标的原因为打磨影响所致。工频磁场超标率为60%，超标原因为设备和工艺未考虑辐射防护措施。

表5.1.8　某汽车生产企业装焊车间工作场所各工种接触的物理因素检测结果汇总

工种	危害因素	检测点数	超标点数	超标率（%）	超标岗位
焊接工	噪声	20	16	80	点焊
打磨工	噪声	3	1	33	钣金打磨岗位
焊接工（点焊）	工频电场	20	0	0	—
	工频磁场	20	12	60	点焊

（三）车身涂装职业病危害因素识别

1. 车身涂装工艺

汽车车身的涂装工艺因各种汽车的使用条件不同也各不相同。概括起来，国内外汽车车身涂装工艺可以分为以下三个基本体系：其一，涂2层烘2次，即底漆涂层+面漆涂层，无中间涂层，两层分别烘干。中型、重型载重汽车的驾驶室一般采用这一涂装体系。其二，涂3层烘2次，即底漆涂层+中间涂层+面漆涂层，底漆涂层不烘干，涂完中间涂层后一起烘干，采用“湿碰湿”工艺，因而烘干次数由3次减为两次。其三，涂3层烘3次，即底漆涂层+中间涂层+面漆涂层，3层分别烘干。对于外观装饰性要求高的汽车车身、旅行车和大客车车身一般都采用这一涂装工艺。典型的涂3层烘3次工艺见图5.1.4。

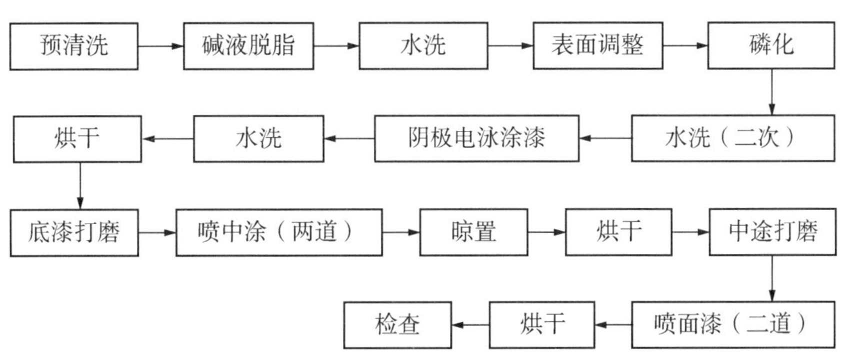

图5.1.4　典型的涂3层烘3次工艺

涂装前处理、涂底漆工艺：前处理主要包括脱脂、表调、磷化、水洗等步骤，为机械化、自动化、密闭化作业。底漆涂装多采用电泳涂装法，包括涂阴极电泳漆、水洗、烘干、打磨、涂密封胶、车身底架喷涂PVC胶。其中，电泳采用密闭化、自动化浸式（浸洗）作业，涂密封胶采用手工涂胶的作业方式，车底涂胶采用机器人和人工刷相结合的作业方式。

中涂、面漆涂装工艺：中涂、面漆涂装线一般由喷漆室、打磨室、烘干室组成，采用手工喷漆和自动静电喷漆相结合的方法。

涂装车间涂装工艺流程见图5.1.5。

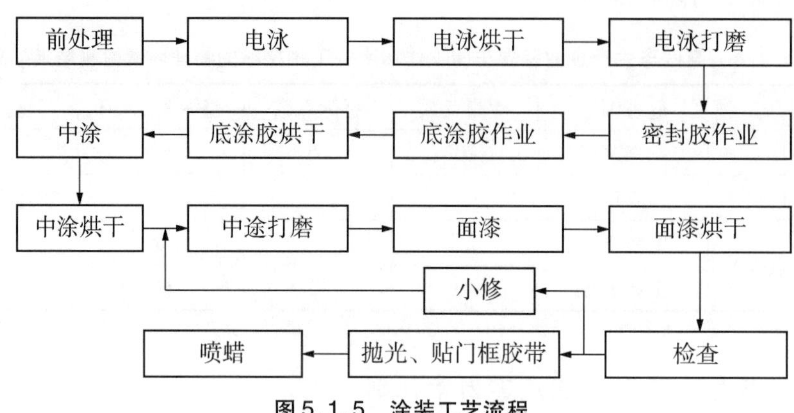

图5.1.5 涂装工艺流程

2. 汽车车身常用底漆、中涂漆、面漆种类及组成

汽车车身常用底漆、中涂漆、面漆种类及组成见表5.1.9至表5.1.11。

表5.1.9 汽车车身涂装常用底漆

型号	名称	组成	性能	施工注意事项	应用
F06-10	铁红纯酚醛电泳底漆	纯酚醛电泳漆料，防锈颜料，蒸馏水	附着力好，防锈性好，漆膜平整与面漆结合力好	水做溶剂，水质要好，施工时遵守技术规范	车身的覆盖件
H06-3	铁红、锌黄环氧底漆	环氧树脂，三聚氰胺甲醛树脂，防锈颜料，溶剂（二甲苯、丁醇）	优越的附着力，极好的耐水性及耐化学药品性能		高级汽车和驾驶室的覆盖件
H06-5	铁红环氧酯电泳底漆	环氧树脂、亚麻油、酸顺丁烯二酸酐、丁醇、胺类、蒸馏水	附着力、耐水防潮及防锈性能近似于环氧底漆	溶剂是水	驾驶室覆盖件
H06-19	铁红锌黄环氧酯底漆	环氧树脂、植物油、氨基树脂（少量）、铁红锌黄、体质颜料、溶剂（二甲苯、丁醇）	漆膜坚硬耐久，附着力好，可与磷化底漆配套使用		驾驶室覆盖件

表 5.1.10　汽车车身涂装常用中间层涂料

型号	名称	组成	性能	施工注意事项	应用
C06-10	醇酸二道底漆，又称醇酸二道浆	涂料用二甲苯兑稀后涂喷，与醇酸底漆、醇酸磁漆、醇酸腻子、氨基烘漆等配套使用	漆膜细腻，容易打磨，打磨后平整光滑	喷涂后可常温干燥。若喷涂后放置 0.5 h，再在 100～110 ℃温度下烘烤 1 h，可提供漆膜性能	多用其喷涂在有底漆和腻子的表面上，或只有底漆的金属上，填平微孔和砂纹
H06-9	环氧酯烘干二道底漆	施工以喷涂为主用二甲苯调稀	填密性良好，可填密腻子孔隙、细痕，也易打磨	漆膜烘干后，可用水砂纸打磨，使底层平滑	作为汽车车身封闭底漆
G06-5	过氧乙烯二道底漆，又称过氧乙烯封闭漆	适宜喷涂，用 X-3 过氯乙烯稀释剂和 F-2 过氯乙烯防潮剂调整黏度，除防潮外还可以防止发白。可与过氯乙烯底漆、腻子、磁漆、清漆等配套使用	可填平微孔和砂纹，打磨性较好，能增加面漆的附着力和丰满度		用来作为头道底漆和腻子层上的封闭性底漆

表 5.1.11　汽车车身涂装常用面漆

型号	名称	组成	性能	施工注意事项	应用
B01-10	丙烯酸清烘漆	甲基丙烯酸酯，丙烯酸酯，甲基丙烯酸、β-烃乙酯，三聚氰胺甲醛树脂，增韧剂，苯、酮类溶剂	漆膜有较好的光泽，硬度、丰满度，以及防湿热、防盐雾、防霉变的性能，保色、保光性极好	供 B05-4 面漆罩光用	用于汽车车身
B05-4	各色丙烯酸烘漆	加颜料，其余与丙烯酸清烘漆组成相同	热固性漆，烘干后漆膜丰满，光泽及硬度良好、保色及曝光性极好、三防性能好	用 B05-4 烘漆并掺入质量分数微 50%～70% 的 B01-10 清烘漆喷涂罩光，作为最后工序	用于光泽要求高及三防性能好的汽车车身

续表

型号	名称	组成	性能	施工注意事项	应用
A01-10	氨基清烘漆	氨基树脂、三羟甲基丙烷醇酸、丁醇、二甲苯	漆膜坚硬，光泽平滑，耐潮及耐候性好	作为 A05-15 面漆罩光用	用于汽车室外金属表面罩光
A05-15	各色氨基烘漆	氨基树脂、三羟甲基丙烷、脱水蓖麻油、醇酸树脂、有机溶剂	漆膜硬度高，光亮度好，漆膜丰满，耐候性良好，附着力好，抗水性强	与电泳底漆、环氧树脂底漆配套，进入烘干室烘干前，应在常温下静置 15 分钟	用于中级汽车车身
C04-49	各色醇酸磁漆	植物油改性醇酸树脂、颜料、加少量氨基树脂、催干剂、二甲苯	较好的耐候性，附着力，耐水耐油性也较好	加少量氨基树脂起防皱作用，故可一次喷得较厚、烘干 120～130 ℃，时间 30 分钟	用于汽车驾驶室表面涂布
Q04-31	硝基磁漆	低黏度硝化棉、有机硅改性、椰子油醇酸树脂、氨基树脂、增韧剂、溶剂（酯类、醇类、苯系物）	漆膜光亮平滑，坚硬，丰满，耐磨，耐温变及机械强度较好、户外耐久性好	面漆总厚度层控制 100 μm 以内，在 100～110 ℃烘 1 h，可提高耐温变性	中、高级汽车车身

3. 涂装工艺过程职业因素识别

车身涂装过程产生的主要的职业病危害因素为砂轮磨尘、苯系物、乙苯、乙酸乙酯、乙酸丁酯、丁酮、甲醛、生产性噪声等，职业病危害因素分布见表 5.1.12。

表 5.1.12 某汽车生产车身涂装过程职业病危害因素分布

工序	工种/岗位	生产设备	职业病危害因素	接触方式
电泳烘干	操作工	电泳烘干设备	高温	间接、连续
电泳打磨作	打磨工	电泳打磨	其他粉尘、噪声	直接、连续
密封胶作业	涂胶工	密封胶作业场	甲苯、二甲苯、汽油、乙酸乙酯	直接、连续
底涂胶作业	涂胶工	底涂胶室	甲苯、二甲苯、汽油、乙酸乙酯	直接、连续
喷 RPP 胶	涂胶工	RPP 胶作业场	甲苯、二甲苯、汽油、乙酸乙酯	直接、连续
手工喷漆	喷漆工	中涂喷漆室	甲苯、二甲苯、乙酸乙酯、乙酸丁酯	直接、连续
中涂烘干	操作工	烘干设备	高温、甲苯、二甲苯、乙酸乙酯、乙酸丁酯	间接、连续

续表

工序	工种/岗位	生产设备	职业病危害因素	接触方式
中涂打磨	打磨工	中涂打磨作业场	其他粉尘、噪声	直接、连续
手工喷漆	喷漆工	面漆喷漆室	甲苯、二甲苯、丁醇、甲醛、乙酸乙酯、乙酸丁酯、乙苯	直接、连续
面漆烘干	操作工	烘干设备	高温、甲苯、二甲苯、丁醇、甲醛、乙酸乙酯、乙酸丁酯、乙苯	间接、连续
输配漆系统	调漆工	调漆间	甲苯、二甲苯、丁醇、甲醛、乙酸乙酯、乙酸丁酯、乙苯	直接、连续

4. 职业病危害特征分析

车身涂装过程主要的职业病危害有涂密封胶、RPP 胶和车底涂胶过程挥发的苯、甲苯、二甲苯、汽油、乙酸乙酯等有机物；中涂挥发出的苯、甲苯、二甲苯、丁醇、乙酸乙酯、乙酸丁酯、乙苯等有机物；喷面漆挥发出的苯、甲苯、二甲苯、丁醇、甲醛、乙酸乙酯、乙酸丁酯、乙苯等有机物；打磨工序产生的混合粉尘和噪声等。接触机会为每天工作时间，接触人员包括喷漆工、喷（涂）胶工、调漆工、打磨工、辅助工人、技术人员和管理人员等。

以某汽车生产企业车身涂装车间工作场所检测结果，进行危害程度分析。

粉尘：生产性粉尘危害程度见表 5. 1. 13。从表中可见，打磨产生的其他粉尘超标率为 12. 5%，超标岗位为打磨岗位，主要是由打磨产生的有机粉尘较轻，打磨岗位无防尘设施引起超标的。

表 5. 1. 13　某汽车生产企业涂装车间工作场所各工种接触的生产性粉尘检测结果汇总

工种	危害因素	检测点数	超标点数	超标率（%）	超标岗位
打磨工	其他粉尘	8	1	12. 5	打磨钣金打磨岗位尾
清理工	其他粉尘	2	0	0	—

有毒物质：某汽车涂装车间工作场所有毒物质危害程度见表 5. 1. 14。从表中可见，调漆工和喷漆工均有甲苯、二甲苯超标情况，主要是用甲苯或二甲苯作为稀释剂且防护设施运行不良所致。

表 5. 1. 14　某汽车生产企业装焊车间工作场所各工种接触的有毒物质检测结果汇总

工种	危害因素	检测点数	超标点数	超标率（%）	超标岗位
调漆工	苯	5	0	0	—
	甲苯	5	1	20	调漆室（PA）
	二甲苯	5	1	20	—
	乙酸乙酯	6	0	0	—
	乙酸丁酯	6	0	0	—
	甲醛	3	0	0	—
	丁醇	3	0	0	—

续表

工种	危害因素	检测点数	超标点数	超标率（%）	超标岗位
喷漆工	苯	16	0	0	—
	甲苯	16	0	0	—
	二甲苯	16	2	12.5	中涂（底、色漆）喷漆室人工喷漆
	乙酸乙酯	19	0	0	—
	乙酸丁酯	19	0	0	—
	甲醛	8	0	0	—
	丁醇	8	0	0	—
喷胶工	苯	3	0	0	—
	甲苯	3	0	0	—
	二甲苯	3	0	0	—
	乙酸乙酯	3	0	0	—
	乙酸丁酯	3	0	0	—
	溶剂汽油	3	0	0	—

物理因素：物理因素危害程度见表 5. 1. 15。从表中可见，噪声超标分布范围在保险杠补漆人工喷漆线、中涂打磨、返修打磨。噪声超标是因为所使用的气压式喷漆工具引起的，在同一工作间中工作的工人会受到一定的影响。

表 5. 1. 15　某汽车生产企业涂装车间工作场所各工种接触的物理因素检测结果汇总

工种	危害因素	检测点数	超标点数	超标率（%）	超标岗位
喷漆工	噪声	8	2	25	保险杠人工喷漆线、保险杠补漆人工喷漆线
打磨工	噪声	6	3	50	返修打磨头、中涂打磨、返修打磨（抛光）
喷胶工	噪声	3	0	0	—
烘干工	噪声	2	1	50	烘干岗位
烘干工	高温	3	0	0	—

（四）汽车总装单元职业病危害因素识别

1. 汽车总装工艺

汽车总装工艺主要部件分装、车身内饰、底盘装配、整车装配、调整、检测、重修、补漆、检查及发送工作等。一般主要由内饰线、底盘线、最终线、OK 线、检测线、淋雨试验、路试、终检和补漆间组成。总装工艺流程见图 5. 1. 6。

内饰线
底盘线
最终线
OK线
检测线
淋雨
路试
终检

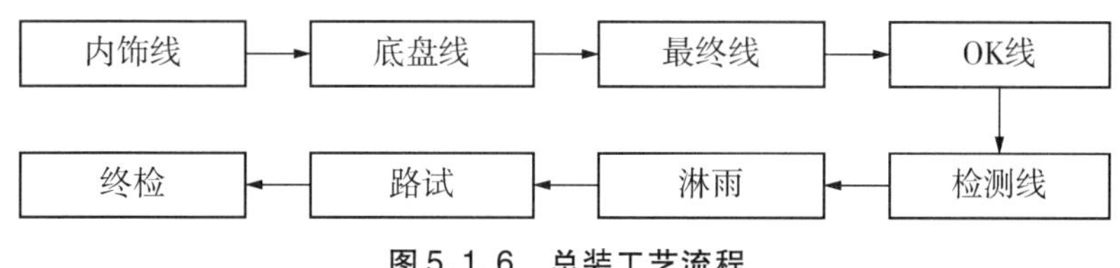

图 5.1.6　总装工艺流程

其中，内饰线、底盘线、最终线、OK 线使用气动扳手（包括油压、脉冲）、电动扳手等装配设备，最终线包括玻璃底涂和涂胶，定性分析玻璃底涂胶主要有机挥发成分为甲苯、二甲苯、乙酸乙酯等。底涂为人工涂，操作位设有上吸罩，涂胶为机器人涂，OK 线为装配好的车加注汽油，见图 5.1.7 至图 5.1.10。

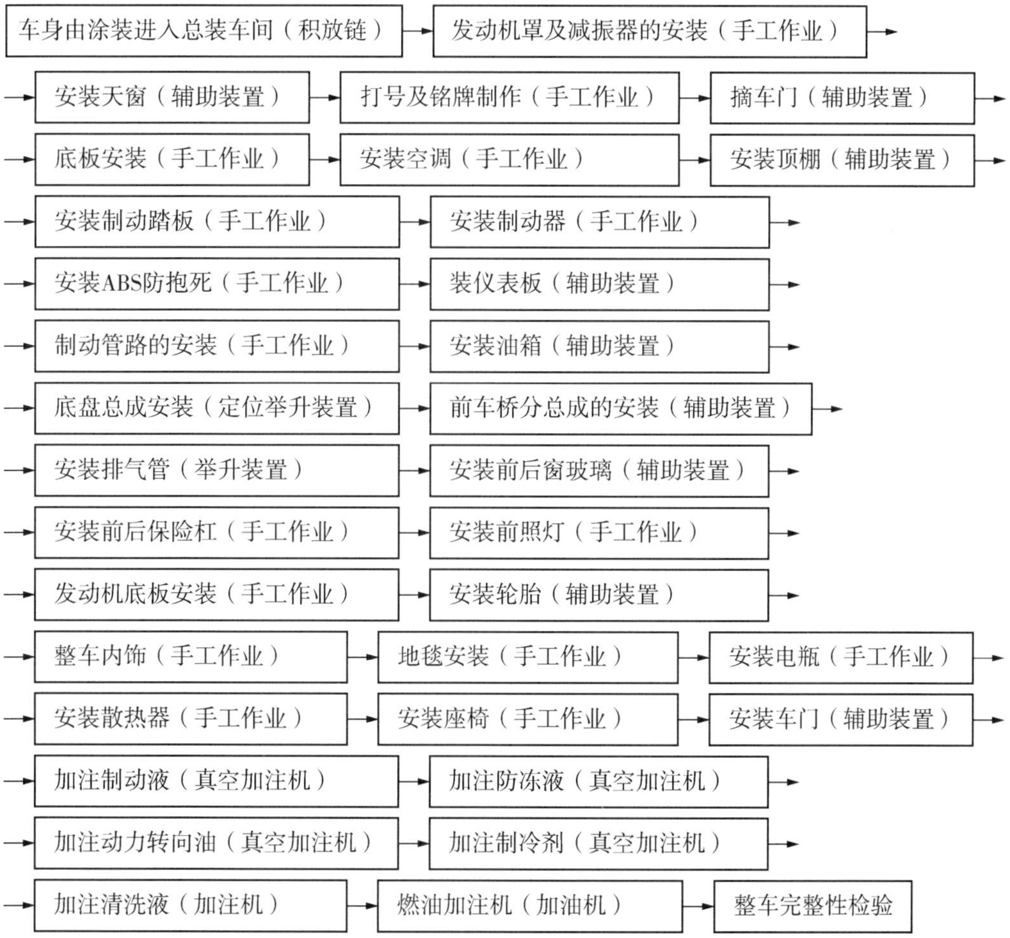

车身由涂装进入总装车间（积放链）
发动机罩及减振器的安装（手工作业）
安装天窗（辅助装置）
打号及铭牌制作（手工作业）
摘车门（辅助装置）
底板安装（手工作业）
安装空调（手工作业）
安装顶棚（辅助装置）
安装制动踏板（手工作业）
安装制动器（手工作业）
安装ABS防抱死（手工作业）
装仪表板（辅助装置）
制动管路的安装（手工作业）
安装油箱（辅助装置）
底盘总成安装（定位举升装置）
前车桥分总成的安装（辅助装置）
安装排气管（举升装置）
安装前后窗玻璃（辅助装置）
安装前后保险杠（手工作业）
安装前照灯（手工作业）
发动机底板安装（手工作业）
安装轮胎（辅助装置）
整车内饰（手工作业）
地毯安装（手工作业）
安装电瓶（手工作业）
安装散热器（手工作业）
安装座椅（手工作业）
安装车门（辅助装置）
加注制动液（真空加注机）
加注防冻液（真空加注机）
加注动力转向油（真空加注机）
加注制冷剂（真空加注机）
加注清洗液（加注机）
燃油加注机（加油机）
整车完整性检验

图 5.1.7　主要装配工序流程

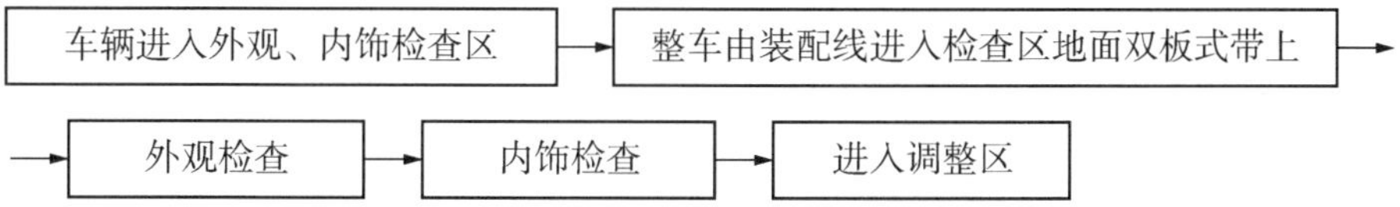

车辆进入外观、内饰检查区
整车由装配线进入检查区地面双板式带上
外观检查
内饰检查
进入调整区

图 5.1.8　外观、内饰检查主要流程

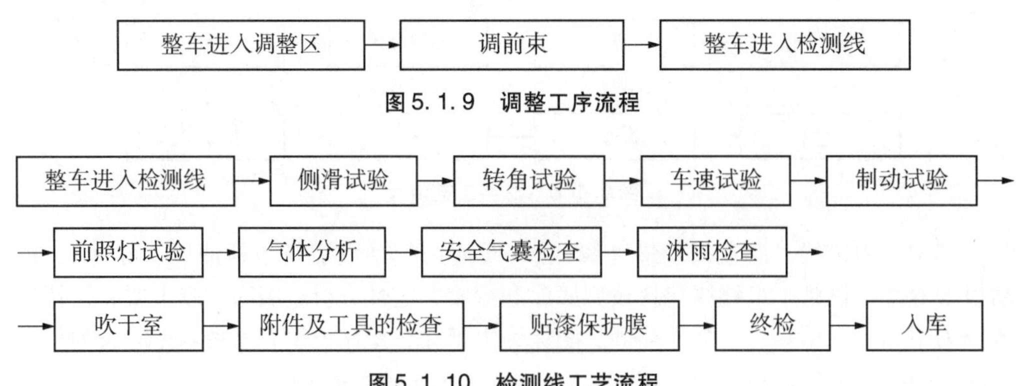

图 5.1.9 调整工序流程

图 5.1.10 检测线工艺流程

2. 总装工艺过程职业因素识别

车身涂装过程产生的主要职业病危害因素为一氧化碳、氮氧化物（以二氧化氮为主）、汽油、苯系物、乙苯、乙酸乙酯、乙酸丁酯、丁酮、甲醛、生产性噪声等，职业病危害因素分布见表 5.1.16。

表 5.1.16 某汽车生产车身总装过程职业病危害因素分布

工序	工种/岗位	生产设备	职业病危害因素	接触方式
内饰线 1/2	装配工	气动扳手装配	噪声	直接、连续
底盘线 1/2	装配工	气动扳手装配	噪声	直接、连续
最终线	装配工	气动扳手装配	噪声	直接、连续
	装配工	玻璃底涂	甲苯、二甲苯、汽油、乙酸乙酯	直接、连续
OK 线	装配工	气动扳手装配	噪声	直接、连续
	装配工	汽油加注、着车	汽油、一氧化碳、二氧化氮	直接、连续
检测线	检测工	检测	噪声、汽油、一氧化碳、二氧化氮	直接、连续
补漆间	喷漆工	手工喷漆	甲苯、二甲苯、丁醇、甲醛、乙酸乙酯、乙酸丁酯、乙苯	直接、连续

3. 职业病危害特征分析

本车间产生的主要职业病危害因素为：装配设备产生的噪声，最终线玻璃底涂挥发的甲苯、二甲苯、汽油、乙酸乙酯等有机物；OK 线加注汽油产生汽油，着车产生一氧化碳、氮氧化物（以二氧化氮为主）；检测线尾气排放产生一氧化碳、氮氧化物（以二氧化氮为主），补漆过程产生甲苯、二甲苯、丁醇、甲醛、乙酸乙酯、乙酸丁酯、乙苯等有机物。接触机会为每天工作时间，接触人员包括装配工、检测工、喷漆工、辅助工人、技术人员和管理人员等。

以某汽车生产企业总装车间工作场所检测结果，进行危害程度分析，具体检测结果及评价如下。

有毒物质：某汽车成型车间工作场所有毒物质危害程度见表5.1.17。从表中可见，总装车间各工种接触的有毒物质浓度均符合《工作场所有害因素职业接触限值 第1部分 化学有害因素》中规定的相应有毒物质职业接触限值的要求。

表5.1.17　某汽车生产企业总装车间工作场所各工种接触的有毒物质检测结果汇总

工种	危害因素	检测点数	超标点数	超标率（%）	超标岗位
汽油加注工	甲苯	1	0	0	
	溶剂汽油	3	0	0	
着车工	一氧化碳	1	0	0	
	二氧化氮	1	0	0	
尾气检测	甲苯	1	0	0	
	溶剂汽油	1	0	0	
	一氧化碳	1	0	0	
	二氧化氮	3	0	0	
	二氧化硫	2	0	0	
玻璃底涂工	甲苯	1	0	0	
	二甲苯	1	0	0	
	溶剂汽油	1	0	0	
	乙酸乙酯	1	0	0	
	异丙醇	2	0	0	
	丁酮	2	0	0	
补漆工	甲苯	1	0	0	
	二甲苯	1	0	0	
	乙酸乙酯	1	0	0	
	乙酸丁酯	1	0	0	
	丁醇	1	0	0	
	乙苯	1	0	0	
	甲醛	1	0	0	

噪声：生产性噪声危害程度见表5.1.18。从表中可见，总装车间噪声超标严重，主要的噪声超标岗位为安装、装配和钻。

表5.1.18　某汽车生产企业总装车间工作场所各工种接触的生产性噪声检测结果汇总

工种	危害因素	检测点数	超标点数	超标率（%）	超标岗位
总装生产线装配工	噪声	37	19	51	安装、装配、钻

四、汽车整车制造健康风险分析

（一）汽车整车制造职业病危害现状

1. 工作场所职业病危害因素超标案例分析

文献超标案例分析：目前国内公开报道的汽车整车制造工作场所存在的职业病危害因素和超标情况分析见表5.1.19。从表中可见，目前国内汽车整车制造工作场所存在的职业病危害因素粉尘（砂轮磨尘、金属尘、电焊烟尘）、化学毒物［锰及其化合物（不锈钢焊条中含有镍、镉及其化合物）、氮氧化物、氢氧化钠、磷酸、氢氟酸、二氧化硫、一氧化碳、乙酸乙酯、乙酸丁酯、甲基异丁基酮、丁酮、丙酮、丙烯酸、苯、甲苯、二甲苯、乙醇、丁醇、异丙醇、汽油、矿物油雾、汽油、柴油］、物理因素（噪声、高频电磁场、工频电磁场、局部振动、紫外辐射、激光、高温）。其中，各工作场所中易出现超标的职业病危害因素有苯、甲苯、二甲苯、溶剂汽油、锰及其化合物、电焊烟尘和噪声。化学毒物和电焊烟尘超标点集中在涂装和焊接，特别是手工作业岗位；强噪声源分布广泛，超标严重。

表5.1.19　汽车整车制造工作场所职业病危害因素超标案例分析（文献报道）

文献	存在的职业病危害因素	超标危害因素	超标点/检测点（率）	超标岗位分布	超标原因
文献1	苯、甲苯、二甲苯、乙苯、乙酸乙酯、汽油、环已烷、锰、铅、臭氧、二氧化氮、一氧化氮、二氧化碳、一氧化碳、甲苯二异氰酸酯、二苯基甲烷二异氰酸酯、氨、丙酮、甲醛、粉尘、噪声、紫外线	甲苯	2/46（4%）	涂装（手工补涂）	无局部通风防毒设施
		锰及其化合物	1/11（10%）	焊接（手工焊）	无局部通风防毒设施
		电焊烟尘	3/32（9%）	焊接	无局部通风防尘设施
		噪声	35/95（38%）	冲压、总装	强噪声设备多，设备密集，噪声叠加
文献2	电焊烟尘、其他粉尘（有机粉尘）、苯、甲苯、二甲苯、环已酮、丁醇、氮氧化物、一氧化碳、二氧化硫、锰及其化合物、噪声	锰及其化合物	6/30（20%）	焊接	焊接点密集，车间通风系统不良
		噪声	7/39（15%）	焊接、涂装、总装	专用工具敲打、清洗、喷漆、打磨和扭紧

续表

文献	存在的职业病危害因素	超标危害因素	超标点/检测点（率）	超标岗位分布	超标原因
文献 3	砂轮磨尘、其他粉尘（金属粉尘）、电焊烟尘、有机树脂粉尘、锰、镍、镉及其化合物、氮氧化物、氢氧化钠、磷酸、氢氟酸、硝酸镍，二氧化硫、一氧化碳、乙酸乙酯、甲基异丁基酮、丁酮、氯乙烯、丙烯酸、苯、甲苯、二甲苯、丙酮、矿物油雾、汽油、柴油、噪声、高频、局部振动、紫外线辐射、高温	汽油	5/10（20%）	涂胶	涂胶岗位流动性作业，作业点不固定，该工位设置的吸风罩为固定式，位置高、罩口抽风量又小
		苯	7/37（19%）	涂装	作业场所没有机械通风设施，人工喷漆和调漆，使用的漆稀释剂中含有大量的苯
		噪声	27/47（48%）	冲压、焊接、总装	切割、冲孔、打磨、金属碰撞、交叉污染
文献 4	电焊烟尘、其他粉尘、二氧化锰、一氧化碳、一氧化氮、二氧化氮、臭氧、三氧化铬、正己烷、丙酮、乙醇、苯、甲苯、二甲苯、乙酸丁酯、乙酸乙酯、丁醇、高温、噪声、工频电场、紫外线	苯		涂胶	通风措施不良
		噪声		冲压、涂装、装焊、总装	强噪声设备多，设备密度大
文献 5	电焊烟尘、砂轮磨尘、锰及其化合物、二氧化氮、苯、甲苯、二甲苯、一氧化碳、二氧化碳、铅及其化合物、铬及其化合物、硫酸、噪声、高温、紫外线	苯	3/7（43%）	涂装	通风换气不够，设置的局部机械排风和净化系统未能达到要求
		甲苯	1/7（14%）	涂装	
		二甲苯	2/7（28%）	涂装	
		噪声	28/59（47%）	冲压、涂装、装焊、总装	生产设备未采取有效的降噪和减振设施

评价典型超标案例分析：

案例1：某企业生产小轿车的规模为每年12万辆，经评价发现，CO_2保护焊（前）工作岗位的二氧化锰C_{TWA}超过接触限值的1.9～3.4倍，电焊烟尘*TWA*浓度超过职业接触限值的0.23～0.88倍，超标原因分析如下：对防护设施缺乏维护管理，导致通风系统净化器的过滤芯阻力太大；通风检测结果显示整改前通风系统排风量小于送风量，造成室内正压状态，致使焊区内的二氧化锰和电焊（烟）尘未能及时排出，而积聚在焊区内造成超标。企业采取的整改措施包括重新更换过滤芯网，清除进风口栅栏的积尘以及制定相关维修制度等；增加换气次数（每小时95次），增大抽风量（10%），检测结果显示通风系统排风量大于送风量，形成室内负压状态。整改后检测结果显示，电焊烟尘和二氟化锰的C_{TWA}检测浓度均低于职业接触限值。

案例2：中涂（底、色漆）喷漆室人工喷漆二甲苯的C_{STEL}最大值为469.6 mg/m^3（范围为0.9～469.6 mg/m^3），C_{TWA}为235.6 mg/m^3（范围为1.3～235.6 mg/m^3），分别超过职业接触限值的3.70倍和3.71倍。中涂（底、色漆）喷漆室通风系统采用上送风、下排风的气流组织方式。实测数据表明，截面平均风速0.36 m/s，与设计风速的0.50 m/s比较，相差0.14 m/s，只有原设计的72%，这可能与通风系统的维护管理不完善有关，使通风系统的阻力增高所致，也是造成中涂喷漆室部分毒物浓度超过职业接触限值的主要原因。另外，超标与操作有一定的关系，此工序主要是喷门框，当喷至上框时，有一半或以上的漆雾是喷空的，导致此时工作环境的毒物浓度增高。企业采取的整改措施如下：加强正常维护管理，使排风罩控制风速达到0.5 m/s的设计要求，同时，对工艺进行改进，尽可能减少漆雾喷空，工人在上风向作业。整改后，二甲苯检测结果低于职业接触限值。

2．汽车整车制造职业病发病案例分析

目前国内公开报道的职业病及观察对象案例见表5.1.20，其中尘肺2例，尘肺观察对象71例；苯中毒21例，苯中毒观察对象20例；噪声聋36例；锰中毒2例，锰中毒观察对象9例；职业性皮肤病2例。噪声聋好发工种为冲压、剪切和总装，职业性中毒好发工种为涂装和焊接，尘肺好发于焊接工。

表5.1.20　汽车整车制造职业病发病情况分析

文献	职业病	例数	发生地点	发生时间	工种	工龄
文献1	尘肺	1	河南	2006	焊接	
	尘肺观察对象	70			焊接	
	苯中毒	7			涂装	
	苯中毒观察对象	4			涂装	
文献2	苯中毒	5	山东	2009	涂装	
	噪声聋	7			冲压	
文献3	苯中毒合并硬皮病	1	湖北	1995	调漆	5年
文献4	噪声聋	9	吉林	2009	冲压	6～14年

续表

文献	职业病	例数	发生地点	发生时间	工种	工龄
文献 5	尘肺	1	山东	1998	焊接	10～20 年
	尘肺观察对象	1				
文献 6	锰中毒	2	广东	1989	焊接	
	锰中毒观察对象	9				
文献 7	噪声聋	10	湖北	2007	冲压、总装	
	接触性皮炎	1			涂装	
	苯中毒观察对象	16			涂装	
文献 8	噪声聋	10	湖北	2005	冲压、剪切	
	苯中毒	8			涂装	

（二）汽车整车制造职业病风险分析

职业病危害因素对机体损伤作用除了短时间大剂量接触可引起急性损伤外，对机体的作用多数是潜在的慢性影响；由于汽车制造行业工艺复杂、品种繁多，职业病危害因素的危害程度常受生产的产品、使用的原辅料、生产工艺和生产环境等因素影响，对机体产生的损害也不相同。可见汽车制造行业的职业病具有多样性，其种类、性质与生产对象和生产工艺密不可分。

汽车制造行业的职业病危害因素可能导致的职业病主要有职业中毒、职业性皮肤病、尘肺病、职业性噪声聋等，其中以职业中毒和职业性噪声聋最为常见。

（1）职业中毒：职业中毒又分为急性职业中毒和慢性职业中毒。急性职业中毒，主要以呼吸系统和中枢神经系统损害为主，大多由接触较大剂量刺激性化学物质或有机溶剂引起，好发于喷涂工和调漆工；慢性职业中毒，主要是白细胞数异常、肝脏和神经系统损害，常见职业性苯中毒和职业性锰中毒，好发于喷涂工、调漆工、涂胶工、焊接工。

（2）职业性皮肤病：在职业活动中经常接触致敏物质或腐蚀性化学物质，可导致职业接触性皮炎、过敏性皮炎和职业性哮喘及化学性烧伤等职业病的发生，好发于喷涂工、调漆工、涂胶工和浇注发泡工。

（3）尘肺病：尘肺病是由于长期接触生产性粉尘引起的肺组织弥漫性纤维化为主要病变的全身性疾病且无法治愈，给劳动者身心带来极大痛苦，也给企业和个人带来沉重经济负担；汽车制造行业发生的尘肺病主要是在焊接工序过程中产生的电焊工尘肺，好发于电焊工。

（4）职业性噪声聋：此病在汽车制造行业时有发生，长期接触高强度生产性噪声，最初引起工人耳鸣、耳痛、头晕、失眠、烦躁、记忆力减退等症状，进而引起工人暂时性听阈位移、永久性听阈位移，最后导致噪声性耳聋，好发于冲压工、剪切工，以及用专用工具敲打、清洗、喷漆、打磨和扭紧作业人员。

（5）工作相关疾病：汽车制造行业中生产性粉尘的种类较多，除可引起肺组织异物反应及轻微肺纤维化病变的粉尘沉着症外，还可引起非特异性慢性阻塞性肺病；对呼吸道黏膜、眼结膜、手面部皮肤有直接刺激和损害作用，可引起慢性鼻炎、咽炎、眼结膜炎、皮脂腺囊肿、皮肤干燥角化等损害。

（6）工伤事故：生产性噪声会引起神经系统、心血管系统、消化系统、内分泌系统的非特异性不良改变，导致工人操作时注意力下降，身体灵敏性和协调性下降，工作效率和工作质量降低，使出现生产或工伤事故的可能性增加。

（三）潜在危害风险

1. 新型材料带来的危害

由于材料与汽车的制造成本和使用成本密切相关，汽车向轻量化方向发展已是大势所趋。汽车材料进入了一个脱胎换骨的时代，汽车用轻量化材料（铝合金、镁合金、钛合金等）的研究与应用日益成为该行业瞩目的焦点。常用的新型材料及其主要成分见表5.1.21，从表中可见，随着新型材料的使用，其稀土金属、金属和类金属如铝、钒、镍、铜、铬、铅等在焊接、切割等环节以粉尘、烟气的形式通过呼吸道进入体内，引起金属和类金属中毒、金属沉着症、金属烟尘热的风险。另外，新型材料在切割、打磨等环节中产生的粉尘可能引起以致敏和肺组织纤维化为主的疾病的风险。

表5.1.21　汽车制造主要使用的新型材料

新型材料	作用	主要成分
稀土金属	钢板和铝合金中加入稀土金属可提高横向韧、塑性、冲压性	系指元素周期表中第ⅢB族镧系元素以及与镧系元素在化学性质上相近的钪和钇
记忆合金	状记忆合金能够改善轿车的节能性、安全性、舒适性、工作稳定性以及自动化程度	镍钛、铜基和铁基三类合金
泡沫铝材	很高的吸收冲击能力；耐高温、防火性能强，是一种不可燃的材料，同时，在受热状态下不会释放有毒的气体；抗腐蚀、耐热性强；消声性能好、热导率低，电磁屏蔽性高、电阻大、有过滤能力，易加工，可进行涂装表面处理等	铝
大麻－聚氨酯合成材料	重量更轻，韧度更强，而且可以生物降解	大麻（四氢大麻醇的天然含量很低）－聚氨酯
稀土永磁材料	通过使用稀土磁体减少重量和尺寸，可以节约更多的燃料和增加设计的灵活性	钐、钕混合稀土金属、过渡金属（如钴、铁等）

续表

新型材料	作用	主要成分
无取向电工钢板	低铁损和高磁导率	硅含量
钒合金	减少重量和节省燃料	钒钢、钒合金和橡胶
特种密封材料	具有高的机械强度，良好的压缩回弹性和耐油、耐水等特性	非石棉纤维增强橡胶密封材料
吸波材料		磁介质吸波材料
铝－纸蜂窝材料	用作汽车的地板、顶篷等结构，可以有效地减轻结构重量，并改善隔热性能	
高性能纤维增强无石棉汽车制动材料	石棉增强刹车材料已不能满足汽车业越来越快的发展要求，特别是含石棉刹车材料会污染环境及致癌，因而在许多国家已经立法禁止使用	由纤维增强材料、树脂黏结剂、摩擦性能粉末调节剂及各种矿物填料组成

2. 新型技术带来的危害

随着新型材料的使用，汽车制造新技术和新要求也越来越严格。近些年发展起来的汽车制造新技术见表 5. 1. 22。从表中可见，与传统汽车制造技术相比，新型制造技术可能会增加金属烟尘、激光、臭氧、氮氧化物和粉尘等的暴露，可能会增加金属烟尘热、金属中毒、白内障、机体刺激性反应、慢性阻塞性肺病等的患病风险。

表 5. 1. 22 汽车制造使用的主要新技术

新型制造技术	作用	可能产生的职业病危害
射出成型制作技术	射出成型制作技术是将熔融的成型材料（如镁合金）以高压的方式填充到封闭的模具内，用于替代传统的压铸工艺。该技术的应用对解决镁从熔解开始即需利用气体保护以隔绝氧气与水气、成型过程中模具穴孔是否残存过多的离模剂及润滑油、研磨及机械加工时如何避免火花的产生等有作用	镁、锌、铜等金属烟尘，过量吸入会引起金属烟尘热；保护气体如惰性气体、氮气、二氧化碳、氟化物如有泄漏可引起局部乏氧环境
粉末注射成型技术	粉末注射成型（PIM）是粉末冶金与塑料注射成型的交叉复合技术，它借助注机将金属（金属氧化物或陶瓷）粉末与黏结剂的混合物以熔体形式注入模腔，经冷却定型就能得到一定形状尺寸预制件，再经脱除黏结剂和烧结就得到一定机械物理性能的零件	投注粉末时会增加矽尘或其他粉尘的危害
半固态成型	半固态成型是对固态、液态共存的半凝固状态或半熔融状态的金属材料进行锻造、挤压、轧制等成型和加工的工艺技术	增加金属烟尘，过量吸入会引起金属烟尘热或金属中毒风险

续表

新型制造技术	作用	可能产生的职业病危害
板料无模多点成型	板料无模多点成型技术是用高度方向可调控的小冲头群代替传统的凸凹模，通过板料逐次局部成型的积累来实现三维曲面成型的汽车覆盖件的先进制造技术	减少冲压成模引起的噪声
塑料增强反应注射成型	将两组添加了玻璃纤维增强材料的液体树脂进行计量混合并注入模腔，在模腔中两组液体树脂发生化学反应并固化成为一定形状、尺寸的塑料制品	—
激光技术	激光在汽车制造中可以用于切割、焊接、表面处理等	会增加激光、氮氧化物、臭氧，在防护不当和通风不良情况下可增加职业性白内障和刺激性反应的风险
快速原型制造技术	快速原型制造技术是计算机技术、数控技术、激光技术、精密机械技术、材料加工技术等的集成技术	会增加职业紧张和职业心理学问题

3. 新型管理模式带来的危害

先进汽车制造技术的自动化、信息化和智能化，对劳动者技术要求更高，势必存在数据录入、数据采集、交互式通信、文字处理和编辑、计算机辅助设计和生产等视屏显示终端（visual display terminal，VDT）作业，其主要特点是：多变的坐姿、用眼过度、工作负荷大、精神负担大、局部肌肉骨骼系统负荷重。可导致各种生理的、心理的和行为的紧张相关障碍。主要表现为心理失调，如愤怒、沮丧、神经质、焦虑、混乱和抑郁，也可能导致胃肠功能紊乱、肌张力、心血管功能改变、出汗和儿茶酚胺等生理变化，同时也会引起频繁失眠、缺乏食欲等行为改变。

4. 联合作用

在汽车整车制造过程中，存在多种化学物质间和职业病危害因素之间存在的联合作用，其作用类型以协同作用和相加作用较为多见。

（1）协同作用：以下职业病危害因素之间会产生协同作用。其一，噪声与耳毒性物质：耳毒性物质会加重噪声致听力损失的程度，耳毒性物质包括：有机溶剂类，如涂装存在的甲苯、苯乙烯、二甲苯、乙苯单体或混合物。窒息性气体，如装焊二氧化碳保护焊存在的一氧化碳；金属，如铝合金中含有的微量铅。其二，噪声和高温：焊装的焊接、涂装的烘干和涂装的发泡浇注等生产性热源以及夏季高温作业环境，和各车间存在噪声联合接触的工人，发生听力异常的风险高于单纯接触噪声者。其三，噪声和电焊烟尘：装焊过程中，二者同时接触可能存在协同作用，加重作业工人的健康危害，尤其是听觉系统。高温作业环境和存在协同效应。

（2）相加作用：以下职业病危害因素之间会产生相加作用。其一，刺激性气体：焊接作业存在的臭氧、氮氧化物对机体的刺激作用存在相加作用。其二，有机溶剂：涂装、调漆等接触有机溶剂作业岗位存在有机溶剂，如苯系物、酯类和醇类等对人体的急性麻醉效应存在相加作用。

五、职业病危害关键控制技术

（一）职业病危害关键控制点确定

（1）冲压：关键控制的职业病危害因素噪声，关键控制的设备为各种吨位、各种形式的压力机、剪切机和铆工等。

（2）车身装焊：关键控制的职业病危害因素为粉尘、有毒物质和噪声，重点控制的粉尘和有毒物质为电焊烟尘和二氧化锰，关键控制的设备有各种组焊、总成组焊、总成安装、调整线；重点控制的噪声源有砂轮打磨机、风扳机等。

（3）涂装：关键控制的职业病危害因素为有机溶剂和噪声，有机溶剂控制岗位为手工喷漆（补漆）、调漆、电泳、涂胶，主要控制的噪声源有打磨机、修补机等。

（4）总装：关键控制的职业病危害因素为有毒物质和噪声，有毒物质控制岗位为汽油加注、着车调试、尾气检测、玻璃底涂、补漆等；主要控制的噪声源有气动扳手（包括油压、脉冲）等。

（二）职业病危害关键控制技术

1. 冲压

（1）针对压力机，采取的噪声关键控制技术包括：其一，齿轮改进：可用斜齿轮代替直齿轮，可降噪 12 dB（A），采用大变位齿轮、人字齿轮能使噪声降低。尼龙、夹布胶木、粉末冶金材料或铸铁齿轮代替钢制齿轮，可降噪 15 ～ 20 dB（A）。其二，离合器改进：摩擦离合器代替直刚性离合器，可降噪 10 dB（A），湿式摩擦离合器比干式效果更佳；第三，缓冲：优先购买噪声强度小的冲压机，滑块到达上、下控制点时宜采用缓冲装置的设计，可降噪 5 ～ 10 dB（A）。其四，润滑：加强设备、模具和材料润滑，消减摩擦产生的噪声。

（2）针对上、下料过程，采取的噪声关键控制技术包括：其一，工件或废料斜坡面滑下，且滑坡采用低噪声材料做护面，支承料架和料斗应用发声低的衬垫材料做护面。其二，堆放工件的料箱宜用木板或塑料制成，或用金属丝纺织；辊式送料装置中，送料辊覆盖塑料或橡胶，可降低噪声。其三，最后采用磁力吸盘、抓取装置等噪声较低的机械代替空压管，如必须用空压管，可以采用降低气流速度、采用小直径喷嘴等措施，如把单孔喷嘴改成多孔吹嘴，可降低噪声 10 dB（A），而吹力并不减弱。改变喷嘴形状，能诱导更多的二次气流，可以加大混合后的气流量，而降低其流速，这种消声喷嘴可以降低噪声 10 ～ 15 dB（A）。

（3）合理设备布局和自动化也是噪声关键控制技术之一，如：其一，冲压车间应按设备高低分区布置；其二，冲压生产线宜全封闭设计，实施自动化生产，如不能实现，宜设置隔声设施。

（4）另外，可通过隔声减振技术来降低噪声危害，如：其一，技术冲压车间高噪声区域边界上悬挂吸声幕或隔声屏；其二，冲压车间墙体、屋顶使用吸声板、吸声幕、吸声泡沫作为吸声材料，可降噪 5 ～ 10 dB（A）；其三，冲压机床身的敞开处装隔声门，可降噪 4 ～ 10 dB（A）；其四，用隔声罩将传动系统和曲柄连杆机构封闭，可降噪 5 ～ 21 dB（A）。若将整个压力机全封闭，可降噪 20 ～ 25 dB（A）；其五，在设计、安装压力机基础时设置减振垫。

如果以下技术防护未能达到标准要求，那么冲压作业时应戴耳塞或耳罩，其单耳降噪值可用声衰系数 SNR 在进行适合性检验后的防护效果来估算。

2. 车身装焊

针对装焊过程中电焊烟尘和二氧化锰，采取的关键控制技术如下。

（1）焊料选择：焊接作业，可采用无毒或毒性小的焊接材料代替毒性大的焊接材料，控制焊条的发尘量，特别是锰、氟含量。

（2）焊接工艺选择：其一，产生粉尘、毒物的焊接工艺或设备尽量密闭化设置，并且实现机械化、自动化，不仅降低了劳动强度，而且可大大减少焊工接触生产性毒物的机会，是消除焊接职业性有害因素的根本措施；其二，用激光焊、埋弧自动焊等自动焊代替手工焊、半自动焊，以窄间隙坡口代替普通坡口，以单面焊双面成型代替双面焊等。

（3）通风防尘毒：其一，全面通风和局部通风相结合。其二，局部通风的装置分为固定式排烟罩、可移动式排烟罩、多吸头排烟罩、随机式排烟罩、强力小风机、气力引射器、低电压风机排烟罩、手执式排烟焊枪等。移动式焊接作业设置移动式局排排风、集尘装置，并及时更换过滤材料，避免室内排放量超过职业接触限值的 30%。其三，合理组织气流，采用上送风下排的送风方式，焊接点应布置在气流组织方向的下风侧。其四，封闭自动焊接作业点，并加设送风、排风设施，排风应大于送风，保证封闭室内负压。

（4）个体防护：焊接作业工人应佩戴焊接用防护口罩，减少电焊烟尘的危害。

（5）针对焊装车间机加、装配等工序产生的噪声，可采取措施如下：其一，宜设置隔声室，隔声室的天棚、墙体、门窗均应符合隔声、吸声要求；其二，焊装车间控制室、办公室、休息室等应采取相应的隔声措施，确保符合标准要求；为工人配备有效的护听器。

3. 涂装

针对涂装产生的有机溶剂危害，采取的关键控制技术如下。

（1）改善工艺和原材料：其一，优先选择水性涂料和油，消除或减少喷涂、调漆等作业产生的有机溶剂。若选择油性涂料，用无苯稀释剂代替含苯稀释剂；其二，蜡加温后利用热蜡低黏度浸没透性好的特点进行空腔注蜡，可提高涂蜡质量，并取消注蜡后的烘干，减少有机挥发物的排放；其三，面漆保护膜替代面漆保护蜡，可减少环境污染，提高面漆质量；其四，使用无镍、无亚硝酸盐、无铬酸盐（或不用钝化）、低处理温度及生物可降解脱脂剂，减少排放；其五，喷涂工艺和（或）设备尽量密闭化设置，并且应优先采用机械化、自动化技术，减少作业人员接触涂料或油漆等危害的机会；其六，全封闭后清洗，采用反渗透技术对 UF 液进行处理，可将排放的 UF 液体体积减小 80%～90%，同时回收 80%～90% 的水及溶剂混合液替代去离子水，最大限度减少废水排放量和减少去离子水量；采用新工艺，如二次电泳、溶剂性底色向水性底色转变、一体化涂装以及逆过程工艺等；其七，废液处理及涂料回收，涂装材料实现水性化或无溶剂化后，解决了有机挥发物排放的处理问题，但仍有喷漆室的废液处理及粉末回收问题。

（2）先进的涂装方法：其一，空气喷涂：适用于中小批量汽车涂装和汽车修补涂装，其特点为涂着效率低，漆雾飞散多，致使操作环境变差。其二，空气雾化静电喷枪：适用于中小批量汽车涂装和汽车修补涂装。和空气喷涂大体相同，其不同点是在阴阳极之间形成高压静电场，阴极产生电晕放电，使雾化的涂料微粒子带电荷，在静电力与空气的共同作用下，使涂料均匀地附着于被涂物表面上。空气静电涂装比空气喷涂涂装效率高。其三，旋杯式静电雾化器：适用于大量流水线生产的车身涂装线。在强的离心力和静电作用下，可使涂料雾化得很细。即使使用高固体粉涂料，或施工黏度稍高都不会对质量有很大影响。其四，粉末静电涂装法：它是靠高电压使粉末带负电，借助于静电引力吸附在被涂物上，加热熔融（固化）后成膜的一种方法。

（3）加强通风：其一，喷漆室和调漆室宜采用上送风下排风的通风防毒技术，送风量宜小于排风量，使室内呈微负压状态；其二，在调漆和喷漆岗位宜设置局部通风系统，排风罩类型优先选择通风柜或侧吸罩，最佳控制风速建议选择 0.5 ～ 1.5 m/s；其三，组织室内送风、排风气流时，不破坏局部排风系统的正常工作。

（4）针对涂装产生的噪声危害，采取的关键控制技术如下：其一，针对涂装车间打磨、修补等工序，宜设置隔声室，隔声室的天棚、墙体、门窗均应符合隔声、吸声要求；其二，采用细砂纸湿式打磨，降低操作工位的噪声；其三，为工人配备有效的护听器。

4. 总装

（1）针对总装产生的有毒物质危害，采取的关键控制技术如下：其一，在检测、调试等工艺设备上设置尾气收集装置，将发动机试车过程中产生的尾气及时收集并净化，排出室外；其二，检测区域设送风、排风系统，气流组织采用上送下排形式，如采用屋顶式送风机、地沟排风等措施；其三，补漆作业时可采用移动式局部通风净化设施，并加强个体防护。

（2）针对总装产生的噪声危害，采取的关键控制技术如下：其一，气动扳手加设新型干涉式消声器，利用几股气流互相对撞而使能量降低的原理，克服了传统干涉式消声器消声频率范围窄，显著改善了传统消声器的空气动力性能，从而达到降噪效果，可降噪 10 ～ 12 dB；其二，在控制安全措施的情况下，用电动扳手代替气动扳手，可大大降低噪声的危害；其三，为工人配备有效的护听器。

参考文献

[1] 孙景荣，欧述生. 电焊工 [M]. 北京：化学工业出版社，2005.
[2] 张敏. 汽车行业职业病危害分析与控制 [M]. 北京：中国科学技术出版社，2012.
[3] 路桂菊，刘爱玲. 2009 年淄博市某汽车制造厂职业病危害现状调查 [J]. 预防医

学论坛，2012，1（7）：530－531.
［4］刘素香，刘俊玲，孙继娥．某汽车制造公司职业病危害现况调查［J］．环境与职业医学，2008，25（3）：295－297.
［5］凌瑞杰．慢性重度苯中毒合并硬皮病 1 例报告［J］．中国工业医学杂志，1995，8（5）：313.
［6］鲜莉，何长春．某汽车制造企业职业病危害因素的现状调查［J］．中外医学研究，2012，10（14）：50－51.
［7］黎海红，江世强，段平宁，等．某新建汽车生产线职业病危害控制效果评价［J］．中国职业医学，2006，33（5）：378－379.
［8］廖海江．汽车制造业职业病危害与防护措施评价研究［J］．工业安全与环保，2006，32（8）：55－57.
［9］张晓玲，叶明宪．某汽车制造企业职业病危害现状调查［J］．职业与健康，2008，24（4）：307－311.
［10］周国伟，胡在方，张志旭，等．北京市顺义区汽车行业职业病危害调查［J］．职业与健康，2009，25（15）：1598－1599.
［11］邓惠卿．284 名电焊作业工人健康状况调查分析［J］．职业医学，1989，16（2）：56－57.
［12］胡颖颖，车东航，潘化远．某汽车制造厂接尘人员胸部 X 线检查分析［J］．化工劳动保护（工业卫生与职业病分册），1998，19（2）：66－67.
［13］曾玉宇，卢锐，祁成，等．某汽车制造企业职业健康检查结果分析［J］．中国职业医学，2007，34（2）：112－114.

（苏世标　李旭东）

第二节　汽车发动机制造职业病危害因素识别与控制

一、前言

（一）行业先进性

当今汽车工业发展迅速，作为关键部件的发动机，其节能、环保和高性能正逐渐成为汽车技术竞争的核心和焦点。在发动机制造材料方面，铝合金铸件比钢铁铸件具有许多无可比拟的优越性。铝合金材料密度小，具有适宜的力学性能、优异的耐腐蚀性、可焊接性能、成型性能和良好的表面处理性能等特点。此外，铝合金回收利用简便，几乎 90% 的汽车用铝可回收并循环使用，在世界人民环保意识日益增强的今天，能高度回收利用的材料和制品日益受到重视。因此，铝合金发动机是汽车工业实现减重、节能、环保和安全的首选材料，目前已成为汽车发动机的发展趋势。在生产工艺方面，提高生产效率、降低生产成本、提高加工质量是各汽车制造企业永恒的主题，发动机制造工艺也经过了早期的小批量生产逐渐向自动化流水线生产转变，为了使产品快速适应市场变化，自动化生产线也逐步由刚性自动生产线向柔性自动生产线过渡，集成系统、微型机 CNC 系统、柔性生产系统、多级计算机控制系统和计算机网络结构系统等技术的应用，使得生产规模达到了车间和工厂的综合自动化。在生产设备方面，为了提高生产效率，高速加工设备和自动化设备得到大量应用。以机械加工为例，高速切削加工技术是近年发展起来的先进制造技术，它是一种采用超硬材料刀具和模具，利用能可靠实现高速运动的高精度、高自动化和高柔性的制造设备，以提高切削速度来达到提高材料切除率、加工精度和加工质量的先进技术。

本章节从先进制造业的角度出发，主要针对当前典型的铝合金发动机制造工艺过程中的职业病危害因素进行分析，并对危害控制措施提出技术要求。

（二）职业病危害发展趋势分析

铝合金发动机制造经过缸体铸造、缸盖铸造、机械加工、组装等众多工序共同完成。随着制造工艺朝着规模化、自动化方向发展，产能也得到很大提升。与传统工艺相比较，现代发动机制造很大程度上改善了工人的体力劳动强度。生产过程基本由机器人等自动化设备完成，工人的工作任务主要是设备控制台操作和监盘作业，因此体力劳动强度得到了很好的改善。工艺对设备操控技能等脑力劳动的要求逐渐增加，使得劳动者的职业心理紧张、不良工效学设计、控制室通风及空气质量、视觉疲劳等问题也随之暴露出来。与传统加工过程相比，现代发动机制造的职业病危害发展趋势见表 5. 2. 1。

表 5. 2. 1　汽车发动机在传统制造和先进制造技术职业病危害区别

工序	传统技术	先进技术	职业病危害发展趋势 （以传统技术相比）
铸造	常压铸造	压力铸造、砂型铸造、湿型铸造等多种铸造工艺方式	噪声危害↑； 体力劳动强度↓； 粉尘危害潜在风险↑（型砂粉尘、铝合金粉尘）
机械加工	低速机械加工机床	高速加工中心、数控机床、机器人、金属加工液的大量运用	噪声危害↑（机械加工速度增加、生产效率、空间影响）； 油雾危害↑（金属加工液的大量使用）； 体力劳动强度↓； 职业心理紧张、视频作业危害↑
装配	机械和人工装配	机械和自动化	噪声危害↑； 体力劳动强度↓； 高温危害↓（空调厂房的运用）； 职业心理紧张↑

二、发动机制造总工艺及职业病危害因素识别

发动机制造工艺主要包括铸造、机械加工、装配等过程，工艺流程概况见图5.2.1。

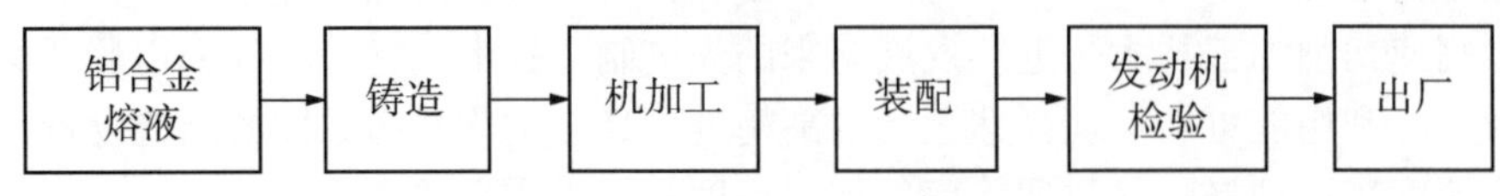

图5.2.1 发动机总体工艺流程

铸造工艺产生的主要职业病危害因素为铝合金尘、噪声、高温、矽尘、一氧化碳、二氧化碳等。

机械加工过程产生的主要职业病危害因素为噪声、矿物油雾、烃类化合物、高频电磁场等。

组装过程产生的主要职业病危害因素为噪声、二硫化钼等。

发动机检验过程中产生的主要职业病危害因素为噪声、高温、汽油、二氧化碳、一氧化碳、氮氧化物、二氧化硫等。

三、生产单元职业病危害因素识别

（一）铸造单元职业病危害因素识别

1. 铸造工艺

铝锭经液化石油气（liquefied petroleum gas，LPG）加热至650 ℃以上熔解，熔炼后的铝熔液进入铸造机压铸形成发动机铸件，后经冷却、冲边加工、刻号、去毛刺、检漏后形成半成品的发动机坯件。发动机缸体和缸盖通常采用高压铸造和低压浇铸工艺生产，低压浇铸中型砂经造型后将铝液在较低压力下充填铸模型腔，随后凝固成型。工艺流程见图5.2.2、图5.2.3。

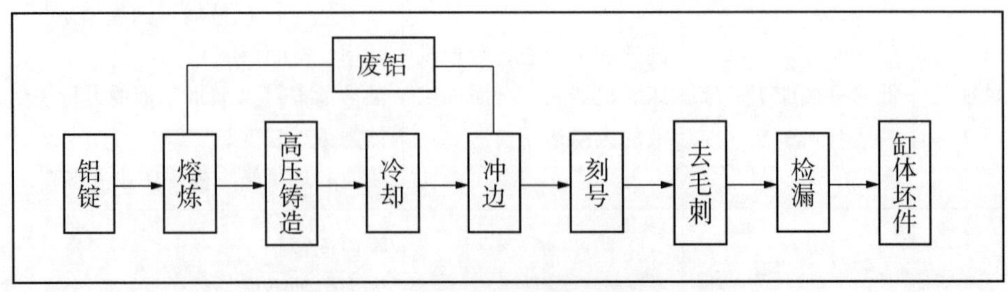

图5.2.2 发动机缸体高压铸造生产工艺

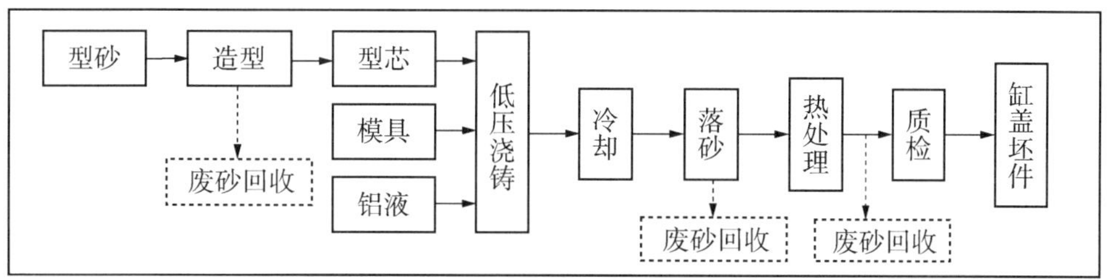

图 5.2.3　发动机缸盖低压铸造生产工艺

2. 职业病危害因素识别

铸造过程中存在噪声、高温、粉尘和化学毒物等职业病危害。其中，铝锭中可能含有少量的杂质铅。低压浇铸中型砂的游离 SiO_2 含量较高，生产过程中会形成矽尘，同时会含有少量的酚醛树脂和尿素，加热造型过程中可分解出少量苯酚、甲醛和氨。以某铝合金发动机生产企业为例，其缸体高压铸造和缸盖低压铸造生产线各岗位的职业病危害因素识别见表 5.2.2。

表 5.2.2　职业病危害因素岗位分布情况

设备或岗位	危害因素
缸体高压铸造生产线	
熔铝炉岗位	铝合金尘、铅、一氧化碳、噪声、高温
清理检查岗位	铝合金尘、噪声、高温
压铸机操作	铝合金尘、铅、噪声、高温
缸盖低压铸造生产线	
熔铝炉岗位	铝合金尘、铅、一氧化碳、噪声、高温
保温作业点	铝合金尘、铅、一氧化碳、噪声、高温
造型机作业位	矽尘、苯酚、甲醛、氨、噪声
铸造操作位	铝合金尘、铅、苯酚、甲醛、氨、一氧化碳、噪声、高温
落砂作业	矽尘、噪声
切断机操作	铝合金尘、噪声
热处理机工位	高温
外观检查位	噪声
镗床操作位	噪声
压检清洗操作位	噪声

3. 职业病危害特征分析

从工艺上分析，噪声是铸造过程中普遍存在的职业病危害因素，主要噪声源为铸造设备、外观检查、切断、清洗等岗位，接触机会为每天工作时间。铸造过程中产生的粉尘包括铝合金粉尘和矽尘，其中矽尘是由于低压浇铸中型砂的游离 SiO_2 含量较高，因此在造型机和型砂作业岗位会接触到矽尘危害，接触机会为每天工作时间。

4. 危害程度分析

以某汽车发动机铸造车间工作场所的检测结果进行危害程度分析。

（1）噪声。各岗位具体检测结果及评价见表 5. 2. 3。

表 5. 2. 3　某汽车发动机铸造车间工作场所各工种接触的噪声检测结果汇总

工种	危害因素	检测点数	超标点数	超标率（%）	超标岗位
高压清理检查	噪声	1	1	100	高压清理检查岗位
高压模具修理	噪声	1	1	100	高压模具修理修模（背景）
高压熔铝炉扒	噪声	1	1	100	高压熔铝炉扒渣口
高压压铸机操作	噪声	1	1	100	高压压铸机操作位
低压熔铝炉	噪声	1	1	100	低压熔铝炉
低压铸造操作	噪声	1	1	100	低压铸造操作点
低压造型机	噪声	1	1	100	低压造型机
低压落砂作业	噪声	1	1	100	低压落砂作业
低压切断	噪声	1	1	100	低压切断
低压镗床	噪声	1	0	0	—
低压压检作业	噪声	1	0	0	—
低压模具修理	噪声	1	1	100	低压模具修理
低压外观检查	噪声	1	1	100	低压外观检查
低压车间休息室	噪声	1	0	0	—

从检测结果可以看出，车间的噪声问题较突出，在 14 个检测点中，11 个岗位噪声强度超过职业接触限值，超标率为 78. 6%。外观清理检查、低压铸造机、落砂机、切断机和模具修理区的噪声强度超过 90 dB（A），其中低压外观检查岗位处的噪声强度达到 101. 5 dB（A）。

（2）粉尘。各岗位具体检测结果及评价见表 5. 2. 4、表 5. 2. 5。

表 5. 2. 4　某汽车发动机铸造车间工作场所各工种接触的矽尘检测结果汇总

工种	危害因素	检测点数	超标点数	超标率（%）	超标岗位
造型机作业	矽尘	1	1	100	压铸科造型机作业岗位
落砂机作业	矽尘	1	1	100	压铸科落砂机作业岗位
型砂集中回收作业	矽尘	1	0	0	—

注：砂料游离 SiO_2 含量 >80%。

表 5.2.5 某汽车发动机铸造车间工作场所各工种接触的其他粉尘浓度检测结果汇总

工种	危害因素	检测点数	超标点数	超标率（%）	超标岗位
模具修理	砂轮磨尘	2	0	0	—
熔铝扒渣	铝合金粉尘	2	0	0	—
清渣检查	铝合金粉尘	1	0	0	—
压铸机操作	铝合金粉尘	1	0	0	—
保温作业	铝合金粉尘	1	0	0	—
铸造操作	铝合金粉尘	1	0	0	—
切断机操作	铝合金粉尘	1	0	0	—
车间休息室	铝合金粉尘	1	0	0	—

在对作业场所的粉尘检测中，压铸车间内的砂轮磨尘和铝合金粉尘浓度符合职业卫生限值要求。在接触矽尘的作业岗位中，造型机作业岗位处的矽尘浓度超过职业卫生标准限值，短时间接触超限倍数最高为 5.8 倍。分析检测数据可以发现，造型机处加砂作业时的粉尘浓度波动范围较大，主要与作业人员投料过程中的操作方式不同有关；造型机前工作岗位的矽尘主要来自对型芯的打磨作业以及物料输送系统和除尘系统中的少量泄漏。

（3）化学毒物。各岗位具体检测结果及评价见表 5.2.6。

表 5.2.6 某汽车生产企业装焊车间工作场所各工种接触的化学毒物检测结果汇总

工种	危害因素	检测点数	超标点数	超标率（%）	超标岗位
熔铝炉扒渣	铅烟、一氧化碳	4	0	0	—
压铸操作位	铅烟	1	0	0	—
保温作业	铅烟、一氧化碳	2	0	0	—
铸造作业	铅烟	1	0	0	—
造型机作业	苯酚、氨	2	0	0	—
铸造操作	苯酚、氨、一氧化碳	3	0	0	—

从检测结果可以看出，各作业岗位处化学毒物浓度符合职业卫生限值的要求。

（二）机械加工单元职业病危害因素识别

1. 机械加工工艺

铸造工艺形成的铸造工件，通过数据机床、加工中心等在工件不同位置进行机械加工，工艺基本原理是利用刀具的车、铣、钻、磨等机械动作进行精密加工。由于发动机内部结构非常精密和复杂，现代汽车制造中的机械加工工艺也由大量的自动化加工设备和机器人来完成。以某发动机制造企业的缸体机械加工为例，其复杂的机械加工工艺流程用图 5.2.4 表示。

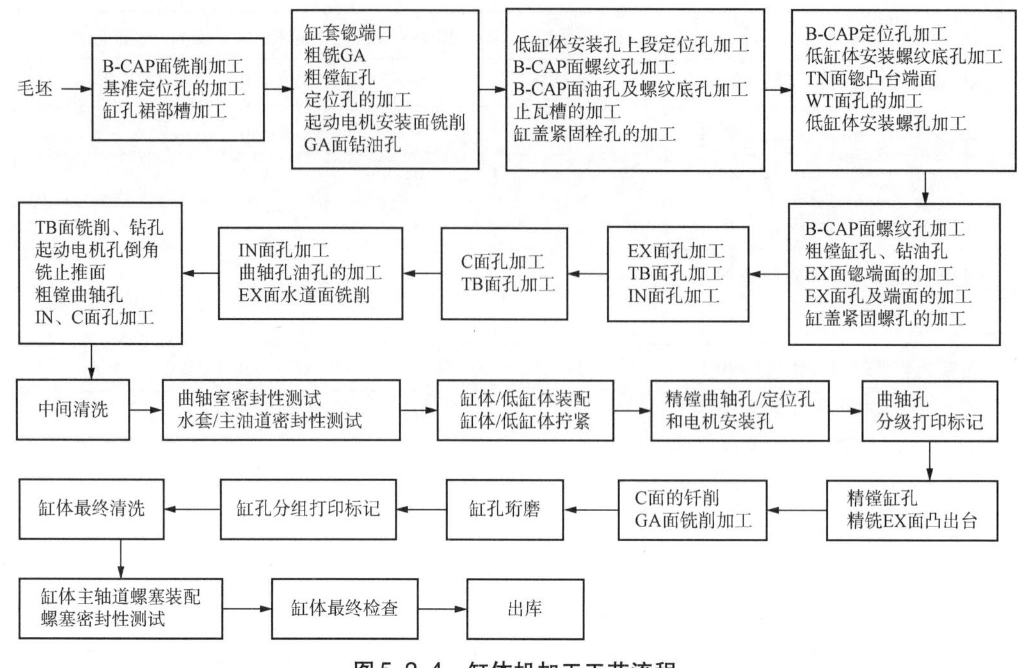

图 5.2.4　缸体机加工工艺流程

2. 职业病危害因素识别

机械加工工序中产生的噪声危害较普遍。此外，机床使用润滑油、切削液、清洗剂、珩磨液等化学物，运行过程中会产生矿物油雾和低分子分解物，见表 5.2.7。

表 5.2.7　危害因素识别

单元	岗位或设备	危害因素	接触方式
机械加工（缸体）	数控机床、清洗机、珩磨机、吹件操作、气密试验、工件检查等作业岗位	矿物油雾、烃类化合物、噪声	固定
机械加工（缸盖）	数控机床、清洗机、珩磨机、吹件操作、气密试验、工件检查等作业岗位	矿物油雾、烃类化合物、噪声	固定

3. 职业病危害特征分析

从工艺上分析，噪声是机械过程中普遍存在的职业病危害因素，包括刀具高速运转时与加工工件的机械噪声、发动机工件在加工设备间传送时与传送带碰撞产生的机械性噪声，以及使用压缩空气作动力源的气动工具（如风枪）在使用时产生的流体动性噪声。

切削液也称金属加工液，是机械加工过程中用量较多的一类润滑剂，它通过循环喷射到切削刀具的刀尖部位，将切削区瞬间产生的大量热量带走，减少刀具的磨损消耗并及时清除积屑，以保证加工精度和延长机床使用寿命，其用量约占整个机械加工液总量的52%，因此被形象地比作机械加工行业的“血液”。目前，机械行业中主要使用油基型切削液，包括矿物油、动植物油、复合油等，是一种非常复杂的混合物，除含有烃类物质外，通常还含有多种添加剂，如磺酸盐、脂肪胺、硝酸盐、杀菌剂和络合剂等化学物质。随着汽车制造产业中机械加工技术的快速发展和切削液的大量使用，金属加工液对健康的危害引起了人们的注意。在车、铣、钻、磨等加工过程中切削液经历泵循环、喷射与高速旋转工件的激烈撞击，被打碎形成细小液滴漂浮在车间空气中。同时，切削区的大量热量传入切削液后，在固—液接触面上发生沸腾产生蒸气，并以周围空气中的小液滴或其他粒子为核心凝结形成油雾，这种现象使得工人呼吸带中的空气质量问题受到广泛关注。

机械加工操作为固定岗位作业，接触机会为每天工作时间。

4. 危害程度分析

以某汽车发动机机械加工车间工作场所的检测结果进行危害程度分析。

(1) 噪声。各岗位具体检测结果及评价见表 5. 2. 8。

表 5. 2. 8 某汽车生产企业装焊车间工作场所各工种接触的噪声检测结果汇总

工种	危害因素	检测点数	超标点数	超标率（%）	超标岗位
休息室	噪声	3	0	0	—
数控机床	噪声	4	1	25	数控机床内
气密实验	噪声	1	0	0	—
吹件位	噪声	2	2	100	吹件位
研磨机	噪声	1	0	0	—
缸盖 2 号线终检	噪声	1	1	100	缸盖 2 号线终检
清洗机旁	噪声	1	1	100	清洗机旁
车间切削料回收间	噪声	1	0	0	—
集中装配区	噪声	1	0	0	—
数控磨床	噪声	1	0	0	—
高频淬火机	噪声	2	0	0	—
抛丸机	噪声	1	1	100	抛丸机
搓床操作	噪声	1	1	100	搓床操作

从检测结果可以看出，机械加工过程中产生的噪声强度较大，噪声特征以机械性噪声和流体性噪声为主。噪声强度最大的工作岗位为机加二科 OP90 吹件位，8 小时等效声级达 106. 2 dB（A），超过职业卫生限值 21. 2 dB（A）。因此，高噪声仍是发动机生产机械加工过程中较突出的职业卫生问题。

(2) 化学毒物。各岗位具体检测结果及评价见表 5. 2. 9。

表 5.2.9 某汽车生产企业装焊车间工作场所各工种接触的化学毒物检测结果汇总

工种	危害因素	检测点数	超标点数	超标率（%）	超标岗位
压检作业操作	矿物油雾	1	0	0	—
传动轴	矿物油雾	2	0	0	—
切削液回收	矿物油雾	1	0	0	—
机械加工	矿物油雾	6	0	0	—
机械加工	非甲烷总烃	3	0	0	—
转动轴	非甲烷总烃	2	0	0	—
配电室	非甲烷总烃	1	0	0	—
污水处理	非甲烷总烃	3	0	0	—

注：矿物油雾职业接触限值标准参考美国 ACGIH，非甲烷总烃以正己烷计。

从检测结果可以看出，各作业岗位处化学毒物浓度符合职业卫生限值的要求。

（三）装配单元职业病危害因素识别

1. 装配工艺

机械加工后的发动机精密工件，在组装工序与大量的配件共同组成为发动机。通常采用地面环行机动滚道装配线和空中推杆式悬链，设缸体段、缸盖段、主机段、辅机段及分装区。发动机装配工序较多，各岗位分工精细，由于大部分装配需要人员在装配工具辅助下完成，因此岗位人员通常比铸造和机械加工工序多。此外，装配线下游通常会设置发动机产品试验区，对产线上的部分装配产品进行测试。以某发动机制造企业的装配车间为例，其复杂的装配工序流程用图 5.2.5 表示。

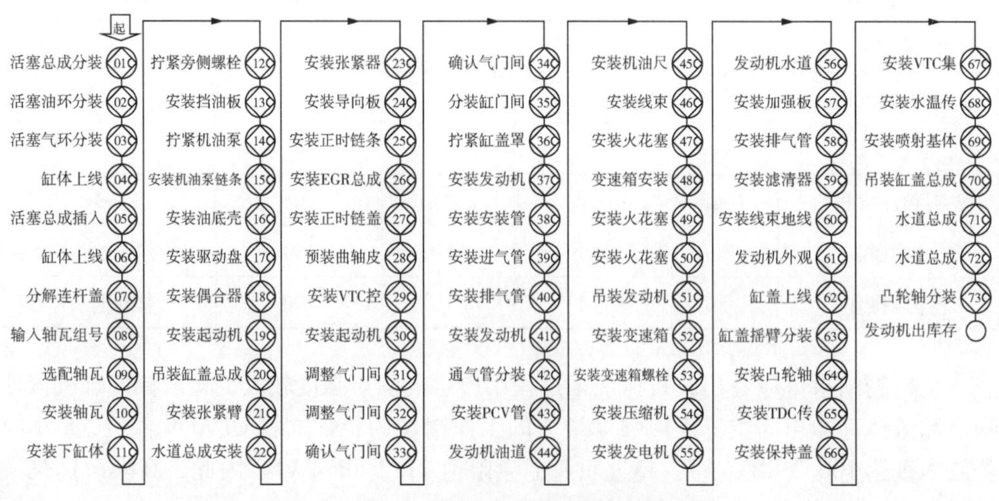

图 5.2.5 发动机装配工艺流程

2. 职业病危害因素识别

发动机装配生产线中主要职业病危害因素是噪声，以机械噪声为主。发动机装配使用的润滑油中会使用二硫化钼作为添加剂。发动机试验时使用汽油，燃烧后可产生一氧化碳、二氧化碳、氮氧化物等。此外，维修电焊作业可产生少量锰及其化合物。

3. 职业病危害特征分析

从工艺上分析，噪声是装配过程中普遍存在的职业病危害因素，包括工件和零部件输送时、各零部件装配时、使用气动工具（如风枪、气动扳手等）时，主要为机械性噪声。装配过程中使用的化学品较少，主要是润滑油中会含有二硫化钼添加剂，由于其用量少，接触人员为使用润滑油的少数岗位人员。

发动机装配操作为固定岗位作业，接触机会为每天工作时间。

4. 危害程度分析

以某汽车发动机装配车间工作场所的检测结果进行危害程度分析。

（1）噪声。各岗位具体检测结果及评价见表 5. 2. 10。

表 5. 2. 10　某汽车生产企业装焊车间工作场所各工种接触的噪声检测结果汇总

工种	危害因素	检测点数	超标点数	超标率（%）	超标岗位
装配车间	噪声	3	0	0	—
休息室	噪声	2	0	0	—
曲轴安装	噪声	1	0	0	—
打刻机	噪声	1	1	100	装配车间打刻机

从检测结果看，发动机装配中产生的噪声强度大部分在职业接触限值以下，个别岗位噪声强度较高，如发动机编号打刻岗位，由于打刻操作时噪声强度较高，该岗位人员接触噪声强度达到 89. 4 dB（A）。

（2）化学毒物。各岗位具体检测结果及评价见表 5. 2. 11。

表 5. 2. 11　某汽车生产企业装焊车间工作场所各工种接触的化学毒物监测结果汇总

工种	危害因素	检测点数	超标点数	超标率（%）	超标岗位
发动机装配科曲轴安装工作位	钼及其化合物	1	0	0	—

从检测结果可以看出，使用润滑剂岗位处钼及其化合物的浓度符合职业卫生限值的要求。

四、汽车发动机制造健康风险分析

（一）汽车发动机制造职业病危害现状

目前，国内公开报道的汽车发动机制造工作场所存在的职业病危害因素和超标情况分析见表 5. 2. 12。从表中可见，目前国内汽车发动机制造工作场所存在的职业病危害因素主要有物理因素（噪声、高频电磁场、紫外线辐射、高温）、粉尘（金属尘、砂轮磨尘、电焊烟尘、矽尘）、化学毒物（矿物油雾、烃类化合物、氮氧化物、二氧化硫、一氧化碳、汽油）。各工作场所中易出现超标的职业病危害因素有噪声和粉尘，其中噪声源分布广泛，存在较多的噪声超标情况。粉尘潜在危害较大的岗位是铸造砂型铸造相关岗位，包括砂料上料、造型、回收等位置均容易产生矽尘。

表 5.2.12 文献报告数据

文献	文献分析范围	存在的职业病危害因素	超标危害因素	超标岗位/地点分布	超标原因
文献 1（吕）	发动机试验区域	装配设备产生的噪声、试车过程产生的噪声、一氧化碳、氮氧化物和汽油挥发物，发动机试验过程产生的噪声、一氧化碳、氮氧化物和汽油挥发物。有些公司在发动机试验之后进行手工补漆，作业过程中产生的主要职业病危害因素为苯、甲苯、二甲苯等	噪声	试验操作岗位、装定位销操作岗位、装排气管操作岗位	发动机试验运行时噪声强度较大
			一氧化碳	控制室试验台操作岗位	尾气排放控制不佳、控制室与实验室相连的门密封性不良
文献 2（孙）	发动机铸造区域	设备运行噪声，铸造过程中的铝粉尘，制芯机和低压铸造设备的矽尘，辅助生产单元电焊烟尘，铸造等加热设备产生的高温，造型砂产生的甲醛、氨、苯酚等	粉尘（矽尘）	制芯工、制芯机吹扫和上料、浇注机吹扫工序	设备运行过程中产生的粉尘逸散
			噪声	缸盖铸造生产线制芯工、低压浇注机浇注工、热处理工、曲轴箱铸造生产线清理工	铸造设备运行时的噪声强度较大
文献 3（杨）	发动机铸造区域	设备运行噪声，铸造过程中的铝粉尘，制芯机和低压铸造设备的矽尘，辅助生产单元电焊烟尘，铸造等加热设备产生的高温，造型砂产生的甲醛、氨、苯酚等	噪声	外观清理检查、低压铸造机、落砂机、切断机和模具修理区	铸造设备运行时的噪声强度较大
			粉尘（矽尘）	造型机岗位	上料、落砂、砂料车头装置泄漏产生粉尘外逸

续表

文献	文献分析范围	存在的职业病危害因素	超标危害因素	超标岗位/地点分布	超标原因
文献4（张）	发动机制造	各生产设备运行时的噪声、铸造设备加热产生高温、缸盖铸造和铸模回收产生矽尘、氨苯酚、甲醛、铝尘；产品热磨试验室产生汽油、一氧化碳、二氧化氮、二氧化硫	噪声	缸盖机加工中心、铣床、装定位销等岗位	设备运行时的噪声强度较大
			粉尘（矽尘）	铸造造型机、去毛刺岗位	砂料二氧化硅含量高
文献5（李）	发动机组装	组装过程中的噪声，组装件清洗、涂装、烘干过程中使用的脱脂剂、苯系物、酯类等有机溶剂	噪声	发动机组装缸体风枪分装、发动机性能试验监控室、发动机清洗吹水室岗位	设备运行时的噪声强度较大、风枪使用时流体动力性噪声较强，操作室内无吸声和消声设施

（二）汽车发动机制造职业病风险分析

作为汽车动力核心的发动机，其内部结构非常精密和复杂，生产工序繁多。目前，随着国内需求市场的扩大和自动化技术的不断进步，汽车发动机生产企业的产能也随之不断增加，并随着市场变化不断调整产品。从职业健康风险的角度看，自动化技术的运用能够有效减少工人的体力劳动强度，但也容易使部分职业健康风险增加。例如，铸造设备和机械加工设备在产能提高后，其机械动作和刀具加工速度都明显提升，生产过程中产生的噪声强度也明显增强。部分企业扩大产能时在现有厂房内增加生产设备，也容易使工作场所中的职业病危害浓度/强度增加，导致员工职业健康风险升高。

汽车发动机制造过程中突出的职业病危害因素有噪声、粉尘（矽尘）、化学毒物。这些职业病危害因素可能导致的职业病主要有职业性噪声聋、职业性皮肤病、尘肺病、职业中毒等，其中以职业性噪声聋最为常见。

1. 职业性噪声聋

此病在汽车制造行业时有发生，长期接触高强度生产性噪声，最初引起工人耳鸣、耳痛、头晕、失眠、烦躁、记忆力减退等症状，进而引起工人暂时性听阈位移、永久性听阈位移，最后导致噪声性耳聋，风险较高的岗位有铸造操作岗位、工件检查和去毛刺岗位、加工中心和数控机床操作岗位、发动机试验操作岗位、气动工具（如风枪、气动扳手）使用岗位等。

2. 职业性皮肤病

汽车发动机在铸造和机械加工过程中使用大量化学品，如铸造脱膜剂、金属加工液、含浸液、清洗液、试验用汽油等。在职业活动中经常接触这类化学物质，可导致职业接触性皮炎、过敏性皮炎和职业性哮喘等职业病的发生，风险较高的岗位有铸造岗位、机械加工岗位、液体物料运输和回收岗位等。

3. 尘肺病

尘肺病是由于长期接触生产性粉尘引起的肺组织弥漫性纤维化为主要病变的全身性疾病且无法治愈，给劳动者身心带来极大痛苦，也给企业和个人带来沉重的经济负担；汽车发动机制造过程中除了工件材料（如铝合金）本身在铸造和机械加工过程中产生粉尘外，铸造时使用的造型砂由于游离 SiO_2 含量较高，生产过程中形成的矽尘容易超标，因此尘肺病健康风险较高的岗位是铸造车间的造型铸造岗位、芯砂投料、回收岗位等。

4. 职业中毒

发动机试验过程中使用汽油，其在燃烧过程中会产生一氧化碳、二氧化氮、二氧化硫等化学毒物。因此，试验岗位人员在防控措施不到位的情况下容易接触这些化学毒物甚至发生中毒。

（三）潜在危害风险

1. 新型物料带来的危害

金属加工液（切削液）在铣、钻、镗、锪、磨等机械加工过程中与高速旋转的工件激烈撞击，被打碎形成细小液滴飘浮在空气中；同时，加工区大量热量传入切削液后，在固－液接触面上发生沸腾产生蒸气，并以周围空气中的小液滴或其他粒子为核心凝结形成油雾。而非甲烷总烃（non-methane hydrocarbon，NMHC）则是指除甲烷以外的可挥发性碳氢化合物，主要是 C2 ～ C8 的小分子烃类物质，由切削液矿物油组分中的小分子烃类挥发或大分子有机物分解形成。机械加工车间中的空气质量问题越来越受到关注，与气态的混合烃类有机物相比较，车间空气中以液态分散形式存在的油雾对健康的影响可能更大，它可以使哮喘、肺炎等呼吸系统疾病以及过敏性皮肤病的发病率增高。研究证明接触矿物油雾的工人中鼻塞、流涕、头痛等呼吸道症状的发生率明显高于其他人群。有学者对一家滚珠轴承制造厂调查后发现接触机械加工油雾的工人中有 4% 患上了哮喘，而该厂对照工人中则没有哮喘病例出现。美国劳动部的统计数据也显示，在车间空气中油雾浓度较高的机械行业工人中，皮肤病的发病率较其他行业高。

2. 新管理带来的危害

发动机的内部结构精密，现代发动机生产企业中，机械加工和装配工序通常都布置于封闭厂房内并采用空调系统进行通风和空气调节，既可满足产品品质的保障需求，又可控制员工的作业环境温度和湿度。但会带来新的健康危害，如机械加工过程中产生的大量油雾容易积聚在车间空气中，影响车间空气质量，甚至影响车间休息室等辅助区域。

五、职业病危害关键控制技术

（一）职业病危害关键控制点确定

1. 铸造

关键控制的职业病危害因素为噪声、高温和矽尘，关键控制岗位为铸造岗位、外观检查和去毛刺岗位、造型砂投料、造型、回收岗位等。

2. 机械加工

关键控制的职业病危害因素为噪声和金属加工液在使用过程产生的油雾危害。关键控制岗位为加工中心、数控机床等操作岗位。

3. 装配

关键控制的职业病危害因素为噪声和化学毒物，关键控制岗位为装配工和发动机试验岗位。

（二）职业病危害关键控制技术

1. 铸造

（1）噪声控制。减振降噪和隔声。铸造设备在安装时可设置减振基础，并在铸造区域设置隔声屏障阻碍声音扩散。铸造毛坯工件的检查、去行刺等区域可采用隔声小室，内壁可加设吸音材料进行吸声处理。

铸造工件通过传送轨道的滚动轴进行传递时，如果滚动轴承为刚性金属部件，表面激振后产生的噪声较强，可考虑用高分子材料或高阻尼合金代替以获得较好的降噪效果。

加强设备的日常维护和检修，保持设备运转零部件良好的润滑。

根据噪声强度，为各岗位配置不同降噪效果的吸力防护用品，并加强宣传确保正确佩戴。

（2）高温控制。铸造车间的纵轴宜与当地夏季主导风向垂直。当受条件限制时，其夹角不得小于45°。熔炉、保温炉等高温热源应布置在天窗下方或靠近车间下风侧的外墙侧窗附近。

加强熔炉、保温炉、低压铸造机、高压铸造机、造型机、热处理炉等设备的隔热措施。等岗位以及模具修理区的部分岗位均接触高温危害，可以采用设备隔热方式进行防护。

高温作业岗位可采用空调送风系统对岗位送冷风降温，夏季应适当调整工作安排减少高温接触强度。

铸造车间应设有工间休息室。休息室应远离热源，采取通风、降温、隔热等措施，使温度≤30 ℃；设有空气调节的休息室室内气温应保持在24～28 ℃。

（3）粉尘控制。造型设备和落砂设备可采用封闭式设备，工件只在进出时打开设备入口，减少粉尘外溢。造型设备加设集尘罩。收集粉尘后集中除尘。铸造机排出的空气有一定臭味，可利用活性炭流化床分子筛脱臭处理后统一排放。

造型机操作台处除了砂芯打磨产生矽尘外，砂料输送系统和除尘系统的管道也容易发生泄漏，泄漏点主要位于管道的法兰对接处和检修孔处，因此应当增加砂料输送和粉尘处理系统的密闭性，减少粉尘泄漏。

工人投料操作方式对矽尘的浓度影响较大，如投料操作动作幅度过大、工件吹扫时将工件远离集尘控制区域，甚至用压缩空气对地面积尘进行吹扫。因此，应当避免投料时操作不当引起的扬尘，相关区域地面清扫过程中应注意减少二次扬尘，可采用吸尘装置进行清扫。

为接触矽尘的人员配备有效的防尘口罩。

2. 机械加工

（1）噪声控制。车间建筑可采用吸声材料减少噪声在车间内的反射形成叠加传播；控制车间布局中的设备密度，根据车间内的噪声强度情况合理布置设备，避免设备过密使噪声强度增加提高控制难度。

减振降噪和隔声：机械加工设备在安装时可设置减振基础，设备和车间可设置隔声屏障阻碍声音扩散。部分工件的检查、敲打区域可采用隔声小室。

使用压缩空气的气动工具操作岗位，利用低噪声设备减少噪声强度，如选用带消音配件的风枪，或将单口风枪改为多口或星形喷吹的风枪，可一定呈度降低操作时的噪声危害。

工件通过滚轴人工传送时产生的噪声强度较大，可采用自动化程度更先进的机械臂抓取传递，可选用高分子材料或高阻尼合金代替以获得较好的降噪效果。

加强设备的日常维护和检修，保持设备运转零部件良好的润滑。

根据噪声强度，为各岗位配置具有不同降噪效果的吸力防护用品，并加强宣传确保正确佩戴。

（2）油雾控制。目前使用的金属加工润滑液根据成分不同可分为油基型、乳化型、合成型润滑液，各种金属加工液的成分非常复杂，除含有烃类物质外，通常还含有多种添加剂，如磺酸盐、脂肪胺、硝酸盐、杀菌剂和络合剂等化学物质，不同的加工液在润滑性、冷却性、稳定性和挥发性等方面各有优缺点，提示在使用不同金属加工液时机械工艺过程中形成的油雾危害程度也有差异。在满足工艺生产条件下，采用乳化型、合成型的切削液产生的油雾较少，能够明显降低刀具加工过程中形成的油雾。

机械降雾是目前常用的油雾控制工程技术手段，主要通过排风系统、防护罩、油雾捕集器、油雾分离器等设备来达到降低油雾的目的。为了有效控制加工过程中产生的油雾，机械降雾系统采用的排风罩形式、控制风速、风道设计及油雾捕集效率等需要根据生产过程中油雾形成的实际情况进行考虑。研究证明即便在使用相同金属加工液的情况下，不同加工工况油雾的产生量也不同，机械工艺类型、加工刀具转速、加工液注入速度、工件性质、油压和温度等因素均能够明显影响油雾的形成，不同的加工方式其采用的机械降雾策略应有所侧重。因此，要在不同的加工工艺类型和加工任务量的情况下较好地协调控制系统的排风罩形式、控制风速、风道设置、油雾捕集效率等环节，还应当对不同加工工况时的油雾实际情况进行分析。

加强油雾收集系统的日常维护与管理，定期更换油雾处理滤网、净化耗材等，保证油雾收集效果。

员工佩戴防油性颗粒物的防尘口罩，减少吸入机械加工过程中产生的油雾。佩戴防化学品手套减少皮肤接触切削液。

3. 装配

（1）噪声控制。车间建筑采用吸声材料减少噪声在车间内的反射形成叠加传播；控制车间布局中的设备密度，根据车间内的噪声强度情况合理布置设备，避免设备过密使噪声强度增加提高控制难度。

减振降噪和隔声消声：发动机试验台在安装时可设置减振基础，试验室可设置隔声间减少对其他区域的影响；废气排出接口处可设阀门与消音器对接。装配车间个别岗位（如刻字等标记岗位）噪声强度较大，可采用隔声小室减少对其他装配区域的影响。

使用压缩空气的气动工具（如气动扳手）操作岗位，可以利用低噪声设备减少噪声强度，降低操作时的噪声危害。

工件传送系统采用低噪声设计，并定期维护传送链等部件，降低运行过程中的噪声强度。

根据噪声强度，为各岗位配置具有不同降噪效果的吸力防护用品，并加强宣传确保正确佩戴。

（2）化学毒物控制。对发动机试验过程中的尾气进行集中收集处理，将废气排到厂房外处理。试验间可增设全室通风系统，气流采用上送下排形式并保持室内相对负压，减少残留尾气的影响。

做好汽油、标记用化学品的操作和使用管理，如化学品包装容器的密封、减少现场存放量、操作过程中佩戴呼吸和皮肤防护用品。

装配车间部分岗位使用化学品（如润滑油脂、产品质量标记），可采用局部排风系统对挥发化学毒物进行控制，减少对操作人员的影响。

参考文献

[1] 孔吉霞. 合成切削液的现状与发展分析［J］. 高桥石化，2004，19（1）：49－52.

[2] 冯明星，潘人伦，宋国华. 金属加工油（液）的发展［J］. 石油商技，1998，16（2）：55－59.

[3] SIMPSON A T, STEAR M, GROVES J A. Occupational exposure to metalworking fluid mist and sump fluid contaminants［J］. Ann Occup Hyg, 2003, 47（1）：17－30.

[4] PARK D U, JIN K W, KOH D H. Association between use of synthetic metalworking fluid and risk of developing rhinitis-related symptoms in an automotive ring manufacturing plant［J］. J Occup Health, 2008, 50（2）：212－220.

[5] MASSIN N, BOHADANA A B, WILD P, et al. Airway responsiveness, respiratory symptoms, and exposures to soluble oil mist in mechanical workers［J］. Occup Environ Med, 1996, 53（11）：748－752.

[6] Department of Labor Bureau of Labor Statistics. DOL occupational injuries and illnesses in the United States by industry [R]. Washington: Government Printing Office, 1993.

[7] 吕琳，张敏，杨璇，等. 北方某汽车公司汽车发动机试验的职业病危害评价及控制措施 [J]. 职业与健康，2008，24 (10)：980－981.

[8] 孙苑菡. 某公司新建发动机铸造生产线项目职业病危害预评价 [J]. 中国城乡企业卫生，2008，128 (6)：9－11.

[9] 杨敏，陈建雄，闫雪华，等. 某铝合金发动机铸造车间职业病危害及控制措施 [J]. 中国卫生工程学，2009，8 (1)：11－13.

[10] 张鸿，赵淑岚. 某汽车发动机有限公司职业卫生现场调查与评价 [J]. 职业与健康，2012，28 (14)：1717－1719.

[11] 李晓燕，张文武. 西安某汽车发动机厂职业病危害因素控制效果评价 [J]. 铁道劳动安全卫生与环保，2008，35 (2)：73－76.

（刘　明　杨　敏）

第六章　金属船舶制造业职业病危害识别与控制

第一节　前　　言

一、行业先进性

进入21世纪以来，我国船舶制造业呈现跨越式发展势头，我国已经能够自主设计建造几乎所有类型船舶，出口船舶中90%以上为自主品牌船型，散货船、油船、集装箱船三大主流船型整体经济技术水平在国际上具有一定的竞争优势。

金属船舶制造指以钢质、铝质等各种金属为主要材料，建造的远洋、近海或内陆河湖的金属船舶的制造活动，包括金属货船、客船及客货船、金属拖（推）船、渔船、工程船舶、军舰和海军辅助船舶及部队运输船、医院船等。

传统的造船模式是以最终的产品为主线，按功能/系统/专业导向组织生产，是典型的顺序工程，把船体建造视为首要作业，舾装和涂装为后续作业，造成舾装和涂装作业条件差、生产周期长、制造质量难以提高、生产效率低下。现代造船模式是以先进制造技术（如成组技术、柔性制造技术、计算机集成制造技术、并行工程等），以中间产品为导向，按区域组织生产，使壳、舾、涂作业在空间上分道，时间上有序，实现了设计、生产、管理一体化的造船模式。该模式将船舶工程分解的各类“中间产品”分流或委托给厂内外的专业化、高效的、自成体系的生产组织区制造，实现中间产品的成组加工，最后将中间产品总装成整艘船舶。该造船模式大大缩短了造船周期，降低了生产成本。

金属船舶制造生产具有劳动组织塑性大、质量控制要求严格、外包（外协）工程比重较大、资金依赖程度高等特点，是集劳动密集型、资金密集型和技术密集型于一身的综合性产业，具有广泛的产业关联度，影响和带动着冶金、机械、电子等50多个行业的发展。

二、职业病危害发展趋势分析

金属船舶制造涉及多种作业类型，包括机械切削作业、气割作业、装配作业、焊接作业、放射检验作业、起重作业、涂装作业等，具有职业病危害种类多、危害程度大、防控技术受限等特点，加上劳动密集、工人素质参差不齐等因素，是典型的职业病高发行业。

金属船舶制造职业病危害因素主要有噪声、电焊尘，其次为锰及其化合物、苯系物和夏季高温，电焊、打磨、碳刨和喷漆等工序的职业病危害尤为严重，听力损伤、化学毒物中毒、尘肺和夏季高温季节中暑等职业病时有发生。

第二节　职业病危害因素识别

一、生产总工艺及职业病危害因素识别

金属船舶制造的基本工序包括钢材预处理、切割和加工、分段制造（部件装焊、分段装焊）、舾装、涂装、船台合拢等。其生产工艺流程简图详见图 6. 2. 1。

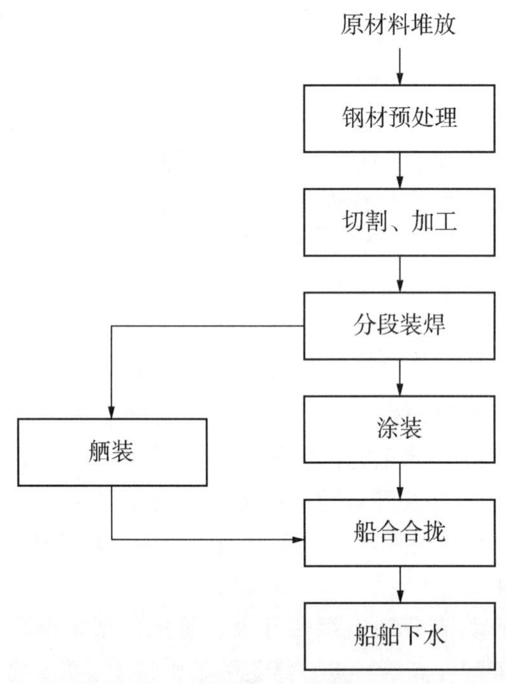

图 6. 2. 1　金属船舶制造生产过程

钢材由运输工具运至钢料堆场，在钢材预处理间进行清洁、预热、抛丸除锈、喷漆、烘干、卸料等预处理工作，预处理后的钢材在切割加工及部件装焊车间进行切割、弯曲加工、打磨、部件装焊等工作，切割加工后的零件、小组立的部件送至零部件配套场进行理料、集配。然后，在分段装焊车间完成分段的装配、焊接及相应的预舾装工作。各分段转运至涂装车间进行涂装（喷砂与喷漆），涂装后的各分段在船坞区总组平台完成总段合拢和总段舾装工作，最后出坞下水。

生产过程中产生的职业病危害因素主要包括电焊和碳刨作业产生的电焊烟尘、锰及其无机化合物、氧化锌、镍及其化合物、铬及其化合物、氮氧化物、一氧化碳、氟

化氢、臭氧、噪声、紫外线；打磨、碳刨、部件敲打以及设备运转产生噪声；涂装作业产生苯、甲苯、二甲苯、乙苯等有机溶剂；喷砂、打磨作业产生粉尘；打磨作业产生局部振动；探伤作业中产生的 X 射线、γ 射线。此外，夏季作业受炎热高温气候影响较大。

工作环境噪声为混合噪声，电焊作业以手工焊、气保焊为主，所使用的焊条或焊丝含有锰、碳、硅，电焊工的焊接作业接触时间多为 4～8 h/d。所使用的各类油漆、稀释剂和固化剂里含有苯、甲苯、二甲苯、乙苯等有机溶剂。

二、各生产单元生产工艺及职业病危害因素识别

（一）钢材预处理

1. 生产工艺

由钢材预处理线完成，包括钢材输送、矫正、除锈、喷涂底漆、烘干等工序，一般为半自动密闭处理线，在进料口和烘干作业处设有部分人工作业岗位，喷漆作业由工人在控制室操作控制。工艺流程见图 6.2.2。

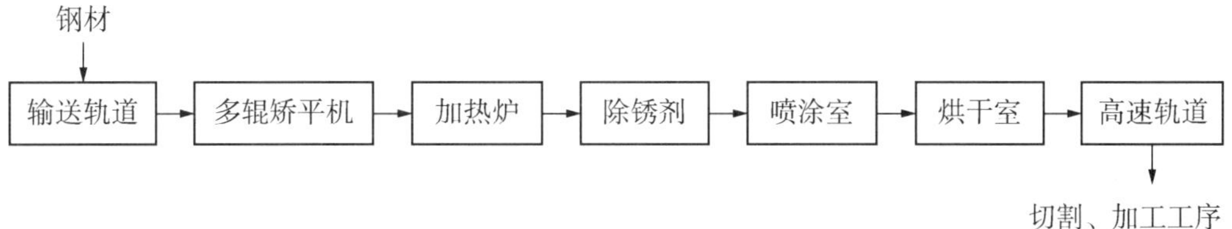

图 6.2.2　钢材预处理工艺流程

钢板被吊放在输送辊道上送到多辊矫平机处理，处理后的钢板送入加热炉，使钢板达到 40～60 ℃，除去钢板表面的水分，使氧化皮、锈斑疏松，同时增加漆膜的附着性。加热后的钢板进入抛丸除锈机除锈、喷涂室喷涂保养底漆、烘干室烘干，然后送出预处理线。

2. 生产设备

钢材预处理线。

3. 材料

防锈底漆。

4. 职业病危害因素识别

输送轨道、矫平机、风机、泵等设备运行时产生机械性噪声，除锈、清理和喷漆作业时气枪产生流体性噪声，烘干作业产生高温，除锈作业产生粉尘，喷漆、调漆作业产生甲苯、二甲苯、乙苯等有机溶剂，以及可能混有的苯。职业病危害因素分布详见表 6.2.1。

表 6.2.1 钢材预处理单元职业病危害因素分布

工序	工种/岗位	主要生产设备	职业病危害因素		接触方式
			化学因素	物理因素	
钢板预处理	钢板预处理工	输送轨道	—	噪声	直接、连续
		多辊矫平机	—	噪声	直接、连续
		加热炉、风机等辅助设备	—	噪声、高温	直接、连续
		除锈机	粉尘	噪声	间接、间断
		喷涂机、风机等辅助设备	粉尘、苯、甲苯、二甲苯、乙苯等有机溶剂	噪声	间接、间断
		烘干机及辅助设备	—	噪声、高温	直接、连续

5. 职业病危害特征分析

1）危害特征

主要职业病危害因素为噪声和苯系物。噪声以机械性噪声和流体性噪声为主，噪声危害比较严重。苯系物以甲苯、二甲苯等有机溶剂为主，可能存在少量的苯。

2）职业健康影响

生产性噪声、粉尘和化学毒物对人体健康的影响及可导致的职业病见第五章。

3）危害程度分析

以某船舶制造企业钢材预处理单元职业病危害因素检测结果来进行危害程度分析。

（1）物理因素。物理因素检测结果见表 6.2.2，噪声超标率 66.67%，噪声危害比较严重。

表 6.2.2 某船舶制造企业钢材预处理工作场所物理因素检测结果汇总

工种	危害因素	检测点数	超标点数	超标率（%）	超标岗位
钢板预处理工	噪声	3	2	66.67	钢板预处理线

（2）化学因素。化学因素危害程度见表 6.2.3，钢板预处理工接触的苯、甲苯、二甲苯浓度小于职业接触限值。

表 6.2.3 某船舶制造企业钢材预处理工作场所职业病危害因素检测结果汇总

工种	危害因素	检测点数	超标点数	超标率（%）	超标岗位
钢板预处理工	苯	1	0	0	—
	甲苯	1	0	0	—
	二甲苯	1	0	0	—

（二）切割、加工

1. 生产工艺

船用钢板的切割已从手工切割、光电跟踪切割转变为数控切割为主。该单元主要工作内容包括：外板切割、弯曲加工、内部构件的切割及编码打印工作；所割零件的自由边打磨及配套工作；型材的号料、切割、配套、弯曲成形加工工作，并将切割加工后的零件装配成为部件，供分段、总组装焊使用。

2. 生产设备

水下/干式数控等离子切割机、高精度切割机、光电跟踪切割机、板条切割机、手工切割机、型材切割线、肋骨冷弯机、撑床机、三星辊、油压机、折边机、剪板机、PSPC 倒角机、矫平机、刨边机、火工平台等，埋弧自动焊、CO_2气保护半自动焊、垂直气点自动焊、下行焊、重力焊、高效铁粉焊条焊、手工衬垫单面焊、氩弧焊、钎焊、电渣焊等，以及平面分段装焊流水线、拼板工位多丝埋弧自动单面焊等，砂轮打磨机。

3. 材料

焊条、焊丝。

4. 职业病危害因素识别

切割作业、弯曲加工、构件成型加工、部件碰撞以及敲打等作业产生的噪声；各型焊机作业产生电焊烟尘、锰及其化合物、氧化锌、铬及其化合物、镍及其化合物、氮氧化物、一氧化碳、氟化氢、臭氧、噪声和紫外线；切割件的自由边打磨产生粉尘、噪声和局部振动。职业病危害因素分布详见表 6.2.4。

表 6.2.4　切割、加工工序职业病危害因素分布

工序	工种/岗位	主要生产设备	职业病危害因素		接触方式
			化学因素	物理因素	
切割、加工	焊工	焊机	电焊烟尘、锰及其化合物、氧化锌、铬及其化合物、镍及其化合物、氮氧化物、一氧化碳、氟化氢、臭氧	噪声、紫外线	直接、连续
	切割	切割机	—	噪声	直接、间断
		砂轮打磨机	粉尘	噪声、局部振动	直接、间断
	机加工	肋骨冷弯机、油压机、折边机、剪板机、倒角机、矫平机、刨边机、车床、镗床	—	噪声	直接、连续

5. 职业病危害特征分析

1）危害特征

职业病危害因素以各种加工过程中产生的噪声为主，其次为各型焊机作业产生的电焊烟尘、锰及其化合物和紫外线。

2）职业健康影响

生产性噪声、化学毒物、紫外线和局部振动对人体健康的影响及可导致的职业病：见第五章。

3）危害程度分析

以某船舶制造企业切割、加工单元主要职业病危害因素检测结果进行危害程度分析。

（1）物理因素。噪声检测结果见表6.2.5，噪声超标率80%，可见噪声危害比较严重。

（2）化学因素。化学因素检测结果见表6.2.6，锰及其化合物超标率100%，可见危害比较严重。

表6.2.5　船舶制造企业切割、加工单元噪声结果汇总

岗位	职业病危害因素	检测点数	超标点数	超标率（%）	超标岗位
切割、加工岗位	噪声	5	4	80	加工车间切割位、车床操作位，镗床操作位、剪板工位

表6.2.6　船舶制造企业切割、加工单元化学因素检测结果汇总

序号	岗位	职业病危害因素	检测点数	超标点数	超标率（%）	超标岗位
1	切割、加工岗位	电焊烟尘	5	0	0	—
2		锰及其化合物	5	5	100	加工车间焊接位、管加车间焊接位、箱体氩弧焊操作位、箱体车间氩弧焊左面焊接位、箱体车间氩弧焊右面焊接位
3		一氧化氮	1	0	—	—
4		二氧化氮	1	0	—	—

（三）分段制作阶段

1. 生产工艺

分段制作是构成船体结构的实体。主要完成分段的装配、焊接及相应的预舾装工作。

分段按几何特征可分为：①平面分段，平面板列带有骨架的单层平面板架。②曲面分段，平面板列带有骨架的单层曲面板架。③半立体分段，两层或两层以上板架所组成的不封闭分段。④立体分段，两层或两层以上板架所组成的封闭分段，立体分段和总段是由若干平面分段和曲面分段所组成。⑤总段，主船体沿船长划分，其深度和宽度等于该处船深和船宽的环形分段。

2. 生产设备

大量采用 CO_2气体保护焊、埋弧自动焊等高效焊接设备。此外，还采用垂直气点自动焊、下行焊、重力焊、高效铁粉焊条焊、手工衬垫单面焊、氩弧焊、钎焊、电渣焊，以及平面分段装焊流水线、拼板工位多丝埋弧自动单面焊等各种焊机以及砂轮打磨机。

3. 材料

焊条、焊丝。

4. 职业病危害因素识别

电焊作业产生电焊烟尘、锰及其化合物、氧化锌、铬及其化合物、镍及其化合物、氮氧化物、一氧化碳、氟化氢、臭氧、噪声和紫外线；打磨作业产生噪声、粉尘、局部振动；部件碰撞以及敲打产生噪声。职业病危害因素分布详见表 6. 2. 7。

表 6. 2. 7　分段制作工序职业病危害因素分布

工序	工种/岗位	生产设备	职业病危害因素		接触方式
			化学因素	物理因素	
分段制作	电焊工	焊机	电焊烟尘、锰及其化合物、氧化锌、铬及其化合物、镍及其化合物、氮氧化物、一氧化碳、氟化氢、臭氧	噪声、紫外线	直接、连续
	打磨工	砂轮打磨机	粉尘	噪声、局部振动	直接、间断

5. 职业病危害特征分析

1）危害特征

职业病危害因素以打磨作业产生的噪声、粉尘、局部振动以及电焊作业产生的电焊烟尘、锰及其化学物、紫外线为主，危害较为严重。

2）职业健康影响

生产性噪声、化学毒物、紫外线和局部振动对人体健康的影响及可导致的职业病见第五章。

3）危害程度分析

以船舶制造企业分段制作单元主要职业病危害因素检测结果进行危害程度分析。

（1）物理因素。物理因素检测结果见表6.2.8，打磨工接触的噪声超标率100%，打磨作业的噪声危害比较严重。

表6.2.8　某船舶制造企业分段制作单元物理因素检测结果汇总

工种	危害因素	检测点数	超标点数	超标率（%）	超标岗位
打磨工	噪声	3	3	100	风动砂轮打磨位、打磨操作位、装配工位
电焊工	噪声	3	0	0	—
	紫外线（罩内）	15	0	0	—

（2）化学因素。化学因素危害程度见表6.2.9，电焊工接触的二氧化锰超标率87.5%，二氧化锰危害比较严重。

表6.2.9　某船舶制造企业分段制作单元职业病危害因素检测结果汇总

工种	危害因素	检测点数	超标点数	超标率（%）	超标岗位
电焊工	电焊尘	8	0	0	—
	二氧化锰	8	7	87.5	车间东面焊接位、车间南面焊接位、车间西面焊接位、车间北面焊接位、在建船舶东面焊接位、在建船舶西面焊接位、在建船舶北面焊接位
	二氧化氮	1	0	0	—
	一氧化碳	1	0	0	—
	臭氧	1	0	0	—

（四）涂装

涂装过程贯穿于造船过程始终。按区域构成的不同工艺阶段分为钢板预处理、分段涂装、船台涂装和码头涂装4个阶段。

1. 生产工艺

（1）钢材预处理。详见第二节中“（一）钢材预处理”。

（2）分段涂装。涂装车间主要由喷砂间和涂装间组成，涂装工艺流程见图6.2.3。

（3）船台涂装。外板以及压载舱、封闭舱室的电焊、火工及密性试验报验后，舱内外6个面舾装件报验完，然后进行外板及舱内涂装。

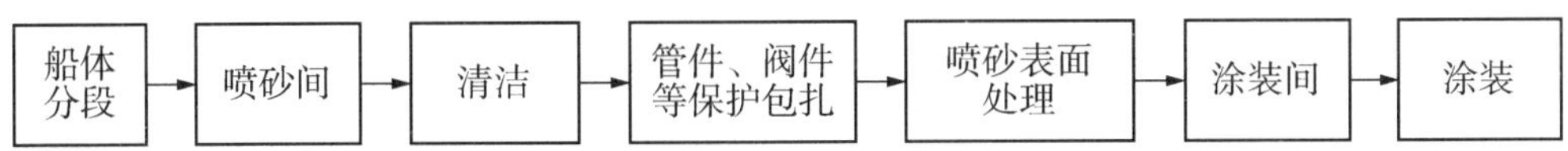

图6.2.3 分段涂装工艺流程

（4）码头涂装。工艺流程见图6.2.4。

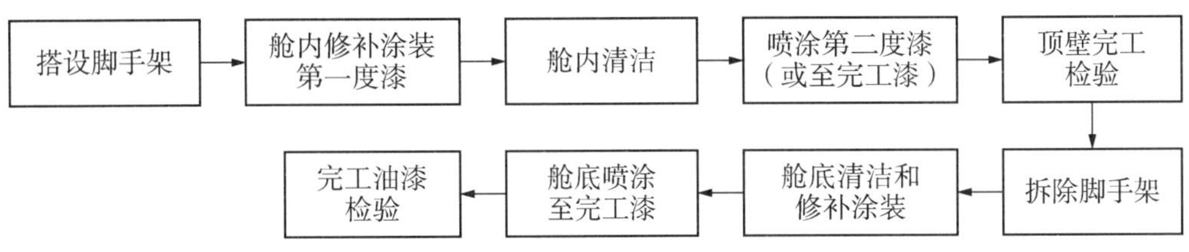

图6.2.4 码头涂装工艺流程

2. 生产设备

涂装设备、工具以及喷砂打磨机。

3. 原材料

涂装使用各种底漆、中间漆、面漆以及相应的稀释剂和固化剂。

4. 涂装职业病危害因素识别

喷砂作业产生粉尘、噪声，涂装和调漆作业产生苯系物等有机溶剂。

职业病危害因素分布详见表6.2.10。

表6.2.10 涂装工序职业病危害因素分布

工序	工种/岗位	生产设备	职业病危害因素		接触方式
			化学因素	物理因素	
涂装	油漆工	喷漆设备	苯、甲苯、二甲苯、乙苯等有机溶剂	噪声	直接、连续
		涂装工具	苯、甲苯、二甲苯、乙苯等有机溶剂	—	直接、连续
		砂轮打磨机	粉尘	噪声、局部振动	直接、间断
	喷砂工	喷砂打磨设备	粉尘	噪声	间接、连续

5. 职业病危害特征分析

1）危害特征

职业病危害因素以喷砂作业产生的噪声，涂装产生的苯系物等有机溶剂，打磨产生的粉尘、噪声、局部振动为主。

2）职业健康影响

粉尘、噪声、局部振动和苯系物对人体健康的影响及可导致的职业病见第五章。

3）危害程度分析

以某船舶制造企业涂装单元主要职业病危害检测结果进行危害程度分析。

（1）物理因素。噪声检测结果见表6.2.11，噪声超标率100%，噪声危害比较严重。

表6.2.11 某船舶制造企业涂装单元噪声检测结果汇总

工种	危害因素	检测点数	超标点数	超标率（%）	超标岗位
油漆工	噪声	2	2	100	涂装打磨、上平台油漆作业

（2）化学因素。化学因素危害程度见表6.2.12，油漆工接触的苯、甲苯、二甲苯的浓度小于职业接触限值。

表6.2.12 某船舶制造企业涂装化学因素检测结果汇总

工种	危害因素	检测点数	超标点数	超标率（%）	超标岗位
油漆工	苯	3	0	0	—
	甲苯	3	0	0	—
	二甲苯	3	0	0	—

（五）舾装

1. 生产工艺

舾装工序主要包括铁舾件、管舾件、电气焊接件的加工、集配、安装。

舾装作业按施工阶段和区域分为单元舾装、分段舾装和船上舾装。①单元舾装：将若干相关设备如泵、电动机、控制器等安装在一个共同的基座上装配成一个单元，此单元作为整体在适当的舾装阶段安装就位。②分段舾装：当分段倒置时在甲板顶面安装，分段翻身后在甲板表面安装。③船上舾装：当船体总装时和总装后，进行设备安装、电气安装和管道安装等。

舾装工艺流程见图6.2.5。

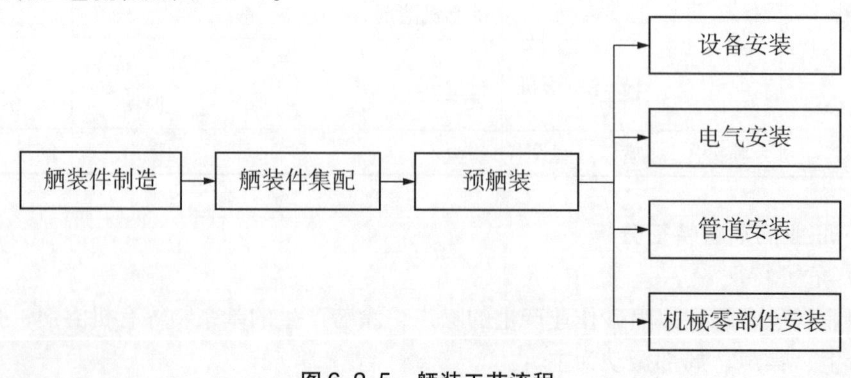

图6.2.5 舾装工艺流程

2. 生产设备

大量采用 CO_2 气体保护焊、埋弧自动焊、砂轮打磨机、钣金工具等。

3. 材料

焊条、不锈钢焊丝。

4. 职业病危害因素识别

电焊、碳刨作业产生的电焊烟尘、锰及其化合物、氧化锌、铬及其化合物、镍及其化合物、氮氧化物、一氧化碳、氟化氢、臭氧、紫外线和噪声等；部件碰撞、敲打、打磨、碳刨等作业产生的噪声；打磨作业产生的噪声、粉尘、局部振动。

职业病危害因素分布详见表6.2.13。

表6.2.13　舾装单元职业病危害因素分布

工序	工种/岗位	生产设备	职业病危害因素		接触方式
			化学因素	物理因素	
舾装	打磨工	砂轮打磨机	粉尘	噪声、局部振动	直接、连续
	电焊工	焊机	电焊烟尘、锰及其化合物、氧化锌、铬及其化合物、镍及其化合物、氮氧化物、一氧化碳、氟化氢、臭氧	噪声、紫外线	直接、连续
	装配工	电焊机、气割	电焊烟尘、锰及其化合物、氧化锌、铬及其化合物、镍及其化合物、氮氧化物、一氧化碳、氟化氢、臭氧	噪声、紫外线	直接、间断
	气刨工	气刨焊机	电焊烟尘、锰及其化合物、氧化锌、铬及其化合物、镍及其化合物、氮氧化物、一氧化碳、氟化氢、臭氧	噪声	直接、连续
舾装	管工	扳手等	—	噪声	直接、间断
	车床工	车床	—	噪声	直接、连续
	抛光工	抛光机	—	噪声	直接、连续

5. 职业病危害特征分析

1）危害特征

职业病危害因素以电焊作业产生的电焊烟尘、锰及其化学物，打磨作业产生的噪声、粉尘和局部振动为主。

2）职业健康影响

电焊烟尘、化学毒物、噪声、紫外线和局部振动对人体健康的影响及可导致的职业病见第五章。

3）危害程度分析

以某船舶制造企业舾装工程主要职业病危害因素的检测结果进行危害程度分析。

（1）物理因素。噪声检测结果见表6.2.14，大多数岗位噪声超标，噪声危害比较严重。

表6.2.14 某船舶制造企业舾装工程噪声检测结果汇总

工种	危害因素	检测点数	超标点数	超标率（%）	超标岗位
打磨工	噪声	2	2	100	风动砂轮打磨位、钣金车间打磨位
管加车间车床工	噪声	1	0	0	—
抛光工	噪声	1	1	100	钣金车间抛光
电焊工	噪声	2	2	100	电焊工

（2）化学因素。化学因素检测结果见表6.2.15，电焊工接触的二氧化锰超标率87.5%，锰及其化合物的危害比较严重。

表6.2.15 某船舶制造企业舾装化学因素工程检测结果汇总

工种	危害因素	检测点数	超标点数	超标率（%）	超标岗位
电焊工	电焊尘	5	0	0	—
	二氧化锰	5	2	40	北侧工棚电焊位

（六）总装

1. 生产工艺

分段通过自升式液压平板车从车间运至总装平台，完成总段制造工作和总段预舾装工作。总段搭载大接缝采用高效节能自动或半自动焊接设备（如垂直气电焊、全位置埋弧自动化焊机等），其他焊接设备一般为二氧化碳气体保护焊等。

2. 生产设备

高效节能自动或半自动焊接设备，二氧化碳气体保护焊、砂轮打磨机、探伤机等。

3. 材料

焊条、不锈钢焊丝。

4. 职业病危害因素识别

电焊和碳刨作业产生的电焊烟尘、锰及其化合物、氧化锌、铬及其化合物、镍及其化合物、氮氧化物、一氧化碳、氟化氢、臭氧、噪声和紫外线等；部件碰撞、敲打、打磨、碳刨产生的噪声；打磨作业产生的噪声、粉尘、局部振动；探伤作业产生的 X 射线、γ 射线。职业病危害因素分布详见表 6.2.16。

表 6.2.16　总装工序职业病危害因素分布

工序	工种/岗位	生产设备	职业病危害因素		接触方式
			化学因素	物理因素	
总装	电焊工	焊机	电焊烟尘、锰及其化合物、氧化锌、铬及其化合物、镍及其化合物、氮氧化物、一氧化碳、氟化氢、臭氧	噪声、紫外辐射	直接、连续
	打磨工	砂轮打磨	砂轮磨尘	噪声、手传振动	直接、连续
	装配工	电焊机、气割机	电焊烟尘、锰及其化合物、氧化锌、铬及其化合物、镍及其化合物、氮氧化物、一氧化碳、氟化氢、臭氧	噪声、紫外线	直接、间断
	气刨工	气刨焊机	电焊烟尘、锰及其化合物、氧化锌、铬及其化合物、镍及其化合物、氮氧化物、一氧化碳、氟化氢、臭氧	噪声	直接、连续
总装	喷漆工	喷枪	苯、甲苯、二甲苯、乙苯等有机溶剂	噪声	直接、连续
	补漆工	漆刷、漆辊	苯、甲苯、二甲苯、乙苯等有机溶剂	噪声、局部整栋	直接、连续
	管工	扳手等	—	噪声	直接、间断
	探伤工	X 射线探伤机、γ 射线探伤机	—	X 射线、γ 射线	间接、间断

5. 职业病危害特征分析

1）危害特征

职业病危害因素以电焊、碳刨作业产生的电焊烟尘、锰及其化合物，打磨作业产生的噪声和粉尘为主。

2）职业健康影响

噪声、电焊烟尘、化学毒物、局部振动、紫外线、X 射线、γ 射线对人体健康的影响及可导致的职业病：见第五章。

3）危害程度分析

以某船舶制造企业总装单元的主要职业病危害因素检测结果进行危害程度分析。

（1）物理因素。物理因素检测结果见表6.2.17，大部分岗位噪声、WGBT超标，可见噪声、高温危害比较严重。

表6.2.17　某船舶制造企业总装工程物理因素检测结果汇总

工种	危害因素	检测点数	超标点数	超标率（%）	超标岗位
电焊工	噪声	4	2	50	电焊工
	紫外辐射（罩内）	2	0	0	—
	WBGT	2	2	100	船甲板、船舱
打磨工	噪声	4	4	100	打磨工
	手传振动	1	1	100	船舱内打磨作业
	WBGT	2	2	100	—
装配工	噪声	4	3	75	装配工
	WBGT	2	2	100	船甲板、船舱
	紫外辐射（罩内）	1	0	0	—
油漆工	噪声	2	2	100	油漆工
	WBGT	2	2	100	船甲板、船舱
管工	噪声	4	4	100	管工
	WBGT	2	2	100	船甲板、船舱
码头起重工	噪声	1	1	100	码头起重工
	WBGT	2	0	0	—

（2）化学因素。化学因素危害检测结果见表6.2.18，电焊烟尘（总尘）、锰及其无机化合物、砂轮磨尘均有不同程度超标，危害比较严重。

表6.2.18　某船舶制造企业总装工程化学因素检测结果汇总

工种	危害因素	检测点数	超标点数	超标率（%）	超标岗位
电焊工	电焊尘（总尘）	4	1	25	甲板上手工电弧焊作业
	一氧化碳	4	0	0	—
	二氧化氮	4	0	0	—
	锰及其无机化合物	4	2	50	甲板手工电弧焊、船舱内 CO_2 保护焊
	镍及其无机化合物	4	0	0	—

续表

工种	危害因素	检测点数	超标点数	超标率（%）	超标岗位
电焊工	铬及其化合物	4	0	0	—
	氧化锌	4	0	0	—
	氟化氢	2	0	0	—
打磨工	砂轮磨尘	2	2	100	甲板打磨作业、船舱打磨作业
装配工	其他粉尘	1	1	100	船舱内切割作业
	电焊烟尘	2	2	100	船舱内手工电弧焊作业、甲板上手工电弧焊作业
	其他粉尘	1	0	0	—
	一氧化碳	2	0	0	—
	二氧化氮	2	0	0	—
	锰及其无机化合物	4	3	75	船舱内点焊作业、甲板上点焊作业、船舱内切割作业
	镍及其无机化合物	3	0	0	—
	铬及其化合物	3	0	0	—
	氧化锌	3	0	0	—
油漆工	苯	2	0	0	—
	甲苯	2	0	0	—
	二甲苯	2	0	0	—
	乙苯	2	0	0	—

（六）水下作业阶段

该阶段主要包括船舶下水、发电机动车、主机动车。

1．生产工艺

1）船舶下水

利用下水设备将船舶从建造区移入水域的工艺过程。通常的方法有重力式下水、漂浮式下水、机械化下水。

2）发电机动车

发电机动车是一个标志性节点，它意味着舾装作业已经基本结束，各系统、设备进入交验阶段。

3）主机动车

象征该船建造已经趋于完整，安装和交验已经基本结束，施工重点转入试航前的准备和完善工作。

2. 生产设备

船舶上的各种设备。

3. 材料

柴油等。

4. 职业病危害因素识别

各种设备、设施运行产生的噪声，以及柴油发电机产生的氮氧化物、一氧化氮等。

5. 职业病危害特征分析

1）危害特征

职业病危害因素以各种设备设施运行产生的噪声为主。

2）职业健康影响

噪声、化学毒物对人体健康的影响及可导致的职业病见第五章。

3）危害程度分析

以某船舶制造企业调试阶段的主要职业病危害因素检测结果进行危害程度分析。

（1）物理因素。物理因素检测结果见表 6. 2. 19，可见噪声危害比较严重。

表 6. 2. 19　某船舶制造企业总装工程物理因素检测结果汇总

工种	危害因素	检测点数	超标点数	超标率（%）	超标岗位
调试工	噪声	2	0	0	—
	WGBT	2	0	0	—
钳工	噪声	4	4	100	钳工
	WGBT	2	0	0	—

（2）化学因素。化学因素危害检测结果见表 6. 2. 20，一氧化碳、二氧化氮和二氧化硫小于职业接触限值。

表 6. 2. 20　某船舶制造企业总装工程化学因素检测结果汇总

工种	危害因素	检测点数	超标点数	超标率（%）	超标岗位
调试电工、钳工、管理员	一氧化碳	6	0	0	—
	二氧化硫	6	0	0	—
	二氧化氮	6	0	0	—

（七）公用工程

公用工程主要包括供电工程、动力工程和供排水工程。

1. 概述

供电工程：一般设若干个变电所，供各生产设备、生活设施用电。

动力工程：生产运作需要供应各种动力用气（汽）——压缩空气、氧气、乙炔、丙烷混合气、二氧化碳、氮气和氩气等。根据各种动力气体的需要量新建各种动力站房，主要包括空压房、氧气站及煤气站。

供排水工程：用水水源一般由市政给水管网提供，排水体制为雨、污分流制。码头区的雨水、码头区后方的雨水经收集排入海域或江河，生产污水、生活污水集中送往厂区生产、生活污水处理站统一处理。

2. 职业病危害因素识别

公用辅助工程可能存在的职业病危害因素详见表6.2.21。

表6.2.21 公用工程职业病危害因素

<table>
<tr><th rowspan="2">工序</th><th rowspan="2">工种/岗位</th><th rowspan="2">生产设备</th><th colspan="2">职业病危害因素</th><th rowspan="2">接触方式</th></tr>
<tr><th>化学因素</th><th>物理因素</th></tr>
<tr><td rowspan="11">公用工程</td><td>电工</td><td>变配电设施</td><td>—</td><td>工频电场</td><td>直接、间断</td></tr>
<tr><td rowspan="7">动力设施巡检员</td><td>空压机</td><td>—</td><td>噪声</td><td>直接、间断</td></tr>
<tr><td>冷干机</td><td>—</td><td>噪声</td><td>直接、间断</td></tr>
<tr><td>液氧气化设施</td><td>—</td><td>低温</td><td>直接、间断</td></tr>
<tr><td>二氧化碳气化设施</td><td>—</td><td>低温</td><td>直接、间断</td></tr>
<tr><td>乙炔汇流排间</td><td>乙炔</td><td>—</td><td>直接、间断</td></tr>
<tr><td>丙烷汇流排间</td><td>丙烷</td><td>—</td><td>直接、间断</td></tr>
<tr><td>加压泵、船坞水泵和空压站水泵等</td><td>—</td><td>噪声</td><td>直接、间断</td></tr>
<tr><td rowspan="2">供排水工程</td><td>污水处理站</td><td>H_2S、NH_3、CH_4</td><td>—</td><td>直接、间断</td></tr>
<tr><td>化学品仓库</td><td>苯系物等有机溶剂</td><td>—</td><td>直接、间断</td></tr>
</table>

3. 职业病危害特征分析

1）危害特征

职业病危害因素以动力设施产生的噪声为主。

2）职业健康影响

噪声、工频电场、低温、化学毒物对人体健康的影响及可导致的职业病见第五章。

3）危害程度分析

以船舶制造企业公用工程工作场所噪声检测结果进行危害程度分析，检测结果见表6.2.22，可见某些作业场所存在噪声危害。

表 6.2.22 工作场所噪声的检测结果汇总

工作场所	危害因素	检测点数	超标点数	超标率（%）	超标岗位
空压机房	噪声	2	2	100	空压机
变频器室	噪声	1	0	0	—
冷干机	噪声	1	1	100	冷干机

第三节　船舶制造企业健康风险分析

一、金属船舶制造企业职业病危害现状

（一）工作场所职业病危害因素

金属船舶制造过程中存在噪声、高温、局部振动、电焊弧光、电焊烟尘、砂轮磨尘、其他粉尘、锰及其无机化合物、镍及其化合物、铬及其化合物、氧化锌、氮氧化物、氟化氢、臭氧、苯、甲苯、二甲苯、乙苯、X 射线、γ 射线等多种职业病危害因素，其中以噪声、电焊烟尘以及锰及其无机化合物的危害为主，且存在作业场所大面积超标现象，危害程度严重，作业人员发生听力损伤、电焊尘肺、锰中毒的风险较高。

由于金属船舶制造无法实现大规模自动化、机械化生产，仍存在大量的手工作业，如手工电焊、手工切割、手工打磨，加上生产作业位置分散、不固定、移动范围大，有限空间作业工作量大，难以采取有效的防护设施，这是导致造船企业电焊尘、噪声、锰及其化合物超标的主要原因。

李旭东等人汇总了多家船舶制造企业的职业病危害因素检测结果，见表 6.3.1。在正常生产过程中，船舶制造业超标最严重的职业病危害因素为粉尘、锰及其无机化合物以及噪声，其中粉尘 C_{TWA} 超标率可达 44.3%；锰及其无机化合物 C_{TWA} 超标率达 65.0%，噪声超标率达 76.9%。

（二）职业病发病案例分析

目前，金属船舶制造业的噪声、粉尘和化学毒物等危害的防护设施、个人防护措施以及医学防护措施等均存在不符合职业卫生标准和不能满足防护要求的情况，发生听力损伤、尘肺、锰及其化合物中毒等风险较高。船舶制造业行业发病资料显示听力损伤、尘肺、电光性眼炎、高温中暑以及苯系物中毒发生例数较多，这与船舶制造业大量手工作业以及舱室内密闭空间作业有关。船舶制造业主要职业病危害分析见表 6.3.2。

1. 化学因素

电焊烟尘、锰及其化合物是金属船舶制造业危害比较突出的化学毒物。长期吸入

表 6.3.1　多家船舶制造业重点职业病危害因素岗位检测结果（C_{TWA}）

序号	粉尘浓度			锰及其无机化合物			其他化学毒物			噪声			其他物理因素		
	样本数	范围	超标率（%）	样本数	范围	超标率（%）	样本数	范围	超标率（%）	样本数	范围	超标率（%）	样本数	范围	超标率（%）
1	21	1.5～48.0	61.9	15	0.01～6.6	73.3	—	—	—	24	83.2～103.8	96	3	51.63～101.61（局部振动）	100
2	9	6.7～26.0	67.7	2	5.17～10.45	100	2	2～10.450（氧化锌）	50	14	84.1～102.7	85.7	4	26.8～30.6（高温）	75
3	14	0.7～2.9	0	14	0.04～1.75	64.3	—	—	—	15	77.5～103.2	53.3	—	—	—
4	4	10～34.5	100	2	0.62～2.62	100	1	54.6（二甲苯）	100	28	82.1～103.1	67.9	2	23.2～35.4（高温）	50
5	14	1.1～7.4	28.6	14	0.03～5.75	71.4	—	—	—	27	79.9～102.2	59.3	3	28.3～29.0（高温）	0
6	50	0.1～19.8	36	38	0.01～14.79	47.4	12	0.1～287.3（甲苯）	16.7	41	65.2～111.1	97.6	—	—	—
							12	0.1～1447.7（二甲苯）	41.7						
							12	0.1～403.5（乙苯）	33.3						
7	21	1.7～35.8	38.1	20	0.01～2.66	60	12	0.9～6.2（氮氧化物）	8.3	33	75.8～101.2	66.7	—	—	—
8	5	1.0～4.7	20	5	0.01～1.41	20				—	—	—			
9	20	0.80～26.04	60.0	—	—	—	—	—	—	—	—	—	—	—	—
合计	158	0.7～48.0	44.3	110	0.01～14.79	65	—	—	—	182	65.2～111.1	76.9	—	—	—

电焊烟尘可引起肺组织的广泛纤维化，也可经呼吸道吸入引起慢性锰中毒。此外，油漆、稀释剂和固化剂中的苯、甲苯、二甲苯等有毒物质在常温下即可挥发，在油漆作业时经呼吸道吸收进入体内，主要影响中枢神经系统和造血系统，导致神经衰弱综合征、肝功能异常。

高美伶等人对舟山市 6 家不同规模的船舶修造业船厂作业人员进行健康状况调查，发现：

表 6. 3. 2 船舶制造业主要职业病危害分析

职业病危害因素	职业病种类	工种	风险分析
电焊烟尘	尘肺	电焊工、碳刨工等	电焊烟尘超标严重、接尘工人数量大、作业工龄较长，在无完善防护情况下，电焊工尘肺风险较大，是船舶制造业风险最大的职业病危害
噪声	听力损伤	打磨工、碳弧气刨工	噪声超标严重，接噪工人数量大，打磨作业和碳弧气刨作业在无完善防护的情况下，听力损伤风险较高
局部振动	振动性白指	打磨工	打磨工局部振动强度较大，如暴露工龄较长，存在振动性白指的风险
锰及其化合物、苯系物	职业性中毒	油漆工	密闭舱室内作业，如防护不完善，存在职业性中毒的风险
电焊弧光	电光性眼炎	电焊工	在防护面罩等未能有效的情况下，存在电光性眼炎的风险
高温	高温中暑	所有工种	夏季高温危害风险较高

(1) X 射线胸片检查结果。作业人员的 X 射线胸片检查结果显示电焊工的肺纹理紊乱增粗率为 3. 45%，对照组的增粗率为 0. 77%，前者明显高于后者，差异有统计学意义（$\chi^2=4.41$，$P<0.05$）。而打磨工、油漆工与对照组比较无统计学差异。

(2) 肺通气功能。电焊工的肺通气功能异常率明显高于对照组（$\chi^2=4.59$，$P<0.05$），而油漆工与打磨工的肺通气功能异常率与对照组之间无统计学差异。

(3) 苯、甲苯、二甲苯。工作场所二甲苯的超标率为 54. 54%。在自诉症状中，油漆工的头昏、头痛症状明显高于对照组（$P<0.01$）。油漆工的白细胞、血小板、血红蛋白与对照组无显著性差异。

2. 噪声

金属船舶制造业工作场所噪声超标现象较普遍和严重，听力损失是船厂作业人员比较突出的职业病危害问题。高美伶等人对舟山市 6 家不同规模的船舶修造业船厂作业人员进行健康状况调查，发现：焊工组与打磨工的听力损失人数明显高于对照组（$P<0.01$），焊工组的高频、语频听力损失检出率分别达 43. 10%、7. 8%，打磨工的高频、语频听力损失检出率分别达 49%、16%，油漆工的高频听力损失检出率为 23. 30%，明显高于对照组（$P<0.01$）。在自诉症状中，打磨工、电焊工的耳鸣症状

明显高于对照组（$P<0.05$）。

二、船舶制造职业病风险分析

（一）造船行业职业病危害特点

职业病危害因素以噪声、电焊烟尘以及锰及其化合物为主，且存在大面积超标现象，危害严重。

目前的生产工艺无法实现大规模自动化和机械化作业，仍存在大量的手工作业，如手工电焊、手工切割、手动打磨、手工油漆等，从生产工艺上对职业病危害进行防控比较困难。

很多岗位作业位置分散、不固定、移动范围大，很难采取有效的局部防尘防毒措施。

舱室相对密闭，舱室内的电焊、打磨、油漆等作业无法采取有效的防护设施。

作业密度较高，现场存在职业病危害因素相互叠加以及交叉污染的情况。

项目存在大量外包外协作业，多数企业把工作繁重、职业病危害较严重的工段或工序外包，加之外包企业在管理和个体防护用品配备等方面的不足，外包作业职业病危害更为严重。

（二）可能导致的职业病

可能导致的职业病主要有电焊尘肺、听力损伤、锰中毒、苯中毒、中暑、电光性眼炎等，其中以电焊尘肺和听力损伤最为常见。

三、潜在危害风险

近年来，随着金属船舶制造业快速发展，企业越来越多地采用船舶建造工程劳务这一用工形式，为职业卫生管理方面带来了一系列的问题，如用工企业一般只对工程劳务队采用包工程量、包劳务费的承包制，其他相应的管理措施未跟上，忽视了对劳务队内部用工管理的检查和监督，从而导致作业现场的职业病危害防护设施、个人防护用品、职业健康监护等职业卫生工作不到位，导致作业人员出现电焊尘肺、听力损失和有机溶剂急性中毒等的风险较大。因此，如何加强对外包作业的职业卫生管理，防止作业人员的职业病的发生是非常重要的。

第四节　职业病危害关键控制技术

一、职业病危害关键控制点的确定

金属船舶制造业在生产过程中产生多种职业病危害因素，且危害程度较重。其关键控制点见表6.3.3。

表6.3.3　职业病危害因素关键控制点

序号	关键控制点	主要危害因素
1	打磨	噪声、粉尘、局部振动
2	电焊作业	电焊烟尘、锰及其化合物
3	补漆作业	苯、甲苯、二甲苯
4	码头露天作业	高温

二、关键控制技术

船舶制造业现有的职业病防护设施无法将职业病危害因素降至职业接触限值以下，应采取工艺措施、工程措施、个人防护措施、职业卫生管理措施和医学防护措施等综合措施进行防护。

（一）工艺措施

采用壳舾涂一体化的先进造船技术，减少舱室内作业；采用一面焊接，两面成型的工艺，减少打磨和气刨作业；采用现代化自动化的焊接、切割和喷涂工艺；采用低锰、低焊烟、无氟焊材，以及不含苯的低毒油漆；采用低噪声设备。

（二）工程措施

在工艺和空间允许的情况下，综合选择电焊烟尘净化处理机组和局部抽排风设施；岗位送风措施（尤其是舱室内作业），采用可移动式的软管将舱室外新鲜空气送至作业工人呼吸带（夏季高温季节送冷风），并在舱室内适当位置设置局部排风装置；合理组织气流，进行全面通风包括机械通风和自然通风；降低作业密度，防止职业病危害因素相互叠加以及交叉污染；对高噪声设备如风机、喷丸机、泵等安装隔声罩、减震垫，对产生噪声的管道加装消声器等隔声降噪设施。

（三）个人防护措施

加强个体防护用品的配备、维护和监督，在目前的工艺水平和可采取的职业病危害防护设施水平下，个体防护是防控该行业职业病危害最现实、最有效的措施之一。

（四）职业卫生管理措施

主要包括加强职业病防护设施和个人防护用品正确配备的监督和管理；合理的生产布局、减少作业密度，减少交叉污染和叠加效应；合理的生产安排，科学轮班，减少工作人员接触职业病危害因素的时间、频率和概率。

（五）医学防护措施

根据《职业健康监护技术规范》（GBZ 188）的要求，加强上岗前、在岗期间以及离岗时的职业健康监护，根据相关法律法规标准规范处理职业禁忌证、疑似职业病和职业病患者。

参考文献

[1] The Occupational Safety and Health Administration of the United States Department of Labor (OSHA). Rules of agency practice and procedure concerning OSHA access to employee medical records [J]. Final rule. Fed Regist, 1980 May 23; 45 (102): 35284 - 35297.

[2] 李晓东，佘靖，夏栋林，等. 南通市某船舶制造企业职业病危害调查 [J]. 环境与职业医学, 2016, 33 (1): 46 - 49.

[3] 陈坚，刘丽芬，钟坤鹏，等. 船舶修造企业职业病危害因素及其关键控制点分析 [J]. 职业医学, 2013, 40 (6): 603 - 605.

[4] 王致，刘丽芬，梁嘉斌，等. 造船坞职业病危害及其关键控制点分析 [J]. 实用预防医学, 2011, 18 (4): 656 - 658.

[5] 杨继红，杨泽云，林萍，等. 某造船厂职业卫生现状调查及评价 [J]. 工业卫生与职业病, 2006, 32 (6): 363 - 365.

[6] 马俊锋，杨泽云. 某造船厂扩建项目职业病危害控制效果评价 [J]. 职业与健康, 2007, 23 (20): 1859 - 1860.

[7] 曲玮，张海东，张仕怀. 造船厂电焊烟尘危害关键控制点分析 [J]. 职业卫生与应急救援, 2010, 28 (3): 138 - 141.

[8] 吴建华，刘淮玉，徐文玺，等. 某造船厂 48 年职业病防治工作回顾与评估 [J]. 环境与职业医学, 2010, 27 (5): 310 - 313.

[9] 庄惠民，姚常松，丁暑星，等. 某大型造船厂职业病防治工作调查 [J]. 环境与职业医学, 2002, 27 (5): 171 - 173.

[10] 汤华玲，刘红，鞠红梅. 造船业电焊工尘肺发病情况分析 [J]. 中华劳动卫生职业病杂志, 2008, 26 (4): 256.

[11] TAMRIN S B, JAMALOHDIN M N, NG Y G, et al. The characteristics of vibrotactile perception threshold among shipyard workers in a tropical environment [J]. Ind health, 2012, 50 (2): 156 - 63.

［12］TOMIOKA K, NATORI Y, KUMAGAI S, et al. An updated historical cohort mortality study of workers exposed to asbestos in a refitting shipyard, 1947—2007［J］. Int arch occup environ health, 2011, 84（8）: 959－967.
［13］徐雷，王正伦，宋挺博，等. 某造船厂工人肌肉骨骼疾患调查［J］. 中华劳动卫生职业病杂志, 2011, 29（3）: 180－183.

（闫雪华）

第七章　通用大型设备制造业职业病危害分析与控制

第一节　前　　言

本章主要讲汽轮机制造。汽轮机是将蒸汽的能量转换为机械功的旋转式动力机械，是蒸汽动力装置的主要设备之一，其制造包括毛坯制造、机械加工、装配调试、涂装等过程，由许多工厂联合完成，本章主要分析毛坯加工成汽轮机整机产品过程中的职业病危害，不涉及毛坯制造过程的危害分析。

一、行业先进性

（一）计算机技术

在计算机信息化时代，汽轮机制造作为传统重工业制造业，运用当代先进的计算机技术对企业进行改造，以计算机辅助设计、计算机辅助分析、计算机辅助加工、计算气动力学为核心，在企业中形成与国际水平相当的现代汽轮机设计制造体系，为企业提高工作效率及质量、缩短整个生产周期提供了可靠的保证。

（二）先进数控设备的应用

汽轮机制造工艺复杂、加工要求高、公差要求严，如转子的同轴度不得大于0.013 mm，在加工校正工件时应在0.01 mm以内，普通加工设备无法满足如此高的加工精度要求，高精度数控设备则可满足以上严苛的技术要求。在提高加工精度的同时，数控设备使加工工艺由单工序改进为多工序，即以往必须由多台机床、多道工序才能完成的工作，如今一台机床以一道加工工序结合各种机床附件即可实现，具有生产效率快的优点。数控机床的发展大大提高了汽轮机生产企业的制造质量和生产能力。

（三）先进焊接技术

焊接是汽轮机制造中的重要工艺，关系着技术水平和产品质量，随着汽轮机向大功率、高参数发展，对焊接技术的要求也越来越高，促使采用高效率、高质量的焊接设备和焊接方法。

焊接技术最开始以手工电弧焊为主，经过多年的研究及发展，目前焊接技术已经相当成熟，自动和半自动的埋弧焊、电渣焊、气体保护焊等高效率、高质量的焊接技术得到大范围应用。自动化焊接技术不仅提高了焊接生产效率，保证了焊接质量，并且可有效减少焊接手工作业量，减轻焊工的劳动强度，降低职业病危害程度。

二、职业病危害发展趋势分析

汽轮机制造过程包括机加工、焊接、热处理、打磨、喷砂、无损检测等多项工艺操作，大部分工艺操作以手工作业为主，经过多年的发展，自动化水平有所提高，但焊接、打磨的手工作业比例仍然较高，各工序职业病危害发展趋势见表 7.1.1。

表 7.1.1 汽轮机传统制造和先进制造技术职业病危害的区别

工序	传统技术	先进技术	职业病危害发展趋势（以传统技术相比）
机加工	传统机加工设备	高精度数控设备	噪声危害↓
焊接	手工焊为主	自动焊与手工焊结合	电焊烟尘和焊接产物危害↓ 噪声危害↓
打磨	打磨作业量较多	焊接技术提高，打磨作业量相对有所减少	噪声危害↓ 粉尘危害↓
热处理	局部热处理	大型热处理	高温危害↓

第二节 职业病危害因素识别

一、生产工艺特点

汽轮机是一种高温、高压、高速旋转的机械，制造工艺复杂、加工要求高，具有以下特点。

（一）单件生产

除叶片为小批量生产外，汽轮机中的汽缸、转子、静叶持环、轴承座、蒸汽室、喷嘴组、主汽门、调节汽阀、隔板、轴承等主要零部件都属单件生产。为此，加工工艺及加工设备都按单件生产的特点而编制及配备。

（二）生产周期长

汽轮机制造中有很多的大型铸锻件（如汽缸、转子等毛坯）投料周期长，加工工艺工序复杂，涉及冷热工艺，所以总的生产周期很长。

（三）材料品种多，材料性能要求高

由于高温、高压、高转速的工作条件，汽轮机中各部件所涉及的材料品种繁多，又因为汽轮机工质为蒸汽，要求通流部分的零部件具有良好的耐腐蚀性，所以在汽轮机各零部件中，不锈钢、高强度合金钢、耐热钢、镍基合金钢等切削性能差的材料被大量采用，加工难度极大。

（四）零件种类多

汽轮机是一种大型、复杂的机械，零件结构种类很多。有像汽缸、转子这样的大零件，也有动叶片围带、汽封片、螺钉、销子等小零件；有转子、叶片这样的复杂零件，也有垫片等结构简单的零件。

（五）加工精度高

汽轮机中转子、汽缸、静叶持环、主汽门、调节汽阀等零部件加工精度高，像转子这样的大型零件其同轴度不得大于 0.013 mm，在加工校正工件时应在 0.01 mm 以内。

（六）设备精度要求高、操作技能要求高

由于加工精度高，这就决定了设备精度要求高。对于有些主要零部件的加工，用传统、普通的加工设备已经不能满足加工精度的要求，而要求配备高精度机床和数控加工机床。对于像转子、汽缸、主汽门、调节汽阀这样的零部件，仅有高精度设备或数控设备还不够，还必须有具备很高操作技能的操作工人才能保证加工质量。

（七）机械加工工种齐全

汽轮机制造中的冷加工，几乎涉及所有的机械加工工种，包括许多特殊工种，如电脉冲加工、线切割加工等。

（八）检测手段齐备，要求高

汽轮机制造从原材料到商品的出厂，每一步都必须严格把关，所以要求检测手段齐全，从理化的检测到各种探伤手段都要配齐。

二、生产工艺职业病危害因素识别

汽轮机的本体结构主要由转子、叶片、汽缸、隔板、阀门等组成，在汽轮机制造厂中，各部分的生产工艺方案操作顺序不一致，总体上可以归纳为以下几项生产工艺：机加工、热处理、焊接、打磨、喷砂、无损检测、喷漆。见图 7.2.1。

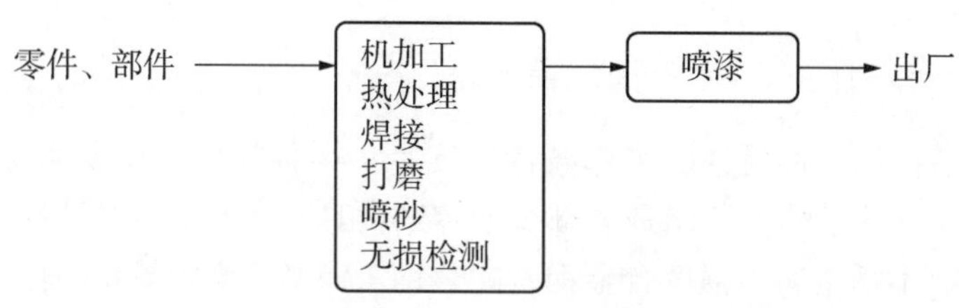

图 7.2.1 生产工艺流程

（一）机加工职业病危害因素识别

1. 机加工工艺

机加工是利用机械设备精确加工去除材料，在汽轮机制造中，车、铣、钻、切割、磨削等机加工工艺均有涉及。车、铣、钻、磨、机械切割等工艺主要通过机械设备对金属材料施加力来实现，但切割中的气割、等离子切割的工艺原理与上述有所不同，气割是利用可燃气体与氧混合燃烧产生的热量使金属在氧气中燃烧形成氧化物，再利用高速气流将氧化物吹除，从而达到切割金属的目的。等离子切割是依靠特制的割炬，产生温度极高的高速离子流，使金属熔化并吹掉熔融金属而形成割缝。在汽轮机制造中，气割、等离子切割均有使用。

2. 机加工设备

汽轮机零件种类多，既有像汽缸、转子这样的大零件，也有动叶片围带、汽封片、螺钉、销子等小零件；有转子、叶片这样的复杂零件，也有垫片等结构简单的零件，由此配备的机加工设备种类也较多，如数控深孔钻床、数控拉床、数控立车、数控镗床、数控铣床、数控切割机等大型高精度数控加工设备，适用于尺寸大、质量重、加工精度要求高的零部件，中、小型普通车床、钻床、镗床、铣床、磨床等则适用于尺寸相对较小或加工精度要求稍低的零部件。

3. 使用材料

部分机加工设备工作过程中需要使用切削液，切削液不仅有润滑、冷却、清洁的作用，还可以改善工件表面加工质量。切削液一般含有害成分较少，使用时温度控制在 30 ～40 ℃，挥发性有机组分相对百分含量测定结果多为 0% 。

4. 机加工过程职业病危害因素识别

物理因素方面，机加工设备运行时产生噪声；化学因素方面，主要是采用非湿式作业的机加工设备可产生粉尘。职业病危害因素分布见表 7.2.1。

表 7.2.1 机加工过程职业病危害因素分布

工序	工种/岗位	生产设备	职业病危害因素	接触方式
车、铣、钻、磨削	机加工	车床、钻床、镗床、铣床、磨床	噪声、其他粉尘	直接、连续
切割	切割工	切割机	噪声、其他粉尘	直接、连续

5. 职业病危害特征分析

（1）危害特征：机加工过程产生的职业病危害因素为噪声、其他粉尘，接触机会为每天工作时间，接触人员为机加工工人。

（2）危害程度分析：以某汽轮机制造厂的机加工检测结果（表7.2.2）进行危害程度分析。

表7.2.2　某汽轮机生产企业机加工岗位噪声和粉尘检测结果汇总

工种	危害因素	检测人数	超标人数	超标率（%）
机加工	噪声	8	0	0
切割工	其他粉尘	7	0	0

（3）生产性噪声：数控机加工设备产生的噪声强度较低，通常不超过85 dB（A），但部分切割工艺如气割、等离子切割产生的噪声强度可超过85 dB（A）。机加工工种个体接触的噪声强度亦不超过职业接触限值。但应引起注意的是，汽轮机制造车间通常为联合大厂房，机加工设备多集中布置在厂房内某一区域，与其他工艺之间无物理间隔，当厂房内工艺分区规划不合理，机加工区域附近布置较多产生高强度噪声的工艺操作如打磨作业时可对机加工工种产生较大的影响。

（4）生产性粉尘：机加工设备产生的粉尘种类可列为其他粉尘，机加工个体接触的粉尘浓度不超过职业接触限值。但应注意厂房功能分区规划，避免在机加工区域附近布置较多产生粉尘的作业如焊接、打磨。

（二）焊接职业病危害因素识别

1. 焊接工艺

汽轮机制造周期长，使用到许多大型铸锻件，这些铸锻件一旦在焊接中出现失误，将造成不可挽回的重大损失，同时将导致整个生产周期的延长，因此焊接是汽轮机制造中的关键工序之一。焊接方法根据生产条件和需要进行选择，常用的有手工焊条电弧焊、埋弧焊、钨极氩弧焊、熔化极气体保护焊等。

（1）手工焊条电弧焊：指利用手工操纵焊条进行焊接的电弧焊方法，具有设备简单、轻便，操作灵活的优点，是目前应用最广泛的焊接方法。可以应用于维修及装配中的短缝的焊接，特别是可以用于难以达到的部位的焊接。

（2）埋弧焊：一种电弧在颗粒状焊剂层下燃烧，完成焊接过程的自动焊接方法，一般应用于较厚的中厚板直焊缝，具有生产效率高、焊接质量稳定、劳动强度低、无弧光产生、有害气体和烟尘产生少的优点。

（3）钨极氩弧焊：指用钨棒作为电极加上氩气进行保护的焊接方法。焊接时氩气从焊枪的喷嘴中连续喷出，在电弧周围形成气体保护层隔绝空气，以防止其对钨极、熔池及邻近热影响区的有害影响。钨极氩弧焊几乎可以用于所有金属的焊接。常用钨极有钍钨电极、铈钨电极，钍钨电极具有微量放射性，铈钨电极不产生放射性。

（4）熔化极气体保护焊：指采用连续等速送进可熔化的焊丝与被焊工件之间的

电弧作为热源来熔化焊丝和母材金属，形成熔池和焊缝的焊接方法。按所用保护气体进行分类，以氩、氦或其他混合气体等惰性气体为保护气体的焊接方法称为熔化极惰性气体保护焊（metal inert-gas welding，MIG）；在氩中加入少量氧化性气体（氧气、二氧化碳或其混合气体）混合而成的气体作为保护气体的焊接方法称为熔化极活性气体保护焊（metal argon gas welding，MAG）；采用纯二氧化碳气体作为保护气体的焊接方法称为二氧化碳气体保护焊。

2. 焊接设备和焊接材料

根据焊接方法的不同，焊接设备可分为焊条电弧焊机、埋弧焊机、钨极氩弧焊机、熔化极气体保护焊机，焊接材料可选用焊条、焊丝、焊剂等。

汽轮机制造常用的焊接方法、设备、材料见表7.2.3

表7.2.3 汽轮机制造常用焊接方法、设备及材料

焊接方法	作业方式	焊接设备	焊接材料	应用
手工焊条电弧焊	手工	焊条电弧焊机	焊条	高压缸、主汽阀、调节阀、喷嘴室、低压缸、低压加热器、凝汽器、轴承箱、连通管、油管路、蒸汽管、铸件补焊等
埋弧焊	自动	埋弧焊机	焊丝、焊剂	加热器筒体焊接、管板堆焊、调节阀堆焊、转子轴颈堆焊、厚板拼焊等
钨极氩弧焊	手工	钨极氩弧焊机	焊丝	隔板、油管路、封底焊、补焊等
	自动		焊丝	凝汽器、低压加热器、进气插管表面堆焊、阀座、阀碟堆焊
熔化极气体保护焊	半自动、自动	熔化极气体保护焊机	焊丝	隔板、高压缸、低压缸、轴承箱

3. 焊接过程职业病危害因素识别

产生的职业病危害因素主要有电焊烟尘、锰及其化合物、镍及其化合物、铬及其化合物、氮氧化物、一氧化碳、臭氧、电焊弧光、噪声，详见表7.2.4。

表7.2.4 焊接过程职业病危害因素分布

焊接方法	工种/岗位	职业病危害因素		接触方式
		化学因素	物理因素	
手工焊条电弧焊	手工焊工	电焊烟尘、锰及其化合物、镍及其化合物、铬及其化合物、氮氧化物、一氧化碳、臭氧	电焊弧光、噪声	直接、连续

续表

焊接方法	工种/岗位	职业病危害因素		接触方式
		化学因素	物理因素	
埋弧焊	自动焊工	电焊烟尘	—	间接、连续
钨极氩弧焊	手工焊工、自动焊工	电焊烟尘、锰及其化合物、镍及其化合物、铬及其化合物、氮氧化物、一氧化碳、臭氧	电焊弧光、高频电磁场、噪声	直接或间接，连续
熔化极气体保护焊	手工焊工、自动焊工	电焊烟尘、锰及其化合物、镍及其化合物、铬及其化合物、氮氧化物、一氧化碳、臭氧	电焊弧光、噪声	直接或间接，连续

4. 职业病危害特征分析

（1）危害特征：焊接过程产生的职业病危害因素主要有电焊烟尘、锰及其化合物、镍及其化合物、铬及其化合物、氮氧化物、一氧化碳、臭氧、电焊弧光、噪声。接触机会为每天工作时间，接触人员为焊工。

（2）危害程度分析：以某汽轮机制造厂的焊接作业检测结果（表 7.2.5 至表 7.2.8）进行危害程度分析。

（3）化学因素：焊接作业所在车间为联合大厂房，全面通风形式采用下送上排，同时手工焊工岗位配备移动式焊烟净化器。由表可见，手工焊工接触的电焊烟尘、金属氧化物浓度存在超标情况。

表 7.2.5　某汽轮机生产企业焊接岗位电焊烟尘和金属氧化物检测结果

工种	危害因素	检测人数	超标点数	超标率（%）
手工焊工	电焊烟尘	4	1	25
	锰及其无机化合物（按 MnO_2 计）	4	1	25
	三氧化铬（按 Cr 计）	4	1	25
	镍及其无机化合物（按 Ni 计）	4	0	0
自动焊工	电焊烟尘	4	0	0
	锰及其无机化合物（按 MnO_2 计）	4	0	0
	三氧化铬（按 Cr 计）	4	0	0
	镍及其无机化合物（按 Ni 计）	4	0	0

表 7.2.6 某汽轮机生产企业焊接工作场所有毒气体检测结果

危害因素	工作场所	检测点数	超标点数	超标率（%）
一氧化碳	手工焊条焊	12	0	0
	二氧化碳保护焊	12	0	0
	氩弧焊	12	0	0
臭氧	手工焊条焊	12	0	0
	二氧化碳保护焊	12	0	0
	氩弧焊	12	0	0
二氧化氮	手工焊条焊	12	0	0
	二氧化碳保护焊	12	0	0
	氩弧焊	12	0	0

（4）物理因素：由表 7.2.7 可见，焊接作业产生的噪声较低，焊工接触的噪声不超过职业接触限值。但应注意的是，焊接作业往往与打磨作业相配合，若有较多打磨作业时可对焊工产生较大的影响，可能导致焊工个体接触的噪声强度超过 85 dB（A）。由表 7.2.8 可见，手工焊和二氧化碳保护焊产生的紫外辐射照度严重超标，但焊接工人面罩内均未检测到紫外线。埋弧焊是一种电弧在可熔化焊剂覆盖下燃烧进行焊接的方法，焊接过程中电弧光不外露，因此未检测出紫外线。

表 7.2.7 某汽轮机生产企业焊接岗位噪声强度检测结果

工种	检测人数	超标人数	超标率（%）
手工焊工	4	0	0
自动焊工	4	0	0

表 7.2.8 某汽轮机生产企业焊接岗位紫外辐照度检测结果

工种	检测点	检测点数	超标点数	超标率（%）
手工焊工	CO_2保护焊罩外	1	1	100
	CO_2保护焊罩内*	0	0	0
	手工焊罩外	1	1	100
	手工焊罩内*	0	0	0
自动焊工	埋弧焊*	0	0	0

注：*紫外辐射照度 $<0.1\ \mu W/cm^2$。

（三）热处理职业病危害因素识别

1. 热处理工艺

在焊接前后，需根据焊接工艺要求进行焊前预热或焊后热处理，其目的主要是降低冷却速度，改善材料内部组织，消除毛坯制造、焊补及机械加工后所产生的内应力等。热处理分为局部热处理和整体热处理，局部热处理指使用燃烧枪或电感应在工件所在位置对工件局部进行加热，通常在焊接前或焊接时使用。整体热处理指将工件送进热处理炉进行整体加热，热处理人员主要在控制室监控。

2. 设备和材料

局部热处理设备主要有火焰燃烧枪、电加热器。整体热处理设备主要是热处理炉，所用燃料可以是燃油、天然气、液化石油气等。

3. 热处理过程职业病危害因素识别

产生的职业病危害因素主要是高温。

4. 职业病危害特征分析

（1）危害特征：接触人员为热处理工、手工焊工。热处理工主要工作内容为监控热处理炉和局部热处理点温度，热处理炉点火后在控制室内监控，在此期间不时到局部热处理作业点测量温度。手工焊工则是在焊接过程中接触局部热处理设施产生的高温。

（2）危害程度分析：以某汽轮机制造厂的检测结果（表 7.2.9）进行危害程度分析。由表可见，手工焊工作业时接触的高温超过限值要求。

表 7.2.9　某汽轮机生产企业高温检测结果

工种	危害因素	检测点数	超标点数	超标率（%）
热处理工	高温	2	0	0
手工焊工	高温	2	2	100

（四）打磨职业病危害因素识别

1. 打磨工艺

主要目的为修磨焊道、消除焊接缺陷和清理焊根，以手工打磨为主。

2. 设备和材料

所用设备为打磨机，打磨对象为金属零部件。

3. 打磨过程职业病危害因素识别

产生的职业病危害因素主要是砂轮磨尘、噪声、手传振动。

4. 职业病危害特征分析

（1）危害特征：接触机会为每天工作时间，接触人员为打磨工，作业方式以手工作业为主。

（2）危害程度分析：以某汽轮机制造厂的打磨作业检测结果（表 7.2.10、表 7.2.11）进行危害程度分析。

（3）噪声：打磨作业产生的噪声强度普遍较高，多超过 90 dB（A）。由于均为人工作业，当作业时间较长时，打磨工个体接触的噪声强度可超过 85 dB（A）的职业接触限值，是打磨作业中危害最严重的职业病危害因素。同时，打磨作业也是联合

表 7.2.10　某汽轮机生产企业打磨岗位职业病危害因素检测结果

工种	危害因素	检测人数	超标人数	超标率（%）
打磨工	噪声	4	4	100
	砂轮磨尘	4	0	0
	手传振动	3	3	100

表 7.2.11　某汽轮机生产企业打磨工作场所职业病危害因素检测结果

工作场所	危害因素	检测样品数	超标样品数*	超标率（%）
打磨工位（打磨时）	噪声	6	6*	100
	砂轮磨尘	15	4	27

注：* 指噪声强度 >85 dB（A）。

厂房中主要的噪声源之一，当打磨工在联合厂房内流动作业时，打磨产生的强噪声可对在厂房内作业的其他工种产生明显的影响。

（4）砂轮磨尘：打磨对象为金属零部件，产生的粉尘以粗颗粒金属粉尘为主，质量较重，且打磨部件体积较大，往往难以采用固定式防尘设施。而当采用移动式防尘设施时，工人使用意愿不高或排风罩口离尘源较远，导致打磨作业短时间粉尘浓度多存在超标的情况。

（5）手传振动：该汽轮机生产企业打磨作业时间较长，一般在 4 小时以上，结合检测结果计算，均超过手传振动接触限值。

（五）喷砂职业病危害因素识别

1. 喷砂工艺

喷砂是采用以压缩空气为动力的喷砂枪，形成高速喷射束将磨料高速喷射到工件表面，以达到除锈的目的，工作场所在喷砂室内，作业方式为手工作业。

2. 设备和材料

设备为喷砂房、喷砂机及配套的通风除尘系统，喷砂机所使用的磨料为金属类磨料（钢砂、钢丸、钢丝切丸等）。

3. 喷砂过程职业病危害因素识别

产生的职业病危害因素主要是其他粉尘、噪声。

4. 职业病危害特征分析

（1）危害特征：产生的职业病危害因素为其他粉尘、噪声。接触机会为每天工作时间，接触人员为喷砂工。

（2）危害程度分析：以某汽轮机制造厂的喷砂作业产生的噪声、粉尘检测结果（表 7.2.12、表 7.2.13）进行危害程度分析。喷砂时产生的噪声强度超过 85 dB（A），但由于该喷砂岗位作业时间较短，个体检测结果不超过职业接触限值。喷砂岗位个体粉尘浓度检测结果不超过职业接触限值。

表7.2.12　某汽轮机生产企业喷砂岗位职业病危害因素检测结果

工种	危害因素	检测人数	超标人数	超标率（%）
喷砂工	噪声	2	0	0
	其他粉尘	2	0	0

表7.2.13　某汽轮机生产企业喷砂工作场所职业病危害因素检测结果

工作场所	危害因素	检测样品数	超标样品数*	超标率（%）
喷砂工位（喷砂时）	噪声	3	3*	100
	其他粉尘	6	0	0

注：*指噪声强度 >85 dB（A）。

（六）无损检测职业病危害因素识别

1. 无损检测工艺

无损检测工艺指在不损伤被检测对象的性能和完整性的条件下对其进行缺陷检查的方法，包括射线探伤（radiographic testing，RT）、渗透探伤（penetrant testing，PT）、磁粉检测（magnetic particle，MT）、超声检测（ultrasonic testing，UT）等。RT是用X射线或γ射线透视试件，以胶片记录缺陷信息的检测方法，射线探伤作业均在探伤室内进行。PT是利用毛细管作用原理检查表面开口缺陷的方法。工件表面施涂渗透液后，渗透液可渗入表面开口缺陷，经干燥并去除表面多余的渗透液后，再施以吸引缺陷中渗透液的显像剂，可显示缺陷痕迹，从而查出缺陷的形貌及分布。MT是利用缺陷处漏磁场与磁粉相互作用的原理，检测铁磁性材料表面及近表面缺陷。铁磁性材料被磁化后，当表面或近表面缺陷和磁场方向呈一定角度时，因缺陷处磁导率的变化，使磁力线逸出工件表面，产生漏磁场，吸附磁粉，从而产生磁痕显示，探测出缺陷形貌及分布。UT是利用超声波的特性而进行材料内部缺陷检测的方法。运用RT进行职业病危害识别、危害特征等分析内容见第十三章，本节不予介绍。

2. 设备和材料

（1）渗透探伤：渗透探伤剂包括清洗剂、渗透剂、显像剂。探伤前，使用清洗剂对零部件表面进行清理和预清洗。探伤时，将渗透液涂布到零部件表面，干燥后施加显像剂，在黑光灯（荧光检验法）或白光灯（着色检验法）下观察缺陷显示。

（2）磁粉探伤：设备是磁粉探伤机，所用探伤材料为磁悬液。

（3）超声检测：超声波探伤仪。

3. 职业病危害因素识别

渗透探伤产生的职业病危害因素主要是化学毒物，根据所用清洗剂、渗透剂、显像剂的成分不同，产生的化学毒物亦不尽相同。磁粉探伤产生的职业病危害因素主要是磁粉探伤机产生的工频电磁场和磁悬液中含有的化学毒物。超声探伤产生的职业病危害因素主要是超声波。

4. 职业病危害特征分析

(1) 危害特征：接触机会为每天工作时间，接触人员为无损检测工。

(2) 危害程度分析：以某汽轮机制造厂的渗透探伤、磁粉探伤作业检测结果（表7.2.14）进行危害程度分析。由表可见，渗透探伤、磁粉探伤产生的化学毒物浓度和工频电磁场强度低，不超过职业接触限值。

表7.2.14 某汽轮机生产企业探伤工作场所职业病危害因素检测结果

工作场所	危害因素	检测样品数	超标样品数	超标率（%）
渗透探伤	丙酮	3	0	0
	甲苯	6	0	0
	正己烷	6	0	0
	正戊烷	6	0	0
磁粉探伤	丙酮	1	0	0
	工频电场	1	0	0
	工频磁场	1	0	0

（七）喷漆职业病危害因素识别

1. 喷漆工艺

设备产品总装完后需喷涂防锈漆，防止运输途中生锈，由于设备生产周期长，因此油漆作业频率较低。喷漆作业使用油漆及稀释剂，油漆的调配通常由喷漆工在油漆间进行，不另设场地。

2. 设备和材料

喷漆工艺所用的设备为喷枪，材料为油漆及稀释剂。

3. 职业病危害因素识别

产生的职业病危害因素主要是噪声、化学毒物，其中根据所用油漆、稀释剂的成分不同，产生的化学毒物亦不尽相同。

4. 职业病危害特征分析

(1) 危害特征：接触频率较低，但一旦有作业时持续时间可达数天。接触人员为喷漆工。

(2) 危害程度分析：以某汽轮机制造厂的喷漆作业检测结果（表7.2.15）进行危害程度分析。由表可见，喷漆产生的化学毒物浓度和噪声强度较低，不超过职业接触限值。

表7.2.15 某汽轮机生产企业喷漆岗位职业病危害因素检测结果

工种	危害因素	检测人数	超标人数	超标率（%）
喷漆工	噪声	1	0	0
	苯	4	0	0
	甲苯	4	0	0
	二甲苯	4	0	0

续表

工种	危害因素	检测人数	超标人数	超标率（%）
喷漆工	丙醇	4	0	0
	丁醇	4	0	0
	乙苯	4	0	0
	丙酮	4	0	0
	乙酸甲酯	4	0	0
	乙酸乙酯	4	0	0
	乙酸丁酯	4	0	0
	正已烷	4	0	0
	戊烷	4	0	0
	正庚烷	4	0	0
	正辛烷	4	0	0
	环已烷	4	0	0
	1，2－二氯乙烷	4	0	0
	甲醇	4	0	0

第三节　汽轮机制造健康风险分析

一、汽轮机制造职业病危害现状

（一）职业病危害因素交叉污染

汽轮机制造企业的生产车间通常为高大开放式联合厂房，长度可达 200 米以上，宽度可达 100 多米，高度可达三四十米。根据产品的制造流程，车间内部布置分为机加工区、焊接打磨区、热处理区、喷丸室、射线探伤室、组装区、油漆包装区、材料堆场等，除了有独立房间布置的喷丸室、射线探伤室、热处理炉外，其他各区域之间无物理间隔。

联合厂房内多种工艺同时作业，除射线探伤工主要在射线探伤室作业外，其余工种主要在联合厂房内流动或相对固定作业，这使得各工艺产生的职业病危害因素存在交叉污染的可能。如机加工作业产生的噪声强度通常较低，但当机加工区附近有较多的打磨作业时，打磨产生的高强度噪声可对机加工工种产生较大的影响。焊接作业在厂房内密集作业时，产生的电焊烟尘和化学毒物可对在其临近区域作业的其他工种产生影响。

（二）手工作业危害较大

目前，机加工环节的机械化程度较高，但其他作业如焊接、打磨、喷砂、喷漆、渗透探伤、磁粉探伤等多采用手工作业，部分打磨、焊接作业劳动强度大、职业病危害因素超标率较高、职业病危害程度较大。

（三）流动作业难以采用固定式防护设施

除射线探伤工在探伤室作业，机加工基本固定在机加工区域作业外，其余工种基本都需要在联合厂房内流动作业，对此类流动作业产生的职业病危害因素，难以设置固定式的职业病防护设施加以消除、防护。

（四）存在有限空间作业

在汽轮机各部件组装过程中，存在有限空间作业。例如，筒节与封头的组装，筒节与筒节的组装，需要在筒节内部进行焊接作业，此即为有限空间作业。

（五）存在一定数量的外包工

打磨、油漆多为劳务派遣工，人数较多，流动性较大，防护和监护难。

二、职业病危害风险

在汽轮机制造中，存在的职业病危害因素主要有噪声、电焊烟尘、砂轮磨尘、其他粉尘、锰及其他化合物、化学毒物、高温、电离辐射、工频电磁场、超声波、手传振动等，其中危害较突出的职业病危害因素是打磨、喷砂产生的噪声，焊接产生的电焊烟尘、锰及其化合物，此部分作业人员发生职业性噪声聋、电焊工尘肺、金属烟尘热的风险较高。

第四节　职业病危害关键控制技术

一、职业病危害关键控制点确定

汽轮机制造业在生产过程中产生多种职业病危害因素，其中部分职业病危害因素危害程度较重或发生职业病的风险较大，其关键控制点见表 7.4.1。

表 7.4.1　职业病危害因素关键控制点

序号	关键控制点	主要职业病危害因素
1	打磨作业	噪声、砂轮磨尘、手传振动
2	焊接作业	电焊烟尘、锰及其化合物、金属烟尘热

二、关键控制技术

打磨、手工焊在厂房内流动作业，难以采用固定式的职业病防护设施，应通过工艺改进、工程控制、个人防护等措施进行综合控制。

（一）打磨

（1）独立区域布置：在厂房内设置独立区域作为打磨房，打磨房可采用伸缩式棚架，一面设置固定式防尘设施，其余三面可根据工件大小调整尺寸。

（2）优化工艺路线：在编制工艺路线时，优化工艺操作顺序，减少工件在厂房不同位置中的移动，尽量安排在独立打磨区域内进行作业。

（3）打磨工具：采用设有减振辅助装置的打磨机，降低手传振动强度。

（4）个人防护：配备合格有效的个人防护用品。打磨工必须配备的个人防护用品有防尘口罩、护听器、减振手套等。

（二）焊接

（1）工艺措施：采用半自动、自动化焊接技术，减少手工焊接作业量；采用低尘、低毒焊条取代高产尘量、高锰的焊条。

（2）职业病防护设施：其一，厂房采取自然通风和机械通风，设计机械通风时应合理组织气流；其二，无法采用固定式局部防尘设施的焊接作业点，应配备移动式局部防尘设施；其三，焊接所用的焊枪可配置带有吸嘴的小型烟尘净化器；其四，在筒节或其他有限空间进行焊接作业时，应保证作业空间内的新鲜空气量，可采用通风机强制送新风至焊工呼吸带。

（3）个人防护用品：一般应配备焊接专用防尘口罩、护听器、防紫外线专用面具或眼镜，在有限空间内作业时，防尘口罩应改为送风过滤式防尘面罩。

参考文献

陶正良. 热能与动力机械制造工艺学［M］. 北京：机械工业出版社，2006.

（黎丽春）

第八章 不锈钢冶炼及压延加工职业病危害分析与控制

第一节 前 言

钢铁工业是我国国民经济发展十分重要的支柱产业，该行业生产工艺复杂，从业人员众多，职业病危害问题依然十分严重，每年仍有大量的职业病发生，约占全国职业病发病总数的10%。作为现代先进制造业的代表，不锈钢材料的出现和工业化生产则是近一个世纪以来才发展起来的。20世纪初，为建造化工设备和军工装置，由德国、美国和英国开发的不锈钢材料，由于其具有良好的耐蚀、耐热、耐用、表面光亮、强度和韧性高、易加工、使用寿命长、可回收利用等特点，目前已被广泛用于化工、造纸、食品加工、医疗器械、家用电器、器皿、厨房用品、建筑装饰、汽车等领域，成为工业生产和日常生活中不可缺少的重要材料。

我国不锈钢生产始于1952年，太钢采用电弧炉炼出了我国第一炉不锈钢，1955年太钢轧出了我国第一张不锈钢薄板，不锈钢产量仅324.4 kt/a，大量依赖进口以满足国内需求。2000年以后得到飞速发展，至2006年我国不锈钢生产能力已达到9200 kt/a，成为世界不锈钢生产的第一大国。

本章节从先进制造业的角度出发，主要针对当前典型的利用废旧钢进行不锈钢冶炼、连铸、压延加工等工艺过程中的职业病危害因素进行分析，并对危害控制措施提出技术要求。

一、行业先进性

不锈钢的冶炼在电弧炉发明后才有了工业规模，采用不锈钢返回废钢在电炉中一步进行冶炼称为一步法炼钢，这一冶炼方法曾被长期采用，因生产成本高、原料要求苛刻（需返回不锈钢废钢、低碳铬铁和金属铬），且产品质量差，现已基本淘汰。炉外精炼技术使不锈钢冶炼产业有了重大革新，电弧炉与炉外精炼设备双联冶炼不锈钢的方法称为二步法，它是目前不锈钢生产的主要冶炼方法，世界不锈钢总产量的70%以上采用该方法冶炼。采用电弧炉或转炉完成熔化或铁水的预处理，顶底复吹转炉完成快速脱碳或“三脱”，并配备其他精炼装置的不锈钢冶炼工艺被称为三步法，它是当前世界上生产不锈钢最有优势的一种方法，其特点是生产效率高、经济效益显著，也是未来不锈钢生产的发展方向。我国不锈钢生产中二步法与三步法并存，大型不锈钢生产企业以三步法为主并结合二步法，中小型不锈钢生产企业则主要以二步法冶炼不锈钢。在压延加工方面，连续式冷轧、热轧工艺生产线成为不锈钢压延加工的发展趋势，生产线有效地将热加工、酸洗、除锈、连续式压延、平整裁切等工艺过程集合到一起，大大提高了生产效率，并提高了产品工艺精度。

二、职业病危害发展趋势分析

不锈钢的冶炼及压延加工工艺朝着规模化、自动化方向发展，产能也得到很大提升。与传统的炼钢压延工艺相比较，现代不锈钢冶炼和压延加工很大程度上改善了工人的体力劳动强度。物料、钢包、钢坯、压延产品等的转动过程基本由天车等自动化运输设备完成，工人的工作任务主要是设备控制台操作和监盘作业，因此体力劳动强度以Ⅰ级和Ⅱ级为主。工艺对设备操控技能等脑力劳动的要求逐渐增加，使得劳动者的职业心理紧张、不良工效学设计、控制室通风及空气质量、视觉疲劳等问题也随之暴露出来。随着产能的不断扩大，物料流转也相应增加，在职业病防控措施未能与产能匹配或运行不良时潜在风险也迅速升高，如除尘系统运行异常时可导致整个生产现场的粉尘危害增加，拆、砌炉等耐火材料作业的自动化可能导致粉尘危害影响范围增加，在使用含二氧化硅砖材时影响尤甚。在接触职业病危害的人员方面，工艺生产操作人员接触的物理、化学危害因素逐渐降低，但辅助人员（如保洁、维修、外委等）接触危害程度较突出。与传统加工过程相比，现代不锈钢冶炼压延加工的职业病危害发展趋势见表 8. 1. 1。

表 8. 1. 1　不锈钢冶炼压延传统工序和现代工序职业病危害区别

工序	传统工序	先进工序	职业病危害发展趋势 （与传统技术相比）
炼钢	一步法，产能低，产品质量不能保证，能耗大，体力劳动强度大	二步法或三步法，产能高，产品质量精确控制，自动化程度高，操控设备为主	噪声、高温、粉尘危害↑(产能增加)； 体力劳动强度↓； 控制室微小气候影响↑； 职业心理紧张、视频作业危害↑； 交叉污染面积↑(空间影响)
铸钢	模铸，产能低，钢铸质量不保证，能耗高	连续铸造，生产效率高，能耗低	噪声、高温↑； 体力劳动强度↓； 控制室微小气候影响↑； 职业心理紧张、视频作业危害↑；交叉污染面积↑(空间影响)

续表

工序	传统工序	先进工序	职业病危害发展趋势（与传统技术相比）
轧钢	初轧等工序烦琐，能耗高，自动化程度低	铸轧一体或连续、工序过程连续高效更加紧凑，轧制过程清洁化自动化程度高	噪声、高温↑； 体力劳动强度↓； 控制室微小气候影响↑； 酸碱危害↓(密闭化）但潜在风险↑（用量增加)； 职业心理紧张、视频作业危害↑；交叉污染面积↑(空间影响)
辅助工序	人工体力劳动为主，劳动强度大	除尘、物料运输、耐火砖材拆砌等自动化程度增加	噪声、高温、粉尘、化学毒物危害↑（产量↑，辅助人员接触↑)； 外委人员职业健康问题突出易被忽视

第二节　炼钢连铸工艺职业病危害分析与控制

一、炼钢连铸总工艺介绍及职业病危害因素识别

不锈钢炼钢和连铸工艺可根据产品品质、熔炼技术要求等综合选择，图 8. 2. 1 是常见的三步法不锈钢炼钢与连铸生产工艺流程。

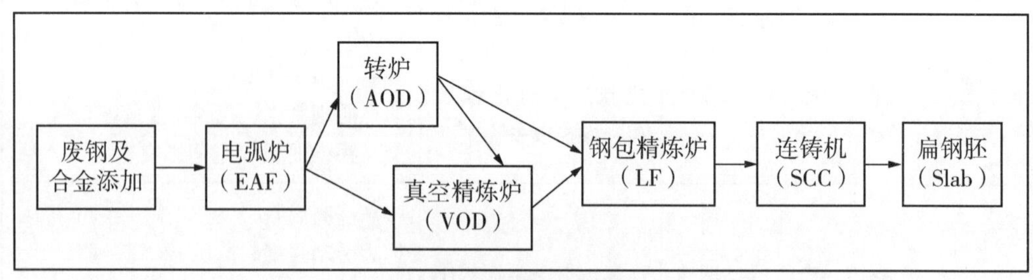

图 8. 2. 1　典型不锈钢炼钢连铸生产工艺流程

炼钢连铸一体化的生产通常采用一个大型联合厂房，危害因素主要位于钢材冶炼、铸造成型的各个过程中。工艺过程中涉及的职业病危害因素有：噪声、高温、电焊弧光、工频电磁场、粉尘、金属及其氧化物（镍、铬、锰、钼、铜等)、一氧化碳、二氧化硫、五氧化二磷、氟化物等，详见后述。

二、生产单元职业病危害因素识别

（一）电弧炉工艺

电弧炉（electric arc furnace，EAF）是利用电极电弧产生的高温熔炼金属的电炉，通过石墨电极向电弧炼钢炉内输入电能，以电极端部和炉料之间发生的电弧为热源进行炼钢。气体放电形成电弧时能量很集中，弧区温度可达 3000 ℃以上。电炉内的熔炼过程一般为：配料和装料→熔化期→氧化脱碳期→还原期→精炼期→出钢。

废钢是电弧炉炼钢的主要材料，废钢质量的好坏直接影响钢的质量、成本和电炉生产率；而配料是否合理关系到炼钢能否按照工艺要求正常地进行。配料对炉料中的碳、硅、锰、磷、硫等主要元素含量均有要求，进料前加入石灰以便提前造好熔化渣，有利于早期去磷，减少钢液的吸气和加速升温。从通电开始到炉料全部熔清为止称为熔化期，熔化期约占整个冶炼时间的一半。氧化期的主要任务是继续氧化钢液中的磷并去除气体及夹杂物，钢液温度在氧化末期达到高于出钢温度 10～20 ℃。还原期的任务是脱氧、脱硫、控制化学成分、调整温度。精炼期是指通过造渣和其他方法把对钢的质量有害的一些元素和化合物，经化学反应选入气相或排入、浮入渣中，使之从钢液中排除。出钢时钢水温度一般高于 1500 ℃。

（二）转炉工艺

电炉出钢后，钢水经扒渣再进入转炉（argon oxygen decarburization，AOD）内，在三步法中转炉的主要任务是脱碳。通过转炉侧面的风口喷吹氧气、氮气、氩气、空气等进行脱碳，使钢水中碳含量进一步降低。为了快速保铬降碳，通常采用顶底复合吹炼，即炉顶吹氧及炉底喷吹氩和氮，为保证 Cr 的最有效回收，可加入含硅铁的还原剂和熔剂（如萤石）搅拌和还原。经过转炉工艺控制 C、Si、Cr、Ni、S 等元素含量后可出钢。

（三）真空精炼炉工艺

真空精炼炉（vacuum oxygen decarburization，VOD）是生产不锈钢最合适的真空法之一，被认为是生产低碳、低氮、低氩不锈钢的有效方法。转炉出钢后再吊入 VOD 内进行脱碳精炼，从真空炉顶的氧枪吹氧，硅首先被氧化，接着是碳被氧化。在熔池达到一定温度和硅含量时，一氧化碳开始生成，脱碳开始。随后停止吹氧，转炉压力降低，吹氩搅拌，以加强溶解氧和残余碳的反应。加铝、还原硅，同时，加石灰和萤石可以更有效地脱硫。最后，调整温度和成分达到不锈钢的最佳值，钢水即可送到连铸进行浇注。

（四）钢包精炼炉工艺

钢包精炼炉（ladle furnace，LF）在低氧的气氛中向桶内吹氩气进行搅拌，加速渣、钢之间的化学反应，从而可使钢中的氧、硫含量降低。LF 炉可以与电炉配合，以取代电炉的还原期，还可以与氧气转炉配合，生产优质合金钢。LF 炉所处理的钢种几乎涉及从特钢到普钢的所有钢种，生产中可视质量控制的需要，采用不同的工艺操作工序。

（五）连铸工艺

不锈钢铸造的模铸和连铸两种方法，自 20 世纪 60 年代后大规模普及连铸技术以来，目前已逐步取代了模铸工艺。从模铸到连铸是不锈钢浇铸工艺的飞跃，它不仅显著提高了钢水收得率，使综合成材率大幅提高，而且还省略了开坯工序，节约了能耗，与炉外精炼相配合也显著提高了生产效率。炉外精炼 + 连铸已成为现代化不锈钢炼钢工艺的主要标志。连铸的主要工艺流程为：钢水不断地通过水冷结晶器，凝成硬壳后从结晶器下方出口连续拉出，经喷水冷却，全部凝固后切成坯料。

连铸机主要由中间罐、结晶器、振动机构、引锭杆、二次冷却道、拉矫机和切割机组成。中间罐是装盛钢水的部位，结晶器是连铸机的核心部件，连铸生产的主体思想是把液态的钢水直接铸造成成型产品，结晶器就是把液态钢水冷却出固态钢坯的部件。引锭杆在拉出钢坯之后，经过的第一个区域是二次冷却道，在二次冷却道中向钢坯喷射冷却水，将钢坯逐渐从外表冷却到中心，沿着辊道进入拉矫机。拉矫机的作用是将连铸坯拉直，拉矫机的后方是切割机，条状坯多使用与钢坯同步前进的火焰切割机进行切割。

（六）主要生产设备

不锈钢炼钢连铸工艺中除炼钢炉和连铸设备外，还包括机修、检验、运输等辅助设备，常见生产设备见表 8.2.1 所示。

表 8.2.1　炼钢连铸工艺主要生产设备

类别	主要生产设备
主要生产设施	EAF 电弧炉、AOD 转炉、LF 精炼炉、VOD 真空精炼炉、连铸机等
机修设施	数控机床、普通车床、切割机、直流/交流弧焊机等
检化验设备	X 射线荧光谱仪、自动磨样机等
运输及仓库设施	给料机、输送机、卸料车等

（七）主要原辅材料

不锈钢炼钢连铸工艺中使用的主要原辅材料见表 8.2.2。

表 8.2.2　炼钢连铸工艺主要生产设备

类别	主要生产设备
主要生产原料	碳钢废钢、不锈钢废钢、铁合金、石灰、萤石、生白云石、碳粉、电极、线卷、保温剂、耐火砖材、保护渣、铜板、滑润油、铁粉等
辅料和动力介质	电炉冶炼电耗、氧气、氩气、氮气、压缩空气、工业用水、蒸汽、LPG 等

（八）常见不锈钢产品类型

不锈钢是以不锈、耐蚀性为主要特性，且铬含量至少为 10.5%，碳含量最大不超过 1.2% 的钢。不锈钢化学成分中主要包括碳、锰、磷、硫、硅、铬、镍、钼、氮、铜、钽、铌等化学元素。国家标准《不锈钢和耐热钢牌号及化学成分》（GB/T 20878—2007）将不锈钢分为奥氏体型不锈钢、奥氏体 - 铁素体（双相）型不锈钢、铁素体型不锈钢、马氏体型不锈钢及沉淀硬化型不锈钢等类。标准中对各类型不锈钢的化学成分和比例做了明确规定，在职业病危害分析过程中运用企业生产不锈钢的类型及相应牌号亦可分析工艺过程中产生的职业病危害因素及风险程度。

（九）生产单元中职业病危害因素识别

根据对生产工艺、设备及所使用的原料、辅料等综合分析，不锈钢炼钢工作场所中存在的职业病危害因素主要有噪声、高温、工频电磁场、电焊弧光、电离辐射、粉尘及化学毒物等。此外，工作场所在夏季时可受环境高温的影响。生产控制室在通风、照明设施运行异常时存在照明不足和通风不良的影响。由于生产设备大部分采用自动化集中控制系统，操作工人在长时间采用坐姿监盘作业时可发生视力疲劳、下背痛、肩颈腕综合征等工作相关疾病。

各生产单元存在的职业病危害因素分布见表 8.2.3。

（十）职业病危害特征分析

1. 危害特征

工艺过程中涉及的职业病危害因素有：噪声、高温、电焊弧光、工频电磁场、粉尘、金属及其氧化物（镍、铬、锰、钼、铜等）、一氧化碳、二氧化硫、五氧化二磷、氟化物等。

2. 职业病危害程度分析

以某不锈钢炼钢连铸车间工作场所检测结果（表 8.2.4）进行危害程度分析，容易出现超标的危害因素是噪声、粉尘和化学毒物，具体检测结果及评价如下。

（1）噪声。在对各工种岗位的 10 名工人进行的个体噪声测量结果中，个体噪声等效声级 LEX，8 h 介于 84.5～100.1 dB（A）之间；9 名工人的个体噪声等效声级 LEX，8 h 大于 85 dB（A），超过职业接触限值，其中地下料仓加料工、除尘区清洁人员、钢包拆罐站敲砖机驾驶员、EAF 作业区清洁人员、渣车驾驶人员等岗位接触的噪声强度大于 93 dB（A）。可以看出，噪声是该生产现场中较突出的职业病危害因素，企业应当重视对厂区生产性噪声的控制和员工的听力防护。

表 8.2.3 职业病危害因素岗位分布情况

生产单元	子单元	工种	主要生产设备	化学因素	物理因素	接触方式
废钢配料区域、料仓区域	—	天车驾驶员、物料运输驾驶员	废钢抓取设备	粉尘	噪声、高温	间接、连续
炼钢工艺区域	EAF 电炉	EAF 电炉操作工	EAF 电炉	粉尘、金属及其氧化物（镍、铬、锰、钼、铜）、一氧化碳、二氧化硫、五氧化二磷、氟化物	噪声、高温、工频电磁场	间接、不连续
	LF 精炼炉	LF 精炼炉操作工	LF 钢包精炼炉	粉尘、金属及其氧化物（镍、铬、锰、钼、铜）、一氧化碳、二氧化硫、五氧化二磷、氟化物	噪声、高温	间接、不连续
	AOD 转炉	AOD 转炉操作工	AOD 转炉			间接、不连续
	VOD 真空炉	VOD 真空炉操作工	VOD 真空精炼炉			间接、不连续
连铸工艺区域	—	连铸操作工	连铸机及配套设备	粉尘、金属及其氧化物（镍、铬、锰、钼、铜）、一氧化碳、二氧化硫、五氧化二磷、氟化物	噪声、高温	间接、不连续
耐火材料作业区域	—	拆、砌炉操作工，耐火材料加工人员	隔热砖切割设备、拆砌炉工具等	粉尘、金属及其氧化物（镍、铬、锰、钼、铜）	噪声、高温	直接、连续
机器维修区域	—	维修工	打磨、焊接等机械设备	砂轮磨尘、锰及其无机化合物、电焊烟尘	噪声、高温、电焊弧光	直接、不连续
翻渣间	—	翻渣机驾驶员	翻渣机械设备	硫化氢、氨		间接、不连续
实验室	—	实验员	实验分析设备	砂轮磨尘	噪声、X 射线	直接、不连续
水处理站和污水处理站	—	水处理操作人员	水处理设备	硫化氢、氨、酸、碱	噪声、高温	间接、不连续
变配电站	—	变配电操作人员	变压器、配电设备		工频电磁场	直接、不连续

表 8.2.4　某不锈钢炼钢连铸车间工作场所各岗位个体噪声检测结果汇总

工种	危害因素	检测人数	超标人数	超标率（%）	超标岗位
炉工	噪声	2	1	50	EAF 炉工
连铸工	噪声	2	1	50	点焊、CO_2保护焊岗位及其控制台
地下料仓加料工	噪声	1	1	100	地下料仓加料工
清洁工	噪声	2	2	100	除尘区清洁工、车间地面清扫工
驾驶员	噪声	3	3	100	钢包拆罐站敲砖机驾驶员、渣车驾驶员

（2）粉尘。粉尘检测中，车间东侧手工拆炉区、EAF 电炉平台、钢包卧式烘烤区和钢包卧式拆炉区的粉尘游离二氧化硅含量超过 10%，为矽尘。在相应工种岗位的检测中，EAF 工种、钢包拆罐敲砖机驾驶工种、手工拆炉工种、车间清洁工种接触的矽尘浓度超过职业接触限值（*PC-TWA*）。在对工作地点的检测中，EAF 电炉平台、钢包卧式烘烤区和手工拆炉作业处的矽尘短时间接触浓度较高，超限倍数大于 2，超过职业接触限值。同时，对拆砌炉区的敲落的隔热砖材检测中发现其游离二氧化硅含量达 60.4%，是造成车间内其他岗位产生矽尘的主要来源。见表 8.2.5、表 8.2.6。

表 8.2.5　某不锈钢炼钢连铸车间工作场所各岗位矽尘浓度检测结果汇总

工种	危害因素	检测点数	超标点数	超标率（%）	超标岗位
EAF 炉工	矽尘	1	1	100	EAF 炉工
车间清洁工	矽尘	1	1	100	车间清洁工
驾驶员	矽尘	1	1	100	钢包拆罐敲砖机驾驶员
手工拆炉	矽尘	1	1	100	手工拆炉作业（AOD 转炉）

表 8.2.6　某不锈钢炼钢连铸车间工作场所各岗位矽尘浓度检测结果汇总

工种	危害因素	检测点数	超标点数	超标率（%）	超标岗位
EAF 电炉平台	矽尘	1	1	100	EAF 电炉平台
钢包卧式烘烤区	矽尘	1	1	100	钢包卧式烘烤区
手工拆炉作业岗位（AOD 炉）	矽尘	1	1	100	手工拆炉作业岗位（AOD 炉）

在其他工作场所的粉尘检测中，冶金试验室研磨试验过程中接触的砂轮磨尘短时间接触浓度最高（22.7 mg/m³）时为职业接触限值（*PC-TWA*）的2.84倍，超过职业接触限值；机器维修区的电焊烟尘浓度低于职业接触限值。在其他粉尘的检测结果中，地下料仓加料工和除尘区清洁人员岗位接触的粉尘时间加权浓度（*TWA*）超过职业接触限值（*PC-TWA*）。其中，AOD平台、除尘区卸灰口及中间罐区维修区等工作地点的粉尘短时间浓度超限倍数大于2，超过职业接触限值。见表8.2.7、表8.2.8。

表8.2.7　某不锈钢炼钢连铸车间工作场所各岗位其他粉尘浓度（总尘）浓度检测结果汇总

工种	危害因素	检测点数	超标点数	超标率（%）	超标岗位
AOD炉工种	矽尘	1	0	0	—
连铸浇铸工种	矽尘	1	0	0	—
地下料仓加料工	矽尘	1	1	100	地下料仓加料工
除尘区清洁人员	矽尘	1	1	100	除尘区清洁人员
L/D MAN操作岗位	矽尘	1	0	0	—
天车驾驶岗位	矽尘	4	0	0	—
车间	矽尘	2	0	0	—

表8.2.8　某不锈钢炼钢连铸车间工作地点其他粉尘浓度（总尘）浓度检测结果汇总

工种	危害因素	检测点数	超标点数	超标率（%）	超标岗位
冶金试验	砂轮磨尘	1	1	100	冶金试验
维修区	电焊烟尘	5	1	20	中间罐区维修区
地下料仓沸石存放	沸石粉尘	1	0	0	—
AOD平台	其他粉尘	1	1	100	AOD平台
连铸浇铸手操作	其他粉尘	1	0	0	—
MAN操作台	其他粉尘	1	0	0	—
扒渣操作位	其他粉尘	1	0	0	—
驾驶室	其他粉尘	3	0	0	—
VOD炉前	其他粉尘	1	0	0	—
除尘区卸灰口	其他粉尘	1	1	100	除尘区卸灰口

从检测结果可以看出，车间内的粉尘危害较严重，超标岗位较多，现场调查发现除了部分区域产生的粉尘未能较好控制外，车间内的二次扬尘现象也较明显（尤其在地面清扫作业时）。

（3）化学毒物。从检测结果可以看出，AOD炉工种的锰及其无机化合物超标，其时间加权平均浓度（*TWA*）为0.153 mg/m³，超过了职业接触限值（*PC-TWA*）。其余各作业岗位化学毒物浓度符合职业接触限值的要求。见表8.2.9。

表8.2.9　某不锈钢炼钢连铸车间工种化学毒物时间加权浓度检测结果汇总

工种	危害因素	检测点数	超标点数	超标率（%）	超标岗位
炉工种	氟化物、锰及其无机化合物、镍及其无机化合物	6	1	17	AOD 炉工种
铸工种	氟化物、锰及其无机化合物、镍及其无机化合物	3	0	0	—
MAN 操作	锰及其无机化合物、镍及其无机化合物	2	0	0	—
切割控制台	锰及其无机化合物、镍及其无机化合物	2	0	0	—
天车驾驶	锰及其无机化合物、镍及其无机化合物	2	0	0	—
炉工种	三氧化铬、一氧化碳、二氧化硫	6	0	0	—
连铸浇铸手	三氧化铬、一氧化碳、二氧化硫	3	0	0	—
MAN 操作	三氧化铬、一氧化碳、二氧化硫	3	0	0	—
切割控制台	三氧化铬、一氧化碳	2	0	0	—
天车驾驶	三氧化铬、一氧化碳、二氧化硫	3	0	0	—

三、炼钢连铸工艺健康风险分析

（一）危害现状

钢铁行业生产工艺复杂，从业人员众多，职业病危害问题依然十分严重。我国每年仍有大量的职业病发生，约占全国职业病发病总数的10%。国内学者采用回顾性队列研究对3个大型钢铁集团公司下属的18个炼铁、炼钢、轧钢厂进行的流行病学调查结果表明，钢铁行业与工作有关疾病主要集中在呼吸、肌肉骨骼、循环系统和结缔组织、损伤和中毒等急性上呼吸道感染、高血压病、肺炎和流行性感冒、腰背痛、烧（灼）伤等疾病。从各系统疾病来看，呼吸系统疾病居于首位；从疾病的种类来看，急性上呼吸道感染居于首位，其次为烧（灼）伤、腰背部疾病、非感染性肠炎、胃炎、十二指肠炎、高血压病、关节疾病、病毒性肝炎等。从工种的分布情况来看，炼钢生产的混料工、炉前工、铸锭工、整脱模工、吊车工，轧钢生产的加热工、轧钢工、精整工和吊车工的急性上呼吸道感染、腰背部疾病和烧（灼）伤发病明显高于对照人群；高血压病的发病主要发生在炼钢混料工、炉前工、吊车工及轧钢加热工；胃和十二指肠炎症、溃疡主要发生在炼钢炉前工和整脱模工岗位。研究也指出，这些疾病与接触高温、强热辐射、粉尘作业，长期从事重体力劳动，倒班和接触一氧化碳等作业因素有密切关系。

（二）职业病发病案例

某钢铁企业回顾分析了1958—2001年共44年的冶炼工人体检情况，结果中摄胸片11084人次，建立个人档案6139份，接尘人员中查出尘肺患者53例（0.86%），肺结核94例（1.53%），尘肺合并肺结核8例（0.13%）。最年轻的尘肺患者27岁，最短工龄6年。Ⅰ期晋Ⅱ期14人，晋期时间为1～22年（平均为7.43年），Ⅱ期晋Ⅲ期1人，非本企业内产生尘肺患者7人，占发病人数的13.20%。企业生产环境中存在多种粉尘，因此存在矽肺、煤工尘肺、焊工尘肺、铸工尘肺及混合性尘肺。尘肺病是一种以肺弥漫性、纤维性增生为主，不可逆性疾病，它严重地影响产业工人的身心健康。该企业44年中发生了53例尘肺病患者，同时还存在大量被观察对象，随时都有可能进展为尘肺患者，其中外来工患者占总病例的13.20%，不容忽视。

（三）风险分析

1. 噪声

在不锈钢炼钢连铸工作场所中，EAF电炉平台、EAF出钢操作间、AOD炉平台、LF炉开盖口、钢包卧式烘烤区及机器维修区的噪声危害突出，噪声特征以机械性噪声和流体性噪声为主。尤其是EAF炉的出钢操作间，炼钢时的噪声强度可达到105 dB（A）以上。当前先进不锈钢生产工艺的自动化程度较高，工人通常采取控制室监控+现场操作方式进行生产。现场操作的岗位中，个体噪声等效声级LEX，8 h普遍大于85 dB（A），超过职业接触限值，其中料仓加料工、除尘区清洁人员、钢包拆罐站敲砖机驾驶员、EAF作业区清洁人员、渣车驾驶人员等岗位接触的噪声强度容易超过职业接触限值。因此，噪声是不锈钢炼钢连铸生产工作场所中较突出的职业病危害因素，企业应当重视对厂区生产性噪声的控制和员工听力的个体防护。

2. 高温

工作场所中EAF出钢操作间、AOD平台、AOD扒渣操作位、LF开盖口、钢包清洗区、车间天车驾驶室、连铸机操作台等区域的高温危害较明显，尤其在夏季。由于作业工人的劳动主要是在控制室内监控辅以一定的现场设备操作，劳动强度为Ⅰ级，因此在做好工作场所高温危害工程控制和作业管理的情况下，可以有效控制各岗位的高温危害，使其满足职业接触限值的要求。

3. 化学毒物

不锈钢炼钢连铸工作场所中的化学毒物主要包括金属及其氧化物（镍、铬、锰、钼、铜）、一氧化碳、二氧化硫、五氧化二磷、氟化物等。钢材熔炼过程中产生的重金属烟尘容易扩散到工作场所的空气中，其中金属锰、铬由于毒性较大、职业接触限值低，容易出现超标，影响工人健康。此外，炼钢过程中加入的萤石（氟化钙）可形成氟化物，影响工人健康，长期职业性小剂量接触氟化物对工人健康可产生不良影响。骨与关节系统是氟作用的主要靶器官骨质增生、骨皮质增厚。

4. 粉尘

国内外研究均显示钢铁工业生产过程中的粉尘危害较突出，尘肺病发病率较高，尤其是在耐火材料处理、炼钢等相关工艺过程中。炼钢工艺过程中由于炼钢工艺的防爆要求，不能使用湿式作业降低粉尘危害，因此除了部分区域产生的粉尘未能较好控制外，车间内的二次扬尘现象也较明显（尤其在地面清扫作业时）。生产工艺中使用二氧化硅含量高的耐火材料时，作业人员可能接触矽尘，甚至影响周围其他生产区域。各岗位中，EAF 工种、钢包拆罐敲砖机驾驶工种、手工拆炉工种、车间清洁工种接触的粉尘危害较严重，容易超过职业接触限值。辅助生产区中，试验室研磨样品试验、维修作业电焊、料仓加料操作及除尘区卸灰操作等过程中也容易接触到高浓度的粉尘。

5. 工频电磁场和电离辐射

变配电站和 EAF 电炉处存在工频电磁场，在采取有效的场源屏蔽后，相关电气设备操作区域的工频电场和磁场强度一般能够控制在职业接触限值范围内。化验室中使用的 X 射线荧光谱仪进行产品检验时可产生一定量的（X 射线），该类设备工作电压电流较低，设备自身也具备较好的防护性能，在做好防护情况下能够满足《X 射线衍射仪和荧光仪卫生防护标准》（GBZ 115—2002）的要求。

（四）潜在危害

耐火材料是不锈钢冶炼过程中重要的基础材料，随着钢铁工业的进步，耐火材料也朝着使用寿命长、优质高效、多功能等方向发展。目前，炼钢工业常用的耐火材料包括硅砖、黏土砖、镁碳砖、高铝砖、碳化硅砖等，不同的耐火材料在化学组成、耐高温、抗热振、抗腐蚀、膨胀性等特性方向有所侧重。近年来，耐火砖材质随着工艺要求的发展也在逐步变化，既往使用的以二氧化硅为主的砖材逐渐减少，而氧化铝等其他耐火物质的含量逐渐提高，耐火材料也呈现多元化发展趋势。新型材料的使用可能带来新的职业健康问题。

钢铁行业是典型的高温行业，炼钢高温形成的红外线辐射对作业工人的视觉功能可造成损害，尤其是眼晶体，由于组织结构的特点，受红外辐射照射后可使晶体温度升高，发生混浊而造成不同程度的白内障。国内研究显示，炼钢工人眼睛自觉症状以流泪较多见，另可见视物模糊、眼胀痛、眼疲劳干涩、畏光、异物感等症状。各工龄组视物模糊及流泪检出率有随工龄增加而升高的趋势。眼底检查中黄斑部黄白色点状渗出检出率最高，其次为中心凹反射改变，并且黄白色点状渗出、视网膜色素病变和视乳头病变检出率均有随工龄增加而升高的趋势。目前，国内尚没有制定红外线辐射的职业接触限值标准，其对健康的危害仍有待进一步研究。

此外，随着炼钢工艺自动化程度的提高，工人在控制室内的操作越来越多，生产工艺的布置不合理可能导致生产控制室照明不足和通风不良从而影响工人健康。由于生产设备大部分采用自动化集中控制系统，操作工人在长时间采用坐姿监盘作业时可发生视力疲劳、下背痛、肩颈腕综合征等工作相关疾病。

四、职业病危害关键控制技术

（一）关键控制点确定

通过对工作场所的生产工艺、设备选型、存在职业病危害因素的理化特性及毒性，以及作业人员的劳动方式、实际接触各类职业病危害因素的时间、现场职业卫生学调查及现场检测结果进行综合分析，确定的关键控制点和控制技术应为工作场所有效控制职业病危害提供重要的指引和参考。

（二）不锈钢炼钢连铸工作场所的关键控制点和关键控制技术

不锈钢炼钢连铸工作场所的关键控制点和关键控制技术见表8.2.10。

表8.2.10 不锈钢炼钢连铸职业病危害因素关键控制点和控制技术

职业病危害因素	存在部位或环节	接触岗位	关键控制技术
噪声	车间各生产设备	车间生产工人； 拆砌炉工； 清洁工人	①设备隔音降噪； ②运转部件定期维护； ③隔音控制室； ④个人防护用品的正确选用和督促管理； ⑤定期监测和健康监护
粉尘	手工拆砌炉作业区； 钢包卧式烘烤区； 各熔炼炉工作区域； 除尘卸灰区域； 地下料仓； 车间清洁工人	车间生产工人； 拆砌炉工； 清洁工人	①选用低游离二氧化硅含量的隔热砖材； ②设备自动化、密闭化； ③有效的局部抽排防护装置； ④对车间各功能区域进行隔离； ⑤个人防护用品的正确选用和督促管理； ⑥工人防尘知识教育培训； ⑦定期监测和健康监护
高温	各熔炼炉、连铸设备、钢板存放区； 夏季高温气候影响	车间生产工人； 拆砌炉工； 清洁工人	①高温热源隔热措施； ②车间全面通风措施； ③操作室空调控制措施； ④合理安排作息时间
化学毒物	AOD炉区域； 其他熔炉区域	AOD炉工； 其他熔炉岗位	①设备密闭化； ②有效的局部抽排防护系统； ③个人防护用品的正确选用

（三）生产过程中的主要职业病危害防控技术要求

1. 高温、热辐射防护

（1）炼钢厂厂房要充分采用自然通风，设置足够面积的通风天窗。

（2）混铁炉、铁水倒罐间、脱硫站、钢包精炼炉、钢包吹氩站等操作室应采取隔热措施，并设置空调。

（3）炼钢主控室应设置双层钢化玻璃或隔热防雾玻璃窗，玻璃间的空气层厚度应不小于0.05 m。当热辐射强度大于1.8 kW/m^2 时，窗外0.2～0.5 m处应加铝丝网或水幕，并设置空调。

（4）横跨热生产线操作室的底部，应采用隔热材料或通水冷却等隔热措施。

（5）大包、中间包浇钢等高温工作地点应采用喷雾送风、隔热等局部通风措施。

（6）炉前、炉后、炉顶、连铸及其他高温工作场所的操作室、劳动者休息室应采用空调或其他降温措施。

（7）在高温作业现场应设置局部通风降温风扇，有条件时应配备喷雾风扇或水幕。对热辐射强度大于0.7 kW/m^2 的部位及工作地点，应采取隔热措施，并设置空调。

（8）应为炼钢高温作业劳动者提供耐热、导热系数小而透气性能好的工作服，配备特制的防护帽、面罩及防护眼镜，暑期作业时还应提供含盐的清凉饮料。

2. 毒物防护

（1）应根据GB 6222的有关规定，配置煤气监测、防护设施、器具及人员。对转炉一次烟气应设置煤气净化系统。煤气危险区（如转炉煤气加压机房、转炉煤气回收系统风机后及风机房等）应设置固定式一氧化碳报警装置。煤气泄漏危险区应设置警示标识，并应设置煤气中毒救护设施。

（2）散发有毒有害气体的设备、装置应进行密闭，避免直接操作。

（3）可能泄漏或积聚一氧化碳的工作场所应设置机械通风和固定式一氧化碳报警装置。

（4）VOD炉废气中含有大量一氧化碳，对VOD装置的真空泵水封池应采取可靠的密闭措施，并设置放散管将一氧化碳引至厂房顶外。

（5）电炉烟气除尘系统应设置燃烧室，将烟气中大部分一氧化碳燃烧，以保证厂房内一氧化碳浓度低于GBZ 2.1规定的限值。

（6）煤气设备设施检修期间，应有煤气专业防护人员监护，检修时应加强通风排毒。煤气区检修作业时应佩戴正压携气式空气呼吸器。

3. 粉尘防护

（1）对混铁炉、铁水预处理（包括脱硫站和扒渣机）、铁水倒罐间、拆罐机、翻包机等应采取集中或单独的抽风除尘系统。

（2）对转炉二次烟气、钢包精炼炉、钢包吹氩站及上料系统应设置抽风除尘系统。

（3）粉料加工、铁合金破碎、沥青破碎、皮带卸料等作业应机械化、自动化、密闭化，应采取抽风除尘措施。

（4）连铸机的结晶器、火焰切割与火焰清理机的烟尘，应设置通风除尘装置。

（5）在炼钢各层平台、皮带通廊、转运卸料处及地下受料仓槽等应设置负压清扫设施或水冲洗和喷洒水等抑尘措施。

4. 噪声与振动防护

（1）噪声控制应首先控制声源，选用低噪声的工艺与设备。

（2）除尘风机、空压机、鼓风机等设备应设置隔声墙、隔声罩，车间墙上、屋顶应进行适当的隔声、吸声。

（3）炼钢主控室、炉外精炼操作室、连铸操作室、除尘风机操作室、空压机操作室以及循环水泵操作室等强噪声工作场所，应建立隔声室。

（4）对各种风机、空压机、各种排气阀、放空阀和调压阀、转炉烟气净化和回收装置的排风机等产生空气动力噪声的设备应安装隔声板或进行隔声包扎，各种阀应安装消声器。

（5）当管道与强振动设备连接时，应采用柔性连接，对辐射强噪声管道宜布置在地下或采取消声、隔声和阻尼措施。

（6）离心式鼓风机应设置独立基础，以便与楼板及操作平台分开，使振动不会传到建筑物。

（7）给接触噪声作业人员配备耳塞、耳罩等护听器。

5. 其他有害因素的防护

产生高频辐射的电炉和炉外精炼应远距离操作，操作室应设置屏蔽或隔离装置。

五、炼钢粉尘关键控制点案例分析

以某不锈钢炼钢车间的粉尘控制为例，说明粉尘在工艺中的危害程度，同时介绍了该车间采用 HACCP（hazard analysis and critical control point）管理体系控制粉尘危害的效果。

（一）方法介绍

危害分析与关键控制点（HACCP）是国际上通用的食品安全管理体系，用于食品生产行业对危害加以识别、评估和控制的体系。HACCP 是一个评估危害并建立控制系统的工具，其控制系统着眼于预防的过程控制。HACCP 在控制潜在危害实践中具有明显效果，近年来开始在职业病防治中逐渐得到应用。利用危害分析（hazard analysis，HA）的原理，通过制作流程图，对职业病危害存在环节或导致危害存在条件的过程进行综合分析，以确定现场的粉尘危害显著岗位。具体实施为在职业卫生调查和工艺分析的基础上，识别生产工艺和劳动过程各环节中可能接触到的粉尘危害，并根据相关检测标准对工作场所中的粉尘浓度进行检测，从而对粉尘危害程度进行评估，确定粉尘危害显著的岗位。在完成危害分析和评估的基础上，列出各工作岗位存在的粉尘危害和用于控制粉尘的措施。运用判断树（decision tree）从以下四个层面进行逻辑推理，以确定关键控制点：其一，是否有预防控制措施；其二，该步骤是否专门设计以消除危害或将其出现的可能性降低到可接受水平；其三，危害产生的健康损害是否会超过可接受水平或增加到不可接受水平；其四，后续步骤可否消除危害或将危害的发生降低到可接受水平。可接受水平为员工暴露的粉尘浓度不超过职业接触限值，在该浓度条件下，劳动者在职业活动过程中长期反复接触，对绝大多数接触者的健康不引起有害作用。

（二）企业概况

某不锈钢生产企业是世界知名炼钢—热轧—冷轧一贯式作业不锈钢厂，年产量80万吨，也是华南地区重要的不锈钢生产基地，采用目前最先进的电炉—转炉—真空精炼炉三段式炼钢工序（three-step process）进行生产。该工作场所采用联合车间形式，以回收废钢为原料生产奥氏体不锈钢和铁素体不锈钢。主要生产设备包括电弧炉（electrical arc furnace，EAF）、转炉（argon oxygen decarburization，AOD）、真空精炼炉（vacuum oxygen decarburization，VOD）、钢包精炼炉（ladle furnace，LF）、扁钢胚连铸机以及配套的烟道系统、加料系统、集尘系统、水处理系统等。炼钢系统采用三段式冶炼工艺，其特点是电弧炉作为熔化设备只负责向转炉提供半成品钢水，由后续的精炼炉进行脱碳、脱气及成分微调后送到连铸系统。

（三）粉尘危害分析

根据现场调查和工程技术资料综合分析，在已有的工程防护条件下，工作场所中的粉尘危害点主要分布在以下区域：其一，钢包定期拆砌炉作业中，用于钢包内衬的隔热耐火砖材在破碎和切割过程中产生粉尘（矽尘），其中车间东侧采用手工拆砌耐火砖材方式，而西侧的拆炉作业采用机械化的敲砖机进行卧式拆炉；其二，钢包卧式烘烤区主要受邻近卧式拆炉区域粉尘的影响；其三，各冶炼炉在炼钢过程中因设备密闭性欠佳导致粉尘逸散到车间空气中；其四，车间清洁人员在地面清扫过程中因操作方式不当产生二次扬尘；其五，除尘设备卸灰口在卸灰操作过程中因落料口密闭性差导致粉尘逸出；其六，地下料仓物料在进行装/卸料操作时产生物料粉尘扬散到空气中；其七，维修区域在进行工件维修打磨时产生粉尘；其八，冶金试验室内的钢样送入分析设备前需经过研磨，操作过程中有粉尘产生。以上区域的粉尘浓度超过了职业接触限值，由于生产设备布置于联合厂房中，不同生产区域的粉尘危害对周边区域亦存在影响。

（四）关键控制点分析

经过关键控制点判断树确定以下生产现场的关键控制点：隔热砖材拆砌炉岗位、钢包卧式烘烤区、钢包拆罐敲砖机驾驶室、EAF 电炉操作平台、AOD 转炉操作平台、现场清洁岗位、除尘设备卸灰口、地下料仓卸料区、工件维修打磨岗位、钢样研磨试验台。各关键点处的粉尘危害和控制措施见表 8. 2. 11。

表 8.2.11　不锈钢冶炼工作场所粉尘危害关键控制点

序号	关键控制点	危害类别	原因分析	控制措施
1	隔热砖材拆砌炉岗位	矽尘	手工拆炉作业中粉尘逸散现象严重	机械拆炉代替手工拆炉作业，只保留手工砌炉作业；佩戴防尘口罩
2	钢包卧式烘烤区	矽尘	受邻近机械拆砖区和积尘影响	及时清除相关区域地面积尘；佩戴防尘口罩
3	钢包拆罐敲砖机驾驶室	矽尘	操作人员未按要求将驾驶舱门关闭	严格管理，操作过程中关闭驾驶舱门；佩戴防尘口罩
4	EAF 电炉操作平台	矽尘	受邻近拆炉作业区矽尘影响、设备密闭性欠佳	增设轴流风机加强现场通风措施
5	AOD 转炉操作平台	矽尘	设备密闭性欠佳及二次扬尘	增设轴流风机加强现场通风措施
6	现场清洁岗位	矽尘	二次扬尘现象明显，受清洁人员操作方式影响	改善作业方式，减少清扫操作的动作幅度并及时清理积尘
7	除尘设备卸灰口	其他粉尘	下料口外密闭性差、物料落差较大	卸灰管处增设环形围套，加强落料口与包装袋的密封性
8	地下料仓卸料区	其他粉尘	卸料口配套除尘设施防护效果欠佳	将集尘口上部封档并加设帘幕，提高集尘效率
9	工件维修打磨岗位	砂轮磨尘	打磨粉尘扬散现象明显	改善操作方式，加强工作岗位通风
10	钢样研磨试验台	其他粉尘	研磨操作不规范	加强管理，研磨操作需在集尘口处操作

（五）HACCP 系统运行效果验证

从 HACCP 运行前后工作场所空气中的粉尘浓度变化可以看出，大部分关键控制点处采用的控制措施能够有效降低粉尘浓度。在接触矽尘的岗位中，机械替代、操作方式改进和强化管理等控制手段明显降低了空气中的粉尘浓度，其中钢包卧式烘烤区经过强化管理及时清除地面积尘后，总尘浓度由 27.30 mg/m^3 降低至 4.50 mg/m^3，较控制前浓度下降为 1/6；现场清洁岗位改善操作方式后总尘浓度由 9.00 mg/m^3 降低至 0.11 mg/m^3，较控制前浓度下降为 1/81。但 EAF 电炉操作平台和 AOD 转炉操作平台处采用的通风措施则未明显降低粉尘浓度，经过调查分析，现场设置的通风装置运行时引起地面积尘的二次扬尘现象明显，其浓度甚至较控制前略有升高。尽管在接触矽尘的5个岗位空气采样中粉尘浓度仍然超过职业接触限值，但员工佩戴的自吸过滤式半面罩其指定防护因素（assigned protection factor，*APF*）为10，即操作人员在正确佩戴的情况下能将空气中的粉尘浓度降至1/10。因此，工人在正确佩戴的情况下实际接触的粉尘浓度低于职业接触限值，符合职业卫生防护要求。在接触其他粉尘的岗位中采用的工程控制、操作管理等措施有效降低了粉尘浓度，各岗位接触的粉尘浓度均降至职业接触限值以下。各关键控制点的运行效果见表8.2.12、图8.2.2。

表8.2.12　不锈钢冶炼工作场所HACCP运行效果001

序号	关键控制点	HACCP运行前浓度（mg/m^3）		HACCP运行后浓度（mg/m^3）		效果分析
		呼尘	总尘	呼尘	总尘	
1	隔热砖材拆砌炉岗位	19.40	25.8	—	9.45*	有效
2	钢包卧式烘烤区	—	27.30	1.00	4.50*	有效
3	钢包拆罐敲砖机驾驶室	1.00	9.60	0.15	2.38*	有效
4	EAF电炉操作平台	—	2.30	0.67	2.60*	无明显改善
5	AOD转炉操作平台	—	2.50	0.80	3.40*	无明显改善
6	现场清洁岗位	—	9.00	0.03	0.11	有效
7	除尘设备卸灰口	—	52.00	—	1.00	有效
8	地下料仓卸料区	—	13.30	—	2.55	有效
9	工件维修打磨岗位	—	36.00	—	1.00	有效
10	钢样研磨试验台	—	22.70	—	5.70	有效

注：*表示工作场所空气中的粉尘浓度超过职业接触限值。

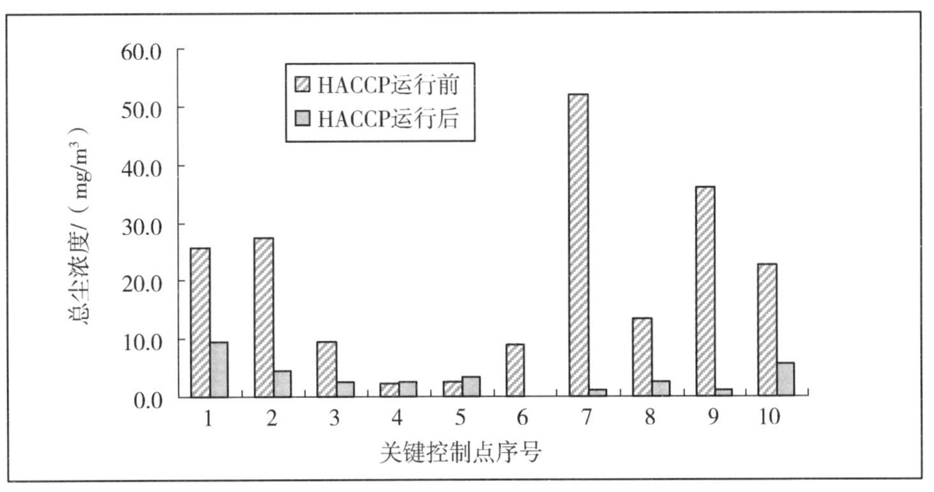

图8.2.2　HACCP运行前后工作场所粉尘浓度变化情况

（六）HACCP应用效果探讨

利用HACCP原理对不锈钢冶炼工作场所中的粉尘进行危害控制，通过绘制流程图和岗位检测数据，找出工作场所中粉尘产生的环节和危害显著的岗位，利用判断树原则确定了粉尘危害的关键控制点（critical control points，CCPs），并在工艺特点分析和职业病危害防护原则的基础上，分别从危害源控制、工程防护、个人防护和管理措施等方面制订了控制措施。通过关键控制点监控系统可以看出，工作场所中采取的机械化替代、工程控制、除尘系统优化、操作方式改进以及强化管理等控制手段明显降低了车间空气中的粉尘浓度。但在EAF电炉和AOD转炉操作平台处增设轴流风机却并不能够有效降低粉尘浓度，甚至导致了现场出现二次扬尘现象，因此不能通过简单的通风来控制粉尘危害，需通过纠正措施在出现偏离时保证关键控制点处于受控状态。在粉尘控制的工程技术措施中，湿式作业是简单有效的方式，但炼钢工艺中遇水会发生爆炸危险，因此并不适用于该车间内的粉尘控制。根据粉尘控制的原则，在现场防尘技术措施难以使粉尘浓度降至标准限值时，可考虑采用个体防护。由于现场粉尘浓度与职业卫生限值的比值均小于10，因此在佩戴自吸过滤式半面罩的情况下工人实际接触的粉尘浓度符合职业接触限值的要求。

从案例可以看出，将HACCP体系运用到不锈钢冶炼工作场所的粉尘危害防治中能够取得显著的效果。它以科学性和系统性为基础，识别工作场所中的特定职业病危害，确定控制措施，以确保工作人员的职业健康。HACCP体系的运行也能帮助企业寻找生产工艺过程中的职业病危害关键环节，为有效控制危害和现场职业卫生监管提供科学依据。

第三节　不锈钢热轧和冷轧工艺职业病危害分析与控制

一、轧钢生产总工艺介绍及职业病危害因素识别

轧钢产生是通过塑性加工使钢锭或钢坯产生塑性变形，轧制成一定尺寸的钢材产品的生产环节，属于钢材的压延加工，经过炼钢和连铸环节的钢坯还需要进行轧制后才能进入下游生产其他产品。轧钢分为热轧和冷轧工艺。热轧用连铸板坯或初轧板坯做原料，经步进式加热炉加热，高压水除鳞后进入粗轧机，粗轧料经切头、切尾，再进入精轧机，终轧后即经过层流冷却和卷取机卷取。热轧产品其厚度、宽度、精度较差，边部常存在浪形、折边、塔形等缺陷。冷轧则用热轧钢卷为原料，经酸洗去除氧化皮后进行冷连轧，其成品为轧硬卷，由于连续冷变形引起的硬化使轧硬卷的强度、硬度上升。

轧钢生产过程中涉及的职业病危害因素主要包括：噪声、粉尘、高温、电焊弧光、金属及其氧化物（镍、铬、锰、钼、铜等）、一氧化碳、二氧化硫、臭氧、硫化

氢、氨、酸、碱等，详见后述。

二、生产单元职业病危害因素识别

（一）热轧工艺介绍

连铸机生产的大部分板坯直接进入步进式加热炉加热，板坯加热到1150～1250 ℃出炉，经高压水除鳞箱除鳞去除轧制过程中生成的氧化铁皮，然后进入粗轧机进行轧制，在粗轧机上经切头、切尾，再进入精轧机。精轧机轧制到目标厚度的带钢通过轧机出口的层流冷却装置冷却到要求的温度，进入卷取机卷取成钢卷，所得钢卷可通过运输装置进入钢卷库存放或送至下游冷轧工序，常见的热轧工艺见图8.3.1。

合格连铸板坯→加热炉加热→高压水除鳞→粗轧轧制→剪切头尾→炉卷轧机轧制→层流冷却→卷取、打捆、称重→钢卷车运输→钢卷库存放→外售或送至冷轧工序

图8.3.1　不锈钢热轧工艺流程

（二）冷轧工艺介绍

冷轧生产的工序一般包括原料准备、酸洗、轧制、脱脂、退火（热处理）、精整等。冷轧以热轧产品为原料，冷轧前原料要先除磷，以保证冷轧产品的表面洁净。轧制是使材料变形的主要工序。脱脂的目的在于去除轧制时附在轧材上的润滑油脂，以免退火时污染钢材表面，同时也防止增碳。退火包括中间退火和成品热处理，中间退火是通过再结晶消除冷变形时产生的加工硬化，以恢复材料的塑性及降低金属的变形抗力。成品热处理的目的除了通过再结晶消除硬化外，还在于根据产品的技术要求以获得所需要的组织（如各种织构等）和产品性能（如深冲、电磁性能等）。精整包括检查、剪切、矫直（平整）、打印、分类包装等内容。冷轧产品有很高的包装要求，以防止产品在运输过程中表面被刮伤，不锈钢冷轧工艺流程见图8.3.2。

钢卷开卷→往复式冷轧→接头焊接→碱洗→退火→平整→切边→分切→入库

图8.3.2　不锈钢冷轧工艺流程

（三）主要生产设备

不锈钢热轧、冷轧的生产设备主要是指完成由原料到成品整个轧钢工艺过程中使用的机械设备，一般包括轧钢机及一系列辅助设备组成的若干个机组。轧钢机由工作机座、传导装置及主电机组成。除轧钢机以外的各种设备，统称为轧钢辅助设备，如平整机组、切边机组等。常见的热轧、冷轧生产工艺使用设备见表8.3.1。

表8.3.1 常见热轧、冷轧生产工艺使用设备

轧钢类型	常见生产设备
热轧生产线	步进式加热炉、高压水除鳞箱、粗轧机、卷取设备、精轧机除鳞机、精轧机、带钢层流冷却装置、卷曲机、热轧调质线、罩式退火炉等
冷轧生产线	连续冷轧退火酸洗设备、切边分卷设备、热轧退火酸洗设备、准备设备、修磨设备、冷轧机、退火设备、平整拉矫设备、切边分卷设备等

（四）主要原辅材料

热轧主要以连铸后得到的钢坯作为生产原料，而冷轧通常以热轧后的钢卷作为生产原料。其他原辅料主要有燃料、水、润滑油、耐火材料、氢气、氮气、酸洗液（如硝酸、氢氟酸等）、碱洗液（如氢氧化钠）、钢砂等。

（五）轧钢产品

通常所说的板材（即薄钢板）是指板材厚度小于4 mm的钢板，分为热轧板和冷轧板。热轧板硬度低，加工容易，延展性能好；冷轧板硬度高，加工相对困难，但是不易变形，强度较高。热轧板强度相对较低，表面质量稍差但塑性好，一般为中厚板；冷轧板强度高、硬度高、表面光洁度高，一般为薄板，可以作为冲压用板。

（六）生产单元中职业病危害因素识别

不锈钢热轧、冷轧工艺过程中存在的职业病危害因素主要包括噪声、粉尘、高温、电焊弧光和化学毒物等。此外，工作场所所在地区夏季热炎气候下工作时受到环境高温的影响；生产控制室在通风、照明设施运行异常时存在照明不足和通风不良的影响；由于不锈钢轧制生产大部分采用自动化集中控制系统，操作工人在长时间采用坐姿监盘作业时可发生视力疲劳、下背痛、肩颈腕综合征等工作相关疾病。

热轧和冷轧生产各单元存在的职业病危害因素分布见表8.3.2、表8.3.3。

表8.3.2 热轧生产职业病危害因素岗位分布情况

生产单元/设备		工种	存在的职业病危害因素		接触方式
热轧生产线	加热炉	加热炉操作工	化学有害因素	CO_2、非甲烷总烃、CO、SO_2、NO_x	间接、非连续
			物理因素	噪声、高温	
	粗轧机	轧制操作工	化学有害因素	粉尘	间接、非连续
			物理因素	噪声、高温	
	精轧机	轧制操作工	化学有害因素	粉尘	间接、非连续
			物理因素	噪声、高温	
	测厚仪	操作工	物理因素	电离辐射	间接、非连续
	卷曲机		物理因素	噪声、高温	

续表

生产单元/设备		工种	存在的职业病危害因素		接触方式
热轧生产线	研磨区	维修工	化学有害因素	金属加工油雾	直接、非连续
			物理因素	噪声	
	钢卷储存区	天车手	物理因素	高温	间接、连续
	钢卷切割区	操作工	化学有害因素	粉尘、铬、镍、铁	间接、非连续
			物理因素	噪声、高温	
	热轧调质线	操作工	物理因素	高温、噪声	间接、非连续
	罩式退火炉	操作工	物理因素	高温、噪声	间接、非连续
辅助设施	维修站	维修工	化学有害因素	电焊尘、电焊弧光、一氧化碳、氮氧化物、锰化合物、臭氧	直接、非连续
			物理因素	噪声、高温	
	水处理	水处理工	化学有害因素	氨、硫化氢	直接、非连续
			物理因素	噪声	
	空压机	动力人员	物理因素	噪声	直接、非连续
	备品仓库	仓管员	化学有害因素	苯、甲苯、二甲苯、总烃	直接、连续

表 8.3.3　冷轧生产职业病危害因素岗位分布情况

单元	子单元/设备	工种	存在的职业病危害因素		接触方式
冷轧生产线	开卷剪切区	操作工	物理因素	噪声	直接、非连续
			粉尘	其他粉尘	
	退火区	退火炉操作工	物理因素	噪声、高温	间接、非连续
			粉尘	其他粉尘	
			化学因素	丙烷、烃类化合物、锰、铬、镍、一氧化碳、二氧化硫、二氧化碳、氮氧化物等	
	抛丸处理区	操作工	物理因素	噪声、高温	间接、非连续
			粉尘	其他粉尘	
	矫直切割区	操作巡检工	物理因素	噪声、高温	间接、非连续
			化学因素	锰、铬、镍、一氧化碳、二氧化硫、二氧化碳、氮氧化物等	

续表

单元	子单元/设备	工种	存在的职业病危害因素		接触方式
冷轧生产线	酸洗区	操作巡检工	物理因素	噪声	间接、非连续
			化学因素	硝酸、氟化氢、二氧化氮	
	喷码区	操作巡检工	物理因素	噪声	间接、非连续
			化学因素	甲苯、酮类有机物	
	原料和成品存放区	天车手	物理因素	噪声	间接、连续
			粉尘	其他粉尘	
辅助生产区	维修作业区	维修工	物理因素	噪声、电焊弧光	直接、非连续
			粉尘	砂轮磨尘、电焊烟尘	
			化学因素	二氧化锰、臭氧、苯等	
	酸洗桶槽区	操作工	物理因素	噪声	间接、非连续
			化学因素	硝酸、氟化氢、二氧化氮	
	污水处理站	水处理工	物理因素	噪声	间接、非连续
			化学因素	硫化氢、氨、总烃、酸、碱等	
	公用动力区	动力人员	物理因素	噪声	间接、非连续

（七）职业病危害特征分析

1. 危害特征

工艺过程中涉及的职业病危害因素包括：噪声、粉尘、高温、电焊弧光、金属及其氧化物（镍、铬、锰、钼、铜等）、一氧化碳、二氧化硫、臭氧、硫化氢、氨、酸、碱等。

2. 职业病危害程度分析

以某不锈钢炼钢冷轧、热轧车间工作场所检测结果进行危害程度分析，具体检测结果及评价如下。

（1）噪声检测结果。生产线噪声强度测定结果见表 8. 3. 4 至表 8. 3. 6。

表 8. 3. 4 某不锈钢炼钢连铸车间工作场所噪声检测结果汇总

地点	危害因素	检测点数	超标点数	超标率（%）	超标岗位
出料机构巡查台	噪声	1	1	100	出料机构巡查台
炉之间	噪声	1	1	100	炉之间
入料机构风机旁	噪声	1	1	100	入料机构风机旁

续表

地点	危害因素	检测点数	超标点数	超标率（%）	超标岗位
研磨机	噪声	1	0	0	—
高压水除锈	噪声	1	1	100	高压水除锈
切割	噪声	1	1	100	切割（中途板卸料区）
盘卷机	噪声	1	1	100	#盘卷机
钢卷处理区	噪声	1	0	0	—
储藏区	噪声	2	1	50	平板储区
主泵房	噪声	2	2	100	主泵房、主泵房应急柴油机组控制
机修工房电焊时	噪声	1	0	0	—
张力整平机	噪声	1	0	0	—
污水处理	噪声	4	0	0	—
控制台	噪声	1	1	100	钢卷台车控制台
整平机房	噪声	1	1	100	整平机房
炉辊	噪声	1	1	100	炉辊
水冷	噪声	1	1	100	水冷
碎屑（锈）	噪声	1	1	100	碎屑（锈）
喷砂	噪声	1	1	100	喷砂
电弧焊接机	噪声	1	1	100	电弧焊接机
燃烧空气风机	噪声	1	1	100	燃烧空气风机 PF23
硫酸刷洗	噪声	1	1	100	二层硫酸刷洗
机刷机号	噪声	3	1	100	二层机刷机号
烘炉	噪声	1	1	100	二层烘炉
收卷控制台	噪声	1	1	100	收卷控制台
HAPL 喷砂机	噪声	1	1	100	HAPL 喷砂机（除尘段）
操作台	噪声	2	1	50	裁剪机操作台
驾驶室	噪声	1	0	0	—

表 8.3.5　某不锈钢炼钢连铸车间生产操作控制室噪声检测结果汇总

地点	危害因素	检测点数	超标点数	超标率（%）	超标岗位
操作室	噪声	7	2	28.6	工辊操作室、入口总控制室
轧辊科：控制室	噪声	2	0	0	—
机修工房办公室	噪声	1	0	0	—
污水处理污泥饼区值班室	噪声	1	0	0	—

表 8.3.6　某不锈钢炼钢连铸车间生产操作控制室噪声个体检测结果汇总

地点	危害因素	检测点数	超标点数	超标率（%）	超标岗位
操作工	噪声	1	0	0	—
机修	噪声	2	2	100	轧辊科、加热炉区机修

从检测数据分析，噪声是钢铁加工作业场所中较突出的职业病危害因素。噪声强度较大的工作地点主要有：加热炉、加热炉机修区、切割区、工辊作业区、水淬设备、碎屑区域、喷砂机、焊接机、刷机、烘炉、修理打磨区及动力设备房等。企业的个别生产控制室未取得很好的隔声效果，如工辊操作室和入口总控制室。在针对个体进行的噪声检测中，轧辊科和加热炉区的机修工种噪声强度超过职业接触限值。

（2）粉尘检测结果。工作场所中粉尘浓度的 *TWA* 和短时间（15 min）采样检测结果见表 8.3.7 至表 8.3.9。由于热轧退火酸洗机组（hot annealing pickling line, HAPL）的喷砂、喷砂机（除尘段）粉尘中的游离二氧化硅含量经检测小于 10%（2.2%～6.2%），因此所测粉尘均采用其他粉尘标准。

表 8.3.7　某不锈钢炼钢连铸车间工作场所空气粉尘（总尘）时间加权平均浓度（*TWA*）汇总

地点	危害因素	检测点数	超标点数	超标率（%）	超标岗位
污水处理污泥饼区（左）	粉尘（总尘）	3	0	0	—
NO. 1 钢卷存储仓库	粉尘（总尘）	1	0	0	—
磨床操作	粉尘（总尘）	2	0	0	—
控制室	粉尘（总尘）	3	0	0	—
整平机房	粉尘（总尘）	1	0	0	—
炉辊	粉尘（总尘）	2	0	0	—
碎屑（锈）	粉尘（总尘）	2	0	0	—
喷砂	粉尘（总尘）	2	0	0	—
3#研磨机	粉尘（总尘）	1	0	0	—
切割（中途板卸料区）	粉尘（总尘）	1	0	0	—
储区	粉尘（总尘）	2	0	0	—
废酸再处理系统（ARP）	粉尘（总尘）	1	0	0	—
反应炉	粉尘（总尘）	2	0	0	—
吸收塔	粉尘（总尘）	1	0	0	—
集尘处	粉尘（总尘）	1	0	0	—

表 8.3.8　某不锈钢炼钢连铸车间空气中粉尘短时间（15 min）检测结果汇总

地点	危害因素	检测点数	超标点数	超标率（%）	超标岗位
污水处理污泥饼区	粉尘	2	0	0	—
NO. 1 钢卷存储仓库	粉尘	1	0	0	—
磨床操作	粉尘	2	0	0	—
钢卷处理区	粉尘	2	0	0	—

表 8.3.9 某不锈钢炼钢连铸车间工作场所电焊烟尘短时间（15 min）检测结果汇总

地点	危害因素	检测点数	超标点数	超标率（%）	超标岗位
HAPL 电弧焊接机床	电焊烟尘	1	0	0	—
机修工房电焊岗位	电焊烟尘	1	0	0	—

从检测结果可以看出，工作场所的粉尘检测点未出现超标现象，说明企业针对抛丸等易产尘工艺采取的密闭和除尘措施是有效的。

（3）电焊弧光检测结果。工作场所电焊弧光检测结果见表 8.3.10。

表 8.3.10 某不锈钢炼钢连铸车间工作场所电焊弧光检测结果（总尘）检测结果汇总

地点	危害因素	检测点数	超标点数	超标率（%）	超标岗位
机修车间（防护面罩内）	辐照	1	0	0	—

从检测结果可以看出，焊接岗位在正确佩戴防护面罩的情况下，能够有效地防护电焊弧光。

（4）高温检测结果。工作场所的高温检测结果见表 8.3.11、表 8.3.12。

表 8.3.11 某不锈钢炼钢连铸车间工作场所
热轧加热炉区 WBGT 指数（综合温度）检测结果汇总

地点	危害因素	检测点数	超标点数	超标率（%）	超标岗位
加热炉区	高温	1	1	100	加热炉区操作区
轧辊科休息室	高温	1	0	0	—
机修工	高温	1	0	0	—
操作室	高温	3	0	0	—
调质办公室	高温	1	0	0	—
室外	高温	1	—	—	—

注：检测时间为 7 月。

表 8.3.12 某不锈钢炼钢连铸车间工作场所
冷轧 HAPL 生产区 WBGT 指数（综合温度）检测结果汇总

地点	危害因素	检测点数	超标点数	超标率（%）	超标岗位
钢卷台车控制台	高温	1	0	0	—
电弧焊接机	高温	1	0	0	—
炉辊	高温	1	0	0	—
炉辊风管	高温	1	0	0	—
水冷出口	高温	1	0	0	—
碎屑（锈）操作台	高温	1	0	0	—

续表

地点	危害因素	检测点数	超标点数	超标率（%）	超标岗位
喷砂	高温	1	0	0	—
烘炉干燥机	高温	1	0	0	—
反应炉燃烧喷嘴	高温	1	0	0	—
反应炉	高温	1	0	0	—

注：检测时间为9月。

从检测结果可以看出，企业的工作场所受夏季高温气候的影响较大，以热轧加热炉区在7月的检测结果为例，室外的WBGT指数高达29.5 ℃，所检测的7个点均为高温作业，其中加热炉区操作工的高温暴露超过职业接触限值；冷轧HAPL生产线的10个检测点中有8个检测点为高温作业，但未超过职业接触限值。因此，类比企业的工作场所中存在较多高温作业岗位，尤其是在夏季高温气候的影响下。

（5）化学毒物检测结果。工作场所中化学毒物的浓度检测结果见表8.3.13至表8.3.20。

表8.3.13　某不锈钢炼钢连铸车间工作场所
热轧加热炉区WBGT指数（综合温度）检测结果汇总

地点	危害因素	检测点数	超标点数	超标率（%）	超标岗位
出料机构巡查台	一氧化碳、二氧化碳、二氧化硫、二氧化氮	4	0	0	—
加热炉之间	一氧化碳、二氧化碳、二氧化硫、二氧化氮	4	0	0	—
研磨操作室	二氧化碳	1	0	0	—
储存区	三氧化铬、镍	4	0	0	—
钢卷处理区	三氧化铬、镍	4	0	0	—
维修工房	二氧化锰	1	0	0	—

表8.3.14　某不锈钢炼钢连铸车间工作场所
冷轧车间工作场所氟化氢最高容许浓度（*MAC*）检测结果汇总

地点	危害因素	检测点数	超标点数	超标率（%）	超标岗位
HF酸储罐区	氟化氢	1	0	0	—
活套地下室（酸洗区）	氟化氢	1	0	0	—
刷机	氟化氢	3	0	0	—
地下酸洗槽	氟化氢	1	0	0	—
废酸再处理系统（ARP）	氟化氢				
泵房取样口	氟化氢	1	0	0	—

续表

地点	危害因素	检测点数	超标点数	超标率（%）	超标岗位
控制室	氟化氢	2	0	0	—
反应炉	氟化氢	1	0	0	—
吸收塔	氟化氢	1	0	0	—

表 8.3.15　某不锈钢炼钢连铸车间工作场所
冷轧车间工作场所氢氧化钠最高容许浓度（*MAC*）检测结果汇总

地点	危害因素	检测点数	超标点数	超标率（%）	超标岗位
HAPL 除油区	氢氧化钠	1	0	0	—

表 8.3.16　某不锈钢炼钢连铸车间工作场所
冷轧车间工作场所硫化氢最高容许浓度（*MAC*）检测结果汇总

地点	危害因素	检测点数	超标点数	超标率（%）	超标岗位
污水处理	硫化氢	5	0	0	—

表 8.3.17　某不锈钢炼钢连铸车间工作场所
冷轧车间工作场所二氧化氮时间加权平均浓度检测结果汇总

地点	危害因素	检测点数	超标点数	超标率（%）	超标岗位
磨床操作位	二氧化氮	1	0	0	—
硝酸储罐区	二氧化氮	1	0	0	—
活套区地下室	二氧化氮	1	0	0	—
HAPL 生产线	二氧化氮	1	0	0	—
电弧焊接机	二氧化氮	1	0	0	—
二层刷机	二氧化氮	2	0	0	—
控制室	二氧化氮	2	0	0	—
HAPL 地下酸洗槽	二氧化氮	1	0	0	—
废酸再生处理系统（ARP）	二氧化氮				
泵房取样处	二氧化氮	1	0	0	—
反应炉	二氧化氮	1	0	0	—
吸收塔	二氧化氮	1	0	0	—

表 8. 3. 18 某不锈钢炼钢连铸车间工作场所
冷轧车间工作场所非甲烷总烃（以正己烷表示）检测结果汇总

地点	危害因素	检测点数	超标点数	超标率（%）	超标岗位
NO. 1 钢卷存放仓库	非甲烷总烃	1	0	0	—
液化气站	非甲烷总烃	1	0	0	—
污水处理	非甲烷总烃	4	0	0	—

表 8. 3. 19 某不锈钢炼钢连铸车间工作场所
冷轧车间工作场所二氧化碳时间加权平均浓度（*TWA*）检测结果汇总

地点	危害因素	检测点数	超标点数	超标率（%）	超标岗位
维修室	二氧化碳	1	0	0	—
活套区地下室	二氧化碳	3	0	0	—

表 8. 3. 20 某不锈钢炼钢连铸车间工作场所
冷轧车间工作场所臭氧最高容许浓度（*MAC*）检测结果汇总

地点	危害因素	检测点数	超标点数	超标率（%）	超标岗位
HAPL 电弧焊接机	臭氧	1	0	0	—

从企业工作场所的检测结果分析，工作场所的一氧化碳、二氧化碳、二氧化硫、二氧化氮、铬、镍、锰、氟化氢、氢氧化钠、硫化氢、非甲烷总烃、臭氧等化学毒物的浓度均未超过职业接触限值。可以看出生产线在正常生产条件下有毒化学物的浓度较低。但应注意设备运行异常或发生事故时潜在的危险性仍较大。

三、冷轧、热轧工艺健康风险分析

（一）噪声

噪声是钢铁加工作业场所中较突出的职业病危害因素。不锈钢热轧生产过程中的噪声危害主要在加热炉区，高压水除锈，精、粗轧机，水处理泵及空压机房等区域。轧机、剪切、盘卷、除锈、动力设备等区域的噪声强度可达到 90 dB（A）以上。冷轧生产过程中噪声危害主要在主厂房的退火炉区、切割区、工辊作业区、碎屑区域、喷砂机、焊接机、修理打磨区及辅助生产区的动力设备房等区域。现场轧钢生产企业的工艺自动化程度较高，主要的操作可在控制室内完成，因此车间内生产控制室的隔声减振设计非常重要。各工种中，辅助工种和维修人员在生产现场停留的时间较长，其接触的噪声危害可能超过职业接触限值。

（二）高温

轧制工艺中加热炉、退火炉、出炉巡查岗位等区域的高温危害较明显，尤其在夏季。由于作业工人的劳动主要是在控制室内监控辅以一定的现场设备操作，劳动强度为Ⅰ级，因此在做好工作场所高温危害工程控制和作业管理的情况下，可以有效控制各岗位的高温危害，使其满足职业接触限值的要求。

（三）化学毒物

轧制生产工作场所中存在的化学毒物危害种类较多，包括一氧化碳、二氧化碳、二氧化硫、二氧化氮、铬、镍、锰、氟化氢、氢氧化钠、硫化氢、非甲烷总烃、臭氧等化学毒物，来源于加热退火炉燃料及燃烧产物、碱洗、酸洗、金属氧化物等方面。先进轧制生产线的自动化、密闭化程度较高，能够较好地控制工艺中使用和产生的化学毒物，因此在做好防护系统设计和正常运行条件下有毒化学物的浓度较低。由于酸洗和碱洗作业中使用的物料腐蚀性较强，需注意设备运行异常或发生事故时潜在的危险性仍较大。

（四）粉尘

轧钢生产过程中的粉尘危害性与炼钢工艺相比较容易控制，产生粉尘的工序主要在抛丸除锈、切割、维修打磨、电焊等区域。加热炉、退火炉等内衬使用的耐火材料更换频率没有炼钢工艺那么频繁，因此矽尘的潜在危害主要在炉体维修过程中。

（五）电离辐射

轧钢工艺中使用的测厚仪在正常工作运行情况下，工作人员可能受到影响的辐射危害有，①泄漏射线：穿过辐射源组装体的射线，它是非有用线束，主要是X射线；②散射线：由主射束对散射面引起的散射，主要是X射线。在工作岗位满足《电离辐射防护与辐射源安全基本标准》GB 18871—2002规定的要求情况下，还应当加强管理，限制无关人员进入相关区域，避免受到不必要的辐射。

四、职业病危害关键控制技术

（一）关键控制点确定

通过对工作场所的生产工艺、设备选型、存在职业病危害因素的理化特性及毒性，以及作业人员的劳动方式、实际接触各类职业病危害因素的时间、现场职业卫生学调查及现场检测结果进行综合分析，确定的关键控制点和控制技术应为工作场所有效控制职业病危害提供重要的指引和参考。

（二）不锈钢热轧、冷轧工作场所的关键控制点和关键控制技术

不锈钢热轧、冷轧工作场所的关键控制点和关键控制技术见表8.3.21。

表 8.3.21 不锈钢热轧、冷轧工作场所职业病危害因素关键控制点

职业病危害因素	生产单元	生产设备/场所	接触工种	关键控制措施
噪声	热轧、冷轧生产线	开卷剪切区、熔炉、退火炉、抛丸处理区、矫直切割区、酸洗区、原料和成品区	生产工人、现场管理、维修工人、现场工勤人员、主厂房内其他工作人员	高噪声区域的合理布置，风机等设备的选型和减振降噪；部分高噪声岗位的隔声和减振降噪处理；控制室的隔声设计；个人听力防护用品的合理选择和正确使用
	维修作业区	打磨、焊接作业区	维修人员	维修人员个人听力防护用品的合理选择和正确使用；合理安排操作时间
	污水处理站	污水站动力泵等设备	污水站人员	控制室的隔声设计；个人听力防护用品的合理选择和正确使用
	公用动力站房	动力设备	动力设备维护人员	动力设备的集中布置；噪声选型和减振基座设置；动力用房墙体加厚、房间内壁的吸音材料等建筑隔声设计
高温	热轧、冷轧生产线	熔炉区、退火炉区、矫直切割区	生产工人、现场管理、维修工人、现场工勤人员、主厂房内其他工作人员	主厂房的建筑通风和降温设施；固化熔炉等高温设备的隔热设计和合理布局；控制室、休息室等工作场所的通风或空调设计；高温作业岗位的送风设计；夏季作业时间的合理安排；为工人提供含盐的清凉饮料
粉尘	热轧、冷轧生产线	开卷剪切区、熔炉区、退火炉区、抛丸处理区、原料和成品区	生产工人、现场管理、维修工人、现场工勤人员、主厂房内其他工作人员	除尘抽排设施的合理设计；抛丸工艺的密闭设计和除尘设计；工作场所的合理通风和气流组织；个人呼吸防护用品的合理选择和正确佩戴
	维修作业区	打磨、焊接作业区	维修人员	除尘抽排设施的合理设计；个人防护用品的正确选用

续表

职业病危害因素	生产单元	生产设备/场所	接触工种	关键控制措施
电焊弧光	维修作业区	焊接设备	维修人员	正确选择和使用个人防护面罩；避免焊接弧光对其他生产区域的影响
化学毒物	热轧、冷轧	熔炉区、退火炉区、矫直切割区、酸洗区、喷码区	生产工人、现场管理、维修工人、现场工勤人员、主厂房内其他工作人员	工作区域的合理布置；工作场所的合理通风设计；固化熔炉、酸洗区的密闭和抽排设计；喷码区的防毒设计；个人呼吸防护用品的合理选择和正确佩戴；警示标识的正确设置；中毒应急预案的设立和演练；应急冲淋装置的设置和维护
	维修作业区	焊接、油漆作业区	维修人员	工作场所的合理通风设计；作业操作岗位处设置移动式抽排罩；个人呼吸防护用品的合理选择和正确佩戴
	酸洗桶槽区	贮罐区	接驳人员、巡查维护人员	槽罐的密闭；接驳操作时的个人防护；槽罐区域地面的冲洗设施和围堰收集；应急冲淋装置的设置和维护
	污水处理站	处理站内	污水站工作人员	污水处理系统中毒事故的预防

（三）生产过程中的主要职业病危害防控技术要求

1. 高温、热辐射防护

在轧钢厂内，厂房主要迎风面宜与夏季主导风向成60°～90°，最小与不应小于45°；应使热作业区布置在下风位置；操作岗位布置在热源上风侧。

轧钢厂散热量大的跨间，包括热炉跨、热轧跨、热处理跨、热钢坯跨、酸洗跨、退火炉跨等，应采用有组织的自然通风，必要时同时采用机械通风、车间四周不宜修建坡屋。

采用热压为主的自然通风时，各种加热炉尽量布置在天窗下面，采用穿堂风为主的自然通风时，各种加热炉应尽量布置在夏季主导风向的下风侧，并应便于采用各种有效的隔热措施和降温措施。

自然通风进气窗与排气窗设计的相关条款按 GBZ 1 的要求执行。

高温和热辐射车间各操作室、休息室、天车驾驶室等应有良好的隔热措施，并应设置空调，气温宜保持在 25～27 ℃。

有热源的厂房内工作地点空气温度应符合 GBZ 2.2 的要求。

工艺流程的设计宜使操作人员远离热源，工艺上需近距离操作的可根据其具体条件设置局部隔热降温设备或设置隔热降温小室，以使操作者减少接触高温时间，防止高温中暑。

在炎热季节对高温作业工种的劳动者应供应含盐的清凉饮料。

高温季节来临前对高温作业劳动者进行职业健康检查，调离具有职业禁忌证者，确保劳动者健康。

当设备和工艺有改变时或者使用新劳动者时，应对职工进行职业卫生防护培训，尤其对劳动者和管理者在热应激症状识别上应加以培训。

2. 噪声与振动的防护

噪声较大的工序，在工艺允许的情况下，应布置在独立的跨间或单独的房间内。

加热炉、轧机、剪切机、钢坯与传送辊碰撞等产生噪声与振动强度较大的生产设备应安装在单层厂房或多层厂房的底层，对振幅、功率大的设备应设计减振基础。

加热炉、轧机、剪切机、钢材传送辊等噪声较大的设备，操作人员应尽量与噪声源隔开操作，工艺允许远距离控制的，可设置隔声操作室；不允许远距离操作的，可在其操作岗位旁设隔声间。

3. 毒物的防护

轧钢生产过程中各种热处理炉所用燃气在输送过程中由于管道或阀门的泄漏或不完全燃烧可产生一氧化硫及二氧化硫，除了加强输气设备的维护、管理外，在易超标区域的醒目位置应设置警示标识和固定式报警装置。

应对钢坯（材）轧制过程中使用的润滑油和乳化液，表面处理过程中使用的酸和碱，磷化、钝化等过程中使用的各种毒物等的潜在毒性和物理危害进行评估，在工艺允许条件下尽量以无毒、低毒代替高毒，在购买这些化学品时应具有化学品安全技术说明书（material safety data sheet，MSDS），禁止使用毒性不明的化学品。

应在轧钢生产所用毒物的关键部位安装抽风排毒设施，入风口应远离排气口，并在其醒目位置设置包括毒物名称、理化性质、危害及应急处理等内容的警示标识和中文告示说明。

进入有毒作业区域的人员应佩戴有效的便携式报警仪和相应的个体防护装备。

存放毒物的仓库应设置事故通风装置，酸、碱存放及使用处应设置喷淋器、洗眼器等。

一端闭塞或滞留易燃易爆气体、窒息性气体和其他有害气体的铁皮沟、电缆沟等应有通风措施。

应加强密闭或半密闭容器内焊接或其他作业的通风设计，防止作业人员进入后出现缺氧窒息。

酸再生站应单独布置，其基础、地面结构、室内操作设备，以及与其相邻接的厂房基础，均须采取防酸措施，并应保持良好的通风。

冷轧酸洗线中的酸洗槽应设置密闭排毒装置。酸洗线应设置贮酸槽，用酸泵向酸洗槽供酸，不应采用人工搬运酸罐加酸。

4. 粉尘的防护

粉尘主要来自加热炉的砌筑与修理、炉渣的处理、酸再生系统的铁红等。这些区域应采取有效的除尘设施，同时宜采取湿式作业，加强个人防护。

各除尘设施的吸尘罩应遵循罩口风速足以将发生源所产生粉尘吸入罩内的设计原则，其抽吸气流不能通过作业者的呼吸带。

钢板修磨时应采用移动式除尘器，同时加强个人防护。

应对所安装的除尘设施定期维护、评价，加强管理，使工作场所粉尘浓度符合 GBZ 2.1 的要求。

5. 其他有害因素的防护

钢材的高频退火和焊接操作，可产生频率为 200～500 kHz、功率为 20～60 W 的高频波。该区域宜采用远距离操作和屏蔽与隔离措施进行防护。

参考文献

[1] 徐楚元. 方兴未艾的不锈钢［J］. 轧钢，1999（4）：41－45.
[2] 耿炳玺. 中国不锈钢发展概况［J］. 冶金信息，1999（1）：7－11.
[3] 彭及. 不锈钢冶炼粉尘形成机理及直接回收基础理论和工艺研究［D］. 长沙：中南大学，2011.
[4] 岑永权，张国富. 不锈钢冶炼技术的发展［J］. 上海金属，21（3）：11－16.
[5] 林企增，张继猛. 不锈钢生产技术的新进展［J］. 特殊钢，1999，20（5）：7－14.
[6] 林企增，李成. 转炉用铁水冶炼不锈钢的技术进展［J］. 炼钢，2000，16（5）：9－12.
[7] 王忠旭，于冬雪，贾珂群，等. 钢铁工业“与工作有关疾病”的流行病学研究［J］. 工业卫生与职业病，2000，26（4）：216－223.
[8] 全荣. 炼钢耐火材料技术的发展［J］. 耐火与石灰，2009，34（4），34－42.
[9] 王晓阳，魏同. 国外钢铁工业用耐火材料的发展状况［J］. 国外耐火材料，2005，30（5）：1－6.
[10] 李学军，顾清，裴晓明，等. HACCP 应用的最新进展［J］. 现代预防医学，2005，32（10）：1301－1302.

（杨　敏　李旭东）

第九章　石油炼化业职业病危害识别与控制

第一节　石油炼制业职业病危害识别与控制

一、前言

（一）行业先进性

石油炼制行业将原油通过烃类沸点不同的特点，用蒸馏等物理分离的方法，生产各种馏分油，为了获得高质量的石油产品及经济效益，对这些馏分油，用化学的、物理的方法，再进行深度加工，最终生产出合格的，市场需要的汽油、煤油、柴油、气态烃、液态烃、润滑油、沥青、石蜡、石油焦等产品及化工原料。

1859 年，Drake 油井钻探成功标志着石油工业的诞生，经过 160 多年的发展，石油炼制工业已经成为世界石油经济不可分割的一部分。中国的炼油能力在国际上名列前茅。自 1990 年至今，炼油工业主要是炼厂规模和炼油装置的大型化，并向提高原油的加工深度、增加加工各种原油的灵活性、改善石油产品收率和质量等。世界炼油技术的未来发展将集中在重质/劣质原油的加工、清洁燃料的生产和实现炼油－化工一体化。采用先进工艺技术，降低原材料消耗；加快化工废水处理设备、药剂、废气处理设备、排烟设备的系列化、成套化也将是发展的重点领域，以提高化工环保产业技术和装备水平。目前，国际上已经出现了天然气炼油和废塑炼油的企业，这些新的炼油工艺必将给绿色炼油工业带来新的发展前景。

世界炼油业经过 160 多年的发展，已经走向成熟阶段。但随着世界原油供应的劣质化和环保压力加大等，世界各国的炼油业及炼油技术的发展水平很不平衡，世界炼油业面临着进一步的调整。重质/劣质原油的加工、清洁燃料的生产、炼油－化工一体化发展将是今后世界炼油技术发展的主要方向。在重质/劣质原油的加工技术方面，加氢裂化和加氢处理工艺将是今后的主要发展方向，新型催化裂化油浆和新型延迟焦化工艺也将得到进一步发展；在清洁燃料生产技术方面，主要任务是汽、柴油的脱硫，各种新型脱硫工艺技术将被相继开发和使用，加氢脱硫是主要方向，吸附脱硫、生物脱硫等工艺由于具有较低的操作成本，也有一定的竞争力；在炼油－化工一体化技术发展方面，基于传统催化裂化工艺改进的最大限度地生产低碳烯烃的技术将受到广泛的关注，由于加氢裂化既能够生产优质的中间馏分油（柴油和航空燃料），又能够为乙烯厂和芳烃厂提供优质的化工原料，是未来发展炼油－化工一体化生产的主力军。

1. 产业先进性

节能、降耗、减排、治污已成为我国工业企业的必然选择，炼化企业责无旁贷。各炼化企业纷纷转变发展方式，提高管理水平，依靠科技进步和创新提高能效，沿着一条“绿色、环保、节能、安全”的道路走向新型工业化未来。多年来，我国炼油工业充分利用煤炭资源、天然气资源以及炼油厂副产的高硫石油焦资源，实施“煤代油、焦代油、气代油”工程，收到了显著成效。

2. 技术进步

石油炼制行业沿着工艺优化、新工艺新产品开发、新技术推广应用、工艺技术攻关、工业化试验方向发展。如增加重整烷基化、异构化、甲基叔丁基醚等高辛烷值清洁汽油组分生产装置的能力；通过改进催化裂化催化剂、优化装置操作条件等措施，降低催化汽油烯烃和硫含量；增加加氢精制能力，使柴油中的硫含量和氧化安定性均符合新质量标准。工艺先进性体现在改进原料预处理、催化剂性能、工艺流程和反应器结构等的催化效率得以提升，产率提高。

3. 燃料变更

采用水煤浆替代锅炉燃料；利用高硫石油焦，建流化床锅炉，替代燃油锅炉；利用炼厂气和天然气资源，替代炼厂制氢用轻油原料和发电厂的锅炉燃料；加快淘汰落后的工艺技术设备。

4. 信息技术推广应用

加快信息管理技术的研发和应用。世界炼油技术的未来发展将集中在重质/劣质原油的加工、清洁燃料的生产和炼油—化工一体化等几个方面。推行绿色炼油，各石油公司之间加强合作与交流，做到绿色炼油成果共享，这将会大大加快石油化工行业节能减排的步伐。

（二）职业病危害发展趋势分析

石油炼制行业的主要职业病危害因素为噪声、化学毒物、电离辐射和高温等。噪声污染源既有连续的稳态噪声也有间断性噪声。噪声频率范围宽，既有气体放空产生的高频噪声，又有空冷风机等产生的低频噪声。高频噪声源主要包括空气放空、火炬放空燃烧、蒸汽放空、装置停工管线、塔等蒸汽吹扫放空。这类噪声时间短、强度高、无规律、间断性。低频噪声主要是各生产装置所用的机泵电机、空冷电机、压缩机电机、风机电机产生的，还有加热炉产生的，这类噪声声源种类多、数量大、有规律、连续性。噪声源的声压级一般在 80 ～ 95 dBA 的范围，未控制的蒸汽放空噪声可达 100 ～ 115 dBA。

石油炼制行业生产性化学毒物种类繁多。化学毒物危害以高毒物品危害较多，如硫化氢、氨、苯、丙烯腈等。可引起急性中毒的窒息性气体有丙烯腈、氰化物、氮气、硫化氢、一氧化碳；刺激性气体有甲醛、醋酸、氨、氯气；以及金属烟尘、硫酸等。常见慢性中毒有苯和汽油中毒。化学毒物中毒发生较多的岗位依次是外操工、班长、维修工、化验工、司炉工和司泵工等。生产性化学毒物主要来源于原辅料及催化剂使用过程，在泄漏、投加、检尺和采样过程中产生。其中，各工作场所中易出现超标的有苯、硫化氢和粉尘。超标点集中在采样口、检尺口、装卸口和投料口。引起中毒或致死的主要原因多为违章操作、设备泄漏、缺少防护设备、通风设施不良。

由于装置产能、设备规模加大引起的石油炼制行业噪声危害更为突出；操作人员产生职业紧张和人机工效学问题也增加。而由于技术革新和防护措施加强，粉尘及化学毒物的职业病危害会有所降低。

二、石油炼制业职业病危害因素识别

（一）石油炼制总工艺及职业病危害因素识别

1. 石油炼制总工艺

石油炼制通过一次加工、二次加工生产燃料油品，三次加工主要生产化工产品。原油一次加工，经常减压蒸馏装置分馏成直馏石脑油馏分、煤油馏分、柴油馏分、减压轻蜡油（360～450 ℃）和重蜡油（450～545 ℃）馏分及减压渣油（ >545 ℃）。一次加工可获得的轻质油品还需进一步精制、调配才可以投入市场。原油二次加工，主要用催化裂化、催化重整、延迟焦化、减粘、加氢裂化、溶剂脱沥青等工艺将原油馏分进一步加工转化。石油三次加工是对石油一次、二次加工的中间产品（包括轻油、重油及各种石油气、石蜡等），通过化学过程生产化工产品。全厂干气脱硫后作为制氢的原料和燃料，全厂解析气也作为制氢装置的原料和燃料。制出氢气进入全厂氢气管网利用。硫化氢酸性气体送到硫黄回收装置回收硫黄。石油炼制总生产工艺流程见图 9. 1. 1。

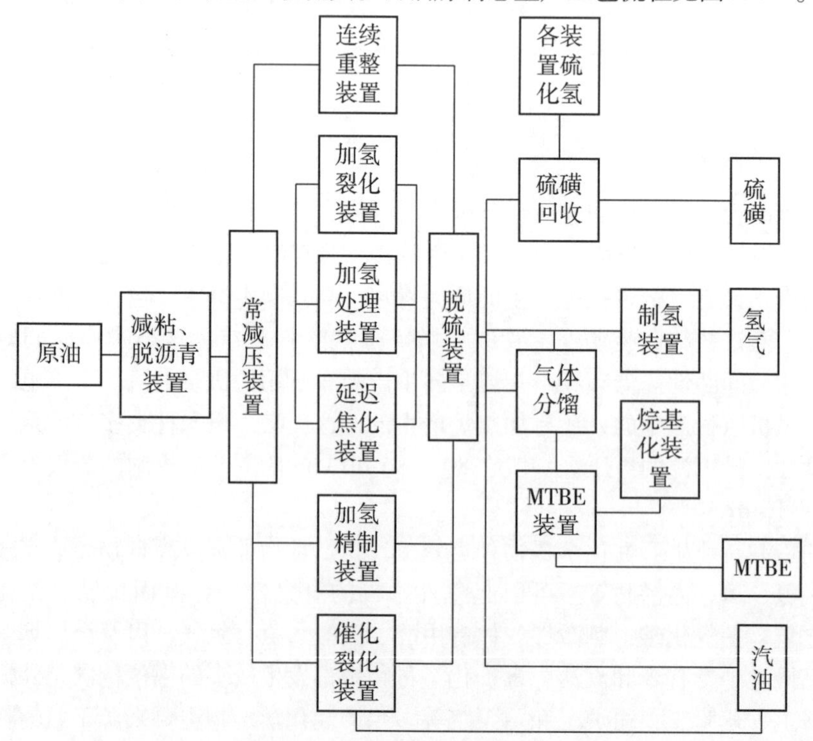

图 9. 1. 1　石油炼制总生产工艺流程

2. 职业病危害因素识别

石油炼制中存在的职业病危害因素主要为汽油、柴油、液化石油气、硫化氢、二氧化硫、硫醇、氨、苯、甲苯、二甲苯、一氧化碳、氯气、盐酸、氢氧化钠、硫酸、酚、二硫化碳、羰基镍、二氧化锰、氧化镍、焦炉逸散物、甲醇、甲基叔丁基醚等，其中硫化氢几乎存在于所有的作业场所。还存在噪声、高温、粉尘和电离辐射等职业病危害因素。

（二）生产单元职业病危害因素识别

1. 常减压蒸馏装置职业病危害因素识别

1）生产工艺

常减压蒸馏是指在常压和负压条件下，根据原油中各组分的沸点不同，把原油“切割”成不同馏分的工艺过程。常减压蒸馏工艺包括常压蒸馏和减压蒸馏。常压蒸馏一般可以切割出重整原料、溶剂油、煤油（或航空煤油）、轻柴油等产品；在减压蒸馏中可以切割出几个润滑油馏分、催化裂化或加氢裂化原料。剩下的减压渣油根据生产总流程的安排可有不同用途，如用作溶剂脱沥青原料、焦化或减粘裂化原料，或直接出厂做燃料油。常见常减压蒸馏生产工艺流程见图9.1.2。

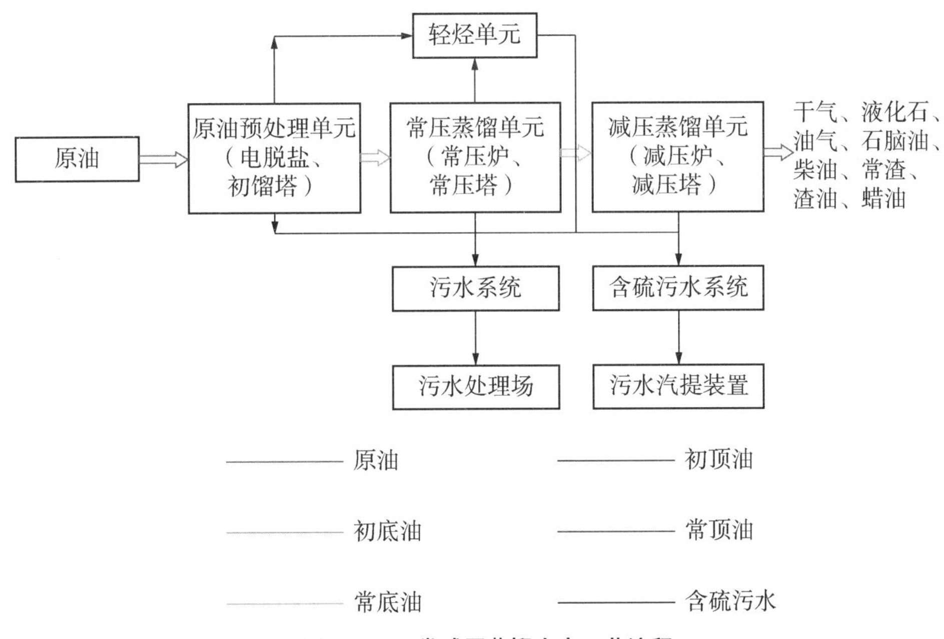

图9.1.2　常减压蒸馏生产工艺流程

（1）常压蒸馏生产工艺。原油自罐区自流进入装置，经原油泵升压后进行换热，再进入电脱盐罐进行脱盐脱水。脱后原油由原油接力泵增压经换热后进入初馏塔进行气液分离，其中分离出的不凝气至低压液化石油气罐做燃料。常一线油、常二线油、常三线油分别自流进常压汽提塔上、中、下段，经汽提后冷却出装置。常顶循油由常顶循回流泵抽出，经换热后返回蒸馏塔。常一中油、常二中油由泵抽出，经换热后返回蒸馏塔。常压渣油由常压塔底油泵抽出，与来自常压蒸馏的常顶底油合并送入减压炉加热。

（2）减压蒸馏生产工艺。常压渣油加热后至减压塔。减压顶油气经增压器至减顶冷凝器冷凝冷却，冷凝液至减顶油水分离罐，不凝气经二级抽空器至二级抽空冷凝器冷凝冷却，冷凝液至回流罐，不凝气至减压炉。减顶油在回流罐中经油水分离，由减顶油泵抽出作为柴油或蜡油出装置。减一线及减一中油、减二线及减二中油和减三线及减三中油由各自的泵抽出均分为两路，一路作为内回流返回蒸馏塔，另一路经换热冷却后分两路；作为减一中返回蒸馏塔，另一路作为柴油、减二蜡油出和蜡油装置。

2）原辅材料

（1）原料。原料主要为原油和混合原油。例如，使用苏丹达混原油和几内亚扎菲洛原油的混合原油。

（2）中间品与产品。常见的产品为：干气、液化石油气、石脑油、柴油、蜡油、渣油等。常见的主要产品、中间品见表9.1.1。

表9.1.1　主要产品、中间品汇总

序号	名称	产品/半产品	序号	名称	产品/中间品
1	干气（含硫化氢、烃类）	产品	9	常一线油	中间品
2	液化石油气	产品	10	常二线油	中间品
3	石脑油（粗汽油）	产品	11	常三线油	中间品
4	柴油	产品	12	减一线油	中间品
5	蜡油	产品	13	减二线油	中间品
6	渣油	产品	14	减三线油	中间品
7	初顶油	中间品	15	过汽化油	中间品
8	常顶油	中间品	—	—	—

（3）辅助材料。常见的主要辅助材料见表9.1.2。

表9.1.2　主要辅助材料

序号	名称	主要成分
1	破乳剂	非离子型表面活性剂、重芳馏分、甲醇
2	缓蚀剂	中和剂、酰胺类缓蚀剂、溶剂
3	高温缓蚀剂	聚合脂类、溶剂

3）职业病危害因素识别

常减压蒸馏装置生产过程职业病危害因素分布见表9.1.3。

表9.1.3 常减压蒸馏装置生产过程职业病危害因素分布

装置名称	生产工序	存在职业病危害因素
常减压蒸馏	原油换热	噪声、高温、硫化氢、苯、甲苯、二甲苯等
	电脱盐	噪声、高温、苯、甲苯、二甲苯、硫化氢等
	初步蒸馏	噪声、高温、蜡油、石脑油、液化石油气、汽油、柴油、硫化氢、二氧化硫、苯、甲苯、二甲苯、甲基二乙酰胺等
	加热炉加热	噪声、高温、硫化氢、二氧化硫、液化石油气、一氧化碳、苯、甲苯、二甲苯等
	常压蒸馏	噪声、高温、蜡油、石脑油、液化石油气、汽油、柴油、硫化氢、二氧化硫、苯、甲苯、二甲苯等
	减压炉加热	噪声、高温、硫化氢、二氧化硫、一氧化碳、氮氧化物、液化石油气、柴油、蜡油、苯、甲苯、二甲苯等
	减压塔减压蒸馏	噪声、高温、硫化氢、二氧化硫、一氧化碳、液化石油气、柴油、蜡油、苯、甲苯、二甲苯等

4）职业病危害特征分析

常减压蒸馏装置生产过程中，工作人员在采样时打开采样阀门，容易出现大量化学毒物从采样口挥发出来，造成采样口工作场所化学毒物浓度超标的现象。主要化学毒物包括苯、甲苯、二甲苯、汽油、一氧化碳、二氧化硫、硫化氢、氰化物、非甲烷总烃，主要存在于巡检位、作业位和采样口，采样人员和外操工为主要接触人员。

噪声是常减压蒸馏装置严重的职业病危害因素。噪声源主要是机械噪声和流体动力性噪声，前者如各种设备运转产生的噪声等，后者如蒸汽流动及放空等。工作场所中，各泵机和冷风机区域的噪声危害突出，尤其是冷风机区域的噪声强度超标严重。接触人员主要为外操工和采样人员。

常减压蒸馏装置存在炉、换热设备及高温管道等高温设备；工人在夏季极端气温（38.9 ℃）巡检时，也存在高危危害。接触人员主要为外操工和采样人员。

5）危害程度分析

以某企业常减压蒸馏装置工作场所检测结果进行危害程度分析。

有毒物质：某企业常减压蒸馏装置工作场所有毒物质危害程度见表9.1.4。班长、外操工和大三员均无超标情况。

物理因素：物理因素危害程度见表9.1.5。从表中可见，噪声超标率达33.33%。

表 9.1.4 某企业常减压蒸馏装置工作场所各工种接触的有毒物质检测结果汇总

工种	危害因素	检测点数	超标点数	超标率（%）	超标岗位
班长	氨	1	0	0	—
	硫化氢	7	0	0	—
	液化石油气	1	0	0	—
	二甲苯	1	0	0	—
	汽油	1	0	0	—
	甲苯	1	0	0	—
	甲醇	1	0	0	—
	苯	2	0	0	—
外操工	氨	1	0	0	—
	硫化氢	7	0	0	—
	液化石油气	1	0	0	—
	汽油	1	0	0	—
	甲苯	1	0	0	—
	甲醇	1	0	0	—
	苯	2	0	0	—
大三员	二甲苯	1	0	0	—
	硫化氢	7	0	0	—
	汽油	1	0	0	—
	甲苯	1	0	0	—
	苯	2	0	0	—

表 9.1.5 某企业常减压蒸馏装置工作场所各工种接触的物理因素检测结果汇总

工种	危害因素	检测点数	超标点数	超标率（%）
班长	噪声	9	3	33.33
外操工	噪声	9	3	33.33
三大员	噪声	9	3	33.33
外操工	高温	3	0	0

2. 催化裂化装置职业病危害因素识别

1）生产工艺

催化裂化装置工艺流程是在热和催化剂的作用下使原料油（重质油、蜡油）发生裂化反应，转变为裂化气、汽油和柴油等的过程，是石油炼厂从重质油生产汽油的主要过程之一。催化裂化工艺一般分为反应－再生系统、分馏系统、吸收－稳定系统三个部分。反应－再生系统将原料油在高温催化剂作用下完成裂化反应，同时将反应失活的催化剂再生恢复活性；在分馏塔中完成不同沸点产品的分离；吸收稳定部分对产品进一步的吸收、解吸，分离出干气、液化气和稳定汽油等。蜡油催化裂化由装置外来的蜡油进入原料油缓冲罐，经原料油泵抽出后，进入反应器与高温催化剂接触，反应再生。进入分馏塔的油气经过分馏塔分馏后，可产生富气、汽油、柴油和少量油浆，富气经气压机压缩后，与汽油一起进入吸收稳定系统，进一步分离出干气、液化气和稳定汽油后，分别进入产品精制系统，在精制系统脱硫后，干气并入高压瓦斯系统，液化气脱硫醇后作为产品送出装置，汽油经精制并加入添加剂后送出装置。重油催化裂化原料是重质馏分油；或在重质馏分油中掺入少量渣油；或经溶剂脱沥青后的脱沥青渣油；或全部用常压渣油或减压渣油。产品主要包括汽油、液化石油气、干气等。工艺流程图见图 9.1.3、图 9.1.4。

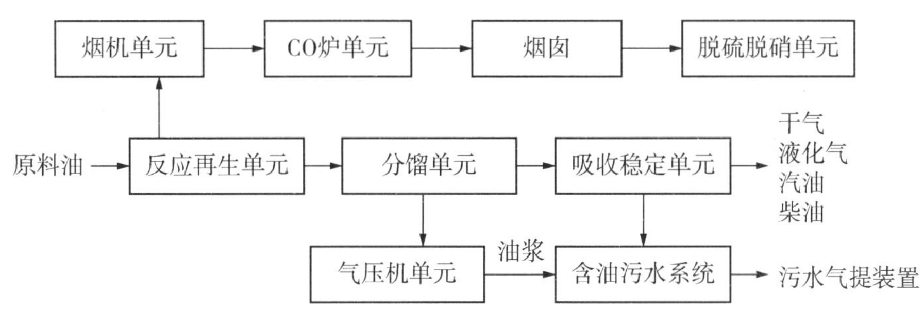

图 9.1.3　蜡油催化裂化装置生产工艺流程

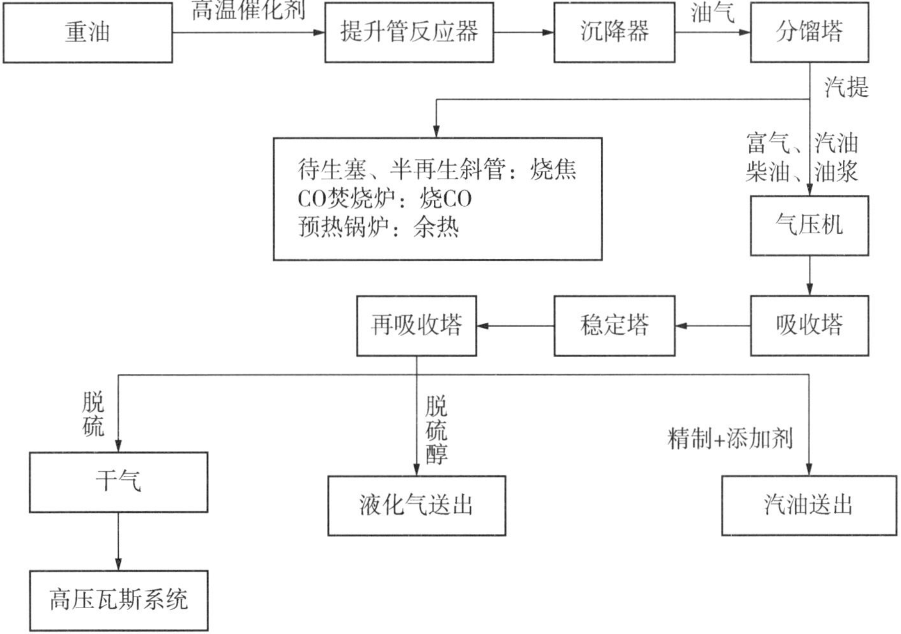

图 9.1.4　重油催化裂化工艺流程

2）设备

催化裂化装置设备见表9.1.6。

表9.1.6 催化裂化装置设备

装置	主要设备	设备布局
蜡油催化裂化装置	反应器－再生系统、塔类、容器类、冷换设备、空冷器、主风机、增压机、气压机、机泵类、工业炉	均为露天布置，泵与风机在构筑物底层
重油催化裂化装置	再生器、反应器、分馏塔、稳定塔	均为露天布置，泵与风机在构筑物底层

3）原辅材料

催化裂化装置原辅材料见表9.1.7。

表9.1.7 催化裂化装置原辅材料

装置名称	名称	主要成分	物理状态
蜡油催化裂化	缓蚀剂	—	液体
	催化剂	分子筛、氧化铝	固态
	磷酸三钠	磷酸三钠	固态
	油浆阻垢剂	镧络合物	液体
	抗焦活化剂	稀土化合物、多酸、杂高分子有机聚合物	液体
	CO脱硝助燃剂	铂	固态
	絮凝剂	丙烯酰胺＋季铵盐	液体
	30%氢氧化钠	氢氧化钠	液体
重油催化裂化	新鲜剂	—	固体
	平衡剂	—	固体
	钝化剂	氧化锑	液体
	阻垢剂	镧络合物	液体
	抗焦活化剂	稀土化合物、多酸、杂高分子有机聚合物	液体
	缓蚀剂	咪唑啉酰胺	液体
	强化助剂	—	液体
	30%液碱	氢氧化钠	液体
	硫转移助剂	—	固体
	增产丙烯助剂	—	固体
	絮凝剂	氯化铝	液体

4）职业病危害因素识别

催化裂化装置生产过程职业病危害因素分布见表9.1.8。

表9.1.8　催化裂化装置生产过程职业病危害因素分布

装置名称	生产工序	存在职业病危害因素
蜡油催化裂化装置	反应再生	硫化氢、苯、甲苯、二甲苯、噪声、高温、其他粉尘（催化剂粉尘）
	分馏	硫化氢、汽油、柴油、噪声、高温
	吸收稳定	硫化氢、液化石油气、汽油、柴油、甲烷、噪声、高温
	CO炉	硫化氢、一氧化碳、噪声、高温
	机组	硫化氢、一氧化碳、噪声、高温
	烟气脱硫脱硝	氢氧化钠、臭氧、噪声、高温
重油催化裂化装置	反应	硫化氢、噪声、高温、其他粉尘（催化剂粉尘）
	分馏	硫化氢、汽油、柴油、苯、甲苯、二甲苯、噪声、高温
	稳定	硫化氢、汽油、柴油、苯、甲苯、二甲苯、氰化物、噪声、高温
	机组	噪声、高温
	锅炉	一氧化碳、二氧化硫、氮氧化物、噪声、高温
	脱硫脱硝	臭氧、氢氢化钠、其他粉尘、噪声、高温

5）职业病危害特征分析

以某催化裂化工作场所检测结果进行危害程度分析。

（1）生产性粉尘。生产性粉尘危害程度见表9.1.9。

表9.1.9　某催化裂化工作场所各工种接触的生产性粉尘检测结果汇总

装置	工种	危害因素	检测点数	超标点数	超标率（%）	超标岗位
蜡油催化裂化	班长、外操	粉尘	4	0	0	—
重油催化裂化	班长、外操	粉尘	1	1	100	班长、外操

（2）有毒物质。有毒物质危害程度见表9.1.10。

表9.1.10　某催化裂化工作场所各工种接触的有毒物质检测结果汇总

装置	危害因素	检测点数	超标点数	超标率（%）	超标岗位
蜡油催化裂化装置	硫化氢	5	0	0	—
	臭氧	1	0	0	—
	苯	3	0	0	—
	甲苯	3	0	0	—
	二甲苯	3	0	0	—
	汽油	3	0	0	—

续表

装置	危害因素	检测点数	超标点数	超标率（%）	超标岗位
重油催化裂化装置	液化石油气	2	0	0	—
	甲硫醇	1	0	0	—
	二氧化硫	2	0	0	—
	一氧化碳	1	0	0	—
工种	危害因素	检测点数	超标点数	超标率（%）	超标岗位
外操、班长、副班长、三大员	苯	2	0	0	—
	甲苯	1	0	0	—
	二甲苯	1	0	0	—
	汽油	2	0	0	—
	液化石油气	1	0	0	—
	一氧化碳	1	0	0	—
	二氧化碳	1	0	0	—
	氨	2	0	0	—
	硫化氢	8	1	12.5	干气采样口

（3）物理因素。物理因素危害程度见表 9.1.11。从表中可见，主要的噪声超标岗位为外操岗位。

表 9.1.11 某催化裂化装置工作场所各工种接触的物理因素检测结果汇总

装置	工种	危害因素	检测点数	超标点数	超标率（%）	超标地点/岗位
蜡油催化裂化	班长	噪声	10	6	60	烟机、增压机、气压机、脱水机、泵
	外操	噪声	10	6		
	三大员	噪声	10	6		
重油催化裂化	班长	噪声	13	8	61.5	增压机、烟汽轮机、气压机、锅炉泵房，外操
	外操	噪声	13	8		
	三大员	噪声	13	8		

3. 连续重整职业病危害因素识别

1）生产工艺

连续重整装置分为反应单元、分馏单元、吸收稳定单元，其生产工艺流程见图 9.1.5。涉及工序有预加氢、分馏、重整和催化剂再生。

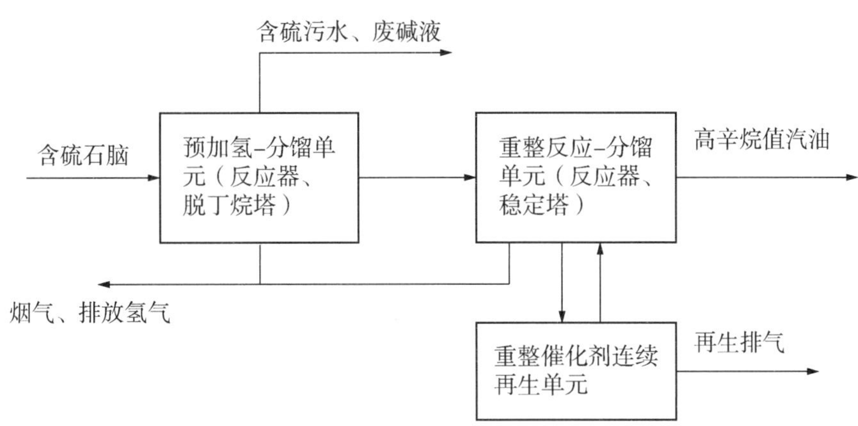

图 9. 1. 5　连续重整装置生产工艺流程

2）设备

连续重整装置设备见表 9. 1. 12。

表 9. 1. 12　连续重整装置设备

装置名称	主要设备	设备布局
连续重整装置	塔类、反应器、加热炉、罐类、换热器、空冷器、机泵、压缩机、鼓风机	均为露天布置，泵与风机在构筑物底层

3）原辅材料

连续重整装置原辅材料见表 9. 1. 13。

表 9. 1. 13　连续重整装置原辅材料

装置	名称	主要成分	物理状态
连续重整	缓蚀剂	咪唑啉酰胺	液体
	二氯乙烷	二氯乙烷	液态
	加氢催化剂 FH-40C	钴、钼、氧化铝	条形
	重整催化剂 PS-Ⅵ	铂、锡、氧化铝	颗粒
	碱液（10%）	氢氧化钠	液体
	氨水（5%）	氨	液体
	硫化剂	二甲基二硫	液体

4）职业病危害因素识别

连续重整装置生产过程中存在的职业病危害因素见表 9. 1. 14。

表 9.1.14 连续重整装置生产过程中存在的职业病危害因素

装置名称	生产工序	存在的职业病危害因素
连续重整装置	预加氢	硫化氢、氨、汽油、苯、甲苯、二甲苯、噪声、高温
	分馏	硫化氢、汽油、苯、甲苯、二甲苯、噪声、高温
	重整	苯、甲苯、二甲苯、汽油、噪声、高温
	催化剂再生	二氯乙烷、其他粉尘（催化剂粉尘）、噪声、高温、γ 射线

5）职业病危害特征分析

以某连续重整工作场所检测结果进行危害程度分析。

(1) 生产性粉尘。车间作业环境为全面机械排风与局部排风相结合。生产性粉尘危害程度见表 9.1.15。

表 9.1.15 某连续重整工作场所各工种接触的生产性粉尘检测结果汇总

工种	危害因素	检测点数	超标点数	超标率（%）
班长	粉尘	1	0	0
外操	粉尘	1	0	0
三大员	粉尘	1	0	0

(2) 有毒物质。车间作业环境为全面机械排风与局部排风相结合。有毒物质危害程度见表 9.1.16。

表 9.1.16 某连续重整工作场所各工种接触的有毒物质检测结果汇总

工种	危害因素	检测点数	超标点数	超标率（%）
外操、班长、副班长、三大员	硫化氢	3	0	0
	苯	2	0	0
	甲苯	1	0	0
	二甲苯	1	0	0
	汽油	2	0	0
	液化石油气	1	0	0
	四氯乙烯	1	0	0

(3) 物理因素。物理因素危害程度见表 9.1.17。

表 9.1.17 某连续重整装置工作场所各工种接触的物理因素检测结果汇总

工种	危害因素	检测点数	超标点数	超标率（%）	超标地点/岗位
班长	噪声	10	9	90	增压机、压缩机、冷凝器、鼓风机、蒸馏塔、泵；班长、外操、三大员
外操	噪声	10	9		
三大员	噪声	10	9		

4. 烷基化装置职业病危害因素识别

1）生产工艺

本装置采用硫酸烷基化工艺，在硫酸催化剂的作用下，液化气中的异丁烷与烯烃反应生成高辛烷值汽油调和组分——烷基化油。本装置主要由原料精制、反应、制冷压缩、流出物精制、产品分馏、化学处理等部分组成。液相烷基化催化剂主要用：酸催化剂，常用的有硫酸和氢氟酸；弗瑞德－克来福特催化剂，如氯化铝－氯化氢和氟化硼－氟化氢等。气相烷基化催化剂主要用：固体酸催化剂，如磷酸硅藻土等，用于苯与乙烯、丙烯，萘与丙烯的烷基化；金属氧化物催化剂，如氧化铝、氧化铝－氧化硅、镁和铁的氧化物以及活性白土等，常用于苯与乙烯、酚和甲醇进行烷基化反应等；分子筛催化剂，如 ZSM-5 型分子筛催化剂，主要用于苯与乙烯进行烷基化的过程。工艺流程见图 9.1.6。

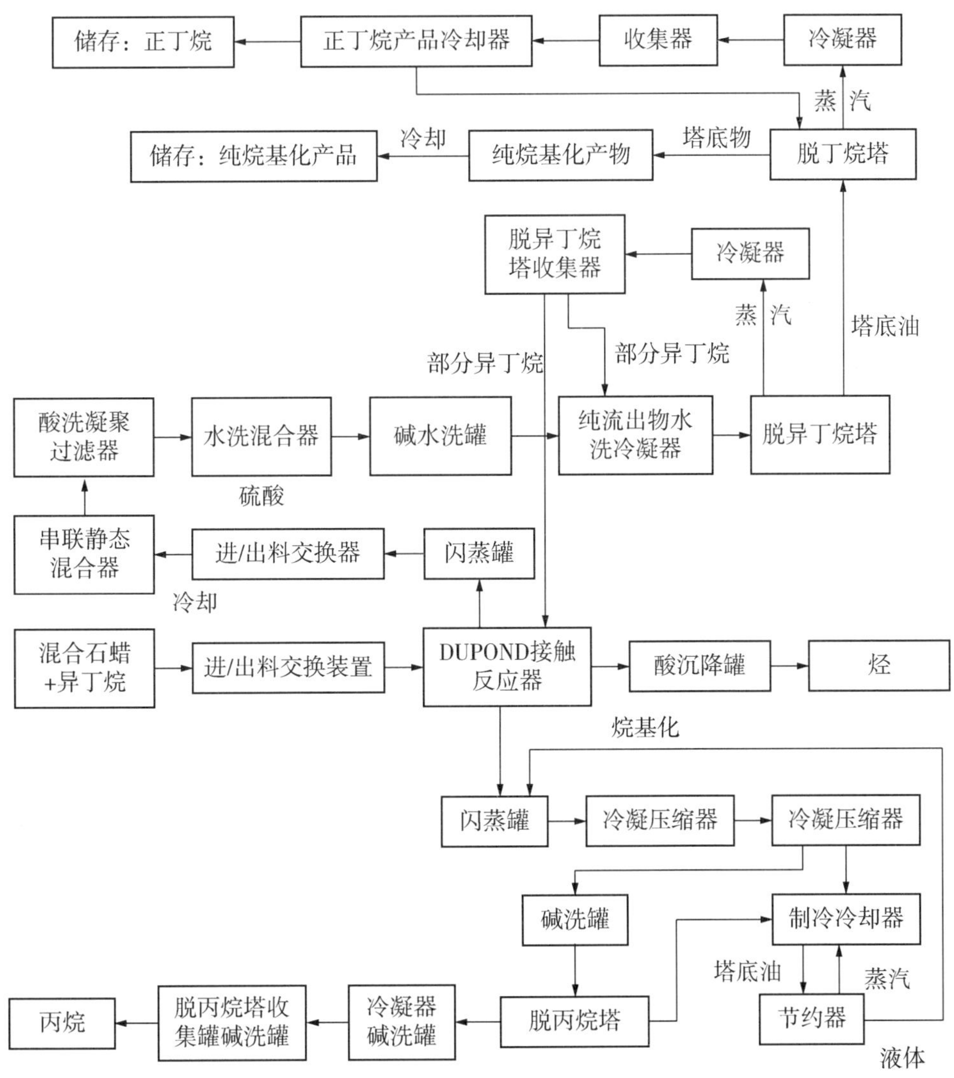

图 9.1.6　烷基化装置生产工艺流程

（1）原料加氢精制。自MTBE装置来的未反应碳四馏分脱水后进入碳四原料缓冲罐，经换热、加热后，与来自系统的氢气混合后从加氢反应器底部进入反应器床层。

自液化气双脱装置来的加氢裂化液化气进入加氢液化气缓冲罐，与反应器顶部来的碳四馏分混合后进入脱烃塔。脱烃塔顶排出的轻组分经冷却后，进入脱烃塔回流罐。不凝气进入全厂燃料气管网。冷凝液一部分作为顶回流，另一部分作为液化气送出装置。塔底抽出的碳四馏分冷却至40 ℃进入烷基化部分。

原料加氢精制的目的是脱除原料中的丁二烯，因为丁二烯是烷基化反应中主要的有害杂质。由于MTBE装置所提供的未反应碳四馏分中烷烯比不足，需补充部分异丁烷，因此引入部分加氢裂化液化气。

（2）反应部分。从原料加氢精制部分过来的碳四馏分与脱异丁烷塔来的循环异丁烷混合后，经换热、脱水后进入烷基化反应器。在反应器操作条件下，生成烷基化油。反应完全的酸－烃乳化液进入酸沉降器进行酸和烃类的沉降分离，分出的酸液返回反应器重新使用。

从酸沉降器分出的烃相混合物进入闪蒸罐，净反应流出物送至流出物精制和产品分馏部分继续处理。99.2%的新鲜硫酸进入流出物酸洗罐洗涤反应流出物，然后再补入反应器。

（3）制冷压缩部分。从闪蒸罐来的烃类气体经压缩、冷却、冷凝后进入冷剂罐。该液体的绝大部分冷却后进入节能罐，在节能罐的压力下闪蒸，富含丙烷的气体返回压缩机二级入口，节能罐流出的液体进入闪蒸罐，经降压闪蒸使冷剂温度降低至－10 ℃左右，送至反应器烯烃进料入口循环。

冷剂罐一小部分烃类液体作为抽出丙烷送出，先与碱液混合进入碱洗罐碱洗；然后与除盐水混合后，进入丙烷脱水器脱水，脱水后的丙烷经冷却后送出装置。

（4）流出物精制和产品分馏部分。反应流出物进入酸洗系统，与循环酸和补充新鲜酸混合后，进入流出物酸洗罐。酸洗后的流出物与循环碱液混合后，进入流出物碱洗罐。

从碱洗罐出来的流出物先与除盐水进行混合后，进入水洗罐进行烃和水的分离。从水洗罐顶出来的流出物经换热后进入脱异丁烷塔，塔顶馏出物冷却后进入塔顶回流罐。冷凝液一部分返回脱异丁烷塔顶作为回流，另一部分作为循环异丁烷返回反应部分，多余的异丁烷送出装置。

从脱异丁烷塔底抽出的烃类自压送入脱正丁烷塔，塔顶馏出物经冷凝后进入正丁烷塔顶回流罐，冷凝液一部分作为塔顶回流，另一部分冷却后送出装置。塔底烷基化油冷却后送出装置。

（5）化学处理部分。本装置设有新鲜酸（99.2% H_2SO_4）贮罐、废酸罐和备用罐，用以接收装置外送来的新鲜硫酸及装置产生的废酸。设置新鲜碱贮罐一台，供给各部分所需的12% NaOH溶液。设置废水脱气罐，用于脱出的含烃废水进行脱气，烃类气体排至火炬，废水排至废水中和池。设置的废水中和池用以接收装置可能排放的自流酸性污水以及碱性污水。

2）设备

烷基化装置设备见表9.1.18。

表9.1.18　烷基化装置设备

装置名称	主要设备	设备布局
烷基化装置	塔类、反应器、加热炉、罐类、换热器、空冷器、机泵、压缩机、鼓风机	均为露天布置，泵与风机在构筑物底层

3）原辅材料

烷基化装置原辅材料见表9.1.19。

表9.1.19　烷基化装置原辅材料

名称	主要成分	物理状态
硫酸	99.2%	液态
NaOH	40%	液态
加氢催化剂	含钯、主要成分三氧化二铝	颗粒
保护剂	主要成分三氧化二铝	颗粒

4）职业病危害因素识别

烷基化装置存在的职业病危害因素见表9.1.20。

表9.1.20　烷基化装置存在的职业病危害因素

装置名称	职业病危害因素
烷基化装置	硫化氢、异丁烷、正丁烷、丙烷、硫酸、二氧化硫、氢氧化钠、苯、甲苯、二甲苯、液化石油气、甲醇等

5）职业病危害特征分析

以某烷基化工作场所检测结果进行危害程度分析。

（1）有毒物质。某烷基化装置工作场所各工种接触的有毒物质检测结果汇总（有毒物质危害程度）见表9.1.21。

表9.1.21　某烷基化装置工作场所各工种接触的有毒物质检测结果汇总

工种	危害因素	检测点数	超标点数	超标率（%）	超标岗位
外操	汽油	2	0	0	采样口

（2）物理因素。某烷基化工作场所各工种接触的物理因素检测结果汇总（物理因素危害程度）见表9.1.22。

表9.1.22　某烷基化工作场所各工种接触的物理因素检测结果汇总

工种	危害因素	检测点数	超标点数	超标率（%）	超标地点/岗位
外操	噪声	10	9	90	压缩机外操

5. 延迟焦化装置职业病危害因素识别

1）延迟焦化装置工艺

延迟焦化工艺能将各种重质渣油（或污油）转化成液体产品和特种石油焦，可大大提高炼油厂的柴汽比；尤其是渣油/石油焦的气化技术和焦化－气化－汽电联产组合工艺不断开发和应用，使延迟焦化至今仍是渣油深度加工的重要手段。

焦化过程是重质渣油深度裂化和缩合反应的综合过程。一般认为，环烷烃环上的C－C键在加热条件下会断裂生成小分子的烯烃，还可能发生脱氢反应生成环烯烃直至芳香烃，最后缩合反应生成环数更多的芳烃，甚至成为焦炭。所谓延迟是指将焦化油（原料油和循环油）经过加热炉加热迅速升温至焦化反应温度，在反应炉管内不生焦，而进入焦炭塔再进行焦化反应，故有延迟作用，称为延迟焦化技术。一般都是一炉（加热炉）二塔（焦化塔）或二炉四塔，加热炉连续进料，焦化塔轮换操作，是一种半连续工艺过程。其流程见图9.1.7。

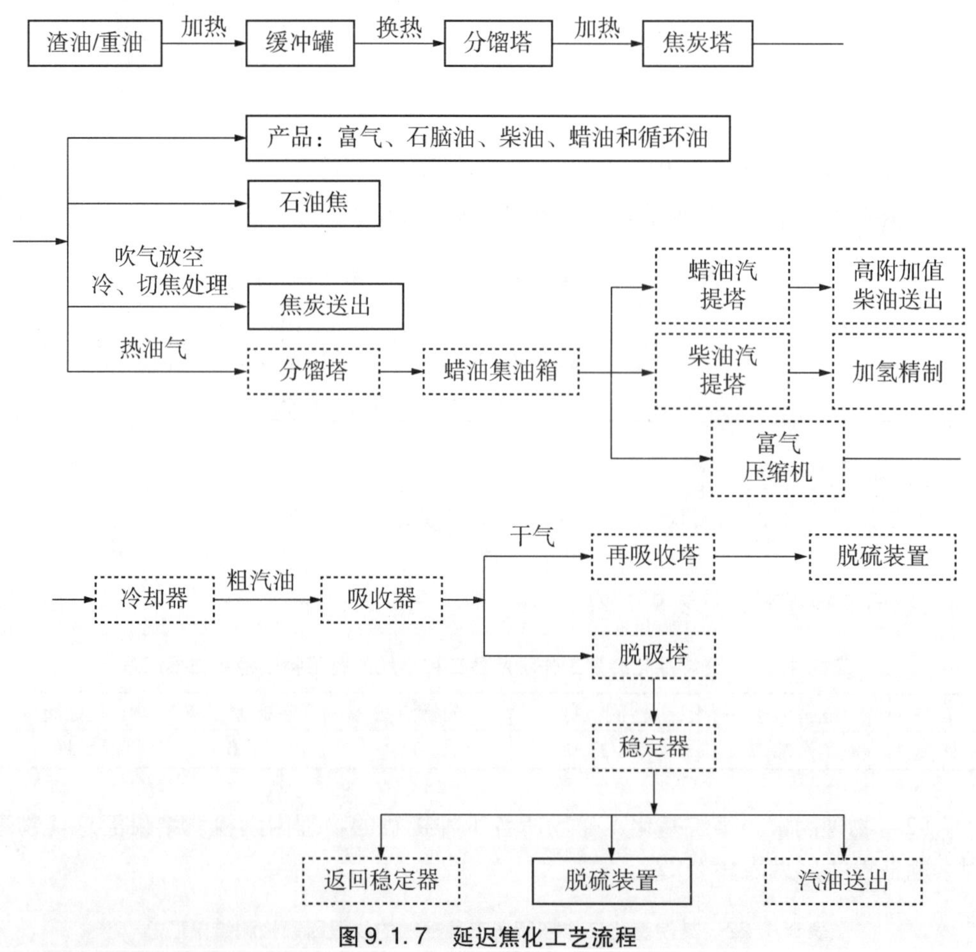

图9.1.7 延迟焦化工艺流程

2）延迟焦化主要设备

焦炭塔、缓冲设备、储存设备、分馏塔、压缩机、吸收塔、泵、汽提塔、氨罐、混合器、冷凝器、注碱设备、缓冲罐、沉降罐、污油收集罐。

3）延迟焦化装置原材料

重油、渣油或沥青。

4）延迟焦化工艺过程职业病危害因素识别

延迟焦化装置工艺过程职业病危害因素分布见表9.1.23。

表9.1.23　延迟焦化装置工艺过程职业病危害因素分布

工序	工种/岗位	生产设备	职业病危害因素
焦化部分	班长、外操工	各种机泵、加热炉、焦炭塔、采样口、焦炭池、焦炭塔料位计（使用放射源）	噪声、高温、电离辐射、一氧化碳、硫化氢、氨、甲烷、焦炉逸散物、液化石油气、石脑油、柴油、蜡油、苯、甲苯、二甲苯和粉尘
分馏部分	班长、外操工	各种机泵、风机、压缩机、换热设备、采样口、管道和阀门、法兰等	噪声、高温、液化石油气、石脑油、柴油、蜡油、苯、甲苯、二甲苯
吸收稳定	班长、外操工	各种机泵、风机、换热设备、采样口、管道和阀门、法兰等	噪声、高温、汽油、甲烷、一氧化碳
酸性水汽提	班长、外操工	各种机泵、风机、换热设备、采样口、管道和阀门、法兰等	噪声、高温、硫化氢、氨、氢氧化钠
除焦、切焦、冷焦	班长、外操工	机泵、除焦池	焦油、柴油、汽油、蜡油、噪声

5）职业病危害特征分析

延迟焦化装置工艺生产过程的主要职业病危害因素有硫化氢、氨、氢氧化钠、液化石油气、甲烷、焦炉逸散物、硫醇、汽油、柴油、苯、甲苯、二甲苯、密封放射源产生的电离辐射、其他粉尘（焦炭粉尘）、噪声、高温等，接触人员包括班长、外操工等。

以某石化生产企业延迟焦化装置工作场所检测结果进行危害程度分析。

(1) 生产性粉尘。装置作业环境为露天或半露天作业。

某石化企业延迟焦化装置工作场所各工种接触的生产性粉尘检测结果汇总（生产性粉尘危害程度）见表9.1.24。

表9.1.24　某石化企业延迟焦化装置工作场所各工种接触的生产性粉尘检测结果汇总

工种	危害因素	检测点数	超标点数	超标率（%）
班长	总尘（其他粉尘）	17	0	0
外操	总尘（其他粉尘）	22	0	0
除焦天车	总尘（其他粉尘）	3	0	0

（2）有毒物质。装置作业环境为露天或半露天作业。某石化企业延迟焦化装置工作场所各工种接触的有毒物质检测结果汇总（有毒物质危害程度）见表9.1.25。

表9.1.25 某石化企业延迟焦化装置工作场所各工种接触的有毒物质检测结果汇总

工种	危害因素	检测点数	超标点数	超标率（%）
班长	氨	6	0	0
	苯	31	0	0
	二甲苯	26	0	0
	二氧化硫	8	0	0
	甲苯	27	0	0
	硫化氢	16	0	0
	汽油	31	0	0
	液化石油气	12	0	0
	一氧化碳	14	0	0
三大员	氨	6	0	0
	苯	31	0	0
	二甲苯	26	0	0
	二氧化硫	8	0	0
	甲苯	27	0	0
	硫化氢	16	0	0
	汽油	31	0	0
	液化石油气	12	0	0
	一氧化碳	14	0	0
外操	氨	7	0	0
	苯	37	0	0
	二甲苯	32	0	0
	二氧化硫	10	0	0
	甲苯	33	0	0
	硫化氢	16	0	0
	汽油	37	0	0
	液化石油气	14	0	0
	一氧化碳	16	0	0

（3）物理因素。某石化企业延迟焦化装置工作场所各工种接触的噪声检测结果汇总（物理因素危害程度）见表9.1.26。

表 9.1.26　某石化企业延迟焦化装置工作场所各工种接触的噪声检测结果汇总

工种	危害因素	检测点数	超标点数	超标率（%）
班长	噪声	6	0	0
	高温	3	0	0
三大员	噪声	6	0	0
外操工	噪声	8	0	0
	高温	4	0	0
除焦工	噪声	3	0	0
天车工	噪声	3	0	0

6. 加氢精制单元职业病危害因素识别

1）生产工艺

加氢精制工艺是各种油品在氢压力下进行催化改质的一个统称。它是指采用固定床催化工艺，在适当的温度、压力下，原料油和氢气在催化剂作用下进行反应，主要目的是脱除油品中的硫、氮、氧等杂元素和金属杂质，以改善油品的质量。加氢精制装置工艺流程一般包括原料单元、反应单元、分馏单元、氢压缩单元。加氢精制工艺流程见图 9.1.8。

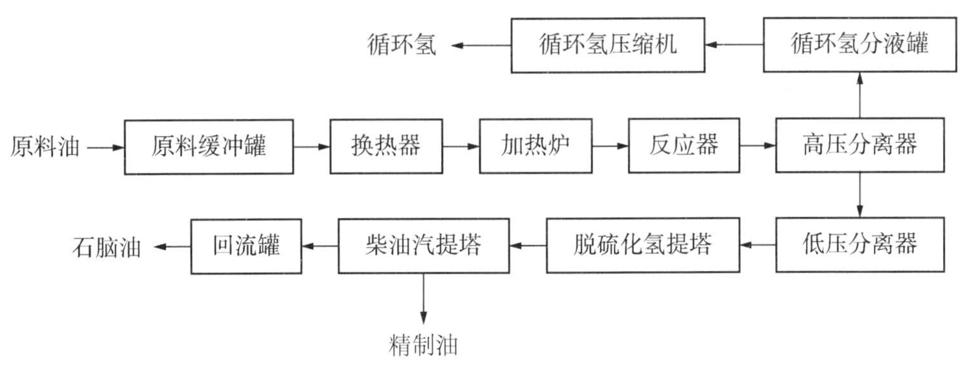

图 9.1.8　加氢精制工艺流程

2）设备

空冷器、汽提塔、分馏塔、脱硫化氢塔、原料油缓冲罐、分离器、分液罐、回流罐、换热器、冷却器、加热炉、新氢压缩机、循环氢压缩机、升压泵、进料泵、回流泵、反应器、原料过滤器等。

3）原辅材料

原料油（汽油、煤油、柴油、润滑油等）、氢气、催化剂、阻垢剂、吸收剂等。

4）职业病危害因素识别

加氢精制过程产生的主要职业病危害因素为原料油、苯、甲苯、二甲苯、硫化氢、甲烷、氨、硫醇、一氧化碳、其他（催化剂粉尘，内含钴、镍、镁）、噪声、高温等，某加氢精制装置工艺过程职业病危害因素分布见表 9.1.27。

表 9.1.27　某加氢精制装置工艺过程职业病危害因素分布

工序	工种/岗位	生产设备	职业病危害因素
原料单元	班长、外操工、三大员（安全员、设备员、技术员）	原料缓冲罐、换热器、泵类、风机	原料油、硫化氢、一氧化碳、甲烷、噪声、高温
反应单元	班长、外操工、三大员（安全员、设备员、技术员）	反应器、加热炉、分离器、泵类、风机	原料油、苯、甲苯、二甲苯、硫化氢、氨、硫醇、噪声、高温
分馏单元	班长、外操工、三大员（安全员、设备员、技术员）	汽提塔、分馏塔、泵类、风机	原料油、苯、甲苯、二甲苯、硫化氢、噪声、高温
氢压缩单元	班长、外操工、三大员（安全员、设备员、技术员）	新氢压缩机、循环氢压缩机、泵类、风机	硫化氢、硫醇、噪声、高温

5）职业病危害特征分析

加氢精制产生的主要职业病危害因素包括原料单元产生原料油、硫化氢、一氧化碳、甲烷、噪声、高温等；反应单元产生原料油、苯、甲苯、二甲苯、硫化氢、氨、硫醇、噪声、高温等；分馏单元产生原料油、苯、甲苯、二甲苯、硫化氢、噪声、高温等；氢压缩单元产生硫化氢、硫醇、噪声、高温等。接触机会为巡检、采样时。接触人员包括外操工、内操工、班长、副班长、三大员（安全员、设备员、技术员）等。催化剂粉尘在催化剂装卸时接触，接触人员为外操人员、采样人员及化验人员。

以某石化厂加氢精制单元工作场所检测结果，进行危害程度分析。

（1）有毒物质。某石化厂加氢精制单元工作场所各工种接触的有毒物质检测结果汇总（有毒物质危害程度）见表 9.1.28。

表 9.1.28　某石化厂加氢精制单元工作场所各工种接触的有毒物质检测结果汇总

工种	危害因素	检测点数	超标点数	超标率（%）
外操工	汽油	9	0	0
	二氧化硫	8	0	0
	氨	8	0	0
	一氧化碳	3	0	0
	硫化氢	5	0	0
班长、副班长	汽油	8	0	0
	二氧化硫	8	0	0
	氨	8	0	0
	一氧化碳	3	0	0
	硫化氢	5	0	0
三大员	汽油	1	0	0
	二氧化硫	1	0	0
	氨	1	0	0
	一氧化碳	1	0	0
	硫化氢	5	0	0

（2）物理因素。某石化厂加氢精制单元工作场所各工种接触的物理因素检测结果汇总（物理因素危害程度）见表9.1.29。

表9.1.29　某石化厂加氢精制单元工作场所各工种接触的物理因素检测结果汇总

工种	危害因素	检测点数	超标点数	超标率（%）
外操工	噪声	4	0	0
外操工	高温	4	0	0
班长、副班长	噪声	3	0	0
班长、副班长	高温	4	0	0
三大员	噪声	3	0	0

7. 加氢处理单元职业病危害因素识别

1）加氢处理工艺

加氢处理是现代石油炼制工业的重要加工过程之一，是提升石油产品质量和生产优质石油产品及石油化工原料的主要手段。

加氢处理是指在加氢反应过程中将小于等于10%的原料油分子变小的加氢技术。根据加工的原料油，加氢处理包括催化重整原料油加氢预处理，石脑油芳烃加氢，石脑油加氢脱硫，煤油/喷气燃料加氢脱硫，柴油加氢脱硫，中馏分油芳烃加氢，其他馏分油加氢处理，其他重馏分油加氢处理，催化原料油加氢预处理，渣油加氢处理，催化汽油加氢处理，石蜡和凡士林加氢处理等。

加氢处理催化剂通常是以氧化铝为载体，以钼、镍、钴等过渡金属为活性组分的负载型催化剂。一般来讲，CoMo催化剂的脱硫选择性更高，而NiMo催化剂脱氮选择性更高。加氢处理分为反应及分馏两个单元。加氢处理工艺流程见图9.1.9。

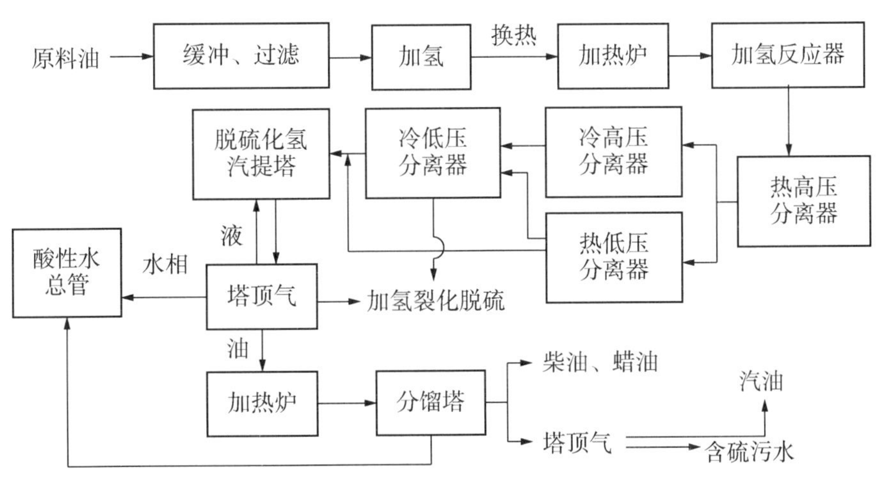

图9.1.9　加氢处理工艺流程

2）加氢处理设备

分馏塔、脱硫化氢汽提塔、原料油缓冲罐、分离器、分液罐、回流罐、换热器、冷却器、加热炉、新氢压缩机、升压泵、进料泵、回流泵、反应器、原料过滤器等。

3）原辅材料

原料油（汽油、石脑油、煤油、柴油、润滑油等）、氢气、催化剂、阻垢剂、吸收剂等。

4）加氢处理工艺过程职业病危害因素识别

加氢处理过程产生的主要职业病危害因素为原料油、苯、甲苯、二甲苯、硫醇、甲烷、硫化氢、氨、一氧化碳、其他粉尘（催化剂粉尘，内含钴、镍、镆）、噪声、高温。某加氢处理装置工艺过程职业病危害因素（职业病危害因素）分布见表 9. 1. 30。

表 9. 1. 30 某加氢处理装置工艺过程职业病危害因素分布

工序	工种/岗位	生产设备	职业病危害因素
反应单元	班长、外操工、三大员（安全员、设备员、技术员）	原料缓冲罐、换热器、加热炉、反应器、泵类、风机	原料油、苯、甲苯、二甲苯、硫化氢、硫醇、氨、一氧化碳、噪声及高温
分馏单元	班长、外操工、三大员（安全员、设备员、技术员）	分馏塔、泵类、风机	原料油、苯、甲苯、二甲苯、硫化氢、氨、一氧化碳、噪声及高温

5）职业病危害特征分析

加氢处理产生的主要职业病危害因素包括反应单元产生的原料油、苯、甲苯、二甲苯、硫化氢、硫醇、氨、一氧化碳、催化剂粉尘、噪声及高温等；分馏单元产生的原料油、苯、甲苯、二甲苯、硫化氢、氨、一氧化碳、噪声、高温等。接触机会为巡检、采样时。接触人员包括外操工、内操工、班长、副班长、三大员（安全员、设备员、技术员）等。催化剂粉尘在催化剂装卸时接触，接触人员为外操人员、采样人员及化验人员。

以某石化厂加氢处理单元工作场所检测结果进行危害程度分析。

（1）有毒物质。某石化厂加氢处理单元工作场所各工种接触的有毒物质检测结果汇总（有毒物质危害程度）见表 9. 1. 31。从表中可见，外操工和班长均有硫化氢超标情况，主要是气袋采样前需要替换 2～3 次，排出气体所致。

表 9. 1. 31 某石化厂加氢处理单元工作场所各工种接触的有毒物质检测结果汇总

工种	危害因素	检测点数	超标点数	超标率（%）	超标岗位
外操工	一氧化碳（非高原）	5	0	0	
	二甲苯	5	0	0	
	汽油	6	0	0	
	甲苯	5	0	0	
	苯	5	0	0	
	氨	4	0	0	
	硫化氢	10	1	10	酸性气采样口

续表

工种	危害因素	检测点数	超标点数	超标率（%）	超标岗位
班长	一氧化碳（非高原）	4	0	0	
	二甲苯	4	0	0	
	汽油	5	0	0	
	甲苯	4	0	0	
	苯	5	0	0	
	氨	4	0	0	
	硫化氢	10	1	10	酸性气采样口
三大员	二甲苯	3	0	0	
	汽油	3	0	0	
	甲苯	3	0	0	
	苯	3	0	0	

（2）物理因素。某石化厂加氢处理单元工作场所各工种接触的物理因素检测结果汇总（物理因素危害程度）见表9.1.32。

表9.1.32　某石化厂加氢处理单元工作场所各工种接触的物理因素检测结果汇总

工种	危害因素	检测点数	超标点数	超标率（%）
外操工	噪声	4	0	0
外操工	高温	2	0	0
班长	噪声	3	0	0
班长	高温	2	0	0
三大员	噪声	3	0	0

8. 脱硫装置职业病危害因素识别

1）脱硫工艺

石油中的硫化物不仅使石油品质变坏，而且对炼厂设备有严重腐蚀作用。因此，石油炼制过程中的脱硫问题已成为石油化工行业的主要技术攻关课题。石油脱硫技术有加氢脱硫技术和非加氢脱硫技术，主要应用于炼厂干气、石油液化气、石脑油、催化裂化汽油、喷气燃料、柴油、蜡油、润滑油基础油和渣油脱硫，以及炼厂烟气脱硫、酸性水汽提脱硫等。加氢脱硫就是对液体燃料在一定催化条件下通过加入氢气，经一系列反应后，将难以脱除的有机硫转化为易于脱除的 H_2S 或其他硫化物而脱除。加氢脱硫技术主要包括催化裂化进料加氢脱硫技术、选择性加氢脱硫技术、非选择性加氢脱硫技术和催化蒸馏加氢脱硫技术。传统加氢脱硫工艺通常以硫化态 Co-Mo/Al_2O_3、Ni-Mo/Al_2O_3为催化剂。在加氢脱硫过程中，脱硫率、催化活性和选择性均取决于催化剂性质、反应条件、反应器类型等。原料油中所含有机硫化物为硫醇、硫化物、二硫化物、噻吩及其衍生物。低沸点馏分主要含有脂肪类有机硫化物，如硫醇、硫化物和二硫化物，可以利用传统加氢工艺脱除它们。高沸点馏分（重组分直馏石脑油、直馏柴油、催化裂化轻石脑油）中所含有机硫化物主要为噻吩类。噻吩类化合物的加氢脱硫工艺为：硫原子直接从噻吩类化合物中去除（氢解反应）；芳环加氢脱硫（加氢反应）。

非加氢脱硫技术主要包括氧化脱硫技术、吸附脱硫技术、萃取脱硫技术、络合脱硫技术和生物脱硫技术等。

从脱硫的效果来看，加氢脱硫的脱硫率和收率明显高于非加氢脱硫，但反应条件要求在高温高压下并需要消耗大量的氢气，投资大、成本高，浪费资源；而非加氢脱硫技术大多反应条件缓和，在常温常压下就能实现，并且不需要投资昂贵的设备就能实现，还具有环保，无二次污染等优点。

各种原料油（气）常用的脱硫方法见表 9. 1. 33。

表 9. 1. 33 原料油（气）常用脱硫方法

序号	原料	脱硫方法
1	炼厂干气	干法脱硫、湿法脱硫
2	石油液化气	干法脱硫、湿法脱硫
3	催化裂化汽油	后处理方法、前处理方法、FCC 自身降硫技术
4	喷气燃料	碱精制、酸碱精制、氧化锌精制、Merox 技术、铜 X 分子筛、CaY 分子筛精制等
5	柴油	氧化脱硫、生物氧化脱硫、吸附脱硫、萃取脱硫、络合脱硫、生物还原脱硫、离子液体脱硫
6	蜡油馏分	加氢精制技术
7	润滑油基础油	加氢预精制技术、加氢处理脱硫、加氢补充精制脱硫
8	渣油	固定床渣油加氢处理技术、渣油沸腾床加氢技术、渣油浆液床加氢技术
9	炼厂烟气	催化裂化湿法烟气脱硫技术、动力站燃煤锅炉烟气脱硫技术

加氢脱硫工艺流程见图 9. 1. 10。

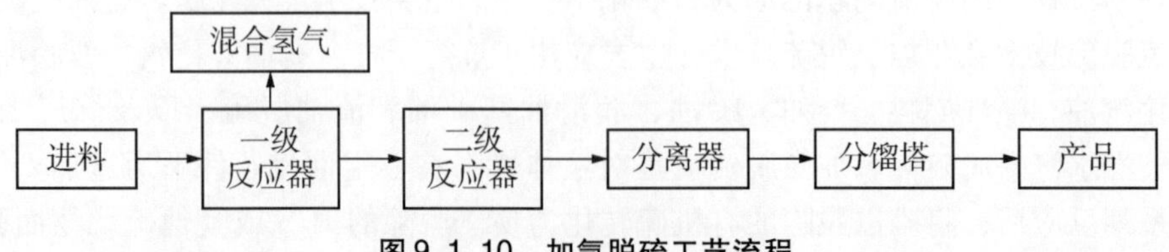

图 9. 1. 10 加氢脱硫工艺流程

2）脱硫设备

脱硫塔、吸收塔、分液罐、抽提塔、再生塔、换热器、反应器、分离器、闪蒸罐、过滤设备、风机、泵等。

3）原辅材料

原料油（气）、氢气、燃料气、燃料油、催化剂、吸附剂等。

4）脱硫装置职业病危害因素识别

根据脱硫原料的不同，脱硫装置产生的职业病危害因素有所不同，主要的职业病危害因素为原料油、苯、甲苯、二甲苯、硫化氢、氨、一氧化碳、其他粉尘（催化剂粉尘，内含钴、镍、镆）、噪声、高温等。脱硫装置职业病危害因素分布见表9.1.34。

表9.1.34 脱硫装置职业病危害因素分布

工艺	工种/岗位	生产设备	职业病危害因素
炼厂干气和液化石油气脱硫	班长、操作人员	吸收塔、再生塔、换热器、重沸器、闪蒸罐、泵类、风机类	氨、汽油、硫化氢、二氧化硫、液化石油气、甲基二乙醇胺、氢气、噪声、高温
催化裂化汽油脱硫	班长、操作人员	吸收塔、再生塔、换热器、重沸器、闪蒸罐、泵类、风机类	汽油（内含苯、芳烃、烯烃）、二氧化硫、二氧化碳、一氧化碳、氢气、吸附剂粉尘（内含钴、镍、铜）、氧化锌、噪声、高温
喷气燃料脱硫	班长、操作人员	吸收塔、再生塔、换热器、重沸器、闪蒸罐、泵类、风机类	硫化氢、氢氧化钠、硫化钠、氨、氢气、吸附剂粉尘（内含钴、镍、铜）、噪声、高温
柴油脱硫	班长、操作人员	吸收塔、再生塔、换热器、重沸器、闪蒸罐、泵类、风机类	硫醇、二硫化物、吸附剂粉尘（内含钴、镍、铜）、噪声、高温
蜡油脱硫	班长、操作人员	吸收塔、再生塔、换热器、重沸器、闪蒸罐、泵类、风机类	二硫化碳、硫化氢、二氧化硫、一氧化碳、一氧化氮、二氧化氮、吸附剂粉尘（内含钼、镍）、噪声、高温
润滑油基础油脱硫	班长、操作人员	吸收塔、再生塔、换热器、重沸器、闪蒸罐、泵类、风机类	苯、酚、糠醛、二氧化硫、一氧化碳、一氧化氮、二氧化氮、噪声、高温
渣油脱硫	班长、操作人员	吸收塔、再生塔、换热器、重沸器、闪蒸罐、泵类、风机类	硫化氢、氨、烃类化合物、吸附剂粉尘（内含钴、镍、铜）、噪声、高温

5）职业病危害特征分析

脱硫产生的主要职业病危害因素为原料油、苯、甲苯、二甲苯、硫化氢、氨、一氧化碳、其他粉尘（催化剂粉尘，内含钴、镍、镆）、噪声、高温等。接触机会为巡检、采样时。接触人员包括外操工、内操工、班长、副班长、三大员（安全员、设备员、技术员）等。催化剂粉尘在催化剂装卸时接触，接触人员为外操人员、采样人员及化验人员。

以某石化企业脱硫装置工作场所检测结果进行危害程度分析。

（1）有毒物质。某石化厂脱硫单元工作场所各工种接触的有毒物质检测结果汇总（有毒物质危害程度）见表9.1.35。

表9.1.35 某石化厂脱硫单元工作场所各工种接触的有毒物质检测结果汇总

工种	危害因素	检测点数	超标点数	超标率（%）
外操工	苯	16	0	0
	甲苯	16	0	0
	二甲苯	11	0	0
	液化石油气	20	0	0
	汽油	6	0	0
	甲硫醇	16	0	0
	硫化氢	24	0	0
	一氧化碳	10	0	0
	氨	3	0	0
班长	苯	10	0	0
	甲苯	10	0	0
	二甲苯	7	0	0
	液化石油气	9	0	0
	汽油	9	0	0
	甲硫醇	10	0	0
	硫化氢	24	0	0
	一氧化碳	6	0	0
	氨	3	0	0
三大员	苯	13	0	0
	甲苯	13	0	0
	二甲苯	9	0	0
	液化石油气	11	0	0
	汽油	5	0	0
	甲硫醇	13	0	0
	硫化氢	24	0	0
	一氧化碳	8	0	0
	氨	3	0	0

（2）物理因素。某石化厂脱硫单元工作场所各工种接触的物理因素检测结果汇总（物理因素危害程度）见表 9.1.36。

表 9.1.36　某石化厂脱硫单元工作场所各工种接触的物理因素检测结果汇总

工种	危害因素	检测点数	超标点数	超标率（%）
外操工	噪声	8	0	0
外操工	高温	8	0	0
班长	噪声	4	0	0
班长	高温	4	0	0
三大员	噪声	6	0	0

9. 芳烃抽提装置职业病危害因素识别

1）芳烃抽提工艺

催化重整油和裂解汽油馏分成为芳烃的主要来源。催化重整油和裂解汽油组分中含有各种复杂的烃类物质以及其同分异构体，这些物质的沸点有些极为接近，而有些物质易形成共沸物，这些共沸物有烷烃、烯烃、环烷烃和苯等能形成共沸物的物质，只用简单的蒸馏方式不可能获得高纯度的产物。因此，要获得高纯的芳烃物质，需要经过芳烃抽提才能实现。芳烃抽提技术按机理可分成两种，即萃取精馏和液－液萃取。萃取精馏是在物料中加入极性溶剂，提高各成分之间的相对挥发度，来实现各组分分离；液－液萃取也称为溶剂萃取，其原理是根据物料中各组分在某种特定溶剂中溶解度的不同，来促成分离的一种工艺过程。芳烃抽提工艺流程见图 9.1.11。

原料油
预处理单元
抽提单元
精馏单元
三苯
溶剂油
加氢单元
溶剂油

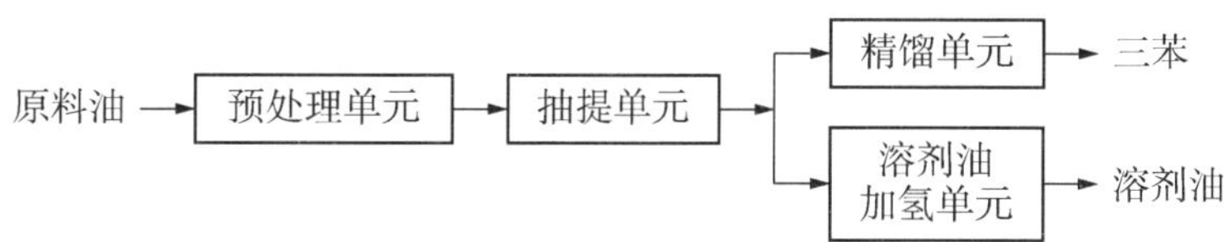

图 9.1.11　芳烃抽提工艺流程

2）芳烃抽提设备

蒸馏塔、回收塔、汽提塔、缓冲罐、换热器、机泵、加热炉、空冷器、反应器等。

3）原辅材料

原料油、催化剂、消泡剂、缓蚀剂等。

4）芳烃抽提职业病危害因素识别

芳烃抽提过程产生的主要职业病危害因素为原料油、硫化氢、苯、甲苯、二甲苯、噪声、高温等，职业病危害因素分布见表 9.1.37。

表 9.1.37 芳烃抽提工艺过程职业病危害因素分布

工序	工种/岗位	生产设备	职业病危害因素
原料预处理单元	班长、外操工、三大员（安全员、设备员、技术员）	蒸馏塔、加热炉、反应器、泵类、风机	硫化氢、汽油、苯、甲苯、二甲苯、噪声、高温
抽提单元	班长、外操工、三大员（安全员、设备员、技术员）	汽提塔、换热器、泵类、风机	汽油、苯、甲苯、二甲苯、噪声、高温
精馏单元	班长、外操工、三大员（安全员、设备员、技术员）	缓冲罐、泵类、风机	汽油、苯、甲苯、二甲苯、噪声、高温
溶剂油加氢分离	班长、外操工、三大员（安全员、设备员、技术员）	加氢罐、泵类、风机	汽油、苯、甲苯、二甲苯、噪声、高温

5）职业病危害特征分析

芳烃抽提过程产生的主要职业病危害因素为原料油、硫化氢、苯、甲苯、二甲苯、噪声、高温等。接触机会为巡检、采样时。接触人员包括外操工、内操工、班长、副班长、三大员（安全员、设备员、技术员）等。催化剂粉尘在催化剂装卸时接触，接触人员为外操人员、采样人员及化验人员。

以某石化企业芳烃抽提装置工作场所检测结果进行危害程度分析。

（1）有毒物质。某石化厂芳烃抽提单元工作场所各工种接触的有毒物质检测结果汇总（有毒物质危害程度）见表 9.1.38。

表 9.1.38 某石化厂芳烃抽提单元工作场所各工种接触的有毒物质检测结果汇总

工种	危害因素	检测点数	超标点数	超标率（%）
外操	二甲苯	11	0	0
	汽油	11	0	0
	甲苯	11	0	0
	苯	11	0	0
班长	二甲苯	9	0	0
	汽油	9	0	0
	甲苯	9	0	0
	苯	9	0	0
三大员	二甲苯	9	0	0
	汽油	9	0	0
	甲苯	9	0	0
	苯	9	0	0

（2）物理因素。某石化厂芳烃抽提单元工作场所各工种接触的物理因素检测结果汇总（物理因素危害程度）见表 9.1.39。

表 9.1.39　某石化厂芳烃抽提单元工作场所各工种接触的物理因素检测结果汇总

工种	危害因素	检测点数	超标点数	超标率（%）
外操工	噪声	8	0	0
	高温	2	0	0
班长	噪声	6	0	0
	高温	2	0	0
三大员	噪声	6	0	0

10. 硫黄回收装置职业病危害因素识别

1）硫黄回收工艺

硫黄回收是指将化工过程中含硫的有毒硫化物转变为单质硫，从而变废为宝并保护环境的工艺技术，硫黄回收装置主要是为了控制生产中 SO_2 的排放，主要分布在原油加工、天然气加工和煤化工 3 个行业。克劳斯法硫黄回收是含硫天然气和炼厂气中回收硫黄最重要的技术路线。尾气处理工艺及克劳斯工艺改进是在传统克劳斯工艺的基础上通过使用催化剂、改变克劳斯工艺条件，包括在低温条件下进行克劳斯反应、在液相中进行克劳斯反应、在溶剂中进行克劳斯反应或是在特殊设计的反应器中进行、改进克劳斯工艺其中的某个反应过程来实现。传统克劳斯法工艺流程见图 9.1.12。

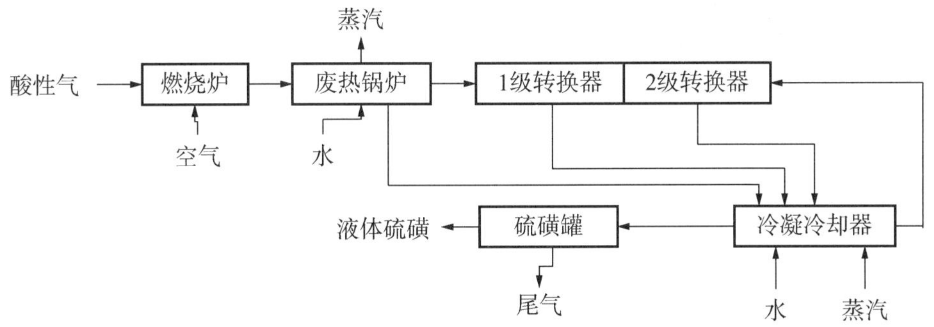

图 9.1.12　硫黄回收工艺流程

2）硫黄回收主要设备

酸性气燃烧炉、尾气焚烧炉、加氢反应器、塔类、机泵类、风机类。

3）硫黄回收原料

来自加氢裂化、加氢精制等上游装置产生的酸性气、加氢催化剂、MDEA（甲基二乙醇胺）。

4）硫黄回收工艺过程职业病危害因素识别

硫黄回收产生过程职业病危害因素分布见表 9.1.40。

表 9.1.40 硫黄回收生产过程职业病危害因素分布

工序	工种/岗位	生产设备	职业病危害因素
热反应阶段	班长、外操工	酸性气燃烧炉、泵类、风机	噪声、硫化氢、二氧化硫
催化反应阶段	班长、外操工	压加氢反应器、泵类、风机	噪声、硫化氢、催化剂粉尘
尾气处理阶段	班长、外操工	尾气焚烧炉、泵类、风机	噪声、硫化氢、MDEA

5）职业病危害特征分析

硫黄回收装置工艺生产过程的主要职业病危害因素有硫化氢、二氧化硫、催化剂粉尘、MDEA、生产性噪声等，接触人员包括班长、外操工等。

以某石化生产企业延迟焦化装置工作场所检测结果，进行危害程度分析。

（1）有毒物质。装置作业环境为露天或半露天作业。某石化企业硫黄回收装置工作场所各工种接触的有毒物质检测结果汇总（有毒物质危害程度）见表 9.1.41。

表 9.1.41 某石化企业硫黄回收装置工作场所各工种接触的有毒物质检测结果汇总

工种	危害因素	检测点数	超标点数	超标率（%）
班长	氨	6	0	0
	苯	10	0	0
	甲苯	10	0	0
	二甲苯	10	0	0
	二硫化碳	4	0	0
	一氧化碳	1	0	0
	二氧化硫	4	0	0
	甲硫醇	4	0	0
	汽油	3	0	0
	液化石油气	4	0	0
	硫化氢	13	0	0
三大员	氨	6	0	0
	苯	10	0	0
	甲苯	10	0	0
	二甲苯	10	0	0
	二硫化碳	4	0	0
	一氧化碳	1	0	0
	二氧化硫	4	0	0
	甲硫醇	4	0	0
	汽油	3	0	0
	液化石油气	4	0	0
	硫化氢	13	0	0

续表

工种	危害因素	检测点数	超标点数	超标率（%）
外操	氨	7	0	0
	苯	13	0	0
	甲苯	13	0	0
	二甲苯	13	0	0
	二硫化碳	5	0	0
	一氧化碳	1	0	0
	二氧化硫	5	0	0
	甲硫醇	5	0	0
	汽油	4	0	0
	液化石油气	5	0	0
	硫化氢	13	0	0

（2）物理因素。某石化企业硫黄回收装置工作场所各工种接触的物理因素检测结果汇总（物理因素危害程度）见表9.1.42。

表9.1.42 某石化企业硫黄回收装置工作场所各工种接触的物理因素检测结果汇总

工种	危害因素	检测点数	超标点数	超标率（%）
班长	噪声	3	0	0
	高温	3	0	0
三大员	噪声	3	0	0
外操工	噪声	4	0	0
	高温	4	0	0

11. MTBE装置职业病危害因素识别

1）MTBE装置工艺

MTBE（甲基叔丁基醚）是无铅、高辛烷值汽油的调和组分，也是目前从混合碳四馏分中分离异丁烯的最好手段。目前，国内有固定床、膨胀床、硫酸催化、催化蒸馏、混相反应、混相反应蒸馏技术等MTBE生产技术。其生产工艺是以甲醇和混合碳四（含有异丁烯）为原料，在酸性催化剂的作用下合成甲基叔丁基醚，后分离出甲醇循环使用，剩余碳四进入其他装置利用。工艺流程见图9.1.13。

2）MTBE主要设备

反应器、碳四精馏塔、碳四残液水洗塔、甲醇回收塔、碳四原料水洗罐、碳四精馏塔回流罐、碳四残液聚集罐、甲醇回收塔回流罐、蒸汽冷凝液闪蒸罐、原料预热器、冷却器、换热器、碳四精馏塔再沸器、冷凝器、甲醇回收塔再沸器、甲醇回收塔冷却器、碳四原料水洗泵、增压泵、循环泵、输送泵、循环水泵、甲醇回收塔回流

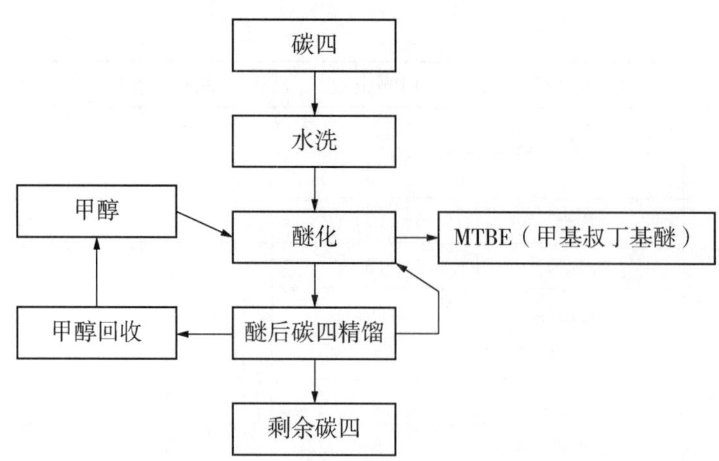

图 9.1.13 MTBE 装置生产工艺流程

泵、蒸汽冷凝液泵、产品输送泵等。

3）MTBE 装置原材料

碳四（包括碳四的烷烃和烯烃，以及部分碳三、碳五以上杂质及含硫杂质）；甲醇；辅助材料（催化剂）。理论上可进行醚化的催化剂有很多种，如以硅藻土为载体的矿物酸、磷改性的沸石、杂多酸和各种磺化树脂。一般所有强酸性物质都可以催化 MTBE 合成反应，普遍采用树脂催化剂。

4）MTBE 装置工艺过程职业病危害因素识别

MTBE 装置生产的主要职业病危害因素为噪声、高温、甲醇、碳四的烷烃和烯烃、甲基叔丁基醚、催化剂粉尘。MTBE 装置生产过程职业病危害因素分布见表 9.1.43。

表 9.1.43 MTBE 装置生产过程职业病危害因素分布

工序	工种/岗位	生产设备	职业病危害因素
碳四水洗	外操工	MTBE 装置的机泵、阀门、法兰及管道泄漏处	碳四的烷烃和烯烃、噪声
醚化	外操工		甲醇、碳四的烷烃和烯烃、甲基叔丁基醚、催化剂粉尘、噪声、高温
碳四精馏	外操工		碳四的烷烃和烯烃、噪声
甲醇回收	外操工		甲醇、噪声
采样	外操工	采样口	甲醇、碳四的烷烃和烯烃、甲基叔丁基醚、噪声
分析与检验	化验员	化验室	甲醇、碳四的烷烃和烯烃、甲基叔丁基醚、酸碱等化学品

5）职业病危害特征分析

MTBE 装置工艺生产过程的主要职业病危害因素有硫化氢、氢氧化钠、甲醇、丁烯 -1、液化石油气、甲基叔丁基醚、其他粉尘（催化剂粉尘）、噪声、高温，接触人员包括班长、外操工等。

以某石化生产企业 MTBE 装置工作场所检测结果进行危害程度分析。

(1) 有毒物质。某石化企业 MTBE 装置工作场所各工种接触的有毒物质检测结果汇总（有毒物质危害程度）见表 9.1.44。

表 9.1.44　某石化企业 MTBE 装置工作场所各工种接触的有毒物质检测结果汇总

工种	危害因素	检测点数	超标点数	超标率（%）
班长	丁烯	3	0	0
	甲醇	9	0	0
	甲基叔丁基醚	11	0	0
	硫化氢	1	0	0
	液化石油气	3	0	0
	正戊烷	13	0	0
三大员	丁烯	3	0	0
	甲醇	9	0	0
	甲基叔丁基醚	11	0	0
	硫化氢	1	0	0
	液化石油气	3	0	0
	正戊烷	13	0	0
外操	丁烯	4	0	0
	甲醇	12	0	0
	甲基叔丁基醚	14	0	0
	硫化氢	1	0	0
	液化石油气	4	0	0
	正戊烷	16	0	0

(2) 物理因素。某石化企业 MTBE 装置工作场所各工种接触的物理因素检测结果汇总（物理因素危害程度）见表 9.1.45。

表 9.1.45　某石化企业 MTBE 装置工作场所各工种接触的物理因素检测结果汇总

工种	危害因素	检测点数	超标点数	超标率（%）
班长	噪声	3	0	0
	高温	3	0	0
三大员	噪声	3	0	0
外操工	噪声	4	0	0
	高温	4	0	0

12. 催化汽油吸附脱硫（S-Zorb）装置职业病危害因素识别

1）S-Zorb 装置生产工艺

由催化装置来的含硫汽油与循环氢混合后，经进料加热炉加热，进入脱硫流化床反应器进行吸附脱硫反应，原料经吸附剂作用后将其中的有机硫化物转移到吸附剂上脱除。为维持吸附剂的活性，装置设有吸附剂连续再生循环系统，通过对吸附剂再生，使其变为 SO_2 进入再生烟气中，烟气再进入本装置碱洗单元处理。S-Zorb 装置工艺流程见图 9. 1. 14。

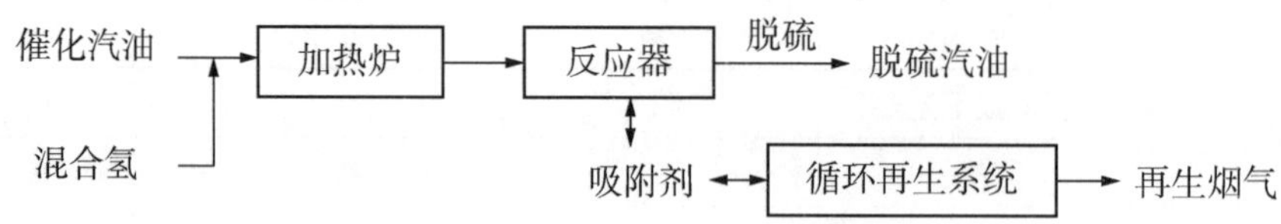

图 9. 1. 14　S-Zorb 装置工艺流程

2）S-Zorb 装置设备

原料缓冲罐、脱硫反应器、气液分离罐、稳定塔、循环氢压缩机、反吹氢压缩机、再生空气预热器、再生气体电加热器、再生器进料罐、再生器、吸附剂进料罐、空冷器、水冷器、回流罐、稳定塔进料换热器、稳定塔再沸器。

3）S-Zorb 装置材料

催化汽油、氢气、吸附剂、硫化剂 DMDS（二甲基二硫醚）。

4）S-Zorb 装置工艺过程职业病危害因素识别

S-Zorb 装置工艺过程产生的主要职业病危害因素为化学因素（汽油、苯、甲苯、二甲苯、二氧化硫、一氧化碳、镍及其化合物、羰基镍、氧化锌、氢氧化钠、硫化氢、氨、氮氧化物等、粉尘）、物理因素（噪声、高温、工频电磁场、γ 辐射）等，S-Zorb 装置工艺过程职业病危害因素（职业病危害因素）分布见表 9. 1. 46。

表 9. 1. 46　S-Zorb 装置工艺过程职业病危害因素分布

工序	工种/岗位	生产设备	职业病危害因素
进料与脱硫反应	班长、外操工	原料缓冲罐、进料泵、脱硫反应器、进料加热炉、气液分离罐、循环氢压缩机、反吹氢压缩机、反吹气体聚集器	汽油、苯、甲苯、二甲苯、氧化锌、镍及其化合物、氨、氮氧化物、其他粉尘（吸附剂粉尘）、噪声、高温
吸附剂再生循环	班长、外操工	再生气体电加热器、再生器、再生烟气冷却器、冷凝水罐、吸附剂进料罐	氧化锌、二氧化硫、二氧化碳、一氧化碳、镍及其化合物、羰基镍、氢氧化钠、其他粉尘（吸附剂粉尘）、噪声、高温
产品稳定	班长、外操工	回流罐、稳定塔进料换热器、稳定塔再沸器、料位计	汽油、苯、甲苯、二甲苯、甲烷、电离辐射、噪声

5）职业病危害特征分析

S-Zorb 装置工艺生产过程的主要职业病危害有汽油、苯、甲苯、二甲苯、二氧化硫、一氧化碳、镍及其化合物、羰基镍、氧化锌、氢氧化钠、硫化氢、氨、氮氧化物等，接触机会为每天工作时间，接触人员包括班长、外操工等。

以某石化生产企业 S-Zorb 装置工作场所检测结果进行危害程度分析。

（1）生产性粉尘。装置作业环境为露天或半露天作业。某石化企业 S-Zorb 装置工作场所各工种接触的生产性粉尘检测结果汇总（生产性粉尘危害程度）见表 9. 1. 47。

表 9. 1. 47　某石化企业 S-Zorb 装置工作场所各工种接触的生产性粉尘检测结果汇总

工种	危害因素	检测点数	超标点数	超标率（%）
班长	总尘（其他粉尘）	1	0	0
外操工	总尘（其他粉尘）	1	0	0
三大员	总尘（其他粉尘）	1	0	0

（2）有毒物质。装置作业环境为露天或半露天作业。某石化企业 S-Zorb 装置工作场所各工种接触的有毒物质检测结果汇总（有毒物质危害程度）见表 9. 1. 48。

表 9. 1. 48　某石化企业 S-Zorb 装置工作场所各工种接触的有毒物质检测结果汇总

工种	危害因素	检测点数	超标点数	超标率（%）
班长	氨	5	0	0
	苯	13	0	0
	二甲苯	10	0	0
	二氧化氮	5	0	0
	二氧化硫	8	0	0
	甲苯	10	0	0
	硫化氢	4	0	0
	镍及其化合物	1	0	0
	汽油	17	0	0
	锌及其化合物	5	0	0
	一氧化氮	5	0	0
	一氧化碳	4	0	0

续表

工种	危害因素	检测点数	超标点数	超标率（%）
三大员	氨	5	0	0
	二甲苯	10	0	0
	二氧化氮	5	0	0
	二氧化硫	8	0	0
	甲苯	10	0	0
	硫化氢	4	0	0
	镍及其化合物	1	0	0
	汽油	17	0	0
	锌及其化合物	5	0	0
	一氧化氮	5	0	0
	一氧化碳	4	0	0
外操	氨	6	0	0
	二甲苯	13	0	0
	二氧化氮	6	0	0
	二氧化硫	9	0	0
	甲苯	13	0	0
	硫化氢	4	0	0
	镍及其化合物	1	0	0
	汽油	20	0	0
	锌及其化合物	6	0	0
	一氧化氮	6	0	0
	一氧化碳	5	0	0

（3）物理因素。某石化企业 S-Zorb 焦化汽油加氢装置工作场所各工种接触的噪声检测结果汇总（物理因素危害程度）见表 9. 1. 49。

表 9. 1. 49　某石化企业 S-Zorb 焦化汽油加氢装置工作场所各工种接触的噪声检测结果汇总

工种	危害因素	检测点数	超标点数	超标率（%）
班长	噪声	3	0	0
	高温	3	0	0
三大员	噪声	3	0	0
外操工	噪声	4	0	0
	高温	4	0	0

13. 制氢装置

1）制氢装置工艺

氢气广泛用于钢铁、冶金、化工、医药、轻工、建材、电子等多种工业部门。由于原料来源的不同、氢气纯度要求不同，工业上制氢常用煤焦造气法、烃类蒸汽转化法、电解水法等。目前，具有代表性的是烃类蒸汽转化法，主要包括石脑油和干气脱硫、转化、高低温变换、脱碳、甲烷化和 PSA 6 个工序。生产工艺简述如下：

石脑油和干气（重整干气和加氢尾气）加热后进入反应器，经过脱硫，脱氯去除硫、氯等有害杂质后，干蒸汽混合加热后进入转化炉炉管，在管内转化为 CO、CO_2、H_2O、CH_4和 H_2的混合气体，混合气体首先经过高级烃的催化裂解和热裂解，裂解产物为以甲烷为代表的低级烃，然后经过低级烃进行水蒸气转化反应。在变换反应器内，转化气中的 CO 在催化剂的作用下，继续与水蒸气反应生成 H_2和 CO_2，变换气经回收热量、冷却分离液体后送至 PSA 部分。高变气进入吸附塔，在多种吸附剂的依次选择吸附下，最终几乎除去氢以外所有杂质，获得纯度为 95.89% 的产品 H_2。吸附罐脱除出来的废气送转化炉作燃料气。制氢工艺流程见图 9.1.15。

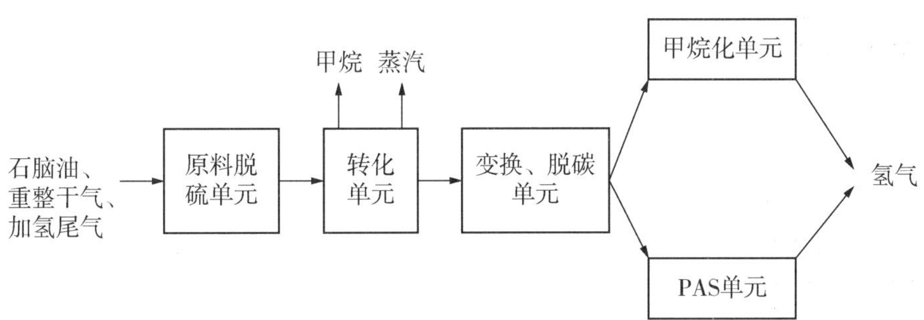

图 9.1.15　制氢工艺流程

2）制氢装置原辅材料

原料：石脑油、甲烷氢、加氢气体、重整气体。

辅助材：辅助材料见表 9.1.50。

表 9.1.50　辅助材料

序号	名称	主要规格	成分	物理性状
1	石脑油加氢催化剂	T204	MoO_3、NiO_2	固体
2	石脑油加氢催化剂	T203	CoO、MoO_3	固体
3	石脑油脱氯催化剂	T405		固体
4	石脑油脱硫催化剂	T306	ZnO	固体
5	炼厂气加氢催化剂	JT-1G		固体
6	炼厂气脱氯催化剂	T408		固体
7	炼厂气脱硫催化剂	T306	ZnO	固体

续表

序号	名称	主要规格	成分	物理性状
8	蒸汽转化催化剂	Z409R	NiO	固体
9		Z403	NiO	固体
10	高温变换催化剂	B113－2	FeO	固体
11	低温变换催化剂	B203	CuO	固体
12		B205	CuO	固体
13	甲烷化催化剂	J103H	NiO	固体
14	蒸汽转化催化剂	Z417	NiO	固体
15		Z418	NiO	固体
16	高温变换催化剂	B113－2	FeO	固体
17	低温变换催化剂	B203	CuO	固体

3）职业病危害因素识别

制氢装置工艺过程中产生硫化氢、石脑油、甲烷、液化石油气、苯、一氧化碳、二氧化碳、噪声、高温等。某制氢装置生产过程职业病危害因素分布见表9.1.51。

表9.1.51　某制氢装置生产过程职业病危害因素分布

工序	工种/岗位	生产设备	职业病危害因素
脱硫单元	外操工、班长、检验工	脱硫塔、泵、压缩机等	硫化氢、石脑油、甲烷、液化石油气、苯、一氧化碳、二氧化碳、噪声、高温
转化单元	外操工、班长、检验工	转化炉、泵等	一氧化碳、液化石油气、二氧化碳、二硫化碳、噪声、高温
变换、脱碳单元	外操工、班长、检验工	变换器、泵等	五氧化二钒、一氧化碳、二氧化碳、甲烷、噪声、高温
甲烷化单元	外操工、班长、检验工	塔、泵等	二氧化碳、甲烷、噪声
PAS 单元	外操工、班长、检验工	泵、吸附塔等	氢气、二氧化碳、高温、噪声

4）职业病危害特征分析

制氢装置工作场所存在的主要化学毒物有：汽油、液化石油气、甲烷、一氧化碳、二氧化碳、硫化氢、二硫化碳等。主要存在于巡检位、作业位和采样口，采样人员和外操工为主要接触人员。

制氢装置的主要噪声源有大功率机泵、压缩机、风机、空冷设备、加热炉、气体放空口等。接触人员主要为外操工和采样人员。

制氢装置存在炉、换热设备及高温管道等高温设备。工人在夏季极端气温（38.9 ℃）巡检时，WBGT指数可能高于职业接触限值，高温会对工人健康造成一定的影响。

以某企业制氢装置工作场所检测结果进行危害程度分析。某企业制氢装置工作场所各工种接触的有毒物质检测结果汇总见表9.1.52，某企业制氢装置工作场所各工种接触的物理因素检测结果汇总见表9.1.53。

表9.1.52　某企业制氢装置工作场所各工种接触的有毒物质检测结果汇总

工种	危害因素	检测点数	超标点数	超标率（%）
班长	二甲苯	1	0	0
	甲苯	1	0	0
	苯	1	0	0
	汽油	1	0	0
	一氧化碳	2	0	0
	液化石油气	1	0	0
	氨	1	0	0
	甲醇	1	0	0
	硫化氢	11	0	0
外操工	二甲苯	1	0	0
	甲苯	1	0	0
	苯	1	0	0
	汽油	1	0	0
	一氧化碳	2	0	0
	液化石油气	1	0	0
	氨	1	0	0
	甲醇	1	0	0
	硫化氢	11	0	0
三大员	二甲苯	1	0	0
	甲苯	1	0	0
	苯	1	0	0
	汽油	1	0	0

表 9.1.53　某企业制氢装置工作场所各工种接触的物理因素检测结果汇总

<table>
<tr><th>工种</th><th>危害因素</th><th>检测点数</th><th>超标点数</th><th>超标率（%）</th><th>超标岗位</th></tr>
<tr><td>班长</td><td>噪声</td><td>7</td><td>6</td><td>85.71</td><td rowspan="3">压缩机站 K5601A（二层）
脱碳站油冷却器 GT1402
脱碳站低压蒸汽锅炉给水泵（G1451A/B）
锅炉水泵站高压锅炉给水泵 G9201A
D1158、加热炉站燃烧空气风机 K1161A
第 11 站 K7001 天然气压缩机</td></tr>
<tr><td>外操工</td><td>噪声</td><td>7</td><td>6</td><td>85.71</td></tr>
<tr><td>三大员</td><td>噪声</td><td>7</td><td>6</td><td>85.71</td></tr>
<tr><td>班长</td><td>高温</td><td>2</td><td>0</td><td>0</td><td rowspan="2"></td></tr>
<tr><td>外操工</td><td>高温</td><td>2</td><td>0</td><td>0</td></tr>
</table>

14. 气体分馏装置

（1）气体分馏装置工艺。气体分馏装置是利用各组分之间相对挥发度的不同而将不同组分分开的精馏过程。原料为催化装置来的经过脱硫、脱硫醇后的液化石油气，产品包括精丙烯［纯度≥99.6%（mol）］、碳四馏分、丙烷，同时副产燃料气。装置包括脱丙烷部分、脱乙烷部分、精丙烯部分以及公用工程部分。

气体分离工艺流程见图 9.1.16。

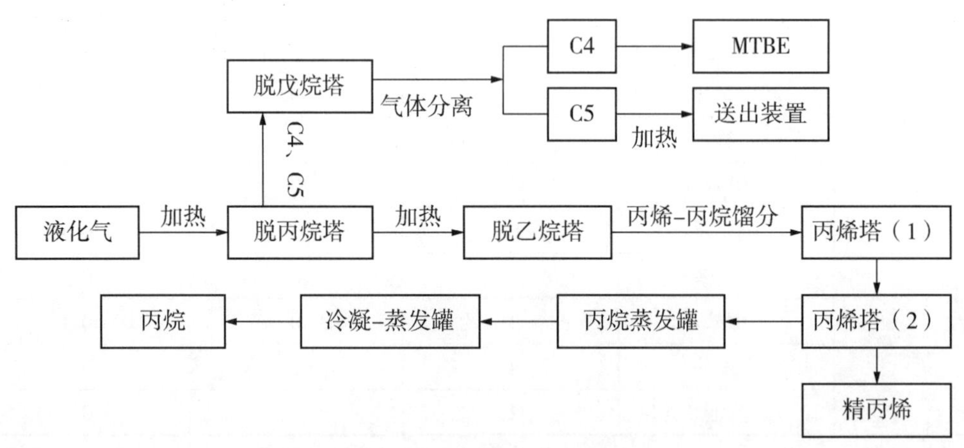

图 9.1.16　气体分离工艺流程

脱丙烷部分：双脱后的液化石油气脱水后，经换热和加热后，进入脱丙烷塔。塔顶的 C2、C3 馏分冷凝冷却后，进入回流罐。一部分作为脱丙烷塔回流，另一部分作为脱乙烷塔进料。塔底物料 C4 馏分经换热、冷却后送至 MTBE 装置。

脱乙烷部分：脱乙烷塔塔顶 C2、C3 气体经冷凝后，进入脱乙烷塔回流罐，未冷凝的气体主要是乙烷和部分丙烯、丙烷，由回流罐上部经压控阀放至高压瓦斯管网。冷凝液送回脱乙烷塔顶全部作为回流。塔底物料自压至精丙烯塔，作为精丙烯塔进料。

精丙烯部分：丙烯塔分为两塔串联操作。丙烯塔1塔底丙烷馏分经冷却送至罐区。塔顶气体进入丙烯塔2底部，丙烯塔2底部液体送回丙烯塔1顶部作为回流。丙烯塔2顶气体经冷凝冷却后，进入丙烯塔回流罐，冷凝液一部分送回丙烯塔2顶部作为回流；另一部分经冷却后作为产品送至罐区。

（2）装置材料。催化液化石油气、重催液化石油气。各原料经管道输送，储罐储存。

（3）生产工艺中职业病危害因素识别。生产工艺中存在的职业病危害因素见表9.1.54。

表9.1.54　生产工艺中存在的职业病危害因素

工序	工种/岗位	生产设备	职业病危害因素
脱丙烷部分	外操工、班长、检验工	缓冲罐、脱气塔、采样口	硫化氢、液化石油气、丙烷
脱乙烷部分	外操工、班长、检验工	缓冲罐、脱气塔、采样口	硫化氢、液化石油气、乙烷
脱丙烯部分	外操工、班长、检验工	缓冲罐、脱气塔、采样口	硫化氢、液化石油气、丙烯

（4）职业病危害特征分析。气体分馏装置生产过程中产生的主要化学毒物包括硫化氢、液化石油气、丙烷、丙烯，主要存在于巡检位、作业位和进料口、出料口、阀门处，采样人员和巡检人员主要接触人员。

气体分馏装置噪声源主要是机械噪声和流体动力性噪声，前者如各种设备运转产生的噪声等，后者如蒸汽流动及放空等。接触人员主要为巡检人员和采样人员。

气体分馏装置具备蒸汽管道、加热炉、反应器、预热器等高温设备；工人在夏季极端气温（38.9 ℃）巡检时，也存在高危危害。接触人员主要为巡检和采样人员。

以某企业气分装置工作场所检测结果进行危害程度分析。某企业气体分馏装置工作场所各工种接触的有毒物质检测和物理因素检测结果汇总分别见表9.1.55、表9.1.56。

表9.1.55　某企业气体分馏装置工作场所各工种接触的有毒物质检测结果汇总

工种	危害因素	检测点数	超标点数	超标率（%）
班长	液化石油气	3	0	0
外操工	液化石油气	3	0	0

表9.1.56　某企业气体分馏装置工作场所各工种接触的物理因素检测结果汇总

工种	危害因素	检测点数	超标点数	超标率（%）	超标岗位
班长	噪声	5	2	40	第八站：气分三装置V-104西北面 第九站：气分三装置泵带东
外操工	噪声	5	2	40	
大三员	噪声	5	2	40	
班长	高温	1	0	0	—
外操工	高温	1	0	0	

15. 溶剂脱沥青装置

1）工艺

溶剂脱沥青装置由原料、抽提、换热和塔区单元组成，其工艺流程见图 9. 1. 17。涉及的工序及其产生的职业病危害因素见表 9. 1. 57。

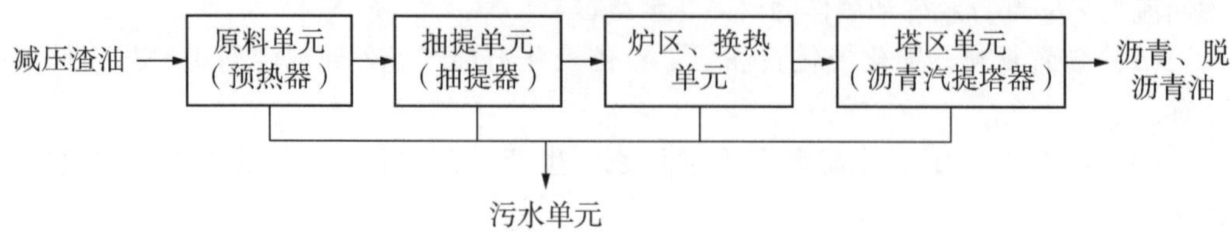

图 9. 1. 17 溶剂脱沥青装置生产工艺流程

2）设备

主要使用的生产设备有汽提塔、加热炉、换热器、空冷器、容器类、机泵和风机等。

3）职业病危害因素识别

本装置的职业病危害因素主要有化学因素（化学毒物、粉尘）、物理因素（噪声、高温）两类。详见表 9. 1. 57。

表 9. 1. 57 溶剂脱沥青装置生产过程中存在的职业病危害因素

主要生产工序	岗位	存在职业病危害因素
原料单元	外操工、班长	硫化氢、噪声、高温
抽提单元	外操工、班长	硫化氢、液化石油气、噪声、高温
炉区、换热单元	外操工、班长	硫化氢、石油沥青、一氧化碳、高温、噪声
塔区回收单元	外操工、班长	石油沥青、液化石油气、噪声

4）职业病危害特征分析

溶剂脱沥青装置生产过程中，工作人员在采样时打开采样阀门，容易出现大量化学毒物从采样口挥发出来，造成采样口工作场化学毒物浓度超标的现象。主要化学毒物包括氨、硫化氢、液化石油气、苯、甲苯、二甲苯、汽油、甲醇，主要存在于巡检位、作业位和采样口，外操工和采样人员为主要接触人员。

噪声是该装置危害严重的职业病危害因素。噪声源主要是机械噪声和流体动力性噪声，前者如各种设备运转产生的噪声等，后者如蒸汽流动及放空等。工作场所中，各泵机和冷风机区域的噪声危害突出，尤其是泵区的噪声强度超标严重。接触人员主要为外操工和采样人员。

溶剂脱沥青装置具备炉、换热设备及高温管道等高温设备；工人在夏季极端气温（38. 9 ℃）巡检时，也存在高危危害。接触人员主要为外操工和采样人员。

以某企业溶剂脱沥青装置工作场所检测结果进行危害程度分析。

（1）有毒物质。某企业溶剂脱沥青装置工作场所各工种接触的有毒物质检测结果汇总见表 9. 1. 58。

表 9.1.58　某企业溶剂脱沥青装置工作场所各工种接触的有毒物质检测结果汇总

工种	危害因素	检测点数	超标点数	超标率（%）
班长	液化石油气	2	0	0
	二甲苯	1	0	0
	甲苯	1	0	0
	苯	1	0	0
	硫化氢	5	0	0
外操工	液化石油气	2	0	0
	二甲苯	1	0	0
	甲苯	1	0	0
	苯	1	0	0
	硫化氢	5	0	0
三大员	液化石油气	2	0	0
	二甲苯	1	0	0
	甲苯	1	0	0
	苯	2	0	0
	硫化氢	5	0	0

（2）物理因素。某企业溶剂脱沥青装置工作场所各工种接触的物理因素检测结果汇总（物理因素危害程度）见表 9.1.59。噪声超标率达 50%。

表 9.1.59　某企业溶剂脱沥青装置工作场所各工种接触的物理因素检测结果汇总

工种	危害因素	检测点数	超标点数	超标率（%）	超标岗位
班长	噪声	6	3	50	第二站：低压空冷区 第四站：高压泵区高压泵区增压泵 第五站：加热炉区
外操工	噪声	6	3	50	
三大员	噪声	6	3	50	

三、职业病危害关键控制技术

（一）职业病危害关键控制点确定

1. 常减压蒸馏装置

关键控制的职业病危害因素为蜡油、石脑油、汽油、柴油、噪声等，关键控制的设备为各泵类、风机及管道连接、法兰位置、采样口、检尺口。

2. 催化裂化装置

关键控制的职业病危害因素为汽油、苯、硫化氢、噪声等，关键控制的设备为各泵类、风机及管道连接、法兰位置、采样口、检尺口。

3. 连续重整装置

关键控制的职业病危害因素为汽油、苯、硫化氢、噪声、高温、粉尘、电离辐射等，关键控制的设备为各泵类、风机及管道连接、法兰位置、采样口、检尺口、放射源。

4. 烷基化装置

关键控制的职业病危害因素为甲醇，关键控制的设备为各泵类、风机及管道连接、法兰位置、采样口。

5. 延迟焦化装置

关键控制的职业病危害因素为硫化氢、氨、焦炉逸散物、苯、电离辐射等，关键控制的设备为焦炭塔、采样口以及各种泵、管道和阀门、法兰等。

6. 加氢精制装置

关键控制的职业病危害因素为汽油、苯、硫化氢、一氧化碳、噪声等，关键控制的设备为各种泵类、风机及管道连接、法兰位置、采样口。

7. 加氢处理装置

关键控制的职业病危害因素为汽油、苯、硫化氢、一氧化碳、噪声等，关键控制的设备为采样口以及各种泵、管道和阀门、法兰等。

8. 脱硫装置

关键控制的职业病危害因素为汽油、苯、硫化氢、一氧化碳、噪声等，关键控制的设备为各种泵类、风机及管道连接、法兰位置、采样口。

9. 芳烃抽提装置

关键控制的职业病危害因素为汽油、苯、硫化氢、噪声等，关键控制的设备为各种泵类、风机及管道连接、法兰位置、采样口。

10. 硫黄回收装置

关键控制的职业病危害因素为硫化氢、二氧化硫，关键控制的设备为各泵类、风机及管道连接、法兰位置、采样口。

11. MTBE 装置

关键控制的职业病危害因素为甲醇、甲基叔丁基醚、噪声，关键控制的设备为各种泵类、风机及管道连接、法兰位置、采样口。

12. 催化汽油吸附脱硫 S-Zorb 装置

关键控制的职业病危害因素噪声，关键控制的设备为各种机泵、压缩机。

13. 制氢装置

关键控制的职业病危害因素硫化氢、一氧化碳、溶剂汽油、苯、氨、液化石油气，关键控制点为阀门区、隔油池、污水处理中和池、采样口、检尺口；噪声关键控制点为泵、风机、压缩机、电机、发电机、烟道、放空口。

14. 气体分馏装置

关键控制的职业病危害因素为硫化氢、一氧化碳、溶剂汽油、苯、氨、液化石油气，关键控制点为阀门区、隔油池、污水处理中和池、采样口、检尺口；粉尘关键控制点为装卸、采样；噪声关键控制点为泵、风机、压缩机、电机、发电机、烟道、放空口；电离辐射关键控制点为料位计。

15. 溶剂脱沥青装置

关键控制的职业病危害因素为石油沥青、硫化氢、一氧化碳、液化石油气（丙烷）、噪声、高温，关键控制点为检尺、采样、装卸、检维修、泵、风机、压缩机、空冷器。

（二）职业病危害关键控制技术

1. 噪声控制

选用低噪声设备，加强设备维护保养；设置隔声罩、消音器等降噪设施。

2. 化学毒物控制

加强管道、阀门、法兰、输送泵的日常检查和维护，防止出现跑、冒、滴、漏现象；采取密闭在线采样；设置通风防尘毒、吸收净化和回收设施等。

3. 高温控制

进行设备隔热；采取通风降温措施。

4. 个人防护

提高作业人员的个体防护意识，做好个体防护，佩戴有效的护耳器、防尘防毒口罩等个人防护用品。

四、健康风险分析

（一）职业病危害因素对人体的健康影响

职业病危害因素除了短时间大剂量接触可引起急性损伤外，对机体的作用多数是潜在的慢性影响；职业病危害因素的危害程度常受生产的产品、使用的原辅料、生产工艺和生产环境等因素影响，对机体产生的损害也不相同。具体健康影响见本章附录。

石油炼制行业的职业病危害因素可能导致的职业病主要有职业中毒、职业性皮肤病、尘肺病、职业性噪声聋等，其中以职业中毒和职业性噪声聋最为常见。

1. 职业中毒

职业中毒又分为急性职业中毒和慢性职业中毒。急性职业中毒，主要以呼吸系统和中枢神经系统损害为主，大多由接触较大剂量刺激性化学物质或有机溶剂引起，好发于外操工、班长和三大员；慢性职业中毒，主要是白细胞数异常、肝脏和神经系统损害，职业性苯中毒和职业性锰中毒最为常见，好发于采样工、试验员、外操工、班长和三大员。

2. 职业性皮肤病

在职业活动中经常接触致敏物质或腐蚀性化学物质，可导致职业接触性皮炎、过敏性皮炎、职业性哮喘及化学性烧伤等职业病的发生，好发于外操工、班长和三大员。

3. 尘肺病

尘肺病是由于长期接触生产性粉尘引起的以肺组织弥漫性纤维化为主要病变的全身性疾病且无法治愈；石油炼制行业发生的尘肺病主要是在催化剂装卸过程中或更换过程中产生的尘肺。

4. 职业性噪声聋

长期接触高强度生产性噪声，最初引起工人耳鸣、耳痛、头晕、失眠、烦躁、记忆力减退等症状，进而引起工人暂时性听阈位移、永久性听阈位移，最后导致噪声性耳聋，好发于外操工、班长和三大员。

5. 工伤事故

生产性噪声会引起神经系统、心血管系统、消化系统、内分泌系统的非特异性不良改变，导致工人操作时注意力下降，身体灵敏性和协调性下降，工作效率和工作质量降低，使出现生产或工伤事故的可能性增加。

（二）职业病发病现况

1. 石化行业职业病风险分析

石化企业具有点多、面广、链长、连续作业的特点，是易燃、易爆、易中毒、高温（低温）、高压的高风险企业。

1）石化行业职业病危害特点

行业事故频发。2019 年全国共发生化工事故 164 起、死亡 274 人，同比（176 起、223 人）事故起数减少 12 起、下降 6.8%，死亡人数增加 51 人，上升 22.9%。

职业病危害以化学毒物和噪声为主。

化学毒物危害以高毒物品危害较多。

2）石化行业常见的职业中毒类型与种类

（1）急性中毒。①窒息性气体：丙烯腈、氰化物、氮气、硫化氢、一氧化碳。②刺激性气体：甲醛、醋酸、氨、氯气。③其他：金属烟尘、硫酸。④急性中毒构成比饼图见图 9.1.18。从图中可以看出，硫化氢中毒发生率最高，其次依次是丙烯腈、一氧化碳、氨和氯气。

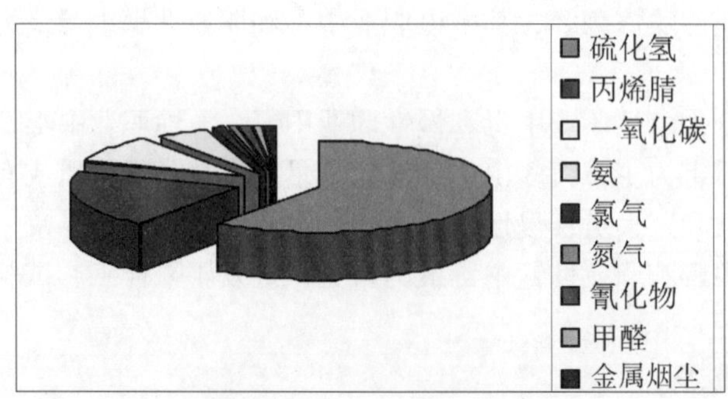

图 9.1.18 急性中毒构成比

（2）慢性中毒。常见有苯和汽油中毒。

3）石化行业常见的职业中毒岗位分布

见图 9. 1. 19。从图中可见，职业中毒发生较多的岗位依次是司泵工（现在的外操工和班长参与此项工作）、维修工、化验工、司炉和杂工。

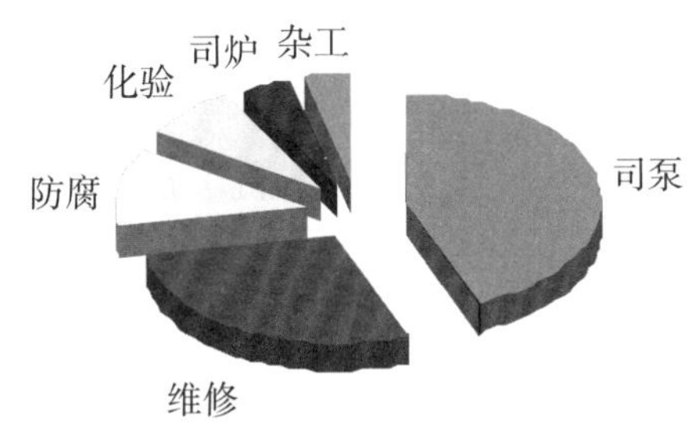

图 9. 1. 19　职业中毒岗位分布

4）石化行业常见的职业中毒工龄分布

（1）急性中毒：年轻工人发生率最多，专业工龄小于 10 年居多。

（2）慢性职业中毒专业工龄均在 20 年以上。

2. 中毒原因分析

石化行业是职业病高风险行业，常见急性中毒及其死亡报道。违章操作、设备泄漏、缺少防护设备、通风设施不良是引起中毒或致死的前四位原因，详见表 9. 1. 60。

表 9. 1. 60　石化行业急性中毒原因分析

发生事故原因	构成比（%）	秩次
缺乏安全教育、违章操作	44	1
设备跑、冒、滴、漏	32	2
没有使用个人防护用品	12	3
通风排毒设施不良	12	3

3. 噪声危害现状

据报道，中石化生产作业场所的噪声声级超过 90 dB（A）的占 32%～42%，中高频噪声所占比例最大。噪声确实对中石化职工的身体健康造成了严重损害，阳性检出率最低为 12%，最高达 51%。6 年共查出 69 例耳聋患者，占全部噪声职业健康检查人数的 3%。

（三）潜在危害风险

在石油炼制过程中，存在多种化学物质和职业病危害因素之间的联合作用，其作用类型以协同作用和相加作用较为多见。

1. 协同作用

（1）噪声与耳毒性物质。耳毒性物质会加重噪声致听力损失的程度，耳毒性物质包括，①有机溶剂类：甲苯、苯乙烯、二甲苯、乙苯单体或混合物；②窒息性气体：一氧化碳；③金属：催化剂中的微量金属。

（2）噪声和高温。生产性热源以及夏季高温作业环境和各车间存在噪声联合接触的工人，发生听力异常的风险高于单纯接触噪声者。

（3）噪声和电焊烟尘。维修过程中，二者同时接触可能存在协同作用，加重作业工人的健康危害，尤其是听觉系统。

2. 相加作用

（1）刺激性气体：刺激作用存在相加作用。

（2）有机溶剂：有机溶剂作业岗位存在有机溶剂如苯系物、酯类和醇类等对人体的麻醉效应或其他生物学效应。

五、典型案例分析

（一）职业病典型发病案例分析

石油炼制工作场所中存在的高毒物品种类较多，主要包括硫化氢、苯、氨、二硫化碳、一氧化碳等，随着工艺改革和管理水平的提高，石化企业的职业病病谱发生了改变。2000 年以前职业病以急性硫化氢中毒为主。急性硫化氢中毒时有发生，好发工种为外操工、维修工和采样工。2002 年后企业加强了脱水、清罐、挖沙井、采 样、检修等硫化氢中毒事故的高危作业环节和场所的管理，随着生产密闭化、自动化的程度提高，以及防护设施的完善，目前硫化氢中毒事故大幅度减小。石油炼制急性中毒案例分析见表 9. 1. 61。

表 9. 1. 61 石油炼制急性中毒案例分析

文献	急性中毒	例数	发生地点	发生时间	工种	病因分析
文献 1	硫化氢	3	某蜡油加氢装置	2015. 3	维修工	更换安全阀时导致低压瓦斯泄漏，安全意识薄弱，在无个人防护情况下施救
文献 2	硫化氢	6	某化工区雨水管线	2014. 6	施工人员	雨污混排及滞留导致硫化氢气体的积聚
文献 3	二甲苯	1	芳烃装置	2004. 1	采样员	二甲苯回流罐的二甲苯液体从放空管喷出
文献 4	硫化氢	1	直柴加氢装置	2004. 11	仪表工	处理脱硫化氢汽提塔回流罐液位浮筒故障时，含有硫化氢的烟雾从排凝阀排出

续表

文献	急性中毒	例数	发生地点	发生时间	工种	病因分析
文献 4	硫化氢	4	—	2003. 1	外操工	事故状态下，操作人员到现场关闭气柜入口阀时中毒
文献 4	一氧化碳	2	余热锅炉	1992. 8	维修工	水汽车间余热锅炉省煤器管线泄漏，停炉后两人进入省煤器检查漏点时。停炉后通风置换不彻底，CO 浓度超标，进容器时仅做了氧含量分析而没有做 CO 含量分析；没有人监护，没有佩戴防护用具
文献 4	氯	8	接卸液氯槽车	2004. 7	操作人员	操作失误，槽车出口至液氯汽化器之间的阀门没有打开，造成系统憋压；槽车驾驶员逃离现场，未及时关闭槽车阀门，导致泄漏量增加，事故后果扩大

（二）工作场所职业病危害因素超标案例分析

1. 文献超标案例分析

目前，国内公开报道的石油炼化行业工作场所存在的职业病危害因素和超标情况分析见表 9. 1. 62。从表中可见，目前国内石油炼化行业工作场所存在的职业病危害因素有粉尘、化学毒物（汽油、柴油、石脑油、硫化氢、二氧化硫、氨、苯、甲苯、二甲苯、氯气、盐酸、氢氧化钠、苯酚、焦炉逸散物、乙烯、丁二烯、苯乙烯、乙苯、1 - 丁烯、甲醇等）、物理因素（噪声、工频电磁场、高温）。其中，各工作场所中易出现超标的职业病危害因素有苯、硫化氢、粉尘和噪声。化学毒物超标点集中在采样口、装卸口；粉尘超标点主要在投料位；强噪声源分布广泛，超标严重。

表 9.1.62 石油炼化行业工作场所职业病危害因素超标案例分析

文献	存在的职业病危害因素	超标危害因素	超标点/检测点	超标岗位分布	超标原因
文献 1	汽油、柴油、石脑油、硫化氢、二氧化硫、氨、苯、甲苯、二甲苯、氯气、盐酸、氢氧化钠、苯酚、焦炉逸散物、乙烯、丁二烯、苯乙烯、乙苯、1－丁烯、甲醇等	硫化氢	5/85（6%）	外操工	采样口泄漏
		苯	17/74（23%）	外操工	采样口泄漏
文献 2	噪声	噪声	12/25（52%）	外操工	巡检设备噪声普遍较高
文献 3	硫化氢、一氧化碳、苯、甲苯、二甲苯、二氧化硫、二硫化碳、丁二烯、汽油、盐酸、氢氧化钠、氨，粉尘、噪声、高温、工频电场	硫化氢	1/209（0.5%）	外操工	采样口泄漏
		噪声	19/51（37%）	外操工、班长	巡检接触高噪声设备数量多
文献 4	苯、甲苯、二甲苯、氨、硫化氢、氯化氢、丙烯、丁二烯、苯酚、丙酮、甲基叔丁基醚、乙烯等	苯	1/44（2.3%）	油品装卸岗	通风设施损坏

2．炼油评价典型超标案例分析

某炼油企业经评价发现，催化重整联合装置采样口的苯 C_{STEL}最大值 13.99 mg/m^3，航煤加氢装置采样口的硫化氢 C_{MAC}最大值 32.04 mg/m^3，均超过职业接触限值。超标原因分析如下：采样口阀门密闭不良，有滴漏现象，导致采样时苯和硫化氢超标。企业通过更换阀门，加强设备，解决阀门泄漏问题。整改后检测结果显示，采样口的苯和硫化氢的短时间检测浓度均低于职业接触限值。

重催装置和加氢处理装置气袋采样口的硫化氢 C_{MAC}最大值分别为 24.92 mg/m^{3}和 83.47 mg/m^3，均超过职业接触限值。超标原因分析如下：气袋采样前需要置换 2～3 次，排出气体，导致采样时硫化氢超标。企业通过改用钢瓶采样替代气袋采样，避免置换污染工作场所。整改后检测结果显示，采样口的硫化氢的短时间检测浓度均低于职业接触限值。

参考文献

[1] 刘天齐. 石油化工环境保护手册 [M]. 北京：烃加工出版社（中国石化出版社），1990.

[2] 孙瑞华. 石化职业病危害引起广泛关注 [N]. 中国化工报，2008－11－04（001）.

[3] 吴京华. 某石化企业噪声危害调查 [J]. 职业卫生与应急救援，2002，20（3）：132.

[4] 王树青. 某石化企业职业病危害情况调查及分析 [J]. 安全、健康和环境, 2008, 36 (6): 35－38.

[5] 苏世标, 温翠菊, 陈建雄, 等. 石化企业高毒物品危害及其关键控制点分析 [J]. 中国热带医学, 2009, 9 (4): 766－767.

[6] 金复生, 夏昭林, 周元陵, 等. 某石化企业急性职业中毒调查分析及对策 [J]. 中华劳动卫生职业病杂志, 2000, 18 (2): 95－96.

[7] 彭晓莉. 石化企业职业中毒分析与对策 [J]. 中国医药导报, 2007, 4 (23): 83.

[8] 李继猛. 石化行业职业病危害预防措施 [J]. 化工劳动保护 (工业卫生与职业病分册), 1997, 18 (6): 279－280.

[9] 孙迪. 某市一大型国有化工企业职业病危害因检测结果与工人职业健康体检结果分析 [J]. 中国卫生工程学, 2017, 16 (1): 69－71.

[10] 孙景荣, 欧述生. 电焊工 [M]. 北京: 化学工业出版社, 2005.

[11] 张武星. 石化企业有毒有害气体中毒事故分析与防范 [J]. 安全健康环境, 2006, 6 (9): 10－12.

[12] 史文生, 李在萍, 史萍, 等. 一起二甲苯急性中毒事故的调查 [J]. 现代医药卫生, 2007, 23 (4): 622－623.

[13] 江兴照, 徐艳玉, 江稚豪. 一起硫化氢中毒事故根原因分析 [J]. 辽宁化工, 2019, 48 (6): 541－545.

[14] 马 明, 姜素霞, 侯孝波, 等. 某化工园区雨水管线硫化氢中毒事故调查分析 [J]. 安全健康环境, 2019, 19 (12): 6－9.

[15] 朱燕群, 黄永泉. 某石化企业 1991—2001 年职业中毒分析与对策 [J]. 中国职业医学, 2006, 33 (4) : 313－314.

[16] 朱勃. 福建省某石油化工企业职业病危害现状评价 [J]. 职业与健康, 2019, 35 (12): 1599－1605.

[17] 李渊博. 某石化企业苯暴露及作业人员健康状况调查与分析 [D]. 济南: 山东大学, 2015.

[18] 闫雪华, 陈建雄, 苏世标, 等. 某石化厂噪声危害现状调查分析 [J]. 中国卫生工程学, 2007 (4): 212－214.

[19] 刘梦怡.《2019 年全国化工事故分析报告》发布全力遏制化工事故五大防范对策出台 [J]. 消防界 (电子版), 2020, 6 (17): 54－57.

[20] 孙国翔, 周川, 杨小兵, 等. 1993—2016 年我国职业中毒现状分析及防治对策 [J]. 中国安全生产科学技术. 2018, 14 (10): 187－192.

（徐海娟　陈惠清　温　薇　李小亮　温翠菊）

第二节　石油化工职业病危害因素识别与控制

一、前言

（一）行业先进性

石油化工在我国社会经济发展中具有重要地位，石油化工企业近年来也发生很大转变。2006 年，我国乙烯生产总能力达 9.13×10^6 t/a，位居世界第二，乙烯原料的 80% 以上靠上游炼厂供给，我国大型乙烯设备绝大部分已国产化，乙烯生产水平达到比较先进水平。目前，世界乙烯装置的大型化呈加速趋势，乙烯装置的平均规模不断提高，我国近期新建的乙烯装置都是世界级规模的。我国乙烯装置发展遵循炼油化工一体化的发展模式，乙烯装置一般依托大型炼油企业，逐渐形成了长三角、环渤海湾和珠三角三大乙烯产业区。乙烯装置主要产品有乙烯、丙烯、甲烷、混合碳四、粗裂解汽油、裂解柴油、裂解尾油等。乙烯原料中，石脑油和混合原料约占 57%、乙烷占 26%、丙烷和瓦斯油各占 9.4%，预计使用天然气作为制备乙烯的优质原料将可大大提高裂解制乙烯的经济性。石油化工生产工艺创新，选择新工艺、新技术，对存在职业危害的老旧设备设施更新改造，减少生产过程中产生有毒有害物质或者有毒有害物质的泄漏等问题。

（二）职业危害发展趋势分析

乙烯装置及其下游产品生产装置具有以下特点：①生产自动化、密闭化程度较高；②生产过程中即存在较多化学反应及复杂工艺，生产过程伴随高温高压；③物料本身也具有一定危害性，生产过程中可能存在化学品泄漏。当存在以下情况时，可能会导致职业中毒或职业危害发生；①生产设备存在故障，工作场所发生泄漏；②生产规程得不到落实；③防护管理不到位，操作人员自我防护意识不强。由于现代工业的自动化程度较高，日常工作时，作业人员多为巡检作业，正常工况下工人接触化学毒物的浓度较低，但当进行非密闭采样、设备出现故障或者需要进行检维修或者大小修时，工人接触化学毒物浓度较大，而且化学毒物浓度也极有可能超出所预计范围，此时作业人员的个人防护尤为重要。生产装置根据生产需要布置了反应器、塔类、换热器、罐类等静设备，同时也配备了压缩机、各种泵类等动设备，噪声点多面广，设备运行时噪声较高，设备噪声级多为 90 ～ 100 dB（A），尤其是高压排气放空声级更高，近处有时达到 110 dB（A）以上，噪声源以机械动力学噪声和空气动力学噪声为主。因此，噪声危害也是化工企业不可忽视的职业病危害因素之一。此外，乙烯、聚丙烯、聚乙烯、苯乙烯装置的反应过程中需要使用多种催化剂，随着技术的革新，催化剂的种类在不停地变化，催化剂本身的危害也是我们未知的，因此在更换催化剂的过程中所接触的危害也是需要关注的问题。由此可见，化学毒物的慢性影响以及噪声的长期慢性影响是乙烯及其下游产品企业职业危害关注的重点。国内化工行业生产传统和先进技术职业病危害程度变化趋势见表9.2.1。

表9.2.1　国内化工行业生产传统和先进技术职业病危害程度变化趋势

工序	传统技术	先进技术	职业病危害发展趋势（与传统技术相比）
原料	炼厂气、原油闪蒸油、石脑油	石脑油、加氢尾油、石油焦	毒物危害↑
生产装置	方箱炉、砂子炉	CFB锅炉、三元制冷等	噪声危害↑ 高温危害↑ 毒物泄漏↓
生产规模	小，产能低	大，产能高	噪声危害↑ 毒物危害↑
分离技术	中冷油吸收法、深冷分离技术、鲁姆斯技术	炼化一体化技术	噪声危害↑ 高温危害↑ 毒物危害↑
密封技术	发展缓慢	泵轴端机械密封、压缩机轴端机械密封等新型技术	毒物危害↓
特点	能耗高、质量差、污染重	能耗低、自动化、智能化	职业紧张↑ 人机工效学问题↑ 噪声危害↑ 交叉污染面积↑ 毒物危害↓

二、职业病危害因素识别

（一）乙烯

1. 生产工艺

从界区外来的重柴油（HGO）、石脑油、加氢尾油原料分别储存在进料罐，原料经过泵加压后，用急冷水预热送至裂解炉。经预热后裂解原料进入裂解炉对流段原料预热段预热后，与稀释蒸汽按比例混合，经裂解炉混合预热段预热至起始反应温度（即横跨温度），进入裂解炉辐射段进行裂解。裂解气先进入废热锅炉尽快冷却以防止二次反应发生，并回收裂解气的显热，然后进入急冷器用急冷油进一步冷却后送入汽油分馏塔。

裂解气在汽油分馏塔中用循环急冷油进一步冷却，重组分通过塔釜采出作为裂解燃料油（PFO）产品，较轻的组分通过侧线采出作为裂解柴油（PGO）产品，裂解汽油和更轻的组分在塔顶以汽相采出。急冷油带走的热量经过稀释蒸汽发生系统、工艺水汽提塔再沸器、对去工艺水汽提塔及稀释蒸汽发生器的工艺水加热进行回收。

急冷水塔塔顶汽相经带有段间冷却和分离的五段裂解气压缩机压缩。裂解气压缩机五段出口裂解气经冷却水、丙烯冷剂和脱乙烷塔进料激冷后进入裂解气干燥器。过程中分离的汽油送出界区，凝液汽提塔釜出料送至脱丙烷系统。在三段和四段之间，裂解气经过碱洗除 H_2S 和 CO_2。

裂解气经过脱水干燥，进入冷箱，依次经丙烯冷剂、乙烯冷剂、甲烷节流降温冷凝分离，最终气相降温至 -165 ℃从低压甲烷中分离出氢气，氢气经甲烷化精制后提供给乙炔、丙炔加氢用。

低压脱甲烷塔接收深冷分离单元来的各股液体进料，塔顶用二元冷剂部分冷凝，分离出的高压甲烷产品在冷箱中回收冷量后去再生气、燃料气系统，中压甲烷产品去燃料气系统。塔釜物料经塔釜泵加压后依次经回收冷量至作为脱乙烷塔进料。塔釜再沸器用 -37 ℃裂解气和二元冷剂作为热源。

脱乙烷塔进行碳二与碳三以上组分的切割分离。塔釜再沸器采用来自急冷水塔的急冷水加热，釜液经冷却换热器和脱砷反应器去高压脱丙烷塔，塔顶气体经 -24 ℃丙烯冷剂部分冷凝，气体去乙炔转换器。加氢后的碳二馏分中乙炔浓度要求小于 5×10^{-6}。加氢后的气体经冷却后经绿油吸收塔、乙烯干燥器进入乙烯精馏塔，由侧线采出液态产品送入乙烯产品贮罐，塔釜乙烷循环裂解。乙烯产品经乙烯泵送出，用气体丙烯加热蒸发、液体丙烯过热，然后以 30 ℃、1.8 MPa（表）的气相产品送出界区。

脱丙烷塔系统采用双塔脱丙烷，由一个带二烯烃饱和处理的催化蒸馏预加氢技术（CDHYDRO）加氢催化剂的高压脱丙烷塔和一个低压脱丙烷塔组成。首先经过碳三脱砷保护床脱除砷，然后用干燥后的氢气进入在塔上部的催化剂床层中与碳三中丙炔和丙二烯的混合物（MAPD）反应，将甲基乙炔和丙二烯加氢为丙烯。将碳三馏分精制分离、聚合级丙烯产品液相送出、丙烷循环裂解或作为液化气外送。低压塔釜将碳四以上馏分送至脱丁烷塔。

脱丁烷塔系统采用两个并联的塔操作，塔顶物料一部分作回流，一部分作为碳四产品送出界区。塔釜物料一部分去脱戊烷塔，另一部分直接作为裂解汽油送出界区。脱丁烷塔塔釜来的物料进入脱戊烷塔，塔顶气相经冷凝后作为碳五产品送出界区。塔釜液则作为裂解汽油送至界区。

火炬系统分为第一火炬系统、第二火炬系统和火炬气回收系统。用以将正常时的低压甲烷排放和无组织泄漏物安全燃烧，并将工艺紊乱时的安全排放燃烧。火炬头上有三股中压蒸汽，其目的是保护火炬头、消烟和助燃。在装置操作稳定时，提高排放系统的压力，投用火炬气回收压缩机，回收火炬气入燃料系统。

2. 生产单元

乙烯装置是石油化工生产有机原料的基础，其基本组成单元包括裂解炉单元、急冷单元、裂解气压缩单元、深冷分离单元、脱甲烷单元、脱乙烷与乙烯精制单元、乙烯产品外送单元、脱丙烷与丙烯精制单元、脱丁烷单元、脱戊烷单元、火炬单元、制冷压缩单元和污水处理单元。各单元组成如下：

1）裂解炉单元

原料油与稀释蒸汽按比例混合，进入裂解炉发生高温断链反应，生成氢气、甲烷、乙烯、丙烯、碳四等目的产物，同时副产超高压蒸汽。此单元属高温单元。在裂解炉急冷器内，裂解气与急冷油直接冷却至250 ℃以下。在急冷器内，急冷油被加热并部分汽化，而裂解气中部分重组分被冷凝，出急冷器的裂解气和急油混合的两相物流通裂解气电动切断阀，至预分馏塔。清焦气从裂解气电动切阀上游引出，经清焦电动切断阀至清焦罐。

2）急冷单元

裂解气在此单元先后经油洗、水洗，温度降低至40 ℃，同时将较重组分如渣油、重汽油分离出来。

3）裂解气压缩单元

利用超高压蒸汽作动力驱动汽轮机将裂解气升压，分离其中较重组成，减少进入冷箱系统的物料量，同时将裂解过程中产生的酸性气体用碱中和脱除。过程中产生废碱、含硫污水。

4）冷分离

冷分离工段包括以下系统：预冷、氢气分离、脱甲烷塔、甲烷化、脱乙烷塔乙炔加氢系统、乙烯精馏裂解气干燥器。

（1）预冷。来自裂解气干燥器的裂解气，进入裂解气预冷系统（即冷箱）。每一级预冷系统都设有脱甲烷塔进料分离罐，分理出气液两相，气相进入下一级预冷系统，最后气体进入甲烷膨胀分离系统进行氢气分离；液相送至脱甲烷塔。

（2）氢气分离。从甲烷塔回流罐顶流出的氢和甲烷混合气，进入甲烷氢分离系统，该系统利用焦尔—汤姆逊效应的原理，用甲烷自身节流膨胀，使氢和甲烷混合气温度降至 -162.2 ℃，氢、甲烷分离，获得纯度高于95% vt 的氢气。

（3）脱甲烷塔。脱甲烷塔将甲烷和乙烯分离。

（4）甲烷化。氢气送至甲烷化系统。氢气中的一氧化碳经换热后，在镍催化剂的作用下转化成甲烷。

（5）脱乙烷塔。经丙烯冷剂回收冷量后的脱甲烷塔底物料进入脱乙烷塔，脱乙烷塔将碳二与碳三以上更重组分分离。塔顶气经脱乙烷塔冷凝器冷凝的液体经脱乙烷塔回流泵升压后，作为回流返回至脱乙烷塔，碳二馏分至碳二加氢系统。塔底主要成分为碳三和比碳三更重的组成，经液位流量串联调节，送至脱丙烷塔。

（6）乙炔加氢系统。乙炔加氢系统目的将二馏分中乙炔加氢成乙烯和乙烷，保证产品中乙炔含量小于0.2‰。从脱乙烷回流罐来的碳二馏分与氢气按比例混合后，经加热后进入碳二加氢反应器。随后经碳二加氢绿油冷凝器，送至乙烯干燥器，脱除碳二馏分中含有的任何水分和绿油。经干燥的气体送至乙炔精馏塔。

（7）乙烯精馏。来自乙炔干燥器的碳二馏分，进入乙烯精馏塔。乙烯精馏塔的目的是将乙烯和乙烷及少量杂质通过精馏的方法分离，获得高纯度的聚合级乙烯产品。

5）热分离工段

热分离工段包括以下系统：脱丙烷塔、碳三馏分加氢、丙烯精馏塔、脱丁烷塔。

（1）脱丙烷塔。脱丙烷塔设置的目的是将碳三馏分和碳四馏分及比碳四更重的馏分分离。脱丙烷塔有两股进料，一股来自乙烷塔，另一股来自凝液汽提塔，两股物料进入脱丙烷塔的不同位置。脱丙烷塔顶气流的主要成分煤为碳三馏分和比碳三更轻的组分，经脱丙烷塔冷凝器，将碳三馏分冷凝，一股作为脱丙烷塔回流，返回至脱丙烷塔顶，另一股送至碳三馏分加氢系统。脱丙烷塔底物流，含碳四和比碳四更重的组分，由塔底液位和流量串联控制，送到脱丁烷塔。

（2）碳三加氢。来自脱丙烷塔回流泵的碳三馏分送至碳三加氢系统，碳三加氢系统将碳三馏分中丙炔、丙二烯加氢成丙烯、丙烷，保证聚合级丙烯产品规格符合要求。在反应器内的丙炔和丙二烯加氢后，送至丙烯精馏塔。

（3）丙烯精馏塔。从碳三加氢系统来的碳三物料，主要成分为丙烯和丙烷，并含有少量乙烷、甲烷、氢、碳四馏分和绿油进入第二丙烯精馏塔。丙烯精馏塔目的是将丙烯、丙烷和其他少量杂质分离，获得高纯度聚合级丙烯。聚合级丙烯产品从第二丙烯精馏塔侧线抽出，送至罐区贮存。

（4）脱丁烷塔。来自脱丙烷塔底物流进入脱丁烷塔，脱丁烷塔将丁烷与裂解粗汽油分离。塔顶物料经脱丁烷塔冷凝器冷凝后，收集在脱丁烷塔顶回流罐。该物料的主要成分混合碳四馏分，一部分回流到脱丁烷塔，另一部分为混合碳四产品，可以直接送至丁二烯抽提装置。

6）制冷单元

为裂解气顺序分离提供不同等级的冷剂，是乙烯装置的心脏部位，包括乙烯制冷系统和丙烯制冷系统。乙烯制冷系统设置一台乙烯机，提供乙烯装置三级能位级的冷量。丙烯制冷系统设置一台丙烯机，提供丙烯装置四级能位级的冷量。

3. 原辅材料

1）原料

各种乙烯装置使用的原料各不相同，一般使用的原材料及其主要性质汇总见表9.2.2。

表9.2.2 主要原材料性质

名称	安全性质
石脑油	爆炸极限1.2%～6.0%，蒸汽有毒，含硫0.04%（质）
重柴油	常温凝固，含微量硫
加氢尾油	常温凝固，一般不含硫
乙烷	爆炸极限3.0%～1.6%
丙烷、液化气	爆炸极限2.1%～9.5%

2）催化剂

乙烯装置的催化剂有碳二加氢催化剂、甲烷化催化剂、碳三加氢催化剂，还有脱砷保护床用的脱砷剂。其中，碳二加氢催化剂可以再生，其余均不可再生。碳二加氢催化剂以前采用高活性催化剂，操作稳定、选择性差、不经济，后采用高选择性催化剂，周期一般为 8 ～ 14 个月。催化剂规格见表 9.2.3。

表 9.2.3　催化剂规格

反应器	成分及性能
乙炔转化器	属钯系催化剂，吸附有机物料，暴露空气中易反应
MAPD 加氢反应器	属钯系催化剂，吸附有机物料，暴露空气中易反应
甲烷化反应器	活性成分 Ni，羰基镍暴露空气中能自燃，剧毒
碳三加氢防护床	含 22% 氧化铅，有毒

3）产品

乙烯装置一般产品规格见表 9.2.4。

表 9.2.4　乙烯装置一般产品规格

名称	规格	主要物理化学性质
聚合级乙烯	乙烯：（ >99.9% ）（mol）	甲 A 类易燃易爆物质，相对密度：0.5674（103.7 ℃），闪点：－136 ℃，自燃点：425 ℃，沸点：－103.7 ℃，爆炸极限：上限 36%，下限 2.7%，与氯气混合遇光能爆炸
聚合级丙烯	丙烯：（ >99.6% ）（mol）	甲 A 类易燃易爆物质，相对密度：0.5139，闪点：< －66.7 ℃，自燃点：455 ℃，沸点：－47.7 ℃，爆炸极限：上限 15%，下限 1.0%
化学剂丙烯	丙烯：（ >95% ）（mol）	甲 A 类易燃易爆物质，相对密度：0.5139，闪点：< －66.7 ℃，自燃点：455 ℃，沸点：－47.7 ℃，爆炸极限：上限 15%，下限 1.0%
氢气	氢气：（ >95% ）， 一氧化碳（ $<10\times10^{-6}$ ）	甲 A 类易燃易爆物质，爆炸极限：4.0%～75%，与氯气混合遇光能爆炸
甲烷	甲烷：（ >94% ）（体）	甲 A 类易燃易爆物质，爆炸极限：4.9%～15%，与氯气混合遇光能爆炸，与氟化氢混合能自燃
碳四	碳四：（ >99% ）， 碳三加碳五：（ <0.5% ）	甲 A 类易燃易爆物质
裂解汽油	碳六～碳八芳烃： >37.5%	相对密度：>0.78，闪点：<210 ℃
轻质燃料油	—	黏度：21 mPa·s（50 ℃），闪点：73 ℃
重质燃料油	—	黏度：1800 mPa·s（50 ℃），闪点：140 ℃
碳三液化气	丙烷：（ >89.2% ）（mol） 丙烯：（ <10% ）（mol）	甲 A 类易燃易爆物质

续表

名称	规格	主要物理化学性质
碳五	总碳五：（>99%）	—
精丙烷	一级品丙烷：（>90%），特级品丙烷：（>95%）	甲A类易燃易爆物质，相对分子质量：44.097，沸点：-42.07 ℃，熔点：-187.69 ℃，相对密度：0.4995，黏度：0.102 mPa·s

4. 生产单元的职业病危害因素识别

1）乙烯装置反应的特点

（1）烃类热裂解的特点是高温、低烃分压、短停留，以取得更高的目的产物，减少副反应的二次反应产品，影响裂解炉的运行周期。同时，裂解温度的控制又是根据不同物料、不同乙烯丙烯比而定的。

（2）烃类加氢的特点是物料在催化剂床层经过，北催化剂选择吸附，发生反应后向外扩散。反应应有起始温度，温度越高活性越强，但选择性下降，此反应属放热反应。

2）生产过程中的职业病危害因素识别

乙烯生产过程中存在的职业病危害因素包括噪声、高温、化学毒物（一氧化碳、二氧化硫、甲烷、氢氧化钠、硫化氢、氢气）、γ射线等。见表9.2.5。

（1）噪声。乙烯生产过程中的噪声以机械性噪声为主，主要包括裂解炉、急冷、裂解气压缩、冷分离、压缩制冷、火炬等设施。

（2）高温。乙烯生产过程中存在的生产性热源主要包括裂解炉、急冷、热分离、火炬等。

（3）化学毒物。乙烯生产使用的原料会挥发甲烷，裂解过程中产生乙烯、一氧化碳、二氧化硫、硫化氢等化学毒物，分离过程中产生甲烷、苯、甲苯、二甲苯。

（4）电离辐射。料位计和密度计使用铯-137，产生一定量的电离辐射（γ射线）。

各生产单元的职业病危害因素分布见表9.2.5。

表9.2.5 乙烯生产过程职业病危害因素分布一览

生产单元	职业病危害因素	接触岗位	接触方式
裂解炉单元	甲烷、一氧化碳、二氧化硫、硫化氢、高温、噪声	班长、内操、外操	直接、间断
急冷单元（初分馏）	甲烷、高温、噪声	班长、内操、外操	直接、间断
裂解气压缩单元	甲烷、氢氧化钠、硫化氢、噪声	班长、内操、外操	直接、间断
加氢反应器	甲烷、氢气	班长、内操、外操	直接、间断
冷分离	甲烷、噪声	班长、内操、外操	直接、间断
热分离	甲烷、芳烃、高温	班长、内操、外操	直接、间断

续表

生产单元	职业病危害因素	接触岗位	接触方式
压缩机区	甲烷、噪声	班长、内操、外操	直接、间断
火炬	甲烷、噪声、高温	班长、内操、外操	直接、间断
料位计、密度计	γ射线	仪控中心操作工	直接、间断

3）生产单元的职业病危害特征分析

职业病危害因素特征分析见表9.2.6。

表9.2.6　职业病危害因素特征分析

岗位	接触的危害因素	存在环节	接触时间	接触方式	接触频率	进入人体途径	危害特性
①②③④	噪声	炉、机、泵运转，气体运输	较长	直接	间断或连续	耳道	慢性
	高温	裂解炉、急冷、热分离、火炬	短	直接	间断	皮肤	急性或慢性
⑤⑥	乙烯、一氧化碳、二氧化硫、硫化氢、甲烷、苯、甲苯、二甲苯	泄漏、挥发	短	直接	间断或不连续	呼吸道、皮肤	慢性
⑤	其他粉尘（添加剂粉尘）	投料、换装	短	直接	间断	呼吸道	慢性
⑦	γ射线	巡检料位计、密度计	短	间接	间断	—	慢性

注：①班长；②安全员；③工艺员；④设备员；⑤外操；⑥顶替班长巡检的内操；⑦仪控中心操作工。

以某石化园区工作场所检测结果，进行危害程度分析。见表9.2.7至表9.2.9。

表9.2.7　某石化园区乙烯装置各岗位接触的生产性粉尘检测结果汇总

工种	危害因素	检测点数	超标点数	超标率（%）	超标岗位
外操	总尘（其他粉尘）	1	0	0	—

注：其他粉尘为添加剂尘。

表9.2.8　某石化园区乙烯装置各岗位接触的有毒物质检测结果汇总

工种	危害因素	检测点数	超标点数	超标率（%）	超标岗位/原因
班长、外操、三大员	乙烯	3	0	0	—
	硫化氢	3	0	0	—
	苯	3	0	0	—
	甲苯	3	0	0	—
	二甲苯	3	0	0	—
	一氧化碳	3	0	0	—
	二氧化硫	3	0	0	—

注：三大员指设备员、安全员、工艺员。

表9.2.9　某石化园区乙烯装置各岗位接触的物理因素检测结果汇总

工种	危害因素	检测点数	超标点数	超标率（%）	超标岗位
班长	噪声	4	0	0	—
外操	噪声	4	0	0	—
三大员	噪声	4	0	0	—

注：三大员指设备员、安全员、工艺员。

（二）苯乙烯

1. 生产工艺

目前，世界范围内苯乙烯生产的主要工艺有脱氢法和环氧丙烷法。脱氢工艺包括Fina/Badger工艺和鲁姆斯/环球化学工艺。一些生产苯乙烯的公司拥有自身的技术，如陶氏、巴斯夫，其他大部分生产商采用United Catalysts（UCI）和Criterion的催化剂。UCI占据了70%的脱氢催化剂市场份额，Criterion占20%，其他生产厂家占10%。

在乙苯脱氢制乙烯的工艺技术方面，除德国巴斯夫公司外，各家外商技术基本相同，大都是采用高真空绝热脱氢反应和反应热能回收技术，蒸馏都是真空高效填料塔技术（EB/SM分离塔），各项经济指标大体相同。苯乙烯工艺流程见图9.2.1。

2. 生产单元

苯乙烯装置的基本组成单元为：乙苯单元、脱氢单元、苯乙烯精馏单元。

1）乙苯单元

本单元由烷基化反应、烷基转移反应和乙苯精馏部分构成。烷基化反应部分的任务是在分子筛催化剂的作用下使乙烯和苯烷基化生成乙苯、多乙苯等物质。烷基转移反应部分的任务则是在分子筛催化剂的作用下使苯、多乙苯发生烷基转移反应，生成乙苯。

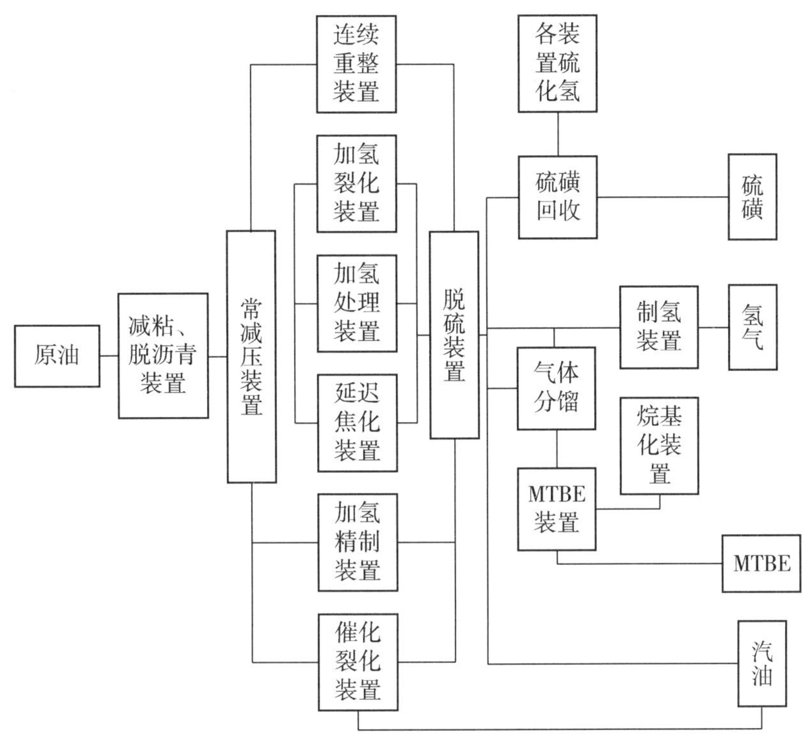

图 9.2.1　苯乙烯生产工艺流程

2）脱氢单元

新鲜乙苯和从乙苯回收塔返回的循环乙苯与工艺凝液混合在一起，乙苯/水的混合物形成一种用来冷凝乙苯/苯乙烯分离塔顶气相的共沸物。被蒸发的乙苯/水的混合物在乙苯/蒸汽过热器中经反应物流加热，与稀释蒸汽混合，进入脱氢反应器。部分乙苯脱氢生成苯乙烯。

经过控制的富氧气体和稀释蒸汽进入第一反应器流出物中，混合气体在进入第二反应器之前，进入一个静态混合器。在第二反应器，反应物首先经过氧化催化剂，部分氢气被消耗。反应物在进入第二床层脱氢催化剂之前被氧化反应放出的热量加热。第二脱氢床层更多的乙苯生成苯乙烯。混合气体经过一个静态混合器进入第三反应器，在第三反应器，反应物首先经过反应器内的中间加热器加热反应物料，进入第三脱氢催化剂床层，更多的乙苯在脱氢催化剂床层转化成苯乙烯。

3）苯乙烯精馏单元

乙苯/苯乙烯分离塔塔釜物料进苯乙烯塔，苯乙烯产品从塔顶出来，被冷却。TBC 阻聚剂为了抑制聚合，送到储罐。苯乙烯塔也在负压下操作，苯乙烯塔釜中的苯乙烯经薄膜蒸发器回收返回到苯乙烯塔。蒸发器顶部气相返回到苯乙烯塔釜。苯乙烯单元的焦油和乙苯单元的残油混合送到储罐作为燃料或部分过滤后返回到乙苯/苯乙烯分离塔，降低 NSI 消耗。

3. 原辅材料

原辅材料的性质见表 9.2.10。

表 9.2.10　主要原辅材料及性质

材料	名称	主要物理化学性质	安全性质
原料	乙烯	常温下是无色的气体；分子式：C_2H_4；相对分子质量：28.052；沸点：－103.7 ℃；气体相对密度：（空气＝1）0.978；熔点：－169.15 ℃；闪点：－100.56 ℃；自燃点：490 ℃	属于易燃易爆物质，空气中的爆炸极限%（体）：上限：36，下限：2.7
原料	苯	常温下是无色透明的液体；沸点：80.1 ℃；相对密度：0.87901；熔点：5.5 ℃；闪点：－11 ℃；自燃点：562 ℃	有毒物质，苯自身在一般的情况下很稳定，与水、空气不发生反应。空气中的爆炸极限%（体）：上限：7.1，下限：1.3
原料	氧气	常温下无色无味气体；分子式：O_2；相对分子质量：32	—
产品	苯乙烯	常温下是无色透明油辛辣甜味的液体；相对分子质量：105；沸点：145 ℃；熔点：－31 ℃；相对密度 d_4^{20}：0.907；自燃点：490 ℃	有毒物质，与空气形成爆炸性混合物，遇明火高热能引起燃烧爆炸。空气中的爆炸极限%（体）：上限：6.1 下限：1.1
中间产品	乙苯	a. 物理性质 常温下是无色透明有香味的液体；沸点：136.2 ℃；熔点：－94.4 ℃；相对密度 d_4^{20}：0.867；自燃点：553 ℃； b. 化学性质 脱氢生成苯乙烯，氧化生成苯甲酸，加氢生成乙基环乙烷和卤素、硝酸、硫酸发生取代反应生成相应取代物	ⅡA 类，乙苯对皮肤、眼睛有刺激和损害。过量吸入引起上呼吸道和肺感染，麻醉或失去知觉，昏睡。长期接触乙苯可能损肝、肾或造血系统。空气中的爆炸极限%（体）：上限：7.4，下限：2.3
副产品	甲苯	分子式：$C_6H_5CH_3$；相对分子质量：92；沸点：110.6 ℃；相对密度 d_4^{20}：0.866，闪点：4.4 ℃；自燃点：530 ℃	甲类，毒性特点：甲苯主要造成中枢神经的麻醉作用和植物性神经系统紊乱。空气中的爆炸极限%（体）：上限：7，下限：1.2
副产品	混合二乙苯	无色或黄色有特殊气味的液体，易挥发相对密度：邻二乙苯为 0.8805；间二乙苯为 0.8461；对二乙苯为 0.8619； 沸点：邻二乙苯为 183.3 ℃；间二乙苯为 181.25 ℃；对二乙苯为 183.6 ℃ 熔点：邻二乙苯为－31.44 ℃；间二乙苯为－83.82 ℃；对二乙苯为－43.25 ℃ 脱氢生成二乙烯苯，反烃化生成乙苯	丙类，多乙苯毒性及危害类似乙苯，但比乙苯弱

注：催化剂及阻聚剂包括脱氢催化剂、氧化催化剂、无硫阻聚剂 NSI、产品阻聚剂 TBC。

4．生产单元职业病危害因素识别

化学毒物来源于由于设备、管道和阀门的泄漏，正常生产情况下，工作场所的化学毒物包括苯、乙苯、环氧丙烷、苯乙烯、丙烯、乙醛、丁烷、戊烷、乙苯过氧化物、1－苯基乙醇、苯乙酮、三氧化二铝等催化剂粉尘等。催化剂加药时产生其他粉尘（三氧化二铝）。噪声来源于反应器、离心压缩机、各类泵及各种高压管道。高温热源为加热器、反应器、干燥塔等装置。

5．职业病危害特征分析

职业病危害特征见表9.2.11。

表9.2.11　职业病危害因素分布

岗位	接触的危害因素	存在环节	接触时间	接触方式	接触频率	进入人体主要途径	危害特性
①②③	噪声	炉、机、泵运转，气体运输	较长	直接	间断或连续	耳道	慢性
④⑤⑥	高温	换热器、炉	短	直接	间断	皮肤	急性或慢性
⑤	苯、乙烯、乙苯、苯乙烯	泄漏、挥发	短	直接	连续	呼吸道、皮肤	急性
		采样	短	直接	连续	呼吸道、皮肤	慢性
⑤	催化剂粉尘	投料、换装	短	直接	间断	呼吸道	慢性

注：①班长；②安全员；③工艺员；④设备员；⑤外操；⑥顶替班长巡检的内操。

以某石化园区工作场所检测结果进行危害程度分析，从表9.2.12可见，噪声超标岗位为班长和外操，超标的原因为压缩机、鼓风机、挤压机、加料器、泵等设备运行时噪声强度较大所致。见表9.2.12至表9.2.14。

表9.2.12　某石化园区聚乙烯装置各岗位接触的生产性粉尘检测结果汇总

工种	危害因素	检测点数	超标点数	超标率（%）	超标岗位
班长	总尘（其他粉尘）	3	0	0	—
外操	总尘（其他粉尘）	3	0	0	—
三大员	总尘（其他粉尘）	3	0	0	—

注：其他粉尘为聚丙烯尘。

表 9.2.13　某石化园区聚乙烯装置各岗位接触的有毒物质检测结果汇总

工种	危害因素	检测点数	超标点数	超标率（%）	超标岗位/原因
班长、外操、三大员	苯	2	1	50	外操，人工检尺作业时苯挥发、泄漏
	苯乙烯	2	0	0	
	氨	2	0	0	
	乙苯	2	0	0	
	一氧化碳	1	0	0	

注：三大员指设备员、安全员、工艺员。

表 9.2.14　某石化园区聚乙烯装置各岗位接触的物理因素检测结果汇总

工种	危害因素	检测点数	超标点数	超标率（%）	超标岗位/噪声源
班长	噪声	4	1	8.3	压缩机、泵
外操	噪声	4	0	0	
三大员	噪声	4	0	0	

注：三大员指设备员、安全员、工艺员。

（三）聚丙烯

1. 生产工艺

气相法聚丙烯装置由催化剂进料单元、第一聚合反应单元、反应器粉料输送单元、第二聚合反应单元、粉料脱活及干燥单元、丙烯回收单元、挤压造粒单元、粒料掺和及储存单元、原料精制单元、公用工程单元等 10 个单元构成。本装置包括两个卧式搅拌床气相反应器，3 种催化剂加入第一反应器，经过精制的丙烯加入两个反应器，乙烯和氢气根据牌号不同加入第一反应器和第二反应器。气锁系统用于在两个反应器之间传送粉料和隔离反应器以避免循环气的相互串流。聚合反应之后，粉料在袋滤器中与气体分离，在脱气仓中脱活和干燥，然后进入混炼机/齿轮泵系统，加入稳定剂，进行混炼和造粒。成型的粒料被送去掺和，进行均化处理，然后送至储罐，准备包装。生产工艺流程见图 9.2.2。

2. 生产单元

各单元简介如下：

1）催化剂进料单元

主催化剂、三乙基铝和改性剂以一定的比例加入第一聚合单元，进行聚合反应。同时进行改性剂的稀释，矿物油的进料以及废催化剂的中和。

2）第一聚合反应单元

卧式搅拌床反应器在一定的温度和压力下，以丙烯为主要原料，以氢气为相对分子质量调节剂，在催化剂体系的作用下，经气相反应聚合生成聚丙烯粉料。

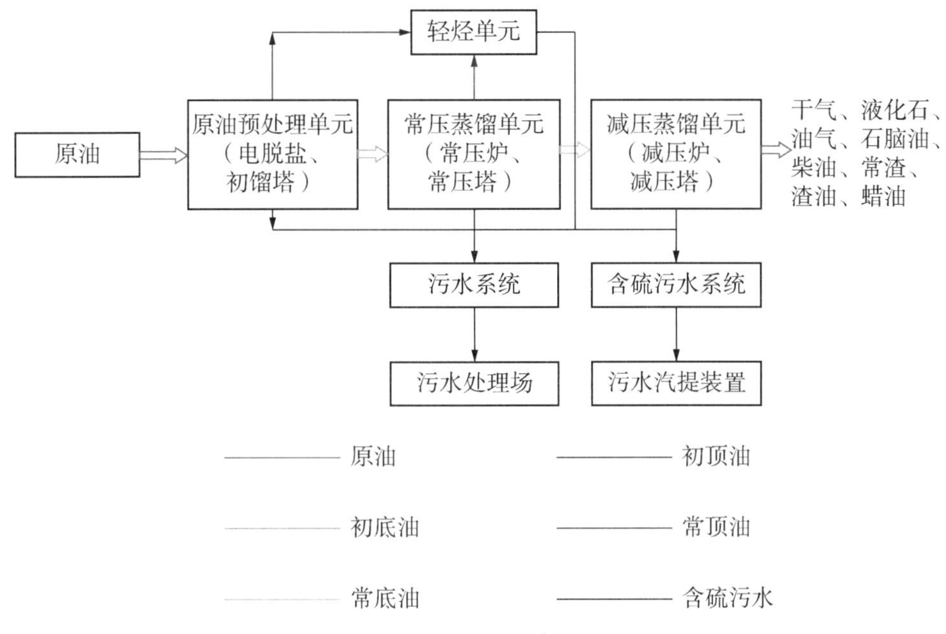

图 9.2.2　聚丙烯生产工艺流程

3）反应器粉料输送单元

两套气锁系统把第一反应器产生的粉料输送到第二反应器，并将夹带的气体分离后返回第一聚合反应单元，同时还能隔离两个反应器系统之间的循环气物流。

4）第二聚合反应单元

其设置及控制方法基本与第一聚合反应单元相同，目的是提高催化剂的利用效率，同时利用第二聚合反应单元与第一聚合反应单元的串联特点，加入乙烯，生产抗冲共聚物。

5）粉料脱活和干燥单元

粉料中的气体与粉料分离，将粉料中的残余催化剂水解脱除活性，同时带走挥发组分，并将脱活及干燥后的聚丙烯粉料输送到造粒单元。

6）丙烯回收系统单元

尾气中的氮气与丙烯气等的混合气通过选择性高分子膜进行分离，氮气可以回收再度用于粉料的脱活与干燥，丙烯气体则回收到裂解装置再利用。

7）挤压造粒单元

干燥后的聚丙烯粉料中加入稳定剂等各种添加剂，以改善产品的物化性能，并由混炼机加工成合格形状粒料。

8）粒料掺和和储存单元

将粒料送至掺和料仓，进行粒料的掺和，改善每批产品物性的均匀程度，并将掺和合格的粒料输送到包装车间料仓。

9）原料精制单元

原料丙烯进行脱硫、脱砷、脱氧和脱水处理后输送至各个用户，同时，提供聚合反应抑制剂和原料丙烯。

10）公用工程单元

蒸汽、氮气、仪表风、工厂风、盐水、循环水、工艺水的引入，蒸汽冷凝液进行回收处理，进行火炬器的收集与排放。

3. 原辅材料

原辅材料见表 9. 2. 15。

表 9. 2. 15 原料规格和性能

原料名称	原料规格	性质
丙烯	丙烯：≥99. 5% mol	常温状态：气体
	丙烷：≤0. 45% mol	相对分子质量：42. 08
	乙烯：10×10^{-6}（体）	沸点：-47 ℃
	乙炔：1×10^{-6}（体）	熔点：-185 ℃
	丙二烯 + 丙炔：≤5×10^{-6}（体）	液体密度：0. 851 g/cm^3
	丁二烯：5×10^{-6}（体）	闪点：-108 ℃
	氧：4×10^{-6}（体）	自燃点：455 ℃
	氢：5×10^{-6}（体）	爆炸范围（体积分数）：2%～11. 1%
	一氧化碳：0.2×10^{-6}（体）	火灾危险级别：甲
	二氧化碳：4×10^{-6}（体）	毒物危害程度分级：低毒
	水：5×10^{-6}（体） 硫：1×10^{-6}（体） 氧硫化碳：0.1×10^{-6}（体） 丁烷 + 丁烯：10×10^{-6}（体） 氢化砷：0.03×10^{-6}（体）	—
乙烯	乙烯：≥99. 5% mol	常温状态：气体
	甲烷 + 乙烷 + 丙烷 + 丙烯：≤500×10^{-6}（体）	相对分子质量：28. 06 沸点：-103.9 ℃
	乙炔：5×10^{-6}（体）	熔点：-169.4 ℃
	重组分：10×10^{-6}（体）	闪点：-136 ℃
	一氧化碳：0.2×10^{-6}（体）	自燃点：425 ℃
	二氧化碳：5×10^{-6}（体）	爆炸范围（体积分数）：2. 7%～36% 火灾危险级别：甲 毒物危害程度分级：低毒
	氧：1×10^{-6}（体） 氢：5×10^{-6}（体） 水：1×10^{-6}（体） 硫化氢：1×10^{-6}（体） 硫：1×10^{-6}（体）	—

续表

原料名称	原料规格	性质
氢气	氢气：≥95% mol	常温状态：气体
	乙烷：≤0.1% mol	相对分子质量：2.02
	甲烷：≤平衡	沸点：-252.8 ℃
	一氧化碳+二氧化碳：$\leqslant 20\times10^{-6}$（体）	熔点：-259.2 ℃
	硫化氢：$\leqslant 5\times10^{-6}$（体）	自燃点：510 ℃ 爆炸范围（体积分数）： 4.1%～74.2% 火灾危险级别：甲
Amoco CD 催化剂	镁：17.5%～19.5%（质） 钛：2.0%～3.5%（质） DNBP：10%～17%（质） 氯：50%～62%（质） 有机组分：平衡	（干）密度：0.78 ± 0.06 g/mL 浆液密度：1.02 g/mL 浆液黏度：2 Pa·s 平均粒度：20 μm
三乙基铝	$Al(C_2H_5)_3$：≥94%（质）	熔点：-58 ℃
	铝含量：≥22.9%（质）	密度：20 ℃：0.834 g/mL
	$AlCl_3$：≤0.1%（质）	黏度：25 ℃：2.60×10^{-3} Pa·s
	Tri-n-butyl aluminum：≤5.0%（质）	显热：25 ℃：2.09 J/(g·°K)
DIBDMS	$(C_4H_9)_2(OCH_3)_2Si$ Mw=204.39 甲醇：≤0.1%（质） 氯：$\leqslant 10\times10^{-6}$（质）	密度：0.8696 g/mL 沸点：72 ℃ 闪点（闭杯）：76 ℃
DIPDMS	$(C_3H_7)_2(OCH_3)_2Si$ Mw=176.33：≥94% 甲醇：≤0.1%（质） 氯：$\leqslant 10\times10^{-6}$（质）	密度：0.888 g/mL 沸点：164 ℃ 闪点（闭杯）：44 ℃

注：催化剂包括主催化剂 Amoco CD；助催化剂三乙基铝（TEAL）；改性剂二异丁基二甲氧基硅烷（DIBDMS）或二异丙基二甲氧基硅烷（DIPDMS）。

4．生产单元中职业病危害因素识别

聚丙烯生产过程中存在的职业病危害因素包括噪声、高温、丙烯、乙烯、丁烯-1、烃类化合物、硅烷、三己基铝、一氧化碳、丙烷（生产高抗冲共聚产品时）、氢气等。氯化钛粉尘来源于催化剂的配制，聚丙烯粉尘来源于挤压造粒单元，高温来源挤压机的热辐射。

5．生产单元的职业病危害特征分析

职业病危害特征见表9.2.16。

表 9.2.16 职业病危害因素特征分析

<table>
<tr><th>岗位</th><th>接触的危害因素</th><th>存在环节</th><th>接触时间</th><th>接触方式</th><th>接触频率</th><th>进入人体途径</th><th>危害特性</th></tr>
<tr><td rowspan="4">①②③④⑤⑥</td><td>噪声</td><td>炉、机、泵运转，气体运输</td><td>较长</td><td>直接</td><td>间断或连续</td><td>耳道</td><td>慢性</td></tr>
<tr><td>高温</td><td>换热器、炉、挤压机</td><td>短</td><td>直接</td><td>间断</td><td>皮肤</td><td>急性或慢性</td></tr>
<tr><td>其他粉尘（聚丙烯粉尘）</td><td>挤压造粒</td><td>较长</td><td>直接</td><td>间断</td><td>呼吸道</td><td>慢性</td></tr>
<tr><td>丙烯、乙烯、丁烯-1、烃类化合物、硅烷、三已基铝、一氧化碳、丙烷</td><td>泄漏、挥发</td><td>短</td><td>直接</td><td>连续</td><td>呼吸道、皮肤</td><td>急性</td></tr>
<tr><td>⑤</td><td>一氧化碳、丙烯</td><td>采样</td><td>短</td><td>直接</td><td>连续</td><td>呼吸道、皮肤</td><td>慢性</td></tr>
<tr><td>⑤</td><td>其他粉尘（催化剂粉尘）</td><td>投料、换装</td><td>短</td><td>直接</td><td>间断</td><td>呼吸道</td><td>慢性</td></tr>
</table>

注：①班长；②安全员；③工艺员；④设备员；⑤外操；⑥顶替班长巡检的内操。

以某石化园区工作场所检测结果，进行危害程度分析。从表中可见，噪声超标岗位为班长和外操，超标的原因为压缩机、鼓风机、挤压机、加料器、泵等设备运行时噪声强度较大所致。见表 9.2.17 至表 9.2.19。

表 9.2.17 某石化园区聚丙烯装置各岗位接触的生产性粉尘检测结果汇总

工种	危害因素	检测点数	超标点数	超标率（%）	超标岗位
班长	总尘（其他粉尘）	17	0	0	—
外操	总尘（其他粉尘）	17	0	0	—

注：其他粉尘为聚丙烯尘。

表 9.2.18 某石化园区聚丙烯装置各岗位接触的有毒物质检测结果汇总

<table>
<tr><th>工种</th><th>危害因素</th><th>检测点数</th><th>超标点数</th><th>超标率（%）</th><th>超标岗位</th></tr>
<tr><td rowspan="2">班长</td><td>一氧化碳</td><td>3</td><td>0</td><td>0</td><td>—</td></tr>
<tr><td>氨</td><td>3</td><td>0</td><td>0</td><td>—</td></tr>
<tr><td rowspan="2">外操</td><td>一氧化碳</td><td>3</td><td>0</td><td>0</td><td>—</td></tr>
<tr><td>氨</td><td>3</td><td>0</td><td>0</td><td>—</td></tr>
<tr><td rowspan="2">三大员</td><td>一氧化碳</td><td>3</td><td>0</td><td>0</td><td>—</td></tr>
<tr><td>氨</td><td>3</td><td>0</td><td>0</td><td>—</td></tr>
</table>

注：三大员指设备员、安全员、工艺员。

表 9.2.19　某石化园区聚丙烯装置各岗位接触的物理因素检测结果汇总

工种	危害因素	检测点数	超标点数	超标率（%）	超标岗位/噪声源
班长	噪声	12	2	16.6	压缩机、鼓风机、挤压机、加料器、泵
外操	噪声	12	1	8.3	风机、搅拌器、加热器、下料线、振动筛、造粒机、包装线、泵
三大员	噪声	12	0	0	—

注：三大员指设备员、安全员、工艺员。

（四）聚乙烯

1. 低压聚乙烯

1）生产工艺

（1）催化剂进料。BCH（国内生产的四氯化钛催化剂）主催化剂通过罐车运至车间，通过氮气加压至 BCH 储罐中。每次配置由储罐顶部加氮气压至计量罐，再进入稀释灌顶部加溶剂 HX 进行稀释。搅拌均匀后，通过进料泵进入聚合釜。AT（三乙基铝）助催化剂由 AT 储罐压至计量罐，通过计量压至稀释罐中，搅拌均匀后，通过进料泵加入聚合釜。

（2）聚合。乙烯、丙烯或丁烯－1、氢气，先与循环烃蒸气混合，通过 8 根进料管进入聚合釜底部，由搅拌器充分搅拌，通过催化剂作用在己烷溶剂中进行聚合反应，生成具有规定浓度的浆液。聚合反应为放热反应，聚合反应生成的热量约 80% 由己烷蒸发潜热除去，其余热量通过聚合釜夹套的冷却水带走。

（3）分离干燥。从聚合过来含有浓度 30% 浆液连续进入卧式沉降离心机，湿饼从固相口卸出，湿饼的湿含量为 30%（质量），经螺旋加料器送到干燥机，母液流至母液罐，经母液输送泵加压后，70% 返回聚合釜，30% 送至己烷回收单元。经离心机分离出的湿饼送入干燥机进行干燥处理，用低压蒸汽进行加热，使干燥机出口聚合物的温度保持在 98～102 ℃，以保证粉末中挥发物含量小于 0.3%（质量），干燥出的己烷随干燥循环气与物料逆向接触，从进料侧带走。

（4）混炼造粒。聚乙烯粉末经旋转阀，由风机送到旋风分离器分离，粉末入料仓。料仓中的粉末经称量后进入单螺旋输送器。按比例加入液体稳定剂、固体稳定剂，粉末在螺旋输送器与各种稳定剂混合，进入混炼机料斗，在混炼机加热混炼均匀后过滤，经模版挤出即被高速旋转的切刀切成直径 3 mm 的颗粒，由颗粒水泵将颗粒送至块料分离器分离大块料，合格后颗粒进入干燥器进行干燥，合格颗粒进入料斗，再经旋转阀，又颗粒输送风机送至料仓，合格品经掺和送至包装料斗包装。

（5）溶剂回收。来自母液罐的母液分别切至己烷气提塔或粗己烷罐。母液罐（粗己烷罐）中母液由泵送至预热器，预热后进入己烷气提塔进行蒸馏分离。在第一块塔板上引入高压己烷进行冲洗。塔顶部的己烷蒸气经塔顶冷凝器冷却，依靠重力流入接受槽中，接受槽内装有挡板以增强已烷和水的分离作用，使已烷和水分层。接受槽中含有水的已烷由泵送至脱水塔的第一块塔板，低压蒸汽通过调节阀通入再沸器，塔中物料30%在此气化。塔顶的已烷蒸气冷凝后送至精已烷罐。精已烷罐中的已烷由泵加压后到干燥器进行干燥，干燥后进过滤器至用户。

（6）低聚物处理。经过塔处理后残存与塔底的低聚物由泵加压至2.8 MPa，进入闪蒸预热器加热。低聚物溶液从闪蒸罐顶部进入进行减压闪蒸。闪蒸气返回塔，闪蒸罐内有高压蒸气盘管进行加热。低聚物靠自身压力进入去活器，去活后用泵送往低聚物储罐。

生产工艺流程见图9.2.3。

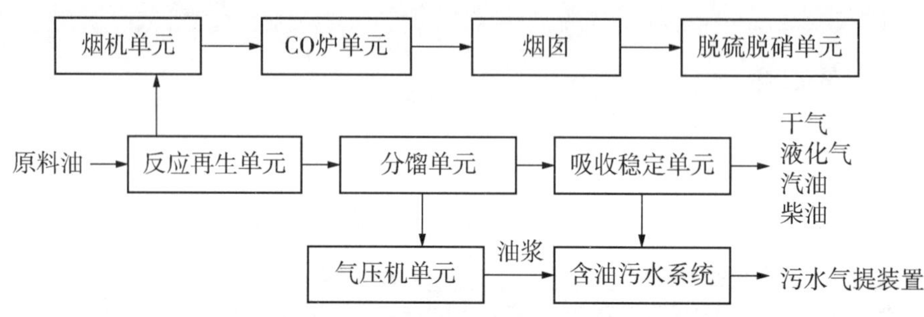

图9.2.3 低压聚乙烯生产工艺流程

2）生产单元

低压聚乙烯装置按工艺流程可分为以下六个部分：①催化剂配置进料系统；②聚合系统；③分离干燥系统；④混炼造粒系统；⑤溶剂回收系统；⑥低聚物处理系统。

3）原辅材料

（1）原料：①乙烯（>99.6%）；②丙烯（>99.6%）；③1－丁烯（>99.0%）；④氢气（>90.0%）

（2）产品。产品为聚乙烯，输送系统必须在氮气保护下运行。

2. 管式法高压聚乙烯

1）生产工艺

聚合级乙烯由一次压缩机将其压缩至300 MPa（表），冷却后分成两部分：一股进入二次压缩机的吸入口，另一股作为低压冷却物料注入反应器高压减压阀后的乙烯/聚乙烯的混合物中。循环乙烯、一次压缩机送来的新鲜乙烯、调节剂混合进入二次压缩机的吸入口，然后被压缩至大约300 MPa（表）。正面的进料被预热到180 ℃左右，而侧线进料则被冷却到15 ℃。有机过氧化物的混合物在反应器上分五点注入，引发聚合反应。在反应器的出口，气体/聚合物的混合物经高压排放阀减压后被由一次压缩机来的低压急冷乙烯物流冷却，然后混合物进入高压分离器，进行气体和聚合物第一次分离，高压分离器顶部出来的气体入高压循环系统冷却、脱蜡，返回二次压缩机入口。高压分离器底部的熔融聚合物降压至0.07 MPa（表），进入低压分离器。在此，几乎所有剩余的乙烯（大约0.3 kg气体/kg聚合物）从聚合物中分离出来并进入排放气压缩系统。从低压分离器出来的熔融聚合物进入热熔融挤出机，经水下造粒，干燥，送到掺混料仓，经脱气、渗混，再用空气输送到储存料仓，最后包装出厂。

2）生产单元

聚乙烯装置基本组成单元为压缩、聚合、切粒空送单元等。各单元作用介绍如下：

（1）压缩单元。低压循环乙烯气经排放气压压缩机由 0.5 MPa（表）加压到 3.3 MPa（表）。然后和乙烯装置送来的 3.2～3.5 MPa（表），30 ℃的新鲜乙烯经过一次压缩机加压到 26～30 MPa（表）再和高压分离器分离出来并经高压循环系统冷却和除蜡的未反应的高压循环气一同进入二次压缩机。排放气压缩机出口气体分成两股，一股气体去一次压缩机，另一股气体返回乙烯精制或去火炬。

（2）聚合单元。①反应器系统；②高压分离器（HPS）与高压循环系统。

（3）切粒空送单元。聚乙烯和未反应的乙烯经低压卸料阀进入低压分离器，在低分中再次分离。聚乙烯经闸板阀进入主挤压机，与来自辅助挤压机的母粒和来自液体添加剂系统的液体添加剂混合。经筛网后从磨板中挤出被切刀切成约 Φ3 mm × 3 mm 的聚乙烯颗粒，再经脱水后进入干燥器，干燥后合格颗粒入掺混料仓。

3）原辅材料

主要原辅材料性质见表 9.2.20。

表 9.2.20　原辅材料一览

性质	乙烯	丙烯	己烷	丁烯－1
外观与形状	无色气体、略具烃类特有的臭味	无色气体、略具烃类特有的臭味	无色液体、有微弱的特殊气味	无色气体
相对密度（水＝1）	0.61	0.5	0.66	0.67
（空气＝1）	0.98	1.46	2.97	1.93
燃烧性	易燃	易燃	易燃	易燃
建规火险分级	甲	甲	甲	甲
闪电（℃）	－136	－108	－25.5	－80
自燃温度（℃）	425	455	244	385
爆炸下限（%）（体）	2.7	1.0	1.2	1.6
爆炸上限（%）（体）	36.0	15	6.9	10.0

3. 釜式法高压聚乙烯

1）生产工艺

釜式法高压聚乙烯工艺是以乙烯车间送来的 3.3MPa（表）、30 ℃的乙烯为原料，经一次压缩机和二次压缩机压缩到反应所需压力［130～250 MPa（表）］，送入反应器内，以有机过氧化物作为引发剂，在高温高压条件下进行聚合，从反应器出来的物料在高压分离器内将未反应的乙烯和聚合物作一次分离；然后在低压分离器内将未反应的乙烯和聚合物作第二次分离，聚合物经切粒后进行计量、混合，不需均化的产品可装袋出厂。未反应的乙烯少部分返回乙烯装置，绝大部分根据压力不同分别返回本装置相应部分循环使用。

2）生产单元

高压聚乙烯装置的基本组成单元为压缩单元、聚合单元、分离造粒单元、混合空送单元。各单元作用介绍如下：

（1）压缩单元。压缩部分是将3.3 MPa（表）、30 ℃的新鲜乙烯及高压、低压分离系统分离的未反应乙烯经一次压缩机（C-1），二次压缩机（C-2）加压至反应所需的压力，即130～250 MPa（表）。

（2）聚合单元。二次压缩机送出的高压乙烯气进入反应器A、B聚合成聚乙烯；反应热由中间冷却器（E-15A）和反应器的水冷夹套导出，反应温度为180～270 ℃，由注入引发剂的多少来控制。

（3）分离及造粒单元。由反应器（R-3B）出来的乙烯、聚乙烯混合物，经减压、冷却之后进入高压分离器（V-2）。将未反应的乙烯和聚乙烯分离，气体经分离去低聚物并冷却后，绝大部分循环利用，少量经减压、加热后返回乙烯装置进行精制。

由高压分离器底部出来的聚乙烯减压后进入低压分离器（D-10），气体经冷却后循环反应，底部聚乙烯进热进料挤压机（X-1），经挤出，水下切粒、脱水、干燥得聚乙烯颗粒。

（4）混合与空送单元。造粒后的聚乙烯颗粒，用空气输送到混合部分，进行计量、检验、掺混、储存之后送往包装储运。

3）原辅材料

原辅材料及性质见表9.2.21。

表9.2.21 原辅材料性质一览

名称	规格	主要物理化学性质
乙烯	压力：3.3～3.5 MPa	乙烯为无色略有香味的可燃性
	温度：10～30 ℃	气体
	纯度：>99.95%	燃点：450 ℃
	CH_4和C_2H_6：最大1000×10^{-6}	爆炸极限： 下限：2.3% 上限：34% 相对密度：0.975
	$C_2H_2<5\times10^{-6}$ C_3以上重馏分$<10\times10^{-6}$ $C_2<1\times10^{-6}$ $CO<5\times10^{-6}$ $CO_2<5\times10^{-6}$ $H_2<5\times10^{-6}$ $S<1\times10^{-6}$ $H_2O<1\times10^{-6}$	

4. 生产单元中职业病危害因素识别

1）低密度聚乙烯装置

该装置生产过程中存在的职业病危害因素见表9.2.22。

表9.2.22　低密度聚乙烯生产过程职业病危害因素分布一览

生产单元	职业病危害因素	接触岗位	接触方式
压缩单元	烃类化合物、乙烯、过氧化氢、润滑油、丙醛、高温、噪声	班长、外操	直接、间断
聚合单元	烃类化合物、聚乙烯、乙烯、过氧化氢、润滑油、丙醛、高温、噪声、添加剂粉尘	班长、外操	直接、间断
挤压造粒单元	聚乙烯粉尘、噪声、高温	班长、外操	直接、间断
粒料处理、脱气和输送单元	高温、噪声	班长、外操	直接、间断

2）高密度聚乙烯

该装置生产过程中存在的职业病危害因素见表9.2.23。

表9.2.23　高密度聚乙烯生产过程职业病危害因素分布一览

生产单元	职业病危害因素	接触岗位	接触方式
原料单元	乙烯、己烯、己烷	班长、外操	直接、间断
辅助物料系统	正己烷、三己基铝、三氧化二铬粉尘、硅胶粉尘	班长、外操	直接、间断
聚合单元	聚乙烯、乙烯、己烯、己烷、正己烷、三己基铝、噪声、高温	班长、外操	直接、间断
挤压造粒单元	高温、噪声、聚乙烯粉尘	班长、外操	直接、间断

5. 职业病危害特征分析

1）化学毒物

正常生产情况下，空气中的浓度均低于职业接触限值，但过氧化氢是强氧化剂。工人在压缩和聚合单元作业时，需做好呼吸防护。在挤压作业过程中，需要注意做好防尘措施。

2）噪声

循环泵、引发机泵、压缩机、热水泵等是该单元的主要噪声源，外操工的个体噪声检测结果超过职业接触限值。

3）高温

挤压造粒单元运行时会产生热辐射，是高温热源。

4）粉尘

聚合单元添加剂投料时和挤压造粒设备运行时均可产生粉尘。

职业病危害特征见表 9.2.24。

表 9.2.24　职业病危害因素特征分析

岗位	接触的危害因素	存在环节	接触时间	接触方式	接触频率	进入人体途径	危害特性
①②③④⑤⑥	噪声	炉、机、泵运转，气体运输	较长	直接	间断或连续	耳道	慢性
	高温	换热器、炉、挤压机	短	直接	间断	皮肤	急性或慢性
	其他粉尘（添加剂粉尘）	挤压造粒	较长	直接	不连续	呼吸道	慢性
	乙烯、己烯、丙醛	泄漏、挥发	短	直接	间断	呼吸道、皮肤	慢性
	过氧化氢	泄漏	短	直接	间断	呼吸道	急性
⑤	其他粉尘（添加剂粉尘）	投料、换装	短	直接	间断	呼吸道	慢性

注：①班长；②安全员；③工艺员；④设备员；⑤外操；⑥顶替班长巡检的内操。

以某石化园区工作场所检测结果进行危害程度分析，见表 9.2.25 至表 9.2.27。

表 9.2.25　某石化园区聚乙烯装置各岗位接触的生产性粉尘检测结果汇总

工种	危害因素	检测点数	超标点数	超标率（%）	超标岗位
班长	总尘（其他粉尘）	2	0	0	—
外操	总尘（其他粉尘）	2	0	0	—

注：其他粉尘为聚丙烯尘。

表 9.2.26　某石化园区聚乙烯装置各岗位接触的有毒物质检测结果汇总

工种	危害因素	检测点数	超标点数	超标率（%）	超标岗位
班长	一氧化碳	2	0	0	—
外操	一氧化碳	2	0	0	—
三大员	一氧化碳	2	0	0	—

注：三大员指设备员、安全员、工艺员。

表 9.2.27　某石化园区聚乙烯装置各岗位接触的物理因素检测结果汇总

工种	危害因素	检测点数	超标点数	超标率（%）	超标岗位/噪声源
班长	噪声	4	0	0	—
外操	噪声	4	0	0	—
三大员	噪声	4	0	0	—

注：三大员指设备员、安全员、工艺员。

（五）聚苯乙烯

苯乙烯是用苯取代乙烯的一个氢原子所形成的有机化合物，为无色透明油状液体。苯乙烯是重要的化学原料，是一种中间品，主要下游是 EPS（发泡聚苯乙烯）、PS（聚苯乙烯）、ABS 和 UPR（不饱和树脂）等。PS 与 ABS 是五大通用树脂的组成部分，其他三个是 PE、PP 与 PVC，因此苯乙烯与塑料密切相关。苯乙烯的主要生产工艺有 3 种，分别是乙苯脱氢法、环氧丙烷 - 苯乙烯联产法与 C8 抽提法，直接原料是纯苯和乙烯，重要上游是石脑油，源头是乙烷、煤炭和原油。

1. 生产工艺

环氧丙烷 - 苯乙烯联产法与 C8 抽提法，主要原料是纯苯和乙烯。纯苯的来源包括石脑油裂解、催化重整、芳烃联合装置以及焦化苯加氢，乙烯的来源则包括乙烷脱氢、石脑油裂解与煤制烯烃。在苯乙烯的生产工艺中，乙苯脱氢法占据了 80% 以上的份额，是最主流的路线，其次是环氧丙烷—苯乙烯联产法（PO/SM 联产法），占比约 12%。聚苯乙烯装置生产工艺流程见图 9.2.4。

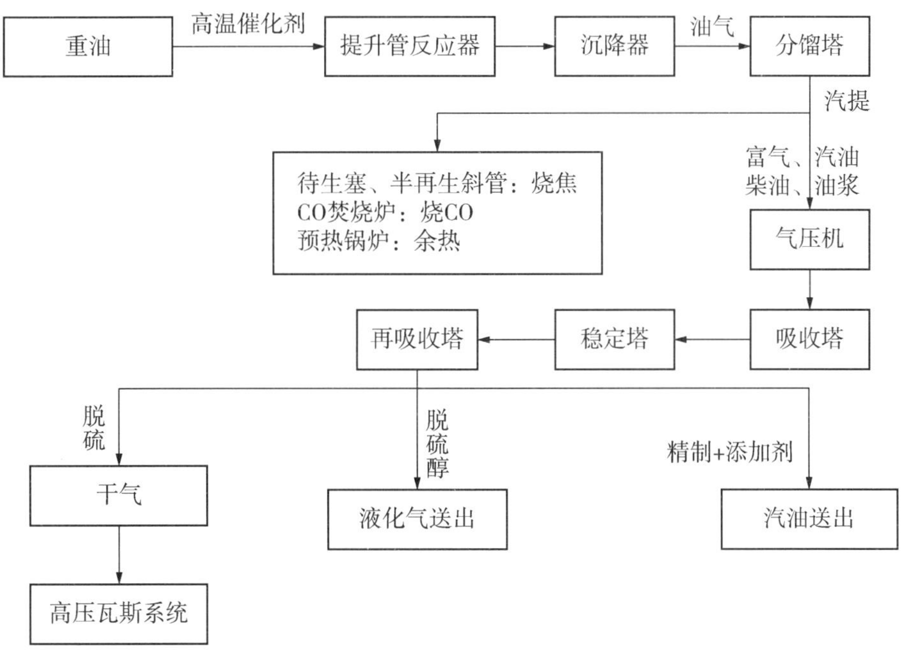

图 9.2.4　聚苯乙烯装置生产工艺流程

1）乙苯脱氢法

乙苯脱氢法以苯和乙烯为原料生成乙苯，然后再脱氢得到苯乙烯，有乙苯催化脱氢与乙苯氧化脱氢两种工艺。乙苯催化脱氢是工业生产苯乙烯的传统工艺，包括ABB Lummus/UOP 工艺、Fina/ Badger 工艺、BASF 工艺等；相比之下，乙苯氧化脱氢用较低温度下的放热反应代替高温下的乙苯脱氢吸热反应，降低了能耗，提高了效率，典型代表是 SMART（styrene monomer advanced reactor technology）工艺。

2）环氧丙烷－苯乙烯联产法

环氧丙烷－苯乙烯联产法（简称 PO/SM 联产法）又称共氧化法，以乙苯和丙烯为原料联产苯乙烯和环氧丙烷，优点是生产成本低、污染少，缺点是工艺复杂、副产物多、流程较长。国内已采用 PO/SM 联产法工艺的有镇海利安德与中海油壳牌，未来随着万华化学与天津渤化等共氧化法装置投产，该工艺在国内占比将有所提升。

3）C8 抽提法

从石脑油裂解得到的裂解汽油中，可以直接抽提获得苯乙烯，缺点是提取的苯乙烯含硫量较高，只能用于 UPR（不饱和聚酯树脂）等一些对原料质量要求较低的领域。在裂解汽油中，苯乙烯的含量仅为4%～6%，国内 C8 抽提法全部产能加总也只有 10 万余吨/年，占苯乙烯总产能不到 2%。

2. 生产单元

聚苯乙烯生产单元由原料单元、聚合单元、循环单元、造粒单元、导热油系统组成。

3. 原辅材料

原料为苯乙烯、乙苯，燃料为燃料气和燃料油，其他见表 9.2.28。

表 9.2.28 主要催化剂、吸附剂及化学药剂一览

名称	主要成分	物理状态
外部润滑剂	—	液体
抗氧剂（BHT）	2，6－二叔丁基对甲酚	颗粒
内部添加剂	硬脂酸丁酯、石蜡	液体
蓝色染料	双苯并口恶唑	液体
导热油	导热油	液体
硅酮	聚二甲基硅氧烷	颗粒

4. 生产单元中职业病危害因素识别

聚苯乙烯生产过程中存在的职业病危害因素见表 9.2.29。

表 9.2.29　聚苯乙烯生产过程中存在职业病危害因素

生产单元	存在职业病危害因素	接触岗位	接触方式
原料单元	乙苯、苯乙烯、噪声	班长、外操	直接、间断
聚合单元	乙苯、苯乙烯、噪声、高温、其他粉尘（聚二甲基硅氧烷粉尘）	班长、外操	直接、间断
循环单元	乙苯、苯乙烯、甲苯、二甲苯、噪声、高温	班长、外操	直接、间断
造粒单元	苯乙烯、其他粉尘（聚苯乙烯粉尘）、噪声、高温	班长、外操	直接、间断
导热油系统	噪声、高温	班长、外操	直接、间断

5. 生产单元的职业病危害特征分析

职业病危害特征见表 9.2.30。

表 9.2.30　职业病危害因素特征分析

岗位	接触的危害因素	存在环节	接触时间	接触方式	接触频率	进入人体途径	危害特性
①②③④⑤⑥	噪声	炉、机、泵运转，气体运输	较长	直接	间断或连续	耳道	慢性
	高温	换热器、炉、挤压机	短	直接	间断	皮肤	急性或慢性
	其他粉尘（聚苯乙烯粉尘）	造粒	较长	直接	间断	呼吸道	慢性
	乙苯、苯乙烯、甲苯、二甲苯	泄漏、挥发	短	直接	间断	呼吸道、皮肤	慢性
⑤	其他粉尘（聚二甲基硅氧烷粉尘）	投料、换装	短	直接	间断	呼吸道	慢性

注：①班长；②安全员；③工艺员；④设备员；⑤外操；⑥顶替班长巡检的内操。

以某石化园区工作场所检测结果进行危害程度分析。从表中可见，噪声超标岗位为班长，超标的原因为切胶机、振动筛、切粒机、泵等设备运行时噪声强度较大所致。见表 9.2.31 至表 9.2.33。

表 9.2.31　某石化园区聚苯乙烯装置各岗位接触的生产性粉尘检测结果汇总

工种	危害因素	检测点数	超标点数	超标率（%）	超标岗位
班长	总尘（其他粉尘）	6	0	0	—
外操	总尘（其他粉尘）	7	0	0	—

注：其他粉尘为聚苯乙烯尘。

表 9.2.32 某石化园区聚苯乙烯装置各岗位接触的有毒物质检测结果汇总

工种	危害因素	检测点数	超标点数	超标率（%）	超标岗位
班长	苯	2	2	10	—
	甲苯	2	0	0	—
	二甲苯	2	0	0	—
	乙苯	3	0	0	—
	苯乙烯	3	0	0	—
	一氧化碳	3	0	0	—
	二氧化硫	2	0	0	—
外操	苯	2	0	0	—
	甲苯	2	0	0	—
	二甲苯	2	0	0	—
	乙苯	3	0	0	—
	苯乙烯	3	0	0	—
	一氧化碳	3	0	0	—
	二氧化硫	2	0	0	—

表 9.2.33 某石化园区聚苯乙烯装置各岗位接触的物理因素检测结果汇总

工种	危害因素	检测点数	超标点数	超标率（%）	超标岗位/噪声源
班长	噪声	4	1	25	切胶机、振动筛、切粒机、泵
外操	噪声	4	0	0	—
三大员	噪声	4	0	0	—

（六）环氧乙烷和乙二醇装置

1. 生产工艺概述

环氧乙烷和乙二醇装置（EOEG）采用纯氧和乙烯为原料，氧化反应生成环氧乙烷，环氧乙烷水合生成乙二醇。其生产工艺流程见图 9.2.5。

1）环氧乙烷（EO）反应

乙烯经过脱硫、过滤后进入循环气，与氧气在氧气混合喷嘴中混合，进入装有银催化剂的 EO 反应器，生成环氧乙烷及副产品二氧化碳和水。

2）CO_2脱除及 EO 回收

冷却后的反应气体送到 EO 吸收塔的急冷段除去弱有机酸等杂质，然后上升进入吸收塔的上段，在此通过贫稀释液吸收 EO。

吸收了 EO 的富吸收液从 EO 吸收塔底引出，送到 EO 汽提塔底部，用低压蒸汽汽提 EO。含有 EO、水及少量轻组分的汽提塔塔顶气经冷却、冷凝后进入塔顶缓冲

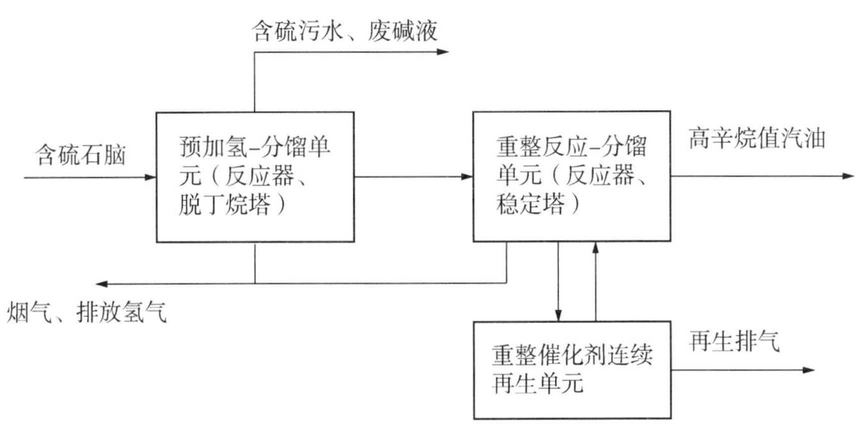

图 9.2.5　环氧乙烷和乙二醇装置流程

罐，塔底贫吸收液返回 EO 吸收塔。

EO 吸收塔塔顶气经压缩后一部分进入二氧化碳脱除系统，脱除副产品二氧化碳，另一部分走二氧化碳脱除系统旁路。二氧化碳在二氧化碳吸收塔中被热的碳酸钾溶液吸收，经汽提后排放到大气中。从二氧化碳吸收塔塔底出来的富碳酸钾溶液在进入二氧化碳汽提塔之前，在碳酸盐闪蒸罐闪蒸以回收乙烯。

3）轻组分脱除及 EO 精制

EO 汽提塔塔顶气冷却后进入塔顶缓冲罐，液相部分进入轻组分塔。轻组分塔底物流一部分送到乙二醇单元，一部分送到 EO 精制单元以获得高纯度 EO。

高纯度 EO 从精制塔接近塔顶的地方抽出。

4）乙二醇反应及回收

从轻组分脱除及 EO 精制来的 EO 水溶液与工艺循环水混合，在反应器中反应生成乙二醇后进入蒸发系统。经过乙二醇浓缩塔脱除大部分水后，进入乙二醇脱水塔中进一步脱水，在塔底得到粗乙二醇产品。

5）乙二醇精制

从乙二醇脱水塔来的粗乙二醇依次经过 MEG（一乙二醇）塔、MEG 循环塔和 DEG（二乙二醇）塔、TEG（三乙二醇）塔后得到 MEG、DEG 和 TEG（三乙二醇）。

2. 生产单元原辅料、中间品与成品

1）原料

环氧乙烷生产时使用的原料主要是乙烯、氧气和甲烷，其中乙烯原料来自乙烯裂解装置；乙二醇生产时原料主要是环氧乙烷水溶液，来自本装置生产的环氧乙烷。

2）产品及中间品

常见的主要产品、中间品见表 9.2.34。

表 9. 2. 34　环氧乙烷乙二醇装置主要产品、半产品汇总

序号	装置或场所	产品及副产品
1	环氧乙烷乙二醇装置（EOEG）	产品 1：环氧乙烷
2		产品 2：乙二醇
3		产品 3：二乙二醇
4		产品 4：三乙二醇
5		产品 5：混合多元醇
6		产品 6：二氧化碳

3）催化剂、吸附剂及使用的化学药剂

常见的辅助材料见表 9. 2. 35。

表 9. 2. 35　使用的主要催化剂、吸附剂及化学药剂一览

序号	名称	主要成分	物理状态
1	催化剂	S-892 银	固体
2	碳酸钾溶液	碳酸钾	液体
3	20% 氢氧化钠	氢氧化钠	液体
4	消泡剂	聚醚多元醇	液体
5	一氯乙烷	一氯乙烷	液体

3. 职业病危害因素识别

根据《职业病危害因素分类目录》（国卫疾控发〔2015〕92 号），环氧乙烷和乙二醇装置生产过程中存在的职业病危害因素主要有化学因素（化学毒物）、物理因素（噪声、高温）两大类。

1）生产工艺过程中产生的职业病危害因素

（1）生产性毒物。工作场所存在的化学毒物有：乙烯、环氧乙烷、一氯乙烷、乙二醇、二乙二醇、三乙二醇、甲烷等。化学毒物的分布见表 9. 2. 36。

表 9. 2. 36　主要化学毒物的分布

序号	装置		存在的职业病危害因素	来源
1	环氧乙烷/乙二醇装置区	环氧乙烷装置	乙烯、环氧乙烷、一氯乙烷	阀门、法兰、管道连接处和泵泄漏，采样置换或泄漏
2		乙二醇装置	乙二醇、二乙二醇、三乙二醇、甲烷	

（2）噪声。主要噪声源有机泵和风机等。噪声强度较大，具有连续、相对平稳和范围广的特点。

（3）高温。在生产过程中的主要热源是蒸汽管道、反应器、汽提塔、闪蒸罐和

交换器等高温设备，这些高温设备会对周围环境形成一定程度的热辐射。

2）生产环境和劳动过程中的有害因素

内操人员主要在控制室监盘，配合短时间现场巡检，其他生产工人均为巡检作业，因此，在正常生产条件下，生产环境和劳动过程中的有害因素主要有：

（1）夏季巡检时受炎热气候影响存在高温，影响人员为参与巡检人员。

（2）控制室内存在新风量不足和照度不良，以及工作场所存在通风、采光照度不良等，主要影响人员为内操。

（3）内操工在控制室从事视屏作业，由于长时间采用坐姿工作，如果控制台、显示器及座椅的设计不符合人机工效学的原理，可使工人发生视力疲劳、下背、腕管综合征，颈肩腕综合征等工作相关疾病。

（4）由于生产的连续性，工人采取倒班作业制度，频繁间断性夜班作业可能导致部分作业工人生活节奏的紊乱、对工作的不适应以及职业紧张问题。

3）特殊环境职业病危害因素及风险识别

（1）检维修。装置检修包括不停产日常检修和停产大小修，用人单位通常采取外包的方式完成上述作业。大小修存在的职业病危害因素见表9.2.37。

表9.2.37　大小修存在的职业病危害因素

作业内容	产生的职业病危害因素和职业风险
拆装	噪声、玻璃棉粉尘
防腐或油漆	苯、甲苯、二甲苯、乙酸乙酯、乙酸丁酯、正己烷
电焊	电焊烟尘、锰及其化合物、臭氧、一氧化碳、氮氧化物、噪声、电焊弧光
切割	噪声、其他粉尘（金属粉尘、塑料粉尘）
吹扫	噪声、苯、甲苯、二甲苯、汽油、柴油、硫化氢
打磨	砂轮磨尘、其他粉尘（金属粉尘、塑料粉尘）、手传振动、噪声
探伤	X射线、γ射线
清洗	盐酸、氢氧化钠、汽油、苯、甲苯、二甲苯
置换	苯、甲苯、二甲苯、汽油、硫化氢

（2）有限空间。大小修时，入地下有限空间、地上有限空间（入仓、夹层、烟道等）和密闭设备内部空间（罐、容器、炉、箱、塔等）进行电焊、防腐、油漆、检修等作业，属于有限空间作业，有缺氧窒息和急性职业中毒的风险。

（3）异常运转情况下可能出现以下状况。

设备故障：在设备压力变化、违反安全操作规程等引起设备故障，易引起跑、冒、滴、漏现象，导致工作场所化学毒物浓度超过职业接触限值。

异常开车与停车：在生产装置异常开车、停车或紧急停车情况下，会导致生产工艺参数的波动，会导致跑、冒、滴、漏现象，导致工作场所化学毒物浓度超过职业接触限值。

爆炸：储存和输送的介质为易燃易爆介质，着火或爆炸时产生大量的氮氧化物、氨、一氧化碳等有毒烟气中毒。

4）作业人员接触职业病危害因素情况

（1）外操人员。主要负责日常巡检，其工作内容及职业病危害因素接触情况见表9.2.38。

表9.2.38 外操人员职业病危害接触情况

装置	岗位	作业方式	工作地点	接触的职业病危害因素
环氧乙烷/乙二醇装置	外操工	巡检、采样	装置区各巡检站点	噪声、高温、乙烯、环氧乙烷、一氯乙烷、乙二醇、二乙二醇、三乙二醇、甲烷
	班长	巡检、检查		
	安全工程师	安全管理	技术中心、控制室、装置区	
	工艺工程师	工艺管理		

（2）内操工。负责监盘作业，主要接触的职业病危害因素为职业紧张和人机工效学问题。

4. 职业病危害特征分析

1）危害特征

环氧乙烷/乙二醇装置运行过程中主要职业病危害因素有各类原料、辅料的使用以及原辅料在温度、催化剂等条件下生成的中间产物和产物，包括乙烯、环氧乙烷、一氯乙烷、乙二醇、二乙二醇、三乙二醇、甲烷等。另外，各类设备运行时也会产生噪声和高温等职业病危害因素。

2）化学毒物对人体健康的影响及可导致的职业病

（1）乙烯。物化性质：乙烯是无色气体，略具烃类特有的臭味。分子量28.06，蒸气压8100 kPa（15 ℃），相对密度（空气）0.98 g/L，爆炸极限为2.7%～36.0%，自然温度490 ℃。不溶于水，微溶于乙醇、酮、苯、溶于醚。

对人体影响：具有较强的麻醉作用。急性中毒，吸入高浓度乙烯可立即引起意识丧失，无明显的兴奋期，但吸入新解空气后，可很快苏醒。对眼及呼吸道黏膜有轻微刺激性。液态乙烯可致皮肤冻伤。慢性影响时长期接触，可引起头昏、全身不适、乏力、思维不集中。个别人有肠胃道功能紊乱。

乙烯未列入《高毒物品目录》以及《职业病危害因素分类目录》中。

（2）环氧乙烷。物化性质：环氧乙烷是无色气体。分子量44.05，蒸气压145.91 kPa（20 ℃），相对密度（空气）1.52，爆炸极限为3.0%～100%，引燃温度429 ℃。易溶于水、多数有机溶剂。

对人体影响：是一种中枢神经抑制剂、刺激剂和原浆毒物。急性中毒时，患者有剧烈的搏动性头痛、头晕、恶心和呕吐、流泪、呛咳、胸闷、呼吸困难；重者全身肌肉颤动、言语障碍、共济失调、出汗、神志不清，以致昏迷。尚可见心肌损害和肝功能异常。抢救恢复后可有短暂精神失常，迟发性功能性失声或中枢性偏瘫。皮肤接触迅速发生红肿，数小时后起疱，反复接触可致敏。液体溅入眼内，可致角膜灼伤。慢性影响方面，长期少量接触，可见有神经衰弱综合征和植物神经功能紊乱。

环氧乙烷已列入《职业病危害因素分类目录》中，未列入《高毒物品目录》；根据《职业病分类和目录》，环氧乙烷可引起环氧乙烷中毒。

（3）一氯乙烷。物化性质：一氯乙烷是无色气体，具有类似醚样的气味。分子量 64.52，蒸气压 53.32 kPa（－3.9 ℃），相对密度（空气）2.20，爆炸极限为 3.6%～14.8%，引燃温度 510 ℃。微溶于水、可混溶于多数有机溶剂。

对人体影响：有刺激和麻醉作用。高浓度损害心、肝和肾。吸入 2%～4% 浓度时可引起运动失调、轻度痛觉减退，并很快出现知觉消失，但其刺激作用非常轻微；高浓度接触引起麻醉，出现中枢抑制，可出现循环和呼吸抑制。皮肤接触后可因局部迅速降温、造成冻伤。

一氯乙烷未列入《高毒物品目录》以及《职业病危害因素分类目录》中。

（4）乙二醇。物化性质：乙二醇无色黏稠吸湿液体，无气味。分子量 62.1，蒸气压 7 Pa（20 ℃），相对密度（水）1.1，爆炸极限为 3.2%～15.3%，自燃温度 398 ℃。

对人体影响：该物质可刺激眼睛和呼吸道。可能对肾和中枢神经系统有影响，导致肾衰竭和脑损伤。接触能够造成意识降低，长期反复接触时可能对中枢神经系统有影响，导致异常眼动。

乙二醇已列入《职业病危害因素分类目录》中，未列入《高毒物品目录》。

（5）二乙二醇。物化性质：二乙二醇又名二甘醇，无气味、无色、黏稠吸湿液体。分子量 106.1，蒸气压 2.7 Pa（20 ℃），相对密度（水）1.12，爆炸极限为 1.6%～10.8%，自燃温度 229 ℃。

对人体影响：该物质可能对肾脏有影响，导致肾伤身。食入该物质，可能对中枢神经系统和肝脏有影响。食入可能导致死亡。

二乙二醇未列入《高毒物品目录》以及《职业病危害因素分类目录》中。

（6）三乙二醇。物化性质：三乙二醇又名三甘醇，无色吸湿液体。分子量 150.2，蒸气压 0.02 Pa（20 ℃），相对密度（水）1.1，爆炸极限为 0.9%～9.29%，自燃温度 371 ℃。

对人体影响：微毒。*LD*50（大鼠经口）16.8 mL/kg。对眼睛及皮肤无刺激。

三乙二醇未列入《高毒物品目录》以及《职业病危害因素分类目录》中。

（7）甲烷。物化性质：无色无臭气体。分子量 16.04，蒸气压 53.32 kPa（－168.8 ℃），相对密度（水）0.42（－164 ℃），爆炸极限为 5.3%～15%，引燃温度 538 ℃。

对人体影响：甲烷对人基本无毒，但浓度过高时，使空气中氧含量明显降低，使人窒息。当空气中甲烷达 25%～30% 时，可引起头痛、头晕、乏力、注意力不集中、呼吸和心跳加速、共济失调。若不及时脱离，可致窒息而亡。皮肤接触液化晶体，可致冻伤。

乙二醇已列入《职业病危害因素分类目录》中，未列入《高毒物品目录》。

3）高温对人体健康的影响及可导致的职业病

对人体影响：在高温环境中作业，人体会出现一系列生理功能改变，主要有体温调节、水盐代谢、消化系统、神经系统、泌尿系统等方面的适应性变化。但如超过一定限度，则可产生不良影响。当热适应超过一定限度时，严重者可发生职业性中暑。

4）生产性噪声对人体健康的影响及可导致的职业病

对人体影响：噪声对人体的作用可分为特异性作用（对听觉系统）和非特异作用（对其他系统）两类。特异性作用为对听觉系统的损害，表现为暂时性听阈位移、永久性听力损伤甚至职业性噪声聋。非特异性作用表现为长期接触噪声可引起头痛、头晕、耳鸣、心悸与睡眠障碍等神经衰弱综合征。在噪声作用下，植物神经调节功能发生变化，心血管疾病患病率增高。噪声还可能影响消化系统的功能状态，表现为胃肠功能紊乱、消化功能减弱、食欲减退等。此外，长期接触中低频噪声更会使人产生厌烦、苦恼、心情烦躁不安等心理异常表现。

噪声已列入《职业病危害因素分类目录》中，可能导致的职业病为职业性噪声聋。

5. 危害程度分析

以某石油化工有限公司环氧乙烷/乙二醇装置工作场所检测结果，进行危害程度分析。

1）有毒物质

石油化工装置通常以露天布置为主。有毒物质危害程度见表9.2.39。从表中可见，各岗位有毒物质检测结果未见超标。

表9.2.39 某环氧乙烷/乙二醇装置工作场所各工种接触的有毒物质检测结果汇总

工种	危害因素	检测点数	超标点数	超标率（%）	超标岗位
班长、外操工	环氧乙烷	9	0	0	—
	环氧丙烷	9	0	0	—
	乙二醇	8	0	0	—
	甲烷	1	0	0	—

2）物理因素

物理因素危害程度见表9.2.40。从表中可见，噪声超标岗位主要是压缩机和泵机，超标的原因主要是设备运行时本身噪声强度大所致。高温检测结果未见超标。

表9.2.40 某环氧乙烷/乙二醇装置工作场所各工种接触的物理因素检测结果汇总

工种	危害因素	检测点数	超标点数	超标率（%）	超标岗位
班长、外操工	噪声（定点）	13	5	38.5	压缩机、泵机
	噪声（个体）	2	1	50.0	外操工
	高温	3	0	0	—

（七）乙二醇装置（EOEG）

1. 生产工艺概述

本书介绍的丙二醇装置采用壳牌公司（SIC）的 PG 工艺技术，主要生产工业级和高纯级的丙二醇产品，同时副产生成二丙二醇产品。

1）G-800 生产

甘油、PO，在 KOH 催化剂作用下，进行聚合反应生成多元醇中间体 G-800（即分子量为 800 的中间体），G-800 作为软泡多元醇的原料。

2）板料多元醇生产

板料多元醇的生产包括聚合、中和和提纯三个工艺步骤。

（1）聚合。单体 PO（或 PO/EO 混合物）和多元醇中间体 G-800 进入聚合反应釜，在 KOH 催化剂作用下生成板料多元醇。反应釜间歇操作，反应过程中单体 PO/EO 是过量的。

（2）中和。反应产物在真空系统进行分离，脱除多余单体 PO/EO 的反应物送入装有磷酸和水的搅拌中和器中进行中和，生成聚醚多元醇/水悬浮相。经中和后的粗多元醇间歇送入中间缓冲罐。脱除的单体 PO/EO 送蒸汽锅炉焚烧。

（3）提纯。贮存在中间缓冲罐中的粗多元醇连续进入提纯工序，在聚结器中除去水相（含盐）。多元醇在精馏塔进行提纯，塔顶通过闪蒸脱除水分；中段为汽提部分，脱除多元醇中的轻组分；塔下段是干燥部分，脱除多元醇中的水分，从而得到粗的板料多元醇产品。

粗的板料多元醇产品经干燥、冷却、检验后作为产品贮存。

3）模料多元醇生产

模料多元醇的生产主要由聚合、中和和提纯三个工艺步骤组成。其中，前两个工艺步骤与板料多元醇生产线的基本步骤类似，只是在提纯工艺有所区别。

板料多元醇的提纯只需经过聚结/沉降器就可将盐水从多元醇中分离出来。而模料多元醇则需要从有机相中进一步脱盐：从聚结器出来的有机相经过加热进入真空闪蒸罐，通过闪蒸汽使物料中残余盐分结晶，结晶盐随多元醇进入中间缓冲罐。从中间缓冲罐开始进行连续操作，先经过过滤系统，将物料中的磷酸盐晶体尽量除去，再送入另一个中间缓冲罐。以后的精馏提纯流程跟板料多元醇生产线基本一致。

4）辅助设施

上述装置排出的含 EO/PO 工艺尾气排至专用排放总管，经分离罐分液后送去蒸汽锅炉焚烧。含有 EO/PO 的废液体用蒸汽和氮气进行汽提。汽提出的气相送去蒸汽锅炉焚烧，汽提废水经丙二醇装置送往废水处理厂处理。

多元醇装置的最终产品贮存在带氮封的贮罐内，以防降解；由于多元醇黏度比较大，所以各个产品贮罐都加盘管伴热。

2. 生产单元原辅料、中间品与成品

1）原料

多元醇生产时原料主要包括甘油、环氧乙烷、环氧丙烷、氢氧化钾和磷酸；丙二

醇生产时原料主要是环氧丙烷。其中，环氧丙烷、环氧乙烷来自上游环氧丙烷、环氧乙烷生产装置。

2）产品及中间品

常见的主要产品、中间品见表9.2.41。

表9.2.41 多元醇装置主要产品、半产品汇总

序号	装置或场所	产品及副产品
1	多元醇装置	产品1：聚醚多元醇
2		副产品1：磷酸二氢钾
3		产品2：丙二醇（医药级/食品级）
4		产品3：二丙二醇
5		产品4：重丙二醇

3. 职业病危害因素识别

根据《职业病危害因素分类目录》（国卫疾控发〔2015〕92号），多元醇装置生产过程中存在的职业病危害因素主要有化学因素（化学毒物、粉尘）、物理因素（噪声、高温）两大类。

1）生产工艺过程中产生的职业病危害因素

（1）生产性毒物。工作场所存在的化学毒物有：乙烯、环氧乙烷、一氯乙烷、乙二醇、二乙二醇、三乙二醇、甲烷等。化学毒物的分布见表9.2.42。

表9.2.42 主要化学毒物的分布

<table>
<tr><th>序号</th><th colspan="2">装置</th><th>存在的职业病危害因素</th><th>来源</th></tr>
<tr><td>1</td><td rowspan="2">多元醇/丙二醇装置</td><td>多元醇装置</td><td>多元醇、环氧乙烷、环氧丙烷、甘油、氢氧化钾、磷酸、磷酸二氢钾粉尘</td><td rowspan="2">化学毒物：阀门、法兰、管道连接处和泵泄漏，采样置换或泄漏；
粉尘：磷酸二氢钾粉尘包装换袋操作时下料口掉落粉尘</td></tr>
<tr><td>2</td><td>丙二醇装置</td><td>环氧丙烷、丙二醇、二丙二醇、三丙二醇</td></tr>
</table>

（2）噪声。主要噪声源有机泵和风机等。噪声强度较大，具有连续、相对平稳和范围广的特点。

（3）高温。在生产过程中的主要热源是蒸汽管道、反应釜、闪蒸罐和交换器等高温设备，这些高温设备会对周围环境形成一定程度的热辐射。

2）生产环境和劳动过程中的有害因素

内操人员主要在控制室监盘，配合短时间现场巡检，其他生产工人均为巡检作业，因此，在正常生产条件下，生产环境和劳动过程中的有害因素主要有：

（1）夏季巡检时受炎热气候影响存在高温，影响人员为参与巡检人员。

（2）控制室内存在新风量不足和照度不良，以及工作场所存在通风、采光照度不良等，主要影响人员为内操。

（3）内操工在控制室从事视屏作业，由于长时间采用坐姿工作，如果控制台、显示器及座椅的设计不符合人机工效学的原理，可使工人发生视力疲劳、下背、腕管综合征，颈肩腕综合征等工作相关疾病。

（4）由于生产的连续性，工人采取倒班作业制度，频繁间断性夜班作业可能导致部分作业工人生活节奏的紊乱、对工作的不适应以及职业紧张问题。

3）特殊环境职业病危害因素及风险识别

（1）检维修。装置检修包括不停产日常检修和停产大小修，用人单位通常采取外包的方式完成上述作业。大小修存在的职业病危害因素见表 9. 2. 43。

表 9. 2. 43　大小修存在的职业病危害因素

作业内容	产生的职业病危害因素和职业风险
拆装	噪声、玻璃棉粉尘
防腐或油漆	苯、甲苯、二甲苯、乙酸乙酯、乙酸丁酯、正己烷
电焊	电焊烟尘、锰及其化合物、臭氧、一氧化碳、氮氧化物、噪声、电焊弧光
切割	噪声、其他粉尘（金属粉尘、塑料粉尘）
吹扫	噪声、苯、甲苯、二甲苯、汽油、柴油、硫化氢
打磨	砂轮磨尘、其他粉尘（金属粉尘、塑料粉尘）、手传振动、噪声
探伤	X 射线、γ 射线
清洗	盐酸、氢氧化钠、汽油、苯、甲苯、二甲苯
置换	苯、甲苯、二甲苯、汽油、硫化氢

（2）有限空间。大小修时，入地下有限空间、地上有限空间（入仓、夹层、烟道等）和密闭设备内部空间（罐、容器、炉、箱、塔等）进行电焊、防腐、油漆、检修等作业，属于有限空间作业，有缺氧窒息和急性职业中毒的风险。

（3）异常运转情况下，可能出现以下状况。

设备故障：在设备压力变化、违反安全操作规程等引起设备故障，易引起跑、冒、滴、漏现象，导致工作场所化学毒物浓度超过职业接触限值。

异常开车与停车：在生产装置异常开车、停车或紧急停车情况下，会导致生产工艺参数的波动，会导致跑、冒、滴、漏现象，导致工作场所化学毒物浓度超过职业接触限值。

爆炸：储存和输送的介质为易燃易爆介质，着火或爆炸时产生大量的氮氧化物、氨、一氧化碳等有毒烟气中毒。

4）作业人员接触职业病危害因素情况

（1）外操人员。主要负责日常巡检，其工作内容及职业病危害因素接触情况见表 9. 2. 44。

表 9.2.44 外操人员职业病危害接触情况

装置	岗位	作业方式	工作地点	接触的职业病危害因素
多元醇/丙二醇装置	外操工	巡检、采样	装置区各巡检站点	噪声、高温、多元醇、环氧乙烷、环氧丙烷、甘油、氢氧化钾、磷酸、磷酸二氢钾粉尘、丙二醇、二丙二醇、三丙二醇
	班长	巡检、检查		
	安全工程师	安全管理	技术中心、控制室、装置区	
	工艺工程师	工艺管理		

（2）内操工。负责监盘作业，主要接触的职业病危害因素为职业紧张和人机工效学问题。

4. 职业病危害特征分析

1）危害特征

多元醇/丙二醇装置运行过程中主要职业病危害因素有各类原料、辅料以及生成的中间产物和产物，包括磷酸二氢钾粉尘、多元醇、环氧乙烷、环氧丙烷、甘油、氢氧化钾、磷酸、丙二醇、二丙二醇、三丙二醇等。另外，各类设备运行时也会产生噪声和高温等职业病危害因素。

2）化学毒物对人体健康的影响及可导致的职业病：

（1）环氧乙烷。物化性质：环氧乙烷是无色气体。分子量 44.05，蒸气压 145.91 kPa（20 ℃），相对密度（空气）1.52，爆炸极限为 3%～100%，引燃温度 429 ℃。易溶丁水、多数有机溶剂。

对人体影响：环氧乙烷是一种中枢神经抑制剂、刺激剂和原浆毒物。急性中毒时，患者有剧烈的搏动性头痛、头晕、恶心和呕吐、流泪、呛咳、胸闷、呼吸困难；重者全身肌肉颤动、言语障碍、共济失调、出汗、神志不清，以致昏迷。尚可见心肌损害和肝功能异常。抢救恢复后可有短暂精神失常，迟发性功能性失声或中枢性偏瘫。皮肤接触迅速发生红肿，数小时后起疱，反复接触可致敏。液体溅入眼内，可致角膜灼伤。慢性影响方面，长期少量接触，可见有神经衰弱综合征和植物神经功能紊乱。

环氧乙烷已列入《职业病危害因素分类目录》中，未列入《高毒物品目录》；根据《职业病分类和目录》，环氧乙烷可引起环氧乙烷中毒。

（2）环氧丙烷。物化性质：环氧丙烷是无色液体，有类似乙醚的气味。分子量 58.08，蒸气压 75.86 kPa（25 ℃），相对密度 2.0，爆炸极限为 2.8%～37.0%，引燃温度 420 ℃。溶于水、乙醇、乙醚等多数有机溶剂。

对人体影响：环氧丙烷为一种原发性刺激剂，轻度中枢神经系统抑制剂和原浆毒。接触高浓度蒸汽，出现眼及呼吸道刺激症状，呼吸困难；并伴有头胀、头晕、步态不稳、共济失调、恶心和呕吐。重者烦躁不安，甚至昏迷。少数有血压升高、心肌损害、肠麻痹、消化道出血，以及肝、肾损害。液体可致眼和皮肤灼伤。

环氧丙烷已列入《职业病危害因素分类目录》中，未列入《高毒物品目录》

（3）甘油。物化性质：甘油为无色吸湿的黏稠液体。分子量 92.1，蒸气压 0.01 Pa（25 ℃），相对密度（水）1.26，爆炸极限为 2.6%～11.3%，自燃温度 393 ℃。

甘油未列入《高毒物品目录》以及《职业病危害因素分类目录》中。

（4）氢氧化钾。物化性质：氢氧化钾白色晶体，易潮解。分子量56.11，蒸气压0.13 kPa（719 ℃），相对密度（水）2.04。溶于水、乙醇、微溶于醚。

对人体影响：氢氧化钾具有强腐蚀性。粉尘刺激眼和呼吸道，腐蚀鼻中隔；皮肤和眼直接接触可引起灼伤；误服可造成消化道灼伤，黏膜糜烂、出血，休克。

氢氧化钾未列入《高毒物品目录》以及《职业病危害因素分类目录》中。根据《职业病分类和目录》，可能导致的职业病为化学性皮肤灼伤、化学性眼部灼伤。

（5）磷酸。物化性质：纯磷酸无色晶体，无臭，具有酸味。分子量98.00，蒸气压0.67 kPa（25 ℃），相对密度（水）1.87。与水混溶，可混溶于乙醇。

对人体影响：磷酸蒸汽成雾对眼、鼻、喉有刺激性。口服液可引起恶心、呕吐、腹痛、便血或休克，皮肤或眼接触可导致灼伤；慢性接触会导致鼻黏膜萎缩、鼻中隔穿孔，长期反复皮肤接触，可引起皮肤刺激

磷酸未列入《高毒物品目录》以及《职业病危害因素分类目录》中。根据《职业病分类和目录》，可能导致的职业病为化学性皮肤灼伤、化学性眼部灼伤。

（6）丙二醇。物化性质：丙二醇为无色无嗅、吸湿性、黏稠液体。分子量76.1，蒸气压10.6 Pa（20 ℃），相对密度（水）1.04。

对人体影响：丙二醇短期接触轻微刺激眼睛和呼吸道。大量食入，会造成代谢性酸中毒。

丙二醇未列入《高毒物品目录》以及《职业病危害因素分类目录》中。

（7）二丙二醇。物化性质：二丙二醇为无色稍黏稠的液体。分子量134.2，蒸气压4 Pa（25 ℃），相对密度（水）1.00。

对人体影响：二丙二醇短期接触轻微刺激眼睛和皮肤。

二丙二醇未列入《高毒物品目录》以及《职业病危害因素分类目录》中。

（8）三丙二醇。物化性质：三丙二醇为无气味，无色液体。分子量192.3，蒸气压133 Pa（96 ℃），相对密度（水）1.0。

三丙二醇未列入《高毒物品目录》以及《职业病危害因素分类目录》中。

3）生产性粉尘对人体健康的影响及可导致的职业病

对人体健康影响：粉尘对人体健康的影响决定于粉尘的化学成分、浓度、接触时间、粉尘分散度、硬度、溶解度、荷电性和爆炸性。粉尘主要通过呼吸道进入体内，对机体影响最大的是呼吸系统损害，包括尘肺、粉尘沉着症、上呼吸道炎症、游离二氧化硅肺炎、肺肉芽肿和肺癌等肺部疾病。粉尘接触还常引起粉尘性支气管炎、肺炎、哮喘、支气管哮喘等疾病。本装置的粉尘可导致其他职业性尘肺。

4）高温对人体健康的影响及可导致的职业病

对人体影响：在高温环境中作业，人体会出现一系列生理功能改变，主要有体温调节、水盐代谢、消化系统、神经系统、泌尿系统等方面的适应性变化。但如超过一定限度，则可产生不良影响。当热适应超过一定限度时，严重者可发生职业性中暑。

5）生产性噪声对人体健康的影响及可导致的职业病

对人体影响：噪声对人体的作用可分为特异性作用（对听觉系统）和非特异作

用（对其他系统）两类。特异性作用为对听觉系统的损害，表现为暂时性听阈位移、永久性听力损伤甚至职业性噪声聋。非特异性作用表现为长期接触噪声可引起头痛、头晕、耳鸣、心悸与睡眠障碍等神经衰弱综合征。在噪声作用下，植物神经调节功能发生变化，心血管疾病患病率增高。噪声还可能影响消化系统的功能状态，表现为胃肠功能紊乱、消化功能减弱、食欲减退等。此外，长期接触中低频噪声更会使人产生厌烦、苦恼、心情烦躁不安等心理异常表现。

噪声已列入《职业病危害因素分类目录》中，可能导致的职业病为职业性噪声聋。

5. 危害程度分析

以某石油化工企业多元醇/丙二醇装置检测结果，进行危害程度分析。

1）生产性粉尘

石油化工装置通常以露天布置为主。生产性粉尘危害程度见表 9. 2. 45。从表中可见，粉尘检测结果未见超标。

表 9. 2. 45 某石油化工多元醇/丙二醇装置工作场所工种接触的生产性粉尘检测结果汇总

工种	危害因素	检测点数	超标点数	超标率（%）	超标岗位
外操工	其他粉尘	1	0	0	—

2）有毒物质

有毒物质危害程度见表 9. 2. 46。从表中可见，各岗位有毒物质检测结果未见超标。

表 9. 2. 46 某石油化工多元醇/丙二醇装置工作场所各工种接触的有毒物质检测结果汇总

工种	危害因素	检测点数	超标点数	超标率（%）	超标岗位
班长、外操工	环氧乙烷	4	0	0	—
	环氧丙烷	4	0	0	—
	氢氧化钾	1	0	0	—

3）物理因素

物理因素危害程度见表 9. 2. 47。从表中可见，噪声超标岗位主要是换热器、鼓风机和泵机，超标的原因主要是设备运行时本身噪声强度大所致。高温检测结果未见超标。

表 9. 2. 47 某环氧乙烷/乙二醇装置工作场所各工种接触的物理因素检测结果汇总

工种	危害因素	检测点数	超标点数	超标率（%）	超标岗位
班长、外操工	噪声（定点）	10	5	50. 5	换热器、鼓风机和泵机
	噪声（个体）	2	0	0	—
	高温	3	0	0	—

三、石油化工行业健康风险分析

（一）石油化工行业职业病危害现状

1. 工作场所职业病危害因素超标案例分析

（1）文献超标案例分析

目前国内公开报道的石油化工行业工作场所存在的职业病危害因素和超标情况分析见表9.2.48所示。从表中可见，目前国内石油化工行业工作场所存在的超标的职业病危害因素主要有粉尘（聚乙烯粉尘）、化学毒物（苯、硫化氢）、物理因素（噪声）。

表9.2.48 石油化工工作场所职业病危害因素超标案例分析

文献	装置名称	超标危害因素	超标点/检测点（率）	超标岗位分布	超标原因
文献[1]	聚丙烯装置	噪声	105/920（88.59%）	聚丙烯装置	强噪声设备多
文献[2]	聚乙烯粉尘	聚乙烯粉尘	短时间接触浓度：12 mg/m^3	聚乙烯包装	聚乙烯投料口围挡过低，防尘系统故障
		噪声	85～90 dB（A）	乙烯装置、聚乙烯装置外操工	强噪声设备多
文献[3]	乙烯装置	苯	短时间接触浓度：11.3 mg/m^3	化验室油品室	通风橱设计不合理，操作口风速不够，待分析留样存在在化验室内
文献[4]、[6]	乙烯装置	苯	12/21（60%），超标苯8 h加权平均浓度为6.01～535.68 mg/m^3	化验岗位	通风柜设计不合理，含苯样品在通风柜外进行分析，含苯废弃样品没有存在在通风柜内
文献[5]	乙烯装置	硫化氢	硫化氢浓度为86.2～93.3 mg/m^3	乙烯装置泡沫线出口处	罐顶呼吸阀密闭不严，导致硫化氢气体逸出
文献[7]	聚乙烯装置	噪声	88.7～105.2 dB（A）	包装工、造粒区、压缩机区、风机区	强噪声源多
文献[7]	聚丙烯装置	噪声	88.4～102.2 dB（A）	包装岗位、造粒岗位、聚合岗位	强噪声源多

2. 评价典型超标案例分析

案例1：某企业乙烯装置，经评价发现，裂解汽油采样口苯短时间接触浓度超过接触限值的1.0倍，超标原因分析如下：该采样口为人工采样口，没有实行密闭循环采样，采样时，需进行2～3次的样品置换排出挥发，建议改为密闭循环采样器。

案例2：某企业苯乙烯装置，经评价发现，苯罐检尺作业时苯短时间接触浓度超过接触限值的1.5倍，超标原因分析如下：苯罐检尺时由于打开孔盖罐内气体挥发，导致检尺苯浓度超标，建议减少检尺频次并全程佩戴防毒口罩。

（二）石油化工行业职业病发病案例分析

目前国内公开报道的职业病及健康异常案例见表9.2.49。

表9.2.49 石油化工行业职业病发病情况分析

文献	职业病或健康异常	例数	发生地点	发生时间	工种	工龄
文献1	双耳高频平均听阈≥40 dBHL	不详	广东	2009—2012	乙烯裂解外操工	—

（三）石化行业职业病风险分析

1. 石化行业职业病风险分析

石化企业具有点多、面广、链长、连续作业的特点，是易燃、易爆、易中毒、高温（低温）、高压的高风险企业。石化行业职业病危害特点：

（1）当前职业病危害呈上升趋势。

（2）事故频发。据统计，2007年全国石化行业共发生伤亡事故340起。

（3）职业病多发。2007年诊断14296例职业病，主要集中在石化、煤炭、冶金等高危行业。

（4）职业病危害以化学毒物和噪声为主。

（5）化学毒物危害以高毒物品危害较多。

2. 职业中毒

职业中毒又分为急性职业中毒和慢性职业中毒。急性职业中毒，主要以呼吸系统和中枢神经系统损害为主，大多由接触较大剂量刺激性化学物质、窒息性气体或有机溶剂引起，多因违反操作规程，个人防护不到位，好发于维修工；石油化工行业中乙烯裂解装置中主要产品为苯，长期接触苯可导致慢性职业中毒，主要是白细胞数异常等损害，常见职业性苯中毒，好发于外操工。

（1）急性中毒。①窒息性气体：丙烯腈、氰化物、氮气、硫化氢、一氧化碳。②刺激性气体：甲醛、醋酸、氨、氯气。③其他：金属烟尘、硫酸。急性中毒构成比饼图见图9.2.6。从图中可以看出，硫化氢中毒发生率最高，其次依次是丙烯腈、一氧化碳、氨和氯气。

（2）慢性中毒：常见有苯和汽油中毒。

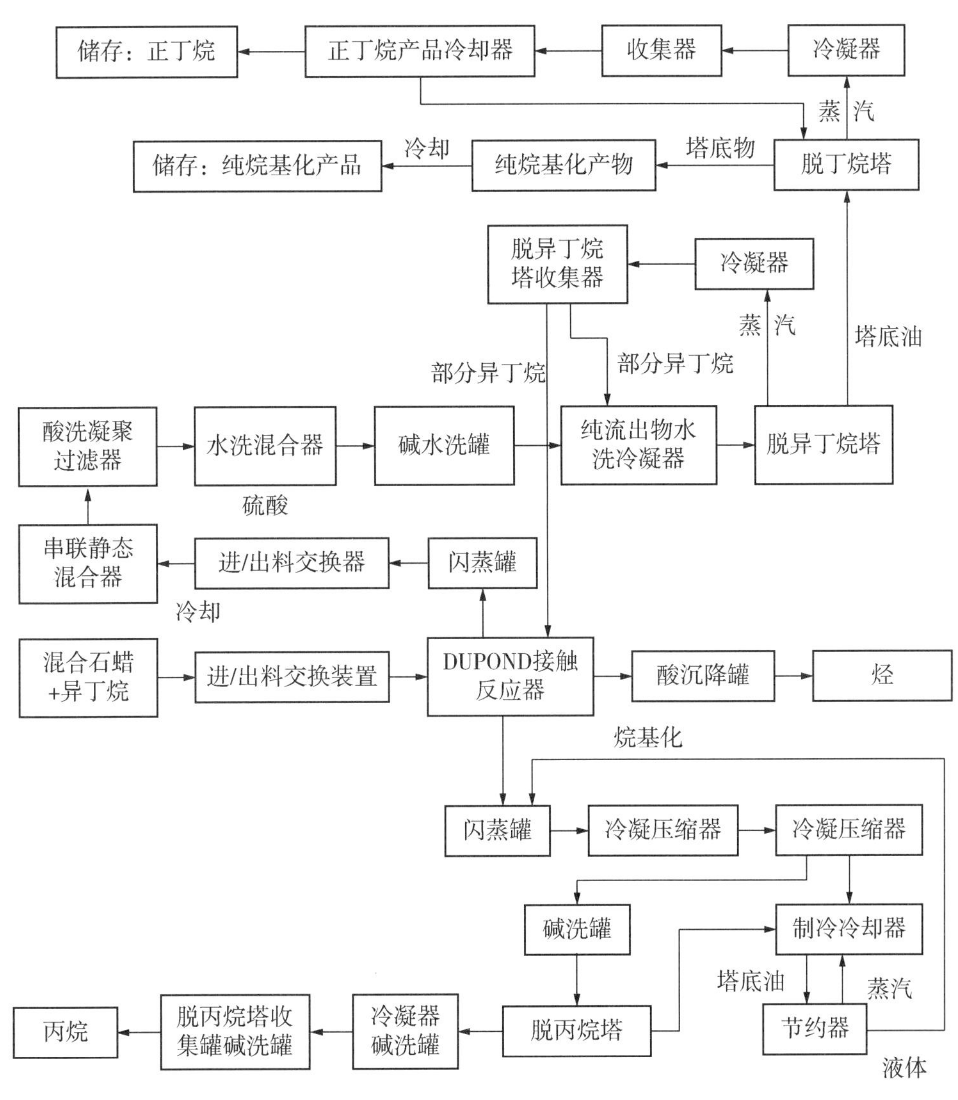

图 9.2.6　急性中毒构成比

石化行业常见的职业中毒岗位分布：从图 9.2.7 可见，职业中毒发生较多的岗位依次是司泵工（现在的外操工和班长参与此项工作）、维修工、化验工、司炉和杂工。

(3) 石化行业常见的职业中毒工龄分布。①急性中毒：年轻工人发生率最多，专业工龄小于 10 年居多；②慢性职业中毒专业工龄均在 20 年以上。

中毒原因分析：石化行业是职业病高风险行业。常见急性中毒及其死亡报道。违章操作、设备泄漏、缺少防护设备、通风设施不良是引起中毒或致死的前四位原因，详见表 9.2.50。

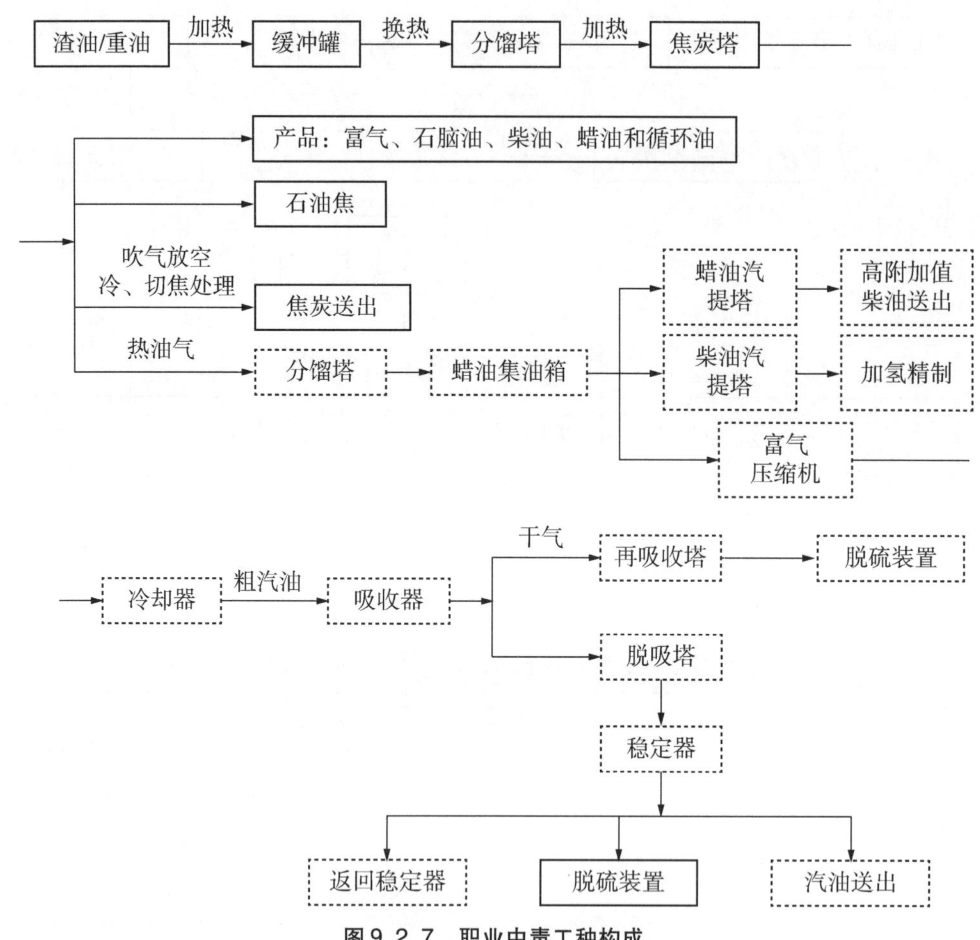

图 9.2.7 职业中毒工种构成

表 9.2.50 石化行业急性职业中毒原因分析

发生事故原因	构成比（%）	秩次
缺乏安全教育、违章操作	44	1
设备跑、冒、滴、漏	32	2
没有使用个人防护用品	12	3
通风排毒设施不良	12	3

因此，企业如不重视职业病风险管理，尤其是以上提及的原因，极有可能发生职业病，企业应引起足够的重视并采取适当的防范措施。

3. 职业性皮肤病

石油分馏物、醇类、苯及其衍生物、氨、硫化氢等是石油化工行业工人职业接触性皮肤病的常见致病因素，在职业活动中长期、低剂量的接触上述化学毒物，可导致职业接触性皮炎性等职业病的发生，好发于外操工。

4. 职业性噪声聋

石油化工行业高噪声设备分布广泛，包括加热炉、鼓风机、压缩机、泵等，其噪声具有连续、相对平稳和范围广等特点，长期接触高强度生产性噪声，最初引起工人耳鸣、耳痛、头晕、失眠、烦躁、记忆力减退等症状，进而引起工人暂时性听阈位移、永久性听阈位移，最后导致噪声性耳聋，好发于外操工。据报道，中石化生产作业场所的噪声声级超过 90 dB（A）的占 32%～42%，中高频噪声占比例最大。噪声对石化职工的身体健康造成损害，阳性检出率最低为 12% ，最高达 51%。6 年共查出 69 例耳聋患者，占全部查体人数的 3%。

5. 职业性呼吸系统疾病

石油化工企业中生产性粉尘以聚乙烯粉尘、聚丙烯粉尘等人工有机粉尘为主，主要引起呼吸道和肺组织炎症或过敏性反应。

6. 工伤事故

生产性噪声会引起神经系统、心血管系统、消化系统、内分泌系统的非特异性不良改变，导致工人操作时注意力下降，身体灵敏性和协调性下降，工作效率和工作质量降低，使出现生产或工伤事故的可能性增加。

7. 倒班作业

石油化工企业多采用四班三运转制劳动工作制度，倒班作业引起昼夜节律紊乱，存在职业紧张问题，导致倒班作业劳动者罹患心血管疾病如高血压风险增加，从事倒班作业时间越长，患高血压风险越高。

8. 肌肉骨骼相关疾病

石油化工企业内操工对在中控室进行监盘作业，长期高水平的精神负荷和长时间的不良坐姿或工作体位可导致下肩痛、背疼痛、腰痛。

9. 潜在危害风险

（1）添加剂带来的危害。石油化工企业生产中，除了基本原料外，还需要在生产和加工过程中加入一定量的有机或无机化学物质，以使化合物的性能发生改变。添加剂的种类繁多，包括有催化剂、促进剂、阻燃剂、表面活性剂等，添加剂更换或填充过程中，装卸工人有可能接触到上述这些添加剂，可能带来潜在的职业性危害。

（2）联合作用。石油化工行业在生产的过程中会涉及有毒有害物质多，存在多种化学物质间和职业病危害因素之间存在的联合作用，其作用类型以协同作用和相加作用较为多见。

噪声与耳毒性物质，工人可能接触到对内耳、耳蜗和/或前庭器官有毒的溶剂，耳毒性物质会加重噪声致听力损失的程度，耳毒性物质包括，①有机溶剂类：甲苯、苯乙烯、二甲苯、乙苯、正己烷、二硫化碳等；②窒息性气体：一氧化碳、硝酸等；③金属：催化剂中的铅、汞、锰、钴、砷。

四、职业病危害关键控制技术

（一）职业危害关键控制点确定

1. 乙烯裂解

关键控制的职业病危害因素有苯、硫化氢、噪声，关键控制的设备为裂解炉、反应器、苯塔、压缩机、苯泵等。

2. 苯乙烯

关键控制的职业病危害因素为苯、乙苯、苯乙烯和噪声，关键控制的设备有反应器、催化剂配制系统、泵等。

3. 聚乙烯

关键控制的职业病危害因素为粉尘和噪声，粉尘控制岗位为包装岗位，主要控制的噪声源有造粒、干燥、包装等。

4. 聚丙烯

关键控制的职业病危害因素为粉尘和噪声，粉尘控制岗位为包装岗位，主要控制的噪声源有造粒、干燥、包装等。

5. 聚苯乙烯

关键控制的职业病危害因素为苯乙烯、粉尘和噪声，有毒物质控制岗位为聚合釜等；粉尘控制岗位为包装，主要控制的噪声源有聚合釜、加热炉、造粒等。

（二）职业危害关键控制技术

1. 职业中毒预防对策

企业应做好相应的预防对策，最大限度地降低职业中毒的发生率。预防对策归纳为11字方针：艺、闭、封、排、吸、隔、收、教、查、护、管。

（1）艺。即要改革生产工艺。特别是新建、扩建项目应尽量避免使用高毒物质作中介物。

（2）闭。①管道化、密闭化。②设备的维护保养，防止跑、冒、滴、漏。特别注意管道的焊缝、结头和泵机的轴心等部位的质量，有的关键部位可以用液封或油脂封闭，也便于观察，以达到监控的目的。③密闭循环采样和在线分析。④报警，最好是有毒气体报警。

（3）封。指废水管道要全程封闭。毒物危害大的管道溢流井可设置单通阀，观察孔可用透明材料。

（4）排。用有效的通风排毒装置将车间空气中的有毒气体排出去，稀释于大气中。

（5）吸。即吸收。就是采用物理的、化学的方法，如溶解、中和等原理将有毒气体变为无毒或低毒物质，或转变为难挥发混合物后集中处理。

（6）隔。即隔离或远距离操作。将危害物与操作者采用有效的屏障隔开，如计算机控制等。

（7）收。即回收利用。对废水、废气、废渣都做了回收处理。

（8）教。即教育、普及职业病防护知识，增强职业病防护意识，掌握自救互救的能力，养成严守操作规程的习惯。职业病防护教育不能走过场，施教者应注意结合本厂的实际情况对职工进行教育。重点一定要突出，要因人施教，要注重自救互救能力的实际操作。

（9）查。指健康检查。按国家规定要求参加上岗前职业健康检查和定期职业健康检查，及时发现职业禁忌证、职业性损伤和疾病，及时处理，防止损害加深加重。

（10）护。个体防护。属防护的第二道防线。

（11）管。加强职业卫生管理。属防护的第三道防线。

2. 化学毒物、粉尘关键控制技术

（1）乙烯裂解。①气体排出后统一收集至放空处理系统进行处理，液体输送至污油系统，气体输送至火炬系统，管道及设备排放点及采样点设置回收设施。②二甲基二硫及阻聚剂采用密闭自动添加系统。③裂解炉、急冷器、裂解气干燥器、凝液干燥器、汽油分馏塔、急冷水塔、碱洗塔、裂解汽油输出泵等处采用密闭、自动化的生产工艺，含苯物料采用密闭采样系统，在可能泄漏苯物料的位置设置固定式苯检测报警仪。④在裂解炉等可能发生一氧化碳泄漏的位置应当设置固定式一氧化碳报警仪。⑤裂解炉、急冷器、汽油分馏塔、急冷水塔、工艺水汽提塔、碱洗塔、压缩机等可能泄漏硫化氢的位置应当设置固定式硫化氢检测报警仪，含硫化氢物料的采样系统应当设置密闭采样系统。⑥分离区甲醇泵、甲醇罐及碱洗区碱罐、碱泵附近应当设置喷淋洗眼器。

（2）苯乙烯。①采用密闭化、自动化生产工艺，含苯物料采用密闭采样系统，在可能泄漏苯物料的位置设置固定式苯检测报警装置以及喷淋洗眼器。②阻聚剂采用自动添加工艺，在加剂处设置喷淋洗眼器，阻聚剂厂房设置通风设施。③在氨压机等可能泄漏含氨物料的位置设置固定式氨检测报警装置和喷淋洗眼器。④含苯物料采用密闭采样系统，在可能泄漏苯物料的位置设置固定式苯报警仪。

（3）聚乙烯。①包装机处设置局部通风除尘设施，应当优先采用自动化包装工艺。②添加料斗处设置局部通风除尘设施，助剂厂房设置全面通风设施，配备可移动式地面吸尘器等防止二次扬尘的清扫设施。③一氧化碳钢瓶管线密闭化，并设置一氧化碳检测报警仪。

（4）聚丙烯。①包装机处设置局部通风除尘设施，应当优先采用自动化包装工艺。②添加料斗处设置局部通风除尘设施，助剂厂房设置全面通风设施，配备可移动式地面吸尘器等防止二次扬尘的清扫设施。③催化剂配制间应当设置局部通风橱，催化剂加料应当采用负压吸入方式。④一氧化碳钢瓶管线密闭化，并设置一氧化碳检测报警仪。

（5）聚苯乙烯。①苯乙烯罐、进料泵、橡胶切碎加料口，聚合反应操作等采用密闭化生产工艺，并在可能接触到苯乙烯的区域设置喷淋洗眼器。②引发剂添加过程应当密闭化、自动化。引发剂罐、投加泵等区域设置喷淋洗眼器。③添加料斗处设置局部通风除尘设施，助剂厂房设置全面通风设施，配备可移动式地面吸尘器等防止二次扬尘的清扫设施。

3. 噪声危害预防对策

（1）严格执行国家工业噪声卫生标准。工业噪声卫生标准是控制噪声危害的重要依据，对于各种新、改、扩建装置，一定要进行“三同时”审查监督，采取各种措施，以达到国家卫生标准所提出的要求。

（2）控制和消除噪声源。这是治理噪声的根本措施，也是重点、难点。应根据噪声源的实际情况采取各种不同的方式解决。例如，将噪声源隔离或移出室外，以低噪声设备代替高噪声设备，改进工艺等。

（3）控制噪声传播或反射。利用各种吸声材料、消声器、隔声设备及隔振或减振装置控制噪声的传播和反射。

（4）加强个体防护，提高职工防护意识。在高强度噪声环境下工作，佩戴耳塞、耳罩是一项有效的预防措施，但因为许多职工嫌麻烦而不戴，故应加强考核工作，提高其防护意识。

（5）健康监护。定期对接噪职工进行健康检查，特别是听力检查，发现听力损伤应采取有效的防护措施。对查出职业禁忌证的职工，禁止其参加强噪声工作。

参考文献

[1] YEOM J H, SIM C S, LEE J, et al. Effect of shift work on hypertension: cross sectional study [J]. Ann Occup Environ Med. 2017, 29 (11): 1-7.

[2] BAZAZAN A, DIANAT I, FEIZOLLAHI N, et al. Effect of a posture correction-based intervention on musculoskeletal symptoms and fatigue among control room operators [J]. Appl Ergon, 2019, 76: 12-19.

[3] 寇振霞，寇嘉宁，俞文兰，等. 石油化工行业主要职业危害现状分析 [J]. 中国工业医学杂志，2019，32 (5): 378-340.

[4] 王志文，李晋军，任勇，等. 大型石油化工企业职业病危害现状调查 [J]. 公共卫生与预防医学，2012，23 (2): 85-87.

[5] 朱勃. 福建省某石油化工企业职业病危害现状评价 [J]. 职业与健康，2019，35 (12): 1599-1605.

[6] 杨荫森，冯克玉，郭秀兰. 石油工业劳动卫生与职业性危害 [M]. 北京：人民卫生出版社，1989.

[7] 高维民. 石油化工安全卫生监督指南 [M]. 北京：中国劳动出版社，1991.

[8] 裴丽. 某乙烯车间职业病危害因素调查 [J]. 职业卫生与病伤，2013，28 (3): 167-169.

[9] 刘彩虹. 乙烯厂操作工人与苯接触的现状调查 [J]. 石油化工安全环保技术，2007，23 (3): 61-64.

[10] 李明，傅迎春. 某企业乙烯装置作业场所职业病危害调查 [J]. 职业与健康，2013，29 (9): 1065-1067.

[11] 张保江，孙康，刘天勇，等. 化验岗位苯职业病危害因素监测分析与控制 [J].

石油化工安全环保技术，2012，28（2）：23－27.

［12］朱燕群，党善锋，黄永泉. 某石化企业职业病危害调查分析与对策［J］. 中国职业医学，2013，40（3）：2424－2427.

［13］张岩，王溪灏，张昌运. 炼化企业噪声危害重点岗位的调查［J］. 安全、健康和环境，2011，11（6）：40－41，44.

［14］ZHANG M，WANG Y，WANG Q，etc al. Ethylbenzene-induced hearing loss，neurobehavioral function，and neurotransmitter alterations in petrochemical workers［J］. J Occup Environ Med，2013，55（9）：1001－1006.

（温翠菊　李荣宗）

第十章　制药业职业病危害分析与控制

第一节　前　　言

一、行业先进性

20 世纪 80 年代以来，在改革开放和发展市场经济的推动下，我国医药工业生产发展迅速，其工业生产增长速度和商业销售增长速度远远超过整个工业和商业的增长幅度。医药工业总产值从 1978 年的 79 亿元增长到 2015 年的 2.87 万亿元，增长超过 250 倍。2013—2015 年，医药工业总产值分别实现同比增长 18.79%、15.70% 和 12.56%。2016 年，我国医药工业总产值达到 32395 亿元，同比增长 11.56%。2017 年，我国医药工业总产值达到 35699 亿元，同比增长 12.7%。

现代制药工业具有高技术性、高科学性等特点，同时随着新版 GMP 的实施，人们对药品质量提出了更高的要求，工艺和设备的先进性进一步提高。该行业的先进性体现在：其一，高度的科学性、技术性，现代化的仪器、仪表、电子技术和自控设备在生产中得到广泛的应用；其二，生产的自动化程度高，从原料到产品加工的各个环节，大多通过管道输送，采取自动控制调节，并且产品的检测也实现了自动化；其三，生产设备的集成化把分离或转序的工艺集成在一个设备中完成，能克服交叉污染、减少操作人员；其四，电子数据处理系统（electronic data processing systems，EDPS）实现了数据的实时性、连续性、可追溯性与快捷性，生产过程的可视化，节省了大量人力，减少了纸张消耗；第五，企业管理水平普遍较高，部分企业已实现了从经验管理向科学管理的转变，并通过质量认证，大幅度提高了企业管理水平。

二、职业病危害发展趋势分析

随着制药技术的快速发展，国家对药品质量提出了更高的要求。为适应医药工业发展及政策监管趋严的大环境，制药装备将朝着自动化、智能化、集成化方向发展，如超声波洗瓶机，洗、灌、封装联动机，自动灯检机，干燥、筛选联动机，片剂送瓶、数片、塞棉、盖瓶盖、贴签联合包装机等，均已用于生产。同时，有更多的新原料、新技术投入制药中，如采用了微晶纤维素及薄膜包衣材料作为片剂辅料；采用气流混合、流化床干燥、微波干燥和灭菌、粉末直接压片、流化包衣等新工艺；采用超临界 CO_2 萃取、双水相萃取等新的提取技术，提高产品的质量。生产设备的自动化、联动化，减少了劳动者直接接触化学毒物的时间及频率，但是会导致更多的职业紧张和人机工效学问题；新的原辅材料及新技术的应用，一定程度减少了有毒有害物质的使用和对劳动者产生的危害，但是也带来更多的未知化学毒物危害。传统制药技术和先进制药技术职业病危害区别详见表 10. 1. 1。

表 10. 1. 1　传统制药技术和先进制药技术职业病危害区别

环节	传统技术	先进技术	职业病危害发展趋势（传统技术相比）
设备	手工作坊为主	自动化、集成化、模块化、信息化	职业紧张和人机工效学问题凸显；视觉疲劳凸显；噪声危害凸显；交叉污染面积减少；毒物危害降低；粉尘危害降低
原料	使用传统的化学合成原料，产生大量的化学毒物	使用新的化学原料，以无毒无害原料为首选；也选用可再生资源为原料或生物原料	新产生的化学毒物种类增加，部分对人体的危害尚未明确，未知危害凸显；部分传统化学毒物种类减少，危害降低；生物因素危害凸显（生物制药工程）
生产工艺	原料药合成、提取纯化等过程以化学技术为主，涉及大量的化工生产	使用模板合成、电合成、膜技术、超临界流体技术、生物技术、微波技术、磁化学技术、无溶剂合成技术、超微粉碎等绿色制药技术	化学毒物危害降低；粉尘危害增加；微波危害凸显；生物危害凸显；新技术可能产生的新型危害尚未明确，未知危害凸显
消毒	手工清洗消毒	制药装备可自动清洗、灭菌	甲醛、臭氧危害降低，但因为泄漏导致急性中毒的风险增加

第二节　制药业职业病危害因素识别

药物的生产可分为原料药的生产和制剂生产两大类（图 10. 2. 1），原料药的生产有发酵、有机化学合成和萃取，以及近年来发展迅猛的生物制药，中药原料药的生产过程多属于萃取过程。制剂则是将原料药经过加工制成应用于临床的适宜形式，不同类型的原料药的制剂生产过程基本一致。所以，本章节将从原料药生产和制剂生产两个大方面分别阐述制药业的职业病危害因素识别，同时增加制药车间消毒作业的描述和分析。

由于药物的品种繁多，不同药物的制造工艺不同、过程复杂，制药过程中产生的职业病危害因素与工艺、生产设备、原辅材料有关，所以本章节选择了较有代表性的制药项目作为例子，进行职业病危害因素的识别和分析。

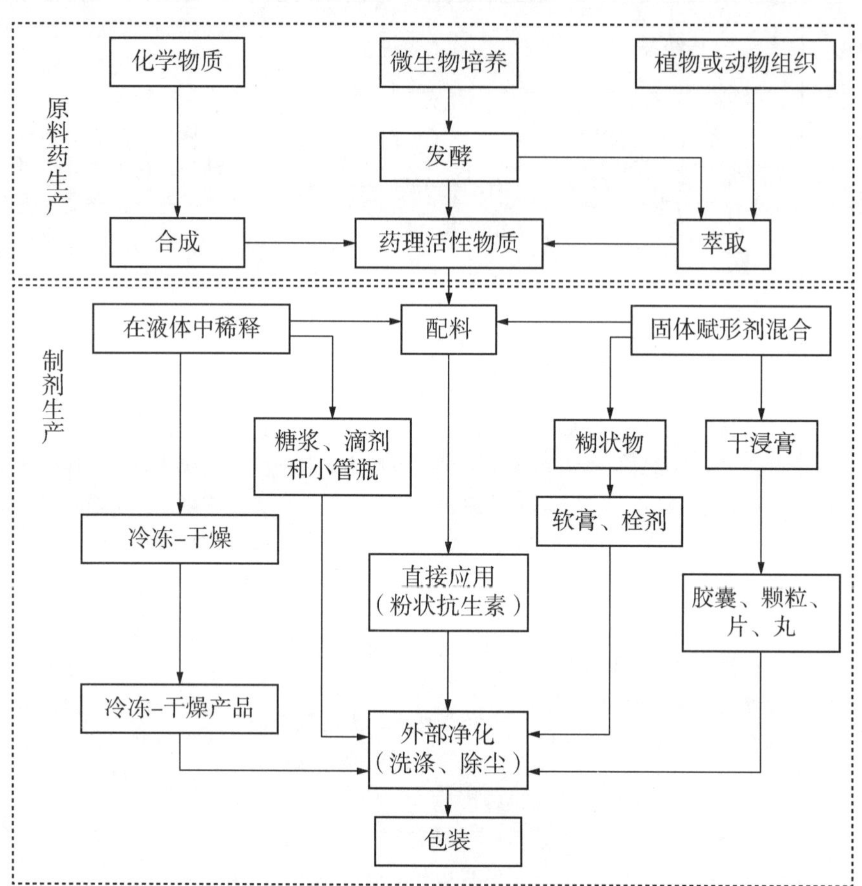

图 10.2.1　制药行业总生产工艺流程

一、原料药生产

（一）生物原料药制药职业病危害因素识别

生物制药是指以生物体为原料或借助生物过程，在人为设定的条件下生产各种生物药物的生产活动，是制药技术领域发展最快的分支。广义的生物制药技术主要包括生物体中天然有效成分的制备技术、微生物发酵制药技术，以及以基因工程为核心，以酶工程、细胞工程、发酵工程和蛋白质工程等为主要技术的现代生物工程制药技术。

生物药物包括：氨基酸类、多肽和蛋白质类、酶及辅酶类、核酸类及其衍生物、糖类、脂类、生物制品、动物器官或组织制剂、小动物制剂。

生物技术包括基因工程、细胞工程、酶工程、发酵工程等类型。基因工程制药是指利用重组 DNA 技术生产蛋白质或多肽类药物；酶工程制药包括药用酶的生产和酶法制药；细胞工程制药是指利用动植物细胞培养生产药物的技术；发酵工程制药是指利用微生物代谢过程生产药物的技术。

生物制药的原料主要来源于动物、海洋生物、植物和微生物等，通过粉碎、干燥、提取、纯化、发酵、组织培养等方法进行加工。生物制药工艺中常用的精制纯化手段包括细胞收集技术、细胞破碎技术、萃取技术、固相析出分离技术、色谱技术、膜分离技术、蒸馏蒸发与干燥技术、电泳技术等。

生物制药过程中，常使用大量的有机溶剂对生物药物进行分离纯化和精制。如乙醇、乙醚和丙酮在维生素、激素、抗生素等的浓缩和精制过程中是传统的常用溶剂。表 10. 2. 1 是制造维生素、抗生素等药品常用的溶剂。

表 10. 2. 1 生物制药中萃取和精制常用溶剂

物质名称	方法	溶剂
吗啡	植物萃取	甲醇、乙醇、异丙醇、乙醚、异丙醚、丙酮、二氯乙烷、苯、石油醚
咖啡因	茶叶中萃取	二氯乙烷、三氯乙烯
孕甾酮	牝马尿中萃取	丁醚、1，2 - 二氯乙烷、乙醚、丁醇、己醇
维生素 A、维生素 D	鱼的肝脏中萃取	1，2 - 二氯乙烷、二氯甲烷、维生素 A、维生素 D、沉淀剂乙醇、异丙醇
维生素 B	谷物萃取	丙酮、异丙醇
维生素 B	酵母中萃取	乙酸乙酯（98%）
维生素 B_{12}	精制	丁醇、煤焦油烃类
维生素 C	从合成的水溶液中沉淀	丙酮、甲醇混合溶液
青霉素	萃取、精制	丙酮、氯仿、氯苯、乙醚、丁酮、丁醇、仲丁醇、乙酸戊酯、乙酸甲基戊酯、甲基异丁基（甲）酮
氯霉素	发酵液中萃取精制	乙酸乙酯、乙酸异丙酯、乙酸戊酯
金霉素	萃取	丙酮、丁醇、乙二醇、乙醚
某些生物药品	中药酶提成	甲苯、二甲苯
某些生物药品	生化药提取	二甲苯、汽油

1. 某生物原料药制药项目生产工艺及职业病危害因素分析

酶工程制药包括药用酶的生产和酶法制药，在医药工业中具有广泛的应用，现代酶工程具有技术先进、投资小、工艺简单、能耗低、产品回收率高、效益大、污染小等优点。药用酶的生产包括药用酶的发酵生产、药用酶的分离纯化、药用酶分子的改造等技术。以下将以某药用酶原料药制药项目为例，介绍其生产工艺，分析其存在的职业病危害因素。

（1）生产工艺。将生物材料用乙醇溶解、分离提纯，再将醇沉的成品溶解，并加入制备好的辅助物料。物料通过层析设备多次层析，并恒温加热之后形成原料药成品，最后分装进入制剂生产工序。详见图 10.2.2。

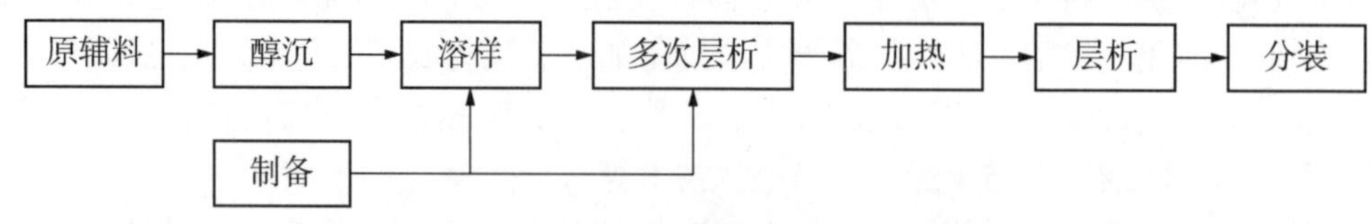

图 10.2.2 某药用酶制药项目生产工艺流程

（2）生产设备。该药用酶原料药生产过程中的生产设备包括：灭菌器、不锈钢板框式精滤机、不锈钢配液罐、测试仪、层析柜、层析系统、层析仪、层析柱、超滤器、称量设备、称量罩、电导率仪、恒温水浴设备、醇沉罐、冷冻干燥机、冷却罐、离心机、流量计、溶解罐、蠕动泵、数显恒速搅拌器、漩涡混匀器、智能生物泵、转子泵等。

（3）原辅材料。该药用酶原料药生产过程中所用到的原辅材料，详见表 10.2.2。

表 10.2.2 某药用酶制药项目的主要原辅材料

原辅料名称	状态	投料方式	使用工序
生物材料	固体块状	人工	醇沉、制备
氢氧化钠	固态颗粒	人工	醇沉、制备、溶样、层析
吐温 20	液态	人工	制备
硫酸铵	固态颗粒	人工	醇沉、制备、层析
氯化钠	固态粉状	人工	制备、层析
乙酸钠	固态颗粒	人工	制备、层析
乙酸	液态	人工	层析
磷酸氢二钠	固态颗粒	人工	制备、层析
磷酸二氢钠	固态颗粒	人工	制备、层析
乙二铵四乙酸二钠	固态粉状	人工	制备
硫酸铜	固态颗粒	人工	制备、层析
盐酸	液态	人工	层析
乙醇	液态	管道吸入	醇沉
硅藻土*	固态粉状	人工	醇沉
磷酸钠	固态颗粒	人工	制备
甘露醇	固态粉状	人工	制备

续表

原辅料名称	状态	投料方式	使用工序
氯化钙	固态颗粒	人工	制备
磷酸	液态	人工	醇沉

注：* 硅藻土的游离二氧化硅含量大于 10%。

（4）职业病危害因素识别。生产过程中的职业病危害因素主要来源于原辅材料中含有的化学毒物、原辅材料投料中产生的粉尘以及生产设备运行产生的噪声。详见表 10.2.3。

表 10.2.3　某药用酶制药项目职业病危害因素分布

工种	作业内容	生产设备	职业病危害因素	接触方式
醇沉工	投料及监控	醇沉罐等	其他粉尘（硫酸铵）、矽尘、磷酸、乙醇、氢氧化钠	直接、不连续
制备工	原辅材料的称量及配备	称量设备、称量罩、配液罐等	其他粉尘（甘露醇、氯化钠、乙二铵四乙酸二钠等）、磷及其化合物、氢氧化钠、铜及其化合物	直接、不连续
溶样工	投料及监控	溶解罐、搅拌器等	氢氧化钠	直接、不连续
层析工	投料及监控	层析柜、层析系统、层析仪、层析柱等	其他粉尘（氯化钠、硫酸铜等）、磷及其化合物、铜及其化合物、氢氧化钠、盐酸、乙酸	直接、不连续

（5）职业病危害特征分析。药用酶制药过程的主要职业病危害有生产性粉尘、生产性噪声以及原辅材料中含有的化学毒物（磷及其化合物、氢氧化钠、盐酸、乙醇等），接触机会为原辅材料的配料、投料、溶样等操作，接触人员包括醇沉、制备、溶样、层析等各个工序的一线生产人员及管理人员。

以该药用酶制药项目工作场所的检测结果进行危害程度分析。

本项目工作环境为洁净厂房，设置全空调系统，采用全面机械通风，换气次数每小时 16～46 次，制备岗位设置层流罩。车间顶部设置进风口，侧墙设置排风口，两者的高度差为 2～2.5 m。

某药用酶制药项目工作场所各工种接触的生产性粉尘检测结果汇总（生产性粉尘危害程度）见表 10.2.4。从表中可见，各工种接触的生产性粉尘浓度均符合《工作场所有害因素职业接触限值　第 1 部分　化学有害因素》中规定的职业接触限值的要求。

表 10.2.4 某药用酶制药项目工作场所各工种接触的生产性粉尘检测结果汇总

工种	危害因素	检测点数	超标点数
醇沉工	其他粉尘	4	0
	矽尘	4	0
制备工	其他粉尘	5	0
溶样工	其他粉尘	2	0
层析工	其他粉尘	5	0

某药用酶制药项目工作场所各工种接触的有毒物质检测结果汇总（有毒物质危害程度）见表 10.2.5。从表中可见，各工种接触的有毒物质浓度均符合《工作场所有害因素职业接触限值　第 1 部分　化学有害因素》中规定的相应有毒物质职业接触限值的要求。

表 10.2.5 某药用酶制药项目工作场所各工种接触的有毒物质检测结果汇总

工种	危害因素	检测点数	超标点数
醇沉工	氢氧化钠	4	0
	磷酸	3	0
	乙醇	3	0
制备工	氢氧化钠	6	0
	铜尘	4	0
溶样工	氢氧化钠	2	0
层析工	氢氧化钠	4	0
	盐酸	2	0
	乙酸	2	0
	铜尘	3	0

物理因素：某药用酶制药项目工作场所各工种接触的物理因素检测结果汇总（噪声危害程度）见表 10.2.6。从表中可见，各工种接触的噪声强度均符合《工作场所有害因素职业接触限值　第 2 部分　物理因素》中规定的职业接触限值的要求。

表 10.2.6 某药用酶制药项目工作场所各工种接触的物理因素检测结果汇总

工种	危害因素	检测点数	超标点数
制备工	噪声	4	0
溶样工	噪声	2	0
层析工	噪声	3	0
醇沉工	噪声	3	0

（二）中药原料药制造职业病危害识别

中药原料药生产工艺分为中药饮片加工和中成药原料制造。中药饮片加工是指对采集的天然或人工种植的植物中草药和养殖的动物进行加工、处理的活动，包括各种中药材经过加工、炮制后形成的中药饮片。中成药原料药制造则是提取中药的有效成分处理成浓缩液或浸膏，用于制剂的生产。

1. 生产工艺概述

现代中药原料制药包括中药及天然药物的前处理、中药有效成分的提取、分离纯化、浓缩、干燥等工艺过程。中药材经过前处理制成中药饮片或者药粉，经过进一步的提取、分离纯化、浓缩、干燥等处理成为浓缩液或者浸膏，再运往各制剂车间根据所需的制剂类型制成口服液、片剂、丸剂等中成药。中药原料药生产总工艺流程详见图 10.2.3。

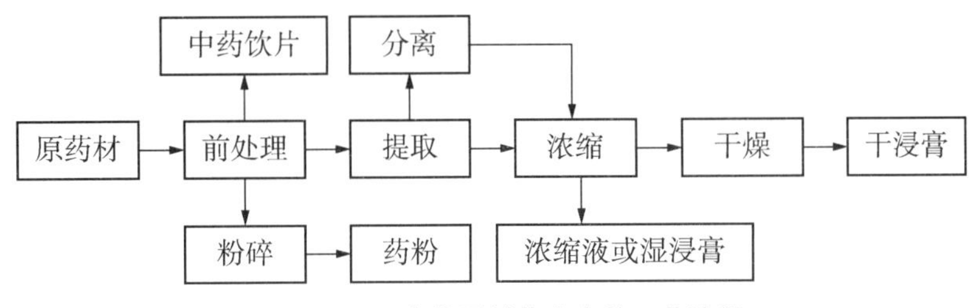

图 10.2.3 中药原料药生产总工艺流程

（1）中药饮片加工工艺/前处理工艺。将采购来的药材进行挑选和整理，选取特定的药用部位，除去非药用部分和其他杂质，并将选中的药材整理成型，然后放进洗药机进行清洗，除去泥土和杂质。将净选后的药材用一定刀具切制成片、丝、段、块等形状，干燥后制成中药饮片。现代的干燥方法包括热风对流干燥、远红外加热干燥、微波干燥、冷冻干燥等。中药饮片分装之后可作为成品出库，或者炮炙后出库，也可作为中成药的原料进入下一生产工序。

该生产过程可能存在的职业病危害因素有噪声、化学毒物、生产性粉尘、高温、微波、红外线等，不同处理工艺存在的职业病危害因素略有不同。例如，筛药、切药、粉碎时产生的其他粉尘（药物粉尘）或矽尘；煅制自然铜等矿物药的过程中会产生硫的升华物或二氧化硫；原生药材炒制加热超温会产生氢氧化物等；用硫黄或明矾熏蒸中药会产生硫化物；不同的干燥工艺会产生高温、微波、红外线等危害因素；各种设备运行时产生的噪声。

中药前处理工艺流程详见图 10.2.4。

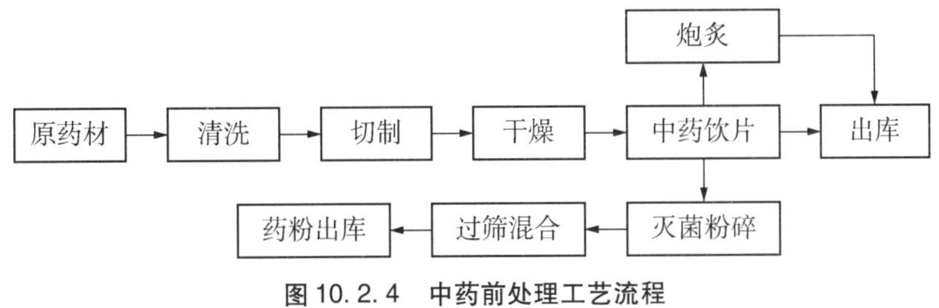

图 10.2.4 中药前处理工艺流程

（2）提取工艺。将中药材有效成分与无效成分的分离为中药材的提取。中药传统的浸提方法有溶剂浸出法（浸渍法、渗滤法、回流法等）、水蒸气蒸馏法、压榨法等，近年来也发展出许多新的提取技术，包括超声波提取技术、微波辅助提取技术、半仿生提取技术、超微粉碎技术、酶提取技术等。目前最常用的方法是溶剂浸出法，其常用的溶剂为水或者乙醇，从固体中药中把可溶性的有效成分溶解出来，该方法又细分为水浸出法、溶媒（乙醇）浸出法、水提醇沉法、醇提水沉法。水蒸气蒸馏法用于具有挥发性、与水不发生反应且难溶或不溶于水的成分的提取，一般为挥发油。压榨法是用加压方法分离液体和固体的一种提取方法。该生产过程可能存在的职业病危害因素有化学毒物、噪声、高温等，选用不同的溶剂，化学毒物会有所不同。常用的浸提溶剂有水、醇、醚、酯、苯、氨水、酸等物质，可产生氨、苯、甲苯、酯类等有毒物质。中药酶提取过程中可产生甲苯、二甲苯等有毒物质；水提过程可产生高温；醇提过程可产生乙醇危害；新的提取技术也会产生相应的噪声、微波、粉尘等危害。

（3）分离纯化工艺。分离可分为机械分离和传质分离两类。包括吸附分离、离心分离、膜分离、超临界流体分离等工艺。吸附分离常用的吸附剂有硅胶、活性氧化铝、合成沸石、活性炭和吸附树脂等，洗脱液常用甲醇、乙醇、丙酮等。超临界流体分离最广泛使用 CO_2 作为萃取剂，也可使用水或者氯仿等某些有机物。膜分离工艺使用的膜材料包括有机高分子材料和无机膜材料，如三氯甲烷、聚氯乙烯、聚丙烯腈等。本项目可能存在的职业病危害因素有化学毒物、噪声、高温等，其中化学毒物的种类由依据生产中使用的洗脱剂、萃取剂和膜材料进行识别。

（4）浓缩工艺。浓缩是将溶液通过加热使其沸腾，液体在沸腾的过程中，其中的水分或其他具有挥发性的溶剂部分达到汽化状态并被不断移除，而溶质是其中不挥发的部分，从而达到了提高溶液浓度的目的，浓缩过程的实质就是浓缩溶液（或回收溶剂）的传热操作过程。在中药制药工艺中，被浓缩的溶液大多是水溶液。该生产可能存在的职业病危害因素包括化学毒物、高温、噪声等，化学毒物来源于生产中使用的溶剂，依据溶剂进行识别。

（5）干燥工艺。干燥是指将湿物料中的水分汽化并排除，使物料的含湿量降低到规定水平的过程。干燥方式有对流干燥、喷雾干燥、辐射干燥、微波干燥和介电加热干燥等，以及由其中 2 种或 3 种方式组成的联合干燥。目前，工业生产中采用较多的是对流干燥。该生产过程可能存在的职业病危害因素包括噪声、高温、微波、红外线等，选用不同的干燥工艺，职业病危害因素会有所不同。

2. 某中药原料药生产工艺及职业病危害因素分析

以下将以某中药原料药生产项目为例，介绍其生产工艺并分析存在的职业病危害因素。

（1）生产工艺。将采购的药材进行前处理后，采用水提和醇提的工艺，将中药材的有效成分提取出来，加热浓缩、干燥后成为浸膏，进入下一制作工序。以下为水提和醇提工艺的详细描述。

水提醇沉法：将净药材按处方进行称量配制后投入提取罐中，加水进行煎煮，煎煮过程在常压下进行。煎煮完毕后，药液通过过滤器过滤，经双效浓缩器浓缩后再转至醇沉罐内。在浓缩液内缓慢加入一定浓度的乙醇，调配均匀后再静置数小时，然后将上清液输送至单效浓缩器中进行浓缩，浓缩后的产品为中药浸膏。

醇提法：将净药材按处方进行称量配制后投入提取罐中，加乙醇进行煎煮，煎煮过程在常压下进行。煎煮完毕后，药液通过过滤器过滤后经单效浓缩器浓缩为中药浸膏。

某中药原料药项目生产工艺流程见图10.2.5。

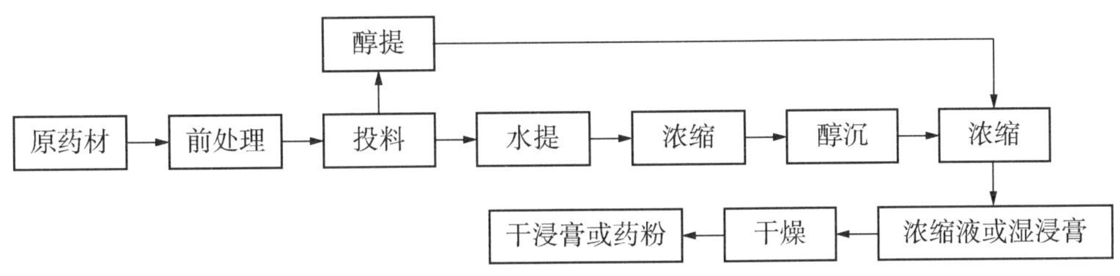

图10.2.5　某中药原料药项目生产工艺流程

（2）生产设备。该中药原料药生产项目的生产设备根据生产工艺分为前处理、提取浓缩、干燥等三个部分。

前处理系统的主要生产设备包括：自动上料拆包平台、大型数控液压剪切机、皮带输送机、滚筒筛选除尘机、挑选输送机、洗药脱水机、直线往复式切药机、网带式干燥机、微波干燥机、破碎机、卧式粗碎机、热风循环烘箱等。

提取浓缩系统的主要生产设备包括：水提罐、醇提罐、药液贮罐、浓缩器、浓缩液贮罐、醇沉罐、上清液贮罐、稀乙醇贮罐、乙醇配制罐、酒精回收塔、精馏乙醇储罐、醇沉渣搅拌罐、卧螺离心机、收膏罐等。

干燥系统的主要生产设备包括：喷雾干燥塔、真空带式干燥机等。

（3）原辅材料。中药原料药制药过程中的主要原辅材料及性状见表10.2.7。

表10.2.7　某中药原料药生产项目的主要原辅材料

生产单元	原辅料名称	状态	投料方式
前处理	原药材	草类、叶类、根茎类、果实类、种子类、花类、皮壳类、菌类等	人工
提取浓缩	净药材	固体块状	人工
	氢氧化钠	固体颗粒	人工
	95%乙醇	液态	人工
	纯净水	液态	人工

（4）职业病危害因素识别。生产过程中的职业病危害因素主要来源于原辅材料中含有的化学毒物、原辅材料投料和加工过程中产生的粉尘以及生产设备运行产生的噪声和高温。详见表10.2.8。

表 10.2.8　某中药原料药生产项目职业病危害因素分布

生产单元	工种	生产设备	职业病危害因素	接触方式
前处理	挑选工	自动上料拆包平台、滚筒筛选除尘机、挑选输送机等	噪声	直接、连续
			其他粉尘（药物粉尘）	直接、不连续
	清洗工	洗药脱水机等	噪声	直接、连续
	切制工	大型数控液压剪切机、直线往复式切药机等	噪声、其他粉尘（药物粉尘）	直接、连续
	干燥工	热风循环烘箱、网带式干燥机等	噪声、高温、微波、粉尘（药物粉尘）	直接、连续
	粉碎工	破碎机、粉碎机、卧式粗碎机等	噪声、其他粉尘（药物粉尘）	直接、连续
	混合工	混合机等	噪声、其他粉尘（药物粉尘）	直接、连续
提取浓缩	投料工	稀乙醇贮罐、乙醇配制罐、精馏乙醇储罐等	噪声	直接、连续
			乙醇、其他粉尘（药物粉尘）	直接、不连续
	提取分离工	水提罐、醇提罐、药液贮罐、醇沉罐等	噪声、高温	直接、连续
			乙醇、氢氧化钠	直接、不连续
	浓缩工	浓缩器、浓缩液贮罐、卧螺离心机、收膏罐等	噪声、高温	直接、连续
干燥包装	干燥包装工	喷雾干燥塔、真空带式干燥机等	噪声、高温、其他粉尘（药物粉尘）	直接、连续

（5）职业病危害特征分析。该项目生产过程的主要职业病危害有生产性粉尘、生产性噪声、高温以及原辅材料中含有的化学毒物（氢氧化钠、乙醇等），接触机会为每天的作业时间，接触人员包括挑选、清洗、切制、干燥、粉碎、混合、包装、投料、提取分离、浓缩等各个工序的一线生产人员及管理人员。

以该项目工作场所职业病危害因素的检测结果进行危害程度分析。

车间作业环境为全面机械通风与局部排风相结合，部分岗位设置了局部通风装置。

某中药原料药生产项目工作场所各工种接触的生产性粉尘检测结果汇总（生产性粉尘危害程度）见表 10.2.9。从表中可见，切制工、粉碎工和投料工接触的生产性粉尘浓度超过《工作场所有害因素职业接触限值　第 1 部分　化学有害因素》中规定的职业接触限值的要求，超标原因是设备的密闭性不足，部分岗位设置的局部通风装置通风效果不佳，部分岗位没有设置局部通风装置。其余生产岗位的生产性粉尘浓度符合要求。

表 10.2.9　某中药原料药生产项目工作场所各工种接触的生产性粉尘检测结果汇总

生产单元	工种	危害因素	检测点数	超标点数	超标点位
前处理	挑选工	其他粉尘	5	1	药材室
	切制工	其他粉尘	2	1	切药
	干燥工	其他粉尘	4	0	—
	粉碎工	其他粉尘	8	2	粗粉碎
	混合工	其他粉尘	2	0	—
提取浓缩	投料工	其他粉尘	7	2	投料
干燥包装	干燥包装工	其他粉尘	2	0	—

某中药原料药生产项目工作场所各工种接触的生产性粉尘检测结果汇总（有毒物质危害程度）见表 10.2.10。从表中可见，各工种接触的有毒物质浓度均符合《工作场所有害因素职业接触限值　第 1 部分　化学有害因素》中规定的相应有毒物质职业接触限值的要求。

表 10.2.10　某中药原料药生产项目工作场所各工种接触的生产性粉尘检测结果汇总

生产单元	工种	危害因素	检测点数	超标点数
提取浓缩	提取分离工	氢氧化钠	1	0

某中药原料药生产项目工作场所各工种接触的物理因素检测结果汇总（物理因素危害程度）见表 10.2.11。从表中可见，切制、提取分离、过滤、浓缩、粉碎岗位接触的噪声强度超过《工作场所有害因素职业接触限值　第 2 部分　物理因素》中规定的职业接触限值的要求。超标原因为设备运行、振动以及物料在加工过程中互相碰撞摩擦产生的机械性噪声。高温超标的岗位为提取分离、浓缩，由于提取分离和浓缩工艺要求较高的温度，而受工艺限制，现场的防高温设施效果不佳，导致部分岗位高温超标。

表 10.2.11　某中药原料药生产项目工作场所各工种接触的物理因素检测结果汇总

生产单元	工种	危害因素	检测点数	超标点数	超标点位
前处理	挑选工	噪声	4	0	—
	清洗工	噪声	2	0	—
	切制工	噪声	2	1	切药
	干燥工	噪声	2	0	—
		高温	1	0	—
		微波	2	0	—
	粉碎工	噪声	7	2	粗粉碎
	混合工	噪声	2	0	—
	包装工	噪声	3	0	—

续表

生产单元	工种	危害因素	检测点数	超标点数	超标点位
提取浓缩	投料工	噪声	1	0	—
	提取分离工	噪声	8	2	过滤
		高温	8	2	提取、过滤
	浓缩工	噪声	6	1	收膏
		高温	3	1	浓缩
干燥包装	干燥包装工	噪声	2	0	—
		高温	1	0	—

（三）化学原料药制药职业病危害因素识别

化学合成药物是指通过化学合成的手段来获得的药物有效成分，它是人工合成得到的、自然界不存在的化合物分子。化学制药过程是按预定路线从原料得到产品的一系列单元反应与单元操作的有机组合。

1. 生产工艺概述

化学合成原料药的生产是使用有机和无机化合物，生产具有特定物理和药理学性能的药物。一般在多用途反应器中进行一系列化学反应，再通过离心、萃取、结晶、过滤、蒸馏、洗涤等操作分离出产品，最后经过干燥、研磨和制片得到最终产品。化学原料药总生产工艺流程见图 10. 2. 6。

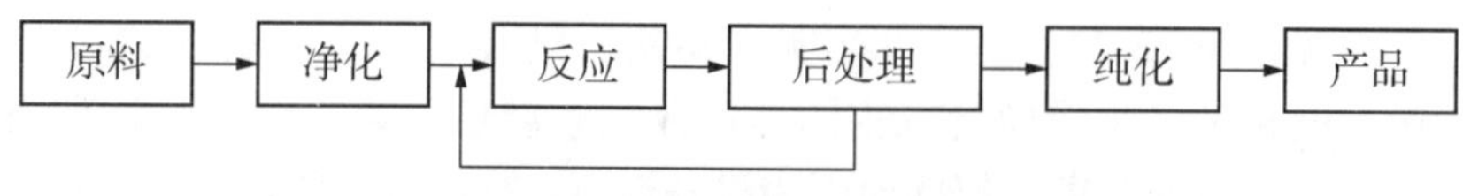

图 10. 2. 6 化学原料药制药总生产工艺流程

（1）反应。药物合成过程发生的化学反应包括卤化、磺化、硝化、烃化、氰化、酰化、酯化、醚化、羧化、胺化、重氮化、置换、氧化、还原、加成、缩合、环合、水解等等。所使用的生产设备主要为反应器，常见的反应器包括间歇操作搅拌釜、连续操作搅拌釜和连续操作管式反应器这 3 种基本类型。各种合成药反应类型所使用的有机溶剂举例见表 10. 2. 12。

表 10. 2. 12 各种合成药反应类型所使用的有机溶剂举例

反应类型	有机溶剂	反应类型	有机溶剂
加氢	低级醇、乙酸、烃类、二恶烷	弗瑞德－克莱福特反应（Friedel-Crafts）	硝基苯、苯、二硫化碳、四氯化碳、四氯乙烷、二氯乙烷
氧化	甲醇、乙酸、吡啶、硝基苯、氯仿、苯、甲苯、二甲苯	缩合	乙醚、苯、甲苯、二甲苯、丙酮、DMF、苯胺、三氯乙烯、二氯乙烷、丙烯腈

续表

反应类型	有机溶剂	反应类型	有机溶剂
卤化	甲醇、四氯化碳、乙酸、二氯乙烷、四氯乙烷、二氯代苯、三氯代苯、硝基苯、DMF、氯仿、三氯乙烯、苯、甲苯、二甲苯	脱水	苯、甲苯、二甲苯、乙烯
磺化	甲醇、硝基苯、二恶烷、多氯苯、氯仿	硝化	乙酸、二氯代苯、硝基苯、二甲苯
酯化	甲醇、甲醛、苯、甲苯、二甲苯、丁醚、DMF、氯仿、三氯乙烯	重氮化合物	乙醇、乙酸、吡啶、甲醇、苯胺
脱氢	喹啉、己二胺	脱羧	喹啉
偶联反应	甲苯胺	缩醛化	苯、己烷
格利雅反应（Grignard）	乙醚、高级醚	酰化	甲醇、二氯乙烷、氯仿、苯、甲苯

（2）后处理及纯化。在前一步的化学反应中会产生各种副产物，自反应体系中分离得到粗产物称为反应的后处理，对粗产物进行剔除获得终产物称为纯化。常用的后处理方法有猝灭、萃取、过滤、离心、活性炭处理、浓缩等，液体产品常用的纯化方法是常压蒸馏或减压蒸馏，固体产品常用的纯化方法是重结晶。该过程中常用的有机溶剂包括石油醚、己烷、四氯化碳、苯、乙醚、三氯甲烷、乙酸乙酯、正丁醇等。常用的设备有混合澄清槽、萃取塔、离心萃取器、过滤设备、离心机、蒸馏釜、蒸馏塔、冷凝器、结晶器等。

化学制药过程中存在的主要职业病危害因素包括噪声、高温、粉尘、化学毒物，化学毒物根据生产过程中所使用的原辅材料进行识别。根据下游生产的需求，部分产品需要进行干燥，干燥过程中根据工艺的不同，可能产生微波、高温、红外线等危害。

2. 某化学合成原料药生产工艺及职业病危害因素分析

以下将以某化学合成原料药项目为例，介绍其生产工艺并且分析存在的职业病危害因素。

（1）生产工艺。原料分别经过环合反应、脱氢反应、氨氧化反应后生成中间产品，经过萃取、精馏提纯再进行生化水解反应得到产品的稀溶液，活性炭脱色、超滤和蒸发浓缩后，得到高浓度的产品，经喷雾干燥，得到颗粒状的最终产品，再经称量包装后入库贮存。详见图 10.2.7。

（2）生产设备。该化学合成原料药项目的主要生产设备包括：储罐、反应器、离心空压机、萃取塔、精馏塔、真空泵、分离器、脱色塔、蒸汽发生器、喷射器、喷雾干燥系统、包装系统等。

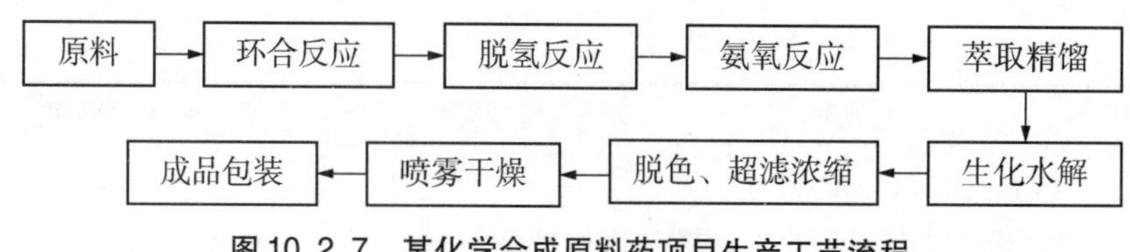

图 10.2.7 某化学合成原料药项目生产工艺流程

（3）原辅材料。该化学合成原料药项目生产过程中所用到的主要原辅材料，详见表 10.2.13。

表 10.2.13 某化学合成原料药项目的主要原辅材料

原辅料名称	状态	投料方式
2－甲基－1，5 戊二胺	液态	管道吸入
3－甲基吡啶	液态	管道吸入
液氨	液态	管道吸入
氢氧化钠	固态颗粒	人工
磷酸	液态	人工
甲苯	液态	管道吸入
活性炭	固态颗粒	人工

（4）职业病危害因素识别。生产过程中的职业病危害因素主要来源于原辅材料中含有的化学毒物（氨、氢氧化钠、磷酸、甲苯）、中间产物含有的化学毒物（氰化氢、一氧化氮、二氧化氮）、投料和包装过程中产生的粉尘、生产设备运行产生的噪声以及夏季环境高温。详见表 10.2.14。

表 10.2.14 某化学合成原料药项目职业病危害因素分布

工种	作业内容	生产设备	职业病危害因素	接触方式
投料工	脱色剂和缓冲溶液的配置和投料	储罐、反应器、分离器、脱色塔、蒸气发生器等	活性炭粉尘、磷酸、氢氧化钠	直接、不连续
操作工	生产装置的巡检、取样以及控制室监控	储罐、离心空压机、反应器、萃取塔、精馏塔、分离器等	噪声、高温	直接、不连续
			氰化氢、一氧化氮、二氧化氮、氨、甲苯、3－甲基吡啶、2－甲基－1，5 戊二胺	间接、不连续
装卸工	储罐区物料的装卸和取样	储罐	甲苯、氨、3－甲基吡啶、2－甲基－1，5 戊二胺	直接、不连续
包装工	产品包装	喷雾干燥系统、包装系统	其他粉尘（药物粉尘）、噪声	直接、连续

（5）职业病危害特征分析。该化学合成原料药项目的主要职业病危害有生产性粉尘、生产性噪声、高温以及原辅材料和中间产物含有的化学毒物，接触机会为投料、巡检、取样、装卸、包装等操作，接触人员包括投料、操作、装卸、包装的一线生产人员及管理人员。

以该项目工作场所职业病危害因素的检测结果进行危害程度分析。

本项目主要生产车间采用水泥框架半敞式/敞开式结构，以自然通风为主，部分岗位设置局部排风系统；包装间为洁净间设计，全面机械通风和局部排风相结合。

某化学合成原料药项目工作场所各工种接触的生产性粉尘检测结果汇总（生产性粉尘危害程度）见表10.2.15。从表中可见，各工种接触的生产性粉尘浓度符合《工作场所有害因素职业接触限值　第1部分　化学有害因素》中规定的职业接触限值的要求。

表10.2.15　某化学合成原料药项目工作场所各工种接触的生产性粉尘检测结果汇总

工种	危害因素	检测点数	超标点数
投料工	活性炭粉尘	1	0
包装工	其他粉尘	2	0

某化学合成原料药项目工作场所各工种接触的有毒物质检测结果汇总（有毒物质危害程度）见表10.2.16。从表中可见，各工种的有毒物质浓度符合《工作场所有害因素职业接触限值　第1部分　化学有害因素》中规定的职业接触限值的要求。

表10.2.16　某化学合成原料药项目工作场所各工种接触的有毒物质检测结果汇总

工种	危害因素	检测点数	超标点数
投料工	磷酸	2	0
	氢氧化钠	2	0
操作工	甲苯	2	0
	氨	7	0
	二氧化氮	2	0
	氰化氢	2	0
	吡啶	5	0
装卸工	氨	2	0
	甲苯	2	0
	吡啶	2	0

物理因素：某化学合成原料药项目工作场所各工种接触的物理因素检测结果汇总（物理因素危害程度）见表10.2.17。从表中可见，内包装岗位的噪声强度超过《工作场所有害因素职业接触限值　第2部分　物理因素》中规定的职业接触限值要求。超标原因为受到岗位附近喷雾干燥机产生的机械性噪声影响。

表 10.2.17 某化学合成原料药项目工作场所各工种接触的物理因素检测结果汇总

工种	危害因素	检测点数	超标点数	超标点位
投料工	噪声	4	0	—
操作工	噪声	14	0	—
装卸工	噪声	6	0	—
包装工	噪声	7	4	内包装位、喷雾干燥

二、制剂生产

制剂按形态不同可分为固体制剂，如片剂、散剂、颗粒剂、胶囊剂、丸剂、膜剂等；半固体制剂，如膏剂、糊剂等；液体制剂，如注射剂、溶液剂、合剂、洗剂、芳香水剂、搽剂等；气体制剂，如气雾剂、喷雾剂、吸入剂等。

制剂生产过程中，配料、混合、粉碎、制粒、填充、压制等过程中产生药物粉尘；生产过程大部分岗位存在噪声危害；有部分产品的洗瓶工序需要使用氢氧化钠或者盐酸作为清洗剂，存在氢氧化钠或者盐酸危害；气雾剂生产过程中，洗弹簧工序存在氢氧化钠。

在制剂制备过程中，有时也会使用到有机溶剂。表 10.2.18 是一些制剂生产时有机溶剂的使用情况。

表 10.2.18 某些制剂生产时有机溶剂的使用情况

物质名称	方法	溶剂
固体制剂	制颗粒、固体分散	乙醇、氯仿、丙酮
	包衣、微型包囊	乙醇、甲醇、异丙醇、丙酮、氯仿、甲醛
	软胶囊洗丸、配液	氯仿、四氯化碳或乙醇、溶剂汽油、松节油
液体制剂	配液	乙醇、丙二醇、聚乙二醇、二甲基亚砜、醋酸乙酯
注射剂与滴眼剂	配液	乙醇、丙二醇、聚乙二醇（平均分子量 300～400）
涂膜剂	配药液	乙醇、丙酮、乙醇 + 丙酮
气雾剂	药物配制	乙醇、丙二醇或聚乙二醇
浸出制剂	浸出	乙醇、氯仿、乙醚、石油醚
贴膏剂	溶剂法	汽油

本章节将分别以较常见的固体制剂、半固体制剂和液体制剂的制药项目为例，介绍其生产工艺及分析存在的职业病危害因素。

（一）固体制剂

以下将以某固体制剂生产项目为例，介绍其生产工艺及分析存在的职业病危害因素。

1. 生产工艺

散剂、颗粒剂、片剂、胶囊生产工艺：固体原料进行粉碎、过筛、称量配制，然后混合后制粒，并立即干燥。再将粘连或结块的颗粒分散开，以得到大小均匀、适合压片的颗粒，并将润滑剂、崩解剂加入整粒干颗粒中，最后按照剂型不同，进行颗粒包装、压片、包衣、灌装等，制成颗粒、片剂或者胶囊。原料粉碎之后通过筛分、称量，加入辅料之后进行混合，制成散剂。散剂、颗粒剂、片剂、胶囊生产工艺流程见图 10.2.8。

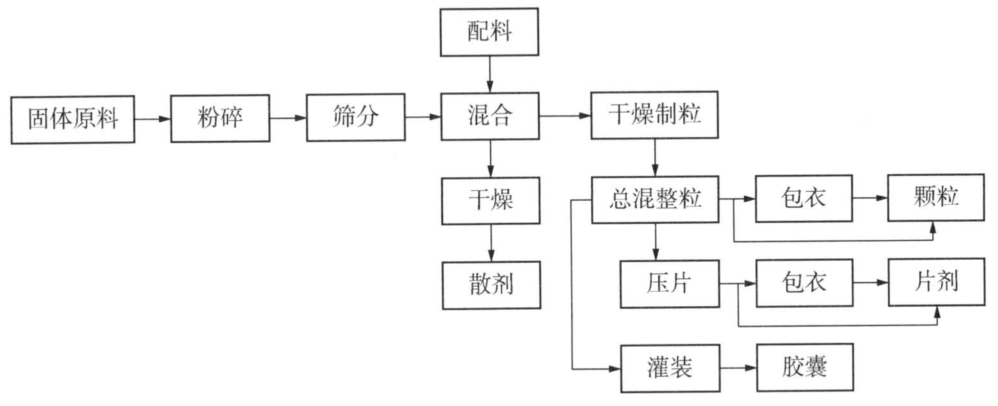

图 10.2.8　散剂、颗粒剂、片剂、胶囊生产工艺流程

丸剂生产工艺：药粉和蜜液（炼蜜和水）按配方称量后，人工投料至混合机混匀，经炼药机进行炼药，再经制丸机制成丸剂，撒粉整丸后送至筛丸机筛丸，筛选合格后进行干燥灭菌，再进行抛光或包衣，最后进行选丸得到合格的内层丸，送至包装。丸剂生产工艺流程见图 10.2.9。

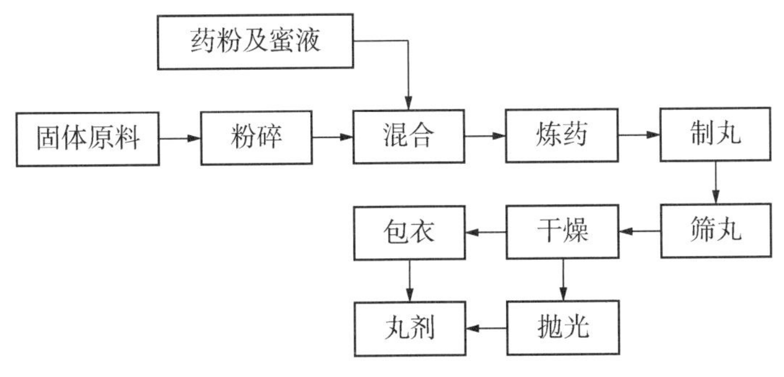

图 10.2.9　丸剂生产工艺流程

2. 生产设备

该固体制剂生产项目的主要生产设备包括：过筛机、粉碎机、旋振筛、总混机、混合机、炼药机、抛光机、提升机、制粒（丸）机、真空上料机、流化床制粒包衣机、流化床干燥机、微波干燥灭菌机、挤出滚圆机、筛丸机、烘箱、压片机、有孔包衣机、胶囊填充剂、内包机、全自动外包装线、输送机、丸粒滚筒筛、自动加料机、螺旋选丸机、自动撒粉机等。

3. 原辅材料

该固体制剂生产项目的主要原辅材料及性状见表10.2.19。

表10.2.19　某固体制剂生产项目的主要原辅材料及性状

原辅料名称	状态	投料方式
药粉	固体粉状	人工
药膏	固体块状	人工
各种固体辅料（乳化剂、淀粉、碳酸钙、微晶纤维素、糖粉、硬脂酸镁等）	固体粉状/块状	人工
各种液态辅料（糖浆、蜂蜜、乙醇等）	液态	人工
蜂蜜	液态	人工
纯化水	液态	人工

4. 职业病危害因素识别

生产过程中的职业病危害因素主要来源于投料和包装过程中产生的粉尘、生产设备运行产生的噪声、高温和微波。详见表10.2.20。

表10.2.20　某固体制剂生产项目职业病危害因素

产品类型	工种	生产设备	职业病危害因素	接触方式
散剂	粉碎工	过筛机、粉碎机	噪声、其他粉尘（药物粉尘）	直接、连续
	筛分工	旋振筛	噪声、其他粉尘（药物粉尘）	直接、连续
	混合工	总混机、混合机	噪声	直接、连续
			其他粉尘（药物粉尘）	直接、不连续
	干燥工	流化床干燥机、微波干燥灭菌机、烘箱	噪声、高温、微波、其他粉尘（药物粉尘）	直接、连续
	内包装工	内包机	噪声、其他粉尘（药物粉尘）	直接、连续
	外包装工	外包机	噪声	直接、连续
片剂、胶囊剂、颗粒剂	粉碎工	过筛机、粉碎机	噪声、其他粉尘（药物粉尘）	直接、连续
	筛分工	旋振筛	噪声、其他粉尘（药物粉尘）	直接、连续
	配料工	电子秤	噪声、其他粉尘（药物粉尘）	直接、不连续
	制粒工	流化床制粒包衣机、制粒机、抛光机	噪声、其他粉尘（药物粉尘）	直接、连续

续表

产品类型	工种	生产设备	职业病危害因素	接触方式
片剂、胶囊剂、颗粒剂	干燥工	流化床干燥机、微波干燥灭菌机、烘箱	噪声、高温、微波	直接、连续
	总混工	总混机、混合机	噪声	直接、连续
			其他粉尘（药物粉尘）	直接、不连续
	压片工	压片机	噪声、其他粉尘（药物粉尘）	直接、连续
	包衣工	包衣机	噪声	直接、连续
			其他粉尘（药物粉尘）	直接、不连续
	胶囊灌装工	胶囊填充机	噪声	直接、连续
	内包装工	内包机	噪声、其他粉尘（药物粉尘）	直接、连续
	外包装工	外包机	噪声	直接、连续
丸剂	粉碎工	过筛机、粉碎机	噪声、其他粉尘（药物粉尘）	直接、连续
	混合工	混合机	噪声、其他粉尘（药物粉尘）	直接、连续
	炼药工	炼药机	噪声	直接、连续
	制丸工	丸粒滚筒筛、制丸机	噪声、乙醇	直接、连续
	筛丸工	筛丸机、螺旋选丸机	噪声、其他粉尘（药物粉尘）	直接、连续
	干燥工	流化床干燥机、微波干燥灭菌机、烘箱	噪声、高温、微波	直接、连续
	包衣工	包衣机	噪声	直接、连续
			其他粉尘（药物粉尘）	直接、不连续
	抛光工	抛光机	噪声、其他粉尘（药物粉尘）	直接、连续
	包装工	内包机、全自动外包装线	噪声	直接、连续

5. 职业病危害特征分析

该固体制剂制药过程的主要职业病危害有生产性粉尘、生产性噪声、高温、微波，接触机会为每天工作时间，接触人员包括各个工序的一线生产人员及管理人员。

以该固体制剂项目工作场所职业病危害因素的检测结果进行危害程度分析。

本项目作业环境为洁净厂房，设置全空调系统，采用全面机械通风，气流组织为上送下排，部分岗位设置局部抽风系统。

某固体制剂生产项目工作场所各工种接触的生产性粉尘检测结果汇总（生产性粉尘危害程度）见表 10. 2. 21。从表中可见，配料工接触的生产性粉尘浓度超过《工作场所有害因素职业接触限值　第 1 部分　化学有害因素》中规定的职业接触限值的要求，其余生产岗位的生产性粉尘浓度符合要求。超标原因为配料室在进行投料时扬尘过大，局部抽排风系统设置不合理，效率较低。

表 10. 2. 21　某固体制剂生产项目工作场所各工种接触的生产性粉尘检测结果汇总

产品类型	工种	危害因素	检测点数	超标点数	超标点位
散剂	粉碎工	其他粉尘	1	0	—
	筛分工	其他粉尘	1	0	—
	混合工	其他粉尘	1	0	—
	干燥工	其他粉尘	1	0	—
	内包装工	其他粉尘	1	0	—
片剂、胶囊剂、颗粒剂	粉碎工	其他粉尘	2	0	—
	筛分工	其他粉尘	2	0	—
	配料工	其他粉尘	2	1	配料室
	制粒工	其他粉尘	6	0	—
	干燥工	其他粉尘	1	0	—
	总混工	其他粉尘	2	0	—
	压片工	其他粉尘	10	0	—
	胶囊灌装工	其他粉尘	9	0	—
	内包装工	其他粉尘	1	0	—
丸剂	粉碎工	其他粉尘	3	0	—
	混合工	其他粉尘	1	0	—
	炼药工	其他粉尘	1	0	—
	制丸工	其他粉尘	2	0	—
	筛丸工	其他粉尘	2	0	—
	干燥工	其他粉尘	2	0	—
	包衣工	其他粉尘	2	0	—

某固体制剂生产项目工作场所各工种接触的有毒物质检测结果汇总（有毒物质危害程度）见表 10. 2. 22。从表中可见，各工种的有毒物质浓度符合《工作场所有害因素职业接触限值　第 1 部分　化学有害因素》中规定的职业接触限值的要求。

表 10. 2. 22　某固体制剂生产项目工作场所各工种接触的有毒物质检测结果汇总

产品类型	工种	危害因素	检测点数	超标点数	超标点位
丸剂	制丸工	乙醇	2	0	—

某固体制剂生产项目工作场所各工种接触的物理因素检测结果汇总（物理因素危害程度）见表 10. 2. 23。从表中可见，噪声强度超过《工作场所有害因素职业接触限值　第 2 部分　物理因素》中规定的职业接触限值要求的岗位为压片、灌装、内包装、制丸、筛丸、干燥岗位。超标原因为设备振动、运行产生的机械性噪声，且车间内多种加工设备产生的噪声相互叠加，但是相应消声、吸声措施效果欠佳。

表 10. 2. 23　某固体制剂生产项目工作场所各工种接触的物理因素检测结果汇总

产品类型	工种	危害因素	检测点数	超标点数	超标点位
散剂	粉碎工	噪声	2	1	粉碎间
	筛分工	噪声	1	0	—
	混合工	噪声	1	0	—
	干燥工	噪声	2	0	—
		高温	1	0	—
	内包装工	噪声	1	0	—
	外包装工	噪声	1	0	—
片剂、胶囊剂、颗粒剂	粉碎工	噪声	2	1	粉碎间
	筛分工	噪声	2	0	—
	配料工	噪声	3	0	—
	制粒工	噪声	9	0	—
	干燥工	噪声	2	0	—
		微波	3	0	—
		高温	1	0	—
	总混工	噪声	2	0	—
	压片工	噪声	12	2	压片室
	包衣工	噪声	7	0	—
	胶囊灌装工	噪声	9	2	灌装
	内包装工	噪声	18	3	颗粒分装、瓶装
	外包装工	噪声	4	0	—

续表

产品类型	工种	危害因素	检测点数	超标点数	超标点位
丸剂	粉碎工	噪声	3	0	—
	混合工	噪声	1	0	—
	炼药工	噪声	1	0	—
	制丸工	噪声	2	2	泛丸、制丸
	筛丸工	噪声	2	1	振筛
	干燥工	噪声	3	1	干燥
		微波	4	0	—
		高温	1	0	—
	包衣工	噪声	2	1	包衣
	内包装工	噪声	1	0	—
	外包装工	噪声	1	0	—

（二）半固体制剂

以下将以某半固体制剂生产项目为例，介绍其生产工艺并且分析存在的职业病危害因素。煎膏剂主要是中药提取物与适宜的基质制成的具有适当稠度的膏状内服制剂，如枇杷膏等。

1. 生产工艺

原药液或湿浸膏与胶类药、糖浆混合，通过炼膏锅炼制成膏状物，压滤后灌装到容器中，送至包装出货。某半固体制剂项目生产工艺流程见图 10. 2. 10。

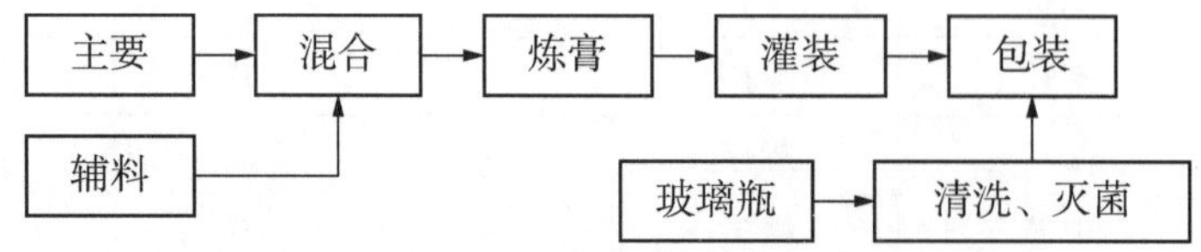

图 10. 2. 10 某半固体制剂项目生产工艺流程

2. 生产设备

该半固体制剂生产项目的主要生产设备包括：煮糖锅、包装机、灌装机、理瓶机、炼膏锅、入盒机、贴标签机、洗瓶机、压滤机、真空浓缩器等。

3. 原辅材料

该半固体制剂生产项目的主要原辅材料及性状见表 10. 2. 24。

表 10. 2. 24 某半固体制剂生产项目的主要原辅材料及性状

原辅料名称	状态	投料方式
原药液或湿浸膏	固态	人工
胶类药	固态	人工
蔗糖	固态	人工

4. 生产过程中职业病危害因素识别

该半固体制剂生产项目的职业病危害因素主要来源于生产设备运行以及部件碰撞产生的噪声，以及炼膏、煮糖时设备产生的高温。详见表 10. 2. 25。

表 10. 2. 25　某半固体制剂生产项目的职业病危害因素

生产单元	工种	生产设备	职业病危害因素	接触方式
混合	混合工	—	噪声	直接、连续
炼膏	炼膏工	煮糖锅、炼膏锅、压滤机	噪声、高温	直接、连续
灌装	灌装工	灌装机	噪声	直接、连续
洗瓶	洗瓶工	洗瓶机	噪声	直接、连续
	理瓶工	理瓶机	噪声	直接、连续
包装	包装工	包装机、入盒机、贴标签机	噪声	直接、连续

5. 职业病危害特征分析

该半固体制剂生产项目的主要职业病危害有生产性噪声和高温，接触人员包括混合、炼膏、灌装、洗瓶、理瓶、包装等各个工序的一线生产人员及管理人员。

本项目职业病危害因素的危害程度见表 10. 2. 26。从表中可见，所有工种的噪声强度均超过《工作场所有害因素职业接触限值　第 2 部分　物理因素》中规定的职业接触限值要求。超标原因为设备运行过程中和玻璃瓶碰撞产生较大噪声，且设备设置密集，相邻岗位的噪声互相叠加。

表 10. 2. 26　某半固体制剂生产项目工作场所各工种接触的物理因素检测结果汇总

工种	危害因素	检测点数	超标点数	超标点位
混合工	噪声	2	1	调配
炼膏工	噪声	6	3	炼膏、煮糖
	高温	4	0	—
灌装工	噪声	2	2	灌装
洗瓶工	噪声	2	2	洗瓶
理瓶工	噪声	2	2	理瓶
包装工	噪声	4	1	包装

（三）液体制剂

以下以某液体制剂生产项目为例，介绍其生产工艺并分析存在的职业病危害因素。

1. 生产工艺

配料：将原料加入一定量的缓冲液调配成浓液，调节原料的 pH 值。

过滤：药液经过搅拌均匀后通过活性炭过滤，使原液更为纯净。

稀配：加入定量的注射用水稀释定容。

除菌过滤：原液经过二级除菌过滤器除菌，将原液中的杂质进一步去除。

灌装：通过自动进出料系统，将药液灌装进各类经过洗净和灭菌的容器中，灌装后加塞封装。

冻干：部分产品要将已灌装成瓶的药液在 -40 ～ -50 ℃温度下冷冻数小时后，使药液中的水分变成冰，抽掉空气并加热，在低真空状态下冰直接气化被抽掉，留下白色粉末状粉饼。

轧盖：将清洗干净和高温灭菌的铝塑组合盖加到瓶上。

灯检和包装：经自动灯检人工复核，挑选出胀盖、少液、坏盖等不符合要求的产品后，将合格产品包装送入仓库。

主要工艺流程见图 10.2.11。

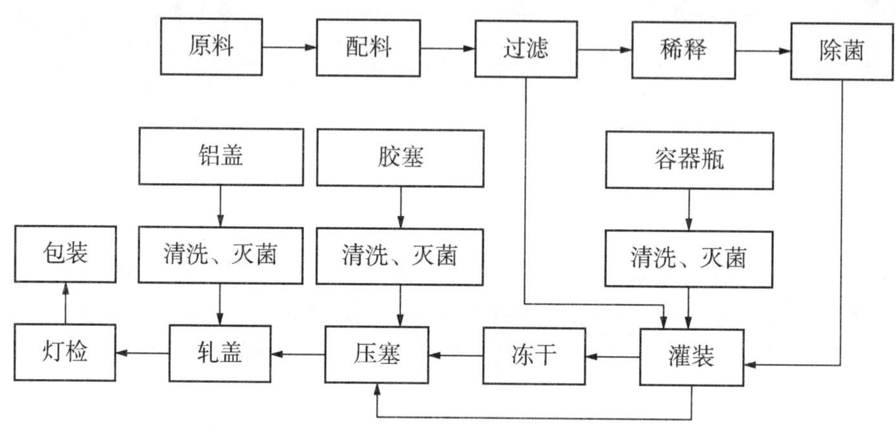

图 10.2.11　某液体制剂项目生产工艺流程

2. 生产设备

该液体制剂生产项目的主要生产设备包括：配液罐、配液过滤系统、灌装机、药用真空冷冻干燥机、充填包装机、整理机、灭菌系统、清洗机、轧盖机、灯检机、包装系统等。

3. 原辅材料

该液体制剂生产所用到的原辅材料包括原料药、各种固体辅料和液体辅料。详见表 10.2.27。

表 10.2.27　某液体制剂生产项目的主要原辅材料

原辅料名称	状态	投料方式
药品原液	液态	人工
甘露醇	液态	人工
磷酸	液态	人工
氯化钠	固态粉状	人工
左旋糖酐	固态粉状	人工
枸橼酸钠	固态粉状	人工

4. 职业病危害因素识别

该液体制剂生产项目生产过程中的职业病危害因素主要来源于原辅材料中含有的化学毒物、投料过程中产生的粉尘以及生产设备运行产生的噪声。详见表10.2.28。

表10.2.28　某液体制剂生产项目生产过程职业病危害因素分布

生产工序	工种	生产设备	职业病危害因素	接触方式
配料	配滤工	配液罐、配液过滤系统	噪声	直接、连续
			其他粉尘（药物粉尘）、磷酸	直接、不连续
过滤	配滤工	配液过滤系统	噪声	直接、连续
稀配	配滤工	配液过滤系统	噪声	直接、连续
除菌过滤	配滤工	配液过滤系统	噪声	直接、连续
灌装	灌装工	灌装机	噪声	直接、连续
冻干	冻干工	药用真空冷冻干燥机	噪声	直接、连续
洗瓶	洗瓶工	洗瓶机、灭菌系统	噪声	直接、连续
铝盖清洗	洗瓶工	清洗机、灭菌系统	噪声	直接、连续
胶塞清洗	洗瓶工	清洗机、灭菌系统	噪声	直接、连续
轧盖	轧盖工	轧盖机	噪声	直接、连续
灯检	灯检工	灯检机	噪声	直接、连续
包装	包装工	包装系统	噪声	直接、连续

5. 职业病危害特征分析

该液体制剂生产项目的主要职业病危害有生产性粉尘、生产性噪声以及原辅材料中含有的化学毒物（磷酸），接触机会为每天工作时间，接触人员包括各个工序的一线生产人员及管理人员。

以该液体制剂生产项目工作场所职业病危害因素的检测结果进行危害程度分析。

本项目作业环境为洁净厂房，设置全空调系统，采用全面机械通风，车间顶部设置进风口，侧墙设置排风口，两者的高度差为2～2.5 m。

某液体制剂生产项目工作场所各工种接触的生产性粉尘检测结果汇总（生产性粉尘危害程度）见表10.2.29。从表中可见，配滤工的生产性粉尘浓度符合《工作场所有害因素职业接触限值　第1部分　化学有害因素》中规定的职业接触限值的要求。

表10.2.29　某液体制剂生产项目工作场所各工种接触的生产性粉尘检测结果汇总

工种	危害因素	检测点数	超标点数
配滤工	其他粉尘	1	0

某液体制剂生产项目工作场所各工种接触的有毒物质检测结果汇总（有毒物质

危害程度）见表 10. 2. 30。从表中可见，各工种的有毒物质浓度符合《工作场所有害因素职业接触限值　第 1 部分　化学有害因素》中规定的职业接触限值的要求。

表 10. 2. 30　某液体制剂生产项目工作场所各工种接触的有毒物质检测结果汇总

工种	危害因素	检测点数	超标点数
配滤工	磷酸	2	0
灌装工	磷酸	2	0

某液体制剂生产项目工作场所各工种接触的物理因素检测结果汇总（物理因素危害程度）见表 10. 2. 31。从表中可见，噪声强度超过《工作场所有害因素职业接触限值　第 2 部分　物理因素》中规定的职业接触限值要求的岗位包括配滤、灌装、洗瓶、冻干、轧盖、装箱岗位。超标原因为玻璃瓶挤压碰撞、物料与设备内部传送带的碰撞、设备运行、传送带电机、压缩空气吹扫等产生的噪声互相叠加，并且没有设置有效的防噪声设施。

表 10. 2. 31　某液体制剂生产项目工作场所各工种接触的物理因素检测结果汇总

工种	危害因素	检测点数	超标点数	超标点位
配滤工	噪声	4	3	配滤
灌装工	噪声	7	4	灌装
冻干工	噪声	2	1	冻干
洗瓶工	噪声	13	9	理瓶、灭菌
轧盖工	噪声	7	5	轧盖
灯检工	噪声	6	0	—
装箱工	噪声	5	1	装箱
包装工	噪声	6	0	—

三、制药车间消毒作业职业病危害因素识别

药品生产质量管理规范（good manufacturing practice，GMP）是为保证药品在规定的质量下持续生产的体系。GMP 的目标是确保建立科学的、严格的无菌药品生产环境、工艺、运行和管理体系，最大限度地消除所有可能的、潜在的生物活性、灰尘、热原污染，生产出高品质的、卫生安全的药物产品。作为 GMP 的重中之重，生产环境的空间消毒是实施 GMP、有效履行 GMP 的一个重要环节，是每一个药品生产企业所不能忽视的。

制药项目的车间消毒包括甲醛消毒、臭氧消毒、乙醇消毒、紫外线消毒等方式，各企业按照实际生产状况选择不同的消毒方式和消毒频率。以某制药项目的消毒方法为例，介绍甲醛消毒、臭氧消毒、乙醇消毒、紫外线消毒 4 种消毒工艺。

（一）消毒工艺

1. 甲醛消毒

作业人员开启空调系统的甲醛吸入口，开启吸入口风机，关闭排风。在空调系统的甲醛吸入口处，将甲醛倒入甲醛挥发桶内，甲醛挥发桶置于电磁炉上，桶口对着空调系统的甲醛吸入口。操作人员离开空调房，在车间外的操作面板上开启电磁炉，约2.5～3 h后甲醛挥发完。操作人员在车间外将电磁炉关闭，使甲醛在车间闷熏8 h。8 h后，在车间外开启新风口、排风口及抽排风机，全排72 h。之后使用氨中和消毒后剩下的甲醛。

熏蒸消毒流程：将甲醛放置于空调机房吸风口→关闭新风口→加热甲醛溶液→打开吸入口阀门（吸风口）→开启空调系统至甲醛溶液全部蒸发→关闭空调系统、吸入口阀门，闷消8 h以上→打开吸风口，启动空调系统排气64～72 h。

2. 臭氧消毒

开启车间内百级层流罩、关闭吸风口，开启臭氧发生器并打开吸入口阀门，使臭氧在洁净室内闷消8 h以上。消毒结束后，打开吸风口，启动空调系统排气2 h以上。

3. 乙醇消毒

使用75%的乙醇对车间内部的门、墙面、设备设施、回风口等进行擦拭。日常使用6%双氧水、75%乙醇、来苏尔和0.1%新洁尔灭溶液对门、墙、地面、灯检、回风口、会风墙、设备设施、凳子、门把手、层流车等进行擦拭消毒。

4. 紫外线消毒

每天上班前或中午停产时间开启紫外灯照射，操作人员进入洁净区时至少提前10分钟关掉紫外灯。

（二）生产设备

甲醛消毒采用空调系统的甲醛吸入系统，并使用电磁炉加热促进甲醛挥发。

臭氧消毒采用臭氧发生器。

紫外线消毒采用紫外线灯。

（三）原辅材料

消毒时使用甲醛（37%～40%）、臭氧、乙醇（75%）、双氧水（6%）、来苏尔和新洁尔灭（0.1%）。

（四）职业病危害因素识别

消毒过程中的职业病危害因素主要来源于消毒的原料。详见表10.2.32。

表 10.2.32 某制药项目消毒过程职业病危害因素分布

生产单元	生产设备	职业病危害因素	接触方式
甲醛熏蒸	甲醛吸入系统	甲醛、氨	间接、不连续
臭氧消毒	臭氧发生器	臭氧	间接、不连续
日常消毒	—	乙醇、甲酚、过氧化氢等	直接、连续
紫外线消毒	紫外线灯	紫外线、臭氧	间接、不连续

（五）职业病危害特征分析

消毒过程的主要职业病危害有甲醛、氨、臭氧、乙醇、甲酚、过氧化氢、紫外线等，接触机会为消毒过程中，接触人员为消毒作业人员。

在进行甲醛和臭氧消毒后，充分通风换气之后作业人员才能进入车间。检测时机为车间消毒之后充分通风换气之后。某制药项目消毒作业工种接触的职业病危害因素检测结果汇总（有毒物质危害程度）见表 10.2.33。从表中可见，有毒物质浓度符合《工作场所有害因素职业接触限值 第 1 部分 化学有害因素》中规定的职业接触限值的要求。

表 10.2.33 某制药项目消毒作业工种接触的职业病危害因素检测结果汇总

工种	危害因素	检测点数	超标点数
消毒操作人员	甲醛	3	0
	氨	3	0
	臭氧	3	0

第三节 制药行业健康风险

一、制药行业职业病危害现状

（一）工作场所职业病危害因素超标案例分析

1. 文献超标案例分析

目前，国内公开报道的制药行业工作场所存在的职业病危害因素和超标案例文献分析见表 10.3.1。从表中可见，目前国内制药项目工作场所存在的职业病危害因素有粉尘（药物粉尘）、化学毒物（氢氧化钠、盐酸以及各种有机溶剂）、物理因素（噪声、高温、微波辐射）。其中，各工作场所中超标率最高的职业病危害因素有粉尘和噪声，其次为有机化学毒物，偶有高温和微波超标。粉尘超标点集中在粉碎、投料、包装、混合等岗位；强噪声源分布广泛，超标情况严重。

表 10.3.1 制药行业工作场所存在的职业病危害因素和超标案例文献分析

文献	存在的职业病危害因素	超标危害因素	超标点/检测点	超标岗位分布	超标原因
文献 1	粉尘、盐酸、氢氧化钠、噪声、高温、甲醇等	噪声	6/16（37.5%）	离心、浓缩、混晶	生产设备为高噪声设备
		高温	2/2（100%）	脱色、浓缩	未设置排风设施，或者设置不合理
文献 2	粉尘、甲醛、臭氧、乙醇、苯酚、噪声、高温	噪声	4/8（50%）	混粉、制粒、压片、包装	生产设备为高噪声设备
文献 3	粉尘、噪声、高温、氢氧化钠、甲醇、甲苯、氨、氯化氢、正己烷、乙酸乙酯、乙醇、丁酮、庚烷、硫酸、氯化锌、硫酸等	粉尘	50/140（35.7%）	发酵、出料、粉碎、包装、过筛、混料、喷雾干燥	原料大部分为粉状物料，分散度高，不能采取湿式作业，除尘通风效果差
		正己烷	43.7%	浓缩、薄膜蒸发、提取	有机溶剂用量大，容器密闭性较差，导致出现超标情况
		噪声	98/409（24%）	发酵、提取	设备为高噪声设备
文献 4	乙二醇、乙酸、异丙醇、二氯甲烷、二甲基乙酰胺、丙酮、甲醇、盐酸、氢氧化钠、噪声	异丙醇	—	溶媒回收	与异丙醇泵磨损、腐蚀导致密闭不严有关
		噪声	—	配料	涡流风机噪声大，未安装降噪措施
文献 5	粉尘、噪声、乙醇、微波辐射	噪声	—	筛丸、抛光	设备运行产生的机械性噪声和药丸之间互相碰撞产生噪声叠加
文献 6	粉尘、噪声、高温、微波	噪声	24/118（20.3%）	无资料	机械性噪声和玻璃碰撞的叠加
		微波	7/33（21.2%）	微波干燥	微波设备的防护不足

续表

文献	存在的职业病危害因素	超标危害因素	超标点/检测点	超标岗位分布	超标原因
文献 7	粉尘、噪声、高温	粉尘	6/9（66.7%）	制粒、粉碎	没有设置局部抽风设施
		噪声	4/13（30.8%）	灌装、粉碎	高噪声设备，无设置吸声、隔声装置
文献 8	噪声、粉尘、高温、盐酸、氢氧化钠、苯、甲苯、二甲苯、正己烷、甲醛	粉尘	—	拣选药材、破碎、提取	未设置除尘装置
		噪声	—	洗切、粉碎、提取、干燥	设备为高噪声设备
文献 9	粉尘、噪声	粉尘	1/6（16.7%）	除尘器	粉尘粒径小，作业人员手工清理粉尘时速度快，产生的扬尘较大
		噪声	3/7（42.9%）	破碎机、筛选机、人工拣选台	设备运行时产生的振动较大，人员现场作业时间长
文献 10	粉尘、噪声、氢氧化钠、氨、盐酸、硫酸	粉尘	3/7（42.9%）	投料口、卸料口、包装间	除尘设备捕捉效率低，防尘措施未达到效果
文献 11	粉尘、噪声、高温	粉尘	6/9（66.7%）	制粒、粉碎	没有设置局部排风装置
		噪声	12/22（54.5%）	灌装、粉碎、动力泵	没有设置隔声、吸声等装置

2. 评价实践超标案例分析

案例 1：某制药项目生产冻干粉针剂，经评价发现，项目在洗瓶、进瓶、接瓶、轧盖、洗盖、胶塞、灌装等岗位的噪声强度超标，洗瓶工接触的噪声强度最高达到 96 dB（A）以上。超标原因分析如下：玻璃瓶挤压碰撞、物料与设备内部传送带的碰撞、设备运行、传送带电机、压缩空气吹扫等产生的噪声互相叠加。项目单位采取一系列整改措施，包括：在生产设备外部或者设备部件上加装隔音罩，并加装吸音材料、真空泵和电机等做减振处理；压缩空气吹气口加自制消声器；各设备之间增加隔声墙，设置独立房间。整改后检测结果显示，铝盖、胶塞、灌装等岗位的噪声强度降到职业接触限值以下，其余岗位的噪声强度均有明显下降。

案例2：某制药项目生产丸剂，经评价发现，微波干燥岗位的微波强度超标，超标原因分析如下：微波干燥设备的屏蔽效果不佳，作业人员与设备距离太近。项目单位采取的整改措施包括：在设备外部增加屏蔽；增加作业人员作业地点与微波干燥设备的距离。整改后检测结果显示，微波干燥岗位的微波强度降到职业接触限值以下。

（二）制药行业职业病发病案例分析

近十年，国内公开报道的职业病及观察对象案例见表10.3.2。急性中毒34例，其中28例为接触到原料药生产过程中的副产物或产品，6例为消毒用的甲醛管道阀门老化，甲醛泄漏到生产车间中，导致车间内作业人员发生急性中毒；职业性哮喘9例，均与接触职业性变应原（7－氨基头孢烷酸、青霉素类等）有关；职业性传染病4例，因为接触到受布鲁氏菌感染的胎盘而发病。

表10.3.2　制药行业职业病发病情况分析

文献	职业病	例数	发生地点	发生时间	工种	工龄	所属分类
文献1	急性甲硫醇中毒	2	江苏	2012	投料、操作	—	化学原料药制药
文献2	急性光气中毒	24	安徽	2012	投料、操作	—	化学原料药制药
文献3	急性环乙胺中毒	2	陕西	2012	操作	—	化学原料药制药
文献4	急性甲醛中毒	6	广东	2013	分装	—	车间消毒
文献5	职业性皮肤病	11	天津	2005	操作	1个月	化学原料药制药
文献6	职业性哮喘	8	广东	2009—2011	配料、操作	5个月～4年	化学原料药制药
文献7	职业性哮喘	1	河北	2012	提炼	38年	化学原料药制药
文献8	布鲁氏菌病	4	浙江	2013	清洗搅碎	接触次数9～71次	生物原料药制药

二、制药行业职业病风险分析

职业病危害因素除了短时间大剂量接触可引起急性损伤外，对机体的作用多数是潜在的慢性影响；由于制药行业工艺复杂、品种繁多，职业病危害因素的危害程度常受生产的产品、使用的原辅料、生产工艺和生产环境等因素影响，对机体产生的损害也不相同。可见制药行业的职业病具有多样性，其种类、性质与生产对象和生产工艺密不可分。

制药行业的职业病危害因素可能导致的职业病主要有职业中毒、职业性皮肤病、尘肺病、职业性哮喘、职业性噪声聋、职业性肿瘤等，其中以职业性化学中毒、职业性哮喘最为常见。

（一）职业性化学中毒

职业性化学中毒以刺激性气体中毒和各种有机溶剂中毒最为常见，又分为急性职业中毒和慢性职业中毒。急性职业中毒主要以呼吸系统和中枢神经系统损害为主，大多由接触较大剂量刺激性化学物质或有机溶剂引起，与原料药生产过程中大量使用有机溶剂或者物料的泄漏有关，多见于投料工、包装工或者操作工；慢性职业中毒，主要是白细胞数异常、肝脏和神经系统损害，与制药过程中长期接触低浓度化学性有害因素有关。

（二）职业性皮肤病

在职业活动中经常接触致敏物质或腐蚀性化学物质，可导致职业接触性皮炎、过敏性皮炎及化学性灼伤等职业病的发生，与制药过程中接触到致敏性的原料药（如7－氨基头孢烷酸）或者强酸、强碱、有机溶剂等化学品有关，多见于投料工、操作工、提炼工。

（三）职业性哮喘

职业性哮喘是职业活动中因接触某些化学物质引起的多种细胞包括嗜酸粒细胞、肥大细胞、T淋巴细胞、中性粒细胞、平滑肌细胞、气道上皮细胞等细胞组分参与的气道慢性炎症性疾病，伴有可变的气流受限和气道高反应性。制药行业中接触到含β－内酰胺类抗生素中的含6－氨基青霉烷酸（6-APA）结构的青霉素类和含7－氨基霉烷酸（7-ACA）的头孢菌素类、铂类抗肿瘤药物的作业人员容易发生职业性哮喘。

（四）尘肺病

尘肺病是由于长期接触生产性粉尘引起的肺组织弥漫性纤维化为主要病变的全身性疾病。制药行业中大部分的工作岗位都会接触到生产性粉尘，在投料、粉碎和包装岗位发生尘肺病的风险最大。

（五）职业性噪声聋

长期接触高强度生产性噪声，最初引起工人耳鸣、耳痛、头晕、失眠、烦躁、记忆力减退等症状，进而引起工人暂时性听阈位移、永久性听阈位移，最后导致噪声性耳聋。制药行业的机械化程度较高，大量生产设备运行时产生机械性噪声，并且设备布置比较密集，且受到洁净度要求限制，生产车间的空间都比较小，导致大量工作岗位出现噪声超标的情况。目前，暂时没有制药行业发生职业性噪声聋的报道，但因检测结果出现较多岗位噪声超标的情况，应引起重视。

（六）职业性传染病

职业性传染病是指作业人员在职业活动中接触传染病的病原生物（病原体）所引起的疾病。它既具有传染病的特点，又具有职业病的特点。常见的职业性传染病有炭疽、森林脑炎、布鲁氏菌病等。制药行业中部分原料取自生物制品，若生物制品中含有传染性的致病菌，在个人防护不到位的情况下，作业人员容易感染致病菌，发生职业性传染病。该病多发生于直接接触生物制品的作业人员。

（七）职业性肿瘤

职业性肿瘤是在工作环境中接触致癌因素，经过较长的潜隐期而患的某种特定肿瘤。制药行业中多见于原料药制药过程中接触化学致癌因素导致职业性肿瘤，主要与设备的自动化、密闭化程度低，作业人员长期直接接触致癌因素有关。该类疾病多发生于建厂时间较早，生产过程自动化、密闭化程度低，防护措施不足，物料毒性高的生产企业。

（八）工作相关疾病

制药行业中生产性粉尘的种类较多，由于这类药物性粉尘还有药物的活性，除可引起肺组织异物反应及轻微肺纤维化病变的粉尘沉着症外，还可对呼吸道黏膜、眼结膜、手面部皮肤有直接刺激和损害作用，可引起慢性鼻炎、咽炎、眼结膜炎、皮脂腺囊肿、皮肤干燥角化等损害，对中枢神经、消化系统、血液系统、循环系统、肝、肾造成功能性或器质性损害，严重者可危及生命。

（九）工伤事故

生产性噪声会引起神经系统、心血管系统、消化系统、内分泌系统的非特异性不良改变，导致工人操作时注意力下降，身体灵敏性和协调性下降，工作效率和工作质量降低，使出现生产或工伤事故的可能性增加。

三、潜在职业健康风险

（一）药物组分及不良反应带来的危害

“药物组分”指的是活性药物成分（active pharmaceutical ingredients，API）和药用辅料。活性药物成分的“治疗作用”和“不良反应”都会对作业人员的健康产生影响。

由于药物在生产过程中会经过粉碎、混合、研磨、干燥等工序，一些药物微粒会混合在生产环境的空气中，形成药物气溶胶。这些气溶胶微粒是无法被仅具有物理过滤性质的防护装置完全清除的，这就使得药物生产作业人员暴露在药物气溶胶环境中。作业人员通过呼吸道不断摄入空气中的药物微粒，并通过呼吸道入血，使血液中具有一定该药物的血药浓度。尽管这些药物的血药浓度不高，短时间内很可能无法表现出异常，但是随着药物量的累积，药物的活性成分产生的影响逐渐显现，或者在生产员工脱离生产环境后突然显现，很容易损害员工身体健康，甚至造成员工死亡。

例如，长期从事硝酸酯类药物生产的员工，一旦脱离硝酸酯气溶胶环境后，身体来不及减少血管紧张素的分泌，就可能导致冠状动脉突然收缩、痉挛，很容易死于冠心病；抗生素粉针生产的企业中，一些体质敏感的作业人员很可能由于极微量的抗生素而发生过敏等不良反应，或者长期从事抗生素粉针生产后，可能对该抗生素耐药，今后将无法接受此药物的治疗。

（二）生物技术发展带来的危害

生物药品将成为药品市场的主力先锋。生物危害是由生物因子形成的伤害。由于生物制药生产过程中涉及致病微生物、寄生虫、动植物、昆虫及其所产生的生物活性物质，作业人员可能接触生产原料或生产环境中存在的生物危害因素，而发生职业性病态反应，如肺泡炎、哮喘、外源性过敏性肺泡炎、职业皮肤病、职业性传染病等。

生物感染的主要途径有：微生物气溶胶的吸入；刺伤、割伤；皮肤、黏膜污染；食入；其他不明原因的感染等。其中微生物气溶胶吸入是造成人感染的最主要因素。微生物气溶胶无色无味，在许多操作中可以产生并随空气扩散，污染工作场所空气。当工作人员吸入微生物气溶胶后，便可以引起相关感染。危害程度取决于微生物本身的毒力、气溶胶的浓度、气溶胶粒子大小以及室内环境等。

生物技术药物的发展重点是应用DNA重组技术生产的蛋白、多肽、酶、疫苗、激素、细胞生长因子等，生物基因技术药物发展迅猛，为人类创造巨大财富的同时，也会产生新的生物致病源的潜在危害。虽然目前尚未见到由于生物基因工程的应用导致重大职业病危害的实例报道，但基因产品对人类安全性的问题也是值得关注的。

（三）新型管理模式带来的危害

制药技术的自动化、信息化和智能化，对劳动者技术要求更高，势必存在数据录入、数据采集、交互式通信、文字处理和编辑、计算机辅助设计和生产等视屏显示终端（video display terminal，VDT）作业，其主要特点：多变的坐姿、用眼过度、工作负荷大、精神负担大、局部肌肉骨骼系统负荷重。可导致各种生理的、心理的和行为的紧张相关障碍。主要表现为心理失调如愤怒、沮丧、神经质、焦虑、混乱和抑郁，也可能导致胃肠功能紊乱、肌张力、心血管功能改变、出汗和儿茶酚胺等生理变化，同时也会引起频繁失眠、缺乏食欲等行为改变。

（四）新型生产材料带来的危害

现代科学与技术的进步促进了具有改进的治疗学功能和降低副作用的新药物的发现与开发，分子生物学家、药物化学家和药剂师通过提高药物的有效性和专用性改进了药物的效果。大部分化学药品的原料药以化学合成的方式生产，生产过程中的原料、中间产物和产品均为化学品。改进型药物的产生，必然来自新材料、新技术的应用。这些新型的化学原料、反应合成过程中产生新的中间产物，对作业人员是否有危害、危害程度如何尚缺少相关资料，可能带来的职业卫生问题不容忽视。

（五）联合作用

在制药过程中，存在多种化学物质和职业病危害因素之间的联合作用，其作用类型以协同作用和相加作用较为多见。

1．协同作用

（1）噪声与耳毒性物质。原料药生产的过程中用到大量的有机溶剂，用于反应、提取、分离等作业工序。耳毒性的有机溶剂类会加重噪声致听力损失的程度。

（2）噪声和高温。药物的发酵、合成、提纯以及物料干燥等过程需要较高的温度，由于这些生产性热源以及夏季高温作业环境，和各车间存在噪声联合接触的工人发生听力异常的风险高于单纯接触噪声者。

2．相加作用

有机溶剂：原料药生产过程中使用大量的有机溶剂，各类有机溶剂如苯系物、酯类和醇类等对人体的麻醉效应或其他生物学效应存在相加作用。

第四节 职业病危害关键控制技术

一、职业病危害关键控制点确定

（一）生物原料药制药

关键控制的职业病危害因素为化学毒物、粉尘、生物危害，关键控制的操作岗位为配料、投料、操作和包装岗位。

（二）中药原料药制药

关键控制的职业病危害因素为化学毒物、粉尘、噪声和高温，关键控制的操作岗位有切制、提取分离、浓缩、干燥，关键控制的设备有各种破碎机、切药机、提取剂储罐、浓缩设备、干燥设备等。

（三）化学合成原料药制药

关键控制的职业病危害因素为化学毒物、粉尘和噪声，关键控制的操作岗位有配料、投料、提取、取样、包装，关键控制设备有各类反应罐、储液罐、萃取设备、离心设备等。

（四）制剂生产

关键控制的职业病危害因素为粉尘、噪声和微波，关键控制的操作岗位有粉碎、干燥、混合、制丸、筛丸、压片、灌装、洗瓶等，关键控制设备有过筛机、粉碎机、微波干燥灭菌机、烘箱、总混机、压片机、筛丸机、洗瓶机等。

（五）车间消毒作业

关键控制的职业病危害因素为化学毒物和紫外线，关键控制的操作岗位为消毒操作岗位，关键控制设备为臭氧发生器、紫外线灯等。

二、职业病危害关键控制技术

（一）有毒物质控制

生产设备：生产过程和生产设备尽量选择机械化和自动化；选用密闭效果良好的生产设备；生产设备设置内吸式装置，使内腔呈负压状态，并将热量和挥发的有毒化学物质外排；避免有毒物质的跑、冒、滴、漏和作业人员的直接接触。例如，生产设备增加有观察口或透明材质的盖子；对酸性物料的储存设备加封搪瓷玻璃盖；将人工加料改为真空密闭管道加料；加强管道、设备的各个接口、阀门的密闭性，做好维护保养工作等。

生产工艺：以无毒、低毒的工艺和原辅材料代替有毒、高毒的工艺和原辅材料；针对消毒作业产生的化学毒物，消毒过程中应避免人员直接接触化学毒物，车间消毒完成之后应充分通风换气。

通风设施：采取有效的局部排风和全面机械排风相结合的综合防护措施，控制工作场所空气中有害物质的浓度；各生产车间的净化空调系统应有足够的送风量，不得采用循环空气用于空气调节，防止污染其他洁净空调室；在配料、投料等岗位或者逸散毒物的生产设备、罐口等地点设置局部排风设施，根据实际情况采取不同的通风装置，尽量接近尘毒的发生源，周围增加围挡；使用较多有机溶剂的车间设置事故排风系统。

设备布局：产生较严重的化学毒物危害的生产设备必须独立设置，减少不同毒物的交叉污染；原料药生产车间应采用敞开或半敞开式结构，减少毒物蓄积；生产青霉素类等高致敏性药品必须使用独立的厂房与设施，分装室应保持相对负压；生产β-内酰胺结构类药品必须使用专用设备和独立的空气净化系统，并与其他药品生产区域严格分开。

应急救援：使用及存储大量有机溶剂的生产车间或仓储区应设置事故排风系统及连锁报警装置，设置淋浴洗眼器、风向标、泄险沟、应急通信设备、应急个人防护用品等应急救援设施。

个人防护：作业人员应穿戴合格有效的防护服、防毒口罩、防护眼镜、乳胶手套等。

（二）粉尘控制

生产设备和工艺：生产过程和生产设备尽量选择机械化和自动化，选用密闭效果良好、自带除尘设施或内部负压的生产设备，可减少接触粉尘的机会。

通风设施：采取有效的局部排风和全面机械排风相结合的综合防护措施，控制工作场所空气中粉尘的浓度；在配料、投料、包装、切药、筛药、粉碎等岗位设置局部通风设施，根据实际情况采取不同的通风装置，尽量接近尘毒的发生源，并在设备周围增加围挡。

设备布置：产尘的工序或设备放置在独立的房间内，避免交叉污染。

个人防护：作业人员穿戴合格有效的防护服、防尘口罩、防护眼镜。

（三）噪声控制

生产设备：选用低噪声设备和工艺，对生产设备设置基础减振降噪，在设备内表面加食用硅胶垫减少撞击声，对产生较大噪声的设备设置围蔽设施，或者在设备内部及周围布置吸声材料。

设备布置：产生较大噪声的设备放置在独立的房间内，并尽可能安装在底层；房间内采取隔声、消声、吸声的综合技术措施，产生较大噪声的设备可设置隔声罩；设立隔声值班室，内窗采用双层密闭隔声观察窗，如内墙留有门窗，则必须与生产区之间设置隔离通道以隔声。

（四）微波控制

生产设备：选用有微波屏蔽壳体的生产设备。

设备布置：微波干燥设备放置在独立的房间内，选用彩钢板将微波设备密闭隔离，增加作业人员与生产设备的距离。

（五）高温控制

生产设备：选用自动化、机械化程度高的生产设备；生产设备外部包裹隔热层。

设备布置：生产设备放置在独立的房间内，工艺许可时车间内设置空调降温。

（六）生物危害控制

生产设备：生产过程和生产设备尽量选择机械化和自动化，选用密闭效果良好或者设置了屏障的生产设备，加强密闭，避免有毒物质的跑、冒、滴、漏和作业人员的直接接触。

原辅材料：做好卫生防疫工作，加强动物制品的检验检疫，使用检疫合格的动物制品；使用不会引起人类或者动物疾病的微生物或者选用虽能够引起人类或动物疾病，但一般情况下对人、动物或者环境不构成严重危害的微生物；使用经国家食品药品监督管理总局（State Food & Drug Administration，SFDA）批准的减毒或弱毒株，非自然界人间传染的病原微生物，无致病性的基因工程生物体做菌毒种，尽量降低菌毒种本身对人群的危害。

个人防护：作业人员穿戴合格有效的防护服、防护面罩、防护手套、防护口罩等。

微生物气溶胶的控制：围场操作，把感染性物质局限在一个尽可能小的空间内进行操作，使之不与人体直接接触，并与开放空间隔离，避免人的暴露。围场操作的设施设备组合应用机械、气幕、负压等多种防护原理。屏障隔离为第二层围场。保持定向气流，包括：周围的空气应向室内流动，以杜绝污染空气向外扩散的可能，清洁区的空气应向操作区流动，保证没有逆流，轻污染区的空气应向污染严重的区域流动。有效消毒灭菌，应用消毒技术对空气、表面、仪器、废物、废水等进行有针对性的消毒灭菌。建立健全的操作规程及管理制度。

（七）紫外线控制

生产工艺：建立及有效实施操作规程，确保在无人的状态下开启紫外线灯，人员进入消毒区域之前应关闭紫外线灯。

参考文献

[1] 宋航. 制药工程技术概论［M］. 3 版. 北京：化学工业出版社，2019.
[2] 陈平. 制药工艺学［M］. 武汉：湖北科学技术出版社，2008.
[3] 葛驰宇，肖怀秋. 生物制药工艺学［M］. 北京：化学工业出版社，2019.
[4] 孙贵范. 职业卫生与职业医学［M］. 7 版. 北京：人民卫生出版社，2014.
[5] 李朝林，李建国，赵容，等. 制药行业职业病危害分析与控制技术［M］. 北京：中国协和医科大学出版社，2007.
[6] 姜亢，王勇毅，李炜炜. 中药制药过程的职业病危害与控制措施［J］. 中国安全生产科学技术，2009，5（1）：28－31.
[7] 刘自力. 制药工业中的绿色化学技术［J］. 化学工程与装备，2017，5：203－204，207.
[8] 李悦欣. 化学制药中绿色溶剂及无溶剂合成技术［J］. 当代化工研究，2020，2：336－338.
[9] 陈利群. 制药生产中有机溶剂的使用与职业病危害因素分析［J］. 医药工程设计，2008，29（1）：22－26.
[10] 吕林，黄才千，欧军荣，等. 某化学制药企业六元醇生产的职业病危害调查［J］. 中国工业医学杂志，2014，27（6）：464－465.
[11] 陈坚，赵远，马炜钰，等. 某制药企业固体制剂技术改造项目职业病危害关键控制点及防控措施分析［J］. 职业卫生与应急救援，2017，35（2）：156－158.
[12] 高淑敏，孔繁莲，高晓燕. 制药企业发酵原料药生产职业有害因素现场调查［J］. 工业卫生与职业病，2015，41（6）：451－453.
[13] 周桂侠，刘抒扬，盖永健，等. 沈阳市某制药公司原料药生产项目职业病危害控制效果评价［J］. 职业与健康，2014，30（10）：1300－1303.

[14] 赵远，冯玉超，马炜钰，等. 某制药厂水蜜丸自动制丸生产线法职业病危害辨识及防护措施研究 [J]. 职业卫生与应急救援，2018，36（1）：70－72.
[15] 刘倩，叶研，杨虎，等. 北京市某制药企业职业病危害因素现状调查与评价 [J]. 职业与健康，2016，32（19）：2610－2613.
[16] 杜伟佳，黄敏之. 广州地区制药行业工作场所有害因素的监测分析 [J]. 职业与健康，2008，24（1）：7－8.
[17] 李莉，凌喜凤. 某中药厂职业病危害及防护措施分析 [J]. 铁路节能环保与安全卫生，2016，6（3）：136－139.
[18] 巫丰宏，郑玉玲，赵净洁，等. 某制药厂氨基酸化合物生产项目职业病危害现状评价 [J]. 职业与健康，2014，30（17）：2378－2380.
[19] 刘倩，叶研，杨虎，等. 北京市某制药企业职业病危害因素现状调查与评价 [J]. 职业与健康，2016，32（19）：2610－2614.
[20] 黄燕，张瑞丹，杨丽莉. 1 例制药企业职业性变应原致职业性哮喘死亡病例分析 [J]. 中国职业医学，2014，41（3）：295－296.
[21] 樊春月，夏丽华，张莹，等. 7－氨基头孢烷酸致职业性哮喘 8 例临床观察与分析 [J]. 中国职业医学，2012，39（3）：229－230.
[22] 周瑜. 职业性急性甲硫醇中毒两例分析 [J]. 职业卫生与应急救援，2012，30（6）：320－321.
[23] 来时明，邓小雁，郑灿杰，等. 一起制药厂羊胎盘职业暴露引起布鲁氏菌病狙击型疫情调查 [J]. 浙江预防医学，2015，27（10）：1049－1050.
[24] 古小明，毛耿，柯儿升，等. 一起由甲醛泄漏导致中毒的事件调查 [J]. 职业卫生与应急救援，2017，35（2）：186－187.
[25] 杜永锋，刘媛，杨晓燕. 职业性急性环乙胺中毒 2 例报告 [J]. 中国工业医学杂志，2012，25（6）：477.
[26] 陈喜芸，殷秀英，植忠勤. 某制药厂职工发生皮肤过敏反应的调查报告 [J]. 中国城乡企业卫生，2006，4：15.
[27] 程文星，张健，周传毅，等. 群体性急性光气中毒 24 例诊治分析 [J]. 中华肺部疾病杂志（电子版），2015，8（3）：68－69.
[28] 肖怡宁. 药物粉尘危害特性和预防控制研究 [D]. 北京：首都经济贸易大学，2009.
[29] 路业波. 制药行业药物组分职业接触评估和控制的研究进展 [J]. 上海医药，2017，38（15）：65－70.
[30] 陈臻. 药品生产企业员工的安全和健康教育亟须加强 [J]. 首都医药，2007，8：25－27.
[31] 牛红军，杨栋. 生物制药中的生物危害及其防治措施 [J]. 安全，2014，5：20－32.
[32] 王斌，南小影，刘淼，等. 某中药厂饮片筛选生产性职业病危害调查及防护措施分析 [J]. 中国卫生工程学，2020，19（1）：11－13.

[33] 张霁，张福利．绿色制药工艺的研究进展［J］．中国医药工业杂志，2013，44（8）：814－827.

（廖　阳　吴　霞）

第十一章　生物制品制造业职业病危害识别与控制

第一节　前　　言

一、行业先进性

2020 年版的《中华人民共和国药典》对于生物制品的定义为：生物制品是指以微生物、细胞、动物或人源组织和体液等为起始原材料，用生物技术制成，用于预防、治疗和诊断人类疾病的制剂，如疫苗、血液制品、生物技术药物、微生态制剂、免疫调节剂、诊断制品等。

20 世纪 80 年代后我国生物制品进入高速发展期，生物制品的种类、剂型快速增加。生物制品产品的质量实行与国际接轨，老的品种绝大多数已达到 WHO 规程的要求，新的品种一律实行 WHO 标准或国际先进标准。国家提出生物制品企业要率先达到药品生产质量管理规范（Good Manufacturing Practices，GMP）要求，尤其是血液制品生产企业。生物技术产品生产车间或企业均按 GMP 的要求设计、建设和验收，其他制品生产车间也逐步通过技术改革达到 GMP 要求，以使生物制品走向国际市场。

（一）产品品种增多

20 世纪 80 年代后，我国生物制品的品种有了大幅度增加，出现了单克隆抗体、基因工程重组制品、细胞因子类制品、微生态制品等多种新型生物制品，疫苗类制品也有了许多新品种，特别是出现了细菌多糖类疫苗、基因工程疫苗等。

（二）生产规模扩大

由于生物技术的发展和我国医药市场的开放，由过去六大国有生物制品研究所研制、生产、供应生物制品的垄断格局被打破，开展生物制品研究的机构和进入生物制品生产领域的企业大幅增加，从事生物制品行业的人员也显著增多。目前，我国有 300 多家生物制药企业，其中疫苗生产企业 30 多家，是全球疫苗生产企业最多的国家。同时，生物制品的生产规模逐渐由原来的小规模向大规模转化。绝大部分细菌类产品的生产已经变更为发酵培养工艺，细菌培养规模也从原来的“升”级水平达到或超过了“吨”级水平。病毒类疫苗的细胞培养很多已转变为传代细胞，传代细胞的培养方式从转瓶向生物反应器的转化已成为主流趋势。

除了培养规模的扩大，有效抗原的纯化工艺规模也大幅提高。以单一抗原组分为主要成分的细菌性疫苗的纯化工艺中，应用了大容量离心机及生产规模的液相层析分离系统；在灭活病毒疫苗和血液制品生产、纯化工艺中，使用了超滤系统、大型滤压设备等；在生物制品终产品的分装、冻干等工艺中，使用的分装机的分装速度，从过去的每小时 3000 ～ 4000 支，发展到现在的每小时 3 万支以上；冻干机的冻干面积，从过去的几平方米扩大到现在的几十平方米，批冻干瓶数从原来的几万支扩大到现在的几十万支。上述关键设备的应用大大提高了生物制品的生产规模。

（三）生产工艺改进

由于技术和设备等的发展，生物制品的生产工艺和质量控制手段有了根本的改变，由原来传统的手工作坊式操作逐渐向自动化改变。

就血液制品来说，大多数生产工艺从原来的硫酸铵沉淀法，改进为低温乙醇法分离技术；分离方法由离心分离工艺转变为压滤分离工艺；工艺中多采用管道化连接，减少了暴露机会；生产工艺中增加了加热、pH、膜过滤或有机溶剂（S/D）法等病毒灭活工艺，大大增加了血液制品的安全性和血浆的综合利用率。

疫苗的生产工艺和细菌、细胞的培养工艺有了显著改进，细菌培养彻底摆脱了传统的固体培养方式，绝大多数细菌的培养已采用了发酵培养工艺。细胞培养也从传统的转瓶工艺逐渐转化为生物反应器培养工艺。随着对细菌类疫苗有效抗原成分的分析和了解，疫苗抗原的纯化工艺中使用了更多的先进工艺，采用精制技术和工艺，提取和纯化有效抗原为疫苗组分，去除非抗原组分，减少疫苗的不良反应。

二、生物制品的分类

生物制品的分类因分类时期和分类依据不同可以有多种不同的分类方法。

（一）按适用对象分类

生物制品根据其适用的对象分为医（人）用生物制品和兽用生物制品两类。医（人）用生物制品简称生物制品，而兽用生物制品必须使用其全称。

（二）按所采用的材料、制法或用途不同分类

根据所采用的材料、制法或用途的不同分为以下 9 类。

1．细菌性疫苗

这类制品用有关细菌、螺旋体制成，也是俗称的菌苗，如伤寒菌苗、百日咳菌苗、钩端螺旋体菌苗等。

活菌苗是经物理、化学或生物学方法处理后，其毒力减弱或无毒的病原菌制成的，如卡介苗、鼠疫活菌苗、人用炭疽活菌苗、人用布氏杆菌病活菌苗等。

灭活菌苗是用物理或化学方法将病原菌杀死后制成的。细菌失去毒力，但仍保留其免疫原性，如伤寒菌苗、霍乱菌苗、百日咳菌苗和钩端螺旋体菌苗等。

2．噬菌体

由特定宿主菌的噬菌体制成，如口服多价痢疾噬菌体。

3. 病毒性疫苗

这类制品用病毒、立克次体制成，也是俗称的疫苗，如流行性乙型脑炎疫苗、人用狂犬病疫苗、牛痘疫苗等。

减毒活疫苗是病毒经物理、化学或生物学方法处理后，成为失去致病性而保留免疫原性的弱毒株后再用来制备的，也有一些弱毒株是从自然界分离到的，如口服脊髓灰质炎活疫苗、麻疹活疫苗、流行性乙型脑炎活疫苗、流行性腮腺炎活疫苗和黄热病活疫苗等。

灭活疫苗是用化学方法将病毒灭活后制成，使病毒失去致病性而仍保留其免疫原性，如流行性乙型脑炎灭活疫苗、狂犬病疫苗和流行性出血热疫苗等。

亚单位疫苗是除去病原体中对激发保护性免疫无用的甚至有害的成分，保留其有效抗原成分所制成的疫苗，如乙型肝炎 HBsAg 疫苗、流感亚单位疫苗等。

4. 抗血清和抗毒素

用特定抗原免疫马、牛或羊，经采血、分离血浆或血清，精制而成。抗细菌和病毒的称抗血清，抗蛇毒和其他毒液的称抗毒血清，抗微生物毒素的称抗毒素。表 11.1.1 为常用的抗血清、抗毒素和抗毒血清。

表 11.1.1　常用的抗血清、抗毒素和抗毒血清

抗血清	抗毒素	抗毒血清
抗狂犬病血清 抗腺病毒血清 抗痢疾血清 抗炭疽血清	白喉抗毒素 破伤风抗毒素 肉毒杆菌抗毒素 链球菌抗毒素 d 型葡糖糖菌抗毒素	抗蛇毒血清

5. 类毒素

类毒素是一些经变性或经化学修饰而失去原有毒性但仍保留其免疫原性的毒素。常用的有白喉类毒素、破伤风类毒素、葡萄球菌类毒素、霍乱类毒素。

6. 血液制品

由健康人血浆或经特异免疫的人血浆，经分离、提纯或由重组 DNA 技术制成的血浆蛋白组分以及血液细胞有形成分统称为血液制品，如人血白蛋白、人免疫球蛋白、人凝血因子（天然或重组的），用于治疗和被动免疫预防。表 11.1.2 为常用的血液制品。

表 11.1.2　常用的血液制品

血液制品类别	常用的血液制品
正常人血液制品	冻干人血浆、白蛋白、球蛋白、维蛋白原、凝血酶原复合物、凝血Ⅷ因子
超免疫球蛋白类	抗破伤风超免疫球蛋白、抗狂犬病超免疫球蛋白、抗百日咳超免疫球蛋白、抗风疹超免疫球蛋白、抗腮腺炎超免疫球蛋白、抗脊髓灰质炎超免疫球蛋白

7．细胞因子

由免疫系统细胞以及其他类型细胞主动分泌的一类小分子量的可溶性蛋白质，包括淋巴因子、干扰素、白介素、肿瘤坏死因子、趋化因子和集落刺激因子等。

8．诊断制品

诊断制品是指用于诊断疾病、检测机体免疫状态以及鉴别病原微生物的生物制品。诊断制品按学科分类，可分为3种。

细菌学诊断制品：通常包括诊断用抗原、诊断用抗体、诊断用噬菌体等。如诊断用伤寒、副伤寒及变形杆菌OX19、OX2、OXK菌液，沙门菌属诊断血清，钩端螺旋体诊断血清，诊断用霍乱弧菌噬菌体液，白喉锡克试验毒素，旧结核菌素和结核菌素纯蛋白衍生物等。

病毒学诊断制品：如流行性乙型脑炎病毒补体结合抗原、流行性乙型脑炎病毒诊断血清、乙型肝炎病毒表面抗原诊断血清等。

免疫学诊断制品、肿瘤诊断制品及其他诊断制品：如人IgG、IgM、IgA、IgD、IgE诊断血清，甲胎蛋白诊断血清，A型和B型标准血清等。

9．其他生物制品

由有关的生物材料或特定方法制成，不属于上述8类的其他生物制剂，如微生态制剂、卡介菌多糖和核酸制剂等。

（三）根据用途分类

根据用途可将生物制品分为预防、治疗和诊断三大类。

1．预防类制品

此类制品主要用于感染性疾病的预防。

（1）疫苗。常用的有流感疫苗、脊髓灰质炎疫苗、狂犬病疫苗等。我国的基础免疫，即每个儿童普遍需要接种卡介苗、百白破混合制剂、麻疹活疫苗和口服脊髓灰质炎活疫苗来预防结核病、百日咳、白喉、破伤风、麻疹和脊髓灰质炎相应6种疾病。表11.1.3为常用的疫苗。

表11.1.3 常用的疫苗

疫苗种类	常用的疫苗
减毒活疫苗	结核病菌苗、鼠疫活菌苗、炭疽活菌苗、痢疾活菌苗、口服伤寒活菌苗、牛痘苗、黄热病疫苗、脊髓灰质炎活疫苗、流感活疫苗、麻疹活疫苗、腮腺炎活疫苗、水痘活疫苗、风疹活疫苗、斑疹伤寒疫苗
灭活疫苗	霍乱菌苗、伤寒菌苗、副伤寒菌苗、百日咳菌苗、气管炎菌苗、鼠疫菌苗、哮喘菌苗、乙型脑炎疫苗、狂犬病疫苗、流感疫苗、脊髓灰质炎疫苗、乙型肝炎疫苗
纯化疫苗	脑膜炎双球菌多糖菌苗、肺炎球菌多糖菌苗
亚基疫苗	流感亚单位疫苗、腺病毒亚单位疫苗

（2）类毒素。常用的有白喉类毒素、破伤风类毒素、葡萄球菌类毒素、霍乱类毒素。

（3）双价疫苗及多价疫苗。由单一型（或群）抗原成分组成的疫苗称为单价疫苗。由两个或两个以上同一种但不同型（或群）抗原合并组成的含有双价或多价抗原成分的疫苗，分别称为双价疫苗或多价疫苗，如口服福氏宋内菌痢疾双价活疫苗和双价肾综合征出血热灭活疫苗等。

（4）联合疫苗。指两种或两种以上疫苗原液按特定比例混合制成的具有多种免疫原性的疫苗。联合疫苗绝对不是简单的疫苗组合，每种联合疫苗都是独立的、经过科学研究的独立疫苗，包括伤寒甲型副伤寒联合疫苗、吸附白喉破伤风联合疫苗、吸附百日咳白喉联合疫苗、吸附无细胞百白破联合疫苗和麻疹腮腺炎联合减毒活疫苗等。

联合疫苗与多价疫苗的区别在于：联合疫苗是一种制剂，包括几个不同的抗原成分；而多价疫苗是一种制剂，包括同一制品的不同群或型。

2. 治疗类制品

（1）抗血清与抗毒素。如白喉抗毒素、抗蛇毒血清、抗肉毒血清、抗炭疽血清等。

（2）血液制品。如破伤风免疫球蛋白、人血白蛋白、人血球蛋白、静脉注射用丙种球蛋白等。

（3）噬菌体。用于裂解宿主菌以治疗由宿主菌所引起的疾病，如痢疾杆菌噬菌体和铜绿假单胞菌噬菌体，可分别用于治疗菌痢和铜绿假单胞菌感染症。

（4）疫苗。如乙型肝炎治疗疫苗、单纯疱疹病毒疫苗、破伤风疫苗、狂犬病疫苗、麻风病治疗疫苗及其他治疗疫苗。

（5）抗体。如抗乙型肝炎表面抗原单克隆抗体、单克隆抗体靶向制剂等。

（6）其他。如基因工程干扰素、白细胞介素、红细胞生成素、细胞集落刺激因子、肿瘤坏死因子、表皮生长因子、人生长激素、细胞生长因子、组织纤维蛋白酶原激活剂、血管内皮抑制素、链激酶、降钙素等治疗用生物制品，经临床使用，对提高机体免疫力、对抗病毒感染及用于肿瘤辅助治疗等均有一定疗效。

3. 诊断类制品

（1）体内诊断用品。用于皮内接种，以判断个体对病原体的易感性或免疫状态，如结核菌素、卡介苗纯蛋白衍生物、布氏杆菌纯蛋白衍生物、锡克试验毒素、单克隆抗体等。

（2）体外诊断用品。由特定抗原、抗体或有关生物物质制成的免疫诊断试剂或诊断试剂盒，包括血清学反应抗原、诊断血清和诊断用的特殊抗体。常用的体外诊断试剂见表 11. 1. 4。

表 11. 1. 4　常用的体外诊断试剂

试剂	类别
血清学反应抗原	炭疽环状沉淀反应抗原
	布氏杆菌试管凝集反应抗原
诊断血清	炭疽沉淀素血清

续表

试剂	类别
诊断用的特殊抗体	单克隆抗体
	荧光抗体
	酶标抗体

（三）按制备方法及物理性状分类

生物制品根据制备方法有粗制品与精制品之分，单价、多联多价制品与混合制剂之分；按制品的物理性状有液体制品与冻干制品之分，吸附制品与不吸附制品之分。

精制品：将原制品（一般为粗制品）用物理或化学方法除去无效成分，进行浓缩提纯制成精制品，如精制破伤风类毒素及抗毒素、精制人白细胞干扰素等。

多联多价制品：一种剂型的成分包括几个同类制品者称多联制品；一种剂型的成分包括同一制品的不同群、型者称多价制品，如伤寒、副伤寒甲、副伤寒乙三联菌苗相多价精制气性坏疽抗毒素等。

混合制剂：一种剂型的成分包括不同类制品，同时可以起到预防几种疾病的作用，如百日咳菌苗、白喉和破伤风类毒素混合制剂等。

冻干制品：冻干制品是将液体制品经真空、冷冻、干燥制成的固体制品。这类制品有利于保存、运输和使用，几乎所有活菌苗、减毒活疫苗都为冻干制品。

吸附制品：吸附制品是指在液体制剂中加入氢氧化铝或磷酸铝等吸附后制成。这类制品具有延长刺激时间、增强免疫效果和减少注射次数及剂量等优点。

第二节　职业病危害因素识别

生物制品的种类繁多，为了节省篇幅，本书以流感疫苗和 A + C 群脑膜炎球菌多糖双价疫苗为例，进行职业病危害因素识别。

一、流感疫苗生产过程的职业病危害因素识别

（一）流感疫苗生产工艺流程

大流感疫苗通过使用 1 种毒株得到 1 种单价原液，最后配制得到。而流行性感冒裂解疫苗则是使用 3 种毒株得到 3 种单价原液，最后配制而成。两种疫苗是不同的产品，但采用的工艺相同，流程见图 11. 2. 1。

根据生产工艺流程，对各步骤工艺简要描述如下。

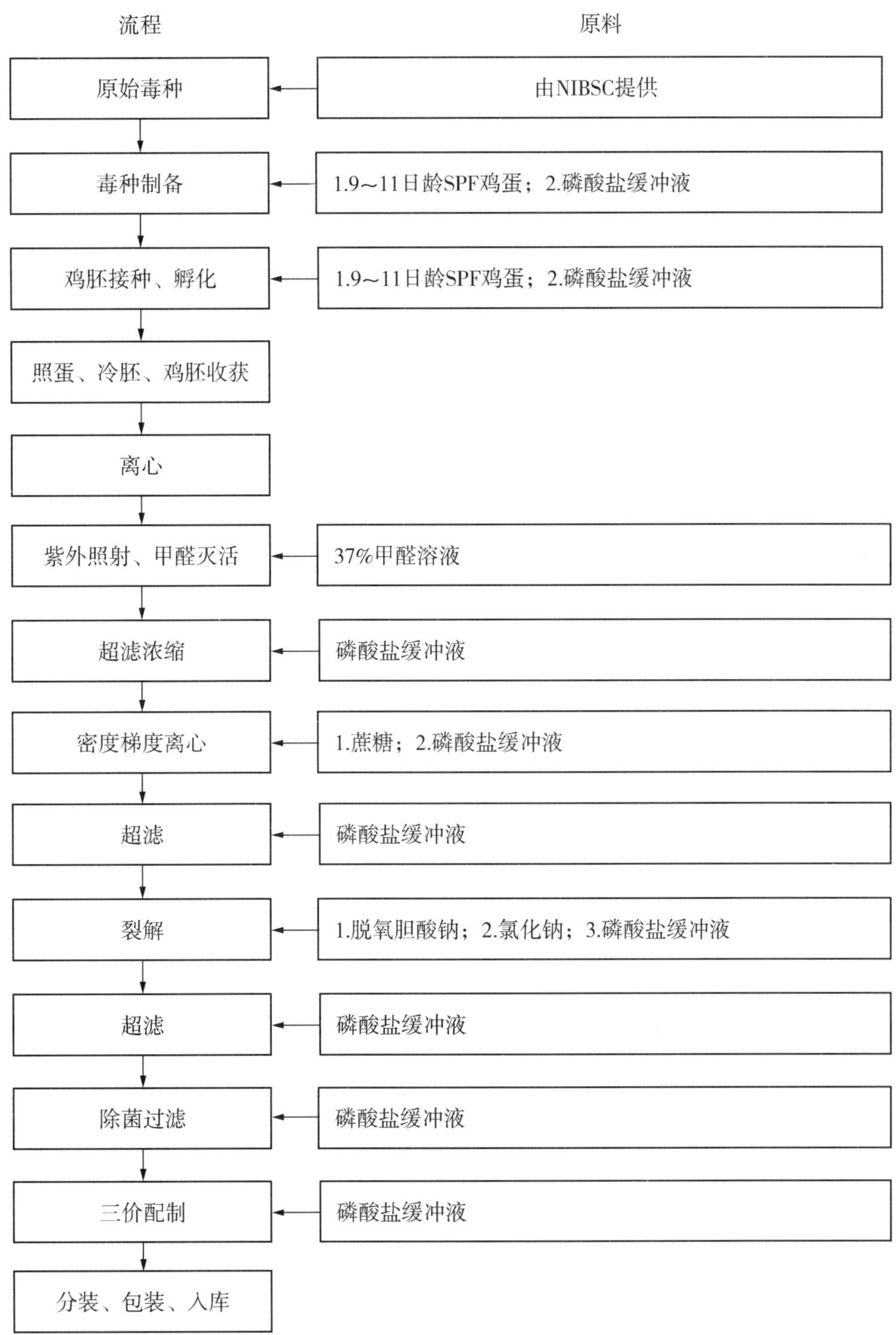

图 11.2.1　流感疫苗生产工艺流程

1. 毒种制备

流感病毒变异性强，每年年初世界卫生组织（WHO）都推荐当年用于疫苗生产的病毒株类型。作为疫苗生产用的毒株，必须具备以下特性：①具有特定的抗原性，能使机体诱发特定的免疫力；②应有典型的形态和感染特定组织的特性，并在传代的过程中能长期保持其生物学特性；③易在特定的组织中大量繁殖，在人工繁殖的过程中，不应产生神经毒素或能引起机体损害的其他毒素，如制备活疫苗，毒株在人工繁殖的过程中应无恢复原致病力的现象；④在分离时和形成毒种的全过程中应不被其他病毒所污染，并需要保持历史记录。

用于制备活疫苗的毒种，往往需要在特定的条件下将毒株经过长达数十次或上百次的传代，降低其毒力，直至无临床致病性才能用于生产。疫苗生产用毒种应以病毒种子批系统为基础进行三级管理，即原始种子批、主代种子批和工作种子批。由WHO 推荐并提供的是原始种子批。用磷酸盐缓冲液对原始毒种按一定比例进行稀释，稀释好的毒种液接种至 9 ～11 日龄无特定病原（specific pathogen free，SPF）鸡胚尿囊腔，培养收获得到病毒液，经检验合格后成为主代种子批。用主代种子批同样接种SPF 鸡胚培养收获的病毒液为工作种子批。

2. 病毒接种、培养

选用 9 ～11 日龄无畸形、血管清晰、活动的鸡胚，用磷酸盐缓冲液按所需浓度稀释工作种子批毒种形成接种液。用接种机将流感病毒接种到鸡胚尿囊腔中。接种好的鸡胚置于孵化箱内培养 48 ～72 h，使病毒充分复制。

接种完毕，接种机进行在线消毒清洗。先后采用 0.1 mol/L 的氢氧化钠、70% 的酒精和纯水对设备进行清洗，在线清洗的废液通过专用管道运输到灭活罐进行灭活处理，再送到厂区污水处理站。

3. 病毒收获

用照蛋机对培养好的鸡胚进行筛选，剔除破损和死的鸡胚，将筛选过的鸡胚置于 2 ～8 ℃冷库过夜冷冻鸡胚。经冷胚后，使用收获机收获尿囊液于容器内。

收获结束后，拆卸收获机，采用 0.1 mol/L 的氢氧化钠和纯水分别进行消毒清洗，在线清洗的废液通过专用管道运输到灭活罐进行灭活处理，再送到厂区污水处理站。

照蛋机剔除的废胚和收获后废弃的鸡胚使用搅碎机搅碎后进行烘干处理。

4. 病毒液澄清

收获的病毒液用碟片式离心机以一定的离心速度进行连续离心，收集上清液。

碟片式离心机具有自动排渣功能，废渣经高温灭活处理后丢弃。

碟片式离心机采用 0.1 mol/L 的氢氧化钠和纯水分别进行清洗。在线清洗的废液通过专用管道运输到灭活罐进行灭活处理，再送到厂区污水处理站。

5. 紫外照射和病毒灭活

上一步骤得到的澄清液在蠕动泵的驱动下，连续地以一定的流速经过紫外照射器，经过一定强度的紫外线照射，灭活病毒液中病毒的同时能杀死病毒液中受污染的微生物，有效控制制品中的微生物负载和内毒素含量。

经过紫外线照射的病毒液加入适量的37%甲醛溶液进行病毒的灭活，灭活24～72 h后取样进行病毒灭活验证试验。灭活后的病毒液已无活病毒，因此不需要经过灭活罐处理，可直接送到厂区污水处理站。

6. 超滤浓缩

利用切向流超滤系统加入磷酸盐缓冲液对灭活后的病毒液进行超滤浓缩。

该步骤排放的滤出液废液，其主要成分是鸡胚尿囊液和磷酸盐缓冲液。此外，该流程结束后，采用2.5%甲醛、0.3 mol/L的氢氧化钠、0.3‰的次氯酸钠、纯水分别对设备清洗消毒，在线清洗的废液通过专用管道输送到厂区污水处理站。

7. 病毒纯化及蔗糖去除

超滤浓缩后的病毒液采用所需蔗糖密度梯度离心法进行病毒纯化，收集的组分中含有较高浓度的蔗糖，利用切向流超滤系统加入磷酸盐缓冲液去除收集组分中的蔗糖。

该步骤排放的滤出废液，其主要成分是磷酸盐缓冲液、尿囊液杂质和蔗糖。该流程结束后，采用2.5%甲醛、0.3 mol/L的氢氧化钠、0.3‰的次氯酸钠、纯水分别对纯化系统清洗消毒，在线清洗的废液通过专用管道运输到厂区污水处理站。

8. 病毒的裂解及裂解剂去除

在经过上步骤纯化处理的病毒液中，加入所需量的脱氧胆酸钠裂解剂，将病毒进行化学裂解，然后，利用切向流超滤系统加入磷酸盐缓冲液以去除裂解液中的裂解剂。

该步骤排放的滤出液废液的主要成分是脱氧胆酸钠和磷酸盐缓冲液。设备清洗消毒采用的清洗液分别为2.5%的甲醛、0.3 mol/L的氢氧化钠、0.3‰的次氯酸钠和纯水，清洗废液通过专用管道运输到厂区污水处理站。

9. 除菌过滤

病毒纯化、裂解后的病毒抗原液经0.22 μm除菌过滤后，即为单价原液。将单价原液置于2～8 ℃冷库中保存。

此过程排放的工艺废液，其主要成分是磷酸盐缓冲液。设备采用2.5%甲醛和纯水进行清洗，清洗废液通过专用管道运输到厂区污水处理站。

10. 三价配制

根据各单价原液血凝素含量，分别按比例混合，使用磷酸盐缓冲液配制。

11. 分装

使用预充式一次性注射器的分装机将半成品进行分装。

12. 包装

分装后注射器经过目检、加推杠、贴标签、装盒，即为成品。包装工序为全自动化过程。

13. 入库

将包装后的成品置于2～8 ℃避光冷库中保存。

14. 车间定期消毒

采用甲醛进行消毒，在熏蒸消毒前，确保附近的区域或房间内没有人停留。熏蒸消毒是半自动化流程，消毒剂通过简单的流程喷发在室内，房间内装有甲醛的罐加热蒸发甲醛气体。熏蒸消毒结束后，采暖通风空调系统的新鲜空气排放到消毒区域，平均换气次数可达到每小时 25～30 次。换气一段时间后，工作人员穿戴好个人防护用品，用便携式甲醛检测仪测空气中甲醛浓度，浓度合格后才允许生产人员进入。

15. 辅助及公用工程

（1）危险品仓库。危险品仓库存储的物品主要为甲醛和乙醇，甲醛、乙醇分开存放。

（2）污水处理站。疫苗制造企业排放的污水中含有较多的有机物和病原体，如果对其不加处理，排放到外界，就会造成环境污染，引起动物疫病流行，甚至危害人类健康。污水处理方法通常包括预处理、消毒和暴晒。其基本流程见图 11. 2. 2。

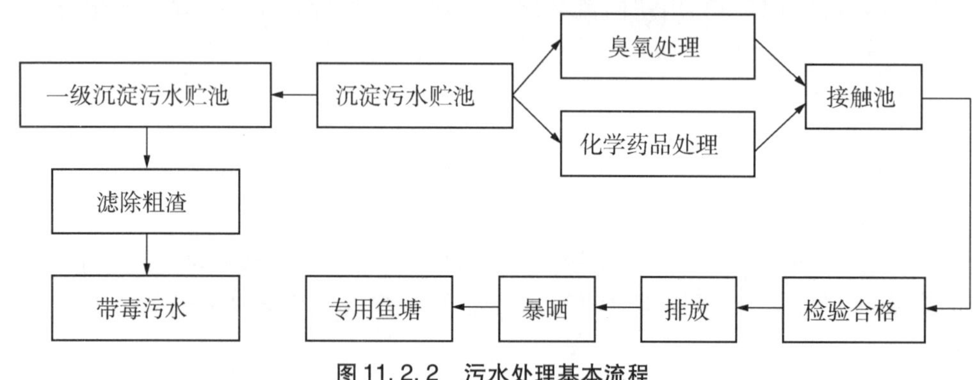

图 11. 2. 2　污水处理基本流程

其中，臭氧法处理污水的效果较好。该法主要利用臭氧中氧的强氧化作用，使污水中的致病菌、病毒以及细菌芽孢迅速杀灭。此法比氯气的作用更强。污水经臭氧处理后，水的浊度、色度均有明显改善，化学需氧量一般可减少 50%～70%。经处理可以除去苯并芘等致癌物质，可分解废水中的烷基苯磺酸钠、蛋白质、氨基酸、有机胺、木质素、腐殖质、杂环化合物、链式不饱和化合物，可除去放线菌、霉菌、水藻的分解产物及醇、酚、苯等污染物产生的异味和臭味。用臭氧法处理污水反应迅速、流程简单，没有二次污染，但耗电量较高。

污水处理站主要处理工业污水，主要包括：①废弃的磷酸盐缓冲溶液、设备清洗废水，毒种区和上游有毒区的生产废水需经过灭活处理后排入污水处理站，其他区域的生产废水可直接排入污水处理站。②医疗容器清洗废水。③酸碱废水：为纯化水制备过程中产生的酸碱废水。④清净下水：锅炉和冷却塔排放的少量废水，为清洁水，可直接排放。

污水处理站一般加聚合氯化铝、聚丙烯酰胺、次氯酸钠等化学物质。

（3）实验室。设 QC 实验室，用于样品的检验分析，主要使用一些生物试剂和常见的化学试剂，如培养基、酸、碱等，一般用量较少。

（4）冷却塔。设置逆流机械通风冷却塔用于制冷。

（5）锅炉房。锅炉用于向车间提供蒸汽，燃料为天然气。

（6）纯水制备系统及制水间。一般采用过滤 + 反渗透纯水制备装置。用工业盐进行软化和再生。

（7）配电室。配电室供电线路电压为 10 kV。

（二）流感疫苗生产使用的主要设备

流感疫苗生产使用的主要设备见表 11.2.1。

表 11.2.1　流感疫苗生产使用的主要设备

序号	名称	主要规格型号材料
1	接种机	—
2	照蛋机	—
3	收获机	—
4	低温冰柜	-70 ℃，毒种贮存用
5	工器具灭菌器	—
6	废弃物灭菌器	用于废弃鸡胚灭菌
7	废液灭活罐	用于活毒废水灭菌
8	无菌衣灭菌器	—
9	超滤装置	处理分子量 100000 以上
10	柱层析装置	—
11	低温离心机	外形尺寸：740 mm×900 mm×1080 mm 温控范围：-20～40 ℃ 最高转速：4200 r/min
12	纳米对撞机	外形尺寸：250 mm×235 mm×350 mm
13	冷库	+4～10 ℃带自净期
14	孵蛋箱	外形尺寸：3360 mm×2640 mm×2640 mm 蛋容量 19200 枚
15	蒸馏水机	不锈钢，750～1100 L/h
16	纯蒸汽发生器	纯蒸汽产量：360 kg/h
17	纯化水制备系统	反渗透工艺
18	前孵化箱	—
19	分装机	—
20	灯检仪	—
21	插杆贴标签	—
22	泡罩机	—
23	SPF 鸡胚孵化器	100eggs/incubator 400eggs/incubator
24	2～8 ℃冰箱	—
25	鸡蛋传送机	—

续表

序号	名称	主要规格型号材料
26	均质机	—
27	紫外线照射仪	—
28	药用级别清洗机	RELIANCE 580
29	在位清洗机	—
30	超声波清洗器	—
31	超滤系统	—
32	注射器灭菌手套箱	—
33	蛋盘清洗机	—
34	废胚处理机	—
35	湿热灭菌柜	—
36	碟片离心机	BTP305

（三）流感疫苗生产过程中的职业病危害因素识别

1. 正常生产过程中职业病危害因素的分布

流感疫苗在正常运行时可能存在的职业病危害因素有流感病毒、化学毒物（甲醛、乙醇、氢氧化钠、次氯酸钠及其分解产物氯气、硫化氢、氨气、柴油、氮氧化物、二氧化硫等）、物理因素（噪声、高温、低温、紫外线和工频电磁场）等。流感疫苗生产过程职业病危害因素分布见表 11. 2. 2。职业病危害因素的岗位分布情况见表 11. 2. 3。

表 11. 2. 2 流感疫苗生产过程职业病危害因素分布

区域	工序	可能存在的职业病危害因素	产生环节
毒种制备区	SPF 照蛋间	—	—
	毒种制备间	流感病毒	—
	毒种库	流感病毒、低温	病毒需低温保存
	废物贮存间	流感病毒	—
疫苗生产区	种子液准备间	流感病毒	—
	种液贮存间	流感病毒	—
	接种间	流感病毒、乙醇、氢氧化钠	接种机清洗消毒液含有乙醇、氢氧化钠
	孵化间	流感病毒、高温	—
	照蛋间	流感病毒	—
	冷胚间	流感病毒、低温	—

续表

区域	工序	可能存在的职业病危害因素	产生环节
疫苗生产区	收获间	流感病毒、乙醇、氢氧化钠	收获机清洗消毒液含有乙醇、氢氧化钠
	病毒液澄清间	流感病毒、噪声、氢氧化钠	碟片离心机运转时产生噪声；设备清洗使用氢氧化钠
	紫外照射间	流感病毒、紫外线、乙醇	UV 照射器可产生紫外线；UV 照射器清洗消毒使用乙醇
	病毒灭活间	流感病毒、甲醛	病毒灭活使用 37% 甲醛，按照体积比 0.003% 低浓度使用
	浓缩间	次氯酸钠、甲醛、氢氧化钠	超滤系统清洗消毒使用次氯酸钠、甲醛、氢氧化钠
	纯化及蔗糖去除（区带离心间）	次氯酸钠、甲醛、氢氧化钠、噪声	纯化系统清洗消毒使用次氯酸钠、甲醛、氢氧化钠；离心机运转产生噪声
	裂解间	次氯酸钠、甲醛	超滤系统清洗消毒使用次氯酸钠、甲醛、氢氧化钠
	原液除菌	甲醛	设备清洗消毒使用甲醛
	三价配制间	—	—
	实验室	流感病毒、甲醛	甲醛配制中少量挥发
	废物贮存间	流感病毒	—
	废蛋处理间	流感病毒、噪声	搅拌器运转产生噪声
	废胚暂存间	流感病毒	—
	原液冷库	低温	—
	半成品冷库	低温	—
灌装区	灌装间	—	—
	包装间	—	—
	包装/贴标签间	—	—
	中间体冷库	低温	—
仓储区	外包装	噪声	打包机运转产生噪声
	成品冷库	低温	—
辅助及公用工程	种蛋库	高温	—
	危险品库	甲醛、乙醇	容器密封不严可能挥发少量甲醛和乙醇

续表

区域	工序	可能存在的职业病危害因素	产生环节
辅助及公用工程	锅炉房	噪声、高温、一氧化碳	锅炉运行时产生噪声、高温，天然气燃烧不完全产生一氧化碳
	配电室	工频电磁场、噪声	—
	污水处理站	噪声、硫化氢、氨气、甲醛	泵产生噪声；蛋白质分解产生硫化氢、氨气等；含甲醛的废液排放
	冷却塔	噪声	冷却塔运行产生噪声
	动力空调系统	噪声	泵、风机等设备运行产生噪声
	纯水制备系统及制水间	噪声	泵等设备运行产生噪声
	QC 实验室	流感病毒、酸、碱等	酸碱等无机化合物用于质检

注：流感病毒一般通过病毒液滴飞溅进入空气中。

表 11.2.3　主要工种职业病危害因素识别

职业病危害因素	部门	主要接触工种
噪声	疫苗生产	离心操作人员
	疫苗仓储	打包机操作人员
	公用工程	巡检人员
流感病毒	毒种制备	操作人员
	疫苗生产	操作人员
高温	公用工程	锅炉房操作人员、室外巡检人员
乙醇、氢氧化钠、次氯酸钠、甲醛、流感病毒	疫苗生产	缓冲液配制人员、设备清洗人员
流感病毒、酸、碱等	实验室	分析人员
噪声、硫化氢、氨气、甲醛	公用工程	污水处理站巡检人员
工频电磁场	公用工程	配电室巡检人员

2. 作业环境中的职业病危害因素

工人巡检冷却塔、污水处理站等露天布置的公用辅助工程，易受到夏季高温和冬季低温的影响。

3. 劳动过程中的职业病危害因素

由于生产工艺上的要求，洁净区的工人必须按照规定在人员净化室换上多套不同洁净度的工作服，直至到达密闭的洁净区，此时，工人处于连体洁净服、口罩及手套等全身密封性防护中，然后开始 8 小时的生产作业。为了保持不同区域之间的空气压力差状态，疫苗生产企业会对工人提出许多特殊要求，如走动要轻慢，以防引起局部压力较大的变化。因此，身体全密封状态、密闭生产环境以及洁净车间对工人的特殊要求都可能导致工人职业性心理紧张。

此外，生产采用倒班制，频繁间断性夜班作业可能导致部分工人生活节奏的紊乱和对工作的不适应。

4. 非正常生产作业中存在的职业病危害因素

（1）工作场所定期消毒。该作业存在的职业病危害因素为流感病毒、甲醛。因为在熏蒸消毒过程中必须确保没有人员在附近的区域或房间工作，所以基本没人接触甲醛。但在消毒剂准备中，工人可能短时间接触少量挥发的甲醛。

（2）实验室检验分析。实验室检验分析主要接触的职业病危害因素是流感病毒。在采样时可能接触到噪声、甲醛、氢氧化钠、次氯酸钠等化学毒物，在分析时会接触酸、碱等化学毒物。

5. 需要重点关注的职业病危害因素

化学毒性大、用量或生成量较大、作业人员接触机会大的化学毒物，疫苗生产企业中职业病危害较大的其他职业病危害因素应予以重点关注。具体见表 11. 2. 4。

表 11. 2. 4　需要重点关注的职业病危害因素

职业病危害因素	判定依据	是否需要重点关注
流感病毒	流感病毒在灭活前存在于整个疫苗生产车间，接触人员多，接触时间长	是
甲醛	甲醛为致癌物，对人体健康危害大	是
硫化氢、氨气	巡检污水处理站时，虽然工人每次接触时间短，但是污水处理产生的硫化氢、氨气等化学毒物对人体健康危害大	是
高温	除了生产性热源，还受南方夏季炎热气候影响，部分巡检人员遭受室外高温	是
噪声	辅助工程噪声来源多，分布广，接触人数较多	是
氢氧化钠	氢氧化钠用在设备清洗环节较多，其危害主要是对皮肤和黏膜的腐蚀性。接触人数较多，但使用浓度较低，工人都要求穿洁净服、戴口罩和手套等	是
次氯酸钠	次氯酸钠对皮肤有轻微腐蚀性，分解的氯气可刺激呼吸道，使用量不大，使用浓度低，现用现配，接触人数较多	是
乙醇	乙醇用在较多设备清洗环节，主要经呼吸道吸入，少量乙醇挥发对人体危害不大	否
一氧化碳	锅炉房天然气燃烧不完全产生的一氧化碳，接触人数少，接触时间短	否
紫外线	紫外照射器开启后，没有工人在照射间停留	否

续表

职业病危害因素	判定依据	是否需要重点关注
工频电磁场	巡检公用工程时，工人在配电室停留机会少，每次接触时间短	否
低温	工人进出各种 2～8 ℃冷库时，接触低温时间短	否

从表 11.2.4 看出，建议将流感病毒、甲醛、氢氧化钠、次氯酸钠及其分解产物氯气、硫化氢、氨气、高温和噪声列入需要重点关注的职业病危害因素。

二、A+C 群脑膜炎球菌多糖双价疫苗生产过程的职业病危害因素识别

（一）A+C 群脑膜炎球菌多糖双价疫苗生产工艺流程

1. A+C 群脑膜炎球菌多糖双价疫苗生产工艺流程

A 群脑膜炎球菌多糖原液、C 群脑膜炎球菌多糖原液和 20% 乳糖溶液按一定比例经过混合、稀释、除菌过滤后，送分包装室分装、冻干，检定合格后进行包装。其工艺流程见图 11.2.3。

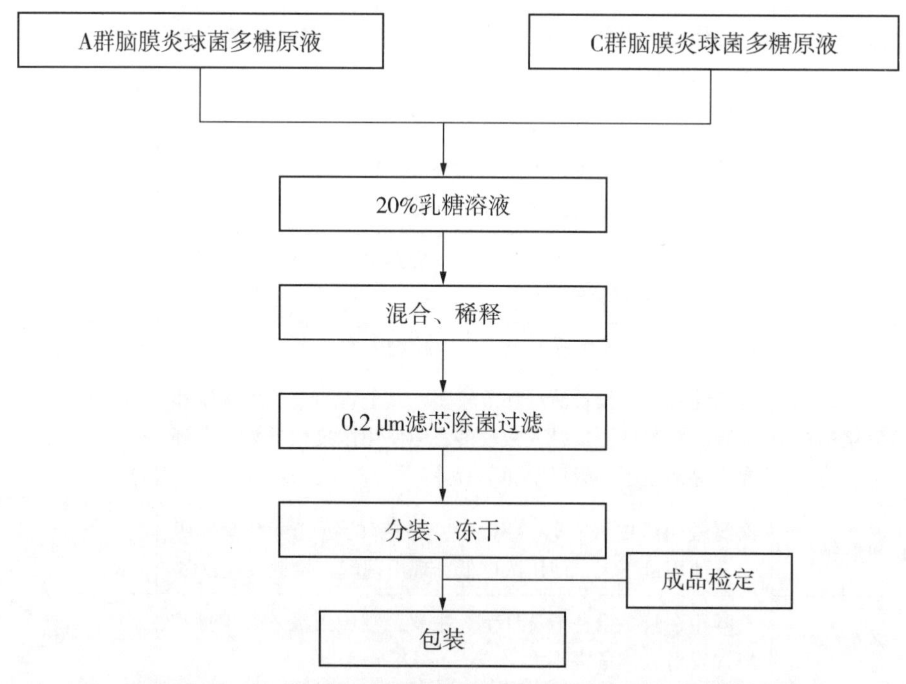

图 11.2.3 A+C 群脑膜炎球菌多糖双价疫苗生产工艺流程

2. 纯水、注射用水制备工艺流程

饮用水经砂滤、活性炭过滤器后，经紫外线杀菌由高压泵输送至第一级反渗透装置产生第一级反渗透淡水，第一级反渗透淡水送至第二级反渗透装置，第二级反渗透

淡水进入离子交换树脂，离子交换树脂经紫外线杀菌产生纯水。纯水输送至多效蒸馏水机，经蒸馏处理后，形成注射用水。其工艺流程见图 11.2.4。

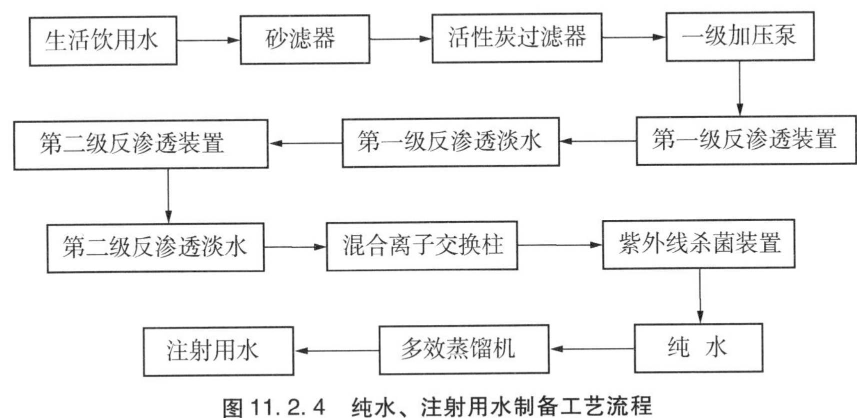

图 11.2.4　纯水、注射用水制备工艺流程

（二）A+C 群脑膜炎球菌多糖双价疫苗生产过程职业病危害因素识别

1. 生产过程中的职业病危害因素识别

生产过程中主要职业病危害因素及其产生途径见表 11.2.5。

表 11.2.5　生产过程中主要职业病危害因素及其产生途径

职业病危害因素	危害因素来源	来源设备
噪声	制水车间	空气压缩机、冷冻干燥机、纯蒸汽发生器、冷媒泵、真空泵等
	制冷车间	
	空压车间	
	分包装	
高温	制水车间	蒸馏水机、纯蒸汽发生器等
氢氧化钠	菌苗培养、生产	培养液、缓冲液的制备和器皿的清洗液配制等
溴化氰		
丙酮		
甲醛		
苯酚		
破伤风类毒素	疫苗生产	—
A 群脑膜炎球菌		
C 群脑膜炎球菌		

2. 生产环境和劳动过程的职业病危害因素

生产环境中存在的职业病危害因素主要有高温，以及因工作场所照度不足或者光源布置不合理引起的不良照明等。

在劳动过程中，作业人员个别器官过度紧张，可能导致职业相关性疾病的发生。如监控室视屏作业易造成视觉疲劳；显示器、工作台、座椅等设计不符合人机工效学原理，长时间采取坐姿工作可能会使作业人员处于强制体位，产生下背痛、颈椎病、颈肩腕综合征等工作相关疾病。

第三节 职业病危害风险分析

一、生物危害风险分析

在毒种制备区、疫苗生产区从接种到病毒灭活之间所使用的流感疫苗毒株，是依据 WHO 公布的当年流感病毒株，灭活前都是具有高致病能力的活病毒，对人具有传染性。有文献报道，在流感疫苗生产过程中，因为工作人员的操作不当等原因，而引起流感病毒感染工作人员的事件发生。在严格遵守企业所制定的生物安全操作规程的前提下，可以避免此类事件的发生。

二、化学毒物危害风险分析

流感疫苗生产过程中重点关注的化学毒物是甲醛、硫化氢、氨气、氢氧化钠和次氯酸钠。甲醛主要存在于危险品库、灭活间以及设备清洗消毒环节。硫化氢、氨气产生于污水处理站。氢氧化钠和次氯酸钠主要在设备清洗过程中使用。其中，甲醛、硫化氢、氨气、氯气是原卫计委（现卫健委）《高毒物品目录》规定的高毒物品，主要由呼吸道侵入人体；氢氧化钠为腐蚀品，次氯酸钠对皮肤有微腐蚀性，主要由皮肤侵入人体。所以防止毒物由呼吸道和皮肤侵入是防止职业中毒的关键。

在正常生产情况下，疫苗生产车间要求为无菌操作，所以未能取得其工作场所的化学物质的浓度。污水处理站的各种化学毒物的检测结果均低于职业接触限值。

虽然疫苗生产区使用的甲醛毒性较强，但是由于用于正常生产的量较小，且其操作方式为使用滴管或移液管吸取化学物质，加入缓冲液中密封保存，使用浓度低，接触时间很短，因此，在正常生产情况下，甲醛对工人的危害程度较小。但是，如果从危险品库存取甲醛时，意外打翻甲醛，或者在稀释甲醛不小心打翻甲醛，可使工作场所空气中甲醛浓度急剧增高，远远超过职业接触限值，可能导致急性甲醛中毒。

此外，虽然每日有一定量 2.5% 的甲醛在清洗设备后排放至污水处理站，但由于每日排放的总工业废水量较大，可使甲醛在污水处理站得到大大稀释，污水处理站空气中的甲醛浓度可能低于职业接触限值。

综上，在正常生产情况下，各工种所接触到的各种化学物质的浓度可能低于职业接触限值。

三、噪声危害风险分析

疫苗生产区的噪声主要来自离心机运转，离心机集中布置的相对独立区域，疫苗生产区的噪声对工人危害较小。辅助及公用工程的动力空调机房、锅炉、冷却塔、冷冻机、空压机、制水间的泵和各类风机等存在一定程度的噪声危害，工人巡检辅助及公用工程时需佩戴耳塞进行个体防护。

四、高温危害风险分析

疫苗制造过程的生产性热源主要是锅炉及蒸汽管道。此外，我国大部分地区夏季极端最高气温可达38 ℃，公用工程巡检人员夏季受炎热气候影响较大。锅炉房及室外装置存在高温作业环境，但由于接触时间短，生产作业岗位的 WBGT 指数一般低于职业接触限值，生产作业人员受高温危害可能较小。

第四节　职业病危害控制

本节以疫苗生产过程的职业病危害控制为例进行说明。

一、厂房要求

（一）总平面布置与设备布局

厂区的地面、路面及运输等不应对疫苗的生产造成污染；生产、仓储、行政、生活和辅助区的总体布局应合理，不得相互妨碍。

同一生产区和邻近生产区进行不同产品的生产工作，应互无妨碍和污染。不同疫苗应按微生物的类别和性质的不同严格分开生产。

合理地布置各种设备和物料，确保强毒菌种与弱毒菌种、生产用菌（毒）种与非生产用菌（毒）种、生产用细胞与非生产用细胞、活疫苗与灭活疫苗、灭活前与灭活后、脱毒前与脱毒后的制品、人血液制品、预防制品等的生产操作区域和贮藏设备严格分开。原材料、半成品存放区与生产区的距离要尽量缩短，以减少途中污染。

厂区应按生产工艺流程及所要求的空气洁净度级别进行合理布局，工序衔接合理。人流、物流分开，保持单向流动，防止不同物料混淆或交叉污染。

（二）建筑卫生学

1. 洁净区环境控制及通风

所谓洁净室（区）是指一个封闭的空间，通过特殊的高效空气过滤器输入洁净空气，使该区域的空气达到应有的洁净度。生物制品生产洁净室（区）的空气洁净度一般分为 100 级、10000 级、100000 级和 300000 级。

空气洁净度高的房间或区域宜布置在人员最少到达的地方；不同洁净级别的房间或区域宜按空气洁净度的高低由里及外布置；洁净级别相同的房间尽可能集中；相互联系的洁净级别不同的房间之间要有防污染措施，如气闸（两个或两个以上的门密闭的空间，在任一时间内只应开一扇门）、风淋室、传递窗等；洁净室（区）应设置与其洁净级别相适应的净化设施，如更衣室、缓冲间等，并按图 11. 4. 1 所列人员净化程序的顺序进行布置。

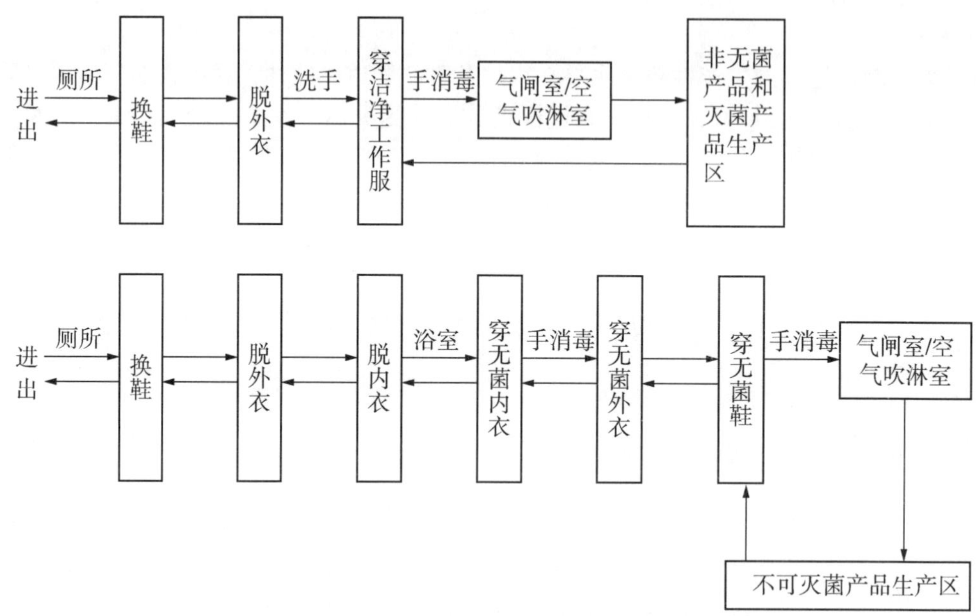

图 11. 4. 1 不同产品生产区人员净化流动程序

洁净室（区）内的水池、地漏的安装位置应适宜，不得对疫苗的生产带来污染。100 级洁净区内不宜设下水道。

生产设备的安装需跨越两个洁净级别不同的区域时，应采取密封的隔断装置。与设备连接的主要固定管道应标明管内物料名称和流向。

温度和湿度，以穿着洁净工作服无不舒适感为宜。一般 100 级和 10000 级洁净区控制温度为 20 ～ 24 ℃，相对湿度为 45% ～ 65%；100000 级及以上洁净区控制温度为 18 ～ 28 ℃，相对湿度为 50% ～ 65%。生产特殊产品的洁净室的温度和湿度可根据生产工艺要求确定。

压差，通过控制送风量和排风量实现压差，送风量大于排风量为正压，送风量小于排风量为负压。洁净室必须维持正压。不同级别的洁净室以及洁净区与非洁净区之间的压差应大于 5 Pa，洁净区与室外的静压差应大于 10 Pa。但生产工艺过程中使用强毒等大量有害和危险物质的操作室应与其他房间和区域之间保持相对负压，其空气应当经过处理装置处理无害后单独排放。

送风量，100 级垂直单向流和水平单向流洁净室断面风速分别大于 0.3 m/s 和 4 m/s；非单向洁净度 10000 级和 100000 级洁净室换气次数分别大于每小时 20 次和每小时 15 次。

新风量，洁净室内应保持一定量的新鲜空气，单向流和非单向流洁净室的新鲜空气分别占送风量的 2%～4% 和 10%～30%，以补偿室内排风和保持室内正压值所需的新风量，新风量不少于每人 40 m^3/h。

2. 采光照明

洁净区主要工作室、生产区的照度不小于 300 Lx，规定洁净区通道不小于 100 Lx。一般生产车间的一般照明的照度为 150～200 Lx，办公室和值班室的照度为 200～300 Lx，一般作业的一般照明的照度范围为 75～150 Lx。

3. 墙体、墙面、地面

墙壁和天花板表面光洁、平整、不起灰、不落尘、耐腐蚀、耐冲击、易清洗消毒。墙与地面相接处应做成半径大于或等于 50 mm 的圆角。壁面色彩要和谐雅致，利于减少视觉疲劳、提高照明效果和便于识别污染物。地面要平整、无缝隙、耐磨、耐腐蚀、耐冲击、不集聚静电、易除尘清洗和消毒。门窗造型要简单，不易积尘，清扫方便。门窗与内墙面要平整，尽量不留窗台，门框不得设门槛。

二、职业病危害防护设施

（一）化学毒物危害防护设施

有毒或挥发性化学试剂的配制在化学通风橱进行。

设备清洗消毒采用清洗机，过程机械化、自动化、密闭化。

工作场所甲醛熏蒸半自动化，熏蒸结束，由系统自动控制排放新鲜空气到消毒区域，平均换气次数达到每小时 25～30 次。换气一段时间后，工作人员使用便携式甲醛检测仪测甲醛浓度，读数显示合格后，方允许生产人员进入。

（二）降噪设施

在设备选型时，考虑采用低噪声的设备。

在往复泵、空压机上设置减振装置。

在鼓风机口、冷却塔和锅炉上设置消声器。

对于各类泵、空调机组、空压机等采取独立设置，并采取密闭隔声措施。

（三）防暑降温设施

生产车间设置空调净化系统。普通办公区域设置普通空调系统。

锅炉房自然通风。

蒸汽管道采用隔热材料保护。

为巡检人员设置装有冷暖空调的休息室。

（四）生物危害防护设施

疫苗生产区域、生产区的毒种实验室和综合楼的 QC 实验室均要达到 BSL2 + 级别。

有菌（毒）操作区与无菌（毒）操作区应有各自独立的空气净化系统。

操作有致病作用的微生物在专门的区域中进行，并保持相对负压。

有活毒的废水或废渣均经过高温灭菌后再处理。

工作场所定期消毒。

三、应急救援措施

（一）应急处置预案

企业应设置应急救援机构，配备应急救援人员，加强培训。制订针对甲醛、硫化氢中毒、病毒泄漏的专项应急处置预案，明确各方职责及应急处置流程，并定期进行演练。针对应急救援人员，须通过考核方为演练有效。

（二）应急合作医院

与附近有中毒急救条件的医疗机构建立应急合作关系，签订合作协议并明确各自的职责与义务，明确双方具体负责人的姓名及联系方式，并定期保持联系，确保发生事故时，第一时间能够得到妥善处置。

（三）配备应急设施及物资

在 QC 实验室、危险品库及污水处理站设置应急冲淋、洗眼装置。在锅炉房设置一氧化碳、可燃气体报警装置。在工作场所附近的休息室或值班室配备正压式呼吸器、防护服等应急救援用品。设置应急药箱，储备部分酸碱中和剂等应急药品，并将药箱放在醒目位置。对应急救援设施应进行经常性的维护、检修，定期检测其性能和效果，确保其处于正常状态，不得擅自拆除或者停止使用。

四、个人防护用品

为了防止操作中的疏漏对操作人员造成的危险，还要按要求使用防护装备来做好个人防护。

个人防护装备是指用于防止工作人员受到物理、化学和生物等有害因子伤害的器材和用品。包括眼镜（安全镜、护目镜）、口罩、面罩、防毒面具、帽子、防护衣（实验服、隔离衣、连体衣、围群）、手套、鞋套、听力保护器等。所涉及的防护部位包括眼睛、头面部、躯体、手、足、耳（听力）和呼吸道等。

疫苗生产车间对操作者个人的防护要求包括四方面。

第一，操作人员在实验时应穿工作服，在工作服外加罩衫或穿防护服。

第二，戴帽子、口罩和手套，如可能发生感染性材料的溢出或溅出，宜戴两副手套。工作完全结束后方可除去手套。

第三，必要时佩戴护目镜。

第四，完成实验后，工作服必须脱下，留在实验室并定期消毒洗涤。

生产结束后，脱卸个人防护装备的顺序为外层手套→护目镜→隔离衣→口罩和防护帽→鞋套→内层手套。

五、外包方及劳务派遣用工管理

在外包作业时（如维修作业、污水处理站清淤作业），应如实把职业病危害告知给承包方，避免职业病危害转移，不得把存在职业病危害的作业转包给没有职业病防护设施的企业或个人。企业在使用劳务派遣人员时，在职业卫生管理上，应将劳务派遣人员与本单位职工一视同仁，包括职业卫生培训、职业健康监护、个人防护用品配备、职业病危害告知等方面。

第五节　疫苗生产车间生物安全通用要求

《中华人民共和国疫苗管理法》明确规定，疫苗研制、生产、检验等过程中应当建立健全生物安全管理制度，严格控制生物安全风险，加强菌毒株等病原微生物的生物安全管理，保护操作人员和公众的健康，保证菌毒株等病原微生物用途合法、正当。为推进新冠疫苗研发生产，2020 年 6 月 18 日，国家卫健委、科技部、工信部、国家市场监管总局、国家药监局五部委联合印发《疫苗生产车间生物安全通用要求》，该文件参照国内外生物安全相关的法律法规和标准规范，结合药品生产质量管理规范要求，基于疫苗生产全过程中的生物安全风险提出生物安全方面的要求。现将主要内容分述如下。

一、防护水平分级

根据车间涉及病原微生物操作的风险，将车间生物安全防护水平分为低生物安全风险车间和高生物安全风险车间。

（一）低生物安全风险车间

低生物安全风险车间指用减毒株或弱毒株等病原微生物生产疫苗的车间。

（二）高生物安全风险车间

高生物安全风险车间指用高致病性病原微生物或特定菌（毒）株生产疫苗的车间。

二、机构与人员

企业应建立生物安全管理组织机构。

企业的法定代表人、主要负责人全面负责本企业疫苗生产中的生物安全。

企业应设立生物安全委员会，其成员包括（不限于）生物安全负责人、质量管理负责人、生产管理负责人、车间负责人、设施设备管理负责人。企业生物安全委员会负责组织、评估、审核并批准车间的生物安全防护水平等级；审核并批准生物安全管理体系文件、风险评估报告等。企业可设立生物安全专家委员会，提供生物安全相关的咨询、指导等，可聘任外部专家。

企业应设生物安全负责人，负责生物安全管理事宜，当发现存在生物安全隐患时，具有立即停止相关生产活动的权限。生物安全负责人应当具有相应的专业知识，具有医学、药学等相关专业本科及以上学历（或中级及以上职称），并具有5年以上从事相关领域管理经验。生物安全负责人与车间负责人不能为同一人。

企业应有部门负责落实生物安全委员会的决议，实施、监督生物安全管理体系的运行。

车间负责人应对车间生产活动和进入车间人员的生物安全负责。

企业员工应熟知生物安全相关规定，签署知情同意书，承担个人责任，充分理解所从事工作的风险，自觉遵守相关文件规定。

三、车间与设施

（一）低生物安全风险车间与设施

涉及低生物安全风险的车间与设施，应满足现有疫苗生产和生物安全相关要求。

（二）高生物安全风险车间与设施

1. 选址及布局

车间的选址宜远离公共区域，应充分考虑车间对人群及环境的影响，应有可靠措施避免对外围的污染，满足生物安全和生物安保的要求。

车间应为独立建筑物。车间按照生物安全风险分为防护区和非防护区，防护区应为相对独立区域，并有出入控制。

防护区包括（不限于）防护服更换间、淋浴间、工作走廊、核心工作间（区）及其缓冲间、活毒废水处理区等。

应将防护区内气压控制为相对室外大气负压。涉及病原微生物操作的核心工作间（区）的气压（负压）与室外大气压的压差值应不小于40 Pa，与相邻工作走廊（或缓冲间）的压差（负压）应不小于15 Pa，其余房间与室外方向上相邻相通房间的最小负压差应不小于10 Pa。

2. 围护结构

车间所在建筑的抗震设防等级、围护结构防火等，均应满足国家相关标准要求。

防护区的围护结构应能承受送风机或排风机异常时导致的空气压力载荷。

设置于二级屏障内的涉及病原微生物操作的一级屏障设备（如隔离器、生物安全柜、密闭排风罩、工艺生产罐体系统等）、管道及阀门等应有机制保证使用过程中无病原微生物泄漏。

防护区内围护结构的所有缝隙和贯穿处的接缝都应可靠密封。

防护区内所有的门应可自动关闭，需要时，应设观察窗，玻璃应耐撞击、防破碎。

应设置物理性安全保障设施，包括（不限于）外围防护、准入控制系统、监控系统、记录系统、报警系统（必要时，应与公安部门及其他安全保障部门取得联系）等。

3. 通风空调系统

防护区应安装独立的送排风系统，应确保系统运行时防护区内气流由低风险区向高风险区流动，防护区空气不应循环使用，并通过两级高效空气过滤器过滤后排出。

防护区工作间内送风口和排风口的布置应符合定向气流的原则，利于减少房间内的涡流和气流死角；送风口、排风口的气流应不影响其他设备的正常功能。

风险不同或相对独立的防护区宜设置独立的送排风系统。

车间的外部排风口应设置在主导风的下风向（相对于新风口），与新风口的直线距离应大于 12 m，应至少高出本车间所在建筑的顶部 2 m，应有防风、防雨、防鼠、防虫设计，但不应影响气体向上空排放。

高效空气过滤器的安装位置应尽可能靠近送风管道在防护区内的送风口端和排风管道在防护区内的排风口端。

防护区排风高效过滤器应可以在原位进行消毒和检漏。

在防护区外使用生物安全型高效空气过滤装置，应有证明其有效性的型式检验报告。其结构应牢固，应能承受 2500 Pa 的压力；生物安全型高效空气过滤装置的整体密封性应达到在关闭所有通路并维持腔室内温度在设计范围上限的条件下，若使空气压力维持在 1000 Pa 时，腔室内每分钟泄漏的空气量应不超过腔室净容积的 0.1%。

采用送排风系统整体消毒时，应在防护区送风（或新风）和排风总管道的关键节点安装生物型密闭阀；采用房间密闭消毒时，应在防护区房间送风和排风管道的关键节点安装生物型密闭阀。

生物型密闭阀与防护区相通的送风管道和排风管道应牢固、易消毒灭菌、耐腐蚀、抗老化，宜使用不锈钢管道；管道的密封性应达到在关闭所有通路并维持管道内的温度在设计范围上限的条件下，若使空气压力维持在 500 Pa 时，管道内每分钟泄漏的空气量应不超过管道内净容积的 0.2%。

防护区送风机、排风机应分别设置备用。应尽可能减少排风机后排风管道正压段的长度，该段管道不应穿过其他房间。

4. 供水与供气系统

防护区的非循环供水、供汽和供气管道应设置防回流装置或采取其他有效地防止回流污染措施，并且这些装置或措施应设置在非防护区。

防护区与非防护区的生产用纯水、注射用水等闭式循环系统宜分开设置。

用于防护区设备的原位清洗（clean in place，CIP）系统如未设置于防护区内，则CIP的清洗用水不应循环使用。

进出防护区的液体和气体管道系统应牢固、不渗漏、防锈、耐压、耐温（冷或热）、耐腐蚀。应有足够的空间清洁、维护和维修防护区内暴露的管道，应在关键节点安装截止阀、防回流装置或高效过滤器等。

如果有供气（液）罐等，应放在防护区外易更换和维护的位置，安装牢固，不应将不相容的气体或液体放在一起。输送有生物危害物料的管道不应在非防护区暴露，且易损件应安装在防护区内。

防护区内如果有真空装置，应有防止真空装置的内部被污染的措施。

5. 污物处理及消毒灭菌系统

防护区内污物应使用经验证有效的消毒灭菌方法处理后传出。

防护区内废水应排入活毒废水处理系统，经消毒灭菌后排放。

防护区内淋浴间的地面液体收集系统应有防液体回流的装置。

防护区内如果有排水系统，应与建筑物的排水系统完全隔离；排水应直接通向本车间的活毒废水处理系统。防护区排水通气管口应设两道高效过滤器或其他可靠的消毒装置，同时应使通气管口四周的通风良好。

所有排水管道应有足够的倾斜度和管径，确保管道内不存水；管道的关键节点应按需要安装防回流装置或存水弯（深度应适用于空气压差的变化）或密闭阀门等；排水系统应符合相应的耐压、耐热、耐化学腐蚀的要求，安装牢固，无泄漏，便于维护、清洁和检查。

一级屏障产生的废气，应经风险评估采取有效的措施实现无害化排放。

应具备对防护区设备和安全隔离装置（包括与其直接相通的管道）进行消毒灭菌的条件。

防护区配置有消毒灭菌装置，并使用经验证有效的方法对防护区进行定期消毒灭菌。

6. 电力供应系统

电力供应应满足车间的所有用电要求，并应有冗余。除车间内部设备的电控设备之外，车间区域的专用配电箱应设置在非防护区域的安全位置，便于维护人员检修维护。

涉及病原微生物操作或贮存的工艺设备、送风机和排风机、照明、自控系统、监视和报警系统等应配备双路供电和不间断电源，保证电力供应。其中，防护区照明、生物安全柜、隔离器、送风机和排风机、自控系统、监视和报警系统的不间断电源电力供应应至少维持 30 min。

应设置不少于 60 min 的应急照明系统。

7. 自控、监视与报警系统

进入防护区、监控室及重要设备机房的门应有门禁系统，应保证只有获得授权的人员才能进入。

互锁门附近应设置紧急手动解除互锁的按钮，需要时，应可立即解除互锁。

启动车间送排风系统时，应先启动防护区排风，后启动送风；关停时，应先关闭送风，后关闭排风。

当排风系统出现故障时，应有机制避免防护区及防护区内隔离器、生物安全柜等安全隔离装置出现正压和影响定向气流。

当送风系统出现故障时，应有应急机制避免防护区内的负压影响隔离器、生物安全柜等安全隔离装置的正常功能和围护结构的完整性。

应有措施保证隔离器、生物安全柜及负压排风柜（罩）等局部排风设备的启停、故障等过程中，防护区各房间保持绝对负压及负压梯度。

防护区通风控制系统应依据生产工艺和风险控制要求设计自动控制系统，对于有双机备份冗余设计的通风空调系统宜配置具备故障冗余备份的控制系统。

防护区应设装置连续监测送风、排风系统高效空气过滤器的阻力，需要时，及时更换高效空气过滤器。

应在有负压控制要求的工作间入口的显著位置，安装显示房间负压状况的压力显示装置和压力控制区间提示。

中央控制系统应可以实时监控、记录和存储防护区内有控制要求的参数、关键设施设备的运行状态；应能监控、记录和存储故障的现象、发生时间和持续时间；应可以随时查看历史记录。

中央控制系统的信号采集间隔时间应不超过 1 min，各参数应易于区分和识别。

中央控制系统应能对所有故障和控制指标进行报警，报警应区分一般报警和紧急报警。其中，紧急报警应包括（不限于）房间绝对压力失常、相邻房间相对压差失常、送排风机故障和电源故障等。

紧急报警应为声光同时报警，应可以向车间及监控室人员同时发出紧急警报。

应在防护区的关键部位设置监视器，需要时，可实时监视并录制车间活动情况和车间周围情况。监视设备应有足够的分辨率，影像存储介质应有足够的数据存储容量。有关数据应保存至产品有效期后 1 年。

8. 通信系统

防护区的资料和数据，应通过安全、有效的方式传出。

监控室和车间内应安装语音通信系统。如果安装对讲系统，宜采用向内通话受控、向外通话非受控的选择性通话方式。

通信系统的复杂性应与车间的规模和复杂程度相适应。

四、生产设备

（一）低生物安全风险生产设备

涉及低生物安全风险车间内生产设备、高生物安全风险车间内非防护区的生产设备，应满足现有疫苗生产和生物安全相关要求。

（二）高生物安全风险生产设备

应根据对生产工艺设备操作中的风险评估结果及控制措施进行设备的设计、制造、安装、调试与验证。

防护区内设备的运行使用应减少对防护区压差的影响。生产过程应避免敞口操作，如有敞口操作环节应采取有效防护隔离措施。

1. 隔离器

隔离器腔体应对其所在防护区保持负压，隔离器的压差应设有监控及报警措施。如送排风系统独立设置时，其送风、排风机均应设置备用。

隔离器的门应互锁。

隔离器内部操作产生的物料和废弃物经专用密闭传递装置密闭传出，确保传递过程中无病原微生物泄漏。

隔离器的排风应通过两级高效空气过滤器过滤后排放，排风高效空气过滤器应能原位消毒和检漏。

隔离器腔体内采用全新风系统，不得采用循环气流。

2. 罐类生产设备

罐类生产设备的接收和传输系统上应采用密闭管道系统。

罐类生产设备的管道、阀门及传感器等不应设置于技术夹层。

罐类生产设备应具备在线清洗/在线灭菌（clean in place/sanitize in place，CIP/SIP）功能，在密闭状态下完成设备及管道的清洗灭菌。

类生产设备自身应具有高压灭菌功能，生产过程中产生的废水应收集至活毒废水处理系统中，经处理后进行排放。

罐类生产设备在每次使用前应进行保压试验。

罐类生产设备应有大规模泄漏的意外防范措施。

3. 生物安全型压力蒸汽灭菌器

生物安全型压力蒸汽灭菌器应对排水和排气设置两级高效空气过滤器或其他可靠的消毒措施。其主体应安装在易维护的区域，与围护结构的连接之处应可靠密封。应对灭菌效果进行监测，以确保达到相关要求。

压力蒸汽灭菌器的安装位置不应影响生物安全柜等安全隔离装置的气流。

压力蒸汽灭菌器灭菌参数应有相应记录，可追溯，并定期进行设备的验证，以确保设备的性能能够达到要求。

排气高效过滤器更换前，应经过验证有效的方法灭菌处理。

4. 传递窗

传递窗承压能力及密闭性应符合所在区域的要求。必要时，应设置具备送、排风或自净化功能的传递窗，排风应经高效空气过滤器过滤后排出。

传递窗应具备对传递窗内物品进行消毒灭菌的条件，且经过验证。其性能及检测应满足JG/T 382“传递窗”中的要求。

传递窗如设置排风时，排风应经过两级高效过滤装置处理后排放。

5. 活毒废水处理系统

应设活毒废水处理系统处理防护区排水，且该系统处理能力应与生产规模相匹配，并设有备用处理装置。活毒废水处理系统应设置在独立的密闭区域且与室外大气压的压差值（负压）应不小于 20 Pa。应设置独立人流、物流及淋浴系统。

活毒废水处理系统管道连接应保持密闭、安装牢固。

应定期对活毒废水系统的消毒灭菌效果进行验证，以确保达到安全要求。

活毒废水处理系统排气应设两道高效过滤器或其他可靠的消毒装置，排气高效过滤器更换前，应采用经过验证有效的方法灭菌处理。

五、验证和评估

（一）低生物安全风险车间生物安全验证和评估

涉及低生物安全风险车间生物安全验证和评估，应满足现有疫苗生产和生物安全相关要求。

（二）高生物安全风险车间生物安全验证和评估

应对防护区围护结构密闭性进行验证，即在通风空调系统正常运行状态下，采用烟雾测试等目视方法检查其围护结构的密闭性时，所有缝隙应无可见泄漏。

应根据风险评估结果，对通风空调系统运行识别出的关键风险因素进行可靠性验证。

应定期对关键防护设备生物安全指标进行验证。关键防护设备应包含（不限于）生物安全型高效空气过滤装置、生物安全型压力蒸汽灭菌器、活毒废水处理系统、生物安全柜、隔离器、传递窗等。

应对压力报警系统进行有效验证。

应有完整和可靠的防护区生物安全关键因素的日常监测及验证数据记录。

应有完整和可靠的防护区生物安全设施设备运行维护管理记录。

应有证明车间设施设备符合生物安全要求的评估报告。

六、标识系统

车间应建立生物安全标识系统，用于标示危险区域、警示、指示、证明等的图文标识是管理体系文件的一部分。

标识应明确、醒目和易区分，应使用国际、国家规定的通用标识。必要时，宜同时使用标识和物理屏障标示危险区域。

应清楚地标示具体的危险材料、危险，包括：生物危险、有毒有害、腐蚀性、辐射、刺伤、电击、易燃、易爆、砸伤等；需要时，应同时提示必要的防护措施。

车间入口处应有标识，明确说明生物防护级别、操作的致病因子、车间负责人姓名、生物安全负责人姓名、紧急联系方式和国际通用生物危险符号；适用时，应同时注明其他危险。

所有房间的出口和紧急撤离路线应有在无照明的情况下也可清楚识别的标识。

设施设备应有明确的功能指示标识，必要时，还应采取防止误操作或恶意操作的措施。

应负责定期评审实验室标识系统，需要时及时更新，以确保其适用现有的危险。

七、安全管理

（一）安全计划

生物安全负责人应负责制订年度安全计划，安全计划应经过企业生物安全委员会的审核与批准。需要时，车间安全计划应包括（不限于）：年度工作安排的说明和介绍，生产活动计划，风险管理计划，管理类文件与标准操作规程的制定及定期评审计划，人员教育、培训及能力评估计划，人员健康监督及免疫计划，设备淘汰、购置、更新计划，设施设备校准、验证和维护计划，危险物品使用计划，消毒灭菌计划，废物处置计划，演练计划（包括泄漏处理、人员意外伤害、设施设备失效、消防、应急预案等），监督及安全检查计划（包括核查表），内部审核、管理评审和外部评审计划，外部供应与服务计划，行业最新进展跟踪计划，与企业生物安全委员会相关的活动计划。

应该有机制保证安全计划中各项工作的实施，并有相关记录。

（二）生物安全检查

生物安全管理部门应负责实施生物安全检查，每年应至少根据安全管理体系的要求系统性地检查一次，对关键控制点可根据风险评估报告适当增加检查频率，以保证：设施设备的功能和状态正常，警报系统的功能和状态正常，应急装备的功能及状态正常，消防装备的功能及状态正常，危险物品的使用及存放安全，废物处理及处置的安全，人员能力及健康状态符合工作要求，安全计划实施正常，生产活动的运行状态正常，不符合规定的工作及时得到纠正，所需资源满足工作要求。

为保证检查工作的质量，应依据事先制定的适用于不同工作领域的核查表实施检查。

当发现不符合规定的工作、发生事件或事故时，应立即查找原因并评估后果；必要时，停止工作。

企业生物安全委员会应参与安全检查。

外部的评审活动不能代替车间的自我安全检查。

（三）人员管理

企业应当配备车间活动相适应的管理人员和操作人员。

企业应当有经生物安全委员会或生物安全负责人审核批准的培训方案或计划，培训应有记录，记录应归档。

企业应当对车间所有人员提供上岗培训和持续培训，培训的内容应当与岗位要求相适应。除进行生物安全理论和实践的培训外，还应当有相关法规、相应岗位的职责、技能的培训，并定期评估培训的实际效果。从事高致病性病原微生物活动的人员应每半年进行一次培训。

企业应建立并保存车间所有人员的人事资料并保护个人隐私权。

应为车间相关人员提供必要的免疫计划并定期体检，建立人员健康档案。

企业应定期评价车间相关员工可以胜任其工作任务的能力。

进入车间从事相关活动的工作人员或者其他有关人员，应当经车间负责人和生物安全负责人批准。

车间工作人员出现与其操作活动相关的感染临床症状或者体征时或操作出现意外，应在国家规定时限内上报。

（四）材料管理

企业应制定有完整的疫苗研制、生产和检定中所使用的高致病性病原微生物菌（毒）种或样本的引进、制备、检定、保存和使用的管理规定。确保其符合国家法规和标准。

企业应采用专库、专柜和双人双锁保存高致病性病原微生物菌（毒）种或样本并建立备份库。保存条件要安全可靠，且符合安全和安保规定。

高致病性病原微生物菌（毒）种或样本的引进、制备、使用和销毁前应按制度进行审批。

高致病性病原微生物菌（毒）种或样本引进、制备、检定、保存、审批、使用和销毁等相关记录台账完整，可查。

企业应建立生物安全防护相关材料选择、购买、接收、查验、使用、存储的管理类文件。

应有可靠的物理措施和管理类文件确保生物安全材料的安全和安保。

（五）活动管理

企业应有计划、申请、批准、实施、监督和评估车间内活动的管理文件，确保活动符合生物安全要求。

企业车间内的生产、维护保养等活动应获得质量（安全）管理部门的批准。

企业应有对车间卫生清洁管理的管理类文件，包括工作清洁剂的选择、清场、现场整洁有序等。

（六）废弃物处置

企业应当建立危险废水、废气、废物处理和处置管理规定，确保其符合国家或地方法规和标准的要求。

应遵循以下原则处理和处置危险废弃物：将操作、收集、运输、处理及处置废弃物的危险减至最小；将其对环境的有害作用减至最小；只可使用被承认的技术和方法处理和处置危险废弃物；排放符合国家或地方规定和标准的要求。

应有对废弃物处理和处置的政策和程序，包括对排放标准及监测的规定。

企业应有专门的符合生物安全防护要求的废弃物分类收集及处理装置，并确保废弃物获得安全处置。

废弃物应弃置于专门设计的、专用的和有标识的用于处置危险废弃物的容器内，装载量不能超过建议的装载容量。

锐器（包括针头、小刀、金属和玻璃等）应直接弃置于耐扎的容器内。

应由经过培训的人员处理废弃物，并应穿戴适当的个体防护装备。

不应从车间取走或排放不符合相关运输或排放要求的危险废弃物。

应在车间内消毒灭菌含活性高致病性病原微生物的废物。使用高致病性病原微生物进行生产时，对产生的污物和可疑污染物品应当在原位消毒，完全灭活后方可移出防护区。

不应积存垃圾和废弃物。在消毒灭菌或最终处置之前，应存放在指定的安全地方。

（七）危险材料运输

企业应当制定危险材料运输的政策与程序，包括危险材料在车间内、外及企业外部的运输，应符合国家和国际规定要求。

企业应确保具有运输资质和能力的人员负责危险材料运输。

危险材料应置于安全、防漏的容器中，以确保不污染人员和环境的方式进行运输，并有可靠的安保措施。必要时，在运输过程中应备有个体防护装备及有效消毒剂。

企业外部的感染性物质的运输，应按照国家、国际规定及标准使用具有防渗漏、防溢洒、防水、防破损、防外泄、耐高温、耐高压的三层包装系统，并应有规范的生物危险标签、标识、警告用语和提示用语等。

企业应建立并保存危险材料接收和运出清单，至少包括危险材料的性质、数量、交接时包装的状态、交接人、收发时间和地点等，确保危险材料出入的可追溯性。

感染性及潜在感染性物质的包装以及开启，应当在符合生物安全规定的场所中进行。运输前后均应检查包装的完整性，并核对感染性及潜在感染性物质的数量。

高致病性病原微生物菌（毒）种或样本的运输，应当按照国家有关规定进行审批。地面运输应有专人护送，护送人员不得少于两人。

应建立高致病性病原微生物菌（毒）种或样本运输应急预案。运输过程中被盗、被抢、丢失、泄漏的，承运单位、护送人应当立即采取必要的处理和控制措施，并按规定向有关部门报告。

（八）应急管理

应当结合企业组织管理体系、生产规模和可能发生的事故特点，科学合理制定应急管理预案体系，并注意与其他类别应急预案相衔接。

应急措施的规定应包括生物性、化学性、物理性、放射性等紧急情况和火灾、水灾、冰冻、地震、人为破坏等任何意外紧急情况，还应包括使留下的空建筑物处于尽可能安全状态的措施。

应急程序应至少包括负责人、组织、应急通讯、报告内容、个体防护和应对程序、应急设备、撤离计划和路线、污染源隔离和消毒灭菌、人员隔离和救治、现场隔离和控制、风险沟通等内容。

企业应建立生物安全例会制度，处理涉及安全的重大问题，研究、部署、落实安全工作计划和措施。

企业应至少每半年组织一次对从业人员的集中应急培训，使所有人员熟悉应急行动计划、撤离路线和紧急撤离的集合地点。

每年应至少组织所有从业人员针对可能发生的事故风险、危害程度和影响范围进行一次桌面推演和现场演练，并对演练工作进行评估，改善应急处置指导原则，改进相应的应急处置措施。

事故发生后，要根据应急处置预案，结合现场实际，开展事故报警、自救互救、初期处置、警戒疏散、人员引导、扩大应急等工作。

（九）事故报告

企业应制定车间内生物安全事件、伤害、事故、职业相关疾病及潜在危险的管理规定，符合国家和地方对事故报告的规定要求。

所有的事故报告应形成书面文件，提交企业生物安全委员会评审，并存档。报告应尽可能包括事实的详细描述、原因分析、影响范围、后果评估、采取的措施、所采取措施有效性的追踪、预防类似事件发生的建议及改进措施等。

车间内任何人员不得隐瞒车间内活动相关的事件、伤害、事故、职业相关疾病及潜在危险，应按国家规定时限内上报。

（十）生物安保

应在风险评估的基础上建立和完善生物安全保卫制度，采取安全保卫措施，并当向当地公安机关备案，接受公安机关的监督指导。

应将生物安保纳入风险管理范畴，确保对病原微生物的菌（毒）种、样品、潜在污染材料或废弃物的有效管理，且留有管理记录。

企业应确保物理性安全保障设施能够有效实现生物安保。

应规定并落实人员进入及人员背景审查制度，确保人员访问受到控制，对进入人员采取安全保障措施。

应有专门安保人员提供外围防护的安全保障，安保人员应得到有效培训。

应建立信息安全管理制度，确保信息安全。

发生高致病性病原微生物泄漏、丢失和被盗、被抢或者其他生物威胁的，应当按照应急预案的规定及时采取控制措施，并按照规定报告。发生违反生物安保规定的有关事件，应进行报告、记录并进行调查，必要时采取相应措施。

参考文献

[1] 王永芳，刘黎红，孙祎敏. 生物制品生产技术 [M]. 北京：化学工业出版社，2019.

[2] 聂国兴，王俊丽. 生物制品学 [M]. 2 版. 北京：科学出版社，2019.

[3] 国家药典委员会. 中华人民共和国药典：2020 年版 三部 [M]. 北京：中国医药科技出版社，2020.

[4] 国家药监局. 国家药监局关于发布《药品生产质量管理规范（2010 年修订）》生物制品附录修订稿的公告：2020 年第 58 号 [EB/OL]. (2020-04-23). https://www.nmpa.gov.cn/yaopin/ypggtg/20200426172601351.html.

[5] 国家卫生计生委. 关于发布《病原微生物实验室生物安全通用准则》等 5 项卫生行业标准的通告 [EB/OL]. (2017-07-24). http://www.nhc.gov.cn/fzs/s7852d/201708/fe13dab151cd42f18ee546c380fe7292.shtml.

[6] 中华人民共和国疫苗管理法 [S]. 北京：法律出版社，2019.

[7] 夏忠玉. 药品生产质量管理规范教程 [M]. 北京：科学出版社，2020.

[8] 国家卫生健康委办公厅，科技部办公厅，工业和信息化部办公厅，国家市场监管总局办公厅，国家药监局综合司. 关于印发疫苗生产车间生物安全通用要求的通知：国卫办科教函〔2020〕483 号 [EB/OL]. (2020-06-18). http://www.gov.cn/zhengce/zhengceku/2020-06/22/content_5521006.htm，2020-6-18.

[9] 唐仕川，张美辨，方四新. 用人单位职业卫生管理与危害防治技术 [M]. 2 版. 北京：科学出版社，2019.

（陈振龙 王汉永 吴 洁）

第十二章　高新技术制造行业职业病危害分析与控制

第一节　集成电路芯片制造

一、行业先进性

集成电路（integrated circuit，IC），也称芯片、微电路等，是20世纪五六十年代发展起来的一种新型半导体器件。集成电路芯片是采用一定的工艺，把一个电路中所需的晶体管、电阻、电容和电感等元件及它们之间的导线全部集成在一小块硅片上，然后焊接封装在一个管壳内的电子器件，包括存储器、显卡、CPU等，是计算机的核心部件。

集成电路芯片产业是伴随着上一轮计算机与互联网技术革命迅速发展起来的。如今，集成电路芯片已经成为现代信息社会的基石，在各行各业特别是新兴行业中都发挥着重要作用。在人工智能、自动驾驶、可穿戴设备、物联网、工业机器人等现代产业中，集成电路芯片均属于核心技术，决定着产业的发展高度。集成电路芯片产业起源于美国，发展于日本，加速于韩国、中国台湾地区。近年来，中国的集成电路芯片制造产业开始加速发展，但总体上还处于起步阶段。

与传统制造业相比，集成电路芯片制造行业的先进性表现在：其一，集成电路芯片制造是高技术含量和高附加值的产业；其二，生产技术先进性，现代的集成电路芯片制造中主要工序如氧化扩散、离子注入、刻蚀、化学气相沉积等均实现了全自动化生产；其三，管理的先进性，集成电路芯片制造行业基本实现了生产过程的信息化和智能化管理。

二、职业病危害发展趋势分析

集成电路芯片制造的大部分生产工艺已经实现了自动化，随着技术进步，自动化、信息化和智能化的程度会越来越高，虽然体力劳动强度有所降低，但对劳动者的技术要求更高，一个人监控多台设备的运行情况，责任更大，更容易产生职业紧张。同时，随着自动化、信息化和智能化的提高，工作人员数量减少，人与人之间的交流减少，可能导致出现更多的心理问题。

三、职业病危害因素识别

（一）集成电路芯片制造主要工艺及职业病危害因素识别

集成电路芯片生产工艺复杂，同时使用多种化学试剂和特殊气体。总体来说生产工艺流程是经过氧化、光刻、扩散、外延、蒸铝等半导体制造工艺，把构成具有一定功能的电路所需的半导体、电阻、电容等元件及它们之间的连接导线全部集成在一小块硅片上，然后焊接封装在一个管壳内形成电子器件。生产工艺流程见图 12. 1. 1。

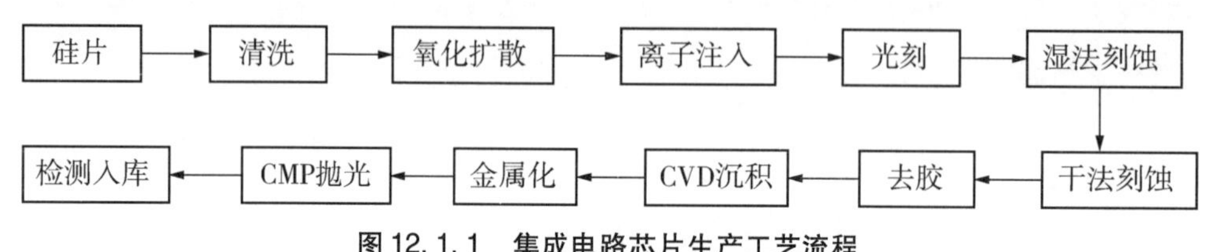

图 12. 1. 1　集成电路芯片生产工艺流程

集成电路芯片制造过程中主要的职业病危害因素包括使用的酸、有机溶剂以及光刻胶等原辅材料中成分的挥发，生产设备运行中产生的 X 射线、微波、激光辐射、噪声等。

（二）生产单元职业病危害因素识别

1. 清洗单元职业病危害因素识别

1）工艺过程

集成电路芯片生产的清洗包括硅片的清洗和工器具的清洗。由于半导体生产对洁净度要求非常严格，清洗工艺需要消耗大量的高纯水；通过特殊过滤和纯化的半导体级化学试剂、有机溶剂等被广泛使用。硅片清洗是完全清除半导体硅片表面的尘埃颗粒、有机物残留薄膜和吸附在表面的金属离子。在硅片的加工工艺中，硅片先按各自的要求放入各种药液槽进行表面化学处理，再送入清洗槽，将其表面黏附的药液清洗干净后进入下一道工序。最主要的清洗方式是将硅片沉浸在液体槽内或使用液体喷雾清洗，同时为有更好的清洗效果，通常使用超声波激励。由于使用有机溶剂清洗带来的溶剂残留，一般在有机溶剂清洗后立即采用无机酸将其氧化去除，最后用纯水冲洗，见图 12. 1. 2。

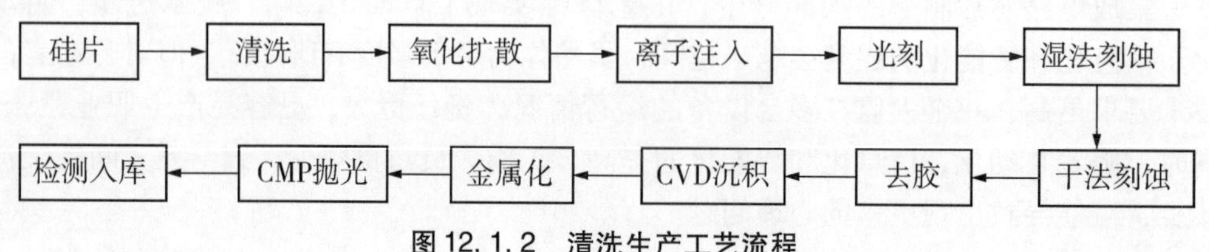

图 12. 1. 2　清洗生产工艺流程

2）主要设备与原辅材料

清洗单元使用的设备主要是晶圆清洗设备及部件清洗设备，包括各种药液槽及清洗槽，配套设备有废液收集系统、废水处理系统及清水回收系统。使用的原辅材料主要是清洗中使用的各种酸、碱、清洗剂等，包括硫酸、氟化氢、过氧化氢、盐酸、硝酸、NMP 等。

3）职业病危害因素识别

清洗过程中产生的主要职业病危害因素为清洗使用的酸、碱、有机溶剂和清洁剂的挥发，包括氟化氢、氨、过氧化氢、氯化氢、硫酸、二氧化氮等。

4）职业病危害特征分析

（1）危害特征。现代的集成电路芯片制造中清洗工序实现了自动化，职业病危害接触岗位主要是进行设备维护保养和巡检设备运转情况的工程师和制造助理人员。接触情况因设备运转情况而异，设备正常运转时接触职业病危害因素时间较短，出现异常或维护保养时接触时间较长。

（2）职业健康影响。氟化氢，无色气体或液体，会在空气中冒烟，有强烈刺激性气味。吸入高浓度时引起鼻、喉和胸骨后烧灼痛，胸部紧迫感，咳嗽，声音嘶哑。严重时引起眼结膜、鼻和口腔黏膜顽固性溃疡，鼻衄，甚至鼻中隔穿孔，支气管炎和肺炎。最重者发生中毒性肺水肿，出现呼吸困难，紫绀，剧烈咳嗽，咳出大量红色泡沫样痰，或咯血。在肺部有大量干性和湿性啰音。胸部 X 线检查可见支气管肺炎样改变。可引起呼吸循环衰竭。

氨，具有特殊刺激性嗅味的气体，主要作用于眼、鼻及呼吸系统，对黏膜产生刺激和腐蚀作用。短期内吸入大量氨气可引起急性中毒，出现咳嗽、胸闷、呼吸困难，伴头痛、恶心、呕吐等。吸入极高浓度可迅速死亡。眼接触液氨或高浓度氨气可引起灼伤，严重者可发生角膜穿孔。皮肤接触液氨可致灼伤。

过氧化氢，纯品为淡蓝色的黏稠液体，水溶液为无色透明液体。吸入蒸汽或雾对呼吸道有强烈刺激性。眼直接接触液体可致不可逆损伤甚至失明。长期接触本品可致接触性皮炎。

氯化氢，无色有刺激性气味气体，极易溶于水生成盐酸。主要经呼吸道吸入，也可经皮肤及消化道进入人体。氯化氢吸入后大部分被上呼吸道黏膜所滞留，并被中和一部分，对局部黏膜有刺激和烧灼作用，引起炎性水肿、充血和坏死。吸入后即刻引起上呼吸道黏膜刺激症状，出现呛咳、流泪、咳嗽、胸闷、呼吸加快；检查可见鼻腔及咽喉黏膜充血及水肿，并有浆液性分泌物；肺部可闻及干性或湿性啰音。吸入高浓度烟雾可引起肺水肿，出现紫绀，呼吸及脉搏加快，咳嗽加重，咳血性泡沫痰；两肺可闻湿啰音，体温升高或正常，血压下降。胸部 X 线检查可见肺水肿影像。高浓度吸入时，有时尚可引起喉痉挛或水肿，甚至导致窒息，很快死亡。

硫酸，纯品为无色透明油状液体，无臭。可经呼吸道和消化道侵入。对皮肤、黏膜等组织有强烈的刺激和腐蚀作用。蒸汽或雾可引起结膜炎、结膜水肿、角膜混浊，以致失明；引起呼吸道刺激，重者发生呼吸困难和肺水肿；高浓度引起喉痉挛或声门水肿而窒息死亡。口服后引起消化道烧伤以致溃疡形成；严重者可能有胃穿孔、腹膜炎、肾损害、休克等。皮肤灼伤轻者出现红斑、重者形成溃疡，愈后瘢痕收缩影响功能。溅入眼内可造成灼伤，甚至角膜穿孔、全眼炎以致失明。慢性影响有牙齿酸蚀症、慢性支气管炎、肺气肿和肺硬化。

二氧化氮，棕红色气体，不溶于水。经呼吸道吸入后，对上呼吸道黏膜刺激作用较弱，主要作用于深部呼吸道。当吸入的氮氧化物到达肺泡后，缓慢地溶解于肺泡表面上的液体和含有水蒸气的肺泡气中，并逐渐与水作用，生成硝酸和亚硝酸，对肺组织产生剧烈的刺激和腐蚀作用，使肺泡和毛细血管通透性增加，进而导致肺水肿。长期接触低浓度氮氧化物可引起肺组织慢性炎症及肺气肿；氮氧化物可抑制肺巨噬细胞吞噬功能，使肺抗感染能力降低，致呼吸道感染率增高等。

异丙醇，无色透明液体，有似乙醇和丙酮混合物的气味。可经呼吸道、皮肤、眼睛和消化道吸收，低浓度可刺激上呼吸道和眼睛，接触高浓度蒸汽出现头痛、嗜睡、共济失调以及眼、鼻、喉刺激症状。口服可致恶心、呕吐、腹痛、腹泻、嗜睡、昏迷甚至死亡。长期皮肤接触可致皮肤干燥、皲裂。

（3）危害程度分析。以某集成电路芯片制造企业晶圆清洗和部件清洗岗位的检测结果进行危害程度分析，清洗工序各职业病危害因素接触浓度或强度均未超过职业接触限值，表明清洗工序的职业病危害因素得到了较好的控制。

2. 氧化扩散单元职业病危害因素识别

1）工艺过程

氧化是在 800～1250 ℃高温的氧气气氛和惰性携带气体（N_2）下使硅片表面的硅氧化生成二氧化硅膜的过程，产生的二氧化硅用以作为扩散、离子注入的阻挡层或介质隔离层。典型的热氧化化学反应为：$Si + O_2 \rightarrow SiO_2$。

扩散是在硅表面掺入纯杂质原子的过程。通常是使用乙硼烷（B_2H_6）作为 B 源，磷烷（PH_3）作为 P 源。工艺生产过程中通常分为沉积源和驱赶两步，典型的化学反应为：$2PH_3 \rightarrow 2P + 3H_2\uparrow$；$B_2H_6 \rightarrow 2B + 3H_2\uparrow$。见图 12.1.3。

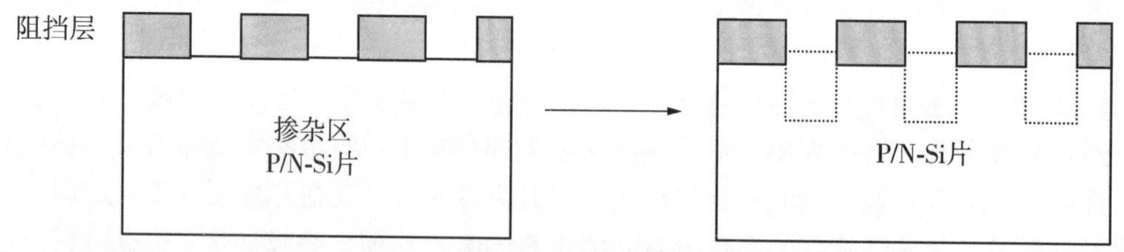

图 12.1.3 阵列工程生产工艺流程

2）主要设备与原辅材料

氧化扩散单元使用的设备主要包括快速升温淬火设备、垂直式低压合金炉、垂直式烤炉系统、聚酰亚铵炉、垂直式硼磷硅玻璃扩散炉、垂直式退火炉系统、垂直式场氧化扩散炉、垂直式埋层氧化炉、垂直式氧化闸沉积炉、垂直式低压平坦多晶沉积炉、垂直式硅氧有机化合物沉积炉、垂直式氮化硅沉积炉、氧化物化学机械抛光设备、浅沟槽化学机械抛光设备、直接浅沟槽化学机械抛光设备、金属钨化学机械抛光设备等。使用的原辅材料主要是氧化扩散中使用的烷烃、辅助反应气体等，包括二氯硅烷、三氟化氯、一氟甲烷、二氟甲烷、三氟甲烷、二氯硅烷、乙硼烷、一氧化氮、一氧化二氮、氯气、磷化氢、硅甲烷等。

3）职业病危害因素识别

氧化扩散中产生的主要职业病危害因素为参与反应的原辅材料气体的挥发，包括二氯硅烷、三氟化氯、一氟甲烷、二氟甲烷、三氟甲烷、二氯硅烷、乙硼烷、一氧化氮、一氧化二氮、氯气、磷化氢、硅甲烷、二氯硅烷、甲烷，以及扩散加工中使用的激光辐射和设备运行时产生的噪声。

4）职业病危害特征分析

（1）危害特征。现代的集成电路芯片制造中氧化扩散工序实现了自动化、密闭化，职业病危害接触岗位主要是进行设备维护保养和巡检设备运转情况的工程师和制造助理人员。接触情况因设备运转情况而异，设备运转正常时主要是短时间间断性接触，设备有故障需要处理时会长时间连续接触。

（2）职业健康影响。一氧化氮，接触空气会散发出棕色有氧化性的烟雾。在空气中易被氧化成二氧化氮，后者经呼吸道吸入后，由于其溶解度很小，故对上呼吸道黏膜刺激作用较弱，主要作用于深部呼吸道。当吸入的氮氧化物到达肺泡后，缓慢地溶解于肺泡表面上的液体和含有水蒸气的肺泡气中，并逐渐与水作用，生成硝酸和亚硝酸，对肺组织产生剧烈的刺激和腐蚀作用，使肺泡和毛细血管通透性增加，进而导致肺水肿。长期接触低浓度氮氧化物可引起肺组织慢性炎症及肺气肿；氮氧化物可抑制肺巨噬细胞吞噬功能，使肺抗感染能力降低，致呼吸道感染率增高等。

氯气，黄绿色气体，吸入后与黏膜和呼吸道的水作用形成氯化氢和新生态氧。氯化氢可使上呼吸道黏膜炎性水肿、充血和坏死；新生态氧对组织具有强烈的氧化作用，并可形成具细胞原浆毒作用的臭氧。氯浓度过高或接触时间较久，常可致深部呼吸道病变，使细支气管及肺泡受损，发生细支气管炎、肺炎及中毒性肺水肿。由于刺激作用使局部平滑肌痉挛而加剧通气障碍，加重缺氧状态；高浓度氯吸入后，还可刺激迷走神经引起反射性的心跳停止。氯可引起急性结膜炎，高浓度氯气或液氯可引起眼灼伤。液氯或高浓度氯气可引起皮肤暴露部位急性皮炎或灼伤。

磷化氢，无色，有类似大蒜气味的气体。经呼吸道吸收，主要损害神经和呼吸系统，急性磷化氢中毒主要表现为头晕、头痛、恶心、呕吐、食欲减退、咳嗽、胸闷；重度中毒还有昏迷、抽搐、肺水肿、休克等。

激光辐射，波长为 200 nm ～1 mm 之间的相干光辐射，激光伤害人体的靶器官主要为眼睛和皮肤。激光对眼的损伤：在一般情况下，可见光与近红外波段激光主要伤害视网膜，紫外与红外段激光主要损伤角膜，而在远红外与近红外波段、可见光与紫外波段之间，各有一过渡光谱段，可同时造成视网膜和角膜的损伤，并可危及眼的其他屈光介质，如晶状体。激光对皮肤的损伤主要由热效应所致，以可见光和红外激光为多见。激光对皮肤的伤害程度，取决于激光器类型、波长、强度、时间、受照面积、皮肤色素、表皮的厚度、辐照区及其周围血管的分布状态。

噪声，根据持续时间和出现的形态，可分为连续声和间断声，稳态声和非稳态声（包括波动声和脉冲声）。噪声最显著的健康损害是对听觉系统的影响，长期接触生产性噪声可引起进行性感音性听觉损伤，早期表现为高频段听力损失，随着接触噪声的时间延长，逐渐出现语频段听力损失，影响患者的交流能力。最终所导致的职业病为职业性噪声聋。人长期处于高强度噪声环境，还可产生头痛、头晕、耳鸣等神经衰弱症状，并可伴有心率加快、血压升高、食欲不振、胃功能紊乱等症状，女工还可有月经失调。

（3）危害程度分析。以某集成电路芯片制造企业氧化扩散单元工作人员巡检岗位的检测结果进行危害程度分析，氧化扩散单元各职业病危害因素接触浓度或强度均未超过职业接触限值，表明氧化扩散单元的职业病危害因素得到了较好的控制。

3．离子注入单元职业病危害因素识别

1）工艺过程

离子注入是把掺杂物质（原子）离子化后，在数千伏到数百万伏电压的电场下得到加速，以较高的能量注入硅片表面或其他薄膜中。经高温退火后，注入离子活化，起施主或受主的作用。

2）主要设备与原辅材料

离子注入单元使用的设备主要包括高速流离子注入设备、低能离子注入设备、高能离子注入设备、中速流离子注入设备。使用的原辅材料主要包括磷化氢、砷化氢、三氟化硼等。

3）职业病危害因素识别

离子注入中产生的主要职业病危害因素为参与反应的原辅材料气体的挥发，包括磷化氢、砷化氢、三氟化硼，以及高压电产生的 X 射线和设备运行时产生的噪声。

4）职业病危害特征分析

（1）危害特征。现代的集成电路芯片制造中离子注入工序实现了自动化、密闭化，职业病危害接触岗位主要是进行设备维护保养和巡检设备运转情况的工程师和制造助理人员。接触情况因设备运转情况而异，设备运转正常时主要是短时间间断性接触，设备有故障需要处理时会长时间连续接触。

（2）职业健康影响。

磷化氢，见本章第一节第三部分第二小节。

砷化氢，无色气体，有大蒜臭味。经呼吸道吸收，轻度中毒有头晕、头痛、恶心、呕吐、腹痛、关节及腰部酸痛，重度中毒发病急剧，有寒战、高热、昏迷、抽搐、发绀及全身重度黄染，可出现急性肾功能衰竭和肝脏损害。

噪声，见本章第一节第三部分第二小节。

X 射线，是一种波长极短、能量很大的电磁波，具有很高的穿透性，能透过许多对可见光不透明的物质，如墨纸、木料等。长期接受 X 线会对人体造成很多伤害，如自主神经功能紊乱、造血功能低下、晶状体浑浊、精子生成障碍，甚至诱发肿瘤等。遭受损伤的细胞、组织、器官还可以引起机体继发性损伤，使机体产生一系列生物化学的变化、代谢的紊乱、功能的失调以及病理形态等方面的改变，损伤严重可导致机体死亡。X 射线辐射可能引起的临床症状有乏力、头昏、头痛、耳鸣、睡眠障碍、记忆力减退、多汗、心悸等；其次为消化道症状如腹痛腹胀；少数人牙痛，牙龈易出血，但无明显的皮肤出血点及瘀斑；部分人易感冒、腰痛、关节酸痛等。X 射线辐射能对胎儿造成严重的影响，胎儿宫内有害效应可分为致死效应、致畸效应、致严重智力低下和致癌。

（3）危害程度分析。以某集成电路芯片制造企业离子注入单元工作人员操作岗位的检测结果进行危害程度分析，离子注入单元各职业病危害因素接触浓度或强度均未超过职业接触限值，表明离子注入单元的职业病危害因素得到了较好的控制。

4. 光刻单元职业病危害因素识别

1）工艺过程

光刻包括涂胶、曝光、显影。涂胶是在硅片表面通过硅片高速旋转均匀涂上光刻胶的过程；曝光是使用光刻机，并透过光掩膜板对涂胶的硅片进行光照，使部分光刻胶得到光照，另外部分光刻胶得不到光照，从而改变光刻胶性质；显影是对曝光后的光刻胶进行去除，由于光照后的光刻胶和未被光照的光刻胶将分别溶于显影液和不溶于显影液，这样就使光刻胶上形成了沟槽。见图 12. 1. 4。

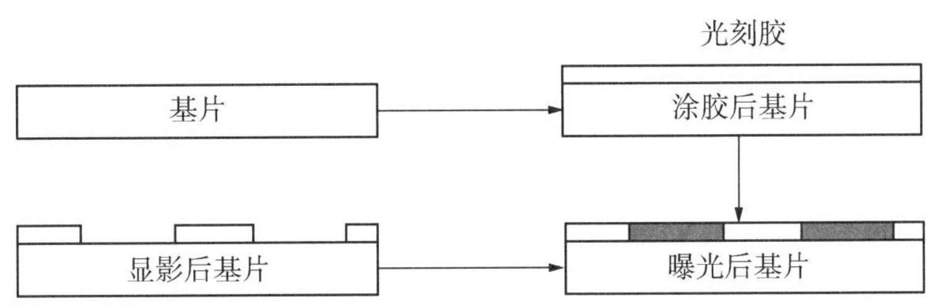

图 12. 1. 4　光刻生产工艺流程

2）主要设备与原辅材料

光刻单元使用的设备主要包括光阻涂布机、串联式扫描对准机、溶剂光阻去除机、显影机、扫描式电子显微镜、电子显微镜、光学显微镜、深紫外光刻机、光刻机、涂胶机。使用的原辅材料主要是光刻中使用的各种有机溶剂等，包括环戊酮、异丙醇、丙酮、丙二醇、乙酸丁酯等。

3）职业病危害因素识别

光刻工艺中的主要职业病危害因素为使用的有机溶剂挥发，包括环戊酮、异丙醇、丙酮、丙二醇、乙酸丁酯等，以及生产中使用的激光辐射。

4）职业病危害特征分析

（1）危害特征。光刻工艺中的职业病危害因素主要来源于光刻过程中使用的有机溶剂的挥发、生产中使用的激光及设备运行产生的噪声。由于现代的集成电路芯片制造中光刻工序实现了自动化、密闭化，职业病危害接触岗位主要是进行设备维护保养和巡检设备运转情况的工程师和制造助理人员。接触情况因设备运转情况而异，设备运转正常时主要是短时间间断性接触，设备有故障需要处理时会长时间连续接触。

（2）职业健康影响。

异丙醇，见本章第一节第三部分第一小节。

丙酮，有特殊甜味、薄荷味的液体。可经呼吸道、皮肤、眼睛和消化道吸收。急性中毒主要表现为对中枢神经系统的麻醉作用，出现乏力、恶心、头痛、头晕、易激动。重者发生呕吐、气急、痉挛，甚至昏迷。皮肤长期反复接触可致皮炎。

乙酸丁酯，4 种异构体合成时混合存在，其中以乙酸正丁酯比例最高。乙酸正丁酯为无色透明水样液体。低浓度有水果香味，高浓度则气味难闻。可经呼吸道、皮肤、眼睛和消化道吸收。对眼及上呼吸道均有强烈的刺激作用，有麻醉作用。动物中毒后有结膜刺激，共济失调，麻醉加深时，抑制呼吸而死亡。

激光辐射，见本章第一节第三部分第二小节。

（3）危害程度分析。以某集成电路芯片制造企业光刻区工作人员操作岗位的检测结果进行危害程度分析，光刻区各职业病危害因素接触浓度或强度均未超过职业接触限值，表明光刻区的职业病危害因素得到了较好的控制。

5. 湿法刻蚀和干法刻蚀单元职业病危害因素识别

1）工艺过程

通过光刻显影后，光刻胶下面的材料要被选择性地去除，使用的方法就是湿法刻蚀或干法刻蚀。湿法刻蚀或干法刻蚀后，要去除上面的光刻胶。

湿法刻蚀是通过化学反应的方法对基材腐蚀的过程，对不同的去除物质使用不同的材料。对不同的对象，典型使用的腐蚀材料为：

腐蚀硅（Si）—— 使用氢氟酸加硝酸（$HF + HNO_3$）

腐蚀二氧化硅（SiO_2）—— 使用氢氟酸（HF）

腐蚀氮化硅（Si_3N_4）—— 使用热磷酸（热 H_3PO_4）

干法刻蚀又称等离子刻蚀，是指利用低压放电产生的等离子体中的离子或游离基（处于激发态的分子、原子及各种原子基团等）与材料发生化学反应或通过轰击等物理作用选择性腐蚀基材的过程，刻蚀气氛通常含有 F 等离子体或 C 等离子体，因此刻蚀气体通常使用 CF_4 这一类的气体。

在等离子体中，基本的气体被电离，产生离子、电子、激发原子、游离离子（游离基）等，因而具有很强的化学活性。

2）主要设备与原辅材料

湿法刻蚀和干法刻蚀单元使用的设备主要包括氧化层化学机械式磨平机、湿刻蚀工作站、金属层刻蚀设备、氧化层刻蚀设备、氮化层刻蚀设备、深紫外固胶机。使用的原辅材料主要是刻蚀中使用的各种酸、碱及参与反应的材料中的有机物，包括硫酸、氢氟酸、硝酸、磷酸、氨、过氧化氢、异丙醇、氯化氢、氯气、四氟化碳、四氟化硅、三氟甲烷等。

3）职业病危害因素识别

湿法刻蚀和干法刻蚀中产生的主要职业病危害因素为原辅材料的挥发，包括硫酸、氟化氢、二氧化氮、磷酸、氨、过氧化氢、异丙醇、氯化氢、氯气、四氟化碳、四氟化硅、三氟甲烷等，以及生产中使用的微波辐射和设备运行时产生的噪声。

4）职业病危害特征分析

（1）危害特征。现代的集成电路芯片制造中湿法刻蚀和干法刻蚀工序实现了自动化、密闭化，职业病危害接触岗位主要是进行设备维护保养和巡检设备运转情况的工程师和制造助理人员。接触情况因设备运转情况而异，设备运转正常时主要是短时间间断性接触，设备有故障需要处理时会长时间连续接触。

（2）职业健康影响。

硫酸，见本章第一节第三部分第一小节。

氟化氢，见本章第一节第三部分第一小节。

二氧化氮，见本章第一节第三部分第一小节。

氨，见本章第一节第三部分第一小节。

过氧化氢，见本章第一节第三部分第一小节。

异丙醇，见本章第一节第三部分第一小节。

氯化氢，见本章第一节第三部分第一小节。

氯气，见本章第一节第三部分第二小节。

微波，通常把波长在 1 mm～1 m 的电磁波称为微波，微波随波长不同又分成分米波、厘米波和毫米波。职业性微波辐射暴露人群一般主诉非特异性类神经征和心悸，心前区疼痛和胸闷感等；严重时还可有局部器官的不可逆性损伤，如微波辐射引起的眼晶状体浑浊，少数接触大功率微波辐射者，甚至可发展为白内障。

噪声，见本章第一节第三部分第二小节。

（3）危害程度分析。以某集成电路芯片制造企业湿法刻蚀和干法刻蚀工作人员操作岗位的检测结果进行危害程度分析，湿法刻蚀和干法刻蚀各职业病危害因素接触浓度或强度均未超过职业接触限值，表明湿法刻蚀和干法刻蚀的职业病危害因素得到了较好的控制。

6. 化学气相沉积单元职业病危害因素识别

1）化学气相沉积工艺（CVD）

CVD 用来在硅片上沉积氧化硅、氮化硅和多晶硅等半导体器件材料，是在 300～900 ℃的温度下通过化学反应产生以上物质的过程。典型的化学反应为：

$$SiH_4 + O_2 \xrightarrow{400\sim450\ ℃} SiO_2 + 2\ H_2O$$

生产过程中掺磷时加磷烷的反应为：

$$4\ PH_3 + 5\ O_2 \longrightarrow 2\ P_2O_5 + 6\ H_2$$

$$SiH_2Cl_2 + 2\ N_2O \longrightarrow SiO_2 + 2\ N_2 + 2\ HCl$$

根据反应的气氛和气压，CVD 可分为低压 CVD（LPCVD）、常压 CVD（NPCVD）和等离子体增强 CVD（PECVD）等。

2）化学气相沉积设备与原辅材料

化学气相沉积单元使用的设备主要包括垂直式低压平坦多晶沉积炉、垂直式硅氧有机化合物沉积、垂直式氮化硅沉积炉等。使用的原辅材料主要包括硅烷、氨气、四乙羟基硅、三氟化氮、三氟化氯、磷烷、乙硼烷、四氟化硅、甲烷、异丙醇等。

3）化学气相沉积工艺职业病危害因素识别

CVD 工艺中的主要职业病危害因素为使用的原辅材料挥发，包括硅烷、氨气、四乙羟基硅、三氟化氮、三氟化氯、磷烷、乙硼烷、四氟化硅、甲烷、异丙醇等，以及设备运行时产生的噪声。

4）职业病危害特征分析

（1）危害特征。现代的集成电路芯片制造中 CVD 工序实现了自动化、密闭化，职业病危害接触岗位主要是进行设备维护保养和巡检设备运转情况的工程师和制造助理人员。接触情况因设备运转情况而异，设备运转正常时主要是短时间间断性接触，设备有故障需要处理时会长时间连续接触。

（2）职业健康影响。

氨，见本章第一节第三部分第一小节。

异丙醇，见本章第一节第三部分第一小节。

噪声，见本章第一节第三部分第二小节。

（3）危害程度分析。以某集成电路芯片制造企业薄膜车间 CVD 工作人员操作岗位的检测结果进行危害程度分析，CVD 工序各职业病危害因素接触浓度或强度均未超过职业接触限值，表明 CVD 工序的职业病危害因素得到了较好的控制。

7．金属化单元职业病危害因素识别

1）工艺过程

金属化是在芯片表面制成金属或合金的导体，在硅基片上沉积金属作为电路内引线，方法有溅射、电镀铜、蒸发等。

溅射就是将金属薄膜沉积在晶圆表面的工艺过程。在此工艺中，薄膜主要以物理方式填充而不是化学反应。它是通过给金属靶材加上直流电，并利用磁场作用将靶材上的金属溅射出去并沉积到晶圆表面。铝是常用的金属沉积材料，其他的材料包括金、钛、钼、钨、钛钨合金、钯、铜等。

电镀铜基本原理是将具有导电表面的硅片沉浸在硫酸铜溶液中，硅片连接到电源的阴极，固体铜块沉浸在溶液中并和电源阳极相连。电镀过程中，金属铜离子在电流的作用下游向硅片表面，并被还原成金属铜，形成铜导体。同时，铜阳极发生氧化反应，铜原子变成铜离子，这个反应维持了溶液中的电中和。

2）主要设备与原辅材料

金属化单元使用的设备主要包括铝（Al）金属溅镀机、钛（Ti）金属溅镀机等。使用的原辅材料主要包括铜、氨、氢氟酸、硫酸、硝酸、氟化物、过氧化氢等。

3）职业病危害因素识别

金属化工艺中的主要职业病危害因素为使用的原辅材料挥发，包括氨、氟化氢、硫酸、二氧化氮、氟化物、过氧化氢等，生产中使用的微波以及设备运行时产生的噪声。

4）职业病危害特征分析

（1）危害特征。现代的集成电路芯片制造中金属化工序实现了自动化，职业病危害接触岗位主要是进行设备维护保养和巡检设备运转情况的工程师和制造助理人员。接触情况因设备运转情况而异，设备运转正常时主要是短时间间断性接触，设备有故障需要处理时会长时间连续接触。

（2）职业健康影响。

氨，见本章第一节第三部分第一小节。

氟化氢，见本章第一节第三部分第一小节。

硫酸，见本章第一节第三部分第一小节。

二氧化氮，见本章第一节第三部分第一小节。

过氧化氢，见本章第一节第三部分第一小节。

微波，见本章第一节第三部分第五小节。

噪声，见本章第一节第三部分第二小节。

(3) 危害程度分析。以某集成电路芯片制造企业金属化工作人员操作岗位的检测结果进行危害程度分析，金属化工序各职业病危害因素接触浓度或强度均未超过职业接触限值，表明金属化工序的职业病危害因素得到了较好的控制。

8. 化学机械抛光（CMP）单元职业病危害因素识别

1）工艺过程

CMP 是类似机械抛光的一种抛光方式，一般用于具有 3 层或更多层金属的集成电路制造生产。在已形成图案的芯片上进行化学机械抛光，使之形成整体平面，以减轻多层结构造成的严重不平的表面形态，满足光刻时对焦深的要求。

2）主要设备与原辅材料

CMP 单元使用的设备主要包括氧化物化学机械抛光设备、浅沟槽化学机械抛光设备、直接浅沟槽化学机械抛光设备、金属钨化学机械抛光设备。使用的原辅材料主要包括氨、氢氟酸、过氧化氢、异丙醇、氢氧化钾、研磨液（主要成分为二氧化硅）等。

3）职业病危害因素识别

CMP 工艺中的主要职业病危害因素为使用的原辅材料，包括氨、氟化氢、过氧化氢、异丙醇、氢氧化钾，以及设备运行时产生的噪声。

4）职业病危害特征分析

(1) 危害特征。现代的集成电路芯片制造中 CMP 工序实现了自动化，职业病危害接触岗位主要是进行设备维护保养和巡检设备运转情况的工程师和制造助理人员。接触情况因设备运转情况而异，设备运转正常时主要是短时间间断性接触，设备有故障需要处理时会长时间连续接触。

(2) 职业健康影响。

氨，见本章第一节第三部分第一小节。

氟化氢，见本章第一节第三部分第一小节。

过氧化氢，见本章第一节第三部分第一小节。

异丙醇，见本章第一节第三部分第一小节。

氢氧化钾，强碱性物质，白色或稍带黄色，能迅速从空气中吸收水分和二氧化碳而潮解。可经消化道、呼吸道、眼睛和皮肤吸收。口服中毒后消化道剧痛，呕吐、腹泻，可有休克。呕吐物含有血液和脱落的黏膜上皮。严重者可致消化道穿孔。在数周甚至数月后可发生食道狭窄而引起吞咽困难。吸入氢氧化钾粉尘或烟雾可引起化学性上呼吸道炎。眼接触浓氢氧化钾液可发生结膜水肿和角膜溃疡等眼灼伤表现。

噪声，见本章第一节第三部分第二小节。

（3）危害程度分析。以某集成电路芯片制造企业 CMP 工作人员操作岗位的检测结果进行危害程度分析，CMP 工序各职业病危害因素接触浓度或强度均未超过职业接触限值，表明 CMP 工序的职业病危害因素得到了较好的控制。

四、集成电路芯片制造健康风险分析

（一）集成电路芯片制造职业病危害现状

集成电路芯片制造是近年来才广泛发展起来的新兴产业，生产工艺自动化程度较高，正常生产状况下使用的原辅材料主要是通过管道密闭化输送，通过计算机或者智能机器人控制，同时，集成电路芯片制造基本都是在洁净车间中进行，洁净车间中会进行大量的过滤换气，人均每小时新风量可达到几百甚至上千立方米，因此在正常生产条件下作业人员接触的化学性有害性因素浓度往往远低于职业接触限值。戴春生等对某集成电路建设项目进行职业病危害控制效果评价结果显示，62 个检测点的 1448 个化学毒物样本检测结果全部合格。张金龙等对 11 个集成电路制造项目职业病危害评价的结果显示，除了个别项目离子注入岗位空气中砷化氢的浓度超标外，其他化学性有害因素的浓度均未超过职业卫生接触限值，物理因素中除了生产支持区域噪声强度超标外，其他均符合职业卫生接触限值。

与很多传统产业不同的是，集成电路芯片制造过程中会使用很多独特的化学品，其中还包括一些强腐蚀性物质和高毒物质，如砷化氢、砷及其无机化合物、氨气、氯气、氟化氢、氟及其化合物（不含氟化氢）等。正常生产情况下这些化学品通过密闭管道输送至机台中使用，基本不会逸散出来。但是，如果发生意外事故或者停电等情况，则机台和化学气体运输和泄漏监测系统可能失常，导致化学品泄漏引起急性中毒或化学性灼伤。毛国传等报道集成电路制造工伤 15 起，其中化学品烧伤或可能为化学品烧伤有 11 起，大部分烧伤是由氢氟酸引起的伤害，烧伤部位主要有眼部 5 起，手部 6 起。有些气体如硅烷还有可能发生严重的火灾爆炸。因此，要特别注意预防非正常生产情况下职业病危害事故风险，在日常的职业卫生管理中也要正确和客观地分析潜在的危害风险，采取严格的控制和管理措施，加强生产中化学物质、机器设备、监测系统及操作人员的管理，尽可能减少意外事故的发生。

集成电路芯片制造业属于《国民经济行业分类》（GB/T 4754—2011）中的“计算机、通信和其他电子设备制造业”，根据国家安全监管总局组织编制的《建设项目职业病危害风险分类管理目录（2012 年版）》，“计算机、通信和其他电子设备制造业”属于职业病危害风险较重项目。

（二）集成电路芯片制造职业病风险分析

集成电路芯片制造行业职业病危害因素可能导致的职业病主要有职业中毒特别是急性中毒、职业性皮肤病（主要是化学性皮肤灼伤）、职业性眼病（主要是化学性眼灼伤）、职业性噪声聋等。

1. 职业中毒

职业中毒分为急性职业中毒和慢性职业中毒。急性职业中毒，是在工作过程中一次或者短时间内（几分钟或数小时）大量有毒物质进入人体引起的中毒。慢性中毒是指毒物少量长期进入人体后引起的中毒。集成电路芯片制造行业中会使用大量的有毒物质甚至高毒物质如氯气、砷化氢等，正常生产条件下这些物质是通过密闭管道输送到机台用于生产的，工人基本不会接触这些毒物，因此发生慢性中毒的可能性较小。但发生意外泄漏时工人可能短时间内吸入过量毒物引起中毒。风险较高的岗位主要包括气体供应站及化学品供应间的工人。

2. 职业性皮肤病

职业性皮肤病是指由于职业性因素引起的皮肤及其附属器的疾病，包括接触性皮炎、光接触性皮炎、电光性皮炎、黑变病、化学性皮肤灼伤等。集成电路芯片制造行业中会使用到一些强酸碱类物质如硫酸、氢氧化钾等，在使用过程中如果意外接触可能引起化学性皮肤灼伤，风险较高的岗位主要是化学品供应间的工人。毛传国等人报道的集成电路芯片制造中的 11 起化学品烧伤事故中，有 6 起为化学性皮肤灼伤。

3. 职业性眼病

职业性眼病包括化学性眼部灼伤、电光性眼炎和白内障（含放射性白内障、三硝基甲苯白内障）。集成电路芯片制造行业中会使用到一些酸碱类物质如氢氟酸、氢氧化钾等，在使用过程中如果意外接触可能引起化学性眼部灼伤，风险较高的岗位主要是化学品供应间的工人。毛传国等人报道的集成电路芯片制造中的 11 起化学品烧伤事故中，有 5 起为化学性眼部灼伤，大部分是由氢氟酸引起的。

4. 职业性噪声聋

长期接触高强度生产性噪声，最初引起工人耳鸣、耳痛、头晕、失眠、烦躁、记忆力减退等症状，进而引起工人暂时性听阈位移、永久性听阈位移，最后导致噪声性耳聋。集成电路芯片制造行业中使用的某些设备可能产生高强度噪声，由于该行业的自动化水平较高，作业人员接触噪声时间较短，尚未看到该行业职业性噪声聋病例的报道。

5. 工作相关疾病

集成电路芯片制造行业的自动化和智能化水平较高，对劳动者技术要求更高，很多工作都是在视屏显示终端（VDT）完成。工人以坐姿作业较多、常存在用眼过度、工作负荷大、精神负担大、局部肌肉骨骼系统负荷重等问题。可导致各种生理的、心理的和行为的紧张相关障碍。主要表现为心理失衡，如愤怒、沮丧、神经质、焦虑和抑郁等，也可能出现胃肠功能紊乱、肌张力、心血管功能改变、出汗等生理变化，同时也可能引起频繁失眠、缺乏食欲等行为改变。

集成电路芯片制造行业由于设备等成本较高，大多数岗位采取轮班作业。有研究显示，轮班作业是增加职业应激的重要原因之一，与心血管疾病、胃肠疾患、乳腺癌、代谢综合征、糖尿病、睡眠障碍和疲劳等有密切关系。谷桂珍等人的研究显示，与非轮班作业组相比，轮班作业组的技术利用程度、工程控制水平、心理需求、工作满意感等得分较低，躯体需求、付出、抑郁症状和负面情绪得分较高，表明轮班作业会对作业人员的心理、生理产生显著影响。

五、职业病危害关键控制技术

（一）关键控制点确定

由于集成电路芯片制造业自动化、智能化程度较高，生产过程中巡检人员接触的职业病危害的浓度或强度不高，因此职业病危害关键控制点主要为防止生产过程中使用的各种化学品的跑冒滴漏，以及在设备维护保养过程中做好职业病危害的控制。

（二）关键控制技术

集成电路芯片制造中职业病危害关键控制技术主要包括：

（1）密闭化，通过密闭管道将有害气体输送到需要使用的生产机台，机台置于密闭式排气罩内，逸散的有害气体通过管道输送至废气处理设施处理后排放。

（2）全面通风，集成电路芯片制造对生产环境要求高，大部分生产过程是在洁净车间中进行的，车间中应保持一定的通风换气量，避免有害气体蓄积。

（3）局部通风，机台维修或保养时，虽然有害气体输送已经停止，但机台和管道中可能存在一定的残留，导致短时间内局部有害气体浓度较高，因此在进行机台的维修或保养时，应加设局部排风装置，及时将高浓度有害气体排出。

参考文献

[1] 王龙兴. 2016 年中国集成电路芯片制造业的状况研究 [J]. 集成电路应用，2017，34（10）：43－47.

[2] 戴春生，汤冬梅，吕建华. 某集成电路制造公司建设项目职业病危害控制效果评价 [J]. 职业卫生与应急救援，2006，24（2）：95－96.

[3] 张荣，扬声，金迪. 某集成电路芯片加工建设项目职业病危害预评价 [J]. 中国卫生工程学，2018，17（3）：359－362.

[4] 张金龙，秦宏. 11 个集成电路制造项目职业病危害评价的分析 [J]. 中国卫生工程学，2010，9（1）：36－40.

[5] 毛国传，王群利，冷朋波. 某集成电路芯片制造项目职业病危害控制效果评价 [J]. 职业卫生与应急救援，2006，24（1）：36－37.

[6] RICHTER K D，ACKER J，SCHOLZ F，et al. Health promotion and work：prevention of shift work disorders in companies [J]. EPMA journal，2010，1（4）：611－618.

[7] WANG X S，ARMSTRONG M E，CAIRNS B J，et al. Shift work and chronic disease：the epidemiological evidence [J]. Occup Med（Lond），2011，61：78－79.

[8] 谷桂珍，余善法，周文慧，等. 企业员工轮班作业与职业应激关系分析 [J]. 中华劳动卫生职业病杂志，2016，34（1）：37－40.

第二节　液晶显示器制造

一、行业先进性介绍

液晶显示器（liquid crystal display，LCD）为平面超薄的显示设备，它由一定数量的彩色或黑白像素组成，放置于光源或者反射面前方。与 CRT 显示器（阴极射线显像管）相比，LCD 具有机身薄、节省空间、能耗低、不产生高温、辐射低、健康危害小、画面柔和不伤眼等优点，近年来广泛应用于电子行业。

液晶显示器是当前平板显示产业的主流，是信息产业中重要的战略性和基础性产业之一，也是我国重点发展的高科技产业之一。液晶显示器的原理来自欧美专业人员的创新，但被转化为实用的产品则是在日本，在中国台湾和韩国实现了量产化和低价化。我国的 LCD 产业大规模发展是 2003 年之后，比国际先驱晚了十几年。然而，自从我国将平板显示产业列入“十一五”发展规划之中，平板显示产业成为“2006 年至 2020 年信息产业中长期发展纲要”中重要的发展项目后的十多年中，我国的液晶显示器产业实现了跨越式的发展。中国内地目前有 20 多条 LCD 生产线，每年的直接和间接产值可达数千亿元。2017 年底，中国 10.5 代液晶面板生产线问世，意味着中国的液晶面板产业已经走到了世界的前列。

与传统制造业相比，液晶显示器制造行业的先进性表现在：其一，液晶显示器制造是高技术含量和高附加值的产业，2010 年全球液晶显示器的产值已经达到了 925 亿美元，未来相关产业的规模可能超过 5000 亿美元，成为 21 世纪的标志性产业之一，是各国竞相发展的高技术产业；其二，生产技术先进性，现代的 LCD 制造中主要工艺均实现了全自动化生产；其三，管理的先进性，液晶显示器制造行业基本实现了生产过程的信息化和智能化管理。

二、职业病危害的发展趋势

液晶显示器制造的大部分生产工艺已经实现了自动化，随着技术进步，自动化、信息化和智能化的程度会越来越高，虽然体力劳动强度有所降低，但对劳动者的技术要求更高，一个人监控多台设备的运行情况，责任更大，更容易产生职业紧张。同时，随着自动化、信息化和智能化的提高，工作人员数量减少，人与人之间的交流减少，可能导致出现更多的心理问题。

三、职业病危害因素识别

（一）液晶显示器制造主要工艺及职业病危害因素识别

液晶显示器制造的主要工艺包括阵列工程、彩膜工程、成盒工程和模组工程四部分。

1. 阵列工程

阵列工程主要包括清洗、溅镀、化学气相沉积、光刻、刻蚀、剥离等工序，主要生产工艺流程见图 12. 2. 1。

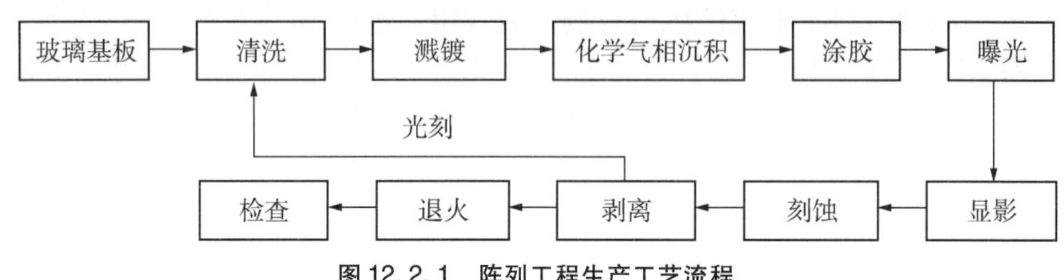

图 12. 2. 1　阵列工程生产工艺流程

阵列工程的主要职业病危害来源于生产中使用的原辅材料，如清洗液、光刻胶、稀释剂、显影液、各种酸碱及气体、金属氧化物，以及设备生产运行产生的紫外辐射、激光辐射、高频电磁场、噪声等。

2. 彩膜工程

彩膜工程主要包括清洗、涂布、曝光、显影、溅射 ITO 膜、检验及修补等工序，主要生产工艺流程见图 12. 2. 2。

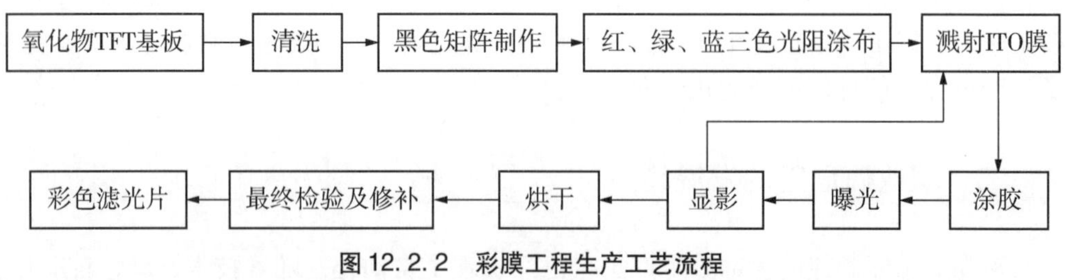

图 12. 2. 2　彩膜工程生产工艺流程

彩膜工程的主要职业病危害来源于生产中使用的原辅材料，如清洗剂、光阻、稀释剂、显影液、金属氧化物，以及设备生产运行产生的紫外辐射、X 射线、激光辐射、高频电磁场、噪声等。

3. 成盒工程

成盒工程主要包括清洗、配向膜形成、框胶涂布、液晶注入、固化、切割及终检等工序，主要生产工艺流程见图 12. 2. 3。

成盒工程的主要职业病危害来源于生产中使用的原辅材料，如清洗剂、框胶、液晶，以及生产过程中产生的粉尘、X 射线、紫外辐射、高温、激光辐射、噪声等。

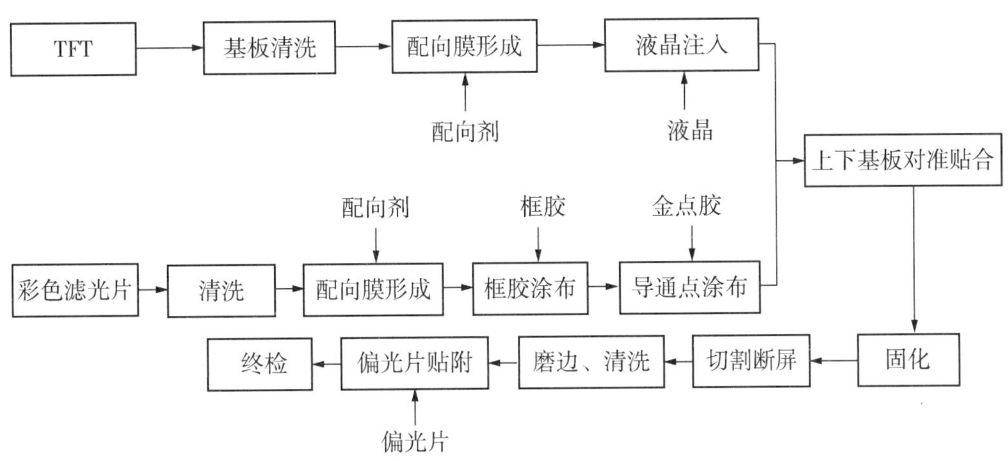

图 12.2.3 成盒工程生产工艺流程

4. 模组工程

模组工程主要包括清洁、异方性导电胶膜（ACF）贴附、覆晶薄膜（COF）搭载、压着、外引脚贴合（OLB）检查、UV 胶涂布、二次清洁、老化等工序，主要生产工艺流程见图 12.2.4。

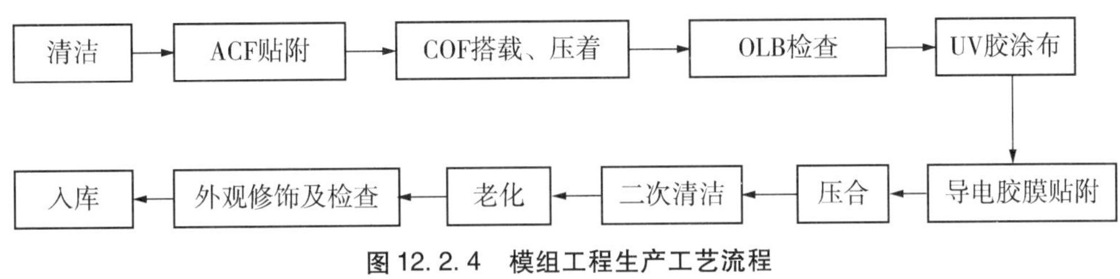

图 12.2.4 模组工程生产工艺流程

模组工程的主要职业病危害来源于生产中使用的原辅材料，如异丙醇、UV 胶、ACF 去除液等，以及生产过程中产生的紫外辐射、高温、噪声等。

（二）生产单元职业病危害因素识别

1. 阵列工程

1）清洗

（1）工艺过程。将玻璃基板沉浸在液体槽内逆流清洗，使用纯水或含甲基吡咯烷酮清洗剂进行清洗。

（2）主要设备与原辅材料。清洗使用的设备主要包括物理成膜前清洗机、化学成膜前清洗机、干式清洗机、阵列卡匣清洗机。使用的原辅材料主要是纯水和清洗剂。

（3）职业病危害因素识别。清洗工艺中的主要职业病危害因素为清洗液中含有的有害成分，如甲基吡咯烷酮、二乙二醇丁醚、氢氧化钾等，以及设备运行产生的噪声。

（4）职业病危害特征分析。

• 危害特征

由于阵列工程中清洗工序实现了自动化，职业病危害接触岗位主要是进行设备维护保养和巡检设备运转情况的工程师和制造助理人员。接触情况因设备运转情况而异，设备运转正常时主要是短时间间断性接触，设备有故障需要处理时会长时间连续接触。

• 职业健康影响

氢氧化钾，见本章第一节第三部分第八小节。

N－甲基吡咯烷酮，无色透明油状液体，微有胺的气味，能与水、醇、醚、酯、酮、卤代烃、芳烃互溶。挥发度低，热稳定性、化学稳定性均佳，能随水蒸气挥发，有吸湿性，对光敏感。可经消化道、呼吸道、眼睛和皮肤吸收。蒸气压低，一次吸入的危险性很小，但慢性作用可致中枢神经系统机能障碍，引起呼吸器官、肾脏、血管系统的病变。

噪声，见本章第一节第三部分第二小节。

• 危害程度分析

以某液晶显示器制造企业阵列/彩膜车间清洗机维护保养操作岗位的检测结果进行危害程度分析，清洗工序各职业病危害因素接触浓度或强度均未超过职业接触限值，表明清洗工序的职业病危害因素得到了较好的控制。

2）溅镀

（1）工艺过程。溅镀是物理气相沉积的一种，它通过在真空系统中使载体（如氩气）在低压下离子化，向所用溅射材料组成的靶材加速，将靶材上的金属原子撞击落在基板上沉积下来形成导电胶膜。采用铜、铝、ITO（铟锡合金，In_2O_3/SnO_2）、Ag 靶材作为溅射的材料。

（2）主要设备与原辅材料。溅镀使用的设备主要是金属真空溅射机。使用的原辅材料主要是铜、铝、银等金属，铟锡化合物以及各种辅助气体如氩气、氦气、氮气等。

（3）职业病危害因素识别。溅镀工艺中的主要职业病危害因素包括溅镀过程中产生的金属氧化物如氧化钼、氧化锡、氧化铝、氧化铟，以及使用的辅助气体如氩气、氦气、氮气等，溅镀过程中还存在高频电磁场和噪声。溅镀靶材打磨过程中会产生铟及其无机化合物和噪声。

（4）职业病危害特征分析。

• 危害特征

由于阵列工程中溅镀工序实现了自动化，职业病危害接触岗位主要是进行设备维护保养和巡检设备运转情况的工程师和制造助理人员。接触情况因设备运转情况而异，设备运转正常时主要是短时间间断性接触，设备有故障需要处理时会长时间连续接触。

• 职业健康影响

钼及其化合物，钼为银白色金属，熔点很高，化学性质比较稳定，钼的氧化物中，除最高价态的 MoO_3 为酸性外，其余氧化物均为碱性氧化物。可经消化道和呼吸道吸收。对眼睛、皮肤有刺激作用。部分接触者出现尘肺病变，出现自觉呼吸困难、全身疲倦、头晕、胸痛、咳嗽等。

铟及其化合物，铟为银白色并略带淡蓝色的金属，粉末状的铟可与水作用，生成氢氧化铟。易溶于浓热的无机酸和乙酸、草酸。可经消化道和呼吸道吸收。铟及其化合物烟尘中毒能引起呼吸系统损伤，造成肺炎甚至肺癌。

氧化铝，白色无定形粉末状化合物，熔点为2054 ℃，沸点为2980 ℃，在高温下可电离的离子晶体。不溶于水，易溶于强碱和强酸。可经消化道和呼吸道吸收。吸入可能造成肺部刺激和损伤，较多量食入易造成老年痴呆。

高频电磁场，频率为100 kHz～30 MHz，相应波长为3 km～10 m 范围的电磁场，对人体的危害主要是非致热作用，表现为轻重不一的类神经症，如胸闷、心悸、睡眠不佳、记忆力减退、脱发等。个别接触场强较大的工作人员，心电图检查显示窦性心动过缓或窦性心律不齐。

噪声，见本章第一节第三部分第二小节。

• 危害程度分析

以某液晶显示器制造企业阵列/彩膜车间金属溅射成膜机、氧化铟锡成膜机等操作工程师及维护保养操作岗位的检测结果进行危害程度分析，靶材打磨岗位的铟及其化合物浓度和噪声强度超过职业接触限值，其他岗位各种职业病危害因素接触浓度或强度均未超过职业接触限值，表明溅镀工序的噪声危害还需要进一步采取控制措施。

3）化学气相沉积

（1）工艺过程。化学气相沉积是在一定反应条件下，使用 NH_3、NF_3、N_2O、SiH_4等特种气体进行化学反应，在玻璃基板上沉积氧化硅、氮化硅和非晶硅等半导体器件材料的过程，工作温度为100～200 ℃。

（2）主要设备与原辅材料。化学气相沉积使用的设备主要是化学气相沉积机。使用的原辅材料主要是各种气体如三氟化氮、磷化氢、氨、四氢化硅等。

（3）职业病危害因素识别。化学气相沉积工艺中的主要职业病危害因素为使用的各种气体，常见的包括三氟化氮、磷化氢、氨、四氢化硅等，生产过程中产生的紫外辐射和噪声。

（4）职业病危害特征分析。

• 危害特征

由于阵列工程中化学气相沉积工序实现了自动化，职业病危害接触岗位主要是进行设备维护保养和巡检设备运转情况的工程师和制造助理人员。接触情况因设备运转情况而异，设备运转正常时主要是短时间间断性接触，设备有故障需要处理时会长时间连续接触。

• 职业健康影响

三氟化氮，常温下是一种无色、无臭、性质稳定的气体，是一种强氧化剂。可经消化道、呼吸道、眼睛和皮肤吸收。三氟化氮是低毒性物质，但是它能强烈刺激眼睛、皮肤和呼吸道黏膜，腐蚀组织。吸入高浓度 NF3 可引起头痛、呕吐和腹泻。长期吸入低浓度 NF3 能损伤牙齿和骨骼，使牙齿生黄斑，骨骼成畸形，也可见肝、肾有轻至中度病理改变，脾肿大，尿氟增高。

磷化氢，见本章第一节第三部分第二小节。

氨，见本章第一节第三部分第一小节。

紫外辐射，波长为 100 nm～400 nm 的电磁辐射，紫外辐射对人体多个系统和器官均可造成影响，其中主要引起皮肤和眼睛的损伤，可以起电光性皮炎和电光性眼炎。紫外辐射引起的电光性眼炎在眼部暴露紫外线的当时并无症状，暴露数小时才开始出现症状。曝光之后到症状发作之间的潜伏期长短，取决于所受照射剂量的大小及时间的长短。轻症或早期患者，仅有眼部异物感或轻度不适，重者有眼部烧灼感和剧痛，并伴有高度畏光、流泪和睑痉挛。长期重复的紫外线照射，可引起慢性睑缘炎和结膜炎，结膜失去弹性和光泽，色素增生。

噪声，见本章第一节第三部分第二小节。

• 危害程度分析

以某液晶显示器制造企业阵列/彩膜车间化学气相沉积机操作工程师及维护保养操作岗位的检测结果进行危害程度分析，化学气相沉积维护保养清灰作业时噪声强度超过职业接触限值，其他职业病危害因素接触浓度或强度均未超过职业接触限值，表明化学气相沉积工序的职业病危害因素得到了较好的控制。

4）光刻

（1）工艺过程。光刻工序是将设计好的线路图形，完整且精确地复制到基板上，包括涂胶、曝光和显影过程。

涂胶是在清洗后的玻璃基板表面均匀涂上一层光刻胶。光刻胶主要由对光与能量非常敏感的高分子聚合物和有机溶剂（稀释剂）组成，前者是光刻胶的主体，主要成分为酚醛树脂、丙二醇单甲醚乙酸酯等，后者是光刻胶的介质，主要成分为乙酸丁酯等。为使光刻胶牢固附着在玻璃面板表面，涂匀胶后要进行烘干，由于烘干温度较高，光刻胶中的有机溶剂挥发成有机废气，而光刻胶中的高分子聚合物和光敏剂等作为涂层牢固地附着在基质表面。

曝光是利用光刻胶对特定光谱的紫外光敏感、被光照射后发生化学变化容易被去除的特性，使用光刻机，将事先设计好的电路通过掩模版以照相术透射到面板表面，使部分光刻胶得到光照，另外部分光刻胶得不到光照，从而改变光刻胶的性质。并使用显影液去除感光的光刻胶，在光刻胶上形成了沟槽，使下面的基板暴露出来，以便于下一道工序进行刻蚀；而没有感光的光刻胶则不会被清洗下来，从而使下面的基板得以保护。然后，用离子水将溶解的光刻胶冲走。

（2）主要设备与原辅材料。光刻使用的设备主要包括涂胶显影机、曝光机、刻号机、边缘曝光机、显影液回收机、光阻液供给机、光阻分析仪等。使用的原辅材料主要有光刻胶、稀释剂、显影液和去离子水等。

（3）职业病危害因素识别。光刻工艺中的主要职业病危害因素为光刻胶、稀释剂、显影液的挥发性组分，包括乙酸丁酯、酚醛树脂、丙二醇单甲醚乙酸酯、3－乙氧基丙酸乙酯、丙二醇单甲醚、乙二醇二甲醚等，生产过程中使用的紫外辐射和激光辐射，设备运行产生的噪声。

（4）职业病危害特征分析。

• 危害特征

由于阵列工程中光刻工序实现了自动化，职业病危害接触岗位主要是进行设备维护保养和巡检设备运转情况的工程师和制造助理人员。接触情况因设备运转情况而异，设备运转正常时主要是短时间间断性接触，设备有故障需要处理时会长时间连续接触。

• 职业健康影响

乙酸丁酯，见本章第一节第三部分第四小节。

酚醛树脂，无色或黄褐色透明固体，耐热性、耐燃性、耐水性和绝缘性优良，耐酸性较好，耐碱性差，可经呼吸道、皮肤吸收，主要引起急性呼吸系统症状及接触性皮炎，严重的尚有化学灼伤。长期接触导致慢性危害，主要表现为对呼吸系统功能的影响和致慢性皮炎。酚醛树脂在粉碎阶段可产生大量粉尘，长期吸入可导致肺组织纤维化。

丙二醇单甲醚，无色液体，易溶于水，有特殊气味，可经呼吸道、皮肤、眼睛和消化道吸收，高浓度蒸汽可刺激眼睛、皮肤和呼吸道，皮肤长期或反复接触可使皮肤脱脂。

乙二醇二甲醚，无色液体，有芳香气味和吸湿性，能与水、乙醇、甘油、乙醚、丙酮、二甲基乙酰胺等混溶，可经呼吸道、消化道和皮肤吸收，有肾脏损害及麻醉作用，对眼有刺激性，对皮肤刺激作用不明显。

紫外辐射，见本章第二节第三部分第一小节。

激光辐射，见本章第一节第三部分第二小节。

噪声，见本章第一节第三部分第二小节。

• 危害程度分析

以某液晶显示器制造企业阵列/彩膜车间曝光阵列涂布机、显影机操作激光修补机等工程师及维护保养操作岗位的检测结果进行危害程度分析，光刻工序各职业病危害因素接触浓度或强度均未超过职业接触限值，表明光刻工序的职业病危害因素得到了较好的控制。

5）刻蚀

（1）工艺过程。刻蚀包括干法刻蚀和湿法刻蚀。干法刻蚀利用相关性气体使其活化而与蚀材发生化学反应，并将生成物带离基材以达到刻蚀的目的。湿法刻蚀是将基板浸没于适当的化学溶液中，或将化学溶液喷洒至芯片上，经由溶液与被刻蚀物间的化学反应，来移除薄膜表面的原子，以达到刻蚀的目的，从而获得所需要的图形。

（2）主要设备与原辅材料。刻蚀使用的设备主要包括干法刻蚀机、氧化铟锡湿法刻蚀机等。湿法刻蚀使用的主要原辅材料包括金属刻蚀液、Cu 刻蚀液、ITO 刻蚀液和去离子水。干法刻蚀过程使用的原辅材料主要是各种气体，包括六氟化硫、氯气、四氟化碳、三氯化硼、氧气、氮气等。

（3）职业病危害因素识别。刻蚀工艺中的主要职业病危害因素为刻蚀液的挥发性组分及气体，包括磷酸、乙酸、草酸、过氧化氢、二氧化氮、硫酸、六氟化硫、氯气、四氟化碳和三氯化硼等，设备运行产生高频电磁场和噪声。

（4）职业病危害特征分析。

• 危害特征

由于阵列工程中刻蚀工序实现了自动化，职业病危害接触岗位主要是进行设备维护保养和巡检设备运转情况的工程师和制造助理人员。接触情况因设备运转情况而异，设备运转正常时主要是短时间间断性接触，设备有故障需要处理时会长时间连续接触。

• 职业健康影响

磷酸，无色透明柱状结晶或无色无臭的黏稠液体。潮解性强。可溶于水、乙醇。可经呼吸道、皮肤、眼睛和消化道吸收。能刺激皮肤引起腐蚀发炎、破坏肌体组织。浓缩较高的磷酸可致急性眼和呼吸道刺激症状，磷酸溅入眼内可引起眼损害，如结膜充血、结膜下出血、角膜损害及虹膜炎。

乙酸，无色透明液体，有刺激性酸臭。可经呼吸道、皮肤、眼睛和消化道吸收。吸入蒸汽对鼻、喉和呼吸道有刺激性，对眼有强烈刺激作用。皮肤接触，轻者出现红斑，重者引起化学灼伤。误服浓乙酸，口腔和消化道可产生糜烂，重者可因休克而致死。慢性影响：眼睑水肿、结膜充血、慢性咽炎和支气管炎。长期反复接触，可致皮肤干燥、脱脂和皮炎。

草酸，无色单斜片状或棱柱体结晶或白色粉末，可经呼吸道、皮肤和消化道吸收。其粉末或溶液对皮肤、眼睛或黏膜有强烈的刺激性和腐蚀性。中毒表现为食欲下降、流涕、呼吸困难和进行性衰竭。

过氧化氢，纯品为淡蓝色的黏稠液体，水溶液为无色透明液体。吸入蒸汽或雾对呼吸道有强烈刺激性。眼直接接触液体可致不可逆损伤甚至失明。长期接触本品可致接触性皮炎。

二氧化氮，见本章第一节第三部分第一小节。

硫酸，见本章第一节第三部分第一小节。

氯气，见本章第一节第三部分第二小节。

三氯化硼，无色发烟液体或气体。不可燃，有刺激性、酸性气味。遇水分解生成氯化氢和硼酸，并放出大量热量，在湿空气中因水解而生成烟雾。可经呼吸道、皮肤、眼睛和消化道吸收。对眼睛、皮肤、黏膜和上呼吸道有强烈的腐蚀作用。吸入后可因喉、支气管的痉挛、水肿及化学性肺炎、肺水肿而致死。中毒表现为烧灼感、咳嗽、喘息、喉炎、气短、头痛、恶心和呕吐。

高频电磁场，见本章第二节第三部分第二小节。

噪声，见本章第一节第三部分第二小节。

• 危害程度分析

以某液晶显示器制造企业阵列/彩膜车间刻蚀机操作员、巡检工程师及维护保养操作岗位的检测结果进行危害程度分析，刻蚀工序各职业病危害因素接触浓度或强度均未超过职业接触限值，表明刻蚀工序的职业病危害因素得到了较好的控制。

6）剥离

（1）工艺过程。刻蚀完成之后，用剥离液将基板上多余的光刻胶剥离掉，用纯水清洗，以保证刻痕（电路）的清洁，再经热处理把半导体特性做均一化处理后即做成阵列玻璃基板。

（2）主要设备与原辅材料。剥离使用的设备主要为湿法剥离机，使用的主要原辅材料包括剥离液和去离子水。

（3）职业病危害因素识别。剥离工艺中的主要职业病危害因素为剥离液的挥发性组分，包括氢氧化钠、氢氧化钾和乙二醇单甲醚等。

（4）职业病危害特征分析。

• 危害特征

由于阵列工程中剥离工序实现了自动化，职业病危害接触岗位主要是进行设备维护保养和巡检设备运转情况的工程师和制造助理人员。接触情况因设备运转情况而异，设备运转正常时主要是短时间间断性接触，设备有故障需要处理时会长时间连续接触。

• 职业健康影响

氢氧化钠，白色不透明固体，易潮解。易溶于水、乙醇、甘油，不溶于丙酮。可经呼吸道、皮肤和消化道吸收。吸入氢氧化钠的粉尘或烟雾时，可引起化学性上呼吸道炎。皮肤接触可引起灼伤。口服后，口腔、食管、胃部烧灼痛，腹绞痛、呕吐血性胃内容物，血性腹泻。有时发生声哑、吞咽困难、休克、消化道穿孔。后期可发生胃肠道狭窄。氢氧化钠溅入眼内，可发生结膜炎、结膜水肿、结膜和角膜坏死。严重者可致失明。

氢氧化钾，见本章第一节。

乙二醇单甲醚，无色透明液体，具有令人愉快的气味。与水、乙醇、乙醚、甘油、丙酮、N，N－二甲基甲酰胺混溶。可经胃肠道、呼吸道和皮肤吸收。吸入蒸汽会引起无力、失眠头痛、胃肠功能紊乱、夜尿、体重减轻、眼烧灼感、反应迟钝、嗜睡，误服可致死。慢性中毒可出现神经衰弱综合征、大细胞性贫血、白细胞减少；严重者呈中毒性脑病和脑萎缩。

• 危害程度分析

以某液晶显示器制造企业阵列/彩膜车间湿法剥离机操作员、工程师操作岗位的检测结果进行危害程度分析，剥离工序各职业病危害因素接触浓度均未超过职业接触限值，表明剥离工序的职业病危害因素得到了较好的控制。

2. 彩膜工程

1）清洗

（1）工艺过程。彩膜工程中的清洗首先使用等离子体对基板进行有机物变性去除，并通过玻璃清洗剂、刷洗、水洗等措施对基板进行清洁处理。

（2）主要设备与原辅材料。清洗使用的设备主要为玻璃投料清洗机。使用的原辅材料主要是去离子水和清洗剂。

（3）职业病危害因素识别。清洗工艺中的主要职业病危害因素为清洁剂中的有害成分，如丙酮、异亚丙基丙酮等，以及设备运行产生的噪声。

（4）职业病危害特征分析。

• 危害特征

由于彩膜工程中清洗工序实现了自动化，职业病危害接触岗位主要是进行设备维护保养和巡检设备运转情况的工程师和制造助理人员。接触情况因设备运转情况而异，设备运转正常时主要是短时间间断性接触，设备有故障需要处理时会长时间连续接触。

• 职业健康影响

丙酮，见本章第一节第三部分第四小节。

噪声，见本章第一节第三部分第二小节。

• 危害程度分析

以某液晶显示器制造企业阵列/彩膜车间清洗机操作员/工程师操作岗位的检测结果进行危害程度分析，清洗工序各职业病危害因素接触浓度或强度均未超过职业接触限值，表明清洗工序的职业病危害因素得到了较好的控制。

2）涂布

（1）工艺过程。使用光阻材料进行涂布，光阻中含有大量丙二醇单甲醚乙酸酯（PGMEA）等溶剂，涂布完成的湿膜需要转入 vacuum dry（VCD）设备中进行脱溶剂工序；同时，为防止光阻在 Nozzle 喷嘴口干燥形成凝结污染或影响正常使用，需定期使用稀释剂 Thinner（PGMEA）清洗 Nozzle 喷嘴口。

（2）主要设备与原辅材料。涂布使用的设备主要包括彩膜涂胶机、彩膜显影机、彩膜曝光机、彩膜预烘机等。使用的原辅材料主要包括 BM 光刻胶、R 光刻胶、G 光刻胶、B 光刻胶、稀释剂、显影液、清洗液和去离子水。

（3）职业病危害因素识别。涂布工艺中的主要职业病危害因素为光刻胶、稀释剂、显影液和清洗液中的有害成分，如环己酮、丙二醇甲醚乙酸酯、乙酸乙酯、3-乙氧基丙酸乙酯等。

（4）职业病危害特征分析。

• 危害特征

由于彩膜工程中涂布工序实现了自动化，职业病危害接触岗位主要是进行设备维护保养和巡检设备运转情况的工程师和制造助理人员。接触情况因设备运转情况而异，设备运转正常时主要是短时间间断性接触，设备有故障需要处理时会长时间连续接触。

• 职业健康影响

环己酮，无色或淡黄色液体，有丙酮和薄荷味，微溶于水，可混溶于醇、醚、苯、丙酮等多数有机溶剂。可经呼吸道、皮肤、眼睛和消化道吸收。环己酮可抑制中枢神经系统而引起麻醉作用。其蒸汽具有明显的黏膜刺激作用，液体在较长时间作用时能引起皮肤刺激和对眼黏膜的明显刺激作用，偶尔接触可无刺激。重度中毒者可出现休克、昏迷、四肢抽搐、肺水肿。

丙二醇甲醚乙酸酯，无色透明液体，可经呼吸道、皮肤和消化道吸收。可能对胎儿造成伤害。短期接触该物质会刺激眼睛和呼吸道，高浓度接触时，可能导致中枢神经系统抑制，长期或反复接触的液体会使皮肤脱脂。

乙酸乙酯，无色澄清液体，有强烈的醚似的气味，微溶于水，溶于醇、酮、醚、氯仿等多数有机溶剂。可经呼吸道、皮肤和消化道吸收，对眼、鼻、咽喉有刺激作用。高浓度吸入可引起进行性麻醉作用，急性肺水肿，肝、肾损害，并可致湿疹样皮炎。

- 危害程度分析

以某液晶显示器制造企业阵列/彩膜车间彩膜涂胶机、彩膜显影机维护保养、彩膜清洗机操作员/工程师操作岗位的检测结果进行危害程度分析，涂布工序各职业病危害因素接触浓度或强度均未超过职业接触限值，表明涂布工序的职业病危害因素得到了较好的控制。

3）曝光及显影

（1）工艺过程。使用高压 Hg 曝光灯产生的紫外射线对光阻进行曝光，并使用掩膜对光阻曝光形成曝光图形。然后，采用显影液（含有 4.28% KOH）对曝光后的基板进行显影，并通过水清洗，去除未曝光的光阻，形成实际图案。

（2）主要设备和原辅材料。曝光使用的设备主要是彩膜曝光机，显影使用的设备主要是彩膜显影机。使用的材料主要是显影液。

（3）职业病危害因素识别。曝光及显影工艺中的主要职业病危害因素为显影液中的氢氧化钾、曝光过程中产生的紫外辐射。

（4）职业病危害特征分析。

- 危害特征

由于彩膜工程中曝光及显影工序实现了自动化，职业病危害接触岗位主要是进行设备维护保养和巡检设备运转情况的工程师和制造助理人员。接触情况因设备运转情况而异，设备运转正常时主要是短时间间断性接触，设备有故障需要处理时会长时间连续接触。

- 职业健康影响

氢氧化钾，见本章第一节第三部分第八小节。

紫外辐射，见本章第二节第三部分第一小节。

- 危害程度分析

以某液晶显示器制造企业阵列/彩膜车间彩膜曝光机操作员/工程师操作岗位、显影机维护保养操作岗位的检测结果进行危害程度分析，曝光及显影工序中的氢氧化钾浓度及紫外辐射强度未超过职业接触限值，表明曝光及显影工序的职业病危害因素得到了较好的控制。

4）溅射 ITO 膜

（1）工艺过程。使用氩气、氧气作为工艺气体，在 10^{-3} Pa 数量级的真空环境中，利用直流电压使其电离形成等离子体，其中电子在电场和磁场的作用下撞击阴极 ITO 靶材形成溅镀团簇，并最终溅镀至 Glass 基板表面。

（2）主要设备与原辅材料。溅射 ITO 膜使用的主要设备为彩膜氧化铟锡溅射机。

使用的原辅材料主要为ITO靶材和氩气。

（3）职业病危害因素识别。溅射ITO膜工艺中的主要职业病危害因素包括溅射过程中产生的铟及其化合物、二氧化锡，设备运行产生的高频电磁场和噪声。

（4）职业病危害特征分析。

• 危害特征

由于彩膜工程中溅射ITO膜工序实现了自动化，职业病危害接触岗位主要是进行设备维护保养和巡检设备运转情况的工程师和制造助理人员。接触情况因设备运转情况而异，设备运转正常时主要是短时间间断性接触，设备有故障需要处理时会长时间连续接触。

• 职业健康影响

铟及其化合物，见本章第二节第三部分第一小节。

二氧化锡，白色或淡灰色粉末，不溶于水，缓慢溶于热的浓氢氧化钠和氢氧化钾溶液；可溶于浓硫酸。可经呼吸道和消化道吸收。吸入二氧化锡烟尘可发生金属烟热，长期吸入可引起锡肺。

高频电磁场，见本章第二节第三部分第一小节。

噪声，见本章第一节第三部分第二小节。

• 危害程度分析

以某液晶显示器制造企业阵列/彩膜车间彩膜氧化铟锡溅射机操作员/工程师操作岗位的检测结果进行危害程度分析，溅射ITO膜工序各职业病危害因素接触浓度或强度均未超过职业接触限值，表明涂布工序的职业病危害因素得到了较好的控制。

5）检验及修补

（1）工艺过程。通过光学检测确定基板不良缺陷位置，通过Taper（Al_2O_3研磨带）、Laser Cut（激光灰化）、Ink注入（PR ink）等方式对基板进行修补，以达到提高产品优品率。

（2）主要设备。检验及修补使用的设备主要是彩膜精密测长机、彩膜激光修补机。

（3）职业病危害因素识别。检验及修补工艺中的主要职业病危害因素为修补过程中使用的激光辐射。

（4）职业病危害特征分析。

• 危害特征

由于彩膜工程中检验及修补工序实现了自动化，且彩膜激光修补机为密闭作业，正常作业时，操作人员接触激光辐射强度较低。

• 职业健康影响

激光辐射，见本章第一节第三部分第二小节。

• 危害程度分析

以某液晶显示器制造企业阵列/彩膜车间激光修补机操作岗位的检测结果进行危害程度分析，检验及修补工序激光辐射强度未超过职业接触限值，表明检验及修补工序的职业病危害因素得到了较好的控制。

3. 成盒工程职业病危害因素识别

1）清洗

（1）工艺过程。成盒工程中的清洗是利用中性清洗剂和乙醇对阵列玻璃和彩色滤光片进行清洁处理。

（2）主要设备与原辅材料。清洗使用的设备主要为基板清洗机和滤光片清洗机。使用的原辅材料主要是去离子水和中性清洗剂。

（3）职业病危害因素识别。清洗工艺中的主要职业病危害因素为乙醇和清洗剂中的挥发性组分，如 N－甲基吡咯烷酮、聚乙烯基烷基醚等。

（4）职业病危害特征分析。

• 危害特征

由于成盒工程中清洗工序实现了自动化，职业病危害接触岗位主要是进行设备维护保养和巡检设备运转情况的工程师和制造助理人员。接触情况因设备运转情况而异，设备运转正常时主要是短时间间断性接触，设备有故障需要处理时会长时间连续接触。

• 职业健康影响

N－甲基吡咯烷酮，见本章第二节第三部分第一小节。

• 危害程度分析

尚未看到有关液晶显示器成盒工程清洗操作位 N－甲基吡咯烷酮、聚乙烯基烷基醚、乙醇等浓度检测结果的报道。

2）配向膜形成

（1）工艺过程。成盒工程中的配向膜形成是在基板上涂覆配向剂，经过高温 230 ℃的烘烤干燥，形成固态的配向膜。

（2）主要设备与原辅材料。配向膜形成使用的设备主要为配向膜硬化机。使用的原辅材料主要是配向剂及丙酮。

（3）职业病危害因素识别。配向膜形成工艺中的主要职业病危害因素为丙酮和配向剂中的挥发性组分，如聚酰亚胺、N－甲基吡咯烷酮、2－丁氧基乙醇等，以及生产过程中使用的 X 射线。

（4）职业病危害特征分析。

• 危害特征

由于成盒工程中配向膜形成工序实现了自动化，职业病危害接触岗位主要是进行设备维护保养和巡检设备运转情况的工程师和制造助理人员。接触情况因设备运转情况而异，设备运转正常时主要是短时间间断性接触，设备有故障需要处理时会长时间连续接触。

• 职业健康影响

丙酮，见本章第一节第三部分第四小节。

N－甲基吡咯烷酮，见本章第二节第三部分第一小节。

X 射线，见本章第一节第三部分第三小节。

• 危害程度分析

以某液晶显示器制造企业成盒车间 PI 站点配向膜列印机操作岗位的检测结果进

行危害程度分析，配向膜形成工序各职业病危害因素的浓度和强度均未超过职业接触限值，表明配向膜形成工序的职业病危害因素得到了较好的控制。

3）框胶涂布和液晶注入

（1）工艺过程。成盒工程中的框胶涂布和液晶注入是在彩色滤光片基板上涂覆框胶，在 TFT 基板上滴下液晶，在真空 1 Pa 的状态下将玻璃基板与彩色滤光片基板对合。

（2）主要设备与原辅材料。框胶涂布和液晶注入使用的主要设备为框胶涂布机和液晶滴下机，使用的原辅材料主要是框胶和液晶。

（3）职业病危害因素识别。框胶涂布和液晶注入工艺中的主要职业病危害因素为框胶和液晶中的挥发性组分，如甲醇、甲基丙烯酸甲酯、异丙醇、乙醇等。

（4）职业病危害特征分析。

● 危害特征

由于成盒工程中框胶涂布和液晶注入工序实现了自动化，职业病危害接触岗位主要是进行设备维护保养和巡检设备运转情况的工程师和制造助理人员。接触情况因设备运转情况而异，设备运转正常时主要是短时间间断性接触，设备有故障需要处理时会长时间连续接触。

● 职业健康影响

甲醇，无色澄清液体，有刺激性气味。溶于水，可混溶于醇、醚等多数有机溶剂。可经呼吸道、皮肤和消化道吸收。短时大量吸入可出现轻度眼上呼吸道刺激症状（口服有胃肠道刺激症状）；经一段时间潜伏期后可出现头痛、头晕、乏力、眩晕、酒醉感、意识蒙眬、谵妄，甚至昏迷。视神经及视网膜病变，可有视物模糊、复视等，重者失明。长时间接触可出现神经衰弱综合征、植物神经功能失调、黏膜刺激、视力减退等。皮肤出现脱脂、皮炎等。

甲基丙烯酸甲酯，无色液体，易挥发，有刺鼻酯味。微溶于水，溶于乙醇等有机溶剂。可经呼吸道、皮肤和消化道吸收。急性中毒可表现为乏力、恶心、呕吐、头痛、头晕、胸闷、意识障碍等，可伴有呼吸道刺激症状。眼和皮肤接触后可发生结膜炎和接触性皮炎，部分皮炎患者皮肤斑贴试验阳性。

异丙醇，见本章第一节第三部分第一小节。

乙醇，无色透明液体，有特殊香味，易挥发，能与水以任意比互溶。能与氯仿、乙醚、甲醇、丙酮和其他多数有机溶剂混溶。可经呼吸道、皮肤和消化道吸收。生产中长期接触高浓度乙醇可引起鼻、眼、黏膜刺激症状，以及头痛、头晕、疲乏、易激动、震颤、恶心等，皮肤长期接触可引起干燥、脱屑、皲裂和皮炎。

● 危害程度分析

以某液晶显示器制造企业成盒车间 ODF 站点框胶涂布机、液晶滴下机操作岗位的检测结果进行危害程度分析，框胶涂布和液晶注入工序各职业病危害因素的浓度均未超过职业接触限值，表明框胶涂布和液晶注入工序的职业病危害因素得到了较好的控制。

4）固化

（1）工艺过程。成盒工程中的固化包括紫外固化和热固化，是指在 UV 光（365

nm）下对封框胶照射以使其硬化，并在高温 120 ℃下进一步固化封框胶同时让液晶扩散，最终形成稳定的液晶盒。

（2）主要设备。固化使用的设备主要为框胶紫外线硬化机。

（3）职业病危害因素识别。固化工艺中的主要职业病危害因素为固化过程中使用的紫外辐射和高温。

（4）职业病危害特征分析。

• 危害特征

由于成盒工程中固化工序实现了自动化、密闭化，正常生产时，作业人员接触的职业病危害强度较低。

• 职业健康影响

紫外辐射，见本章第二节第三部分第一小节。

高温，在高温环境下，人体可出现一系列生理功能的改变，主要表现在体温调节障碍、水盐代谢失调及血液循环改变、消化不良、神经系统抑制等方面的变化。这些变化在一定范围内是人体对高温作业的适应反应。但是，如果超过了人体所能适应的限度，则可产生不良影响，甚至引起中暑。此外，可因热的远期慢性作用而使健康受损，表现为消化道功能障碍、慢性热疲劳等。

• 危害程度分析

以某液晶显示器制造企业成盒车间 ODF 站点紫外线硬化机操作岗位的检测结果进行危害程度分析，固化工序紫外辐射的强度未超过职业接触限值，表明固化工序的职业病危害因素得到了较好的控制。

5）切割及终检

（1）工艺过程。依照基板上所规划的形式将基板分割成数片小面板（panel），并于小面板贴上偏光片后，加入显示信号做画面画像检查。

（2）主要设备。切割及终检使用的设备主要包括单板切割机、玻璃基板切割机、偏光片自动贴附机、成盒对位检查机、激光修补机、端子短路环激光切除机等。

（3）职业病危害因素识别。切割及终检工艺中的主要职业病危害因素切割过程中产生的玻璃粉尘，以及激光修补机和端子短路环激光切除机中使用的激光辐射。

（4）职业病危害特征分析。

• 危害特征

由于成盒工程中切割及终检工序实现了自动化，职业病危害接触岗位主要是进行设备维护保养和巡检设备运转情况的工程师和制造助理人员。接触情况因设备运转情况而异，设备运转正常时主要是短时间间断性接触，设备有故障需要处理时会长时间连续接触。

• 职业健康影响

粉尘，可经呼吸道吸收。可刺激眼睛、皮肤、呼吸道，使皮肤干燥、眼睛不适，吸入可有咳嗽等呼吸系统症状，引起鼻炎、咽喉炎、支气管炎、支气管哮喘和肺炎等。长期反复吸入可引起尘肺。

激光辐射，见本章第一节第三部分第二小节。

• 危害程度分析

以某液晶显示器制造企业成盒车间切割站点切割机操作岗位粉尘浓度和检测站点激光修补机操作位激光辐射强度检测结果进行危害程度分析，切割及终检工序粉尘浓度和激光辐射的强度未超过职业接触限值，表明切割及终检工序的职业病危害因素得到了较好的控制。

4．模组工程职业病危害因素识别

1）清洁

（1）工艺过程。模组工程中的清洁是使用异丙醇对端子进行清洁处理。

（2）主要设备与原辅材料。清洁使用的设备主要为偏贴前清洗机和模块端子清洗机。使用的清洁剂为异丙醇。

（3）职业病危害因素识别。清洁工艺中的主要职业病危害因素为清洁使用的异丙醇和设备运行产生的噪声。

（4）职业病危害特征分析。

• 危害特征

由于模组工程中清洁工序实现了自动化，职业病危害接触岗位主要是进行设备维护保养和巡检设备运转情况的工程师和制造助理人员。接触情况因设备运转情况而异，设备运转正常时主要是短时间间断性接触，设备有故障需要处理时会长时间连续接触。

• 职业健康影响

异丙醇，见本章第一节第三部分第一小节。

噪声，见本章第一节第三部分第二小节。

• 危害程度分析

以某液晶显示器制造企业模组车间清洗岗位和 Bonding 清洗岗位异丙醇浓度和噪声强度检测结果进行危害程度分析，清洁工序各职业病危害的浓度和强度均未超过职业接触限值，表明清洁工序的职业病危害因素得到了较好的控制。

2）ACF 贴附、COF 搭载、压着、OLB 检查

（1）工艺过程。将具有各项导电异性的导电胶膜贴附在基板上，通过覆晶薄膜搭载驱动芯片，通过压着和外引脚贴合检查保证贴附和搭载的效果。

（2）主要设备。ACF 贴附、COF 搭载、压着、OLB 检查使用的设备主要为集成电路压着机。

（3）职业病危害因素识别。ACF 贴附、COF 搭载、压着、OLB 检查中的主要职业病危害因素为设备运行产生的噪声。

（4）职业病危害特征分析。

• 危害特征

由于模组工程中导电胶膜贴附、覆晶薄膜搭载、压着、外引脚贴合检查工序实现了自动化，职业病危害接触岗位主要是进行巡检设备运转情况的工程师和制造助理人员，设备运转正常时主要是短时间间断性接触。

• 职业健康影响

噪声，见本章第一节第三部分第二小节。

• 危害程度分析

以某液晶显示器制造企业模组车间 OLB 贴合岗位和 PCB 贴合岗位噪声强度检测结果进行危害程度分析，ACF 贴附、COF 搭载、压着、OLB 检查工序噪声强度均未超过职业接触限值，表明该工序的职业病危害因素得到了较好的控制。

3）UV 胶涂布

（1）工艺过程。模组工程中的 UV 胶涂布是将 UV 胶涂布到基板上的过程。

（2）主要设备与原辅材料。UV 胶涂布使用的设备主要为涂布机，原辅材料主要为 UV 胶。

（3）职业病危害因素识别。UV 胶涂布工艺中的主要职业病危害因素为 UV 胶中的挥发性组分，包括乙酸丁酯、甲基环己烷等，生产中使用的紫外辐射和设备运行产生的噪声。

（4）职业病危害特征分析。

• 危害特征

由于模组工程中 UV 胶涂布工序实现了自动化，职业病危害接触岗位主要是进行设备维护保养和巡检设备运转情况的工程师和制造助理人员。接触情况因设备运转情况而异，设备运转正常时主要是短时间间断性接触，设备有故障需要处理时会长时间连续接触。

• 职业健康影响

乙酸丁酯，见本章第一节第三部分第四小节。

甲基环己烷，无色液体，能与丙酮、苯、乙醚、四氯化碳、乙醇混溶，不溶于水。可经呼吸道、皮肤、眼睛和消化道吸收。皮肤接触可引起发红、干燥皲裂、溃疡等。

紫外辐射，见本章第二节第三部分第一小节。

噪声，见本章第一节第三部分第二小节。

• 危害程度分析

以某液晶显示器制造企业模组车间涂胶岗位检测结果进行危害程度分析，UV 胶涂布工序各职业病危害的浓度和强度均未超过职业接触限值，表明 UV 胶涂布工序的职业病危害因素得到了较好的控制。

4）二次清洁及老化测试。

（1）工艺过程。二次清洁是将多余的异方性导电胶清除的过程，老化测试是将组装完成的液晶显示器在通电及高温状态进行测试，筛选出品质不良产品的过程。

（2）主要设备与原辅材料。二次清洁使用的设备主要为重工清洗机，原辅材料主要为 ACF 去除液和乙醇。老化测试使用的主要设备为高温老化机。

（3）职业病危害因素识别。二次清洁工艺中的主要职业病危害因素为乙醇和 ACF 去除液中的挥发性组分，包括双戊烯、乙氧基丙酸乙酯、丙二醇等，以及设备运行产生的噪声。老化测试中的主要职业病危害因素为测试中使用的高温和设备运行产生的噪声。

（4）职业病危害特征分析。

• 危害特征

由于模组工程中二次清洁及老化测试工序实现了自动化，职业病危害接触岗位主要是进行设备维护保养和巡检设备运转情况的工程师和制造助理人员。接触情况因设备运转情况而异，设备运转正常时主要是短时间间断性接触，设备有故障需要处理时会长时间连续接触。

• 职业健康影响

噪声，见本章第一节第三部分第二小节。

高温，见本章第二节第三部分第四小节。

• 危害程度分析

以某液晶显示器制造企业模组车间重工区拆清岗位和老化岗位噪声强度检测结果进行危害程度分析，二次清洁及老化测试工序噪声强度未超过职业接触限值，表明二次清洁及老化测试工序的职业病危害因素得到了较好的控制。

四、液晶显示器制造健康风险分析

（一）液晶显示器制造职业病危害现状

液晶显示器制造是近年来才广泛发展起来的新兴产业，生产工艺自动化程度较高，大多数设备都实现了密闭化和智能化。同时，液晶显示器制造大部分是在洁净车间中进行，车间中会进行大量的过滤换气，因此在正常生产条件下作业人员接触的化学性有害因素浓度往往远低于职业接触限值。茆文革等对某薄膜晶体管液晶显示器面板生产企业职业病危害因素的检测结果显示，除 1 个检测点的盐酸浓度超过职业接触限值，其他的化学性有害因素的浓度均符合职业卫生标准的要求。洁净车间内的噪声强度均符合职业卫生标准的要求，超标的噪声点主要集中在动力厂房的冰机房、空压机房及废水处理站。

与很多传统产业不同的是，液晶显示器制造过程中会使用很多独特的化学品，其中还包括一些强腐蚀性物质和高毒物质如氢氧化钾、磷化氢、氨气、氯气等，正常生产情况下这些化学品通过密闭管道输送至机台中使用，通过计算机或者智能机器人控制，基本不会逸散出来。但是，如果发生意外事故或者停电等情况，则机台和化学气体运输和泄漏监测系统可能失常，导致化学品泄漏引起急性中毒或化学性灼伤。因此，要特别注意预防非正常生产情况下职业病危害事故风险，在日常的职业卫生管理中也要正确和客观地分析潜在的危害风险，采取严格的控制和管理措施，加强生产中化学物质、机器设备、监测系统及操作人员的管理，尽可能减少意外事故的发生。

液晶显示器制造业属于《国民经济行业分类》（GB/T 4754—2011）中的“计算机、通信和其他电子设备制造业”，根据国家安全监管总局组织编制的《建设项目职业病危害风险分类管理目录（2012 年版）》，计算机、通信和其他电子设备制造业属于职业病危害风险较重项目。

（二）液晶显示器制造职业病风险分析

液晶显示器制造行业职业病危害因素可能导致的职业病主要有职业中毒（特别是急性中毒）、职业性皮肤病（主要是化学性皮肤灼伤）、职业性眼病（主要是化学性眼灼伤）、职业性噪声聋等。

职业中毒，见本章第一节第四部分。

职业性皮肤病，见本章第一节第四部分。

职业性眼病，见本章第一节第四部分。

职业性噪声聋，见本章第一节第四部分。

工作相关疾病，与集成电路芯片制造相似，见本章第一节第四部分。

五、职业病危害关键控制技术

（一）关键控制点确定

由于液晶显示器制造业自动化、智能化程度较高，正产生产过程中巡检人员接触的职业病危害影响不大，因此职业病危害关键控制点主要为防止生产过程中使用的各种化学品的跑冒滴漏，以及在设备维护保养过程中做好职业病危害的控制。

（二）关键控制技术

液晶显示器制造中职业病危害关键控制技术与集成电路芯片制造相似，主要包括密闭化、全面通风和局部通风，具体参见本章第一节第五部分。

参考文献

[1] 吕延晓. 液晶显示器（LCD）产业的迭代演进［J］. 精细与专用化学品，2018，26（2）：5－12.

[2] 茆文革，张锋，张力. 某薄膜晶体管液晶显示面板生产企业职业病危害防护设施的效果［J］. 职业与健康，2010，26（10）：1169－1170.

[3] WANG X S，ARMSTRONG M E，CAIRNS B J，et al. Shift work and chronic disease：the epidemiological evidence［J］. Occup Med（Lond），2011，61：78－79.

[4] 谷桂珍，余善法，周文慧，等. 企业员工轮班作业与职业应激关系分析［J］. 中华劳动卫生职业病杂志，2016，34（1）：37－40.

[5] 姚彦红. TFT-LCD 光刻工艺有机物危害分析及控制措施探讨［J］. 企业技术开发，2019，38（4）：53－54.

（翁少凡　李小亮）

第十三章　纳米科技行业职业病危害识别与控制

第一节　纳米材料概述

一、纳米术语

20 世纪 80 年代初，德国科学家 Gleiter 首次提出“纳米晶体材料”的概念，并随后首次人工制备获得纳米晶体。从广义上讲，纳米材料（nanometer materials）是指在三维空间中至少有一维处于纳米尺度范围（1 ～ 100 nm）的颗粒或由它们作为基本单元构成的材料，与大尺寸相同组成的物质具有特殊的理化特性。纳米材料通常分为零维材料（纳米微粒）、一维材料（直径为纳米级的纤维）、二维材料（厚度为纳米级的薄膜与多层膜），以及基于上述低维材料所构成的固体。从狭义上讲，纳米材料主要包括纳米微粒及其构成的纳米固体。纳米材料根据物理特性，可分为三类：其一，纳米片，指具有一个纳米级外部尺寸的纳米物体；其二，纳米纤维，指具有两个纳米级外部尺寸的纳米物体，其中纳米管是中空的纳米纤维，而纳米棒是实心的纳米纤维；其三，纳米粒子，指具有 3 个纳米级外部尺寸的纳米材料。

在实际应用中，不同的学科对纳米尺度的概念有不同的定义。生态毒理学对纳米材料的定义较为笼统，包括粒度分布为 100 nm 左右或小于 100 nm 的材料，以及粒度分布为几百纳米的纳米颗粒团聚体材料。在医药领域，常见的纳米尺度范围为 1 ～ 1000 nm。在哺乳动物呼吸系统毒理学中，颗粒物质根据粒度分布可分为粗颗粒（粒度为 2. 5 ～ 10 μm，PM2. 5 ～ 10）、细颗粒（粒度小于 2. 5 μm，PM2. 5）和超细颗粒（粒度小于 0. 1 μm），因此纳米颗粒也可被定义为超细颗粒。按照美国材料试验协会和英国标准学会的定义，纳米材料为至少一维在 1 ～ 100 nm 的材料。我国将纳米材料定义为“物质结构在三维空间中至少有一维处于纳米尺度，或由纳米结构单元构成的且具有特殊性质的材料”。该定义下的纳米结构单元指的是具有纳米尺度结构特征的物质单元，包括稳定的团簇或人造原子团簇、纳米晶、纳米颗粒、纳米管、纳米棒、纳米线、纳米单层膜及纳米孔等。

纳米材料包括纳米物体和作为固态材料的纳米结构材料，相关术语和定义见表 13. 1. 1。

表 13.1.1　纳米材料相关术语和定义

术语	定义
纳米级	从 1 nm 到 100 nm 的粒径范围
纳米物体	有一维、二维或三维外部纳米尺寸的材料
粒子	有明确物理边界的微小物质
凝聚	松散结合的粒子团或聚合体或两者的混合，其所得到的外表面积近似等于单个成员的表面积之和
聚合	包括颗粒间的牢固结合或颗粒的融合，其所得的外表面积明显小于单个成员的表面积之和
工程纳米材料	为某一特定目的或功能设计的纳米材料
人造纳米材料	具有特定性能或特定成分的出于商业目的有意制造的纳米材料
纳米材料	有一个维度处于纳米级别或内部结构或表面结构为纳米尺寸的材料
纳米结构材料	具有内部纳米结构或表面纳米结构的材料
纳米粒子	3 个外部维度都是纳米级的纳米物体
纳米片	一个外部维度为纳米级而另外两个维度远远大于纳米级的纳米物体
纳米纤维	有两个类似的纳米级维度而另外一个远大于纳米级维度的纳米物体
纳米管	中空纳米纤维
纳米棒	实心纳米纤维
纳米线	导电的或半导电的纳米纤维
量子点	因电子态的量子限制效应而表现出尺寸依赖特性的晶体纳米颗粒
特定表面积平均直径	从颗粒体积与特定表面积吸附率计算得出
超细颗粒	具有 100 nm 或更小的当量直径的粒子
当量直径	用粒子尺寸测量仪测得的与比较粒子在所创建的反应中具有同等效应的球体直径

二、纳米材料的特殊效应

纳米材料主要由纳米晶粒和晶粒界面两部分组成。纳米晶粒内部的微观结构与粗晶材料基本相同。纳米材料突出的结构特征是晶界原子的比例很大，且晶界结构相当复杂，不但与材料的成分、键合类型、制备方法、成型条件以及所经历的热历史等因素密切相关，而且在同一块材料中不同晶界之间也各有差异。纳米材料中的界面可以认为存在着一个结构上的分布，处于无序到有序的中间状态，有的与粗晶界面结构十分接近，有的则更趋于无序状态。纳米材料结构的特异性导致其具有特殊的效应，并由此产生许多传统材料不具有的物理、化学特性。纳米材料具有以下 4 个特殊效应。

（一）小尺寸效应

由于颗粒尺寸变小所引起的宏观物理性质的变化称为小尺寸效应。随着颗粒尺寸的量变，在一定条件下会引起颗粒的质变。纳米材料晶体结构的能级将被破坏，非晶体结构纳米材料的颗粒表面附近原子密度将减小，导致声、光、电磁、热力学等物理性质呈现小尺寸效应。例如，粗颗粒尺寸的金的熔点为 1337 K，2 nm 直径的金颗粒熔点变成了 600 K，这一特性为粉末冶金工业提供了新的工艺。

（二）量子尺寸效应

量子尺寸效应是当粒子尺寸下降到某一数值时，金属费米能级附近的电子能级由准连续状态变为离散能级的现象。纳米半导体微粒存在不连续的分子轨道能级，能隙变宽的现象即为纳米材料的量子尺寸效应。常规材料的能级间距（δ）几乎为零，对于纳米微粒，因含原子数有限，δ 有一定的值，即能级发生了分裂。当能级间距大于热能、磁能、光子能量或超导态的凝聚能时，则引起能级改变、能隙变宽，使粒子的发射能量增加，光学吸收向短波方向移动，直观上表现为样品颜色的变化，这些必然导致纳米晶体材料的光、热、磁、声、电等与常规材料有显著的不同，如特异的光催化、较高的非线性光学效应等。

（三）宏观量子隧道效应

当微观粒子的总能量小于势垒高度时，该粒子仍能穿越这一势垒。近年来，人们发现一些宏观量，如微颗粒的磁化强度、量子相干器件中的磁通量等具有隧道效应，称为宏观的量子隧道效应。它将是未来微电子、光电子器件的基础。

（四）表面与界面效应

随着颗粒尺寸减小到纳米级，表面积会显著增大，处于表面的原子数增多，表面原子配位严重不足，具有不饱和性质，因此具有很高的化学活性。例如，金属的纳米粒子在空气中会燃烧甚至爆炸；化学惰性的金属铂制成纳米颗粒（铂黑）后变成活性极好的催化剂。由于纳米材料这些基本效应导致其表现出与传统材料不同的高化学活性、强吸附性、特殊催化性、特殊光学性能、特殊电磁性能等物理和化学性质。

三、纳米材料的理化特性

（一）光学性能

纳米材料具有普通材料不具备的光学性能。如当金属材料的晶粒尺寸减小到纳米量级时，其颜色大都变成黑色，且粒径越小，颜色越深，表明纳米材料的吸光能力越强。究其原因，不同尺寸的物质对可见光中的各种波长的光的反射和吸收能力不同，而纳米粒子对可见光的反射率极低而吸收率很高。与普通材料相比，纳米材料具有吸收光谱的特征，具有红外吸收谱宽化的特点，而且纳米材料的吸收光谱通常会发生蓝移和红移。

另外，纳米材料具有发光性质，即当纳米材料的尺寸小到一定值时，在一定波长的光的激发下，被激发到高能级激发态的电子重新跃迁回低能级，被空穴俘获而发射出光子的现象。

（二）力学性质

当材料尺寸进入纳米尺度时，其力学性质会发生明显的变化。比如，与同组的大尺寸材料相比，纳米金属材料强度更高、硬度更大；与大尺寸的陶瓷材料相比，纳米陶瓷材料在较低的温度下就能表现出超塑性，韧性大为提高。这是由于纳米材料具有大的界面，界面原子排列十分混乱，原子在外力作用下很容易发生迁移，因此它表现出很好的韧性与一定的延展性。

（三）介电性质

介电特性是材料的重要性能之一。当材料处于交变电场下，材料内部会发生极化。这种极化过程对交变电场有一个滞后响应时间，即弛豫时间。弛豫时间长，则会产生较大的介电损耗。当纳米材料粒径很小时，其介电常数较小；随着粒径增大，介电常数先增大然后减小，在某一临界尺寸呈极大值；而其相应的介电损失却表现出与之相反的增减趋势，即先减小至某一峰值后再增大。室温下纳米半导体材料比相应的常规半导体材料的介电常数最大提高近 8 倍，而介电损失降低近 2/3，纳米半导体材料的介电常数和介电损失还呈现温度效应。介电常数随温度升高逐步增大，达一峰值后会迅速减小；其相应的介电损失表现出先降低再增长，即呈现一个损耗峰。一般认为，前者是由于离子转向极化造成的，而后者是由于离子弛豫极化造成的。因此，纳米材料的微粒尺寸对介电常数和介电损耗有很大影响，如在铁电体中具有电畴，即自发极化取向一致的区域，电畴结构将直接影响铁电体的压电和介电性质；随着尺寸的减小，铁电体电畴将发生有尺寸驱动的铁电顺电相变，使自发极化减弱，居里点降低，这都将影响取向极化及介电性能。同时，由于纳米材料具有大的比表面积，在外电场的作用下界面两侧可能产生较强的由空间电荷引起的界面极化或空间电荷极化。

（四）光电转换性质

光电转换性质是指通过光生伏特效应将太阳能转换为电能的特性，主要用于制作太阳能电池。光电化学过程是在光作用下的电化学过程，即分子、离子及固体等因吸收光使电子处于激发态而产生的电荷传递过程。在很长的时间里，光电化学的研究对象主要是溶液中光激发粒子在金属电极上的反应。1991 年，瑞士科学家在 *Nature* 上报道了染料敏化半导体纳米结构电极实现了较高的光电转化效率。继这一开创性的工作后，基于半导体纳米材料的光电化学成为研究的热点。由纳米半导体粒子构成的多孔大比表面积的 PEC 电池，因为具有优异的光电转换特性而备受瞩目。

（五）热学性质

由于纳米材料具有很高的比表面积，处于表面的原子振动焓、熵和组态焓、熵值明显不同于内部原子，使纳米材料表现出与块状材料不同的热学性质，如熔点降低、热熔值升高、热膨胀系数增大等。固态物质在其形态为大尺寸时，其熔点是固定的，当物质尺寸减到纳米级别时其熔点将显著降低，当颗粒小于 10 nm 时尤为显著。例如，金的常规熔点为 1064 ℃，而 2 nm 时金颗粒的熔点在 327 ℃左右；银的常规熔点为 670 ℃，而纳米银颗粒的熔点可低于 100 ℃。

（六）磁学性质

生物体中存在超微的磁性颗粒，使它们能够在地磁场导航下辨别方向。生活在水中的趋磁细菌也是依靠它游向营养丰富的水底。通过电子显微镜的研究，人们在趋磁细菌体内发现了含有直径约为 20 nm 的磁性氧化物颗粒。当磁性物质的尺寸减小到纳米尺度时，其磁学性能会发生明显的改变。因此，很多纳米材料具有其粗晶或微米材料所不具备的磁学特性。如具有一定长径比的纳米纤维具有很强的形状各向异性；当其直径小于某一临界值时，具有零磁场下沿轴向磁化的特性。此外，纳米材料与其块状材料相比，一些磁学参数，如矫顽力、饱和磁化强度以及居里温度等都可能发生变化。例如，与粗晶 Ni 相比，70 nm 的 Ni 纳米晶的居里温度降低了 40 ℃。磁性纳米材料可用在数据记录采集方面，纳米颗粒尺寸小，单磁畴结构矫顽力很高，用作录像带磁性材料时能够记录大量信息，且具有信噪比高等优点。

四、纳米材料的种类、特性及应用

纳米材料按结构可分为纳米管、纳米线、纳米晶体和其他纳米颗粒等，其中碳纳米材料、金属氧化物纳米材料以及金属纳米材料的特性及应用如下所述。

（一）碳纳米材料

人们通常熟悉的碳的同素异形体有 3 种，即金刚石、石墨和无定形碳。1985 年，零维碳纳米材料——富勒烯 C60 的发现，使碳材料有了新的存在形式。1991 年、1992 年又相继发现了一维碳纳米材料、碳纳米管和洋葱碳。自此，开启了低维碳纳米材料研究的序幕。1999 年具有纳米级孔道结构的有序介孔碳纳米结构材料和 2004 年石墨烯的发现，引起了碳材料研究的另一次热潮。碳纳米材料是指分散相尺度至少有一维小于 100 nm 的碳材料。分散相既可以由碳原子组成，也可以由非碳原子组成。目前报道较多的碳纳米材料主要包括碳纳米管、富勒烯和石墨烯及其衍生物。

碳纳米管根据形成条件的不同可分为多壁碳纳米管（muti-walled carbon nanotubes，MWCNTs）和单壁碳纳米管（single-walled carbon nanotubes，SWCNTs）两种形式。其中，单壁碳纳米管有 3 种不同的构型，分别为扶椅式、锯齿式和手性式。从结构上讲，碳纳米管可以看作由单层或多层石墨烯沿着一定的方向卷曲而成的无缝管，是一种具有纳米级孔道结构的一维碳纳米结构。碳纳米管的制备方法很多，主要有电弧放电法、催化裂解法、激光烧蚀法、等离子体法、化学气相沉积法、固相热解法、气体燃烧法以及聚合反应合成法等。到目前为止，碳纳米管主要通过催化裂解和电弧放电法来制备。碳纳米管的各种生产方式已经被开发，化学改性、功能化、填充和掺杂已经实现，碳纳米管的单独控制、分离和表征已经成为可能。碳纳米管具有较好的导电性、力学性能和生物相容性，可以在光电子、储能器件、医药等领域得到应用。

C60 是一个由 12 个五元环和 20 个六元环组成的外形酷似足球的 32 面体，其直径大约为 0.7 nm。富勒烯的制备方法主要包括石墨激光气化法、石墨电弧放电法、太阳能加热石墨法、石墨高频电炉加热蒸发法、苯火焰燃烧法、有机合成法等。目前，常用的富勒烯制备方法是石墨电弧法。C60 独特的分子结构决定了其具有独特的物理化学性质，C60 含有 12500 个共振结构式，是特别稳定的芳香族分子，整个碳笼表现出缺电子性，可以在笼内、笼外引入其他原子或基团。C60 在一定条件下能发生一系列化学反应，如亲核加成反应、自由基加成反应、环加成反应、光敏化反应、氧化反应等，其中环加成反应是富勒烯化学修饰的重要途径，可以合成多种类型的富勒烯衍生物。C60 具有催化性能、光学限制性、润滑性和吸收自由基等性能，可应用于催化剂、光限制产品、超级润滑剂以及护肤美容等产品的制备。

石墨烯是一种由碳原子以 sp2 杂化轨道组成的六角形、呈蜂巢晶格的平面薄膜，只有一个碳原子厚度。它是碳原子紧密堆积成单层二维蜂窝状晶格结构的碳质材料，它可看作构建其他维数碳质材料（如零维富勒烯、一维纳米碳管、三维石墨）的基本单元，不仅是所有材料中最薄，也是最坚硬的纳米材料。最早的石墨烯的制备方法是机械剥离法，后来逐渐发展出多种制备方法，如晶体外延生长法、化学气相沉积法、液相直接剥离法以及高温脱氧和化学还原法等。化学气相沉积法是一种制备大面积石墨烯的常用方法。石墨烯具有高导电性、高机械特性、超大比表面积等特点，在光电、新能源、催化等领域具有广泛应用。基于石墨烯的复合材料是石墨烯应用领域中的重要研究方向，其在能量储存、液晶器件、电子器件、生物材料、传感材料和催化剂载体等领域展现出了优良的性能，具有广阔的应用前景。

（二）金属氧化物纳米材料

金属氧化物纳米材料是目前生产量最大的纳米材料之一。研究较多的金属氧化物纳米材料包括纳米二氧化钛、纳米氧化锌、纳米氧化铝、纳米氧化铁和纳米氧化铜等。金属氧化物纳米材料制备的方法有多种：溶胶—凝胶法、醇盐水解法、强制水解法、溶液的气相分解法、湿化学合成法、微乳液法等。近年来，激光技术、微波辐射技术、超声技术、交流电沉积技术、超临界流体干燥技术、非水溶剂水热技术等方法被引入金属氧化物纳米材料的传统制备方法中，完善和发展了金属氧化物纳米材料的制备方法。这些纳米材料在工业和日常产品中具有广泛的应用，如生产催化剂、传感器、个人护理产品以及环境整治等领域，且产量日益增加。

纳米二氧化钛以其颗粒尺寸的优势而具有许多超过普通钛白粉的优点，屏蔽紫外线作用强，有良好的分散性和耐候性，在催化剂、太阳能转化、功能陶瓷、湿度和高温氧气的敏感元件、高级涂料、化妆品和无机膜等许多方面有广泛的应用前景。纳米氧化锌是一种重要的无机活性材料，具有优异的光催化活性，很高的导电、导热性能和化学稳定性，可应用于制备橡胶制品、功能性纳米涂料、防晒化妆品以及光电转化和光催化等领域。纳米氧化铝可以提高材料的强度、韧性和超塑性，具有防污、防尘、耐磨、防火等功能，可以明显改善材料表面性质，起到表面防护作用，有利于解决催化剂的高选择性和高反应活性。纳米氧化铁具有分散性高、色泽鲜艳、对紫外线具有良好的吸收和屏蔽效应等特点，广泛应用于磁性材料、颜料、汽车面漆、精细陶瓷以及塑料制品的制备、催化剂工业、医学和生物工程及新型传感器材料等方面。

（三）金属纳米材料

由于金属纳米材料具备高催化活性，电学、光学、磁学及表面特性而受到人们的广泛关注。目前，成功开发出的金属纳米材料有多种，包括纳米 Ag、Au、Ti、Fe、Co、Ni、Zn、Pd、Pt 及 Cu 等。金属纳米材料具有许多结晶态，如多面体、条形、环形、球形、三角形、长方形、六边形等，其性能不仅取决于组成单元的尺寸大小，而且也取决于组成单元的形貌。金属纳米材料属于亚稳态材料，对周围的环境如温度、光照、气氛、振动、磁场等特别敏感，所以可能在常温下自然长大，使其固有性能不能得到充分发挥。为了更好地控制金属纳米颗粒的大小、形貌、尺寸分布、溶解性、稳定性等，通常使用表面修饰和包覆的方法，减少金属纳米粒子合成中粒子长大及团聚，提高纳米分散体系的稳定性，并赋予其新的功能。目前，报道较多的金属纳米材料的制备方法有：气相法，包括气相冷凝法、活性氢—熔融金属反应法、溅射法、流动液面上真空蒸镀法、通电加热蒸发法、混合等离子法、激光诱导化学气相沉积法、爆炸丝法、化学气相凝聚法（chemical vapor phase condensation，CVC）和燃烧火焰—化学气相凝聚法等；液相法，包括沉淀法、喷雾法、水热法、溶剂挥发分解法、溶胶—凝胶法、辐射化学合成法等。此外，还包括物理气相沉积（physical vapor deposition，PVD）、化学气相沉积（chemical vapor deposition，CVD）、微波等离子体、低压火焰燃烧、电化学沉积、溶液的热分解和沉淀等。

与相应的块体材料相比，纳米粒子具有大的比表面积，表面原子数、表面能和表面张力随粒径的下降急剧增加，小尺寸效应，表面效应，量子尺寸效应及宏观量子隧道效应等导致其具有独特的化学和物理性质，在催化、光学、热和电学、生物、环境方面有着突出的应用而备受关注。金属纳米材料及其复合材料已被广泛应用于军事、医药、机械、纺织、航空等各个领域。下面以典型的金属纳米材料纳米银和纳米铜为例，介绍其特性和应用。纳米银是一种新兴的功能材料，比银离子具有更稳定的物理、化学特性，具有良好的抗菌特性、导电性和催化性能，目前已广泛应用于医疗、美容、水质净化、薄膜键盘与开关、电池测试器、电磁波屏蔽材料以及用作多种反应的催化剂，如乙烯氧化反应催化剂、（燃料电池用）负载型银催化剂等。纳米铜呈褐红色，是一种重要的工业原料，可代替贵金属粉末应用在制作高级润滑油、导电浆料、高效催化剂等方面，大大降低了工业成本，有着广阔的应用前景。纳米铜粉作为一种添加剂已被广泛应用于各种润滑油中，减小了摩擦系数，降低了磨损量，同时还可对固体表面原有的损伤部位进行填塞。纳米铜由于具有较高的导电率、较低的成本价格，作为贵金属的替代者，已广泛应用于导电浆料、导电油墨、集成电路板、电容器、抗静电涂料等光电材料领域。纳米铜作为一种新型的催化剂，展现出反应活性高、选择性强等诸多优势，在催化有机反应中得到广泛应用。

三、纳米科技

从全球范围看，纳米技术被各主要经济体、科技界甚至产业界认可，将引领科学技术的划时代飞跃，并带来巨大的产业变革。纳米技术正在迅速向各个科技和产业领域渗透，已经逐步成为技术变革和产业升级的重要源头。世界很多国家均把纳米科技当作最有可能取得突破的科学和工程领域。

为了尽快推动纳米技术的产业化进程，世界上的主要纳米技术大国纷纷采取了有效措施加快纳米技术的产业化和应用。国际上纳米科技产业化投资主要有金融机构的风险投资、个人天使投资、大企业自身提升产品的战略投资、政府投资和私募基金等几种。全球大约有 1500 家纳米技术相关的企业，其中一半在美国，只有 10% 的企业得到了风险投资，大多数企业的运作都是政府资金在支撑。从 2005 年开始，风险投资在纳米技术产业支持力度加大，国际知名大企业也在积极进行纳米技术投资，如 2006 年，福特公司和波音航空公司与美国西北大学组建了联盟，并捐建了价值 3000 万美元的纳米全新研究实验室，并拨款 1000 万美元在该研究室建造纳米工程设计中心。经过较长时间的研发后，纳米技术已完成从实验室到市场的转化。2019 年，全球纳米相关产品的销售额同比增长 41%，总额超过 2240 万亿美元。

我国作为参与推动全球纳米科技发展的国家之一，一直高度重视纳米科技研发。一大批技术含量高、极具成长性、拥有自主知识产权的科研成果相继问世，并引起了国际上的关注，纳米产业化方面也取得了显著的成绩。“十一五”期间，我国的纳米科技在基础研究和应用研究方面都取得了显著进展，纳米科技专利授权数量已位居世界第二，并制定了一系列国家和国际标准，为我国纳米科技的产业化应用奠定了基础。“十二五”期间，我国纳米科技的发展阶段定性为从“纳米科技大国”向“纳米科技强国”转变的关键历史时期。若干纳米技术实现了产业化，如绿色印刷制版技术、电力绝缘子防污闪纳米涂层技术、基于碳纳米管的手机触摸屏、煤制乙二醇关键催化剂、纳米复合高分子节能贴膜、碳纳米管复合导电剂应用于锂离子电池等。“十三五”期间，我国构造了多个纳米科研基地，建成了北京、天津、上海、苏州等多个纳米科技中心，将我国的纳米科技产业推进到国际领先梯队。

第二节　纳米材料对健康的危害

随着纳米技术的飞速发展，各种纳米材料推陈出新，越来越多的纳米材料走出实验室，进入人们的日常生活。纳米材料已被广泛应用于医学、电子、生物、环境、能源、食品、纺织等领域，其职业暴露人群数量正在不断增加。纳米材料的特性和广泛应用可能导致的健康风险已引起广泛关注。目前，纳米材料健康效应尚不明确，可能导致的毒效应绝大多数来自包括动物实验在内的毒理学研究和有限的流行病学调查。

一、毒理学研究

目前，体内外实验研究表明，纳米材料诱发的不良健康效应包括呼吸系统毒性、心血管毒性、免疫毒性、遗传毒性、生殖毒性、神经系统毒性等。

（一）对呼吸系统的影响

呼吸系统损害是纳米材料诱发的最常见的毒效应。动物实验设计的暴露途径包括呼吸道吸入、气管内给药、鼻腔滴注、静脉注射、腹腔内注射等。肺部炎症反应和氧化应激作用是常见的靶效应。绝大多数动物实验证明纳米颗粒能诱发肺部氧化应激、遗传毒性、炎症反应和纤维化。这些肺部毒性与纳米颗粒的尺寸、元素组成、表面性质、晶型、形状及团聚或聚集性质有关。

（二）对心血管系统的影响

虽然流行病学研究已证实空气污染颗粒物对心血管系统具有明显损害作用，但纳米颗粒对心血管影响的作用机制尚不清楚。纳米颗粒产生的肺部炎症变化可能导致细胞膜通透性发生变化，继而使颗粒进入心血管系统。纳米颗粒可以进入血液循环以及其他组织器官并导致炎症反应和氧化应激。目前，有 3 种假说来解释纳米颗粒对心血管的作用。其一，纳米颗粒可能影响自主神经系统，刺激交感神经系统，抑制副交感神经系统，导致呼吸和心率发生变化；其二，纳米颗粒粒径小，在肺泡内不会被正常的吞噬细胞吞噬，进而能够进入循环系统并到达机体的其他部位，包括心血管；其三，吸入的纳米颗粒可能会对全身微血管内皮细胞产生毒效应。

（三）对生殖功能的影响

已有动物实验证明纳米颗粒会损害动物的生殖功能。例如，金纳米颗粒可破坏精子染色体的解聚；氧化锌纳米颗粒会损伤精子 DNA；二氧化钛纳米颗粒（锐钛型）可导致雄性后代精子生成量降低及精子活力降低，也可抑制雌性动物卵泡发育和卵母细胞的成熟，降低卵泡存活率；纳米碳管可使睾丸的曲细精管局部空泡化。

纳米颗粒还会产生胚胎毒性。纳米颗粒可以穿过胎盘造成胚胎损伤，并可以通过改变信号通路影响后代，还可能导致后代器官生成和形态的变化，还会损害后代的生殖系统和神经系统。许多纳米颗粒，如纳米金颗粒、氧化钛纳米颗粒、二氧化硅纳米颗粒、量子点、碳纳米颗粒等，都可以通过胎盘屏障。粒径越小，穿透胎盘的能力越强。妊娠期暴露于纳米颗粒会影响胎儿器官形成和器官形态。

（四）对胃、肠、肝、肾的影响

金属纳米材料具有胃肠道急性毒性反应。例如，与锌微米颗粒比较，锌纳米颗粒灌胃后，小鼠发生呕吐、腹泻、肠梗阻等胃肠道症状出现时间更早、程度更严重。肝脏和肾脏也是经口暴露金属纳米材料的靶器官。研究发现铜纳米颗粒和氧化锌纳米颗粒可导致肝、肾组织病理学变化以及功能性破坏。氧化锌纳米颗粒可引起小鼠严重的肾脏毒性。

（五）对神经系统的影响

金属纳米颗粒可跨过血脑屏障转运入脑，也可沿嗅神经进入中枢神经系统。研究发现，吸入的氧化锰纳米颗粒可以沿大鼠神经转运至中枢神经系统，发现大鼠嗅球内氧化应激产物和炎性标志物明显升高，可导致脑内神经元的变性、凋亡，进而损伤神经系统。氧化铝纳米颗粒比氧化铝微米级颗粒及炭黑纳米颗粒会诱发更严重的神经细胞遗传毒性、氧化应激反应、炎症反应以及神经系统损害。

二、流行病学调查

目前，超细颗粒物对人体健康危害（肺部炎症、氧化损伤、心脏病恶化、动脉粥样硬化、哮喘、肺癌）的证据主要来自交通污染和燃烧过程（如柴油尾气和电焊烟尘）等空气污染产生的超细颗粒物的流行病学研究。Pope 等利用死因别死亡率法研究大气污染的长期健康影响，对美国 50 个州中近 50 万成年人的死亡数据进行研究，发现 PM 2.5 的年平均浓度每增加 10 $\mu g/m^3$，心血管死亡率和肺癌死亡率分别增加 6% 和 8%，且未发现 PM2.5 健康效应的阈值。Dockety 等通过对人群流行病学调查，发现随着空气中超细颗粒物的增加，呼吸系统和心血管系统疾病的发病率随之增加，并会增加男性冠心病患者心律失常的风险。可吸入颗粒物（PM 10、PM 2.5 和 PM 1.0）与呼吸系统疾病和心脑血管疾病日入院人次呈现明显的暴露—效应关系，PM 10、PM 2.5 和 PM 1.0 每升高 10 $\mu g/m^3$或每立方米 10 粒子数，呼吸系统疾病的入院危险分别增加 0.052%、0.604% 和 0.652%；心脑血管疾病的入院危险分别增加 0.046%、0.697% 和 0.935%。研究表明，长期暴露于高浓度 PM 2.5 的污染环境是导致呼吸系统受损、通气功能下降的重要因素。

有关超细颗粒职业暴露的流行病学调查研究结果对纳米颗粒的健康危害尚存在争议。有一些研究表明，纳米颗粒暴露不会影响人体健康，如 Lee 等对韩国 2 名工作了 7 年的纳米银生产工人的血液和尿样进行分析，发现工人血液和尿样中银的浓度较低，且血液生化指标均正常。也有一些研究表明，纳米颗粒可能会危害人体健康，如 Song 等报道，7 名曾在同一间印刷厂工作，暴露于含有纳米颗粒的聚丙烯酸酯 5～13 个月的年轻女工（18～47 岁），出现了气短、胸腔积液、心包积液等临床症状，并有 2 名女工在两年内死亡。病理检查结果同样为非特异性肺炎、炎症浸润、肺纤维化和胸腔外源性肉芽肿。进一步检查发现，工人的工作场所、支气管肺泡灌洗液、胸腔积液和肺活检组织中均找到直径为 30 nm 的颗粒。Liou 等 2012 年报道了采用横断面调查的方法对我国台湾地区 14 个纳米生产企业的 227 名纳米材料作业工人和 137 名非纳米材料作业工人进行了流行病学调查，研究结果表明，与对照组工人相比，暴露组工人的超氧化物歧化酶（superoxide dismutase，SOD）和谷胱甘肽过氧化物酶（glutathione peroxidase，GPX）

降低，心血管疾病标志物、纤维蛋白原、细胞间黏附分子（ICAM-1）和白细胞介素6升高。现有的关于纳米材料职业流行病学调查的研究还存在许多缺陷，很难说明纳米材料暴露与健康效应的因果关系。

三、致病机制

（一）细胞内转运

纳米颗粒通过吸入、经口消化或者皮肤暴露进入人体内，见图13.2.1。

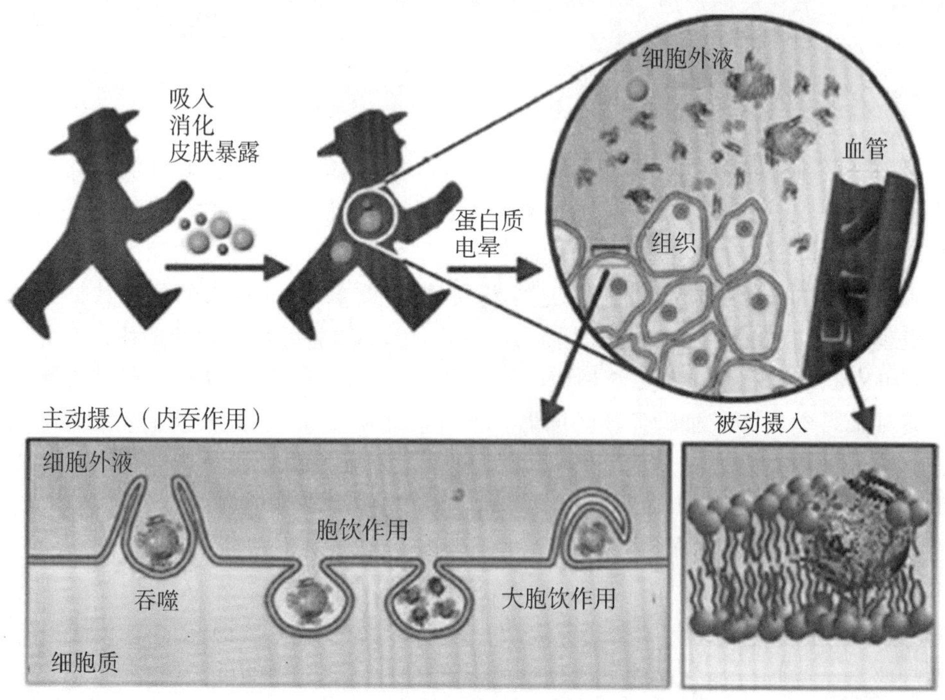

图13.2.1 纳米颗粒胞内转运途径

在体内，纳米颗粒会接触到细胞间液、淋巴和血液中的生物分子，包括蛋白质、糖类和脂类。这些生物分子会覆盖在纳米颗粒的表面，形成蛋白质电晕，该电晕决定了纳米颗粒的生物识别作用。一般情况下，体内细胞通过胞吞作用（包括吞噬和胞饮）与生物环境进行交流。吞噬作用由巨噬细胞、单核细胞、中性粒细胞和树突状细胞等免疫细胞从生物体内清除粒径大于500 nm的颗粒，主要通过受体介导的模式。颗粒可被小分子蛋白，包括IgG和IgM、血清蛋白（纤维连接蛋白和层粘连蛋白）识别，蛋白覆盖的颗粒可与细胞膜上一些内在受体（如免疫球蛋白超家族的Fc受体或补体受体）结合。从几纳米到几百纳米的小颗粒通常通过胞饮作用被细胞摄取。胞饮作用包括大胞饮、吸附作用、受体介导的胞吞等途径。在吸附作用中，纳米颗粒非特异性与细胞表面的互补结合位点相互作用。受体介导的胞吞依赖于特殊的纳米颗粒受体相互作用，主要通过网格蛋白途径或者小窝蛋白途径介导。

（二）毒效应发生机制

以多核中性粒细胞增多为特征的肺部炎症是纳米颗粒最常见的健康不良效应。在细胞水平，纳米颗粒能诱导活性氧系列（reactive oxygen species，ROS）产生，从而发生氧化应激反应。纳米颗粒在细胞膜内或附近直接诱导 ROS 产生，或者通过对细胞内线粒体呼吸效应及抗氧化系列消耗等间接途径产生。氧化应激反应能损伤细胞并介导炎症，或改变蛋白和 DNA。氧化应激反应也可调解细胞凋亡、DNA 加合物形成、前炎症基因表达等过程。因此，ROS 的产生是纳米毒理学最主要的生化过程，它能介导炎症和其他能导致细胞损伤或死亡的二次生化过程。在肺部，持续接触颗粒所诱导的氧化应激和炎症反应能导致纤维化；在脑部组织，氧化应激和炎症反应能导致神经退行性病变。基于体内外试验研究结果，图 13.2.2 描述了纳米颗粒在细胞水平毒性效应作用机制。

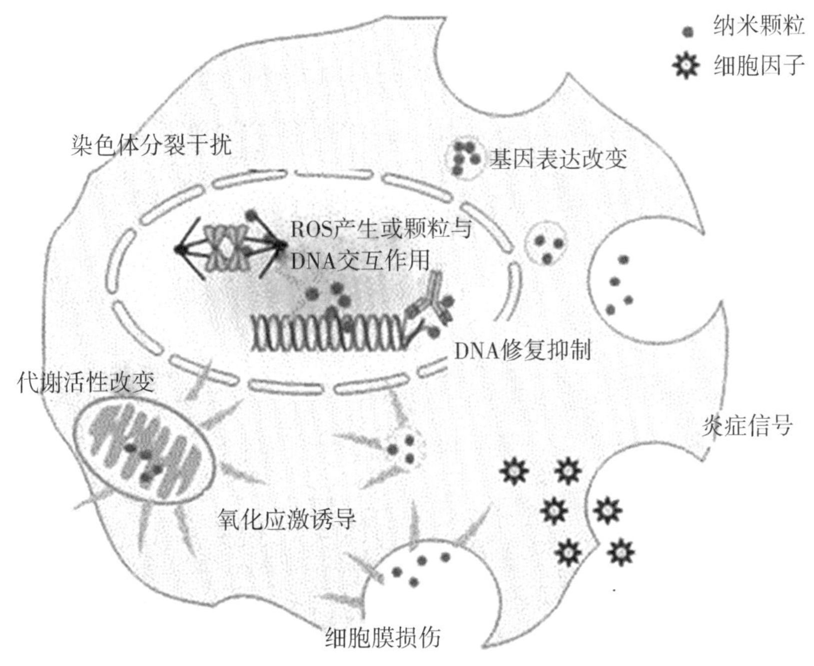

图 13.2.2　纳米颗粒在细胞水平毒性效应作用机制

第三节　纳米材料职业暴露特征及途径

随着纳米科技的迅速发展，人们在研究、生产、生活中接触超细颗粒或纳米颗粒的机会日益增多。流行病学研究表明空气污染引起的相关疾病与超细颗粒的暴露有关，超细颗粒的暴露测量是评价其潜在健康危害的重要条件。

一、职业暴露特征

（一）潜在来源

工作场所超细颗粒主要通过成核和蒸发/冷凝作用形成，主要来源如下：其一，工程纳米材料的生产、包装、使用和加工等环节；其二，燃烧产物，如柴油发动机和天然气燃烧器的燃烧产物；其三，加热过程，如金属冶炼、焊接和激光切割；其四，高速机械过程，如研磨、切割和抛光等。目前，关于工作场所超细颗粒或纳米颗粒暴露状况的文献不多，研究的颗粒有纳米二氧化钛、纳米碳黑、纳米碳管、富勒烯、电焊烟尘、金属烟尘、柴油尾气颗粒等。详细来源分类详见表 13. 3. 1。

表 13. 3. 1　纳米颗粒的潜在来源汇总

气溶胶分组	来源
热处理	金属精炼（常规）
	铝冶炼
	钢铁冶炼
	铁冶炼
	镀锌
	焊接
	气刨
	金属热切削炬
	金属激光切割器
	热喷涂
	烹饪
	热蜡的应用
燃烧	柴油发动机
	汽油发动机
	燃气发动机
	焚烧（如供热、火化）
	燃气加热
室内空气质量相关的气溶胶	办公设备、清洁剂、建筑材料、水、臭氧和其他气体/蒸汽来源的通过反应在气体和蒸汽间变换的气溶胶
	环境纳米气溶胶的渗透
机械加工	高速金属研磨加工
	高能钻孔

续表

气溶胶分组	来源
基于火焰的粉末生成	炭黑生产
	超细二氧化钛生产
	气相二氧化硅生产
	气相法氧化铝生产
材料处理	处理尚未加工的纳米粉末
	处理干燥的胶体沉积物
纳米技术	碳纳米管生产
	气相法生成工程纳米颗粒
	处理和使用工程纳米颗粒粉末
	工程纳米颗粒悬液、溶液和浆液的喷雾

（二）暴露环节

就纳米材料而言，由于气溶胶释放机制不同并影响气溶胶的运输，有必要区分不同暴露类型。一些纳米材料，如纳米纤维、纳米盘、纳米颗粒等，在生产阶段和下游使用阶段可能会导致职业暴露。下游使用阶段包括纳米材料进一步加工或分散到产品中以及进一步应用或内嵌有纳米材料的产品加工等。图 13. 3. 1 展现了产品涂层过程纳米材料的暴露环节。在生产阶段，纳米物质以原始颗粒形式存在，然后以聚集体形

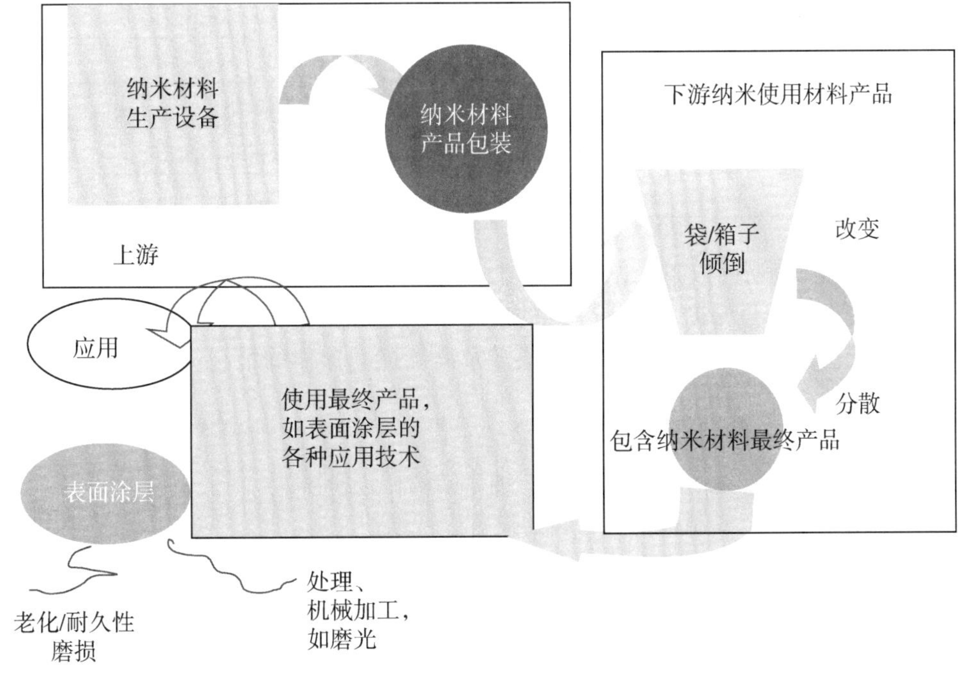

图 13. 3. 1　产品涂层过程中纳米材料的暴露环节

式被收集并包装。在生产阶段（如质量控制、采样和最终产品包装等）存在纳米颗粒扩散现象，释放到车间空气中。

有些情况纳米产品被转移到下游使用之前，就进行表面处理加工，在表面处理之前的工序是从包装中转移出纳米材料，因此，纳米材料的转移及包装袋或容器的清空过程是非常重要的纳米颗粒职业暴露环节。最后，作为最终产品的纳米材料涂层将会老化、磨损或被打磨加工等，这些过程也是纳米气溶胶的重要职业暴露环节。一般而言，生成气相纳米材料的过程（在从密闭生成系统中取出纳米材料之后）或者使用或制备粉体或悬浮液/溶液纳米材料的过程可能会带来更大的纳米材料释放风险。此外，如果沉积的纳米材料受到扰动，如对生产系统进行维护（包括集尘系统的清理与纳米材料的处置）可能会导致纳米粒子以及纳米材料的职业暴露。

综述已发表的研究，可确认的常见纳米材料暴露工艺/任务及潜在排放点见表13.3.2。

表13.3.2 常见纳米材料暴露工艺/任务和排放

工艺/任务	潜在的排放/接触点
散装纳米材料的生产	反应釜逸散性排放
	产品收集、包装
	反应釜清洁
下游处理	产品排出/袋式填充
	袋式倾倒/容器排空
	称量
	产品机械加工
产品包装	大规模（或小规模）称重/搬运
	产品包装
维护	设施设备清洁
	空气过滤器维护（装卸、清洁）
	溢漏污染物清理

但是，工作场所的以下操作情形会增加职业接触的可能性：

（1）在没有充分保护（如手套）的情况下，处理液体介质中的纳米材料。

（2）在浇注或混合操作的过程中或涉及高度搅动操作的情况下处理液体中的纳米材料。

（3）在非封闭性系统中制备纳米粒子。

（4）处理（如称重、混合与喷洒）纳米结构材料粉体。

（5）对用来生产或制备纳米材料的设备进行维护。

（6）对溢漏物与废料进行清理。

（7）对用来捕获纳米粒子的集尘系统进行清理。

（8）对纳米材料进行的机械加工、砂磨、钻孔或其他机械破碎可能会导致纳米粒子的气溶胶化。

图 13. 3. 2 对纳米材料从实验室研发到产品开发、使用与处理整个生命周期中可能存在职业接触的工作场所进行了汇总。

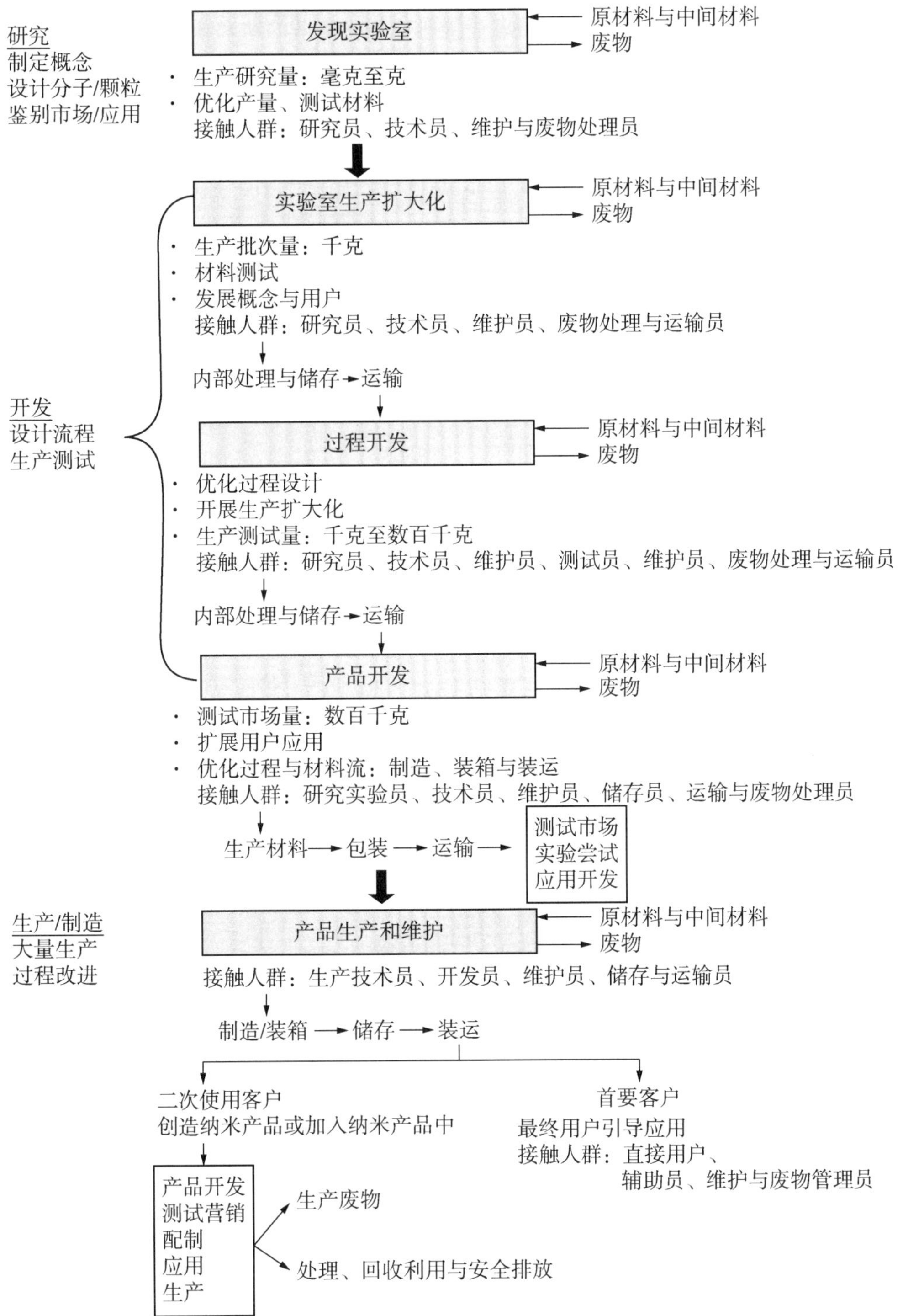

图 13. 3. 2　纳米材料生命周期中可能存在职业接触的工作场所

二、暴露途径

吸入是最常见的气溶胶纳米粒子职业接触途径。离散的纳米颗粒在呼吸道内的沉积取决于粒子的空气动力学直径或热力学直径（即粒子形状、尺寸）。纳米颗粒团聚物会根据团聚的直径（而不是原始纳米颗粒的直径）来进行沉积。有证据表明，团聚程度会影响被吸入纳米颗粒的毒性。气溶胶粒子或液滴的大小可决定纳米材料是否能够进入呼吸道以及最可能沉积在什么部位。呼吸性粒子是能够在肺部肺泡（换气）区沉积的粒子，包括粒径小于 10 μm 的粒子。根据呼吸率与粒径等因素，30% ～ 90% 的被吸入纳米粒子可能在人类呼吸道的任何部位沉积。多达 50% 的粒径为 10 ～ 100 nm 的粒子会在肺泡区沉积，而小于 10 nm 的粒子更可能在头部与胸腔沉积。与较大的呼吸性粒子相比，离散的纳米粒子在肺部沉积的程度更高。由于呼吸频率的提高以及从鼻部呼吸到口部呼吸的转变，运动也会提高沉积的程度。对于患有肺部疾病（如哮喘、肺气肿）的人来说，沉积程度也会提高。动物研究表明，离散的纳米粒子会从肺部进入血流，并迁移到其他器官。动物实验研究发现，沉积在鼻区的离散纳米粒子能够沿嗅觉神经迁移而进入大脑，其中具有 20 ～ 500 nm 粒径的不可溶粒子能够通过感觉神经（包括嗅觉神经、三叉神经）迁移至大脑。

纳米颗粒也可能会在职业接触过程中通过皮肤进入人体。研究表明，粒径小于 1 μm 的粒子会穿透机械弯曲的皮肤样本，具有不同物理、化学特性的纳米粒子能够穿透猪的完好皮肤，它们能够通过被动扩散而穿透角质层并在 8 ～ 24 小时内到达表皮层与真皮层。目前，我们尚未完全了解纳米粒子的皮肤穿透性是否会对动物模型产生不良健康影响。而且目前无其他可用数据来支持细胞模型研究与实际职业接触情况之间的对比，尚不清楚如何通过这些研究结果来推测潜在的职业风险。

第四节　纳米技术产业风险评估与风险管理

与全球化学品管理战略目标一致，世界纳米技术产业也高度重视社会责任意识，强调保障人类健康安全的可持续发展理念。纳米技术产业工人在无合理、科学、规范的风险管理措施下，可能会接触高浓度的纳米颗粒，导致不良健康效应。为了应对纳米技术产业存在的潜在健康风险，保护劳动者健康，科学界探讨了一系列风险评估和风险管理的相关方法和体系。

一、风险评估

风险评估是指量化测评某一事件或事物带来的影响或损失的可能程度，客观地认识事物存在的风险因素，通过辨识和分析这些因素，判断危害发生的可能性极其严重程度，从而采取合适的措施降低风险概率的过程。纳米技术产业风险评估涉及危害识别、危害特征评估、暴露评估和风险特征描述。

（一）危害识别

该过程需要收集纳米材料的基本信息：名称、CAS 号、成分、表面化学描述、物理化学性质和表征（包括团聚/聚集、表面修饰情况、存在状态、形态结构、水溶性、溶解度、含尘量、粒径、比表面积等）以及毒理学信息（急性毒性、皮肤刺激/腐蚀、严重的眼睛损伤/眼睛刺激、呼吸道或皮肤敏感、生殖毒性、致癌性、生殖细胞突变、吸入危害等）。同时开展现场调查：生产工艺情况调查（包括工艺流程、原辅料的规格及使用量、中间产物、产品和副产品的产量、储运方式等）、操作者的作业活动和加工过程的具体细节调查（包括工作内容、作业方式、接触途径、接触浓度、接触时间、接触频率、接触量等）、危害防护措施调查（包括通风情况、个人防护用品佩戴情况、工作场所清洗情况、防护设施维护情况等）。

传统毒理学研究为纳米材料的危害识别提供了毒性评级依据。科学界已就纳米材料在组织或细胞中的转运机理、毒作用方式、毒代动力学、毒性效应等方面开展了诸多体内外实验。

定量结构—效应关系模型为预测纳米材料生物安全性提供了快速高效的分析手段。该模型在分析纳米材料粒径、表面修饰、点位、弛豫效能等生物活性参数方面发挥重要作用，可用于研究纳米材料毒作用重点指标参数选择、毒作用方式及其与生物体相互作用关系等方面，用于组建识别不同纳米材料的生物活性效应预测模型。

评估纳米材料危害的直接证据——流行病学资料正在丰富，相关指南已在研制。美国 NIOSH 提出《工程纳米材料职业接触人群医学筛查和危害调查临时性指南》。法国根据毒理学资料、纳米材料生产企业的职业卫生基本情况，提出了队列研究和横断面研究双向策略，并向政府上报了计划书。这些工作的开展对发现潜在生物效应指标、评估远期健康危害效应、充实人群流行病学基线数据库有很大的促进作用。

（二）危害特征评估

了解纳米材料的人群健康危害效应，评估纳米材料对各个系统的固有毒性、效应强度及可能性。同时，在纳米材料生命周期中对生态系统中生命物质的毒作用也要考量。通过分析纳米材料的流行病学、理化特性、毒理学等资料，掌握化学有害因素接触剂量与劳动者健康效应之间的关系。

剂量—效应关系作为传统化学物质危害评估的重要依据，在纳米材料中表现得较为复杂。就参考剂量来讲，纳米级物质的表示方式有质量浓度、数量浓度、比表面积等，这些表示方式与毒效应间的确切关系目前尚不明确。此外，由于纳米材料的动物实验数据有限，由动物实验外推到人体暴露水平的剂量存在很大的不确定性。

（三）暴露评估

评估在生产、流通、消费、处置等过程中纳米材料可能出现职业接触的风险，需要了解企业的生产规模、产量、生产车间状况、生产方式、可能接触人数、纳米材料处理工艺、处理量、处理加工方式、循环利用方式等，并对逸散点纳米材料的浓度进行测定，评估暴露风险。

（四）风险特征描述

通过对危害特征评估和接触评估的结果分析，确定风险等级，并采取相应控制措施。基于计算风险分析在纳米环境健康安全研究领域的发展，现在已有以下 5 种计算风险分析方法应用于纳米技术风险评估中。

1. 蒙特卡啰方法

该方法可利用概率分布函数所得的随机采样数据作为输入值，提供给定概率分布下的不同事件结局的概率情况，提升预测结果的客观性，有望应对纳米技术产业风险评估的不确定性。作业场所纳米材料的散逸情况可通过蒙特卡罗模拟模型进行预测，所得结果可用于指导职业卫生防护措施的选择。作业场所的不同作业岗位（如合成岗位、物料收集岗位和包装岗位）的纳米颗粒浓度水平估算可通过蒙特卡罗模拟模型来实现，继而建议不同岗位工人采取不同等级的风险防范措施。

2. 决策树

纳米技术产业的危害风险及其工程控制决策需考虑纳米材料的危害等级，而决策树分析在识别化学物质生态危害等级分类方面具有较好的稳健性和可靠性。此外，决策树分析的步骤简洁、评价指标较少，是较优的分类方法。决策树获取的危害等级是企业抉择整体工程控制方案的重要参考依据，暴露等级则为车间配置相应防护等级的局部防控设备或个体防护用具提供选择原则。加之其判别结果的标识清晰易懂，该方法在作业场所安全警示与危害防护宣传方面亦具有实效性。

3. 证据权重法

证据权重法可处理复杂信息资料的权重分析，通过对有价值资料数据的分析而得到有用的结论。在纳米材料危害性分析中，证据权重法不仅要关注危害性相关资料和（或）证据的收集，还需对这些信息的质量做出评判，以提升决策效果。一方面，每份资料数据经换算后可得到加权后的危害指数；另一方面，多属性价值理论可对加权危害指数及其质量做出综合评价。纳米技术产业风险决策部门可采纳证据权重法，并对纳米技术产业的生产工艺、作业场所监测数据以及车间职业卫生防护措施等资料加以分析，评估纳米材料生产使用企业的危害风险控制现状。

4. 贝叶斯网络

贝叶斯网络是一种概率网络，是基于概率推理的图形化网络。贝叶斯网络可分析带有不确定性因素的事件（物）的风险。随着不确定性的变化，贝叶斯网络可做出相应调整或更新，使风险评价结论建立在现有最新科学依据之上。随着纳米技术及其产品的广泛应用，贝叶斯方法可有效估算纳米材料向水体、土壤和空气中的排放量及其分布概率情况。结合材料理化特征和生产处理工艺资料，贝叶斯方法能预测纳米材料对环境的影响程度。结合材料特性和人体接触资料，贝叶斯方法有望预测纳米材料所致人体健康危害风险。

5. 控制分级法

基于风险预警防护原则，2007 年首次在学术期刊上将化学品职业病危害分类控制技术概念引入纳米技术产业职业病危害风险管理。分类控制管理可用于工作场所中缺乏毒理学资料的潜在有害物质的暴露控制以及缺乏定量暴露评估的情况，是基于物质的危害和工作环境的潜在暴露对工作环境进行分类，为工作场所的职业风险管理提供了简化的指导，从而降低职业暴露人群的健康风险。鉴于纳米材料潜在健康风险的不确定性，分级控制对于纳米材料的风险评估和管理非常实用。

二、风险管理

目前，绝大多数纳米材料可能诱发的健康危害不明确，相应的职业接触限值尚未制定。健康风险是健康危害与暴露相乘的估量值，在纳米材料固有危害尚未完全清楚的情况下，需要利用新方法和（或）工具对现有数据和信息进行整合并完成现阶段纳米材料危害风险决策，从而保护接触工人的健康。用人单位制订的总体健康与安全计划中应该包括一个风险管理计划来减少工人纳米材料暴露程度，见图 13.4.1。纳米材料的风险管理计划包括危害识别、关键环节分析、暴露评估、风险描述和控制等环节。

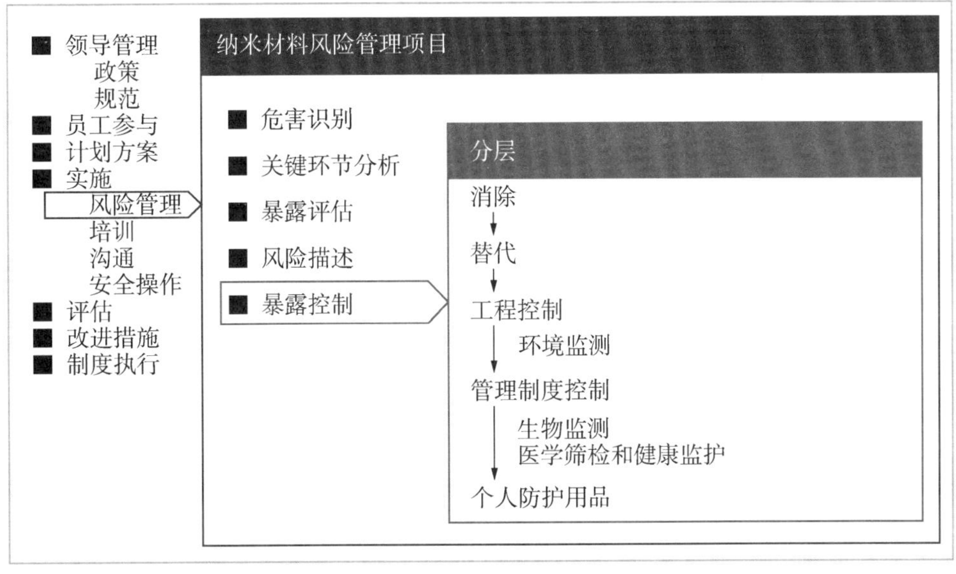

图 13.4.1　纳米材料风险管理计划

（一）危害识别

收集纳米材料的毒理学资料以及材料安全数据表（material safety data sheet，MSDS），了解其理化特性、粒径、形态、可溶性和表面活性等；了解工艺流程、原辅料或中间体、工序、工作任务及日志。

（二）关键环节分析

纳米材料生产、处理或固体颗粒使用，对含有纳米材料物质的研磨加工、包装和采样测试，对生产设备的清理、维护及检修。

（三）暴露评估

与待测颗粒相应的职业接触限值比较；在没有相应职业接触限值可比较的情况下，计算浓度比值（测量地点或劳动者接触的颗粒数量浓度与背景颗粒数量浓度的比值）。若比值大于1，提示有颗粒释放；制作基于作业活动的时间—数量—浓度变化图，分析颗粒、数量、浓度的时间和空间分布，动态观察作业活动与颗粒、数量、浓度的关系。

（四）风险描述

应用纳米颗粒风险评估模型对纳米颗粒引发的健康风险进行定量、半定量或定性评估。

（五）暴露控制

暴露控制是对职业病危害接触人群的基本保护方法。当工作场所存在潜在的纳米颗粒暴露风险时，应考虑一种或多种控制措施。控制分层策略被用作职业病危害控制措施实施的一种手段，其原则为：在降低危害风险方面，控制策略的有效性由高到低的顺序是消除、替代、工程控制、管理制度和个人防护，顶端的控制方法比底端的方法更有效，即优先遵循工程措施，其次采取管理措施和个体防护。在实际操作过程中应根据职业病危害因素产生的特点和工艺条件等情况，依次考虑替代、隔离或封闭、工程控制措施、培训、个人防护、医疗保健措施等，工作场所纳米材料分层控制见图13.4.2（摘自 ANSI/ASSE Z590.3 2011；AIHA 2008）。

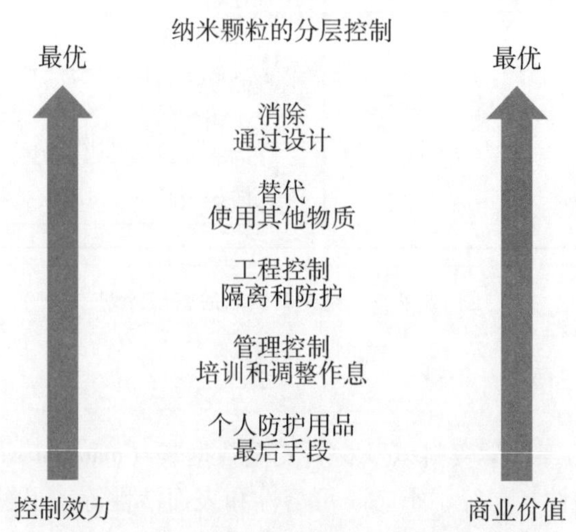

图 13.4.2 工作场所纳米材料分层控制

1. 消除

在控制层级中，消除是最有效的方法。通过工艺改革来消除可能产生纳米颗粒或释放纳米材料，在设计阶段，当材料、工艺和/或设施正在被开发时通常最具成本效益。如果在足够早的时候被执行，那么执行工艺是很简单的，而且长远看可以节省大量成本。

2. 替代

在控制层级内，替代的目的是用一组具有较低危害程度的条件来取代一组具有较高风险程度的条件。纳米材料的替代可能有难度，因为纳米材料可能会因其独特的性质而被引入工艺流程。但有些替代还是可行的，比如以纳米浆料替代干燥粉体可降低气溶胶化程度并为处理材料的工人提供保护；改变某工艺的操作条件从而减少工人接触机会。

3. 工程控制

工程控制通过消除有害条件（如局部排气通风可消除气溶胶排放物）或在工人与危害物质之间设置屏障（如隔离器与机器保护装置）来保护工人。当消除与替代不可行时，减轻纳米材料职业病危害的最可取的选择是使用工程控制措施。对大多数纳米材料生产工艺来说，工程控制可能是最有效且最适用的控制措施。在大多数情况下，工程控制应该比消除或替代更可行，而且考虑到许多纳米材料的潜在毒性，工程控制应该比管理控制与 PPE 更具有保护作用。工程控制措施的设计原则是“更容易、更安全”。在选择工程控制措施时，需考虑生产或使用的纳米材料量、纳米材料的物理形态和分散度、工人作业时间等因素。这有利于选择恰当的工控制措施，各影响因素之间的关系见图 13. 4. 3（摘自：NIOSH 2009a）。

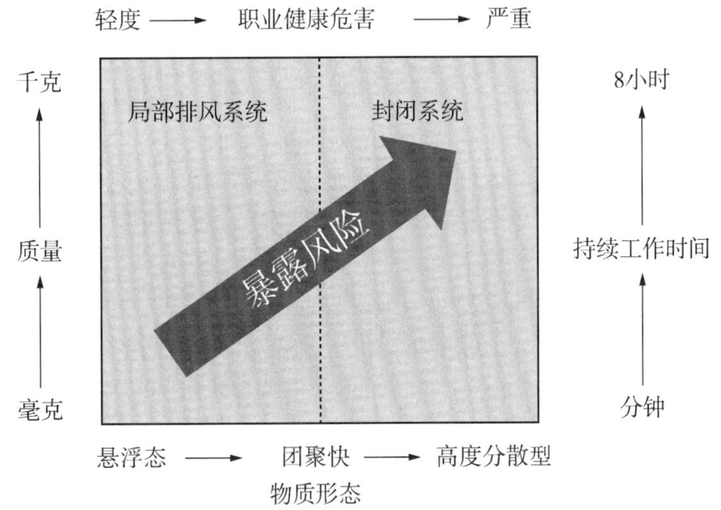

图 13. 4. 3　各影响因素之间的关系

工程控制分为两大类：通风控制与非通风控制。

（1）通风控制。通风控制包括全面通风、局部通风和空气过滤。

全面通风可用来实现工作场所多个目标的污染物控制。合理设计的供气通风系统可以实现工厂通风、建筑增压与废气置换目的。当生产区安装了新的局部排风罩时，必须考虑置换空气、排风罩安装位置与通风系统的再平衡需求。采用供气来维持生产区与非生产区之间的适当增压是直接减少工作区域外纳米材料接触的一种合理方法。纳米材料生产与加工产生的气溶胶排放物可能会导致生产区内的高背景浓度。当临近的厂区是非生产区（如办公室、质量保证/控制实验室）或是不使用纳米材料的生产区时，可能会发生纳米颗粒的渗透并且导致这些区域内工人的职业接触。因此，应该确保纳米材料生产区内的气压比临近车间/区域的气压低。这有助于减少空气中纳米材料的潜在转移以及临近车间或区域内其他工人对纳米材料的接触。为了保持较小的负压，车间供气量应该比排气量稍小。基本标准是保证供气流量与排气流量之间5%的流量差。

局部通风（local exhaust ventilation，LEV）指的是在污染源处或污染源附近采用排气系统。它需要的排气量和补给空气更少，且通常需要更低的成本。局部通风通常涉及排风罩、管道、空气净化器、风扇和排气管5个组成部分。纳米材料通风罩的设计关键是要考虑风速大小，应能提供适当的风速来防止纳米颗粒飞逸性排放，并且保证不会从工艺流中去除纳米材料。在处理纳米材料时，管道材料及其密封方法的选择尤为重要。管道材料需要使纳米材料无法穿透，且适用于高活性的纳米材料。管道接合处的密封方式应该防止纳米材料泄漏。空气净化是LEV系统的一个重要组成部分，对于纳米材料而言，需要去除系统将纳米材料从气流中消除。旋风分离器、洗涤器与其他类似系统可用来去除粒度较大的颗粒，过滤方式可收集较小的纳米颗粒。

超细颗粒的空气过滤器分为机械过滤器和静电过滤器，二者均为纤维介质或纤维膜。现在有3种纤维过滤器可用于纳米级颗粒的捕获：①平板式过滤器在相同的平面内包含所有介质。这种设计使过滤面速度与过滤介质速度保持大概一致。②折叠式过滤器具有附加过滤介质以降低空气通过过滤器时的速度。这使既定压降时的收集效率提高。作为选择，折叠过滤器可因其较大的过滤面积而被用来缩小既定气流速度时的压降幅度。③袋状或袋式过滤器允许废气流通过由纤维介质组成的小袋子。与折叠式过滤器一样，袋状过滤器较大的表面积降低了气流通过过滤介质时的速度，提高其在既定压降时对小颗粒的收集效率。

现有过滤器主要收集机制见图13.4.4（NIOSH）。

对于小于0.2 μm的颗粒（包括纳米材料）来说，扩散与静电吸引是主导性的收集机制。这些收集机制的组合效应产生了如图13.4.5所示的经典收集效率曲线。

（2）非通风工程控制。非通风工程控制涵盖许多控制措施，如保护罩与防护屏、材料处理或添加剂。非通风控制可以与通风控制一起使用，为纳米材料工人提供更全面的防护。已有的在许多行业中得到了应用与评估的非通风方法可能适用于纳米材料制备与加工使用工艺。这些方法包括材料输送设备（如皮带输送机与螺旋输送机）的安全罩，以及气力输送系统。其他良好操作规程也被用来减少装袋工艺中的粉尘烟雾化，将袋子固定于出料口合并湿式作业可防止布袋表面粉尘在空气中扩散。其他非通风工程控制包括隔离安全柜系统。手套箱安全柜是最常见的柔性隔离系统，它可被

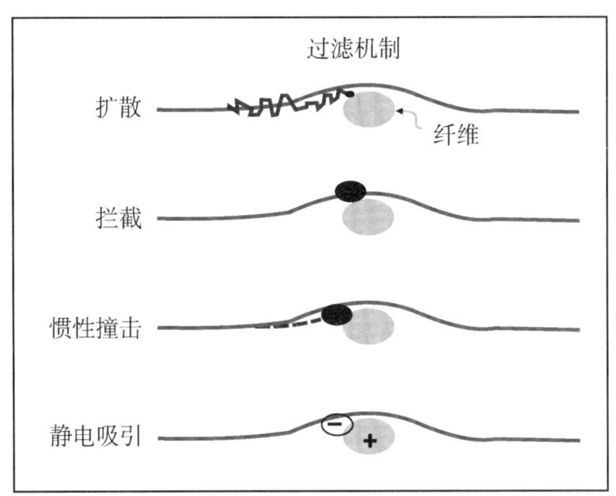

图 13.4.4　过滤器主要收集机制

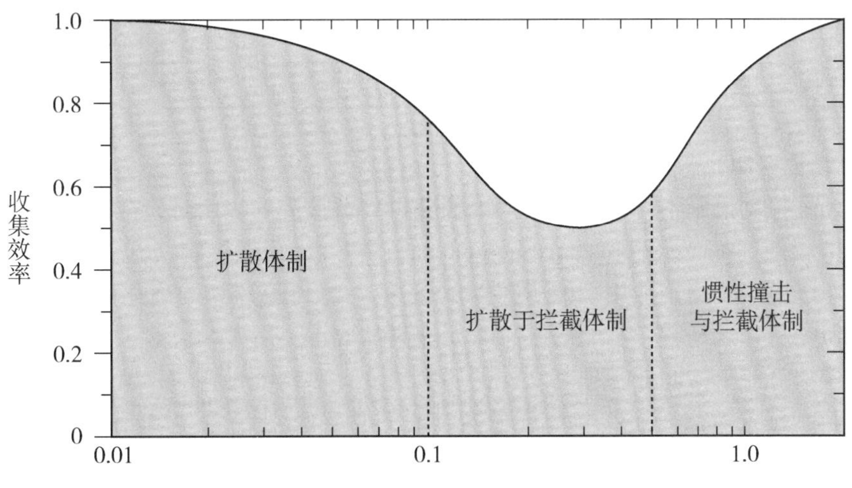

图 13.4.5　经典收集效率曲线

视为小规模粉体工艺（如混合与干燥）周围的安全罩。刚性手套箱隔离装置也起到了工人与工艺分隔的作用，并且经常用于粉体输送的中等规模操作。手套袋与刚性手套箱相似，但它们可塑性强且用完即可丢弃。手套袋可用于小规模密闭操作或污染预防。

可能导致工人接触纳米材料的常见工艺及其适用的工程控制见表 13.4.1。

表 13.4.1　常见工艺中的工程控制与相关任务

工艺/任务	工程控制	行业
反应釜飞逸性排放物	安全罩	纳米技术
产品采收	手套箱	纳米技术
反应釜清洁	局部排气通风系统/排烟装置	纳米技术

续表

工艺/任务	工程控制	行业
少量称重	化学通风柜	纳米技术
	生物安全柜	纳米技术与实验室
	手套箱隔离器	制药
	纳米通风柜	制药
	气幕隔离罩	纳米技术/研究
产品排出/装袋	排出罩/套管式排气罩	硅与制药
	连续衬垫	制药
	充气式密封	制药
袋子/容器排空	倒袋站	硅
少量称重/处理	通风棚	制药
纳米复合材料加工	高速－少量	木工
	湿式抑制	纳米技术
空气过滤器更换	袋进袋出	制药

4. 管理控制

当工程控制措施不可行或未能把接触减少到可接受的程度时，会采用管理控制与个体防护装备（personal protective equipment，PPE）。管理控制（包括培训、工作轮换、工作进度安排与其他用于减少接触的策略）与 PPE 计划的确立可能需要较低的成本，但是从长远来看，它们的维持需要很高的成本。用人单位除了需建立一套符合国家法律法规要求的职业管理制度外，还应建立针对纳米材料的管理制度，包括清扫制度（包括湿式清扫和高效率颗粒气体过滤的真空吸尘器）、材料存储和标签制度、限制工人处理纳米材料的时间、勤洗手等，使劳动者养成良好的操作规范，并对接触纳米材料的劳动者进行专门的培训。

（1）良好的操作规范。NIOSH 建议执行以下良好操作习惯并作为控制工人接触纳米材料策略的一部分：其一，教育工人提高对工程纳米材料的安全处理意识，使得降低材料被吸入及与皮肤接触的机会。其二，提供材料的危害信息以及关于如何防止接触的说明。其三，鼓励工人在进食、吸烟或离开工作场所之前使用洗手设施。其四，提供附加的控制措施（如使用缓冲区、为工人提供净化设施）以确保纳米材料不会被输送到工作场所之外。其五，如果有区域污染或人员沾染的可能性，提供洗浴与更换服装的设施以防止因纳米材料通过衣服与皮肤被转移而对其他区域的无意污染（包括带回家）。其六，避免在“自由颗粒”状态下对纳米材料进行露天处理。其七，无论是悬浮状态还是干燥粉体颗粒形式，尽可能将纳米材料存放至密闭（密封）容器中。其八，确保在每个工作班次结束时，至少使用过滤真空吸尘器或湿擦方法对工作区域与指定设备（如天平）进行清洁。不应使用干擦（即使用扫帚）或压缩空气来清洁工作场所。应禁止工人与废物相接触的清洁方式。其九，避免在处理纳米材料的工作场所存放、摄取食物或饮料。

（2）职业卫生培训。对接触纳米材料的劳动者进行职业卫生培训，至少包括以下内容：让劳动者清楚地知道可能暴露的岗位和暴露的潜在风险，告知其目前尚未掌握的纳米材料相关的危害性信息，告知其适当的纳米材料处理和存储技术，正确使用个人防护用品，清理被纳米材料污染的表面和衣服的重要性，工程控制措施的维护（如过滤器的更换和处理），如何正确处理被纳米材料或被纳米材料污染的物体。对那些工作中可能接触到纳米材料的劳动者，对其作业任务（如纳米材料收集、材料转移、设备维护、废物处理等）、工程控制设施的使用、工作中如何减少纳米材料的接触等内容应进行相应的培训。

5. 个人防护

个人防护是继工程控制、良好操作习惯与管理控制后的最后一道防线，是符合最低要求的用于控制劳动者对有害物质接触的可选措施，主要包括皮肤防护和呼吸防护。

1）皮肤防护

在处理纳米颗粒时要戴手套，穿实验室工作服或实验外衣。在潜在有害材料与皮肤之间设置屏障是很重要的。

（1）防护手套。当工人从事手部/皮肤可能接触到纳米材料的相关工作时，工人必须使用由恰当材料制成的防护手套来防止纳米材料等附着于皮肤。除非可以通过清洗等方式来去除黏附的纳米材料，否则必须使用一次性防护手套。如果防护手套被用过和丢弃，则其必须被放入不可穿透的牢固袋内以供后续处置。当摘下防护手套时，如果皮肤会不可避免地或者非常有可能接触到纳米材料，则必须使用肥皂清洗接触皮肤或者使用清洁霜等擦拭皮肤。

（2）护目镜式防护眼镜。对于将要从事纳米材料相关工作的工人，如果眼睛可能会接触到纳米材料粉体或含有纳米材料的飞溅物，则工人必须使用护目镜式防护眼镜。

（3）防护服。对于将要从事纳米材料相关工作的工人，当纳米材料可能会附着于工人的制服时，工人必须穿上专门针对纳米材料的防护服，防护服最好为无纺布材质。必须通过清洗等方法来保持其有效、清洁。如果把附着有纳米材料的防护服带出设施，则必须把防护服放入不可穿透的牢固袋内，以防止纳米材料被携带到设施外部。

2）呼吸防护

在无有效工程控制措施和高浓度暴露（维护或异常生产状态）的情况下，应使用呼吸器。目前，有几种经过 NIOSH 认证的呼吸器，如过滤面罩呼吸器、半面罩式橡胶呼吸器、全面罩呼吸器、电动送风呼吸护具、供气式呼吸器、自给式呼吸器等，这些呼吸器可以提供对空气微粒的不同程度的防护。但研究表明在粒径小于 50 nm 时，呼吸防护用品过滤介质的收集效率会大大降低，因此建议采用收集效率达 99.9% 或以上的过滤介质。在生产与加工纳米材料的工作场所选择针对纳米材料的呼吸防护用品时可参照日本厚生劳动省《预防工作场所纳米材料接触的措施》里面的建议，见图 13.4.6，纳米材料相关的测试与研究机构选择呼吸防护用品时可参照图 13.4.7。

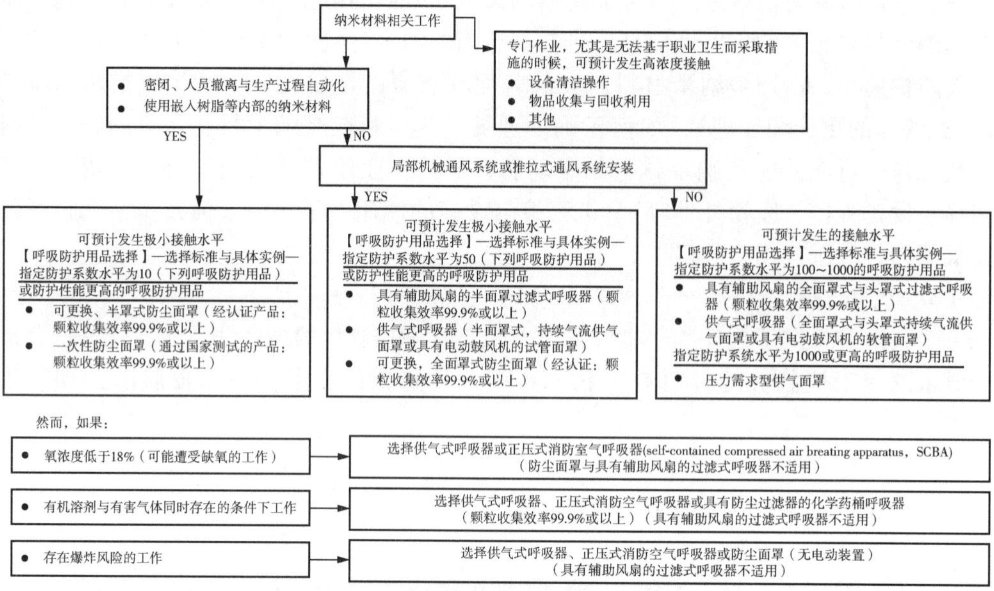

纳米材料相关工作
专门作业，尤其是无法基于职业卫生而采取措施的时候，可预计发生高浓度接触
设备清洁操作
物品收集与回收利用
其他
密闭、人员撤离与生产过程自动化
使用嵌入树脂等内部的纳米材料
YES
NO
局部机械通风系统或推拉式通风系统安装
YES
NO
可预计发生极小接触水平
【呼吸防护用品选择】—选择标准与具体实例—
指定防护系数水平为10（下列呼吸防护用品）
或防护性能更高的呼吸防护用品
可更换、半罩式防尘面罩（经认证产品：颗粒收集效率99.9%或以上）
一次性防尘面罩（通过国家测试的产品：颗粒收集效率99.9%或以上）
可预计发生极小接触水平
【呼吸防护用品选择】—选择标准与具体实例—
指定防护系数水平为50（下列呼吸防护用品）
或防护性能更高的呼吸防护用品
具有辅助风扇的半面罩过滤式呼吸器（颗粒收集效率99.9%或以上）
供气式呼吸器（半面罩式，持续气流供气面罩或具有电动鼓风机的试管面罩）
可更换，全面罩式防尘面罩（经认证：颗粒收集效率99.9%或以上）
可预计发生的接触水平
【呼吸防护用品选择】—选择标准与具体实例—
指定防护系数水平为100~1000的呼吸防护用品
具有辅助风扇的全面罩式与头罩式过滤式呼吸器（颗粒收集效率99.9%或以上）
供气式呼吸器（全面罩式与头罩式持续气流供气面罩或具有电动鼓风机的软管面罩）
指定防护系统水平为1000或更高的呼吸防护用品
压力需求型供气面罩
然而，如果：
氧浓度低于18%（可能遭受缺氧的工作）
选择供气式呼吸器或正压式消防室气呼吸器(self-contained compressed air breating apparatus，SCBA)
（防尘面罩与具有辅助风扇的过滤式呼吸器不适用）
有机溶剂与有害气体同时存在的条件下工作
选择供气式呼吸器、正压式消防空气呼吸器或具有防尘过滤器的化学药桶呼吸器
（颗粒收集效率99.9%或以上）（具有辅助风扇的过滤式呼吸器不适用）
存在爆炸风险的工作
选择供气式呼吸器、正压式消防空气呼吸器或防尘面罩（无电动装置）
（具有辅助风扇的过滤式呼吸器不适用）

图 13.4.6　纳米材料风险管理计划

纳米材料相关工作
专门作业，尤其是无法基于职业卫生而采取措施的时候，可预计发生高浓度接触
设备清洁操作
物品收集与回收利用
其他
密闭、人员撤离与生产过程自动化
使用嵌入树脂等内部的纳米材料
YES
NO
局部机械通风系统或推拉式通风系统安装
YES
NO
可预计发生极小接触水平
【呼吸防护用品选择】—选择标准与具体实例—
指定防护系数水平为10（下列呼吸防护用品）或防护性能更高的呼吸防护用品
可更换、半罩式防尘面罩（经认证产品：颗粒收集效率99.9%或以上）
一次性防尘面罩（通过国家测试的产品：颗粒收集效率99.9%或以上）
可预计发生极小接触水平
【呼吸防护用品选择】—选择标准与具体实例—
指定系数水平为50（下列呼吸防护用品）或防护性能更高的呼吸防护用品
具有辅助风扇的半面罩过滤式呼吸器（颗粒收集效率99.9%或以上）
供气式呼吸器（半面罩式，持续气流供气面罩或具有电动鼓风机的试管面罩）
可更换，全面罩式防尘面罩（经认证：颗粒收集体效率99.9%或以上）
指定防护系数水平为100~1000的呼吸防护用品
具有辅助风扇的全面罩式与头罩式过滤呼吸器（颗粒收集体效率99.9%或以上）
供气式呼吸器（全面罩式与头罩式持续气流供气面罩或具有电动鼓动鼓风机的软管面罩）
指定防护系统水平为1000或更高的呼吸防护用品
压力需求型供气面罩
然而，如果：
氧浓度低于18%（可能遭受缺氧的工作）
选择供气式呼吸器或正压式消防室气呼吸器(self-contained compressed air breating apparatus，SCBA)
（防尘面罩与具有辅助风扇的过滤式呼吸器不适用）
有机溶剂与有害气体同时存在的条件下工作
选择供气式呼吸器、正压式消防空气呼吸器或具有防尘过滤器的化学药桶呼吸器
（颗粒收集效率99.9%或以上）（具有辅助风扇的过滤式呼吸器不适用）
存在爆炸风险的工作
选择供气式呼吸器、正压式消防空气呼吸器或防尘面罩（无电动装置）
（具有辅助风扇的过滤式呼吸器不适用）

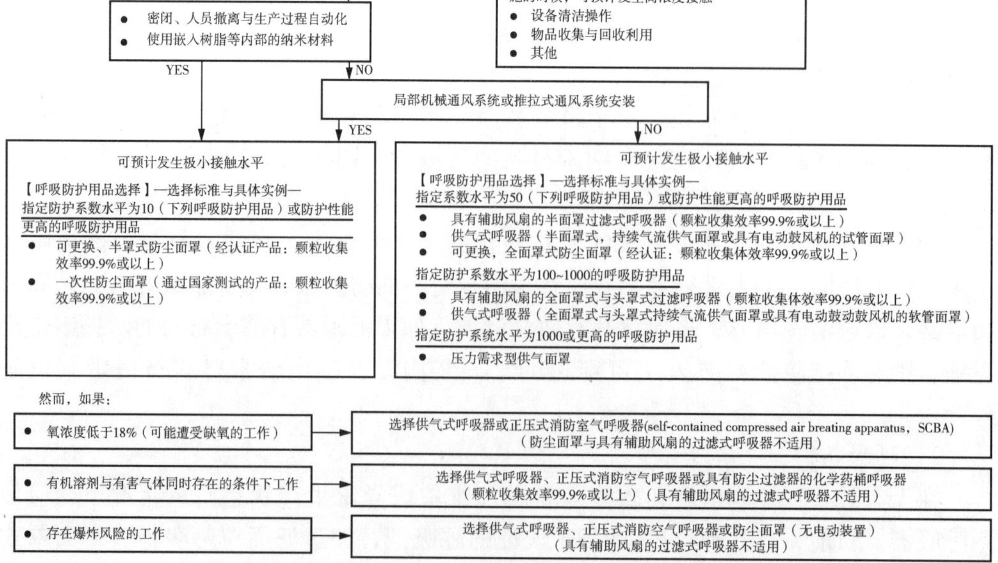

图 13.4.7　纳米材料相关测试与研究机构常见呼吸防护用品选择图

参考文献

[1] 朱世东，周根树，蔡锐，等. 纳米材料国内外研究进展 I——纳米材料的结构、特异效应与性能 [J]. 热处理技术与装备，2010，31：1－5.

[2] HANDY R D, OWEN R, VALSAMI JONES E. The ecotoxicology of nanoparticles and nanomaterials: current status, knowledge gaps, challenges, and future needs [J]. Ecotoxicology, 2008, 17: 315 -325.
[3] KLAINE S J, ALVAREZ P J J, BATLEY G E, et al. Nanomaterials in the environment: behavior, fate, bioavailability, and effects [J]. Environmental toxicology and chemistry, 2008, 27: 1825 -1851.
[4] 中华人民共和国国家质量监督检验检疫总局，中国国家标准化管理委员会. 纳米材料术语: GB/T 19619—G2004 [S]. 北京：中国标准出版社，2005.
[5] 李泉，曾广赋，席时权. 纳米粒子 [J]. 化学通报，1995，6：29 -34.
[6] SHONG C W, SOW C H, WEE A T S. Science at the nanoscale: an introductory text book [M]. USA: Pan Stanford Publishing, 2009.
[7] 李玉金，王九思，田玲. 纳米材料的基本特性及发展和应用概况 [J]. 甘肃教育学院学报（自然科学版），2003，17：54 -56.
[8] 王春雷，马丁，包信和. 碳纳米材料及其在多相催化中的应用 [J]. 化学进展，2009，21：1705 -1721.
[9] 唐仕川，常兵. 工程纳米材料职业健康与安全 [M]. 北京：科学出版社，2015.
[10] 张金超，杨康宁，张海松，等. 碳纳米材料在生物医学领域的应用现状及展望 [J]. 化学进展，2013，25：397 -408.
[11] 冯晓苗，李瑞梅，杨晓燕，等. 新型碳纳米材料在电化学中的应用 [J]. 化学进展，2012，24：2158 -2166.
[12] 匡达，胡文彬. 石墨烯复合材料的研究进展 [J]. 无机材料学报，2013，28：235 -246.
[13] 唐波，葛介超，王春先，等. 金属氧化物纳米材料的制备新进展 [J]. 化工进展，2002，21：707 -712.
[14] 王超，贺跃辉，彭超群，等. 一维金属纳米材料的研究进展 [J]. 中国有色金属学报，2012，22：128 -138.
[15] 贾晓霞. 金属纳米材料（Ag、Au、Cu、Au/CuO）的制备及性能的研究 [D]. 新乡：河南师范大学，2012.
[16] 师阿维. 金属纳米材料的进展 [J]. 热处理，2011，26：27 -31.
[17] LI G, TANG Z. Noble metal nanoparticle@ metal oxide core/yolk-shell nanostructures as catalysts: recent progress and perspective [J]. Nanoscale, 2014, 6: 3995 -4011.
[18] 翟华嶂，李建保，黄勇. 纳米材料和纳米科技的进展、应用及产业化现状 [J]. 材料工程，2001，11：43 -48.
[19] 宋宏杰，孔寒冰，王沛民. 纳米技术产业化的瓶颈与对策分析 [J]. 科技进步与对策，2004，5：68 -70.
[20] 任红轩. 我国纳米科技发展十年巡礼 [J]. 新材料产业，2013，3：57 -60.
[21] 任红轩. 纳米科技产业化与投资环境建设 [J]. 中国科技投资，2008，6：29 -31.

[22] 姜桂兴. 世界纳米科技发展态势分析 [J]. 世界科技研究与发展, 2008, 30: 237-240.

[23] 任红轩. 纳米产业化　十年磨一剑 [J]. 中国科技投资, 2008, 10: 57-59.

[24] 龚维幂, 任红轩. 世界纳米科技企业现状与我国纳米企业发展需求分析 [J]. 新材料产业, 2014, 8: 27-32.

[25] 董宏伟, 吴树仙, 李士. 美国纳米产业化的监管政策和原则 [J]. 高科技与产业化, 2014, 215: 90-94.

[26] BROUWER D, VAN DUUREN-STUURMAN B, BERGES M, et al. From workplace air measurement results toward estimates of exposure? Development of a strategy to assess exposure to manufactured nano-objects [J]. Journal of nanoparticle research, 2009, 11: 1867-1881.

[27] KIM, J A, CHO J H, PARK I H, et al. Diesel exhaust particles upregulate interleukins IL-6 and IL-8 in nasal fibroblasts [J]. Plos One, 2016, 11 (6): e0157058.

[28] THOMASSEN Y, KOCH W, DUNKHORST W, at al. Ultrafine particles at workplaces of a primary aluminium smelter [J]. Journal of environmental monitoring, 2006, 8: 127-133.

[29] ZIMMER A T, BARON P A, BISWAS P. The influence of operating parameters on number-weighted aerosol size distribution generated from a gas metal arc welding process [J]. Journal of aerosol science, 2002, 33: 519-531.

[30] ZIMMER A T, MAYNARD A D. Investigation of the aerosols produced by a high-speed, hand-held grinder using various substrates [J]. Annals of occupational hygiene, 2002, 46: 663-672.

[31] LIOU S H, TSAI C S J, PELCLOVA D, et al. Assessing the first wave of epidemiological studies of nanomaterial workers [J]. Journal of nanoparticle research, 2015, 17: 413-438.

[32] PELCLOVA D, ZDIMAL V, KACER P, et al. Oxidative stress markers are elevated in exhaled breath condensate of workers exposed to nanoparticles during iron oxide pigment production [J]. Journal of breath research, 2016, 10.

[33] ZHANG R, DAI Y F, ZHANG X, et al. Reduced pulmonary function and increased pro-inflammatory cytokines in nanoscale carbon black-exposed workers [J]. Particle and fibre toxicology, 2014, 11 (1): 73-86.

[34] LIOU S H, TSOU T C, WANG S L, et al. Epidemiological study of health hazards among workers handling engineered nanomaterials [J]. Journal of nanoparticle research, 2012, 14 (8): 544-558.

[35] WU W T, LIAO H Y, CHUNG Y T, et al. Effect of nanoparticles exposure on fractional exhaled nitric oxide (FENO) in workers exposed to nanomaterials [J]. International journal of molecular sciences, 2014, 15: 878-894.

[36] LEE J S, CHOI Y C, SHIN J H, et al. Health surveillance study of workers who

manufacture multi-walled carbon nanotubes [J]. Nanotoxicology, 2015, 9: 802 - 811.

[37] LEE J H, MUN J, PARK J D, et al. A health surveillance case study on workers who manufacture silver nanomaterials [J]. Nanotoxicology, 2012, 6: 667 - 669.

[38] SONG Y, LI X, DU X. Exposure to nanoparticles is related to pleural effusion, pulmonary fibrosis and granuloma [J]. The European respiratory journal, 2009, 34: 559 - 567.

[39] OBERDORSTER G, OBERDORSTER E, OBERDORSTER J. Nanotoxicology: an emerging discipline evolving from studies of ultrafine particles [J]. Environmental health perspectives, 2005, 113: 823 - 839.

[40] EMA M, GAMO M, HONDA K. A review of toxicity studies of single-walled carbon nanotubes in laboratory animals [J]. Regulatory toxicology and pharmacology, 2016, 74: 42 - 63.

[41] HEDWIG M B, MARGRIET V P, ILSE G, et al. Physicochemical characteristics of nanomaterials that affect pulmonary inflammation [J]. Particle and fibre toxicology, 2004, 11: 18.

[42] VINCENT J H, CLEMENT C F. Ultrafine particles in workplace atmospheres [J]. Phil Trans R Soc Lond A, 2000, 358: 2673 - 2682.

[43] ISO TR 27628, Workplace atmospheres-Ultrafine, nanoparticle and nanostructured aerosols-inhalation exposure characterization and assessment [S]. Geneva: ISO, 2007.

[44] ISO TS80004 - 1, Nanotechnologies-Vocabulary-Part 1: Core terms [S] . Geneva: ISO, 2010.

[45] ISO TS 27687, Nanotechnologies-Terminology and defications for nano-objects-Nanoparticle, nanofibre and nanoplate [S] . Geneva: ISO, 2008.

[46] 2011 - 160, Current intelligence bulletin 63: occupational exposure to titanium dioxide [S]. Cincinnati: DHHS (NIOSH), 2011.

[47] 2013 - 145, Current intelligence bulletin 65: occupational exposure to carbon nanotubes and nanofibers [S]. Cincinnati: DHHS (NIOSH), 2013.

[48] Industrial ventilation: a manual of recommended practice for design [M]. Cincinnati: ACGIH, 2013.

[49] ERBIS S, OK Z, ISAACS J A, et al. Review of research trends and methods in Nano environmental, health, and safety risk analysis [J]. Risk analysis, 2016: n/a-n/a.

[50] HENDREN C O, BADIREDDY A R, CASMAN E, et al. Modeling nanomaterial fate in wastewater treatment: Monte Carlo simulation of silver nanoparticles (nano-Ag) [J]. Science of the total environment, 2013, 449: 418 - 425.

[51] BARTON L E, AUFFAN M, DURENKAMP M, et al. Monte Carlo simulations of the transformation and removal of Ag, TiO_2, and ZnO nanoparticles in wastewater treat-

ment and land application of biosolids [J]. Science of the total environment, 2015, 511: 535-543.

[52] 周林军，刘济宁，石利利，等. 判别分析与决策树分析在化学物质生态危害分类中的应用 [J]. 生态与农村环境学报，2009 (1): 57-61.

[53] Hansen S F, Jensen K A, Baun A. NanoRiskCat: a conceptual tool for categorization and communication of exposure potentials and hazards of nanomaterials in consumer products [J]. Journal of nanoparticle research, 2014, 16 (1): 2195-2219.

[54] HRISTOZOV D R, ZABEO A, FORAN C, et al. A weight of evidence approach for hazard screening of engineered nanomaterials [J]. Nanotoxicology. 2014, 8 (1): 72-87.

[55] HRISTOZOV D R, GOTTARDO S, CINELLI M, et al. Application of a quantitative weight of evidence approach for ranking and prioritising occupational exposure scenarios for titanium dioxide and carbon nanomaterials [J]. Nanotoxicology, 2014, 8 (2): 117-131.

[56] Johnston J M L M. State-of-the-science report on predictive models and modeling approaches for characterizing and evaluating exposure to nanomaterials [R]. U. S.: Environmental Protection Agency, 2010.

（高向景　夏　冰）

第十四章　电池制造业职业病危害识别与控制

一、电池制造业概述

电池的基本原理即用活性较高的金属材料制作阳极（即负极“－”），而用较为稳定的材料制作阴极（即正极“＋”）。阳极材料由于库仑力的原因丢失电子（还原反应），流向阴极使其获得电子（氧化反应），而电池内部（电解液）则发生阴极的阴离子流向阳极与阳离子结合，由此形成回路，产生电能。

电池制造业指以正极活性材料、负极活性材料配合电介质，以密封式结构制成，并具有一定公称电压和额定容量的化学电源的制造。一次电池、二次电池和燃料电池，以及利用氢与氧的合成转换成电能的装置，即燃料电池制造。

一次性电池，又称干电池或原电池，即放电后不能再充电的电池。常见的一次性电池包括锌锰干电池、扣式电池等。二次电池，即可充电电池，又称蓄电池，可通过充放电多次循环使用的电池。常见的二次电池包括铅酸蓄电池、镍镉电池、锂离子电池等。燃料电池，又称连续电池，即活性材料连续的注入电池，能连续放电的电池，如氢氧燃料电池等。电池分类见图 14. 1. 1。

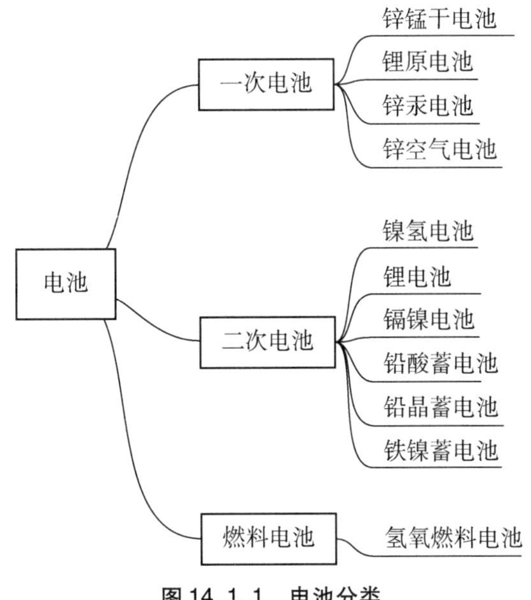

图 14. 1. 1　电池分类

（一）电池的发展趋势

1799 年，伏特在两种金属片中加入了可发生反应的溶液，成功制成了世界上第一个电池“伏特电堆”，标志着电池的正式诞生；1860 年，法国普朗泰发明铅电池，可通过反向电流进行充电，从而重复使用，是世界上第一个蓄电池；1887 年，英国人赫勒森发明了最早的干电池，携带方便，应用广泛；1890 年，美国爱迪生发明可充电的铁镍电池；1899 年，沃尔德马·尤格尔发明镍镉电池；1914 年，托马斯·爱迪生发明碱性电池；1954 年，太阳能电池诞生；1976 年，飞利浦研究所的科学家发明镍氢电池；1991 年，索尼实现可充电锂离子电池的商业化生产；1999 年，可充电锂聚合物电池商业化生产。

两百多年的电池发展史，是各种技术的需要推动着各类电池呈现出并驾齐驱、交错发展的景象，是解决环境恶化和能源短缺的重要途径，是解决信息化、电子化发展瓶颈的关键。目前，世界电池发展趋势是绿色环保，满足新世纪环境保护的迫切要求；安全可靠，保证使用过程安全；能量密度更高、使用寿命更长；轻便、便宜，易于回收。

绿色环保体现在两个方面：一是电池本身不会对环境造成污染，通过使用电池解决环境污染问题；二是电池生产过程对劳动者健康影响小。

电池材料中的一些重金属会对环境造成污染。汞是锌锰电池中最有效的锌缓蚀剂，但汞对环境危害极大。镉、铅都是对环境有害的金属元素，但它们分别是镍镉电池和铅酸电池必不可少的原材料。这些电池在制造过程中产生的废水、固体垃圾，以及废弃之后的电解液泄漏，会造成严重的环境污染，因此应尽量使用低污染的物质替代汞、镉等金属，同时做好电池的回收工作。

电池生产过程中使用汞、锌、铅、镉、镍等重金属，硫酸、磷酸、硝酸、氢氧化钠、氢氧化钾等强酸碱，以及苯类、酯类等有机溶剂，多类物质属于高毒、致癌物质，对劳动者，健康损伤较大，因此采用危害更小、更加先进的生产工艺，降低作业场所危害因素浓度/强度水平，是内在且必要的需求。

19 世纪末，在环保、健康、效能的驱使下，锂电池应运而生，经过 20 年的发展，锂电池在小型化、高能化、环保化方面具有明显的优势，同时高温性能好，使用寿命长，在智能手机、笔记本、电动车、便携式仪器等新兴领域具有压倒性的优势，是目前综合性能最好的电池类型。

（二）锂电池的发展趋势和健康危害

锂电池（lithium battery）是一类由锂金属或锂合金为负极材料、使用非水电解质溶液的电池。分为锂一次电池（又称锂原电池，primary LB）、锂二次电池（又称锂可充电电池，rechargeable LB）。锂二次电池研发分为金属锂二次电池、锂离子电池与锂聚合物电池三个阶段。

锂原电池通常以金属锂或者锂合金为负极，用 MnO_2、$SOCl_2$ $(CF)_n$ 等材料为正极。锂原电池的研究开始于 20 世纪 50 年代，在 20 世纪 70 年代实现了军用与民用。之后由于环保、健康、资源方面的考虑，研究重点转向可反复使用的二次电池。锂金属二次电池研究比锂原电池晚了 10 年，并于 20 世纪 80 年代推出市场。

锂离子电池（Li-ion battery，LIB）是指由 Li^+ 嵌入化合物为正、负极的二次电池。通常以炭材料为负极，以含锂的化合物作正极。锂离子电池具有一般高能量密度可充电电池所不具备的高循环寿命。依据正极材料不同，锂离子电池主要分为：磷酸铁锂（$LiFePO_4$，LFP）、镍酸锂（$LiNiO_2$，LNO）、锰酸锂（$LiMn_2O_4$，LMO）、钴酸锂（$LiCoO_2$，LCO），以及镍钴锰酸三元锂［$Li(NiCoMn)O_2$，NCM］、镍钴铝酸三元锂［$Li(NiCoAl)O_2$，NCA］。负极材料主要采用石墨碳材料。1996 年，帕迪和约翰·古迪纳夫发现具有橄榄石结构的磷酸盐，如磷酸锂铁（$LiFePO_4$），在全充电状态下具有良好的热稳定性、较小的吸湿性和优良的充放电循环性能，比传统的正极材料更具优越性，因此已成为当前主流的正极材料。

锂聚合物电池的发展先后经历锂固体聚合物电解质电池（Li SPE battery）、锂离子凝胶聚合物电解质电池（Li-ion GPE battery）两个阶段。后者在 1994 年出现，并在 1999 年实现商品化。

锂离子电池技术较为先进、发展势头最迅猛、前景最为广阔，具有高能量、长寿命、低消耗、无公害、无记忆效应、自放电小、内阻小、性价比高、污染少等优点，在应用中已显示出巨大的优势，是目前最为主流的电池类型。在应用场景方面，主要涵盖三大领域：3C 类电子产品（计算机类、通信类和消费类电子）、电动交通工具以及规模静态储能。在 3C 类电子产品领域锂离子电池几乎占据了全部市场，而在电动车交通工具方面，锂离子电池主导的动力电池市场不断扩大，目前在电动汽车应用领域已经处于主导地位，具备广阔的应用前景。另外，锂离子电池在大规模储能方面也存在巨大的应用潜力；在促进可再生能源消纳和分布式储能方面起到关键支撑作用；在调节电网频率和调峰方面也将起到重要作用，逐步降低我国对火力发电的依赖。此外，锂离子电池储能技术在用户侧储能领域可以实现更好的供需平衡调节。

截至 2018 年，我国锂离子电池市场产量达 102.00 GWh，在全球产量占比达 54.03%，目前已经成为全球最大的锂离子电池制造国。其中，锂离子动力电池产量达 65 GWh，成为占比最大的细分领域，3C 数码电池产量达 31.8 GWh，储能锂离子电池产量达 5.2 GWh。随着锂离子电池的产量不断扩大，其附带的产业工人也逐渐增多，锂离子电池的生产过程中使用了镍钴锰酸锂、钴酸锂、锰酸锂等含有多种重金属的化学物，其中镍及其无机化合物和锰及其无机化合物属于高毒化学品；锂离子电池正、负极材料配料过程中粉尘较为严重，存在超标的情况；电解液中含有碳酸乙烯酯、碳酸二乙酯、N－甲基吡咯烷酮、六氟磷酸锂等化学品；涂布、辊压、分切、包装等设备运行产生噪声。因此，锂离子电池生产过程中可能导致的法定职业病包括锰及其化合物的中毒、氟及其无机化合物中毒、尘肺病和噪声聋等；使用的镍及其无机化合物为可疑人类致癌物；使用的 N－甲基吡咯烷酮是一种新型有机溶剂，虽毒性较低，但对皮肤和眼睛有刺激性，对呼吸系统、消化系统和神经系统均有一定的危害，已有文献报道国内某电子企业发生一起多人急性 N－甲基吡咯烷酮中毒事故，而且在电子、石化等下游行业使用中也出现过中毒事件。

目前，国内大规模生产的锂离子电池制造行业存在较重的职业病危害，对劳动者可能产生严重的健康损害。随着健康中国战略的崛起，劳动者的职业健康是其中重要一环，保障每个劳动者职业生涯健康，实现有尊严的工作，是职业人群的基本需求。

锂离子电池制造业属于电池方面的先进制造业，从动力锂离子电池、3C（电子消费品）锂离子电池以及储能锂离子电池等生产工艺技术方面来看，除开产品细节方面的区别，三大类锂离子电池的生产工艺技术基本相同。本章以目前产量最大、工艺最复杂、规模最大的锂离子动力电池（以下简称锂电池）为代表，介绍锂电池生产过程中存在的职业病危害因素和健康风险分析，同时提出职业病危害关键控制技术，以保护劳动者健康，促进行业健康可持续发展。

二、锂电池的生产工艺

锂电池的生产过程较为复杂，可以分为配料、涂布、制片、电芯制作、化成、电池组装6个主要工段，使用的设备主要包括投料机、搅拌机、分散机、涂布机、测厚仪、烘烤机、辊压机、分切机、焊接机、卷绕机、分切机、注液机、清洗机、化成柜、老化柜、包装机等，使用的原辅材料主要包括磷酸铁锂/镍钴锰酸锂、超导炭黑、导电石墨、N－甲基吡咯烷酮、电解液（六氟磷酸锂、碳酸乙烯酯、碳酸二甲酯、碳酸二乙酯等混合物）、黏合剂（通常有丁苯橡胶、聚苯乙烯丁二烯共聚物、丙烯腈多元共聚物等）、铜、铝等。工艺流程见图14.1.2。

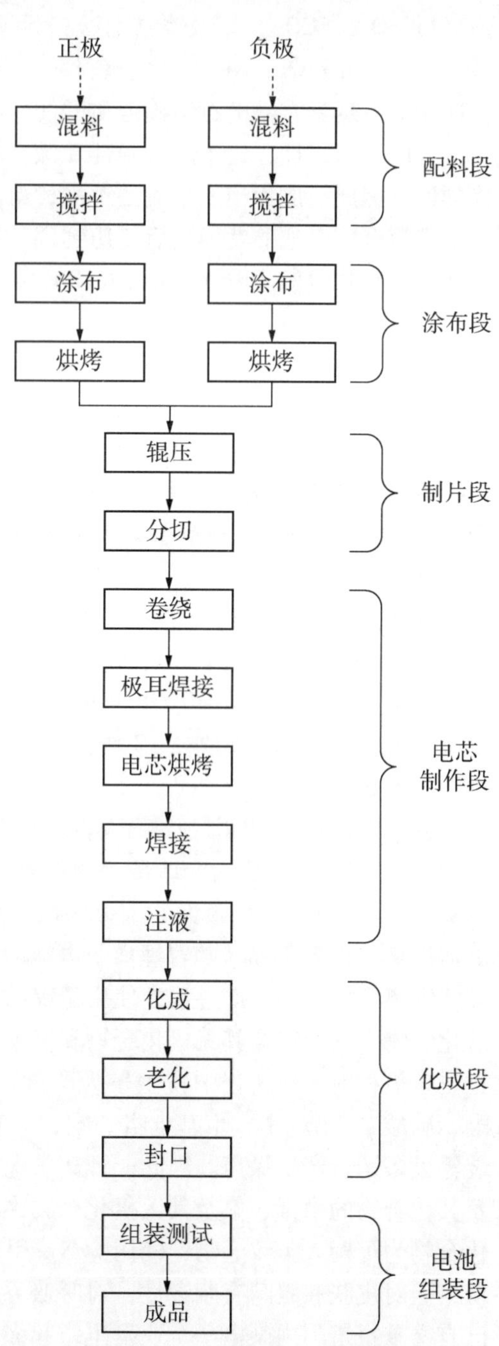

图14.1.2 锂电池生产工艺流程

三、职业病危害因素识别与分析

（一）配料段

1. 配料

锂电池正极原料一般为超导炭黑、磷酸铁锂/镍钴锰酸锂、N－甲基吡咯烷酮溶剂、聚偏氟乙烯树脂。负极原料一般为纯水、石墨、超导炭黑、丁苯橡胶、羧甲基纤维素钠。正极集流体材料为铝箔，负极集流体材料为铜箔。

将正/负极材料进行定量混合，磷酸铁锂/镍钴锰酸锂和石墨等粉状物料通过吊装投料，经定量罐定量后进入混合罐，其他液态物料通过管道从厂房外进行输送，定量后进入混合罐。混合好的正、负极材料通过管道输送至下一个工序，工人需将袋装的粉状物料吊至投料口，打开袋口自动投料，进料过程为负压进料。

2. 搅拌

正极搅拌：正极材料（磷酸铁锂/镍钴锰酸锂、聚偏氯乙烯树脂、超导炭黑）经真空干燥箱进行干燥预处理，再经精确计量后投入搅拌机，随后加入 N－甲基吡咯烷酮。密闭搅拌均匀后制成浆状的正极物质。正极浆料采用 N－甲基吡咯烷酮作为溶剂，在后面的涂布干燥过程中 N－甲基吡咯烷酮全部挥发，剩余磷酸铁锂、导电剂、聚偏氟乙烯全部留在集流体上，成为锂离子电池的正极材料。

负极搅拌：负极材料（石墨）经电子秤精确计量后投入高速分散机，并加入黏合剂丁苯橡胶乳液和纯水。密闭搅拌均匀后制成浆状的负极物质。负极浆料采用纯水作为溶剂，在后面的涂布干燥过程中水全部挥发，其余的石墨以及丁苯橡胶全部留在集流体上，成为负极材料。

3. 职业病危害因素识别

投料作业需手工操作设备，作业人员可接触到正极材料粉尘（超导炭黑、磷酸铁锂/镍钴锰酸锂、聚偏氟乙烯树脂）、负极材料粉尘（石墨、超导炭黑、羧甲基纤维素钠）、N－甲基吡咯烷酮等。作业过程中存在金属镍与难溶性镍化合物、锰及其无机化合物、钴及其化合物、石墨粉尘、炭黑粉尘、其他粉尘等危害；混合、搅拌作业为自动化密闭化作业，机器运行过程中产生噪声危害。

配料段职业病危害因素分布见表 14.1.1。

表 14.1.1　配料段职业病危害因素分布

工序	工种/岗位	生产设备	职业病危害因素	接触方式
正极配料	配料工	投料机、配料机	金属镍与难溶性镍化合物、锰及其无机化合物、钴及其化合物、炭黑粉尘、其他粉尘、噪声	直接、连续
负极配料	配料工	投料机、配料机	石墨粉尘、炭黑粉尘、噪声	直接、连续
搅拌	配料工	搅拌机	噪声	间接、不连续

4. 职业病危害特征分析

配料工段生产过程的职业病危害因素为金属镍与难溶性镍化合物、锰及其无机化合物、钴及其化合物、石墨粉尘、炭黑粉尘、其他粉尘和噪声等，接触机会为每天工作时间，接触人员为配料工。配料工作业地点不固定，搅拌、进料工序均为自动化密闭化作业，工人接触危害的重点区域为投料工序，接触的重点职业病危害因素为粉尘和噪声。

以某汽车电池生产企业配料段检测结果为例，检测结果汇总见表14.1.2。危害程度分析如下。

表14.1.2 某汽车电池生产企业配料段职业病危害因素检测结果汇总

工种	危害因素	样品数	超标数	超标率（%）	超标岗位/场所
配料工	石墨粉尘	15	1	6.7	负极投料
	其他粉尘	6	1	16.7	正极投料
	噪声	12	9	75.0	搅拌机、喷散旋振筛

（1）化学毒物：磷酸铁锂/镍钴锰酸锂、聚偏氟乙烯树脂等材料为自动进料，混合、搅拌过程为密闭状态，工人接触金属镍与难溶性镍化合物、锰及其无机化合物、钴及其化合物的可能性较低。

（2）生产性粉尘：车间作业环境为全面机械排风与局部排风相结合，粉尘主要危害点为投料岗位，检测结果显示石墨粉尘、其他粉尘超标率分别为6.7%、16.7%，工人需操作设备进行投料，投料口密闭效果不佳，导致粉尘逸散，应尽量更新生产工艺为自动化投料，或做好投料口的密闭。

（3）物理因素：配料段产噪设备较多，尤其是搅拌机、喷散旋振筛等机械设备产生的噪声强度较大，导致整个车间均为噪声作业场所，检测结果显示噪声值超标率为75%，噪声危害非常严重，应做好工作场所防噪减振设施，同时工人应佩戴护听器进行作业。

（二）涂布段

1. 涂布

涂布过程也可称为涂膏或拉浆，即卷成筒状的集流体材料在机械的带动下匀速通过盛有糊状混合浆料的槽子，使混合膏料均匀涂布于连续集流体的正反两面。其中，正极集流体材料为铝箔，负极集流体材料为铜箔。涂布完成之后需使用放射性测厚仪测厚，保证涂布的均匀。

2. 烘烤

涂布后的湿极片进入干燥箱进行干燥，正极片干燥温度为70～130 ℃，负极片干燥温度为70～110 ℃，此温度能够保证N-甲基吡咯烷酮和水分全部挥发，而其他物质不会分解或损失。干燥后的极片经张力调整和自动纠偏后进行收卷，供下一步工序进行加工。

3. 职业病危害因素识别

涂布为自动化作业，作业人员以控制机器开停及巡检设备运行状况为主，定期对涂布机模头进行刮擦清理，接触浆料中挥发的N-甲基吡咯烷酮以及脱落的石墨粉尘；正极涂布在干燥过程中，正极浆料中作为溶剂的N-甲基吡咯烷酮全部挥发形成有机蒸汽，干燥过程均处于密闭负压条件下，N-甲基吡咯烷酮废气经收集后进入冷凝回收系统处理，如设备密闭不严则物料进出时可接触到N－甲基吡咯烷酮；涂布作业需要使用放射性测厚仪，存在β射线危害；烘烤过程中作业人员可能接触到高温；涂布设备运行过程中存在噪声危害。

涂布段职业病危害因素分布见表14.1.3。

表14.1.3　涂布段职业病危害因素分布

工序	工种/岗位	生产设备	职业病危害因素	接触方式
涂布	涂布工	涂布机、测厚仪	石墨粉尘、噪声、β射线	直接、连续
烘烤	涂布工	烘烤机	高温	间接、不连续

4. 职业病危害特征分析

涂布工段生产过程的职业病危害因素为石墨粉尘、噪声、β射线和高温等，接触机会为每天工作时间，接触人员为涂布工。涂布工作业地点不固定，涂布、测厚、烘烤均为自动化作业，工人主要作业内容为远程控制设备、刮模头、不定时巡检，涂布机刮模头为手工作业，造成扬尘，涂布机工作时产生高强度噪声，接触的重点职业病危害因素为石墨粉尘和噪声。

以某汽车电池生产企业涂布段检测结果为例，检测结果汇总见表14.1.4。危害程度分析如下。

表14.1.4　某汽车电池生产企业涂布段职业病危害因素检测结果汇总

工种	危害因素	样品数	超标数	超标率（%）	超标岗位/场所
涂布工	石墨粉尘	12	0	0	—
	噪声	6	6	100	涂布

（1）生产性粉尘：车间作业环境为全面机械排风与局部排风相结合，粉尘主要危害点为刮模头岗位，检测结果显示石墨粉尘浓度均未超标，防护设施控制效果较好，但由于该岗位为手工作业，仍需注意佩戴防尘口罩作业。

（2）物理因素：涂布机运行时产生高强度噪声，机器设备密集，导致整个工作场所噪声均较高，检测结果显示噪声检测点6个值均超标，超标率100%，噪声危害非常严重，应做好工作场所防噪减振设施，同时工人应佩戴护听器进行作业；测厚仪为自动化作业，设置有防护罩和连锁保护装置，正常工作时无人员接触β射线，危害较低。

（三）制片段

1. 辊压

经干燥后的正/负极集流体上涂满了正/负极材料混合物，需要通过辊轧机压延成片状，厚度控制在0.125～0.145 mm。自制极板根据不同规格的电池要求由分条机切断成相应的极板尺寸。

2．分切

辊压成型的片状极板，使用切条机进行分切，根据不同规格的电池要求分切成相应的尺寸，供下一步工序进行加工。

3．职业病危害因素识别

辊压和分切工序为自动化作业，辊压、分切过程会导致铜箔上的正/负极材料脱落，形成涂布浆料和金属片材质的混合粉尘，主要成分为石墨粉尘；辊压机和分切机均为大型设备，运行过程中产生高强度噪声。

制片段职业病危害因素分布见表 14. 1. 5。

表 14. 1. 5　制片段职业病危害因素分布

工序	工种/岗位	生产设备	职业病危害因素	接触方式
辊压	辊压工	辊压机	石墨粉尘、噪声	直接、连续
分切	分切工	分切机	石墨粉尘、噪声	直接、连续

4．职业病危害特征分析

制片工段生产过程的职业病危害因素为石墨粉尘、噪声等，接触机会为每天工作时间，接触人员为辊压工、分切工，工作地点固定，作业方式为操作机器和巡检，辊压、分切过程产生的粉尘和地面、机器积尘，是工作场所存在石墨粉尘危害的主因，同时辊压机和分切机工作时产生高强度噪声，接触的重点职业病危害因素为石墨粉尘和噪声。

以某汽车电池生产企业制片段检测结果为例，检测结果汇总见表 14. 1. 6。危害程度分析如下。

表 14. 1. 6　某汽车电池生产企业制片段职业病危害因素检测结果汇总

工种	危害因素	样品数	超标数	超标率（%）	超标岗位/场所
辊压工	石墨粉尘	6	0	0	—
	噪声	3	3	100. 0	辊压
分切工	石墨粉尘	12	1	8. 3	分切
	噪声	6	0	0	—

（1）生产性粉尘：车间作业环境为全面机械排风与局部排风相结合，石墨粉尘产生的主要原因为辊压、分切过程产生以及地面、机器积尘导致的二次扬尘。辊压岗位 6 个样品虽均未超标，但部分样品粉尘浓度大于 50% *OEL*；分切岗位 1 个样品超标，超标率为 8. 3%。制片工段防护设施防护效果一般，工人需佩戴防尘口罩作业。

（2）物理因素：辊压机、分切机运行时产生高强度噪声，机器设备密集，检测结果显示：辊压岗位 3 个噪声值全部超标，超标率为 100%；分切岗位虽未超标，但检测点噪声强度均大于 80 dB（A）。制片段工作场所整体噪声危害非常严重，应做好工作场所防噪减振设施，同时工人应佩戴护听器进行作业。

（四）电芯制作段

1. 卷绕

将正/负极片和隔膜按照正极片—隔膜—负极片自上而下的顺序放好经卷绕机卷绕制成电池电芯，隔膜采用聚丙烯 + 聚乙烯材料。绕卷后先冷压成型，后热压成型，热压温度为 80 ℃，时间为 3 秒，制作完成的电芯经过短路测试，合格电芯进入下一步工序。

2. 焊接

使用自动装配设备将电芯、引片、外壳、绝缘板等进行装配，同时对正/负极耳、极芯、盖板、壳盖等进行焊接，一般焊接方式有点焊、超声波焊接和激光焊接。

3. 烘烤

电芯烘烤使用隧道式烘烤箱，烘烤温度 80 ℃，蒸发出其中的残留水分。

4. 注液

将组装好的电池通过真空注液机进行注液，注液机为自动化密闭化作业，避免其中的六氟磷酸锂遇水分解，影响锂电池的性能。注液机工作时，采用真空泵将密闭的不锈钢罩体内的空气抽出，充入氮气进行保护，整个注液过程均在密闭且隔绝空气的条件下进行。

5. 职业病危害因素识别

卷绕过程会导致铜箔上的正/负极材料脱落，形成涂布浆料和金属片材质的混合粉尘，机器运行过程中产生高强度噪声。

电芯烘烤使用隧道式烘烤箱，烘烤温度 80 ℃，烘烤过程为全自动化作业，作业人员接触高温的可能性较低。

装配焊接均为自动化作业，焊接方式有点焊、超声波焊接和激光焊接。点焊属于电阻焊，是利用柱状电极加压通电，在搭接工件接触面之间焊成一个个焊点，产生铜烟（负极）、氧化铝粉尘（负极）等危害；超声波焊机不使用助剂，使用高频振动将工件迅速熔接，使金属直接相连，主要危害为高频电磁场；激光焊接不使用焊材，直接熔化母材，作业人员可接触及耳材料加热产生的金属烟尘（氧化铝粉尘）和激光辐射；点焊机、超声波焊接机和激光焊接机等设备运行时产生噪声危害。

注液使用的电解液主要为六氟磷酸锂、碳酸乙烯酯、碳酸二甲酯、碳酸二乙酯等混合物，且六氟磷酸锂暴露在空气中，由于水蒸气的作用可以分解为五氟化磷（PF_5）及少量氟化氢，注液过程工人接触的危害因素为氟及其化合物（含氟化氢）。

电芯制作段职业病危害因素分布见表 14. 1. 7。

表 14.1.7 电芯制作段职业病危害因素分布

工序	工种/岗位	生产设备	职业病危害因素	接触方式
卷绕	卷绕工	卷绕机	石墨粉尘、噪声	直接、连续
焊接	点焊工	点焊机	铜烟、氧化铝粉尘、噪声	间接、连续
	超声波焊接工	超声波焊接机	高频电磁场、噪声	间接、连续
	激光焊接工	激光焊接机	氧化铝粉尘、激光辐射、噪声	间接、连续
注液	注液工	注液机	氟及其化合物（含氟化氢）	间接、不连续

6. 职业病危害特征分析

电芯制作工段生产过程的职业病危害因素为石墨粉尘、铜烟、氧化铝粉尘、氟及其化合物（含氟化氢）、高频电磁场、噪声、激光辐射等，接触机会为每天工作时间，接触人员为卷绕工、焊接工（点极耳、单极芯焊接、盖板焊接、壳盖焊接）、注液工，工作地点不固定，作业方式为操作机器和巡检，卷绕、焊接、注液工序均为自动化作业，卷绕工序产生的石墨粉尘较为难以收集和处理，以及设备运行时产生的噪声，是工作场所危害重点，工人接触的重点职业病危害因素为石墨粉尘和噪声。

以某汽车电池生产企业电芯制作段检测结果为例，检测结果汇总见表 14.1.8。危害程度分析如下。

（1）化学毒物：点极耳、注液工序均为自动化、密闭化作业，同时设有排风设施，防护设施的防护效果较好，检测结果显示 12 个铜烟样品，均未超标。在正常生产情况下，工人接触铜烟、氟及其化合物（含氟化氢）的可能性较低。

表 14.1.8 某汽车电池生产企业电芯制作段职业病危害因素检测结果汇总

工种	危害因素	样品数	超标数	超标率（%）	超标岗位/场所
卷绕	石墨粉尘	24	0	0	—
	噪声	24	0	0	—
点极耳（负极）	铜烟	12	0	0	—
	噪声	3	0	0	—
点极耳（正极）	氧化铝粉尘	12	0	0	—
	噪声	3	0	0	—
单极芯焊接	噪声	12	0	0	—
	高频电磁场	54	0	0	—
盖板焊接	氧化铝粉尘	24	0	0	—
	噪声	18	0	0	—
	激光辐射	9	0	0	—
壳盖焊接	氧化铝粉尘	18	0	0	—
	噪声	6	0	0	—
	激光辐射	18	0	0	—

（2）生产性粉尘：点极耳、盖板焊接、壳盖焊接工序均为自动化、密闭化作业，同时设有排风设施，工人作业方式为操作设备控制台和巡检，检测结果显示所有岗位氧化铝粉尘浓度均未超标，防护设施防护效果较好。

（3）物理因素：点焊机、超声波焊接机、激光焊接机等单一设备运行时噪声强度不高，但电芯制作工段设备密集，噪声强度相互叠加，导致整个车间为噪声作业场所，应改善设备布局，低噪声设备与高噪声设备分开布置，同时降低设备密度；超声波焊接机所致高频电磁场强度不大，54 个检测值均未超标，危害较低；盖板焊接、壳盖焊接设置有玻璃外罩，在工人站立目视位置（1.5～2.0 m）设有深色挡板遮挡激光辐射，27 个检测值均未超标，激光辐射防护设施防护效果较好。

（五）化成段

1. 化成、老化

化成是注液后电池的首次充放电，通过化成可对电池正、负极活性物质进行激活，使正、负极电极片上的聚合物与电解液相互渗透。采用化成柜对电池进行化成，化成时间依据不同规格的电池有所差别，化成后通过万用电表对电池进行测试。

化成之后对电池进行老化，老化温度为 45 ℃，时间一般为 3 天。

2. 封口

采用激光焊接的方式对电场进行封口，封口机为自动化设备。

3. 职业病危害因素识别

化成工序可能导致微量电解液（六氟磷酸锂、碳酸乙烯酯、碳酸二甲酯、碳酸二乙酯）挥发，该工序为自动化作业，工人无须直接接触。

老化房温度为 45 ℃，老化过程无须工人作业，仅运送电池过程需短暂接触。

封口使用激光焊接，可接触激光辐射以及焊接过程中产生的金属烟尘（氧化铝烟尘）。

化成段职业病危害因素分布见表 14. 1. 9。

表 14. 1. 9　化成段职业病危害因素分布

工序	工种/岗位	生产设备	职业病危害因素	接触方式
化成	巡检工	充电设施	氟及其化合物（含氟化氢）	间接、不连续
老化	巡检工	烤箱	高温	直接、不连续
封口	封口工	封口机	氧化铝粉尘、激光辐射	间接、连续

4. 职业病危害特征分析

化成工段生产过程的职业病危害因素为氟及其化合物（含氟化氢）、氧化铝粉尘、高温、激光辐射等，接触机会为每天工作时间，接触人员为巡检工、封口工，工作地点不固定，作业方式为操作机器和巡检，化成和老化均为自动化作业，工人接触时间、频次短，封口工序为自动化作业，同时设置有排风设施，上述岗位危害相对较轻。

以某汽车电池生产企业化成段检测结果为例，检测结果汇总见表 14.1.10。危害程度分析如下。

表 14.1.10 某汽车电池生产企业化成段职业病危害因素检测结果汇总

工种	危害因素	样品数	超标数	超标率（%）	超标岗位/场所
老化巡检工	高温	6	0	0	—
封口工	氧化铝粉尘	12	0	0	—
	激光辐射	6	0	0	—

（1）化学毒物：化成工序为自动化作业，设有排风设施，化成过程中电解液挥发量较低，作业方式为巡检作业，接触时间短，工人接触氟及其化合物（含氟化氢）可能性较低。

（2）生产性粉尘：封口为自动化、密闭化作业，同时设有排风设施，工人作业方式为操作设备控制台，检测结果显示氧化铝粉尘浓度未超标，防护设施防护效果较好。

（3）物理因素：老化工序为自动化作业，设有排风设施，作业方式为巡检作业，接触时间短，检测结果显示该岗位 WBGT 指数值未超标，高温危害较轻。封口工序设有深色挡板遮挡激光辐射，6 个检测值均未超标，激光辐射防护设施防护效果较好。

（六）电池组装段

1. 组装

将多个电池组装成电池组，包括模组入壳、安装绝缘盖板、安装采样线及端子等，均为物理作业过程。组装完成之后需对壳体、盖板等进行焊接，采用激光焊接方式。

2. 测试

电池组装完成之后需进检查和测试。检查模组串联/低压线束安装位置、固定/螺栓扭力/水冷管固定/高压托盘安装位置等，确保安装符合要求。测试电池包系统 BMS 采样、电压、绝缘、耐压性能。测试完成的电池包加密封垫片，安装上箱盖。利用正压和负压，按照充气、稳压、测试、放气几个过程，测试箱体的密封性能。检测电池包成品包关键安装尺寸是否合格，检测重量是否合格。对成品包进行性能测试，检测容量、能量及 DCR 测试，进行出货系统调整等。粘贴产品信息标签及警示类标签，对外观进行检查。检查和测试完毕，打包入库。

3. 职业病危害因素识别

组装工序需对壳体、盖板等进行激光焊接，激光焊接不使用焊材，直接熔化母材，作业人员可接触及耳材料加热产生的金属烟尘（氧化铝粉尘）和激光辐射。

电池组装段职业病危害因素分布见表 14.1.11。

表 14.1.11 电池组装段职业病危害因素分布

工序	工种/岗位	生产设备	职业病危害因素	接触方式
焊接	焊接工	激光焊接机	氧化铝粉尘、激光辐射	间接、不连续

4. 职业病危害特征分析

组装测试工序均为物理过程，不接触化学有害因素。激光焊接工序存在氧化铝粉尘、激光辐射危害，生产工艺、人员接触情况和防护措施同电芯制作段焊接工序，危害程度较低。

四、健康风险分析

（一）职业病危害现状

锂电池制造业属于新兴产业，在20世纪前20年获得长足发展，具备先进的技术、广阔的发展前景和巨大的市场潜力，是电池行业先进制造技术的代表。锂电池生产工艺自动化程度较高，配料、搅拌、涂布、辊压、分切、焊接、注液等核心工序均为机械化、自动化作业，工人通过操作机械进行作业；化成、烘烤、老化等工序为无人作业工艺，无须人员接触；人员较多、接触时间长的组装、测试工序使用的化学品少，多为物理工艺过程，产生的危害较小。

根据《建设项目职业病危害风险分类管理目录（2012年版）》（国家应急管理部安健〔2012〕73号）规定，锂电池制造恶业属于“职业病危害较重”的建设项目，生产过程中存在氟及其化合物（含氟化氢）、金属镍与难溶性镍化合物、锰及其无机化合物、钴及其化合物、铜烟、石墨粉尘、炭黑粉尘、氧化铝粉尘、其他粉尘、噪声、高频电磁场、高温、激光辐射和β射线等危害。锂电池制造行业生产工艺先进，机械化、自动化程度高，危害的重点为配料、制片工段产生的石墨粉尘、噪声危害，以及非常态作业下可能的电解液泄漏导致的氟及其化合物（含氟化氢）、其他化学毒物危害。

石峻岭等对两家车用动力锂离子电池制造企业职业病危害特征和卫生防护效果进行调查与评价，识别的危害因素为：磷酸铁锂粉尘、活性炭粉尘、石墨粉尘、氧化铝烟（粉）尘、氧化铁粉尘、镍及其无机化合物、锰及其无机化合物、聚偏氟乙烯树脂、N－甲基吡咯烷酮、乙醇、铜烟、六氟磷酸锂、碳酸乙烯酯、碳酸丙烯酯、噪声和工频电场，20个检测点有害物质浓度（强度）均符合职业卫生标准，作业人员职业健康体检未发现职业病或疑似职业病患者。江鑫等对某锂离子电池电解质六氟磷酸锂生产项目职业病危害因素进行识别与分析，识别的重点危害因素为：多聚磷酸、氟化氢、硫酸、三氧化硫、五氟化磷、氟化锂、碳酸二甲酯、碳酸二乙酯、六氟磷酸锂和噪声等，34个化学有害因素检测点均符合职业卫生标准，15个噪声检测点中2个点噪声强度超过职业卫生标准，超标率为13.3%。傅筱等对某动力锂离子电池生产企业职业病危害控制重点进行分析，识别的危害因素为：石墨粉尘、炭黑粉尘、其他粉尘（磷酸亚铁锂粉尘、聚偏二氟乙烯粉尘、羧甲基纤维素钠粉尘）、氧化铝粉尘、铝金属粉尘、铜尘、金属镍与难溶性镍化合物、钴及其氧化物、锰及其无机化合物、N－甲基吡咯烷酮、氟化物、氟化氢、噪声、高温、激光辐射、X－射线和β－射线等，阴极加料过程钴及其氧化物、阳极加料过程石墨粉尘浓度超过国家职业接触限值，其余各检测点有害物质浓度（强度）均未符合职业卫生标准。谢锋等对某锂电池公司工作场所职业病危害因素进行分析与评价，识别的职业病危害因素为：石墨粉尘、炭黑粉尘、难溶性镍化合物、锰及其无机化合物、二氧化锡、氟化物、丙酮、丁酮、异丙醇、噪声、X－射线和激光辐射等，各检测点有害物质浓度（强度）均符合职业卫生标准。

综上所述，锂电池制造业工艺技术先进，机械化、自动化程度较高，对生产环境要求严格，设备的密闭化、局部抽排风的配置均比较到位，正常生产情况下，除石墨粉尘、噪声外，其他职业病危害因素超标的可能性较低，危害的重点是配料段、涂布段、制片段的石墨粉尘和噪声。

（二）职业病风险分析

职业病危害因素对机体损伤作用除了短时间大剂量接触可引起急性损伤外，对机体的作用多数是潜在的慢性影响，锂电池制造业生产工艺复杂，使用的化学品繁多，产生的职业病危害因素种类众多，主要包括粉尘（石墨粉尘、炭黑粉尘、氧化铝粉尘等）、化学毒物［氟及其化合物（含氟化氢）、金属镍与难溶性镍化合物等］、物理因素（噪声、激光辐射等），各类职业病危害因素的危害程度受原辅材料用量、生产工艺、设备布局、职业病防护设施、作业方式等影响，对机体产生的损害也不相同，具有多样性、特殊性和唯一性的特点。总的来说，锂电池制造业可能发生的职业病主要有职业中毒、职业性皮肤病、尘肺病、职业性噪声聋等，其中以尘肺和职业性噪声聋最为常见，职业病危害因素对人体健康的影响见附录。

（1）职业中毒：职业中毒又分为急性职业中毒和慢性职业中毒。急性职业中毒，主要以呼吸系统和中枢神经系统损害为主，大多由接触较大剂量刺激性化学物质或有机溶剂引起，好发于注液工；慢性职业中毒，主要是白细胞数异常、肝脏和神经系统损害，常见职业性化学中毒，好发于注液工。

（2）职业性皮肤病：在职业活动中经常接触致敏物质或腐蚀性化学物质，可导致职业接触性皮炎、过敏性皮炎、职业性哮喘及化学性烧伤等职业病的发生，好发于注液工。

（3）尘肺病：尘肺病是由于长期接触生产性粉尘引起的肺组织弥漫性纤维化为主要病变的全身性疾病且无法治愈，给劳动者身心带来极大的痛苦，也给企业和个人带来严重经济负担，锂电池制造业发生的尘肺病主要集中在配料、涂布、辊压、分切工序生产过程中产生的石墨尘肺。

（4）职业性噪声聋：锂电池制造业使用的大型设备种类众，数量多，且布置密集，尤其是前端工序，导致工作场所噪声强度高。工人长期接触高强度生产性噪声，最初引起耳鸣、耳痛、头晕、失眠、烦躁、记忆力减退等症状，进而引起工人暂时性听阈位移、永久性听阈位移，最后导致噪声性耳聋，好发于配料工、涂布工、辊压工和分切工。

（5）工作相关疾病：锂电池制造业生产性粉尘的种类较多，除可引起肺组织异物反应及轻微肺纤维化病变的粉尘沉着症外，还可引起非特异性慢性阻塞性肺病；对呼吸道黏膜、眼结膜、手面部皮肤有直接刺激和损害作用，可引起慢性鼻炎、咽炎、眼结膜炎、皮脂腺囊肿、皮肤干燥角化等损害。

（6）工伤事故：生产性噪声会引起神经系统、心血管系统、消化系统、内分泌系统的非特异性不良改变，导致工人操作时注意力下降，身体灵敏性和协调性下降，工作效率和工作质量降低，使出现生产或工伤事故的可能性增加。

（三）潜在危害风险

1. 新型材料带来的危害

新技术的发展通常和新材料密切相关，尤其是电池行业，电极、电解液的材料是推动电池技术的革新和发展的关键。锂电池技术的先进性体现在其使用的电极材料和电解液成分，锂电池正、负电极的主要材料为磷酸铁锂/镍钴锰酸锂、石墨和炭黑，溶剂一般为N－甲基吡咯烷酮，电解液一般为六氟磷酸锂、碳酸乙烯酯、碳酸二甲酯、碳酸二乙酯等混合物。其中，六氟磷酸锂遇水产生水解反应产生的氟化氢是高毒化学品；电池性能检测过程中，六氟磷酸锂和碳酸乙烯酯在电池正极材料存在的情况下，当温度升高至大于80 ℃时可发生放热反应，生成有毒有害物质；若在电性能测试中发生电池短路等，电解液的温度可上升到250 ℃以上，会导致电池内液放热反应和有毒有害物质的产生。

N－甲基吡咯烷酮对眼睛和皮肤有刺激性，反复或长期与皮肤接触可能引起皮炎，2009年深圳市某电子厂发生17例N－甲基吡咯烷酮急性中毒事件；接触六氟磷酸锂可导致化学性灼伤；碳酸乙烯酯对眼睛、皮肤和呼吸系统有刺激性；碳酸二甲酯对眼睛、黏膜和上呼吸道有刺激作用；碳酸二乙酯经呼吸道吸入人体后表现为中等毒性，为轻度刺激剂和麻醉剂。各类新型材料危害见表14.1.12。

表14.1.12　锂电池制造新型材料危害

危害因素	理化特性	侵入途径	健康危害
N－甲基吡咯烷酮	具有特殊气味的无色、吸湿液体。加热和燃烧时，生成含有氮氧化物的有毒烟雾。与强酸和强碱发生激烈反应	吸入、经皮肤吸收和食入	短期接触：刺激眼睛和皮肤。如果吞咽液体吸入肺中，可能引起化学肺炎。 长期或反复接触：反复或长期与皮肤接触可能引起皮炎；可能对人类生殖系统有毒性影响
六氟磷酸锂	白色结晶或粉末和低浓度易溶于水、甲醇、乙醇、丙酮、碳酸酯类等有机溶剂。暴露于空气中或加热时，可在水蒸气的作用下迅速分解，放出PF_5而产生白色烟雾	皮肤接触、食入	吞咽会中毒，造成严重皮肤灼伤和眼损伤，长期或反复接触会对器官造成伤害
碳酸乙烯酯	无色透明液体，作为溶剂可溶解多种聚合物	可经呼吸道、皮肤、眼睛和消化道吸收	对眼睛、皮肤和呼吸系统有刺激性

续表

危害因素	理化特性	侵入途径	健康危害
碳酸二甲酯	常温下是一种无色透明、有刺激性气味的液体，能以任意比例与醇、酮、酯等有机溶剂混合，微溶于水	可经呼吸道吸收	对皮肤有刺激作用，其蒸汽或烟雾对眼睛、黏膜和上呼吸道有刺激作用
碳酸二乙酯	无色液体，有特殊气味。不溶于水，溶于醇、醚等有机溶剂	可经呼吸道、皮肤和消化道吸收	为轻度刺激剂和麻醉剂，吸入后可引起头痛、头昏、虚弱、恶心、呼吸困难等；液体或高浓度蒸汽对眼有刺激性，皮肤长期反复接触有刺激性

2. 生产环境中的危害

锂电池制造业生产技术先进，对车间生产环境要求高，配料、涂布、制片、电芯制作、组装段生产车间均为封闭的空调车间，生产设备均为机械化、自动化，一般生产过程不停歇，机器设备24小时连续作业，生产环境封闭，可能会导致一些伴生危害：生产区主要依靠机械送风装置，可能造成生产区新风量补充不足，引起作业人员身体不适；生产车间多为大跨度封闭空间，大跨度封闭厂房使得有危害/无危害作业区域难以分开，同时空调系统的循环风易导致有害因素在不同区域间扩散和堆积，造成不同岗位产生的有害因素交叉污染。

3. 检维修过程中的危害

锂电池制造业使用的设备多，新型化学毒物种类广。正常生产时，设备自动化、密闭化程度高，众多化学毒物被限制在设备、管道内，对生产环境影响不大，文献查阅的结果也显示化学毒物检出浓度均未超过职业接触限值，危害程度并不高。锂电池制造业生产设备多为大中型设备，一般为全天候连续作业，定期检维修成为常态化作业，检维修过程中防护设施处于关闭并失效状态。另外，由于设备量多且多为中大型，检维修时间长，检维修过程中易接触高浓度的粉尘和化学毒物，如石墨粉尘、金属镍与难溶性镍化合物、锰及其无机化合物、钴及其化合物、N－甲基吡咯烷酮、六氟磷酸锂、碳酸乙烯酯等。

4. 有限空间作业危害

有限空间是指封闭或者部分封闭，与外界相对隔离，出入口较为狭窄，作业人员不能长时间在内工作，自然通风不良，易造成有毒有害、易燃易爆物质积聚或者氧含量不足的空间。锂电池制造业中大型设备众多，电解液存放的储罐、N－甲基吡咯烷酮储罐、搅拌罐、注液设施等，均属于有限空间，这些设施的维护保养工作存在缺氧窒息、中毒的风险。

5. 事故状态下危害

设备故障：在设备压力变化、违反安全操作规程等引起设备故障时，易引起冒粉、漏粉、化学物质泄漏等现象，导致工作场所粉尘和化学毒物浓度超过职业接触限值。

异常开车与停车：在生产装置异常开车、停车或紧急停车情况下，会导致生产工艺参数的波动，会导致冒粉、漏粉、化学物质泄漏等现象，导致工作场所粉尘和化学毒物浓度超过职业接触限值。

事故灾害：在发生自然灾害或安全生产事故时，导致电解液、N－甲基吡咯烷酮等化学毒物泄漏，造成急性职业病危害事故。

五、职业病危害预防与控制

（一）总体布局

生产区宜选在大气污染物扩散条件好的地段，布置在当地全年最小频率风向的上风侧；正、负极配料打浆车间、涂布车间、注液车间和化成车间产生并散发化学有害物质，宜位于相邻车间当地全年最小频率风向的上风侧；非生产区布置在当地全年最小频率风向的下风侧；辅助生产区布置在两者之间。

宜将危害相对较大的正、负极配料打浆、涂布、辊压、分切、注液等工序相对隔离设置，与不接触职业病危害的组装、包装等岗位分开布置。

工艺所需的搅拌机、辊压机、分切机、真空泵、空压制氮机组和中央空调机组等噪声与振动较大的生产设备宜安装在单层厂房内。当设计需要将这些生产设备安置在多层厂房内时，宜将其安装在底层，并采取有效的隔声和减振措施。

（二）生产工艺和设备

采用工艺先进、节能环保、安全稳定、自动化程度高的生产工艺和设备。

加强顶层设计，促进自动化装备升级，推动自动化水平提高。

（三）粉尘防护

正、负极配料系统粉状物料应优先采用自动物料计量输送系统；小料手工称量宜设置相对隔离的称量间，并配置局部排风罩；人工投料口宜采用密闭拆包，并设置局部排风罩；辊压、分切设备宜设置局部排风系统，并经常清洁和打扫，避免积尘；焊接岗位宜采用自动化焊接设施，并设置局部排风系统。局部排风罩的控制风速参考表 14.1.13 的要求。

表 14.1.13　排风罩控制风速要求

排风罩类型		控制风速（m/s）	
		有毒气体	粉尘
密闭罩		0.4	0.4

续表

<table>
<tr><td colspan="2" rowspan="2">排风罩类型</td><td></td><td colspan="2">控制风速（m/s）</td></tr>
<tr><td></td><td>有毒气体</td><td>粉尘</td></tr>
<tr><td colspan="2">排风柜</td><td> 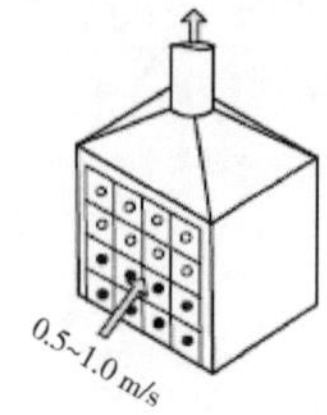0.5~1.0 m/s</td><td>0. 5</td><td>1. 0</td></tr>
<tr><td rowspan="2">外部排风罩</td><td>侧吸式</td><td> 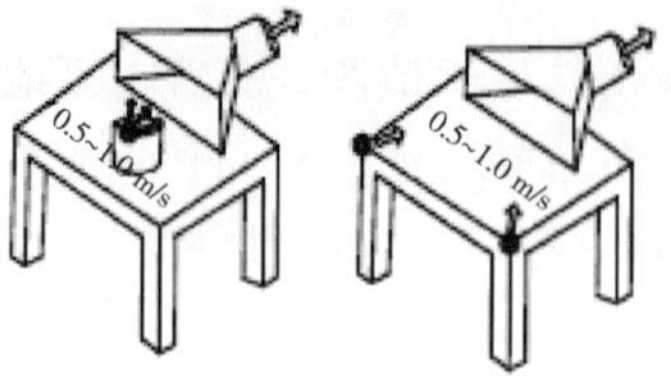0.5~1.0 m/s
0.5~1.0 m/s</td><td>0. 5</td><td>1. 0</td></tr>
<tr><td>下吸式</td><td> 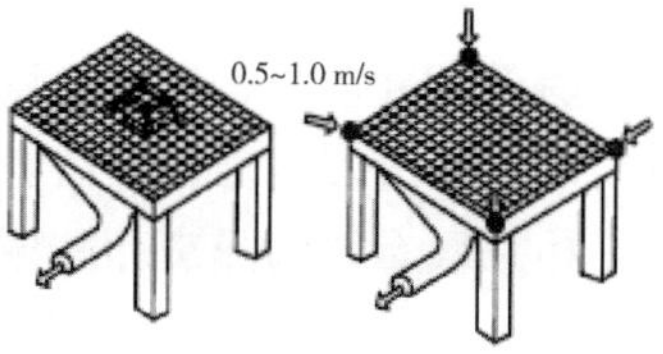0.5~1.0 m/s</td><td>0. 5</td><td>1. 0</td></tr>
<tr><td>外部排风罩</td><td>上吸式</td><td> 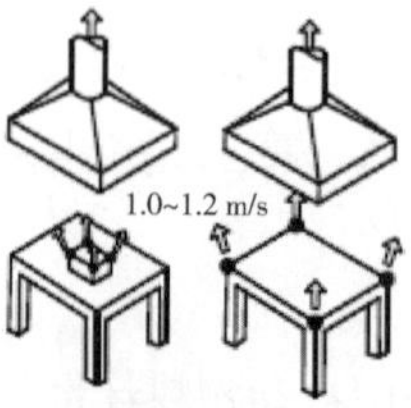1.0~1.2 m/s</td><td>1. 0</td><td>1. 2</td></tr>
<tr><td colspan="2">接受式排风罩</td><td> 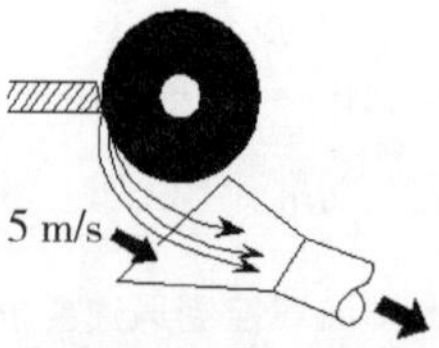5 m/s</td><td>5. 0</td><td>5. 0</td></tr>
</table>

搅拌应使用密闭化、自动化设备，并配置除尘装置。

配料、涂布、辊压、分切车间应定期清扫地面、机器上的积尘，避免二次扬尘。

（四）毒物防护

正、负极浆料配置过程中，N－甲基吡咯烷酮、黏合剂（丁苯橡胶）等液体物料应优先采用储罐储存，通过密闭化、管道化添加至搅拌器；对于桶装物料，需采用抽料泵负压添加，避免人工倒料。

涂布车间应单独隔离布置，涂布设备应尽量提高密闭化、自动化程度，浆料采用自动进料；烘箱区域应设置独立隔间，涂布机头、机尾、烘箱区域应设置局部通风设施，对生产过程中逸散的N－甲基吡咯烷酮进行统一回收处理。

在电池装配过程中的焊接工艺允许的情况下宜使用激光焊接和超声波焊接代替使用焊材的焊接方式，并设置通风除尘设施。电池装配和废旧电池处理过程中如需使用手工焊锡的，应使用无铅锡丝，需设置局部通风设施，宜采用可移动式局部排风罩，排风罩的控制风速参考表14.1.13的要求。

注液车间应单独隔离布置，注液过程应选用密闭化和自动化程度高的设备，注液管道采用氮气等惰性气体保护；对于部分使用手工注液的老生产线，应配置密闭手套箱；注液废气应统一收集处理。

化成车间应单独隔离设置，并设置局部通风设施和整体通风系统，对化成过程中产生的热量和少量的有害废气进行收集处理。

老化车间应单独隔离设置，老化过程应保证密闭化，产生的废气应进行统一收集处理。

电池性能测试应全程监控温度参数，避免出现短路造成局部电解液温度上升，发生放热反应产生有毒有害物质。

产品喷码宜选用密闭化、自动化程度高的喷码设备，并配置局部排风设施，对产生的废气进行收集处理。

生产车间中央空调系统的设置应符合要求：进风口应设置在室外空气清洁区并低于排风口，相邻工作场所的进气和排气装置应合理布置，避免气流短路；确保作业场所人均新风量大于40 m^3/(人·h)的要求。

（五）辐射防护

涂布机测厚仪存在放射危害，应优先选用豁免级别的设备，设置连锁保护装置，做好作业人员个人剂量监测。

（六）噪声防护

选用噪声强度较低的辊压机、分切机、气动工具、超声波焊接机、卷绕机、叠片机等设备，从源头控制噪声危害。

空压机、制氮机等噪声强度较高的设备，应单独隔离布置，并设置隔声门窗；可在空压机进气口、排气口设置消声器；设备底部应设置减振基础。

车间办公室和休息室等非噪声作业场所应远离高噪声设备。

（七）激光防护

激光焊接设备应设置三面围挡，激光线束向下，减少工人接触激光。

（八）防暑降温

烘烤、老化设备均应采用全密闭隔热材料包裹，烘干和老化过程中产生的废气和余热应通过废气回收系统收集处理并导出到室外。

生产区、办公区、休息区等均可设置空调，用于夏季防暑降温。

夏季为高温作业工人发放清凉解暑饮料，厂区配备藿香正气水、十滴水等防暑药品。

（九）应急救援设施和措施

配料、注液、化成、破坏性电池性能测试等车间或场所，储存液态化学品的场所甲乙类仓库每小时12次，应设置事故通风装置，通风换气次数大于每小时12次，于墙内外分别设置开关。

注液、化成、破坏性电池性能测试等工序和工业废水处理站加药间15 m服务半径内，设置应急喷淋洗眼装置。

电解液存放仓库应设置事故应急池，一旦储存和运输过程中发生泄漏，可将泄漏的电解液倒流入事故应急池贮存。

在厂区生产车间最高处、醒目位置设置风向标。

针对可能发生的职业病危害事故，制定相应的应急救援预案并定期组织演练；对演练结果进行总结和评估，对预案存在问题和不足应及时更新，确保事故应急过程中能迅速响应、正确处置，不断提高应急救援水平。

（十）个体防护用品

企业应为作业员工配置防毒面具、防尘口罩、护听器、护目镜、防护手套等个人防护用品，建立领用登记和发放制度。

（十一）职业健康监护

组织本单位接触职业病危害因素的劳动者进行上岗前、在岗期间、离岗时和应急的职业健康检查，并承担职业健康检查费用，检查结果应如实告知劳动者。

不得安排未经上岗前职业健康检查的劳动者从事接触职业病危害的作业，不得安排有职业禁忌的劳动者从事其所禁忌的作业；对健康损害可能与所从事的职业相关的劳动者，进行妥善安置；对需要复查的劳动者，按照职业健康检查机构要求的时间安排复查和医学观察；对疑似职业病患者，按照职业健康检查机构的建议安排其进行医学观察或者职业病诊断。

企业针对主要职业病危害因素的职业健康检查项目、检查周期按照GBZ 188的要求执行。接触电离辐射的作业人员的健康检查项目、检查周期按GBZ 235执行。

建立劳动者个人职业健康监护档案，并妥善保存；职业健康检查资料应及时存入个人职业健康监护档案。

（十二）职业卫生管理

设立职业卫生管理机构，配备专职职业卫生管理人员。

建立职业卫生管理制度，具体见表14.1.14。

表 14.1.14　职业卫生管理制度

序号	文件名称	序号	文件名称
1	职业病危害防治责任制度	8	建设项目职业卫生“三同时”管理制度
2	职业病危害警示与告知制度	9	劳动者职业健康监护及其档案管理制度
3	职业病危害项目申报制度	10	职业病危害事故处置与报告制度
4	职业病防治宣传教育培训制度	11	职业病危害应急救援与管理制度
5	职业病防护设施维护检修制度	12	岗位职业卫生操作规程
6	职业病防护用品管理制度	13	职业病危害事故应急救援预案
7	职业病危害监测及评价管理制度	14	密闭空间管理程序

建立和完善职业卫生档案，至少包括：建设项目职业卫生“三同时”档案、职业卫生管理档案、职业卫生宣传培训档案、职业病危害因素监测与检测评价档案、用人单位职业健康监护管理档案、劳动者个人职业健康监护档案。

在劳动合同中将工作过程中可能产生的职业病危害及其后果、职业病防护措施和待遇等如实告知劳动者。

在办公区域、工作场所入口处等方便劳动者观看的醒目位置设置公告栏，公布有关职业病防治的规章制度、操作规程、职业病危害事故应急救援措施和工作场所职业病危害因素检测结果。

产生职业病危害的工作场所，应当在工作场所入口处及产生职业病危害的作业岗位或设备附近的醒目位置设置警示标识，如在配料、涂布、辊压、分切、卷绕、焊接等存在粉尘的工作场所设置“注意防尘”警告标识和“戴防尘口罩”指令标识；在配料、注液、化成等存在化学毒物的工作场所设置“当心中毒”或者“当心有毒气体”警告标识，设置“戴防毒面具”“穿防护服”“注意通风”等指令标识和“紧急出口”“救援电话”等提示标识；在配料、涂布、辊压、分切、卷绕等产生噪声的工作场所设置“噪声有害”警告标识和“戴护听器”指令标识；在烘烤、老化等产生高温的工作场所设置“注意高温”警告标识；在产生放射性危害的涂布岗位设置“当心电离辐射”警告标识和相应的指令标识；在注液、电解液存放区等可能产生氟化氢的高毒物品作业岗位设置告知卡。

做好职业卫生培训工作，包括单位的主要负责人、职业卫生管理人员和接触职业病危害的劳动者。

定期委托有职业卫生技术服务资质的机构开展检测与评价工作，确保工作场所有害因素浓度和强度低于职业接触限值。

（十三）职业病防治工作的评估

为掌握本单位职业病防治工作的效果，应定期由主要负责人组织生产部门、工程技术部门、工会、职业卫生管理部门相关人员和外部职业卫生专家，共同对本单位的职业病防治工作进行综合评估。

职业病防治工作的评估内容包括：组织机构建设情况、各项规章制度的建立和运行情况、职业卫生档案的建立情况、职业病防护设施的配置和运行情况、职业病危害警示标识和中文警示说明的设置情况、个人防护用品的配置和使用情况、应急救援设施的设置和使用情况、辅助用室的设置和使用情况、职业卫生培训开展情况、建设项目职业病防护设施“三同时”开展情况、职业病危害因素定期检测开展情况、职业健康监护开展情况、劳动者健康情况和职业病发情情况、职业病专项经费的落实情况、对职业病防治工作的意见建议。

对评估中发现的问题，应制订详细的整治提升方案，并督促落实。

职业病防治工作评估报告和整改报告应存入职业卫生档案。

参考文献

[1] 李伟善. 广东电池工业的现状和发展趋势 [J]. 广东科技, 2003, 12 (12): 1006 - 5423.

[2] 黄彦瑜. 锂电池发展简史 [J]. 物理学史和物理学家, 2007, 36 (8): 643 - 651.

[3] 夏春苗. 锂离子电池的发展现状 [J]. 贸易经济, 2018, 11: 14.

[4] 索鎏敏, 李泓. 锂离子电池过往与未来 [J]. 物理, 2020, 49 (1): 17 - 23.

[5] 卿文静, 钟学飘, 蒙钟琪. 某街道锂离子电池企业职业卫生风险分析研究 [J]. 中外健康文摘, 2013, 10 (28): 32 - 33.

[6] 张国军, 谢锡治, 黄坚, 等. 某地区锂离子电池制造行业职业病危害状况调查 [J]. 中国工业医学杂志, 2012, 25 (1): 56 - 57.

[7] HAMMAMI A, RAYMOND N, ARMAND M. Lithium-ion batteries: runaway risk of forming toxic compounds [J]. Nature, 2003, 424 (6949): 635 - 636.

[8] 古小明, 钟学飘, 刘双喜, 等. 1 起急性 N - 甲基吡咯烷酮中毒的调查 [J]. 中国职业医学, 2010, 37 (4): 358 - 359.

[9] 石峻岭, 杨思佳, 宁勇, 等. 两家锂离子电池制造企业职业病危害现状及控制效果分析 [J]. 职业卫生与应急救援, 2014, 32 (6): 364 - 367.

[10] 江鑫, 李海港, 李华汐. 锂离子电池电解质项目职业病危害关键控制点分析 [J]. 现代预防医学, 2017, 44 (20): 3682 - 3683, 3695.

[11] 傅筱, 伊杰, 曾垂焕. 动力锂离子电池生产企业职业病危害控制重点分析 [J]. 中国工业医学杂志, 2013, 26 (6): 444 - 445.

[12] 谢锋, 徐丹丹, 李美琴, 等. 某锂电池公司工作场所职业病危害因素及其防护措施分析 [J]. 中国工业医学杂志, 2017, 30 (1): 54 - 57.

（李天正　周　伟）

第十五章　放射源在重点制造业应用过程中职业病危害分析与控制

第一节　总　　论

一、电离辐射基础

（一）电离辐射的种类

由直接电离或间接电离或二者混合组成的任何射线所致的辐射统称为电离辐射。α 粒子、β 粒子、质子、负 π 介子和带电重离子等高速带电粒子能直接引起的物质电离，属于直接电离；不带电粒子，如 X 射线和 γ 射线等光子，以及中子和某些不带电粒子，通过与物质作用产生带电的次级粒子而引起的物质电离，属于间接电离。

（二）射线与物质的相互作用

1. 带电粒子与物质的相互作用

进入物质的带电粒子与靶物质的原子核及核外电子相互作用发生碰撞，碰撞有弹性碰撞，也有非弹性碰撞。只有当带电粒子的能量很低时才会发生明显的弹性碰撞，一般情况下，带电粒子与物质的作用是通过非弹性碰撞而损失能量的。

在非弹性碰撞中，如果原子的电子获得的能量足以使它脱离原子，则称为电离；如果电子获得的能量不足以使它脱离原子，仅能使电子跃迁至原子的较高能级，此过程则称为激发。

带电粒子在物质中的能量损失与入射粒子能量（E）、吸收物质的性质［原子序数（Z）、单位体积原子数（N）］有关。对电子能量较高的快速电子，且靶物质的原子序数较大时，辐射损失率要相对显著。

2. X 射线和 γ 射线与物质的相互作用

X 射线、γ 射线都是由光子组成的，它们的电磁辐射能谱范围基本相同，但来源不同。X 射线来自核外电子的相互作用，包括轫致辐射和特征 X 射线两部分；γ 射线则来自核的衰变，但没有一个放射性核素的衰变仅发射 γ 射线，每当 γ 转变之前，必先有电子俘获，或 α 粒子、负电子或正电子的发射。X 射线、γ 射线通过物质时，将与物质的核子、电子、带电粒子的电场以及原子核的介子场相互作用，其结果可能产生光子的吸收、弹性散射和非弹性散射。

X 射线和 γ 射线的光子与物质发生相互作用时主要发生光电效应、康普顿散射和电子对产生过程。

（1）光电效应：当X射线或γ射线的光子撞击原子时，一个光子整个被原子吸收，将其能量传递给轨道电子继而从原子壳层发出一个电子，所发射的电子称为光电子。当一个光子在组织内通过光电效应被吸收，则几乎全部能量都转移到组织，而当光子与物质原子的内层轨道电子发生作用，使光子被吸收，打出一个电子，这个电子的能量近似等于被吸收的光子能量。

（2）康普顿散射：如果入射光子能量比作用物质原子中束缚电子的结合能大很多，于光子而言就可以认为这些电子是自由的。当入射光子与原子的一个轨道电子碰撞，产生一个向一定角度发射的反冲电子和一个散射的、改变运动方向且能量较低的新的光子，此过程称为康普顿散射。康普顿散射效应总是发生在束缚最松的外层电子上，当γ射线能量在0.5～5 Mev时，γ射线与物质的主要作用是康普顿散射。

（3）电子对效应：在电子对产生过程中，能量较高的光子经过原子核近旁时与一个原子核周围的强库仑场相互作用，光子的全部能量变成一个负电子和一个正电子的静止质量能以及它们的动能，光子消失。正、负电子由于电离作用在物质中消耗了它们的动能，慢化并将停止的正电子与物质中自由电子复合向相反方向发射两个能量各自为0.511 MeV的光子，这个过程称为湮没辐射。只有入射光子的能量大于1.02 MeV时，才会发生电子对效应。实际上只有当γ光子能量大于2 MeV时，电子对效应才能随能量的增加而成为相互作用的主要形式，且在高原子序数的物质中尤为突出。

X射线或γ射线通过物质时没有确定的射程。这些射线射入一定厚度的物质后，有些光子可能直接穿透过去，有些则通过上述3种效应而被减弱、散射或吸收。一般来说，对于低原子序数的物质，康普顿效应在很宽的能量范围内占优势；对于中等原子序数的物质，在低能时以光电效应为主，在高能时以电子对效应为主。这3种效应究竟以何种为主，是由光子的能量、介质的原子序数而定的。

在生物组织中，当X射线或γ射线的光子能量小于50 keV时，以光电效应为主，此时光子将它的全部能量传递给轨道电子，使它具有动能而发射出去，这种能量吸收过程为光电效应，所发射的电子为光电子。当能量为60～90 keV时，光电效应发生与康普顿散射大致相当。当能量为0.2～2 MeV时，此时光子与介质原子的1个轨道电子碰撞，产生1个向一定角度发射的反冲电子和1个散射的带有剩余能量的新光子，以康普顿效应为主。当能量为5～10 MeV时，电子对的产生逐渐增加；当能量为50～100 MeV时，主要为湮没辐射，产生各约0.511 MeV的两个光子。在放射诊断中多选用光电效应为主的射线能量范围，放射治疗则选用康普顿效应占绝对优势的高能量范围。

3. 中子与物质的相互作用

中子是质量为1.009原子质量单位的不带电粒子，在自由状态下是不稳定的，能以半衰期11.7 min自发衰变为一个质子和一个电子。与具有相同质量和能量的其他带电粒子相比，中子具有较大的穿透力。中子的主要来源是核辐射或加速粒子在靶物质中发生的核反应、重核裂变和轻核聚变。通常按能量大小将中子分为6类：其一，热中子，在常温（20.4 ℃）下平均能量为0.025 eV，能量在0.5 eV以下的中子都称为热中子；其二，超热中子，能量在 0.5 ～1 eV 之间的中子；其三，慢中子，能量在 1 ～100 eV 之间的中子；其四，中能中子，能量在 100 ～10 keV 之间的中子；其五，快中子，能量在 10 keV ～ 10 MeV 之间的中子；其六，高能中子，能量在 10 MeV 以上的中子。

与 γ 射线是与核外电子发生作用不同，中子通过物质时与核外电子几乎不发生作用，只限于与原子核发生作用。中子与物质的相互作用分散射和吸收两种类型，散射又可分为弹性散射、非弹性散射和去弹性散射。

中子与原子核发生相互作用的类型与概率取决于中子的能量和靶物质的性质。热中子与任何物质相互作用都是以辐射俘获为主；慢中子与轻核物质作用是以弹性散射为主，与重核物质作用是以辐射俘获为主；中能中子和快中子则是与原子核发生弹性散射（非弹性散射一般只在大于 0.1 MeV 时才发生）；去弹性散射只在入射粒子为高能中子时才会发生。中子与人体组织的作用主要发生在占全身约 96%（占肌肉约 99%）的 C、H、O 和 N 4 种元素，特别是占比最大的 H。因此，从能量转移上来讲是以 H 为首。

慢中子与物质相互作用的主要过程是俘获反应，在这一过程中，原子核俘获中子后形成复合核，产生放射性核素，一般释放 γ 射线，这是通常反应堆生产放射性核素的主要反应。

快中子与物质的相互作用主要是弹性和非弹性散射。当靶物质的质量与中子接近时，中子的能量损失最大。因此，在实际应用中，为了慢化中子或屏蔽中子，常用富含氢的材料来做慢化剂或防护材料，如水、石蜡和聚乙烯等元素。

经过中子照射，一些稳定的元素变为有放射性的元素，这个过程称为中子活化，这样的放射性元素被称为感性放射性。

（三）几种电离辐射的穿透能力

α 粒子是一种大而重的粒子，穿过物质的速度较慢，因此，在穿过靶物质的轨迹上与原子发生相互作用的概率高，而每次的相互作用都会释放出一些能量，导致 α 粒子很快损失能量，在介质中只能穿过很短的距离。

β 粒子的质量要比 α 粒子小很多，能以较快的速度飞行，在穿过靶物质的轨迹上只受到很小的相互作用，放出能量的速率比 α 粒子慢得多，因此，β 粒子的穿透力比 α 粒子的穿透力大得多，穿透距离更远。

一般用射程来表示 α 粒子或 β 粒子在物质中的穿透能力。由于 α 粒子的路径接近一条直线，其射程与路径基本相同。但 β 粒子（电子）在穿过介质时受到多次散射，方向不断发生变化，其路径曲折，其总路径长度远大于射程。一般来说，电子路径长度为射程的 1.2 ～4 倍。

γ 射线主要与原子电子发生相互作用而损失能量，在物质中，它能穿过较远距离，并且很难全部被吸收。

中子通过多种相互作用释放能量。中子有很大的穿透力，在物质中能穿过很长的距离。

不同射线的穿透能力见图 15. 1. 1。

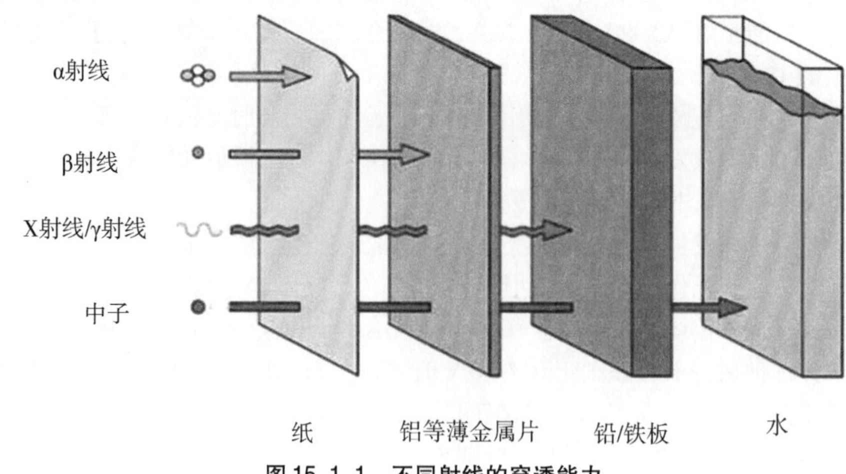

图 15. 1. 1　不同射线的穿透能力

二、辐射生物学基础

（一）电离辐射生物效应

1. 直接作用和间接作用

电离辐射生物效应的直接作用和间接作用见图 15. 1. 2。直接作用是指射线将能量直接传递给生物大分子，引起电离和激发，导致机体核酸、蛋白质和酶类等大分子结构的改变和生物活性的丧失。直接作用的生物效应和辐射能量沉积是发生在同一个

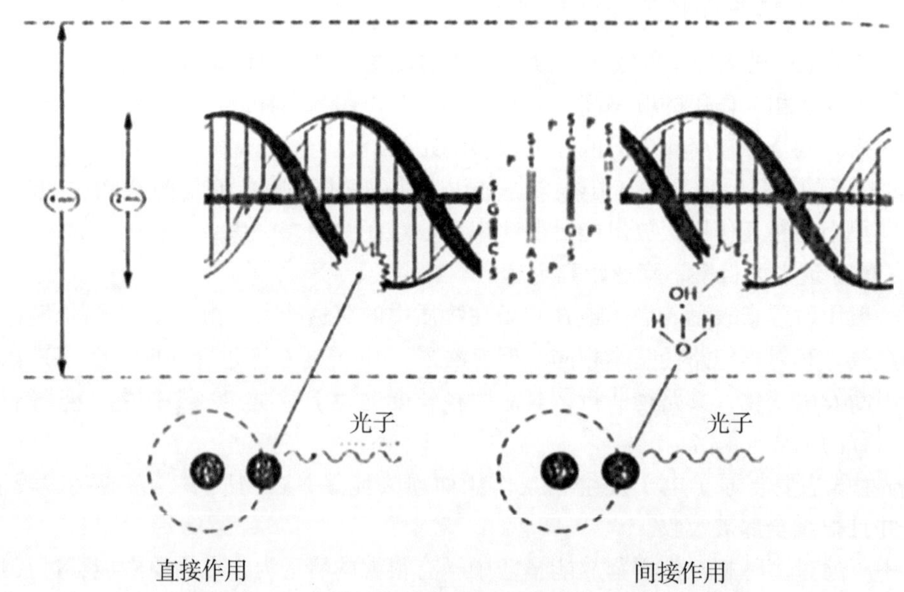

图 15. 1. 2　电离辐射生物效应的直接作用和间接作用

生物大分子上。如果DNA被电离粒子直接击中，则可能发生单链或双链断裂、解聚和黏度下降等。酶也可能在电离辐射作用后降低或丧失活性。其他一些生物大分子膜如核膜、质膜、线粒体膜、内质体膜和溶酶体膜也可能被电离辐射直接破坏，干扰细胞器的正常功能。影响直接作用的因素有射线的类型、照射剂量和剂量率、靶的状态和大小、照射时的温度、营养和水的存在与否等。

间接作用是指电离辐射首先直接作用于水，然后水分子产生一系列自由基，如·OH、H·、$e^{-}_{\text{水合}}$等，这些自由基再作用于生物大分子，造成生物大分子的损伤。间接作用下的生物效应和辐射能量沉积发生于不同的分子上，辐射能量沉积在水分子上，生物效应发生于生物大分子上。影响间接作用的因素首先是浓度效应或稀释效应。

2. 辐射生物效应的分类

按辐射生物效应作用机理分为确定性效应（又称有害的组织反应）和随机性效应；按作用发生的个体分为躯体效应和遗传效应；按作用发生的时间（出现效应的时间早晚）分为急性效应和慢性效应。电离辐射生物效应分类见表15.1.1。

表15.1.1　电离辐射生物效应分类

<table>
<tr><td rowspan="3">躯体效应</td><td>急性效应</td><td>皮肤发生红斑，恶心、呕吐、腹泻，消化道、肺、骨髓损伤，白细胞减少，不孕</td><td rowspan="2">确定性效应</td></tr>
<tr><td rowspan="2">慢性效应</td><td>白内障、对胎儿影响</td></tr>
<tr><td>癌症、白细胞</td><td rowspan="2">随机性效应</td></tr>
<tr><td colspan="2">遗传效应</td><td>遗传基因突变或染色体畸变所引起的各种疾病</td></tr>
</table>

3. 电离辐射生物效应的主要影响因素

1）与辐射有关的因素

（1）辐射种类：影响生物学效应的主要因素是电离密度和射程，电离密度越大生物效应越显著。

（2）辐射剂量：剂量越大，效应越显著，但不一定呈线性关系。

（3）剂量率：一般情况下，剂量率越高，效应越显著，但当剂量率达到一定范围时，生物效应与剂量率之间则失去比例关系，剂量率对生物效应的影响也随观察的具体效应的不同而不同。

（4）分次照射：同一剂量的照射，在分次给予的情况下，生物效应低于一次给予的效应，分次越多，各次间隔的时间越长，生物效应越小。

（5）照射部位：不同部位对电离辐射的生物效应明显不同。在相同剂量和剂量率射线作用下，腹部照射的全身效应最严重，依次是盆腔、头颈、胸部和四肢。

（6）照射面积：当照射的其他条件相同时，受照面积越大，生物效应越显著。

（7）照射方式：不同的照射方式（如外照射、内照射、内外混合照射）的生物效应也是不同的。

2）与机体有关的因素

（1）种系：不同种系的放射敏感性有很大的差异，种系演化越高，机体结构越复杂，放射敏感性则越强。

（2）个体发育：哺乳动物的放射敏感性因个体发育所处的阶段不同而有很大差别，随着个体发育成熟，机体的放射敏感性逐渐减弱。

（3）不同器官、组织和细胞：①高度敏感组织，包括骨髓、胸腺、性腺、胃肠上皮、淋巴组织和胚胎组织；②中度敏感组织，包括内皮细胞（主要是血管、血窦和淋巴管内皮细胞），皮肤上皮，感觉器官（角膜、晶状体和结膜），唾液腺，肺、肝、肾的上皮细胞；③轻度敏感细胞，包括心脏、内分泌腺和中枢神经；④不敏感细胞，包括肌肉组织、结缔组织、软骨和骨组织。

（4）亚细胞和分子水平：同一细胞的不同亚细胞结构的放射敏感性有很大差异，细胞核的敏感性显著高于胞浆，在细胞内不同分子的相对放射敏感性顺序为 DNA > mRNA > rRNA 和 tRNA > 蛋白质。

3）与个体有关的因素

（1）年龄因素：受照年龄不同，辐射致癌的风险是不同的。在自发癌易发年龄段受照，可增加辐射致癌风险。

（2）性别因素：辐射诱发甲状腺癌女性高于男性约 3 倍，诱发乳腺癌只在女性中增多。

（3）环境与生活因素：如饮酒、职业照射、环境污染等因素增加辐射致癌的风险，吸烟可使铀矿山工人肺癌发生率增高。

（二）放射性疾病

放射性疾病也称放射性损伤，是人体受各种电离辐射而发生的各种类型和不同程度的损伤（或疾病）的总称。放射性疾病主要发生在接触电离辐射的作业人员。

原国家卫生计生委员会等四部门印发的《职业病分类和目录》（国卫疾控发〔2013〕48 号），国家法定的职业性放射性疾病包括：外照射急性放射病、外照射亚急性放射病、外照射慢性放射病、内照射放射病、放射性皮肤疾病、放射性肿瘤（含矿工高氡暴露所致肺癌）、放射性骨损伤、放射性甲状腺疾病、放射性性腺疾病、放射复合伤、根据《职业性放射性疾病诊断标准（总则）》可以诊断的其他放射性损伤。

职业性放射性疾病的诊断应根据劳动者的职业照射接触史和工作场所放射危害情况、个人剂量监测档案和相关放射设备情况等资料，以及临床表现和相应的辅助检查结果为依据，按照循证医学的要求进行综合分析，做出诊断结论。国家制定有职业性放射性疾病诊断标准。

三、辐射防护基础

（一）辐射防护基本原则

辐射防护的目的在于防止有害的确定性效应的发生，限制随机性效应的发生率，使之达到可以接受的水平。为了防止确定性效应的发生，需采取控制措施使照射剂量达到足够低，以保证个体在终生或全部工作期间受到这样的照射也不会达到阈值剂量。限制随机性效应的方法是使一切具有正当理由的照射保持在可以合理做到的最低水平，并不得超过为限制随机性效应所制定的当量剂量。因此，辐射防护既要保护工作人员个人、他们的后代和公众，又要能促进核能和核科学技术的应用和发展。

为了达到辐射防护目的，辐射防护必须遵循辐射实践的正当性、辐射防护最优化和个人剂量限制三项基本原则。辐射防护三原则是针对受控制辐射源的辐射照射而言的。原则上，它们并不完全适用于非受控辐射源（即干预，如核或放射事故的情况）的辐射照射的情况，因为在干预的情况下，人们已不可能通过对辐射源施加控制来限制人们所接受的照射剂量。

1. 实践的正当性

在引进伴有辐射照射的任何实践之前，都必须经过正当性判断，权衡利弊，进行代价—利益分析，确认这种实践具有正当的理由，即只有当该项实践所带来的利益大于为其所付出的代价时，才能认为该实践是正当的。利益是指包括社会利益和经济利益在内的总利益，不仅仅是某些个人或团体得到的利益；代价是指引进该实践的所有消极方面的总和，包括经济代价、健康危害代价、不利的环境影响，同时还包括心理影响和社会问题等。当然，在判断辐射实践正当与否时，需要综合考虑政治、经济、社会等许多方面的因素，辐射防护仅是其中应考虑的一个方面。辐射实践的正当性判断适用于职业照射、医疗照射和公众照射等辐射的实践。

2. 辐射防护的最优化

在施行某项特定源的辐射实践时，应使防护与安全最优化，在考虑到经济和社会因素的条件下，应当采取各种防护措施，个人受照剂量、受照人数以及受照射的可能性都应保持在可合理达到的尽可能低的水平（as low as reasonable achievable，ALARA原则）。在考虑辐射防护时，并不是要求受照剂量越多越好，而是应该通过代价—利益分析，在考虑了社会和经济的因素之后使照射保持在合理可行、尽可能低的水平。

辐射防护的最优化适用于职业照射、公众照射和医疗照射中的影像诊断检查等辐射实践。

3. 个人剂量限值

对于施行的某项辐射实践，不论其代价—利益分析的结果如何，必须用个人剂量限值对照射加以限制，保证个人受到的所有照射实践的剂量总和不超过规定的限值。

辐射防护的三项基本原则是一个有机的统一体，必须综合进行考虑与应用。辐射实践的正当性是辐射防护最优化的前提，个人剂量限值是辐射防护最优化的约束条件，当实践的正当性判断和辐射防护最优化的结果与个人剂量限制原则相抵触时，应服从个人剂量限制原则。

国际放射防护委员会（International Commission on Radiological Protection，ICRP）在1991年发表的第60号出版物中推荐了一整套剂量限制体系，国际原子能机构（International Atomic Energy Agency，IAEA）采纳了这一体系，并反映在它与国际劳工组织（International Labour Organization，ILO）、经济合作与发展组织核能机构（Organization for Economic Cooperation and Development Nuclear Energy Agency，NEA/OECD）和世界卫生组织（World Health Organization，WHO）等联合制定的辐射防护

基本安全标准中。我国的辐射防护实践也采用了这个剂量限制体系。2014 年，IAEA 与欧洲委员会、联合国粮食与农业组织、ILO、NEA/OECD、泛美卫生组织、联合国环境规划署和世界卫生组织共同倡议发布了《国际辐射防护与辐射源安全基本安全标准》（一般安全要求第三部分第 GSR Part 3 号），对标准进行修订，特别是对职业照射眼晶体剂量限值修订为“眼晶体当量剂量的剂量限值按五年限定时间内平均计算一年 20 毫希沃特，且任何单一年份的剂量不超过 50 毫希沃特”。

（二）辐射防护方法

1. 外照射防护

1）外照射防护的基本方法

（1）时间防护。人员受照的累积剂量与受照时间是成正比关系的，即受照时间越长，所受的累积剂量也是越大。因此，可通过控制受照时间来限制或减少人员所受的累积剂量。在实践中，一切操作都应该以尽量缩短受照时间为原则，在不影响工作质量的前提下，尽量减少人员的受照时间。

（2）距离防护。一般来说，对于点源，其在周围空间所产生的剂量率与距离平方成反比，当距离增大 1 倍时，照射量可减少至原来的 1/4；对于 β 射线，当参考点至辐射源的距离小于其最大射程的 1/3 时，适用距离平方反比定律；对于中子，直射中子流服从距离平方反比定律。因此，在不影响工作的前提下，应尽量增加人体与辐射源之间的距离，以减小人体受照的剂量。

（3）屏蔽防护。就是在人与辐射源之间设置屏蔽物以减小人员处的剂量率，从而减少人体受照剂量。对于不同的射线，其屏蔽方法是不同的。在实际工作中，需根据辐射类型、辐射强度、用途和防护水平要求等来选择屏蔽材料和确定所需用屏蔽物的厚度。屏蔽防护一般采取固定式防护（如隔室操作）、移动式防护（如储源罐、防护柜、防护屏等）和个人防护（如防护衣服、帽、眼镜、颈套、围裙等）。

（4）控源防护——控制照射强度和面积。时间防护、距离防护和屏蔽防护是外照射防护的三项基本原则，对于特定任务的辐射工作，还应注意辐射源的选择，综合考虑辐射类型、能量和活度等参数，在满足照射剂量要求的前提下，通过控制照射强度（尽可能小）和照射面积（小照射野），达到降低人员受照剂量的目的。

2）外照射防护的具体实践

（1）X、γ 射线的防护。X、γ 射线都是穿透能力较强的辐射，屏蔽它们的材料一般选用高原子序数的物质，如铅、铁等，或者选用由低原子序数物质组成的材料，如混凝土、砖等。混凝土屏蔽墙、铅房、铅屏风、铅玻璃板等都是典型的屏蔽设施或装置。

（2）β 射线的防护。β 射线的一个特点是，当它与高原子序数物质相互作用产生韧致辐射，韧致辐射产生的 X 射线具有较强的穿透能力。对 β 射线的防护首先是减少韧致辐射的产生，通常选用有机玻璃、铝、塑料等低原子序数的物质材料作为内屏蔽（第一层）材料，外屏蔽（第二层）则使用铅等高原子序数的材料来屏蔽韧致辐射产生的 X 射线。

（3）中子的防护。对中子的屏蔽一般分为慢化和吸收两步。首先使用含氢较多的物质，如水、石蜡、聚乙烯等将快中子慢化，然后使用对中子吸收截面较大的物质，如含硼或锂的物质吸收中子。在中子散射和吸收的同时还放出电子俘获 γ 射线，中子源本身也放出少量的 γ 射线，因此可用高密度物质如铅、铁等作为中子屏蔽后的外层屏蔽材料。混凝土也是一种有效的中子屏蔽材料，它既含有轻元素，也含有较重的因素和一定数量的水分，所以，它对中子和 γ 射线都有较好的屏蔽作用。但混凝土长期使用会失水，从而降低它对中子的防护性能。

2. 内照射防护

内照射是指放射性核素进入体内而作为辐射源对人体造成的照射。放射性物质进入体内后，产生持续性照射，直到在体内衰变完或排出体内为止，引起全身和组织照射。

放射性核素进入体内的途径有：呼吸道吸入、消化道食入、经皮肤或黏膜进入和伤口的侵入。

内照射防护原则：防止或减少放射性物质对空气、工作场所、水和食品的污染，尽可能阻断放射性物质进入体内的各种途径，使摄入量减少到尽可能低的水平。

1）阻断放射性物质进入体内

（1）合理设计工作场所。工作场所应按办公区、休息区和非密封放射性物质工作区进行分区。非密封放射性物质工作场所应当独立或分开设置，各功能区按由低放射性水平区到高水平去布置；合理设置工作场所的气流组织，遵循自非放射区向监督区再向控制区的流向设计，保持含放射性核素场所负压以防止放射性气体交叉污染；设置卫生通过间、冲洗室和更衣室，用表面污染监测仪进行监测。

（2）避免人体直接接触放射性物质。借助通风柜、手套工作箱、短柄或长柄操作工具、屏蔽墙或屏，以及个人防护用品等。

2）采取阻吸收、促排医学处理措施

（1）阻吸收。发生放射性物质污染时，人员首先脱离污染环境，对污染的皮肤和伤口进行去污。根据污染的核素种类和污染程度，可采取催吐、洗胃、服用阻吸收剂（如硫酸钡、氢氧化铝凝胶、普鲁士蓝、碘化钾）减少胃肠道吸收，拭去鼻腔内污染物、祛痰等措施减少呼吸道吸收。

（2）促排。当受到较大、超量的放射性物质污染时，可使用促排药物加速放射性核素的排出，促排药一般有络合剂如促排灵、碳酸氢钠、二巯基丙磺酸钠等，增加水代谢的利尿剂，增加骨代谢的高钙饮食或钙剂等。

此外，在操作非密封放射性物质时，应采取以下安全措施：其一，工作人员的皮肤暴露部位有伤口时，应进行包扎；手部有伤口的人员，注意防止受到放射性污染。其二，正确佩戴个人防护用品。其三，严格执行通过卫生通过间制度。其四，操作放射性核素的工作人员，在离开放射性工作室前应洗手和进行表面污染检测。其五，在控制区不得进食、饮水、吸烟、化妆，也不得进行无关工作及存放无关物品。其六，从控制区取出任何物品都应进行表面污染检测。

四、辐射测量

（一）检测仪器要求

（1）能量响应范围：是指仪器的剂量响应随辐射能量的变化。如果仪器的能量响应范围越宽，则仪器的适应性就越强。而当仪器的能量响应下限低于待监测射线的能量时，仪器则无法有效探测到该辐射场的射线能量。因此，在进行辐射测量时，应了解待测量的辐射源项情况，选择适宜的测量仪器。

（2）测量量程：是指仪器在测量时能显示的最小值（零除外）至最大值之间的范围。如果待测量辐射场的射线剂量超过仪器的测量范围，则不能选择此种仪器来进行测量。一般情况下，首先应选择大量程的仪器进行测量，再根据结果判断是否再选择小量程仪器测量。

（3）剂量响应曲线：在一定剂量量程范围内，如果测量仪器测量的剂量能从小至大呈现良好的线性关系，则仪器所测量的数据也越可靠。

（二）辐射监测

（1）外照射防护检测：外照射防护检测的射线种类通常有 X 射线、γ 射线和中子。检测位置一般是距离墙体表面 30 cm 处，高度（或标高）距地面 1 ～ 1.5 m 区域，采取巡查方式进行监测。

（2）表面污染检测：α、β 表面污染监测一般采用直接测量方法和间接测量方法。直接测量方法是使用 α、β 表面污染测量仪测量，间接测量方法是使用擦拭物（如试纸）擦拭一定面积的污染表面，然后用表面污染仪检测污染水平。α、β 表面污染检测方法可参照《表面污染测定　第 1 部分：β 发射体（$E_{\beta max} > 0.15$ MeV）和 α 发射体》（GB/T 14056.1—2008）。

（3）其他监测：包括氡及其子体的监测，α、β 或 γ 放射性核素的放射性活度监测。

五、放射防护安全管理

《中华人民共和国职业病防治法》《放射性同位素与射线装置安全和防护条例》《放射诊疗管理规定》《放射工作人员职业健康管理办法》等法律法规都对放射防护管理提出了要求，其内容主要包括放射防护安全组织与制度和放射工作人员健康管理两部分。

（一）放射防护安全组织与制度

1. 组织机构及职责

放射工作单位应成立放射防护管理机构，负责本单位的辐射安全与防护工作管理、监督和技术指导以及日常事务的管理。其职责主要包括：其一，依据上级管理部门法律、法规制定单位放射防护管理相关规章制度、操作规程及应用技术规范，协助各部门制定放射防护安全制度，并监督实施情况，保证放射设备使用过程的科学、合理、规范及安全。其二，统计及监督单位放射源和射线装置的购置、使用及报废情况，建立放射防护档案（包括上级有关文件，单位放射源和射线装置的使用分布、容量存储保管管理制度以及放射源去向改变情况等）。其三，监督和统计单位放射工作人员动态，组织或协助有关部门贯彻执行有关放射工作人员的个人健康体检、个人剂量监测、放射防护培训及技术培训等。其四，监督指导放射设备在审批论证、技术评估、安装验收、检修维护、存储转运及淘汰报废过程中涉及放射防护安全管理方面的工作，以及放射建设项目职业病危害放射防护评价情况和环境影响评估情况。其五，协助单位内各使用部门制定放射设备使用过程中的质量管理目标、质量控制方案及应急预案，以及放射防护安全管理的检查评价标准。协助上级业务部门做好对放射事故的应急处理。其六，定期对单位放射防护安全情况进行检查，及时纠正存在的问题和隐患。定期组织对放射工作场所、设备及人员进行放射防护检测、监测或健康检查，调研放射防护管理中存在的问题，并提出解决问题的方案。其七，根据单位实际情况，定期召开放射防护与安全会议，讨论有关放射防护管理的重大议题和对策，及时研究解决放射防护的重大问题；总结汇报季度放射防护情况和安全管理工作，分析放射防护管理的安全隐患问题及不良事件情况，并提出相关处理意见。负责对放射防护管理有关的技术咨询、指导和培训。其八，每年向单位领导及上级监管部门提交放射防护管理工作报告。

2. 放射防护管理制度

根据国家现行有效的法律法规制定适合单位应用的放射防护管理制度，一般包括：放射防护检测制度，放射工作人员职业健康管理办法，放射工作人员个人剂量计管理办法，放射防护知识培训制度，射线装置与辐射源操作规程，射线装置与辐射源及其防护设施维护、维修制度，辐射危害警示与告知制度，放射防护用品管理制度，放射事故处置与报告制度，建设项目职业病危害放射防护“三同时”管理制度，职业病危害申报制度。

（二）放射工作人员健康管理

1. 职业健康监护

根据《放射工作人员职业健康管理办法》的要求，放射工作单位应委托有资质的医疗机构对本单位从事放射工作的人员进行职业健康检查，主要包括以下四个方面。

（1）上岗前职业健康检查：放射工作人员上岗前，应当进行上岗前的职业健康检查，符合放射工作人员健康标准的，方可参加相应的放射工作。放射工作单位不得安排未经职业健康检查或者不符合放射工作人员职业健康标准的人员从事放射工作。

（2）在岗期间职业健康检查：放射工作单位应当组织上岗后的放射工作人员定期进行职业健康检查，两次检查的时间间隔不应超过 2 年，必要时可增加临时性检查。

（3）离岗前职业健康检查：放射工作人员脱离放射工作岗位时，放射工作单位应当对其进行离岗前的职业健康检查。

（4）应急职业健康检查及医学随访观察：对参加应急处理或者受到事故照射的放射工作人员，放射工作单位应当及时组织健康检查或者医疗救治，按照国家有关标准进行医学随访观察。

此外，放射工作单位不得安排怀孕的妇女参与应急处理和有可能造成职业性内照射的工作。哺乳期妇女在其哺乳期间应避免接受职业性内照射。

放射工作单位应当为放射工作人员建立并终生保存职业健康监护档案。职业健康监护档案应包括以下内容：①职业史、既往病史和职业照射接触史；②历次职业健康检查结果及评价处理意见；③职业性放射性疾病诊疗、医学随访观察等健康资料。

放射工作人员有权查阅、复印本人的职业健康监护档案。放射工作单位应当如实、无偿提供。

放射工作人员职业健康检查和职业性放射性疾病的诊断、鉴定、医疗救治及医学随访观察的费用，由其所在单位承担。

2. 个人监测

放射工作单位应委托有资质的单位安排本单位的放射工作人员接受个人剂量监测，建立个人剂量档案并妥善保存。其管理内容主要包括：①外照射个人剂量监测周期一般为1个月，最长不应超过3个月；②对接受内照射个人监测的人员，应根据具体情况确定常规监测的周期，空气中存在^{131}I的工作场所，至少每个月用体外测量方法监测甲状腺一次，其他职业内照射的情况可3～6个月监测一次；③建立并终生保存个人剂量监测档案；④允许放射工作人员查阅、复印本人的个人剂量监测档案。

个人剂量监测档案应当包括：常规监测的方法和结果等相关资料，应急或者事故中受到照射的剂量和调查报告等相关资料。放射工作单位应当将个人剂量监测结果及时记录在“放射工作人员证”中。

放射工作人员进入放射工作场所，应当遵守下列规定：①正确佩戴个人剂量计；②操作结束离开非密封放射性物质工作场所时，按要求进行个人体表、衣物及防护用品的放射性表面污染监测，发现污染要及时处理，做好记录并存档；③进入辐照装置、工业探伤、放射治疗等强辐射工作场所时，除佩戴常规个人剂量计外，还应当携带报警式剂量计。

3. 放射工作人员培训

放射工作人员应该在上岗前或在岗期间接受放射防护和有关法律知识培训，考核合格方可参加或继续从事相应的工作。主要管理内容包括：其一，放射工作人员上岗前应当接受放射防护和有关法律知识培训，考核合格方可参加相应的工作。培训时间不少于4天。其二，放射工作单位应当定期组织本单位的放射工作人员接受放射防护和有关法律知识培训。放射工作人员两次培训的时间间隔不超过2年，每次培训时间不少于2天。其三，放射工作单位应当建立并按照规定的期限妥善保存培训档案。培训档案应当包括每次培训的课程名称、培训时间、考试或考核成绩等资料。其四，放射防护及有关法律知识培训应当由符合省级卫生行政部门规定条件的单位承担，培训单位可会同放射工作单位共同制订培训计划，并按照培训计划和有关规范或标准实施和考核。其五，放射工作单位应当将每次培训的情况及时记录在“放射工作人员证”中。

参考文献

[1] 苏旭. 放射防护检测与评价 [M]. 北京：中国原子能出版社，2016.
[2] 苏旭，张良安. 实用辐射防护与剂量学 [M]. 北京：中国原子能出版社，2014.
[3] 龚守良. 辐射细胞生物学 [M]. 北京：中国原子能出版社，2014.
[4] 国际放射防护委员会 2007 年建议书（第 103 号出版物）[M]. 潘自强，等，译校. 北京：原子能出版社，2008.
[5] 赵兰才，张丹枫. 放射防护实用手册 [M]. 济南：济南出版社，2009.

（邹剑明）

第二节　散裂中子源职业病危害因素识别与控制

一、中国散裂中子源在重点制造业中的应用概况

中国散裂中子源（CSNS）是国家“十一五”期间重点建设的大科学装置，是位于国际前沿的高科技、多学科应用的大型研究平台。散裂中子源是研究中子特性、探测物质微观结构和运动的科研装置，可带动物理学、化学、生命科学、材料科学、纳米科学、医药、国防科研和新型核能开发等学科发展。在发现新型高温超导材料、形成氢离子运动的凝聚态物理新理论、DNA 分子识别的纳米自组装、蛋白质相互作用等一系列领域有望获得重大突破。每年将有上千研究人员在散裂中子源利用不同的谱仪互相交流协调、启发借鉴，不同学科也有机会实现渗透、交叉，开辟新领域，创建新学科。工农业生产领域中的许多问题，如研究石油输油管线裂纹的成因、测量飞机涡轮的叶片与轮盘的焊接应力、研究大豆根系的生长等，也能在散裂中子源的帮助下解决。

二、散裂中子源工艺及职业病危害因素识别

中国散裂中子源（China Spallation Neutron Source，CSNS）项目工艺流程及存在的职业病危害因素，见图 15.2.1。其中，离子源（ion source，IS）产生的负氢离子（H^-）束流，通过射频四极加速器（radio frequency quadrupole accelerator，RFQ）聚束和加速后，再通过漂移管直线加速器（drift tube linear accelerator，DTL）把束流能量进一步提高，通过直线－环束流传输线（linear-loop beam transmission line，LRBT）将负氢离子（H^-）剥离并注入快循环同步加速器（rapid cycling synchrotron，RCS），被剥离的负氢离子（H^-）在快循环同步加速器中继续加速，使束流达到最后需要的能量后，通过快循环同步加速器（RCS）的引出系统引出，并通过环－靶传输线（RTBT）将质子束流输运至靶站，打向钨靶产生散裂中子。在钨靶上产生的散裂中子经慢化，再通过中子孔洞引向谱仪样品台，供用户开展实验研究。从离子源产生 H^-

到质子打靶为一个周期，周而复始，连续工作。

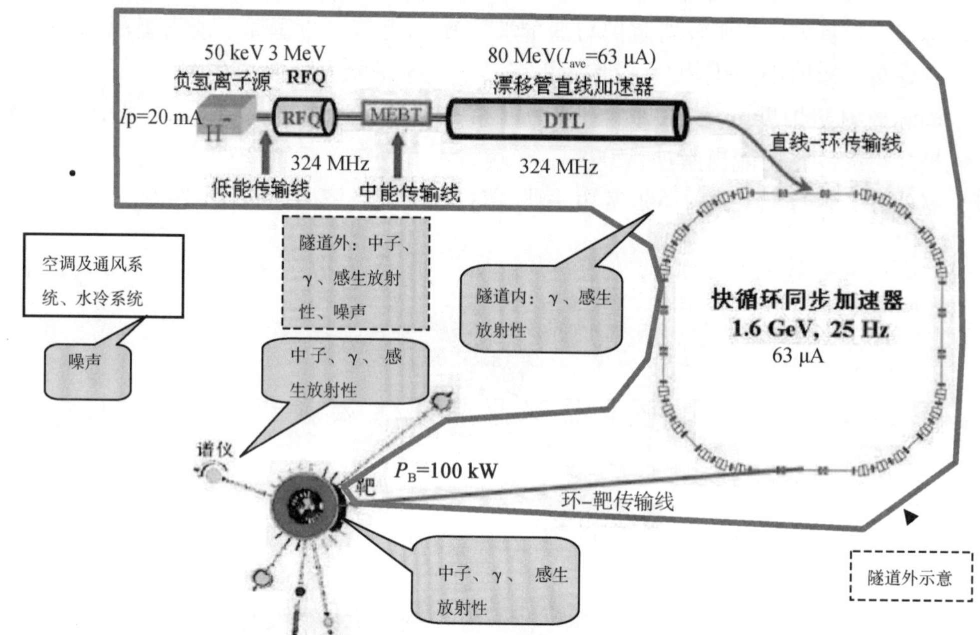

图 15.2.1 CSNS 项目工艺流程及存在的职业病危害因素

散裂中子源包括离子源、直线加速器、快循环加速器、靶站和谱仪，它们包含许多电力电子设备，需要消耗大量的电能，这部分能耗最终都将转化为热量。同时，束流与系统部件、靶等碰撞过程也会产生大量的热量。因此，中国散裂中子源还配备有相应的工艺循环水系统，以吸收和转移工艺设备、束流和系统部件及靶产生的热量，系统包括位于各系统的一次水站和二次水站（冷冻站）。

散裂中子源通风空调系统包括涉放通风空调（涉及放射区域的通风空调系统）和常规通风空调两部分。常规通风空调包括常规专用通风空调系统（用于保证工艺设备正常运行环境条件的专用通风空调系统）和其他非专用通风空调设施（主要包括一般办公、会议、大堂、卫生间、普通实验室等区域的通风空调系统及消防排烟系统）。涉放通风系统由新风系统、循环风系统、排风系统组成，负责在不同运行模式下，保证直线加速器区域、快循环同步加速器区域、靶站等的 6 个负压分区内的负压、通风量、温度、湿度等指标满足运行要求。

三、生产单元职业病危害因素识别

（一）离子源单元职业病危害因素识别

1. 离子源工艺

离子源是产生供加速器加速需求的强流 H^- 离子束。散裂中子源多采用潘宁离子源，由放电室、轴向磁场和磁场线圈组成，其共振频率为 25 Hz。放电室阴极发射出的电子，受放电室阳极与阴极的电场加速（磁场线圈提供），向放电室对阴极方向运动，运动过程中电离气体损失能量后被对阴极放射回电离室受到轴向磁场约束沿轴向做螺旋运动。

2. 危害识别

离子源单位离子源磁场运行产生的存在危害因素主要为工频电磁场。

3. 危害特征

离子源运行过程产生的工频电磁场，频率约为 25 Hz。主要来源是离子源磁场线圈运转产生，接触机会为离子源的日常巡检。

以中国散裂中子源离子源工频电磁场检测结果进行危害程度分析。离子源厅工作人员工频电磁场 8 小时加权平均值不到 0.001 kV/m，小于 GBZ 2.2 标准规定工频电磁场职业接触限值要求。

（二）直线加速器单元职业病危害因素识别

1. 直线加速器工艺

散裂中子源直线加速器包括低能束流传输段（low energy beam transmission section，LEBT）、RFQ（radio frequency quadrupole）射频四极直线加速器、中能束流传输段（medium beam transmission section，MEBT）、漂移管直线加速器（DTL）4 个部分组成，见图 15.2.2。

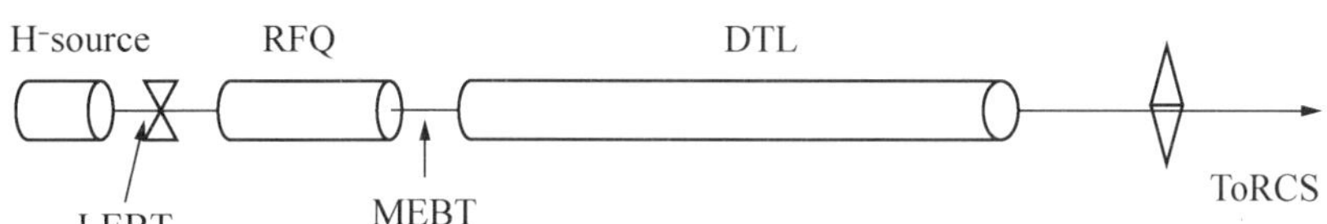

图 15.2.2　散裂中子源直线加速器组成

经过离子源引出的 H^- 离子经过 LEBT 传输至 RFQ 射频四极直线加速，在 RFQ 射频四极加速器加，再由 MEBT 输运至 DTL 加速进一步加速。加速过程主要是 H^- 离子在高频微波所伴随的电场进行加速。

2. 职业病危害因素识别

直线加速单元存在的职业病危害因素主要包括电离辐射（中子、γ 射线、感生放射性）和微波。

H^- 在输运和加速过程中，束流撞击加速器部件发生损失，如加速器波导管等，损失的 H^- 离子与加速器部件发生核反应产生核子，主要是中子和 γ 光子，在屏蔽体外的泄漏会对工作人员产生影响。

微波主要来自直线加速器微波发生器。

隧道内部件、循环水、空气与核反应产生的中子发生作用，在隧道内部件、空气和循环水中产生感生放射性。其中，在部件、循环水中主要产生 β 和 γ 射线核素，在空气中产生气载放射性核素，如 Be-7。因此，停机状况下工作人员进入隧道内作业，工作人员会受到加速器部件和空气中气载感生放射性的影响。同时，滴漏的循环水中的感生放射性也会对工作人员造成照射。

3. 职业病危害特征

加速器正常运行时的主要职业病危害有微波、中子、γ 射线等，加速器停机状态下存在的危害有感生放射性、放射性核素和 β 射线。加速器正常运行情况下接触的频次固定，接触人员包括辐射防护管理人员和通用设备巡检人员等，加速器停机情况下接触的频次不固定，接触时间不固定，接触人员包括按建设单位的人员工作安排可能涉及的所有专业技术人员。

以中国散裂中子源直线加速器工作场所微波、中子、γ 射线、空气中核素浓度、感生放射性检测结果进行危害程度分析。直线加速器工作区域微波测量值远小于 5 mW/cm^2，小于 GBZ 2.2 标准规定微波场职业接触限值要求。工作场所屏蔽体外的 γ 射线周围剂量当量率水平均处于本底水平，中子周围剂量当量率小于仪器的探测下限。加速器隧道内空气中核素主要是 Be-7，远小于其导出浓度 3×10^5 Bq/m^3。隧道内的感生放射性周围剂量当量率最大为 7.02 μSv/h。

（三）快循环同步加速器单元职业病危害因素识别

1. 快循环同步加速器工艺

快循环同步加速器由注入器（injection kicker）将直线加速器加速后的 H^- 收集，并进行束流剥离得到的质子束，质子束在快循环同步加速器的磁铁的约束下沿同步环做圆周运动，并进行积累和加速，提高束流的脉冲流强和能量，并在达到实验需求的能量后由快循环同步加速器的引出器将质子束引出。散裂中子源快循环同步加速器全环功能示意见图 15.2.3。

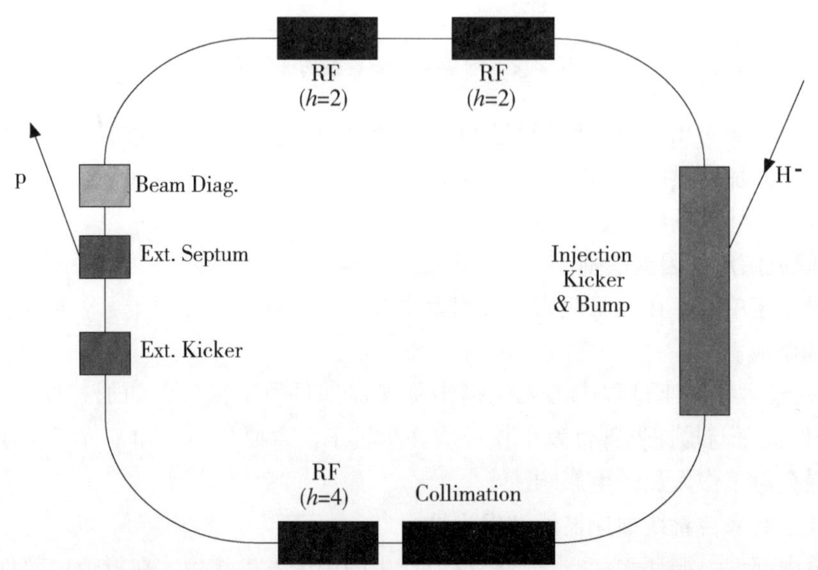

图 15.2.3 散裂中子源快循环同步加速器全环功能示意

2. 职业病危害因素识别

快循环同步加速器单元存在的职业病危害因素主要包括电离辐射（中子、γ 射线、感生放射性)。

H^-在注入剥离、沿圆周运动、加速和质子引出的过程中，束流撞击加速器部件发生束流损失，如切割磁铁等，损失的H^-离子、质子与加速器部件发生核反应产生核子，主要是中子和γ射线，在屏蔽体外的泄漏会对工作人员产生影响。

微波主要来自快循环同步加速器微波发生器。

隧道内部件、循环水、空气与核反应产生的中子发生作用，在隧道内部件、空气和循环水中产生感生放射性。其中，在部件、循环水中主要产生β和γ射线核素，在空气中产生气载放射性核素，如 Be-7。因此，停机状况下工作人员进入隧道内作业，工作人员会受到加速器部件和空气中气载感生放射性影响。同时，滴漏的循环水中的感生放射性也会对工作人员造成照射。

3. 危害程度分析

以中国散裂中子源快循环同步加速器工作场所微波、中子、γ射线、空气中核素浓度、感生放射性检测结果进行危害程度分析。快循环同步加速器工作区域微波测量值远小于 5 mW/cm^2，小于 GBZ 2.2 标准规定微波场职业接触限值要求。工作场所屏蔽体外的γ射线周围剂量当量率水平均处于本底水平，中子周围剂量当量率小于仪器的探测下限。加速器隧道内空气中核素主要是 Be-7，远小于其导出浓度3×10^5 Bq/m^3。隧道内的感生放射性周围剂量当量率最大为 130 μSv/h。

(四) 束流传输单元职业病危害因素识别

1. 束流传输单元工艺

散裂中子源束流传输单元包括两个部分，一是直线到环的束流传输线 (LRBT)，二是环到靶的束流传输线 (RTBT)，经过直线加速器加速后的H^-离子通过 LRBT 的偏转磁铁偏转后进入快循环同步加速器的注入器。经过快循环同步加速器充分累积和加速器的质子束流通过快循环同步加速器的引出器引出至 RTBT 传输线，将质子束流输运至靶站。

2. 职业病危害因素识别

束流传输单元存在的职业病危害因素主要包括电离辐射 (中子、γ射线、β射线、放射性核素、感生放射性)。

H^-和质子束流在输运过程中，束流撞击束流传输线部件发生束流损失，如偏转磁铁等，损失的H^-离子、质子与束流传输线部件发生核反应产生核子，主要是中子和γ光子在屏蔽体外的泄漏对工作人员造成影响。

隧道内部件、循环水、空气与核反应产生的中子发生作用，在隧道内部件、空气和循环水中产生感生放射性。其中，在部件、循环水中主要产生β和γ射线核素；在空气中产生气载放射性核素，如 Be-7。因此，停机状况下工作人员进入隧道内作业，工作人员会受到加速器部件和空气中气载感生放射性影响。同时，滴漏的循环水中的感生放射性也会对工作人员造成照射。

3. 危害程度分析

以中国散裂中子源束流传输单元工作场所中子、γ射线、空气中核素浓度、感生放射性检测结果进行危害程度分析。工作场所屏蔽体外的 γ 射线周围剂量当量率水平均处于本底水平，中子周围剂量当量率小于仪器的探测下限。加速器隧道内空气中核素主要是 Be-7，远小于其导出浓度 3×10^5 Bq/m^3。隧道内的感生放射性周围剂量当量率最大为 326 μSv/h。

（五）实验单元职业病危害因素识别

1. 实验单元工艺

散裂中子源实验单元包括两个部分，一是靶站及中子孔道，二是实验谱仪。输运至靶站的质子束流与靶体发生核反应，在靶体的四周产生大量的高能中子，高能中子通过靶体外的慢化器慢化后通过中子孔道输运至实验谱仪，实验谱仪内的探测器通过探测中子与样品反应后中子的分布情况，完成样品成分等的分析。

2. 职业病危害因素识别

实验单元存在的职业病危害因素主要包括电离辐射（中子、γ 射线、感生放射性）。

质子束流在打靶过程中，束流撞击金属靶发生束流损失，损失的质子与靶体金属发生核反应产生核子，主要是中子和 γ 光子在屏蔽体外的泄漏对工作人员影响。

靶体本身因为与核反应产生的中子发生作用产生感生放射性，在对靶体进行维护和保养的过程中靶体的感生放射性通过靶站下方的热室观察窗泄漏至工作人员工作位，对工作人员造成影响。

中子孔道屏蔽体外泄漏中子，以及中子与屏蔽体发生反应产生的 γ 射线均会对工作人员造成影响。

对于谱仪部分的工作人员，中子与谱仪实验室中的样品等发生碰撞也会产生 γ 射线，因此谱仪实验室的工作人员会受到中子和产生的 γ 射线的泄漏的影响。同时，样品可能被中子活化后的感生核素产生 β 衰变，对工作人员造成表面污染。

3. 危害程度分析

以中国散裂中子源实验单元工作场所中子、γ 射线、β 射线检测结果进行危害程度分析。工作场所屏蔽体外的 γ 射线周围剂量当量率水平均处于本底水平，中子周围剂量当量率小于仪器的探测下限。样品储存场所，工作人员工作场所台面等场所均未检出表面污染情况。

（六）公辅设施职业病危害因素识别

1. 公辅设施工艺

散裂中子源公辅设施包括两个部分：水冷系统和通风空调系统。水冷系统包括一次水系统和二次水系统，一次水系统主要是对工艺设备、电离设备进行冷却，带出应用电或者核反应产生的热量，主要包括一些循环水泵。二次水主要包括冷冻站和纯水制备系统，目的是为系统提供符合水质要求的纯水以及提供与一次水进行热量交换的冷水，该系统主要涉及的设备为水泵、空压机、冷却塔风机等。

通风空调包括两个部分，一是常规的通风空调设备，二是涉及放射性区域的通风空调。涉及的设备主要是冷水机组、排风机组、冷冻水泵、冷却塔风机等。

2. 危害识别

公辅设施风机、泵等运行产生的噪声，接触频率固定为公辅设施巡检人员巡检。

3. 危害程度分析

以中国散裂中子源工作场所噪声检测结果进行危害程度分析。水冷系统、通风空调机房工作场所巡检人员场所噪声强度在 55.7 ～ 89.2 dB（A）之间，大于 85 dB（A），占检测点的 31.8%。人员个体噪声均小于《工业企业设计卫生标准》规定的国家噪声卫生限值的要求。

四、职业病危害的关键控制技术

（一）职业病危害的关键控制点确定

结合散裂中子源工艺和现场作业特征，散裂中子源职业病危害关键控制危害因素为进入隧道内作业时的感生放射性和屏蔽体外的泄漏辐射。

（二）职业病危害关键控制技术

1. 严格控制进入隧道的时间节点

散裂中子源在运行过程中，会产生大量不同能量范围的中子，加速器材料可能被中子活化而产生一些放射性核素，它们发射 β 或 γ 射线。在加速器运行期间，有足够的结构屏屏蔽，因此部件产生的感生放射性不会危害在屏蔽体外的工作人员；但停机情况下工作人员进入隧道调节实验装置、检修加速器等作业时，则可能受到感生放射性危害。通常，在停机后感生放射性衰变很快，在短时间内可减弱到初始值的一半，其后则缓慢衰变。所以，感生放射性的有效防护措施之一是等待其衰变。因此，停机后，应该严格控制人员进入隧道的时间节点，待停机一段时间后隧道内的感生放射性充分衰减后才进入隧道作业。

2. 剂量调查

随着散裂中子源的运行，加速器的部件会因为运行过程中产生的中子而活化，而活化产生的一些长寿命的感生核素会随着加速器运行时间的增加而增加，因此定期对加速器部件的感生放射性进行辐射水平的测量，在部件上标明，同时绘制出有关部件的衰变曲线。提示作业人员对剂量较高的部件暂停检修作业，在经过以上部件时应该加速通过，减少停留时间。刚停机时可以通过在线机器人进行剂量巡测，当人员活动路线剂量降至一定值时防护人员才进入隧道对具体部件进行测量。

3. 高剂量区域合理处置

随着散裂中子源的运行，隧道内会产生一些感生放射性剂量高的区域。对于感生放射性较高的区域，对其边界进行围闭，并悬挂相应的提示语句，告知现场作业人员不在此区域进行作业或停留。长年运行后，可以对一些感生放射性很强的部件进行更换，或者采取一定的屏蔽措施。

4. 辐射剂量管理

工作人员进入隧道作业必须佩戴个人剂量剂和个人剂量报警仪。建设单位应该设定每次作业的剂量管理限值，人员个人剂量报警仪与人员的权限管理门禁连锁，超过剂量管理值的人员将无法进入隧道内进行作业。

5．个人防护用品

人员进入隧道内作业必须按要求穿戴个人防护用品。对于加速器部件活化的放射性核素，产生的 β 射线会造成人员或者地面的表面污染，因此工作人员应该佩戴手套、穿相应的工作服。拆卸作业地点可以铺设相应的防护垫。同时，工作人员还可以穿戴相应的铅防护衣等，减少感生 γ 射线影响。

6．有效的排风系统

加速器运行过程中，隧道内的空气会因为加速器产生的中子活化产生一些具有放射性的气态核素，在装置及隧道内设有排风系统。装置运行时，排风系统持续运行，保证隧道内负压可以避免隧道或装置内的气态放射性异常排出，避免对工作人员造成内照射影响。在停机进入检维修作业前须按照操作规程对隧道或者装置内部进行大流量强制排风换气，可以较大限度地减少隧道内气态放射性核素对检修作业人员造成内照射影响。

7．强化活性区域出入口管理

散裂中子源长期运行后的加速器部件和实验系统部件会因为中子活化的影响在部件上产生较多的放射性核素，在检修作业时不可避免地需要接触加速器和实验系统部件，在接触以上部件的过程中作业人员的手等会被放射性核素沾染。为了避免核素沾染，减少作业人员内照射受照风险，应强化活性区出入口的管理。为作业人员配备专用的防护用品，如一次性手套、纸帽、专用工作服等，作业开始前更换作业服、佩戴防护用品。在出入口设置辐射测量设备，包括作业人员的手部、脚部及身体的辐射测量设备，作业人员在离开活性区时应该进行辐射的测量。同时，配置工作辐射测量设备，对进出活性区的工具进行测量。并配备专用的放射性废物储存收集容器以及清洗去污设备。

8．合理的辐射屏蔽设计方案

散裂中子源使用的质子能量均大于 100 MeV，该能区的质子与物质作用主要以电离和激发过程为主，同时该能区的质子也会进入原子核内，与原子核发生核内级联反应。核内级联反应主要有（p，n）、（p，pn）、（p，2n）、（p，α）、（p，γ）等，以上核反应会产生瞬发中子、γ 和 π 介子等。π 介子静质量能为 140 MeV，产生阈能为 150 MeV，因此该能级的质子的核内级联反应可以产生 π 介子，但其产生截面很小，在 300 MeV 时，也仅为 0.001 mb 左右，因此可以忽略 π 介子等稀有粒子的影响。在产生的次级粒子中，带电粒子因电离作用迅速停止，故从靶出来的主要是次级中子和 γ 粒子，其中中子占绝大部分。因此，屏蔽防护设计时主要考虑中子防护，一般情况下满足中子防护的屏蔽体均满足该过程中产生的 γ 射线防护需求。

参考文献

[1] NCRP Report No. 144, Radiation Protection For Particle Accelerator Facilities, 2003.

[2] 陈佳耳．加速器物理原理［M］．北京：原子能出版社，1993.

[3] 李德平. 辐射安全辐射防护手册［M］. 北京：原子能出版社，2012.

（许志强　邹剑明）

第三节　放射源库

随着国民经济、核技术及核能产业的发展，放射源已广泛应用于工业、农业、医学以及地质、水利、交通等民用核技术应用领域。尤其是密封源，在工业应用方面得到了广泛推广，如工业探伤、无损检测、地质、勘探与开采、炼油厂、煤气公司、水泥厂、发电厂等各行各业，其应用为发展国民经济做出了重大贡献。在取得良好的经济和社会效益的同时，我国放射源丢失、被盗的情况时有发生，除了给公众和环境带来辐射危害外，更为严重的是引起“恐慌效应”而危害到社会安定。为保证放射源安全，避免发生放射源丢失、被盗，使用单位应采取放射源集中存放，建立针对放射源暂存的放射源库，以实现对放射源的安全控制和管理。

本章节重点分析放射源库在重点行业应用过程中职业病的危害分析与控制 。

一、放射源分类①

（一）按照放射源的潜在危害程度分类

（1）参照国际原子能机构的有关规定，按照放射源对人体健康和环境的潜在危害程度，从高到低将放射源分为Ⅰ、Ⅱ、Ⅲ、Ⅳ、Ⅴ类，Ⅴ类源的下限活度值为该种核素的豁免活度。

Ⅰ类放射源为极高危险源。在没有防护的情况下，接触这类放射源几分钟到1 小时就可致人死亡。

Ⅱ类放射源为高危险源。在没有防护的情况下，接触这类放射源几小时至几天可致人死亡。

Ⅲ类放射源为危险源。在没有防护的情况下，接触这类放射源几小时就可对人造成永久性损伤，接触几天至几周也可致人死亡。

Ⅳ类放射源为低危险源。基本不会对人造成永久性损伤，但对长时间、近距离接触这些放射源的人可能造成可恢复的临时性损伤。

Ⅴ类放射源为极低危险源。不会对人造成永久性损伤。

常用不同核素的64 种放射源分类见表15. 3. 1。

---

① 放射源分类办法，国家环境保护总局公告，2005 年第62 号发布，2005 年12 月23 日施行。

表 15. 3. 1 常用不同核素的 64 种放射源分类

核素名称	Ⅰ类源（贝可）	Ⅱ类源（贝可）	Ⅲ类源（贝可）	Ⅳ类源（贝可）	Ⅴ类源（贝可）
Am-241	$\geqslant 6\times10^{13}$	$\geqslant 6\times10^{11}$	$\geqslant 6\times10^{10}$	$\geqslant 6\times10^{8}$	$\geqslant 1\times10^{4}$
Am-241/Be	$\geqslant 6\times10^{13}$	$\geqslant 6\times10^{11}$	$\geqslant 6\times10^{10}$	$\geqslant 6\times10^{8}$	$\geqslant 1\times10^{4}$
Au-198	$\geqslant 2\times10^{14}$	$\geqslant 2\times10^{12}$	$\geqslant 2\times10^{11}$	$\geqslant 2\times10^{9}$	$\geqslant 1\times10^{6}$
Ba-133	$\geqslant 2\times10^{14}$	$\geqslant 2\times10^{12}$	$\geqslant 2\times10^{11}$	$\geqslant 2\times10^{9}$	$\geqslant 1\times10^{6}$
C-14	$\geqslant 5\times10^{16}$	$\geqslant 5\times10^{14}$	$\geqslant 5\times10^{13}$	$\geqslant 5\times10^{11}$	$\geqslant 1\times10^{7}$
Cd-109	$\geqslant 2\times10^{16}$	$\geqslant 2\times10^{14}$	$\geqslant 2\times10^{13}$	$\geqslant 2\times10^{11}$	$\geqslant 1\times10^{6}$
Ce-141	$\geqslant 1\times10^{15}$	$\geqslant 1\times10^{13}$	$\geqslant 1\times10^{12}$	$\geqslant 1\times10^{10}$	$\geqslant 1\times10^{7}$
Ce-144	$\geqslant 9\times10^{14}$	$\geqslant 9\times10^{12}$	$\geqslant 9\times10^{11}$	$\geqslant 9\times10^{9}$	$\geqslant 1\times10^{5}$
Cf-252	$\geqslant 2\times10^{13}$	$\geqslant 2\times10^{11}$	$\geqslant 2\times10^{10}$	$\geqslant 2\times10^{8}$	$\geqslant 1\times10^{4}$
Cl-36	$\geqslant 2\times10^{16}$	$\geqslant 2\times10^{14}$	$\geqslant 2\times10^{13}$	$\geqslant 2\times10^{11}$	$\geqslant 1\times10^{6}$
Cm-242	$\geqslant 4\times10^{13}$	$\geqslant 4\times10^{11}$	$\geqslant 4\times10^{10}$	$\geqslant 4\times10^{8}$	$\geqslant 1\times10^{5}$
Cm-244	$\geqslant 5\times10^{13}$	$\geqslant 5\times10^{11}$	$\geqslant 5\times10^{10}$	$\geqslant 5\times10^{8}$	$\geqslant 1\times10^{4}$
Co-57	$\geqslant 7\times10^{14}$	$\geqslant 7\times10^{12}$	$\geqslant 7\times10^{11}$	$\geqslant 7\times10^{9}$	$\geqslant 1\times10^{6}$
Co-60	$\geqslant 3\times10^{13}$	$\geqslant 3\times10^{11}$	$\geqslant 3\times10^{10}$	$\geqslant 3\times10^{8}$	$\geqslant 1\times10^{5}$
Cr-51	$\geqslant 2\times10^{15}$	$\geqslant 2\times10^{13}$	$\geqslant 2\times10^{12}$	$\geqslant 2\times10^{10}$	$\geqslant 1\times10^{7}$
Cs-134	$\geqslant 4\times10^{13}$	$\geqslant 4\times10^{11}$	$\geqslant 4\times10^{10}$	$\geqslant 4\times10^{8}$	$\geqslant 1\times10^{4}$
Cs-137	$\geqslant 1\times10^{14}$	$\geqslant 1\times10^{12}$	$\geqslant 1\times10^{11}$	$\geqslant 1\times10^{9}$	$\geqslant 1\times10^{4}$
Eu-152	$\geqslant 6\times10^{13}$	$\geqslant 6\times10^{11}$	$\geqslant 6\times10^{10}$	$\geqslant 6\times10^{8}$	$\geqslant 1\times10^{6}$
Eu-154	$\geqslant 6\times10^{13}$	$\geqslant 6\times10^{11}$	$\geqslant 6\times10^{10}$	$\geqslant 6\times10^{8}$	$\geqslant 1\times10^{6}$
Fe-55	$\geqslant 8\times10^{17}$	$\geqslant 8\times10^{15}$	$\geqslant 8\times10^{14}$	$\geqslant 8\times10^{12}$	$\geqslant 1\times10^{6}$
Gd-153	$\geqslant 1\times10^{15}$	$\geqslant 1\times10^{13}$	$\geqslant 1\times10^{12}$	$\geqslant 1\times10^{10}$	$\geqslant 1\times10^{7}$
Ge-68	$\geqslant 7\times10^{14}$	$\geqslant 7\times10^{12}$	$\geqslant 7\times10^{11}$	$\geqslant 7\times10^{9}$	$\geqslant 1\times10^{5}$
H-3	$\geqslant 2\times10^{18}$	$\geqslant 2\times10^{16}$	$\geqslant 2\times10^{15}$	$\geqslant 2\times10^{13}$	$\geqslant 1\times10^{9}$
Hg-203	$\geqslant 3\times10^{14}$	$\geqslant 3\times10^{12}$	$\geqslant 3\times10^{11}$	$\geqslant 3\times10^{9}$	$\geqslant 1\times10^{5}$
I-125	$\geqslant 2\times10^{14}$	$\geqslant 2\times10^{12}$	$\geqslant 2\times10^{11}$	$\geqslant 2\times10^{9}$	$\geqslant 1\times10^{6}$
I-131	$\geqslant 2\times10^{14}$	$\geqslant 2\times10^{12}$	$\geqslant 2\times10^{11}$	$\geqslant 2\times10^{9}$	$\geqslant 1\times10^{6}$
Ir-192	$\geqslant 8\times10^{13}$	$\geqslant 8\times10^{11}$	$\geqslant 8\times10^{10}$	$\geqslant 8\times10^{8}$	$\geqslant 1\times10^{4}$
Kr-85	$\geqslant 3\times10^{16}$	$\geqslant 3\times10^{14}$	$\geqslant 3\times10^{13}$	$\geqslant 3\times10^{11}$	$\geqslant 1\times10^{4}$
Mo-99	$\geqslant 3\times10^{14}$	$\geqslant 3\times10^{12}$	$\geqslant 3\times10^{11}$	$\geqslant 3\times10^{9}$	$\geqslant 1\times10^{6}$
Nb-95	$\geqslant 9\times10^{13}$	$\geqslant 9\times10^{11}$	$\geqslant 9\times10^{10}$	$\geqslant 9\times10^{8}$	$\geqslant 1\times10^{6}$
Ni-63	$\geqslant 6\times10^{16}$	$\geqslant 6\times10^{14}$	$\geqslant 6\times10^{13}$	$\geqslant 6\times10^{11}$	$\geqslant 1\times10^{8}$

续表

核素名称	Ⅰ类源（贝可）	Ⅱ类源（贝可）	Ⅲ类源（贝可）	Ⅳ类源（贝可）	Ⅴ类源（贝可）
Np-237（Pa-233）	$\geq 7\times10^{13}$	$\geq 7\times10^{11}$	$\geq 7\times10^{10}$	$\geq 7\times10^{8}$	$\geq 1\times10^{3}$
P-32	$\geq 1\times10^{16}$	$\geq 1\times10^{14}$	$\geq 1\times10^{13}$	$\geq 1\times10^{11}$	$\geq 1\times10^{5}$
Pd-103	$\geq 9\times10^{16}$	$\geq 9\times10^{14}$	$\geq 9\times10^{13}$	$\geq 9\times10^{11}$	$\geq 1\times10^{8}$
Pm-147	$\geq 4\times10^{16}$	$\geq 4\times10^{14}$	$\geq 4\times10^{13}$	$\geq 4\times10^{11}$	$\geq 1\times10^{7}$
Po-210	$\geq 6\times10^{13}$	$\geq 6\times10^{11}$	$\geq 6\times10^{10}$	$\geq 6\times10^{8}$	$\geq 1\times10^{4}$
Pu-238	$\geq 6\times10^{13}$	$\geq 6\times10^{11}$	$\geq 6\times10^{10}$	$\geq 6\times10^{8}$	$\geq 1\times10^{4}$
Pu-239/Be	$\geq 6\times10^{13}$	$\geq 6\times10^{11}$	$\geq 6\times10^{10}$	$\geq 6\times10^{8}$	$\geq 1\times10^{4}$
Pu-239	$\geq 6\times10^{13}$	$\geq 6\times10^{11}$	$\geq 6\times10^{10}$	$\geq 6\times10^{8}$	$\geq 1\times10^{4}$
Pu-240	$\geq 6\times10^{13}$	$\geq 6\times10^{11}$	$\geq 6\times10^{10}$	$\geq 6\times10^{8}$	$\geq 1\times10^{3}$
Pu-242	$\geq 7\times10^{13}$	$\geq 7\times10^{11}$	$\geq 7\times10^{10}$	$\geq 7\times10^{8}$	$\geq 1\times10^{4}$
Ra-226	$\geq 4\times10^{13}$	$\geq 4\times10^{11}$	$\geq 4\times10^{10}$	$\geq 4\times10^{8}$	$\geq 1\times10^{4}$
Re-188	$\geq 1\times10^{15}$	$\geq 1\times10^{13}$	$\geq 1\times10^{12}$	$\geq 1\times10^{10}$	$\geq 1\times10^{5}$
Ru-103（Rh-103m）	$\geq 1\times10^{14}$	$\geq 1\times10^{12}$	$\geq 1\times10^{11}$	$\geq 1\times10^{9}$	$\geq 1\times10^{6}$
Ru-106（Rh-106）	$\geq 3\times10^{14}$	$\geq 3\times10^{12}$	$\geq 3\times10^{11}$	$\geq 3\times10^{9}$	$\geq 1\times10^{5}$
S-35	$\geq 6\times10^{16}$	$\geq 6\times10^{14}$	$\geq 6\times10^{13}$	$\geq 6\times10^{11}$	$\geq 1\times10^{8}$
Se-75	$\geq 2\times10^{14}$	$\geq 2\times10^{12}$	$\geq 2\times10^{11}$	$\geq 2\times10^{9}$	$\geq 1\times10^{6}$
Sr-89	$\geq 2\times10^{16}$	$\geq 2\times10^{14}$	$\geq 2\times10^{13}$	$\geq 2\times10^{11}$	$\geq 1\times10^{6}$
Sr-90（Y-90）	$\geq 1\times10^{15}$	$\geq 1\times10^{13}$	$\geq 1\times10^{12}$	$\geq 1\times10^{10}$	$\geq 1\times10^{4}$
Tc-99^{m}	$\geq 7\times10^{14}$	$\geq 7\times10^{12}$	$\geq 7\times10^{11}$	$\geq 7\times10^{9}$	$\geq 1\times10^{7}$
Te-132（I-132）	$\geq 3\times10^{13}$	$\geq 3\times10^{11}$	$\geq 3\times10^{10}$	$\geq 3\times10^{8}$	$\geq 1\times10^{7}$
Th-230	$\geq 7\times10^{13}$	$\geq 7\times10^{11}$	$\geq 7\times10^{10}$	$\geq 7\times10^{8}$	$\geq 1\times10^{4}$
Tl-204	$\geq 2\times10^{16}$	$\geq 2\times10^{14}$	$\geq 2\times10^{13}$	$\geq 2\times10^{11}$	$\geq 1\times10^{6}$
Tm-170	$\geq 2\times10^{16}$	$\geq 2\times10^{14}$	$\geq 2\times10^{13}$	$\geq 2\times10^{11}$	$\geq 1\times10^{4}$
Y-90	$\geq 5\times10^{15}$	$\geq 5\times10^{13}$	$\geq 5\times10^{12}$	$\geq 5\times10^{10}$	$\geq 1\times10^{5}$
Y-91	$\geq 8\times10^{15}$	$\geq 8\times10^{13}$	$\geq 8\times10^{12}$	$\geq 8\times10^{10}$	$\geq 1\times10^{6}$
Yb-169	$\geq 3\times10^{14}$	$\geq 3\times10^{12}$	$\geq 3\times10^{11}$	$\geq 3\times10^{9}$	$\geq 1\times10^{7}$
Zn-65	$\geq 1\times10^{14}$	$\geq 1\times10^{12}$	$\geq 1\times10^{11}$	$\geq 1\times10^{9}$	$\geq 1\times10^{6}$
Zr-95	$\geq 4\times10^{13}$	$\geq 4\times10^{11}$	$\geq 4\times10^{10}$	$\geq 4\times10^{8}$	$\geq 1\times10^{6}$

注：①Am-241 用于固定式烟雾报警器时的豁免值为 1×10^{5} 贝可。

②核素份额不明的混合源，按其危险度最大的核素分类，其总活度视为该核素的活度。

（二）按照放射源的包装形式可分为密封源与非密封源

（1）密封源：密闭在容器内的放射源。这种源的容器有足够的机械强度，在设计规定的使用和磨损条件下，能防止放射性物质泄漏或能避免任何人接触到放射性物质。如工农业生产中应用的工业探伤、无损检修、料位计等都是密封源，使用的核素有^{60}Co、^{137}Cs、^{192}Ir等。

（2）非密封源：未被容器密封起来的放射源。目前该类放射源更多地运用在实验室及医学的诊疗上，如^{131}I治疗甲状腺疾病、^{99m}Tc示踪诊断等。

（三）按所释放射线的类型可分为α放射源、β放射源、γ放射源和中子源等

（1）α放射源：以发射α粒子为主要特征的放射源，其穿透力小，常见的α放射源有^{210}Po、^{238}Pu、^{226}Ra、^{241}Am等。

（2）β放射源：一种以发射β粒子（电子或正电子）为主要特征的放射源，β粒子本身穿透力较小，但其衰变时有的伴有γ射线以及与物质相互作用产生韧致辐射。

（3）γ放射源：以发射γ射线为主要特征的放射源，常见的有^{60}Co、^{137}Cs、^{192}Ir等，其产生的γ射线能量高，穿透力较强。

（4）中子源：既产生中子照射又有γ射线照射的一类放射源，常见的有^{241}Am-Be、^{210}Po-Be等。

（四）按照放射源的物态分类

按物态可分为固态源、液态源和气态源。

二、放射源的存放工艺流程及布局要求

（一）放射源存放工作流程

根据项目地点和项目需要，由使用人员在办理申请手续获批后，从放射源存放库取出所需放射源。作业完毕后，将放射源统一运送回放射源存放库内贮存。

（二）放射源库布局要求

应根据放射源的数量和类型的具体情况，合理设置放射源装卸区和放射源贮存区。放射源贮存区在工业运用上主要可分为探伤机存放区、γ放射源存放区、中子源存放区等，必要时可增设特殊放射源（较高活度或较高剂量）存放区。同时，放射源库还需设置用于执行放射源管理登记、辐射监测仪器及卫生用品和工具材料等贮存的辅助功能间，主要包括登记室、更衣室、工具间、通风机房和配电间等。

三、职业病危害因素识别

（一）正常运行状态下的辐射源项

放射源在存取过程中，对于α、β放射源，工作人员和公众可能受照辐射源主要考虑其伴有的γ射线，尽管其能量较低；对于γ放射源、中子源，工作人员和公众可能受照的主要辐射源是由于γ射线或中子穿透源容器的辐射。照射方式均为外照射。

除了放射源库屏蔽体外，工作人员和公众可能受照的主要辐射源是γ放射源、中子源穿透屏蔽体外漏射辐射。

（二）异常和事故下的辐射源项

不按规定进行操作可能出现放射源从密封容器中脱离事故而引起的放射工作人员受到β射线、γ射线及中子外照射；由于保管不善，发生放射源被盗或丢失等事故情况下，公众成员受照途径主要为β射线、γ射线及中子外照射。

四、放射源库放射防护屏蔽计算

（一）γ放射源库放射防护屏蔽计算

1. 空气比释动能率的计算方法

本章节以点源为例，根据《辐射防护导论》（方杰主编，原子能出版社 1991 年版）第三章第一节中距离γ点源 r（m）处的空气比动率按下列公式计算：

$$\dot{H}_{(r)} = A\Gamma/r^2 \tag{15.3.1}$$

式中：$\dot{H}_{(r)}$——距离γ点源 r（m）处的空气比释动能率；

Γ——γ放射源空气比释动能率常数，$Gy \cdot m^2 \cdot Bq \cdot S^{-1}$；

A——γ放射源的活度，Bq。

根据《辐射防护导论》（方杰主编，原子能出版社 1991 年版）第三章第三节中预测点处由于各种辐射源造成的剂量当量率的总和按下列公式计算；

$$\dot{H}_{j(r)} = \sum(F_j \cdot \xi \cdot q/K_j \cdot r^2) \tag{15.3.2}$$

式中：$\dot{H}_{j(r)}$——距离γ点源 r（m）处的空气比释动能率；

F_j——表征辐射源 j 的发射率的一个参数，对于发射γ射线放射性核素采用 $A\Gamma$（$c \cdot kg^{-1} \cdot m^2 \cdot S^{-1}$）表示；

ξ——取透射比 $\eta = 1/K$，K 为减弱倍数；

K_j——辐射源 j 相关的单位换算系数；

q——居留因子，取 1。

根据公式 4-1，距源 r（m）处空气比释动能率可按如下公式计算

$$\dot{H}_{(r)} = H \cdot (1 + a)/r^2 \tag{15.3.3}$$

式中：$\dot{H}_{(r)}$ ——距离 γ 点源 r（m）处的空气比释动能率 ；

H——代表距容器外表面 1 m 距离处空气比释动能率；

a——放射源距离源距离容器表面的平均距离（10 cm）；

r——预测点与辐射源之间的距离，m。

利用公式 4 – 3 可计算得出，对于各向同性的辐射点源 的 $\dot{H}_{i(1\ \mathrm{m})}$。

根据公式 4 – 1、公式 4 – 2，源库在存满源的情况下，源库外部各预测点的剂量率可以按如下公式计算：

$$\dot{H} = \sum_{i=1}^{20}\left(\frac{H_{i(1\ \mathrm{m})}}{r_i^2}\cdot\frac{1}{K_i}\right) \tag{15.3.4}$$

式中：$\dot{H}$ ——预测剂量点的 γ 辐射空气比释动能率，μGy/h；

$H_{i(1\ \mathrm{m})}$——距离第 i 枚放射源 1 m 处空气比释动能率，μGy/h；

r_i——预测点与第 i 枚放射源的距离，计算中取预测剂量点与第 i 枚储源格中心点的距离，m；

K_i——第 i 枚放射源产生的 γ 射线穿透屏蔽墙后的剂量衰减倍数。

2. 辐射源屏蔽计算采用衰减倍数法计算

$$K = \dot{H}_0 / \dot{H}_1 = 2^{d/HVT} \tag{15.3.5}$$

式中：K ——衰减倍数；

$\dot{H}_0$——无屏蔽防护时，在距源 r_0（m）的空气比释动能率，μGy/h；

$\dot{H}_1$——增加一定的屏蔽防护厚度后，在距源 r_1（m）处最高允许的空气比释动能率，μGy/h；

d——屏蔽层厚度，mm；

HVT——屏蔽材料 1/2 值层厚度，mm。

（二）中子放射源库放射防护屏蔽计算

根据《辐射防护导论》（方杰主编，原子能出版社 1991 年版）第五章第四节中计算参考点中子注量率降低到 Φ_L（$\mathrm{m^{-2}\cdot s^{-1}}$）所需的屏蔽层厚度 d，可按下式算得：

$$d = \frac{1}{\sum R}\ln\left[\frac{AyBnq}{4\pi r_2 \varphi_L}\right] \tag{15.3.6}$$

式中：d——屏蔽层厚度，cm；

$\sum R$ ——屏蔽材料的宏观分出界面，$\mathrm{cm^{-1}}$；

A——放射性核素中子源中放射性核素的活度，Bq；

y——放射性核素中子源的产额，$\mathrm{Bq^{-1}\cdot s^{-1}}$；

$Ay=\delta$——中子源中子放射率，$\mathrm{s^{-1}}$；

B_n——中子积累因子；

q——居留因子；

r——参考点离源的距离，m。

从偏保守考虑，对于厚度不小于 20 cm 的水、石蜡、聚乙烯一类的含氢材料，可以取 $B_n=5$；对铅，$B_n=3.5$；对铁，$B_n=2.6$。

五、放射源的储存与管理

为保证放射源安全，避免放射源丢失，使用单位应采取一系列措施，以实现对放射源的安全控制和管理。

使用单位应设置相应管理机构并明确相应职责，制定具体的管理制度，建立相关档案、记录及资料。

放射源单独存放于放射源库中，实行统一存放、统一管理。不与易燃、易爆、腐蚀性物品等一起存放，贮存场所应当采取防火、防水、防盗、防丢失、防破坏、防射线泄漏的安全措施。

放射源库为独立建筑，存放放射源的场所四周墙体均为混凝土，不设窗户。同时，放射源库应有足够的使用面积，并保持良好的通风和照明。

贮源箱内禁止存放或混放多个放射源，严禁存放没有登记证和使用证的放射源。

制定放射源的领取、归还以及登记制度，以及放射源出入台账和定期清点检查制度。配备表面污染监测仪表和 γ 剂量率测量仪表，领用放射源时进行放射性水平测量，确认放射源在源容器或者照射容器内；工作完毕交还时，再进行放射性水平测量，确认放射源在其中，并将放射源及其容器放回原储源箱存放。

放射源使用人员除了配备个人防护用品外，还应佩戴个人剂量计进行个人剂量监测。

在每个放射源存放隔间贴有标签，内容包括核素、放射源编号、源的活度、测量时间。

放射源库应有专人管理，设置红外或 24 h 监视器、声光报警、固定式辐射剂量监测系统等安全设施确保放射源储存安全，库门实行双人双锁，不同锁的钥匙由不同的人保管。

参考文献

[1] 赵兰才，张丹枫. 放射防护实用手册 [M]. 济南：济南出版社，2009.

[2] 方杰. 辐射防护导论 [M]. 北京：原子能出版社，1991.

[3] 苏旭. 放射防护检测与评价 [M]. 北京：中国原子能出版社，2016.

[4] 苗献锋，刘虎平，王学思，等. 密封放射源暂存库工艺设计研究 [J]. 山西建筑，2019 (13)：12－13.

[5] 朱建国，邓大平，卢峰，等. GBZ 114—2006. 密封放射源及密封 γ 放射源容器的放射卫生防护标准 [S]. 北京：中国标准出版社，2007.

（林海辉　邹剑明）

第四节 工业射线探伤

一、工业射线探伤在重点制造行业应用概况

射线探伤是无损检测材料、零件、部件和构件质量的基本方法之一，对铸造、焊接和其他一些不可拆卸的连接器件进行检查时，射线探伤在无损检查手段和方法中占80%以上。随着我国经济的发展，射线探伤的应用日趋广泛，从业人员不断增加。对射线探伤的防护，已成为我国放射卫生防护领域中的一个重要课题。

选用何种辐射源在很大程度上取决于被检测物体的材料和厚度。见表15.4.1。

表15.4.1 辐射源及其应用范围

辐射源	被检查材料的厚度（cm）		
	铁	钛	铝
管电压为40～1000 kV的X射线装置	0.4～15	0.1～30	0.5～45
放射源^{60}Co、^{137}Cs、^{192}Ir、^{170}Tm γ射线探伤机	0.1～20	0.2～30	0.3～50
能量为4～35 MeV的电子加速器	5～45	9～90	15～180

能量为4～35 MeV的电子直线加速器为大型探伤设备，国内为数极少。

二、工业射线探伤职业病危害识别

（一）辐射源概况

在射线探伤中，所使用的主要辐射源是X射线探伤机、γ源探伤机和工业加速器探伤机。

1. X射线探伤机

我国射线探伤设备，如丹麦安德列斯公司的实时恒压探伤系统、西德“赛福特”公司的420 kV X射线机、比利时波涛公司GF系列气绝缘工业X射线探伤机以及日本东芝EX-260GH（260 kV、定向）、日本理学EG周向和定向系列X射线探伤机等。

2. γ源探伤机

γ射线探伤机使用的辐射源多为^{60}Co和^{192}Ir。其特点是射线穿透力强，在钢中可达200 mm，设备轻便，便于携带和野外作业，放射源可通过窄小部分进行透照，适用于异形物体探伤。特别适合于做环形或特殊用途。但与X射线探伤机不同，不论是否开机，放射性核素总有射线射出，而且其放射性活度按照一定规律自行衰减，放射源需要更换，防护问题较多，国内用户相对较少。

γ射线探伤常用辐射源及其有关数据列于表15.4.2。

表 15.4.2　γ 探伤用辐射源及有关数据

核素名称	半衰期	γ 射线能量（MeV）	照射量率常数 Γ [R·m²/(Ci·h)]	比释动能率常数 Γ_K [mGy·m²/(GBq·h)]	HVT* （mm）		
					铅	钢	混凝土（$\rho=2.35$）
^{60}Co	5.26 a	1.25	1.32	0.357	12（13）	（24）	61（70）
^{137}Cs	30.17 a	0.662	0.33	0.089	7		49
^{192}Ir	74.02 d	0.317	0.48	0.13	6（3）	（14）	41（50）
^{169}Yb	32 d	0.063			（0.8）	（9）	（27）
^{170}Tm	130 d	0.084	0.025	6.8×10^{-3}	（0.6）	（5）	

注：* HTV 值括号内数值取自 GBZ 132—2017；其余取自《辐射剂量学常用数据》。

3. 工业加速器探伤机

X 射线探伤机工作流程见图 15.4.2。

能量为 4～35 MeV 的电子直线加速器为大型探伤设备，国内为数极少。

（二）危害识别

该建设项目在正常运行过程中存在的职业病危害因素是电离辐射（X 射线或 γ 射线）和臭氧等，其中主要的职业病危害因素是电离辐射。

（三）工作流程

1. X 射线探伤机工作流程

X 射线探伤机工作流程见图 15.4.1。

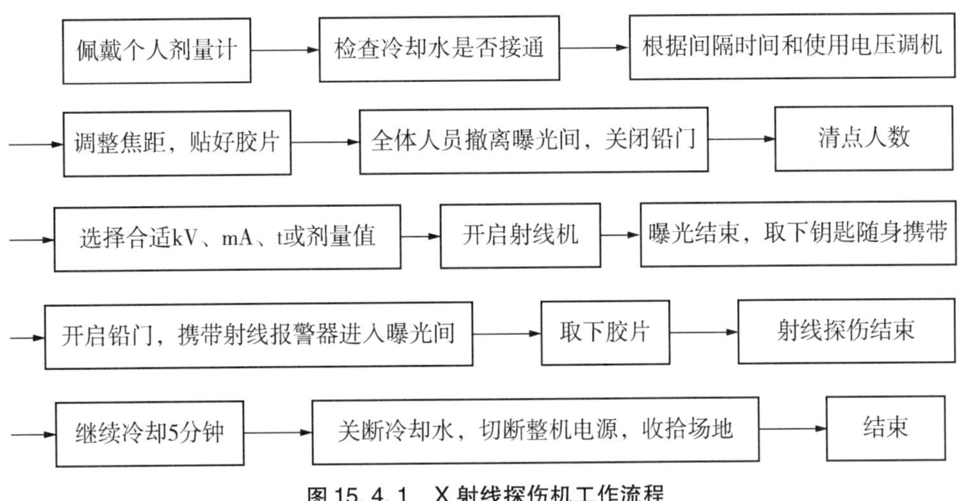

图 15.4.1　X 射线探伤机工作流程

2. 大型加速器探伤工作流程

大型加速器探伤工作流程见图 15. 4. 2。

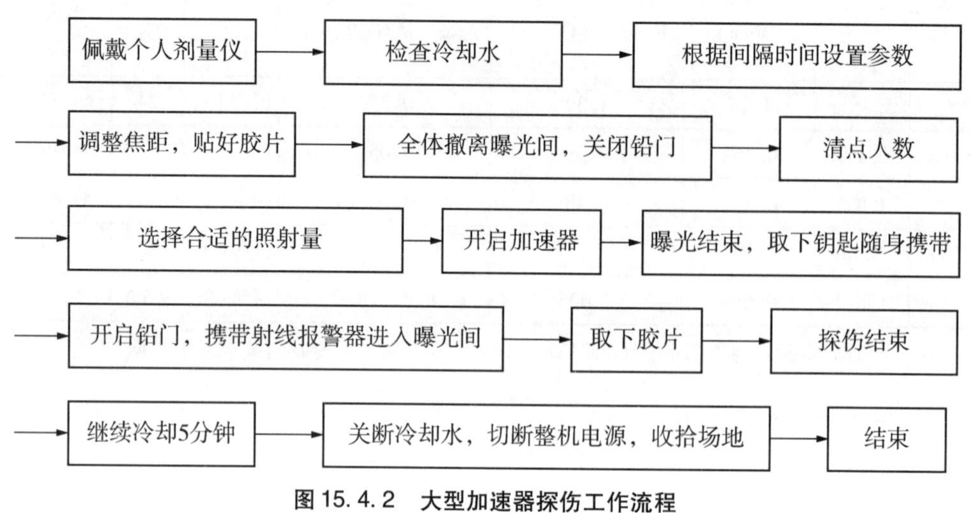

图 15. 4. 2 大型加速器探伤工作流程

3. ^{60}Co 放射源、^{192}Ir 放射源作业流程

（略）

（四）关键控制点

探伤作业职业病危害因素关键控制点见表 15. 4. 3。

表 15. 4. 3 探伤作业职业病危害因素关键控制点

主要危害因素	存在工序	工种	关键控制措施
电离辐射	射线探伤	射线探伤	在满足生产条件下，尽量采用最低条件进行探伤作业； 定期检查安全连锁装置的有效性； 进入探伤室作业时，要携带个人剂量报警仪

三、防护要点

（一）X 射线工业探伤的防护要点

1. 射线装置的防护要点

根据《工业 X 射线探伤放射卫生防护标准》（GBZ 117—2015）规定，需要解决好 X 射线管头漏射线的防护及限束装置的问题。

（1）减弱漏射线。国家标准规定，工业探伤 X 射线装置在额定工作条件下，距 X 射线管焦点 1 m 处的漏射线空气比释动能率应符合表 15. 4. 4 的要求。

表 15.4.4　漏射线控制标准

管电压（kV）	漏射线空气比释动能率（$mGy \cdot h^{-1}$）
<150	<1
150～200	<2.5
>200	<5

（2）限束装置。国家标准规定，工业 X 射线探伤机的 X 射线管头应安装有限束装置。可自行设计安装集光筒。其结构见图 15.4.3。

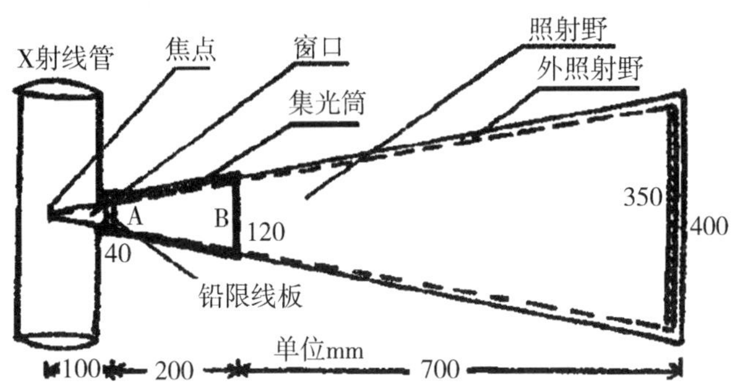

图 15.4.3　X 射线探伤机简易集光桶安装示意

工业探伤 X 射线机附加上述集光筒，对固定式定向探伤机来说，建造探伤机房时，若根据额定工作电压和所选防护材料是以防散射线为主，则可适当降低副防护墙的屏蔽厚度。而对移动式探伤机，集光桶可以使辐射场内散射线的量降低，可适当缩小控制区与管理区的范围，有利于保障探伤人员及周围工人的安全。

2. 固定式探伤的防护要点

固定式探伤是指有专门的固定探伤作业场所，作业时辐射源和被检查的物体都在一个固定的房间或围墙内，对工作人员以及墙外停留或通过的人员提供足够的屏蔽防护，并防止在探伤作业时，无关人员进入或留在照射室内。合理设置探伤场所，足够的屏蔽和安全操作是固定式探伤防护的基本措施。

1）作业场所的设置

射线探伤场所的设置必须充分考虑周围环境的安全。一般选在厂区或大车间的一角，设置探伤室（照射室）、操作室和显影室（透视法不需设置显影室）。操作室、显影室与探伤室之间有防护墙隔开，大型探伤室与操作室之间应设迷路墙及防护门。

探伤室应有足够的使用面积和高度，以保证设备的合理安装，便于被检测部件及工作人员的出入。对探伤室的设计，应预先选好有用线束的投照方向，避免操作室、显影室和人员往返较多的地方直接面对出线口。

2）探伤室的屏蔽设计

固定式射线探伤作业必须在专用的射线探伤室内进行。探伤室的主屏蔽墙按初级射线（即有用射线）的屏蔽要求设计。探伤室的门、窗必须设置在非有用线束照射方向的墙壁上，屏蔽防护效果与同侧墙等效。

使用周向探伤机时，防护墙均按有用线束设计；使用定向探伤机时，有用线束朝向的墙壁（主防护墙），按有用射线的防护设计，其他墙壁（副防护墙），一般按散射线的防护设计，但对能量高的 X 射线发生器如 250 kV 以上（包括 250 kV）者，也可按漏射线的防护设计。必须注意，一台 X 射线机工作时，散射线与漏射线是同时存在的，按各自的计算，所需屏蔽厚度是不同的，此时应采用较厚的数值。设计时，均要考虑 X 射线管焦点（对有用射线及漏射线）和散射体（主要指受照射物体）与防护墙的实际距离。有用射线的屏蔽计算公式如下：

$$B=\frac{pd^2}{WUT} \tag{15.4.1}$$

式中：B——透射量（透射参数，对有电流表的 X 射线机，又称透射系数），单位是 $\mathrm{mGy\cdot m^2/(mA\cdot min)}$。

p——参考点上的周剂量率的控制水平，单位是 mSv/wk。计算时，采用什么控制水平，可根据国家标准及用户要求选择。

d——从放射源（X 射线管焦点）到参考点的距离，单位是 m。

W——工作负荷，对有电流表的 X 射线机，即一周内实际曝光时间与管电流的乘积，单位是 mA · min/wk。根据调查，工业探伤常用管电流为 5 ～ 10 mA，每周实际曝光时间不超过 20 h，故一般取 W 值为 1×10^4 mA · min/wk。如工作量大，所用管电流超过 10 mA，可按实际情况计算。

U——束定向因子。表示辐射源开启时间内射线束射向需要考虑屏蔽的那个方向上的时间分数。U 值可分别取 1、1/4、1/16。

T——居留因子（与参考点所在区域相应的居留因子），T 值可分别取 1、1/4、1/16。

散射线的屏蔽计算公式如下：

$$B_s=\frac{p\cdot d_o^2\cdot d_s^2}{\alpha\cdot W\cdot T}\cdot\frac{4001}{SK} \tag{15.4.2}$$

式中：B_s——用于散射线的投射量；

p——参考点上的周剂量率的控制水平，单位是 mSv/wk；

d_o——辐射源（X 射线管焦点）到散射体（被探伤件）表面的距离，m；

d_s——屏蔽设计时参考点到散射体受照表面中心的垂直距离，m；

S——散射体（被探伤件）表面的受照面积（实际是照射野的面积），$\mathrm{m^2}$；

α——散射比。

W——工作负荷，mA · min/wk；

T——居留因子；

K——对不同管电压的修正系数，管电压小于 500 kV，$k=1$。

为了简化，在防护设计中，对于 X 射线探伤机 150 ～ 450 kV 范围内的 α 值通常可取 $\alpha=0.01$。

关于漏射线的屏蔽设计问题。X 射线探伤室的屏蔽设计，对漏射线不必考虑，其理由：一是目前生产的探伤机，对漏射线都有严格要求，一般不会超过国家标准 GBZ 117—2006 所规定的漏射线限值；二是根据某些计算资料，以混凝土为屏蔽材料，如同一台 X 射线探伤机，以散射线计算的屏蔽厚度均大于以漏射线计算的结果，因此，按散射线设计屏蔽厚度即可达到安全防护要求。

3）探伤室的防护

对于探伤室屋顶的防护需根据其周围的具体情况决定。

（1）无顶探伤室。设在大车间的无顶探伤室，应特别注意天空回散照射的影响。天空回散照射即射线照射到屋顶上空的空气或大车间的屋顶，产生大量返回地面的散射线，造成探伤室周围的辐射水平增高，见图 15. 4. 4。

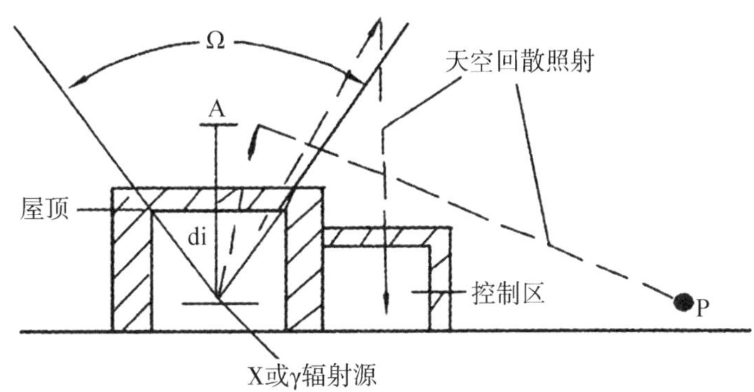

图 15. 4. 4　无顶探伤室回散射示意

对此，应采取以下防护措施：

增加四面防护墙的高度，使之不低于 3. 5 m。由图可以看出，墙壁越高，天花板的散射面积和空气的散射体积越小，使得 P 点的散射剂量明显降低，天空回散照射的高剂量区距探伤室墙壁越远。

在探伤机出线口加限光器，减少散射面上直射线的照射面积，以降低散射线强度。

在工件上方（离被照部位越近越好）加一个直径 1 m 左右、3 mm 铅当量的活动屏蔽盖，降低散射面上入射空气比释动能率（对 200 kVP 的 X 射线可减弱至 1/100）。

探伤室设在大车间内或其附近有高层建筑物时，其屋顶应有适当的防护。可根据屋顶的高度、与附近建筑物的距离等实际条件，按屏蔽散射线的方法估算其防护厚度。

（2）探伤室防护门。固定式大型探伤室的门有两种，一种是探伤件进出门，此门的大小需根据探伤件的大小决定，为电动拉门，其防护厚度要与同侧墙壁的铅当量相等。另一种门为探伤人员进出门，多与控制室相连，此门为小门。为减小此门之屏蔽厚度与重量，使之开启方便灵活，通常在小门进入探伤室之处，设一“L”形或“Z”形迷路墙。

防护门可采用铁板夹铅板或复合防护板制造。对其设计与安装，要尽量缩小门与墙体之间的缝隙，门与门洞墙体的搭接重叠至少要 10 cm（小门）或 20 cm（大门）

以上，使门对门洞的覆盖较严密，防止漏射线量过大。

防护门应设门—机连锁装置，以防误照事故的发生。

（3）探伤室的安全设施。探伤室门外应设置警告装置、工作状态指示灯和射线危险标志。明确告诫不得随意闯入机房或在门外、墙外做不必要的逗留。并要求安装可靠的门—机连锁装置。电子加速器及多人操作的较大型探伤室，其连锁装置要能保证在人员可能接受较大剂量照射时，射线装置能自动停止运行。室内应安装警铃、音响、广播或闪烁灯，在开机前3分钟及照射过程中示警，以防误照事故的发生。

安全连锁装置具备多重效能，包括光电开关、防护门的连锁、紧急制动装置及工作信号指示灯等。

（4）探伤室空气的净化。探伤室内的空气受到射线照射发生电离，产生一些对人体有害的射解产物，如臭氧（O_3）、氮氧化合物（NO_x）等。X线机房空气中NO_2和O_3的浓度随开机时间的增加呈明显有规律性增加。正负离子的失衡也会对人体产生不利的影响，如负离子浓度相对降低，正离子浓度显著增高。空气中对人体有害的自由基浓度显著增高。

这些都会对探伤人员的健康产生不良影响。因此，探伤室内的空气需要净化，以消除有害因素。

最好采用机械通风。墙上设置的进风口及排风口要符合卫生学要求，防止形成气流短路。进风与排风通道应设计成迷路式，使空气沿迷路通道进出探伤室，而不泄漏射线。在工作期间，探伤室每小时换气3～4次为宜。

4）阴影屏蔽

在某些特殊情况下，不能建造探伤室，但为了防止来自辐射源*O*点的直接照射，可在工作人员停留的*P*点与*O*点之间，设置一道足够厚的屏蔽墙，这就是阴影屏蔽。（图15.4.5）

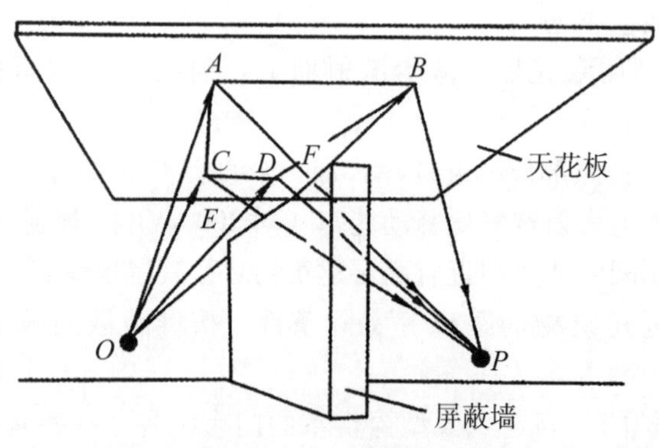

图15.4.5 阴影屏蔽

进行阴影屏蔽时，不但要求屏蔽墙有足够的厚度（通过计算确定），而且要求有足够的高度。在实际工作中，往往因屏蔽墙的高度不够，来自天花板ABCD及体积为ABCDEF（图中F为OB与PA的交点，E为OD与PC的交点）的空气散射在P点产生较高的照射剂量。从图中可以看出，当屏蔽墙增高后，天花板的散射面积和空气的散射体积显著减小，使得P点的散射剂量大大降低。这种散射的计算比较复杂，它与入射角、散射角、散射点的材料及光子的能量等多种因素有关。可根据探伤地点环境情况和条件尽可能提高屏蔽墙的高度。

(二) γ射线工业探伤的防护要点

1. 辐射源与安全要求

根据《密封放射源及密封γ放射源容器的放射卫生防护标准》(GBZ 114—2006)规定，源容器应有足够的屏蔽厚度，使周围的空气比释动能率不超过表15.4.5中的数值；源容器及其中的辐射源必须符合标准规定；辐射源的运输、更换、贮存、废弃必须按国家标准规定执行。

表15.4.5　源容器周围空气比释动能率控制值

探伤机类型	空气比释动能率（mGy/h）		
	容器外表面	距容器表面5 cm	距容器表面1 m
手提式	2	0.5	0.02
移动式	2	1.0	0.05
固定式	2	1.0	0.10

2. 固定探伤室的防护要点

γ探伤机多用于移动式探伤，较少用于固定式探伤，常与X射线探伤机共用一个探伤室。

γ射线探伤机的放射源体积都很小，可以作为点源看待。对这种各向同性的γ点源，可采用简易的减弱倍数法计算其屏蔽厚度。

计算公式：

$$K=\frac{K_N \cdot \gamma_0^2}{K_G \cdot \gamma_0^2} \tag{15.4.3}$$

式中，K为减弱倍数（或称为衰减度）；K_N为测到的或者按活度计算出的在有用线束里距离放射源为γ_0（m）的比释动能率（mGy/h）；γ_1为参考点距放射源的距离（m）；K_G为参考点处的最高允许比释动能率（mGy/h），标准规定探伤室墙外、门外5 cm处的剂量率应小于2.5 μGy/h。

距放射源一定距离γ_0（m）处的最高比释动能率K_N计算公式：

$$K=\frac{A \cdot \Gamma_k}{\gamma} \tag{15.4.4}$$

式中，A为辐射源的预期最大放射性活度（GBq）；Γ_K为该辐射源的比释动能率常数（mGy·m^{-2}）/（h·GBq）；^{60}Co辐射源$\Gamma_K=0.357$；^{192}Ir辐射源$\Gamma_K=0.13$。

求出减弱倍数K之后，也可按半值层法求出屏蔽材料的厚度，即$K=2^n$，则$n=\lg K/\lg 2$，n即HVT个数，乘以该材料的HVT值，即所求之厚度。

图15.4.6为^{60}Co探伤室安全连锁布置。

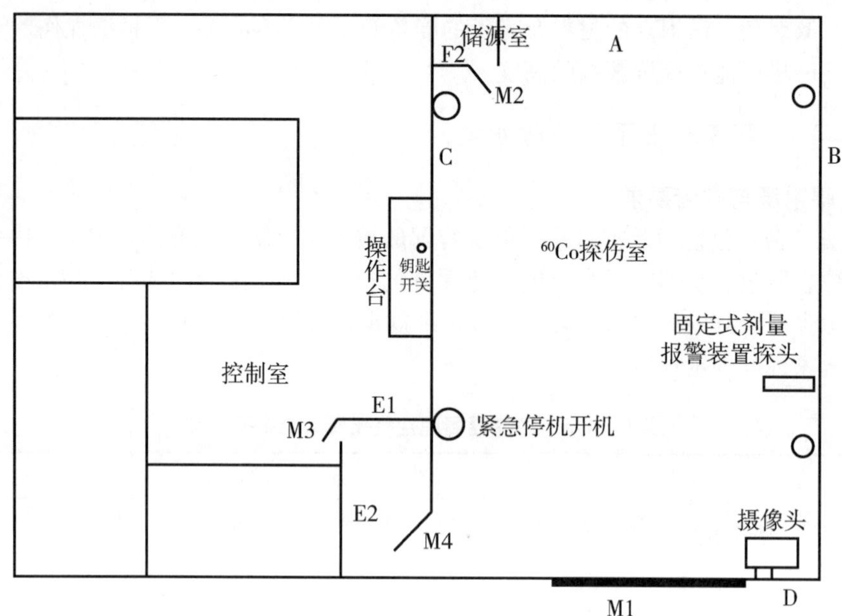

图 15.4.6 ^{60}Co 探伤室安全连锁布置

（三）移动式探伤的防护要点

移动式探伤系指无固定的作业场所和屏蔽防护设施，使用便携式 X 射线或 γ 射线探伤机，多在室外作业。例如，在城镇管道工程中对管道质量进行现场检测，在造船工业中对船体构件焊缝进行检测等。

采取距离防护、位置防护和屏蔽防护是移动式探伤的主要防护措施。

1. 自主综合防护措施

在进行移动式探伤作业时，工作人员要综合利用距离防护、位置防护和屏蔽防护。即工作人员应尽可能远离辐射源进行操作，因为工作人员所在位置的照射量率与距离的平方成反比（将辐射源看作点源）；其操作位置应选择辐射场内辐射水平最低的方向。据有关统计的调查，在辐射源出线口的背后，即后散射线 180°的空气比释动能率最低；同时，还要尽可能利用一些具有防护作用的地形、地物等自然屏蔽，如沟、坎、墙体、工件及堆放物等。这些都是由工作人员自主决定不需要花费经济代价的防护措施。

2. 附加屏蔽防护装置

可以根据移动探伤的特点与具体情况，设计制造简易防护屏、两用防护室和射线探伤工程车等。

3. 分区管理措施

根据国家标准规定，进行现场探伤作业时，将被检物体周围的空气比释功能率在 40 μGy/h 以上的范围内划为控制区。

在控制区边界上必须悬挂清晰可见的“禁止进入 X 射线区”的警示标牌，探伤作业工人应在控制区边界外操作，否则必须采取屏蔽防护措施。

有关国家标准还规定，进行现场探伤作业时，将上述控制区边界外空气比释功能率在 4 μGy/h 以上的范围内划为管理区。在管理区边界上设警戒绳、警灯、铃和警告牌简称“四警”。以警戒绳为界限，并悬挂清晰可见的“无关人员禁止入内”警告牌，警灯悬挂在警戒线上，警铃在开机前 3 分钟预报和开机过程中铃响示警。在必要时应设专人警戒。尚应注意控制禁止公众成员在管理区附近停留。

（四）射线探伤常见放射事故与管理措施

射线探伤的一个重要问题是如何防止放射事故的发生，这主要靠安全措施与科学管理来实现。常见事故的类型和原因分述如下。

1. γ 射线探伤放射事故

γ 射线探伤机由辐射源和防护罐（用铅或贫化铀制成）、控制器、输源软管和支架四部分组成。进行探伤作业时，通过控制器把辐射源从防护罐内沿输源软管输送到照射探头，照射完毕再将辐射源收回防护罐储存。

由于 γ 辐射源可以不间断地放射出射线，因此只要放射源脱离开防护罐，即便是废弃源，也可造成放射事故，使人员遭受不必要的照射。常见事故及原因如下：

（1）探伤机质量问题。

（2）部件损坏未及时处理或处理不当。

（3）容源器丢失：运输中保管不善，源容器丢失。

（4）检修受照：探伤机故障检修未注意搞好防护，造成照射事故。

（5）废源保管欠妥：废源容器在浅土层掩埋，被农民发现作为“宝贝”收存，导致多人受照事故。

（6）管理制度不严：对辐射源管理不严，有人以使用为名借出辐射源用以报复伤人。近几年曾发生 2 起此类无辜被照伤人事故。

2. X 射线探伤放射事故

X 射线探伤机与 γ 射线探伤机不同，只有在开机曝光时，才产生 X 射线。因此，发生放射事故多为开机时误照，其原因如下：

（1）新机调试，分工不明误照：试新探伤机时，责任者脱离岗位，他人开机使人员收到误照。

（2）误传联络信号误照：人贴 X 射线胶片时，由于联络信号传递失误而开机，造成误照。

（3）开机未示警，误入受照：伤室内外无开机照射地警戒信号，因此，在照射过程中，有人误入探伤室收到照射。

（4）一室双机，配合失误受照：同一个探伤室内，有两台探伤机工作，在一机停照而另一机仍在照射时，有人误入探伤室收到照射。

（5）二人作业，配合失误受照：有二人进行探伤作业，一人去开机，而另一人仍在探伤室而收到照射。

（6）有意伤害受照：人员之间闹纠纷，趁对方正在探伤室贴 X 射线胶片时有意开机伤害对方。

（7）检修故障受照：在检修探伤机的故障时，不注意防护而收到照射。

3. 自主管理措施

针对上述射线探伤放射事故发生的原因，除探伤室必须具有完备的安全措施，并严禁安全控制系统带故障工作外，在管理上应有下列措施：

（1）人员培训。对探伤人员进行必要的专业知识和防护知识的岗位培训，使之掌握一定的防护知识。

（2）操作规程。严格执行操作规程，坚持先示警再开机的操作程序，特别是在多人操作的探伤室，一定要示警后再开机，以防误照。

（3）规章制度。建立严格的放射源运输、保管、交接制度。对贮存在探伤防护罐或专门容器内的放射源，要有足够的屏蔽，设专人保管，存放在专用源库或安全场所。搬运时，防护罐或贮源容器必须锁牢，并与搬运工具固定栓紧，以免颠翻跌落。局部转运或两次照射之间，对放射源要妥善保管，防止丢失。

建立对探伤机的定期保养检修和工作前检查制度。每次照射前，要仔细检查放射源操作机构和传送装置是否灵便。定期检查放射源安装的牢固性和活动部件的可靠性，及时保养维修，确保放射源在使用过程中不会松脱和掉落。装源和卸源要由受过足够训练的人员进行，并要有必要的防护措施，尽可能佩戴剂量报警仪。对探伤机的故障与检修建立档案和登记制度。

四、放射性职业病危害

（一）放射性职业病危害因素对人体的生物损伤效应

根据国家标准《电离辐射防护与辐射源安全基本标准》（GB 18871—2002）提出的辐射生物效应分类，辐射损伤效应（健康影响）包括随机性效应和躯体效应。

（1）随机性效应：在放射防护感兴趣的低剂量范围内，这种效应（癌症与遗传）的发生不存在剂量阈值，发生概率与剂量成正比，而严重程度与剂量无关。

（2）确定性效应：通常情况下存在剂量阈值，超过剂量阈值时，可引发局部器官和组织的放射性损伤（如放射性白内障、放射性皮炎等）。剂量愈高则效应的严重程度愈大。表 15. 4. 6 列出了成人睾丸、卵巢、眼晶体和骨髓等辐射敏感器官组织确定性效应的阈剂量的估算值。

表 15. 4. 6 成人 4 种较敏感组织确定性效应的阈剂量的估算值

受照组织	有害效应	阈剂量	
		一次短时间照射（Sv）	多年分次照射（Sv/a）
睾丸	暂时不育	0. 15	0. 4
	永久不育	3. 5～6. 0	2. 0
卵巢	不育	2. 5～6. 0	>0. 2

续表

受照组织	有害效应	阈剂量	
		一次短时间照射（Sv）	多年分次照射（Sv/a）
眼晶体	可查出混浊	0.5～2.0	>0.1
	视力障碍（白内障）	5.0	>0.15
骨髓	造血机能低下	0.5	>0.4
	再生障碍性贫血	1.5	>0.1

（二）我国确定的职业性放射性疾病目录

职业性放射性疾病是指劳动者在职业活动中所患的放射性疾病。放射工作人员所受到的职业照射剂量达到或超过一定的水平时，可能引起局部或全身放射性疾病。

按照《中华人民共和国职业病防治法》的规定，国家卫生计生委、安全监管总局、人力资源社会保障部和全国总工会联合组织对《职业病分类和目录》进行了调整（国卫疾控发〔2013〕48 号）。按照目录的规定，对于职业照射人员，由于在职业活动中受到电离辐射的照射或接触放射性物质而引起的职业性放射性疾病属于第七类，共 11 种：①外照射急性放射病；②外照射亚急性放射病；③外照射慢性放射病；④内照射放射病；⑤放射性皮肤病；⑥放射性肿瘤（含矿工高氡暴露所致肺癌）；⑦放射性骨损伤；⑧放射性甲状腺疾病；⑨放射性性腺疾病；⑩放射性复合伤；⑪根据《职业病放射性疾病诊断标准（总则）》可以诊断的其他放射性损伤。

（三）射线引起的其他职业病危害：臭氧

1. 产生环节

在进行探伤作业时，射线电离空气产生臭氧，逸散到工作场所空气中，有可能对操作工人造成职业病危害。

2. 理化特性

相对密度 1.66（气体）、1.71（－183 ℃），熔点－192 ℃，沸点－112 ℃。该品为氧的同素异性体。气态臭氧厚层带蓝色。有特殊臭味，浓度高时与氯气相像。液态臭氧是紫黑色。液态臭氧容易爆炸，在常温下分解缓慢，在高温下分解迅速。受到撞击、摩擦时发生爆炸而分解成氧气。臭氧是已知的最强氧化剂之一。易被硅胶和铝凝胶吸附，被吸附的臭氧稳定。液态氧受放电作用即可变成液态臭氧。有电火花生成时都有臭氧产生。

3. 毒理

臭氧对黏膜有强大的氧化能力，对眼结膜和整个呼吸道黏膜有直接刺激作用，引起不同程度的支气管炎。高浓度（$>4\ mg/m^3$）可致肺水肿，低浓度（$0.4\ mg/m^3$）下经一定时间，引起视力降低、暗视障碍，还可引起头痛、头昏及语言障碍，使红细胞易于衰老，影响肌体的免疫功能。

4. 对人体的影响

吸入较高浓度臭氧，短时间有直接刺激黏膜的作用，经过几个小时的潜伏期，逐步发生肺水肿。短时间吸入低浓度，出现口腔、咽喉干燥，胸骨下紧闷感，咳嗽、咯黏痰等。胸痛持续2天，咳嗽约2周。此外，有嗜睡、思想不集中、分析能力减退及食欲减退现象。疲劳无力可持续10多天。长期吸入低浓度臭氧，会引起支气管炎、肺硬化、肺气肿。除黏膜刺激外，长期吸入臭氧后周围血管扩张、血压下降、呼吸次数减少；视力精确度及暗适应能力减退；常出现头昏、头痛及睡眠异常。

臭氧未列入《高毒物品目录》以及《职业病危害因素分类目录》中。

参考文献

[1] 中国剂量测试学会电离辐射专业委员会. 辐射剂量学常用数据［M］. 北京：中国计量出版社，1987.

[2] 赵小华，李俊杰，陈维，等. 一起工业探伤辐射事故的国际救援概况与分析［J］. 核安全，2019，18（2）：18－35.

[3] 吴玉磊，李兆铁. 移动γ探伤行业辐射安全管理探讨［J］. 环境与发展，2019，36（2）.

[4] 张乙眉，余宁乐，周献锋. 一起工业X射线探伤现场作业探伤误照事件的调查和处理［J］. 中国辐射卫生，2008，17（4）：467－469.

（耿继武　邹剑明）

第五节　密封源仪表

一、密封源仪表应用领域及特点

放射性同位素在工业上的应用非常广泛，利用放射性同位素发出的各种射线与物质相互作用的各种效应可制成各种检测、控制、计量、分析核仪表（如料位计、测厚仪、核子秤、核密度仪等）；利用射线与不同物质相互作用的差别可进行地质探矿（测井仪）；利用辐射接枝、交联的方法可对高分子材料进行辐射改性；利用射线具有穿透性的特点可制成工业射线探伤机等。所以，放射性同位素可以用于工业生产、加工、计量、检测等各个环节，它可使得工业生产连续化、自动化，还可提高产品质量、减少原材料消耗、节省能源和时间，提高工作效率、减轻劳动强度。

核科技是当代科学技术的重要组成部分，其快速发展已成为推进国防、国民经济新技术、新材料、新工艺和新产品不断取得创新发展的动力。国际上一些发达国家已在工业等领域中使用了近百万台（套）核仪器仪表。我国核技术及其应用已有50多年的历史，核仪器仪表的研制始于1958年，大力推广、应用核仪器仪表则是从20世纪80年代开始的，目前在国民经济发展的各个领域应用越来越广泛，工业领域中核仪器仪表的应用主要集中在冶金、采矿、燃煤发电厂、能源开发、石油、化工、机械制造等行业，其中70%是核子料位计，此外就是密度仪、测厚仪、探测仪、X荧光分析仪、含硫量分析仪和泥沙量计等。

核仪器仪表应用于工业生产的测控方面，在测控过程中具有非接触性、准确性和灵敏性，并能适应各种恶劣工况的复杂环境等优点，使得它具有更加广阔的应用前景。核仪器仪表的最大特点是能进行非接触式无损检测，特别适用于其他仪表难于或不能使用的高温、高压、易爆、有毒等具有腐蚀性对象和环境的测量控制，因此在特定条件下就成了某些系统中的关键设备，是国民经济建设许多领域中不可缺少的新型检测手段。

含密封源各类仪表的主要应用情况见表15.5.1。

二、密封源仪表职业病危害因素识别

（一）密封源仪表概述及原理

凡带有放射性核素源或核辐射探测器的检测仪表统称为放射性核素仪器仪表（也称核仪器仪表或同位素仪器仪表）。放射性核素仪器仪表测控系统一般由放射源、核辐射探测器、电转化器、二次仪表、计算机数据处理终端等几部分构成。

下面以核子料位计、测厚仪和核子密度仪3种常见的核仪器仪表为例，介绍密封源仪表的工作原理。各类检测仪的主要应用情况见表15.5.1。

1. 核子料位计

核子料位计是指带有放射源和探测器，利用电离辐射测量来指示容器内部液体、颗粒状或粉末状物质装填高度的测量装置；利用γ射线通过介质后被吸收减弱的程度不同，对各种形态物料的位置进行非接触式无损检测。它具有安装简单、指示可靠、仪器本身坚固耐用并易实现生成过程自动控制等优点，特别适用于高温、高压、密闭容器、强腐蚀等条件下对物料位置的测定及远距离自动测量和控制。

核子料位计主要由放射源、探测器、前置放大器和主机组成，图15.5.1为核子料位计工作示意。

放射源装在源容器（铅罐）内，铅罐安装在料仓某一位置，侧面有准直孔。工作时，准直孔打开，γ射线从准直孔射出，穿过料仓物料后，被安装在与铅罐准直孔相对应部位的探测器闪烁探头接收并产生电压脉冲信号，信号经放大、甄别、整形后变成直流电压信号（积分电压），此电压信号经远距离传给主机。当料仓内无料时，探头接收到的信号很强，积分电压达到阈值以上，主机给出料空信号；当料仓内有料时，阻挡射线穿过，探头接收到的信号很弱，积分电压低于阈值，主机给出料满信号。

核子料位计用的放射源有γ射线源和中子源。核子料位计常用的γ射线源有^{60}Co和^{137}Cs，源活度从3.7×10^{8} Bq（10 mCi）至3.7×10^{10} Bq（1Ci）不等，一般大口径料仓、壁厚、料层厚的核子料位计可选用作^{60}Co射线源；小口径料仓、壁薄、料层薄的料位计可选用^{137}Cs做射线源。

表 15.5.1 各类检测仪表的主要应用情况

应用部门	仪表名称	用途	放射源		使用情况
			类型	活度	
化纤厂	液位计	反应釜上测液位高度	^{60}Co	6×10^{8}	固定
	密度计	混合釜上测密度	^{137}Cs	1.1×10^{10}	固定
化肥厂	液位计	尿素合成塔测液位	^{60}Co	2.6×10^{9}	固定
水泥厂	料位计	测机立窑料管内料位	^{60}Co	$7.4\times10^{4}\sim7.4\times10^{8}$	固定
			^{137}Cs	$(1.9\sim3.7)\times10^{9}$	固定
化工厂、锅炉厂	核子秤	计量锅炉用煤	^{137}Cs	3.7×10^{9}	固定
高压容器厂	γ 探伤	检查金属部件和焊缝质量	^{192}Ir	$(0.3\sim3.7)\times10^{12}$	固定
金矿	密度计	测量充填矿浆浓度	^{137}Cs	2.2×10^{8}	固定
炼铁厂	中子湿度计	炼铁烧结部分水分指示器	^{241}Am-Be	3.7×10^{9}	固定
煤气公司	液位计	检查液化石油气罐的液位高度	^{137}Cs	3.7×10^{8}	固定
洗矿(煤)厂	核子秤	选煤(矿)	^{137}Cs	$(7.4\sim19)\times10^{9}$	固定
	灰分仪	检查煤的灰分含量	^{241}Am	3.3×10^{9}	固定
煤炭地质队	γ-γ 测井仪	勘探地质情况	^{60}Co	3.7×10^{8}	流动
建材混凝土预制件	中子湿度计	测量混凝土搅拌料中的水分	^{241}Am-Be	1.9×10^{9}	固定
炼油厂	液位计	焦化塔内液位高度	^{137}Cs	3.7×10^{9}	固定
石油勘探	γ 测井仪	勘探地质情况	^{137}Cs	7.8×10^{9}	移动
	n 测井仪		^{241}Am-Be	1.9×10^{11}	
盐厂	核子秤	原盐计量	^{137}Cs	3.7×10^{9}	固定
造纸厂	厚度计	成纸车间测试纸张厚度	^{147}Pm	1.1×10^{10}	固定

续表

应用部门	仪表名称	用途	放射源		使用情况
			类型	活度	
印刷厂	静电消除器	印刷机静电消除	^{210}Po	$(3\sim3.5)\times10^{8}$	固定
金属成分分析	X 射线荧光分析仪	用于激发光源	^{241}Am	5.6×10^{8}	固定
			^{57}Co	3.7×10^{8}	固定
			^{55}Fe	1.7×10^{9}	固定
啤酒厂	核子秤	燃煤计量	^{137}Cs	3.7×10^{9}	固定
挖泥船	土方产量计	计量挖泥量	^{137}Cs	1.1×10^{11}	固定
油船	液位计	灭火用液态二氧化碳钢瓶液面高度指示器	^{60}Co	1.1×10^{7}	移动
公路路基	湿密度计	检查公路路基质量（二枚源）	^{137}Cs	3.7×10^{8}	移动
			^{241}Am-Be	1.9×10^{9}	
电力工程处	γ 探伤机	检查金属部件和焊缝质量	^{137}Cs	1.9×10^{11}	移动
发电厂	料位计	灰斗灰位指示器	^{60}Co	$(1.9\sim4.8)\times10^{8}$	固定
供电局	高压线带电 γ 探伤设备	检查高压线质量	^{137}Cs	1.1×10^{11}	移动
水利部门	Γ 测沙计	测量河水中的泥沙量	^{137}Cs	7.8×10^{9}	移动
			^{241}Am	3.7×10^{10}	
气象局	中子土壤水分计	测量土壤中的含水量	^{241}Am-Be	1.9×10^{9}	移动

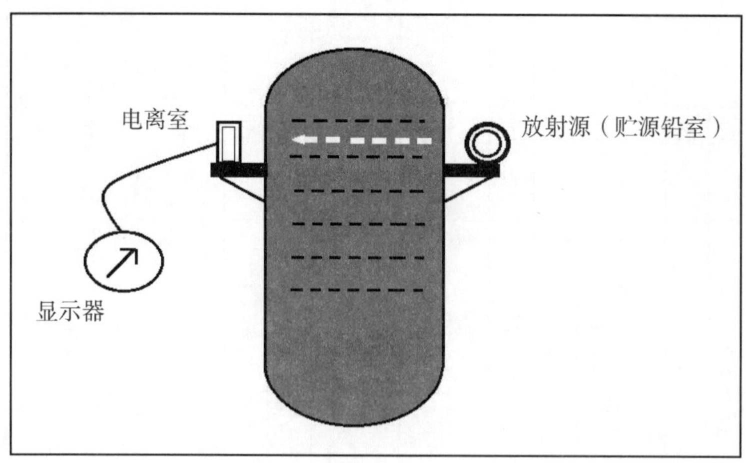

图 15. 5. 1　核子料位计工作示意

根据放射源与探测器的配置，核子料位计可分为单点式、双点式（上、下料位）和连续料位多种形式；也可根据要求设计成通断式或随动式料位计。

核子料位计目前广泛用于食品、化工、采矿、冶金和建材行业，即可单独使用，也可用于过程控制。

2. 测厚仪

测厚仪用于测定纸张、胶片、塑料、金属薄膜等厚度。将测厚仪安装在生产线上，对产品厚度进行定量自动控制，使产品厚薄均匀，提高了产品质量。图为 γ 射线测厚仪工作原理示意。使用时，将放射源安装在被测材料（如钢板）的一侧，同时在另一侧相对部位安装探测器的探头，放射源与探头的距离一般为 20 ~ 25 cm。射线穿过钢板后的强度由探头接收后转变为电信号，根据信号大小对钢板的厚度进行定量自动控制，使造出的钢板厚薄均匀，质量准确。其工作原理见图 15. 5. 2。

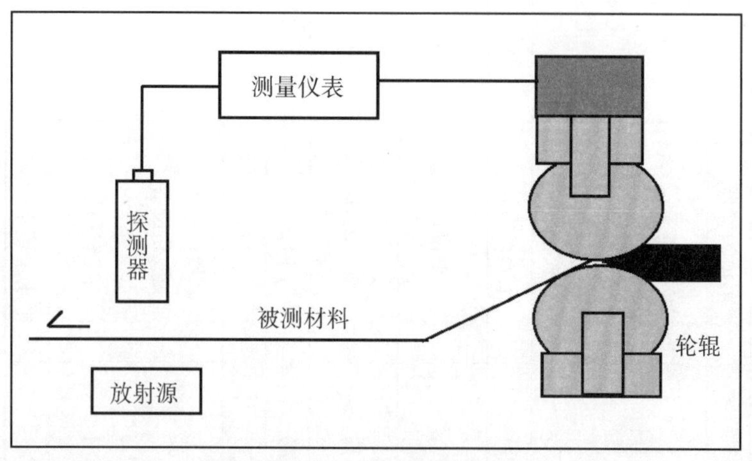

图 15. 5. 2　γ 射线测厚仪工作

测厚仪使用的放射源常为射线源和 γ 射线源，一般测量纸张厚度使用粒子能量较低的 ^{147}Pm，测量塑料薄膜用 ^{204}Tl 或 ^{85}Kr 源，而测量金属薄膜选用粒子能量较高的 ^{90}Sr

源，其活度在 0.37 GBq（10 mCi）～18.5 GBq（500 mCi）；测量胶板、木材、钢材则常用 ^{241}Am、^{137}Cs 源，活度为 0.37 GBq（10 mCi）。

3. 核子密度仪

核子密度仪与料位计一样，均为透射式仪表，是利用 γ 射线与物质相互作用，射线强度的衰减遵循指数规律来测量容器内介质密度的一种电子仪表。在实际使用中，核子密度仪有使用于工矿企业在线介质密度检测和基础工程（如高速路、机场跑道、水坝等）密度检测两类。本节着重对使用于基础工程密度检测的核子湿度密度仪进行介绍。

核子湿度密度仪用于快速、准确测量各种土、沥青混凝土等建筑材料的密度和含水量，还可测量铁路和公路路基的湿密度。图 15.5.3 为核子湿度密度仪示意。

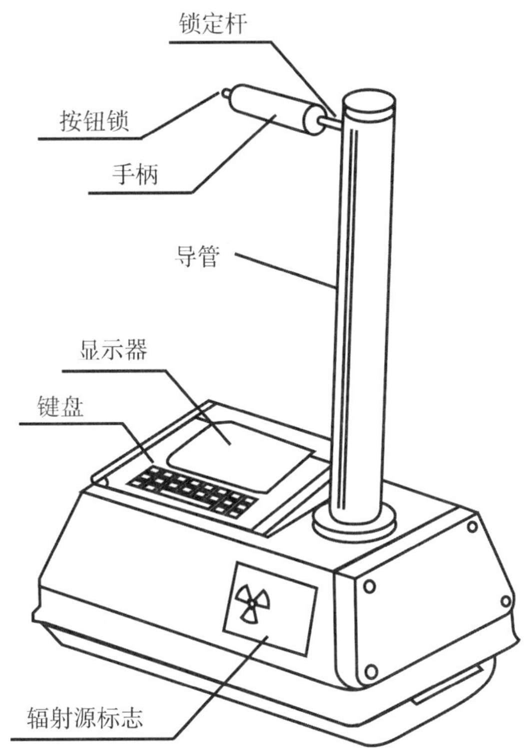

图 15.5.3　核子湿度密度仪示意

核子湿度密度仪内装有两个放射源，一个是 ^{137}Csγ 射线源，活度为 370 MBq（10 mCi），用于测量密度；另一个是 Am-Be 中子源，活度为 1.85 GBq（50 mCi）用于测量水分。γ 射线源安装在辐射源金属杆底部内，随测量深度改变；中子源安置在机壳底部位置不变。

测量密度时，^{137}Cs 源发出 γ 射线进入被测材料，穿过被测材料的 γ 射线被装在仪器内的探测器（GM 计数管）接收并给出计数。然后，微处理机将计数进行数据处理，得到被测材料的密度。如果材料的密度较低，穿过材料的 γ 射线就较低，探测器在单位时间内的计数就较高。反之，如果材料的密度较高，高密度材料对 γ 射线的屏蔽较强，探测器在单位时间内的计数就较低。

测量水分时，中子源发射的中子进入被测材料，高能中子与被测材料水分中的H原子相互作用而降低能量成为慢中子，慢中子被仪器内的氦－3探测器接收。被测材料含水量大，慢中子数就多，探测器的计数就高；反之就低。然后，微处理机把接收到的计数通过数据处理，得到被测材料的水分量。

核子湿度密度仪经常用于沥青路面测量，以确定混合料的压实率。一般是在铺复路面时，跟在铺路车后面进行测量。压路机每走一次，就在路面进行一次测量，直到把沥青材料压实到设计要求的程度。

（二）职业病危害因素识别

1. 职业病危害因素分析

1）放射性职业病危害因素

职业病危害因素识别包括正常运行过程和异常情况这两种状态下的职业病危害因素分析。

（1）正常运行过程中的职业病危害因素分析：在正常运行过程中存在的职业病危害因素是电离辐射、臭氧和氮氧化物等，其中主要的放射性职业病危害因素是电离辐射。

从放射防护角度考虑，核子料位计、测厚仪、核子密度仪、核子秤、X射线荧光分析仪、X射线衍射仪等的主要职业病危害因素是其产生相应的X射线、γ射线和中子，上述射线装置的X射线由X射线管在通电状态下产生。在工业应用中含密封源仪表常用的γ放射源和中子源主要有^{137}Cs、^{60}Co、^{241}Am-Be，其性质或特性如下：其一，^{137}Cs核素半衰期为30.174 a，经β^-衰变发射能量为514 keV（93.5%）和1.176 MeV（6.5%）的β射线，其衰变产物为^{137m}Ba，^{137m}Ba衰变时产生662 keV（85.1%）能量的γ射线。其二，^{60}Co核素半衰期为5.27a，经β^-衰变发射能量为2.824 MeV（6.5%）的β射线，其衰变产物为^{60}Ni，同时放出平均能量为1.25 MeV的γ射线。其三，^{241}Am（镅241）核素半衰期为433 a，经α衰变发射的γ射线（能量为0.027 MeV、0.033 MeV、0.060 MeV），其衰变产物为^{237}Np（镎237）。^{241}Am发射α粒子轰击铍核发生核反应，发射中子（n），即Be（α，n）。^{241}Am-Be中子源是采用$^{241}AmO_2$粉末与铍粉混合后压片，焊封在双层不锈钢源壳内而成。

在含密封源仪表中，放射源置于密封源容器（铅）内，虽然一定厚度的源外壳可屏蔽放射源产生的γ射线，但不可能将γ射线完全屏蔽，即其表面有着符合国家规定的泄漏辐射剂量率；穿透出的γ射线经管道、槽等透射和散射，对作业场所及周围环境产生辐射影响，其照射方式为外照射。而β射线射程较短，源外壳足以将其屏蔽。因此，辐射防护中要重点关心的是具有较强穿透能力的γ射线。

此外，密封中子源的剂量检测既要检测其所产生的中子的强度，又要监测其所产生的γ射线的强度，需要把两者结合起来才能对中子源的辐射危害做出合理评价。

（2）异常情况下的职业病危害因素分析。异常情况下的职业病危害因素分析主要包括三个方面：其一，检修时核子料位计或核子密度仪等含密封源仪表中的放射源从不锈钢套或铅容器中掉出。由于放射源烧结于搪瓷化的不锈钢片内，一般不会对周围环境（地面、空气、机器等）产生弥散性污染，但是将对操作工人产生较强的辐射照射。其二，放射源因故从核子料位计或核子密度仪等上拆下来，或在此过程中放射源容器保管不善，可能会发生放射源丢失或被盗事故。其三，射线装置故障维修时，维修人员误操作受到设备的异常照射；设备照射情况下误开等受到的异常照射。

上述照射方式均为外照射。

2）非放射性职业病危害因素

上述仪器工作中，产生的X射线、γ射线与空气相互作用，可使其周围环境内空气发生电离，产生微量臭氧（O_3）和氮氧化物（NO_x）等非放射性有害气体，其职业病危害在职业病防治中也应得到关注。

2. 实例分析生产工艺及职业病危害因素分布

以广西某铝业有限公司放射源建设项目为例，辐射来源主要是核子料位计或核子密度仪使用的密封源^{137}Cs等。该建设项目在正常运行过程中存在的职业病危害因素是电离辐射（γ射线），辐照方式为外照射。其主要作业岗位接触职业病危害因素识别见表15.5.2，生产工艺识别情况见图15.5.4、图15.5.5。

表15.5.2 作业岗位接触职业病危害因素识别

岗位	定员	职业病危害因素	产生设备	产生环节	接触时间和频次
仪表工	12	γ射线	料位、密度控制系统内的密封放射源	透过铅屏蔽泄漏辐射，有用线束经管道、槽等产生的散射辐射	巡检：每人0.5～8 h/w； 维护维修：每月1～4次，维修时间最长不超过每次4 h； 开关源：每个源最长需1 min，每月需开关4～20个

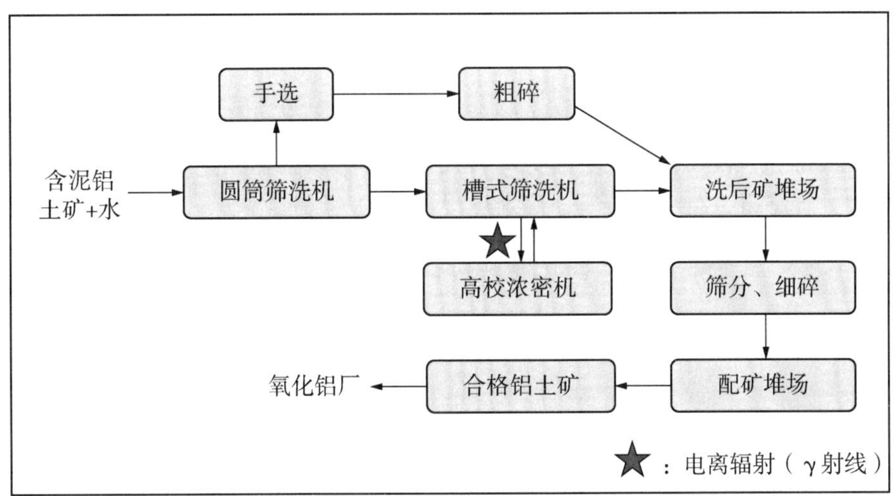

图15.5.4 矿山洗矿工艺电离辐射分布

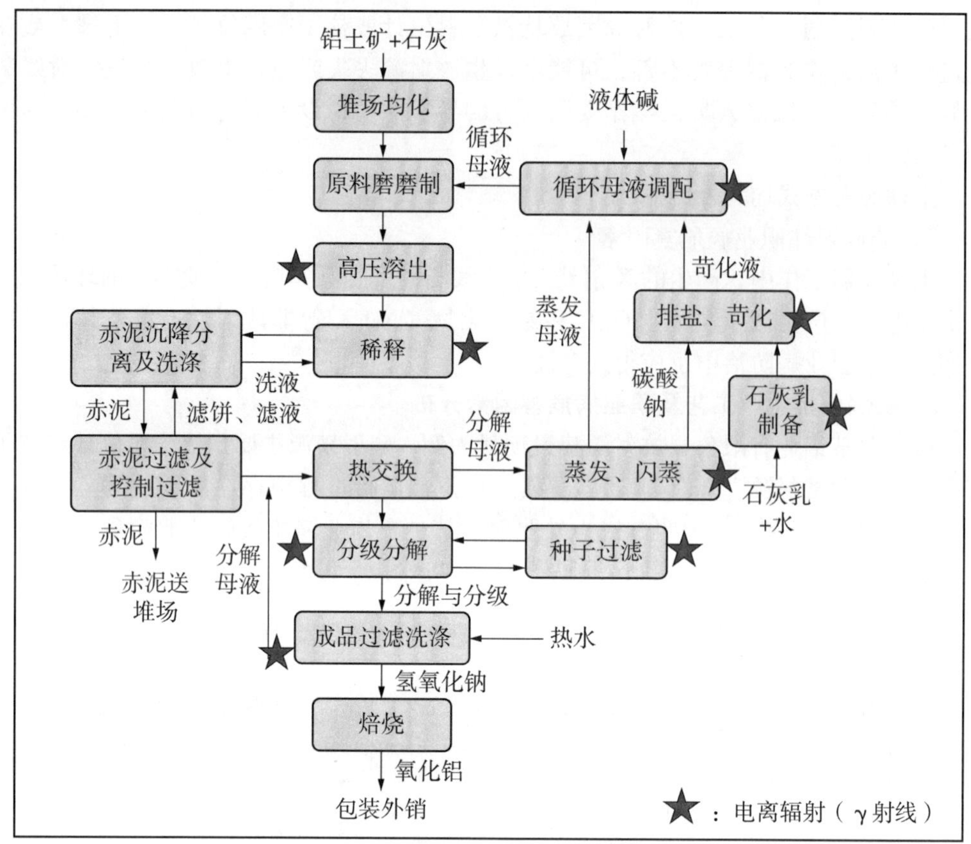

图 15.5.5　氧化铝生产工艺电离辐射分布

三、职业病危害关键控制技术

（一）职业病危害关键控制点确定

结合含密封源仪表建设项目的生产工艺、设备选型、可能存在职业病危害因素的理化特性及毒性，以及作业人员的劳动方式、实际接触各类职业病危害因素的时间和屏蔽防护计算结果进行综合分析，确定建设项目的关键控制点。详见表 15.5.3。

表 15.5.3　职业病危害因素关键控制点

职业病危害因素	产生设备或场所	主要接触工种	接触机会	关键控制措施
γ射线	含密封源仪表及其开关周围、生产线巡视	班长、操作员、巡视员	源脱落、丢失、被盗	应急救援、个体防护
			生产工序过程中密封源泄漏。 举例：高压溶出工序稀释槽出口和晶种泵出口密封源泄漏	屏蔽防护、距离防护、时间防护、个体防护

（二）职业病危害关键控制技术

1. 放射卫生标准具体要求

主要包括剂量限值、管理目标值和工作场所的辐射屏蔽防护要求三方面。

（1）剂量限值：剂量限值是辐射防护三项基本原则之一。根据《电离辐射防护和辐射源安全基本标准》（GB 18871—2002）的要求，由来自各项获准实践的综合照射所致的个人总有效剂量和有关器官或组织的总当量剂量不应该超过表 15. 5. 4 中所列相应剂量限值。

表 15. 5. 4　剂量限值

剂量		职业人员剂量限值	公众剂量限值
年平均有效剂量		连续 5 年不超过 20 mSv（但不可做任何追溯性平均）	连续 5 年不超过 1 mSv
年有效剂量		任何一年不超过 50 mSv	任何一年不超过 5 mSv
年当量剂量	眼晶体	150 mSv	15 mSv
	四肢	500 mSv	未推荐
	皮肤	500 mSv	50 mSv

（2）管理目标值：注册者或许可证持有者根据辐射防护最优化原则并结合实际情况为其实施放射防护管理而制定的剂量限值，其数值一般不高于剂量约束值，必须低于国家标准规定的剂量限值。屏蔽防护设施设计时各类人员受照的年有效剂量应不超过下列值：①各种放射工作人员，管理目标值为 5 mSv/a；②公众成员中的关键人群，管理目标值为 0. 25 mSv/a。

（3）含密封源仪表外围工作场所的辐射屏蔽防护要求：根据《含密封源仪表的放射卫生防护要求》（GBZ 125—2009），在不同场所使用时，边界外 5 cm 和 100 cm 处的周围剂量当量率应满足表 15. 5. 5 的要求。

表 15. 5. 5　不同使用场所对检测仪表外围辐射的剂量控制要求

检测仪表使用场所	不同距离②的周围剂量当量率 $\dot{H}$ 控制值（μSv/h）	
	5 cm	100 cm
对人员的活动范围不限制	$\dot{H}<2.5$	
在距源容器外表面 3 m 的区域内不可能有人进入或放射工作场所设置了监督区①	$25\leqslant\dot{H}<250$	$2.5\leqslant\dot{H}<25$
只能在特定的放射工作场所使用，并按控制区、监督区①分区管理	$250\leqslant\dot{H}<1000$	$25\leqslant\dot{H}<100$

注：①监督区边界周围剂量当量率为 2. 5 μsv/h；②据测量头或源部件及探头表面的距离，详见 GBZ 125 附录 A。

2. 职业病危害关键控制措施

职业病危害放射防护设施与措施是保障工作人员安全和健康的重要环节之一，除执行《电离辐射防护与辐射源安全基本标准》（GB 18871—2002）等的职业照射控制要求外，还应遵守合理可行尽量低（ALARA）的原则。在正常情况下，维护和操作人员在巡检过程中所受到的日照射剂量很少，在严格执行国家标准和操作规程的前提下，采取关键控制技术，坚持定期辐射水平检测并加强辐射防护管理，应能保障放射性仪器使用的安全性。

在正常工况下，密封源仪表的职业病危害主要采取的关键控制措施如下：其一，选用达到国家有关标准要求泄漏辐射量的密封源仪表；其二，所有放射源均应由符合屏蔽要求的密封源容器包裹；其三，根据辐射水平的大小，将含密封源仪表所在工作场所进行辐射分区：控制区和监督区；其四，在装有密封源仪表及所在位置附近设有醒目的电离辐射警示标志；其五，在密封源仪表上设立工作信号指示灯；其六，定期检查警示标识等安全防护措施，及时更换损坏的部件。

对于 γ 射线危害的含密封源仪表建设项目（如核子料位计），为加强防护效果，提出如下补充措施建议：其一，在密封源仪表外加装金属防护罩，以防止放射性源容器发生锈蚀、凹陷；其二，在密封源仪表周围设置金属栏进行场所封闭，以防止人员误入可能存在电离辐射的区域；在非生产需要下，作业人员尽量避免靠近监督区；其三，宜将该装置中班长、外操等可能接触密封源仪表的人员参照放射工作人员标准进行个人剂量监测，以动态了解其剂量接触水平；其四，宜为班长、外操等操作人员配置一到两台便携式辐射剂量报警仪，在巡检等现场操作时佩戴，以有效预防潜在照射的发生。

在含密封源仪表使用放射源安装、拆卸、检修和运输过程中，采取的主要辐射防护措施如下：其一，当探测器发生故障需进行较长时间的维修时，放射源应连同屏蔽容器一起拆卸并存放到符合辐射防护要求的、安全的房间内，并上锁。其二，放射源的安装、拆卸、检修，须由专业技术人员进行操作。其三，装卸、检修放射源工作人员应经放射工作人员职业健康体检合格，工作时应穿戴好防护用品，严禁身体与放射源直接接触。其四，装修、检修放射源工作人员应佩戴个人剂量计和个人剂量报警仪。其五，装卸、检修放射源应快速进行，装卸、检修放射源的工作人员事先应经过多次模拟演习。每个操作人员操作时间不宜过长，如装卸。检修放射源整个操作过程时间过长，应采用多人轮流操作完成。其六，放射源运输过程中，应确保放射源屏蔽体完好，把放射源装在运输容器内运输，容器内应满足运输规程的要求并有相应的警示标识。运输过程中，一定要把运输容器盖紧、放好、固定牢固，并有专人押运，防止运输途中将容器震翻，使放射源掉出或丢失，防止无关人员接近运输容器。

3. 放射源分类及管理

结合环保总局发布《关于发布放射源分类办法的公告》〔2005〕第 62 号放射源分类原则和分类方法可知，核仪表使用的放射源一般为Ⅵ类或Ⅴ类：Ⅳ类放射源为低危险源，基本不会对人造成永久性损伤，但对长时间、近距离接触这些放射源的人可能造成可恢复的临时性损伤。Ⅴ类放射源为极低危险源。不会对人造成永久性损伤。

^{241}Am 用于固定式烟雾报警器时的豁免值为 1×10^{5} Bq。

如果放射源丢失，可能造成意外照射而产生辐射损伤。因此，在日常工作中，必须加强对放射源的管理，防止发生盗窃和丢失。

四、密封源仪表的健康风险分析

（一）职业病危害因素对人体健康的影响

含密封源仪器在工作过程中产生的 X 射线、γ 射线会对人体产生一定的生物损伤效应；其与空气相互作用，使其周围环境内空气发生电离，产生微量臭氧（O_3）和氮氧化物（NO_x）等非放射性有害气体，也会对人体健康造成影响。本书中前面相应章节有详细描述该内容，此处不再赘述。

（二）含密封源仪表作业职业病危害现状

目前，文献报道或周围课题当量率测量布点见图 15. 5. 6，密封源仪表工作场所职业病危害因素检测案例分析见表 15. 5. 6，密封源仪表工作场所人员个人年有效剂量与管理目标值比较见表 15. 5. 7。

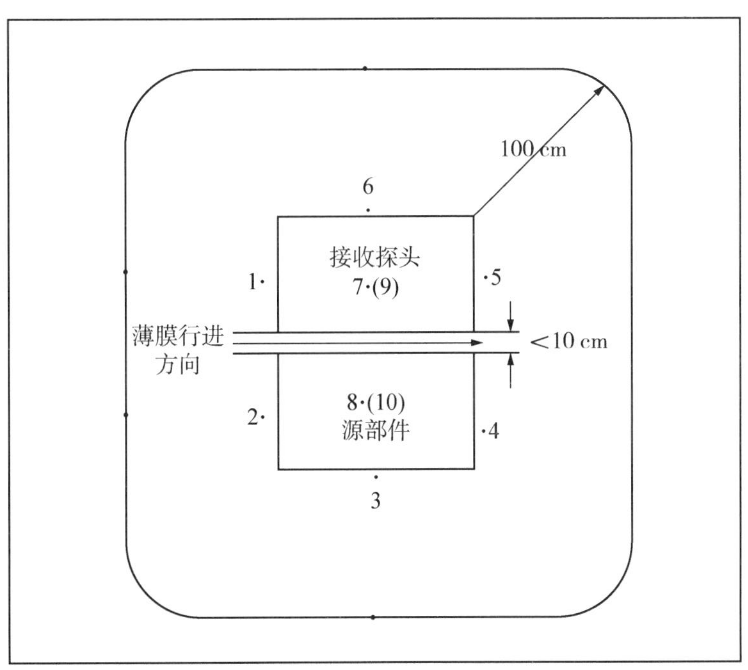

图 15. 5. 6　含密封源仪表周围剂量当量率测量布点

表 15.5.6　密封源仪表工作场所职业病危害因素检测案例分析

来源	设备类型	检测位置		检测点剂量率（μSv/h）	结果判定	备注
文献 7（旷）	测厚仪	距离源容器表面 100 cm		0.06～0.37	合格	已扣除本底
		工作通道		本底～0.06	合格	
文献 8（苏）	核子料位计	距离源容器表面 5 cm	连续重整装置	0.09～0.56	合格	
			聚丙烯装置	0.03～1.31	合格	
			延迟焦化装置	2.27～6.86	合格	
		距离源容器表面 100 cm	连续重整装置	0.08～0.20	合格	
			聚丙烯装置	0.00～0.30	合格	
			延迟焦化装置	0.88～1.77	合格	
文献 9（房）	核子料位计	距离源容器表面 5 cm	聚合楼预缩聚反应釜、终聚反应釜、预缩二反应釜	0.18～2.39	合格	
		距离源容器表面 100 cm		0.18～2.13	合格	
文献 10（王）	核子料位计（^{60}Co）	距离源容器表面 5 cm		0.15～0.82	合格	
		距离源容器表面 100 cm		0.14～0.53	合格	
控评项目 1（薄膜）	测厚仪	距离源容器表面 5 cm		5.1～63	合格	
		距离源容器表面 100 cm		0.32～1.23	合格	
控评项目 2（铝业）	核子料位计、核子密度仪	距离源容器表面 5 cm	分级分解及种子过滤、高压溶出工序共 6 个源位①	0.83～51	合格	①符合在距源容器外表面 3 m 的区域内不可能有人进入或放射工作场所设置了监督区的剂量要求；②符合在距源容器外表面 1 m 的区域内很少有人停留的剂量要求；③符合对人员的活动范围不限制时的剂量要求
			高压溶出工序、分级分解及种子过滤、蒸发及循环母液槽调配工序、成品过滤及洗涤、排盐苛化工序、石灰消化、德保矿区和靖西矿区共 82 个源位②	<0.10～22.8	合格	
			其余源位③	<0.10～2.38	合格	
		距离源容器表面 100 cm	分级分解及种子过滤、高压溶出工序共 6 个源位①	<0.10～8.2	合格	
			高压溶出工序、分级分解及种子过滤、蒸发及循环母液槽调配工序、成品过滤及洗涤、排盐苛化工序、石灰消化、德保矿区和靖西矿区 82 个源位②	<0.10～2.14	合格	
			其余源位③	<0.10～0.23	合格	

表 15.5.7　密封源仪表工作场所人员个人年有效剂量与管理目标值比较

来源	设备类型	检测数量	年有效剂量范围（mSv）	年管理目标值（mSv）
文献 8（苏）	核子料位计	108	0.384～1.22	5
控评项目 1（薄膜）	测厚仪	22	0.10～0.17	5
控评项目 2（铝业）	核子料位计、核子密度仪	3	0.03～1.44	5

参考文献

[1] 苏旭. 放射防护检测与评价 [M]. 北京：中国原子能出版社，2016.
[2] 封章林. 工业辐射防护 [M]. 北京：中国环境出版社，2015.
[3] 李宗明. 核安全综合知识 [M]. 修订版. 北京：经济管理出版社，2013.
[4] 中华人民共和国卫计委. 含密封源仪表的放射卫生防护要求：GBZ 125—2009 [S]. 北京：人民卫生出版社，2009.
[5] 旷景莹，武国亮，黄荣钦. 测厚仪职业病危害放射防护控制效果评价 [J]. 中国辐射卫生，2016，25 (4)：478 –479.
[6] 苏爽，李丽华，张岩，等. 某炼化企业应用核料位计职业病危害放射防护控制效果评价 [J]. 职业与健康，2009，9 (11)：39 –41.
[7] 房师平，苏爽，马岩，等. 某汽油吸附脱硫装置职业病危害调查 [J]. 职业与健康，2012，12 (9)：18 –21.
[8] 王姣. 营口某石化公司 20×10^4 t/a 聚酯薄膜项目 PET 聚合楼职业病危害控制效果评价 [J]. 职业与健康，2017，33 (4)：444 –447.
[9] 李玲玲. 营口市某公司 3 台 ^{60}Co 料位计辐射水平与放射防护现状 [J]. 职业与健康，2017，33 (12)：1594 –1597.
[10] 邱玉会，李宏伟，贾建奇，等. 济南市含密封源仪表应用现状及管理对策分析 [J]. 中国辐射卫生，2001，10 (1)：63 –64.
[11] 程晓军，戴富友，乔红兵，等. 河南省 263 台含密封源仪表放射防护现状调查与分析 [J]. 中国辐射卫生，2006，15 (1)：38 –40.
[12] 鄂淑霞，杨埃存，赵如意，等. 某企业含密封源仪表放射防护监测与评价 [J]. 中国辐射卫生，2006，15 (2)：228 –229.
[13] 帅伟俊. 凉山州含密封源仪表放射防护管理现状 [J]. 职业卫生与病伤，2009，24 (3)：138 –141.
[14] 马庆录. 青海省含密封源仪表使用中的放射卫生学评价 [J]. 中国公共卫生，2001，17 (6)：490.
[15] 黎丽春. 沙伯基础创新塑料（中国）有限公司 SFS 薄膜线 L66 项目职业病危害控制效果评价报告书 [R]. 广州：广东省职业病防治院，2018.
[16] 赵雷. 广西华银铝业有限公司放射源、射线装置项目职业病危害控制效果评价报告书 [R]. 广州：广东省职业病防治院，2018.

（张灶钦　邹剑明）